Ninth Edition

간호실무를 위한 보완대체요법

COMPLEMENTARY THERAPIES IN NURSING

Ruth Lindquist, PhD, RN

Mary Fran Tracy, PhD, RN, APRN, CCNS, FCNS, FAAN

Mariah Snyder, PhD

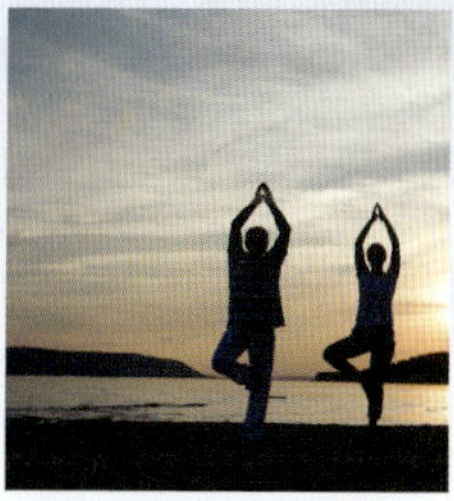

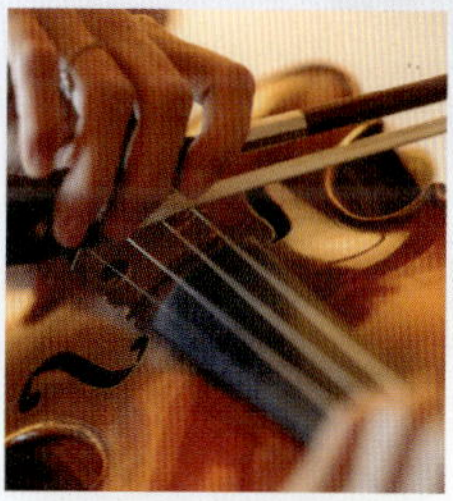

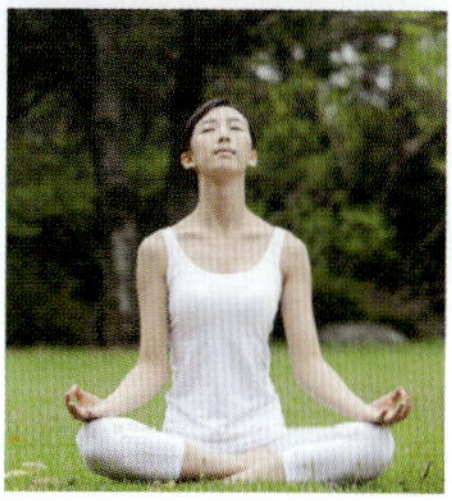

한국보완대체요법간호사회 옮김

[9판]

간호실무를 위한
보완대체요법

한글판 9판 1쇄 인쇄 | 2024년 6월 19일
한글판 9판 1쇄 발행 | 2024년 6월 28일

지 은 이 Ruth Lindquist, Mary Fran Tracy, Mariah Snyder
발 행 인 장주연
옮 긴 이 한국보완대체요법간호사회
출 판 기 획 임경수
책 임 편 집 이연성
편집디자인 최정미
표지디자인 김재욱
일 러 스 트 김경열
제 작 황인우
발 행 처 군자출판사(주)
등록 제4-139호(1991. 6. 24)
본사 (10881) **파주출판단지** 경기도 파주시 회동길 338(서패동 474-1)
전화 (031) 943-1888 팩스 (031) 955-9545
홈페이지 | www.koonja.co.kr

The original English language work: Complimentary Therapies in Nursing, ninth edition
isbn: 9780826194954
by Ruth Lindquist, PhD, RN; Mary Fran Tracy, PhD, RN, APRN, CNS, FAAN; and
Mariah Snyder, PhD has been published by: Springer Publishing Company
New York, NY, USA

ISBN 979-11-7068-145-8 (93510)
정가 28,000원

역자 소개

황성우 | 백석문화대학교 간호학과, 회장

박금주 | 수원대학교 간호학과, 부회장

배경의 | 동서대학교 간호학과, 학술이사

차지영 | 이화여자대학교 간호대학, 편집이사

윤현경 | 을지대학교(성남) 간호학과, 재무이사

성미라 | 용인예술과학대학교 간호학과, 홍보이사

이영신 | 극동대학교 간호학과, 홍보이사

방윤이 | 경복대학교 간호학과, 서기이사

김경원 | 대구한의대학교 간호학과, 감사

이혜영 | 두원공과대학교 간호학과, 분과이사

서문

수상 경력에 빛나는 이 책의 9번째 개정판은 중요하면서도 가장 많이 사용되는 보완요법에 대해 새롭고 쉽게 접근할 수 있으며, 시의적절한 정보를 계속 제공한다. 이 책은 교육 프로그램에서 대학원 및 학부 간호학생에게 소개할 수 있으며, 초급, 경력 및 고급 실무 간호사가 전문실무 및 자가 간호를 위해 사용할 수 있다. 소비자와 실무자 모두에게 안전하고 효과적인 보완요법 사용을 제공하기 위해서는 신뢰할 수 있는 정보가 필요하다. 이 책은 실무에서 보완요법 사용을 늘리고자 하는 간호학생, 실무간호사, 고급 실무간호사를 위한 핸드북으로서 귀중한 자료이다. 이러한 요법을 사용하면 환자의 건강, 웰빙, 삶의 질을 향상시키고, 치료의 질을 개선하며, 만족도를 높일 수 있다. 간호사는 보완요법과 통합적 건강 접근법을 사용하여 환자의 신체, 마음, 정서, 정신을 포함한 전인적 요구를 충족시킬 수 있다.

보완요법의 새로운 내용과 환자 치료에 대한 적용을 공유하게 되어 기쁘게 생각한다. 9판은 이전 판의 내용을 대폭 확장하고 최신 연구와 실무의 진보를 한 권의 책에 모두 담았다. 오래된 정보는 삭제되고 새로운 주제와 내용이 추가되었다. 이 책은 간호사가 환자들에게 효과적인 치료법을 적용할 수 있도록 하는 정보를 제공하는 디지털 앱을 비롯하여 최근의 많은 기술 발전을 강조한다. 치료 제공 또는 의뢰를 위한 의료진 선택에 유용한 팁과 함께 안전 및 예방 조치에 대한 내용도 신중하게 고려되었다. 정보에 입각한 효율적인 치료법 제공을 촉진하는 기술 및 디지털 리소스와 관련된 콘텐츠가 포함되어 있다.

이 책의 특이점은 간호사와 간호학생의 치료 전달에 특별히 초점을 맞춰 집필되었다는 것이다. 세상에는 한 권의 책에 포함하기에는 너무 많은 치료법 또는 파생 치료법이 존재한다. 이 교과서에 포함하기 위해 선택한 요법은 일반적으로 보완요법이라는 용어와 관련이 있고, 간호사들이 일반적으로 사용하는 요법이며, 대부분 국립보완통합건강센터의 A부터 Z까지 색인에 포함된 요법들이다. 간호사들에게 가장 친숙하고 일반적으로 사용되는 요법들은 간호사들이 실무에 쉽게 적용할 수 있는 가능성이 가장 높다고 판단되어 선정되었다. 따라서 이 교과서의 모든 치료법은 간호실무 범위 내에 있기 때문에 선택되었다. 각 장은 실무 간호사가 쉽게 이해하고 빠르게 참조할 수 있도록 표준 형식을 따른 것이다. 이 책은 선정된 치료법에 대한 정의 및 설명과 함께 각 치료법의 배경과 다양한 환자 집단에 대한 치료법 사용의 과학적 근거를 제공한다. 이러한 요법은 간호사가 광범위한 건강 상태에 대한 환자의 다양한 요구를 충족시키기 위해 간호사가 제공할 수 있는 업무 범위를 확장한다. 각 장에는 결과 측정에 대한 섹션과 함께 중재의 기본 단계를 설명하는 실무 프로토콜이 포함되어 있다. 규제, 법적 문제 및 자격 증명에 대해 업데이트된 정보도 있다. 신뢰할 수 있는 국내외 웹 및 텍스트 기반 출처의 유용한 정보가 각 장 전체에 포함되어 있으며, 더 많은 정보를 원하는 독자를 위해 장의 마지막에 웹 사이트가 포함되어 있다.

각 장은 해당 분야의 저명한 전문가들이 집필했다. 이번 판의 서문은 인간 배려 분야의 국가적 리더인 패트릭 딘이 작성했다. 문화적으로 민감한 인본주의적인 환자 중심 치료의 철학을 모델링하는 국제 휴먼케어협회에서 리더십을 발휘하고 있는 그의 예리한 비전과 사려 깊은 성찰이 서문에 반영되어 있다. 이 책에 포함된 많은 치료법은 간호사, 학생, 환자 및 가족이 자가 치료 요법의 일부로 스스로 활용할 수도 있다. 이를 위해 이 분야의 저명한 간호 과학자이자 국제적인 리더인 바바라 리겔 박사가 집필한 장에는 간호사와 환자의 자가 간호를 위한 보완요법 사용에 대한 새롭고 향상된 내용이 포함되어 있다. 마찬가지로 각 장의 저자들은 각 주제와 자기 관리의 관련성을 고려했다. 중요한 것은 치료법을 실무에 통합하는 장이 대폭 수정되었으며, 여기에는 기관 전체 또는 조직 전체에 걸친 정신요법 프로그램의 수많은 예가 포함되어 있다는 점이다. 신시아 리 돌스 핀 박사가 집필한 23장에서는 다른 진료 환경에서도 쉽게 수정할 수 있는 청사진으로 활용할 수 있는 유용한 전략과 모델을 제공한다.

말 그대로 치료의 세계가 펼쳐질 것이다! 실제로 이 책에서는 80명 이상의 전문가로 구성된 놀라운 집필진이 전 세계 30개 이상의 국가와 6개 대륙에 걸친 보완요법에 대한 관점을 공유한다.

제9판에서는 새롭고 확장된 국제 콘텐츠와 토착 문화 기반 치료법을 강조하는 컨퍼런스가 새롭게 추가되었다. 각 장에서 제공하는 글로벌 관점은 이민, 난민, 여행으로 인해 다른 문화의 건강 관행에 대해 알아야 할 필요성이 커진 오늘날의 세계에서 고유하게 필요하다. 실제로 보완요법은 전 세계 간호사들이 사용하고 있다. 각 장에 포함된 국제 사이드바는 보완요법에 대한 풍부한 글로벌 관점을 제시하고, 보완요법의 문화적 파생과 적용에 대한 우리의 인식을 풍부하게 해준다. 각 장과 국제 사이드바에 포함된 문화적 사용 섹션에서 다양한 국가와 문화권의 간호사와 개인이 치료법을 사용한 사례와 관점을 공유함으로써 다양한 환자에 대한 이해가 깊어지고 문화적으로 더욱 민감한 간호를 제공할 수 있게 된다.

이 개정판은 미국간호대학협회에서 요구하는 보완요법 지식에 대한 요구사항을 충족시키며, BSN 및 BSN 이후 프로그램의 필수 교과목으로서 학생들의 NCLEX-RN® 시험 학습에 도움이 될 것이다. 보완요법이 NCLEX-RN® 시험에 통합됨에 따라 면허를 준비하는 간호 교수진과 학생은 그 어느 때보다 본 교재에서 제공하는 내용을 필요로 한다. 따라서 보완요법을 교육에 통합하는 장은 매우 중요한 장이다. 실무자와 상급 실무간호사는 각 장에 포함된 최신 근거를 통해 특히 많은 도움을 받을 수 있다. 치료법 사용의 근거가 되는 근거를 포함시킴으로써 환자중심간호를 제공할 때 특정 환자 상태에 맞는 치료법을 실무에 적용하는 데 있어 지혜를 얻을 수 있다. 이번 개정판의 새로운 자료에는 업데이트된 연구 관련 콘텐츠와 해당 분야의 최신 연구를 인용한 새로운 참고 문헌이 포함되어 있다. 보완요법 사용에 대한 더 많은 연구가 필요하다는 시급성은 연구에 관한 장과 거의 모든 장의 마지막 부분에서 장 저자들이 강조하고 있다. 더 많은 샘플과 더 강력한 설계를 통한 엄격한 연구가 필요하다. 또한 적절한 대조군 식별을 포함하여 이 분야에 필요한 연구에 내재된 실험적 과제를 해결하고 극복하기 위해서는 새로운 설계가 필요하다.

노인을 위한 운동, 만성 통증 환자를 위한 요가, 어린이를 위한 안내 이미지 등 특수한 인구와 특수한 조건에 맞는 애플리케이션을 계속 찾고 있다.

25장에서는 이 분야의 미래 방향에 대한 그럴듯한 상상을 해볼 수있다. 1장이 보완요법의 역사를 시간 순으로 추적하여 현재에 이르렀다면, 마지막 장은 요법 전반과 미래 트렌드를 반영한다.

독자들은 전 세계에서 보완요법의 가용성과 사용에 대한 바람직한 미래를 상상해 보길 바란다. 우리는 편집자로서 건강과 자기 관리를 위한 보완요법의 사용과 곧 등장할 '새로운' 요법에 대한 밝은 비전을 가지고 있다. 우리는 독자들이 근거에 기반한 안전하고 효율적이며 효과적인 방법으로 보완요법을 이용하고, 선택하고, 사용하는 바람직한 의료의 미래를 만드는 데 적극적으로 동참해 주실 것을 당부하고자 한다.

본문의 내용을 즐기고 유익하게 활용하길 바란다. 본문의 정보와 공유된 국제적 관점은 보완요법 사용에 대한 환자의 필요와 관심에 대한 이해를 높이는 데 도움이 될 것이다. 또한 정기적인 자가 치료 요법의 일부로 이러한 요법의 사용을 고려하고 전문 진료의 차원을 확장하는 데 활용할 것을 권장한다.

역자 서문

간호실무에서 보완대체요법의 적용은 단순히 치료 기법의 확장을 넘어, 환자 중심의 전인적 간호를 지향하는 중요한 변화가 시작되고 있음을 의미합니다. 본서의 역자들은 간호교육과 실무 현장에 이러한 접근을 소개하고자 「간호실무를 위한 보완대체요법」을 번역하게 되었습니다.

이 책은 미국 간호대학 교수진에 의해 집필되었으며, 현대 간호학의 관점에서 보완대체요법의 과학적 근거와 실용적 적용 방안을 폭넓게 다루고 있습니다. 번역 과정에서 역자들은 원문의 정확성과 전문성을 유지하면서도 원서의 학술적 깊이와 교육적 가치를 최대한 살리고자 노력했습니다. 각 장은 이론적 배경뿐만 아니라 구체적인 사례 연구와 실무의 가이드라인을 포함하고 있어, 한국의 간호 현장에서 바로 활용할 수 있도록 번역하였고 본서에 없는 다양한 이미지를 추가하여 독자의 이해를 도모하고자 하였습니다.

또한, 본서는 동서양의 치유 문화를 아우르는 관점에서 한의학과 요가, 아유르베다 등 전통적 치료법의 현대적 적용 가능성도 모색했습니다. 특히, 보완대체요법을 통해 환자의 전인적 건강을 지원하는 방법을 강조하였습니다. 예를 들어, 통증관리, 스트레스 해소, 만성 질환의 증상 완화 등 환자의 삶의 질을 향상시키는 중요한 요소들을 다루고자 하였습니다. 이러한 노력을 통해 한국 간호계가 다양한 문화적 배경을 가진 대상자의 요구에 부응하고 글로벌 헬스케어 환경에서 역량을 발휘하는 데 도움이 될 것입니다.

역자들은 모두 한국보완대체요법간호사회 소속 임원이면서 한국 간호대학에서 교육과 연구를 담당하고 있는 교수진들로, 보완대체요법에 대한 학문적 관심과 열정을 가지고 이번 번역에 참여하게 되었습니다. 이 작업은 보완대체요법에 대한 이론적 이해를 심화하고, 이를 임상실습 교육에 통합하려는 노력의 일환으로 이루어졌습니다. 더 나아가 본서는 간호 현장에서 근무하는 간호사들이 보완대체 중재를 간호 업무에 창의적으로 접목하는 데에도 유용한 자료가 될 것으로 기대합니다.

본서를 통해 간호 현장의 실무자와 예비 간호사 여러분이 전인적 치유에 대한 시야를 넓히고, 과학과 예술이 융합된 돌봄을 실천하는 데 한 걸음 더 다가가기를 희망합니다. 보완대체요법의 안전하고 효과적인 활용은 대상자의 신체적, 정신적, 영적 건강의 증진과 삶의 질 향상에 기여할 것입니다. 나아가 간호 전문직의 자율성과 책임감을 높이는 계기가 될 것으로 믿습니다.

끝으로, 본 원고를 위해 귀한 자료 제공을 도와주신 한국보완대체요법간호사회와 이 책의 출간을 물심양면으로 지원해 주신 군자출판사 관계자 여러분께 깊은 감사를 드립니다. 이 책이 한국 간호계의 발전에 기여하고 독자 여러분의 실무와 연구에 좋은 안내서가 되기를 진심으로 기원합니다.

2024년 6월

역자 일동

목차

PART III. 조작 및 신체 기반 요법

PART IV. 생물학적 기반 요법

PART V. 에너지 치유요법

PART VI. 실무, 교육, 연구

실습을 위한 기초
Foundations for practice

보완요법은 서양 의료, 특히 간호 분야에서 널리 알려지고 사용되고 있다. 미국 국립보완통합건강센터에 따르면 미국 성인의 62%가 보완요법을 사용하는 것으로 나타났다. 이러한 요법의 사용은 전 세계적으로도 이루어지고 있다. 본문 전체에 걸쳐 전 세계 사람들의 관점을 통해 각국의 보완요법 사용 현황을 살펴볼 수 있다. 보완요법은 기존 의료 서비스 내에서 사용될 뿐만 아니라 다른 치료 시스템과 천 년 전에 시작된 치유 관행도 점점 더 많은 관심을 받고 있다. 다른 의료체계에서 사용되는 요법에 대한 관점을 넓히면 간호사들은 전 세계 다양한 문화권의 사람들이 시행하는 요법에 대한 지식을 얻을 수 있으며, 이는 보다 개인화된 양질의 간호로 이어질 것이다. 1장에서는 간호에서 보완요법을 사용해 온 오랜 전통과 의료서비스에서 보완요법이 차지하는 위치에 대한 수용이 증가하고 있는 추세에 대해 개괄적으로 설명한다. 이처럼 보완대체의학에 대한 수용과 통합이 증가함에 따라 국립보완대체의학센터는 명칭을 국립보완대체의학센터(NCCIH)로 변경했다. 통합 건강이라는 용어는 보완요법과 기존 건강 관행을 의료 전달 시스템에 혼합하는 것을 반영한다. 전 세계적으로 사람들이 경제적 이유, 전쟁, 가뭄 또는 정치적 요인으로 인해 이주함에 따라 의료 서비스 제공자가 존재하는 건강 관행의 다양성을 더 잘 인식하고 일부, 특히 천연 제품이 처방되는 의약품과 상호 작용할 수 있으므로 사용되는 관행에 대한 철저한 평가를 환자로부터 확보하는 것이 가장 중요하다.

현존감(2장)과 치료적 경청(3장)이라는 두 가지 요법은 모든 보완요법을 실행하는 데 있어 중요한 요소이다. 많은 환자와 가족들이 '간호를 제공할 때 진정으로 함께해 준' 간호사에 대해 감사를 표한다.

치료적 경청(3장)의 다양한 측면(언어적 및 비언어적)도 마찬가지로 전인적 간호를 제공하는 데 중요한 열쇠이다. 경청과 관찰을 포함한 비언어적 의사소통은 치료적 관계의 맥락에서 다른 문화권의 사람들과 상호작용할 때 더욱 중요해질 수 있다. 환자와 가족에게 악수를 청하거나 다른 성별의 사람을 만지는 것이 허용되는지 여부와 같은 기본적인 관습에 대한 지식은 전인적 치료의 성공에 필수적인 치료 관계를 구축하는 기초가 된다.

4장에서는 최적의 치료 환경을 조성하는 데 중점을 둔다. 간호학, 인테리어 디자인, 건축학, 신경과학, 정신신경면역학, 환경심리학 등 다양한 분야에서 최적의 치유 환경 조성에 대한 근거가 속속 등장하고 있다. 더 많은 의료 시설에서 빛, 색상 및 기타 환경 측면에 관심을 기울이고 있다. 코로나19 팬데믹 이후의 세계에서 간호사는 물리적 환경이 건강 결과에 영향을 미치는 방식에 대한 정보를 파악하여 환자, 가족, 직원의 건강과 웰빙을 최적화할 수 있는 환자 치료실 및 기타 의료 시설의 설계에 기여할 수 있어야 한다. 환경이 치료 결과에 미치는 영향을 입증하는 연구가 시작되고 있다.

자가 간호(5장)는 현재 우리가 알고 있는 의료기관이 존재하기 훨씬 이전부터 건강 관리의 주요 형태였다. 건강한 일반인을 위한 자가 관리는 만성 질환을 앓고 있는 개인에게 처방되는 것과는 다르지만, 건강한 상태와 아픈 상태 모두에서 수행된다. 어릴 때부터 건강한 습관과 생활 습관을 확립하면 만성 질환으로 인해 어느 정도 자가 관리가 필요할 가능성이 높은 노년기에 자가 관리가 더 쉬워질 수 있다. 자기 관리가 긍정적인 건강 결과와 관련이 있다는 증거는 설득력이 있다. 그러나 여러 가지 이유로 사람들은 일상적으로 자가 관리를 미루고 있으며, 공식적인 의료 시스템에서는 이를 강조하지 않는다. 이 장에서는 간호사와 간호학생을 위한 자가 간호와 지역사회, 환자, 간병인, 가족에게 자가 간호의 중요성에 대해 교육하는 데 있어 간호사의 역할에 중점을 둔다.

참고문헌

National Center for Complementary and Integrative Health. (2017). The use of complementary and alternative medicine in the United States. https://nccih.nih.gov/research/statistics/2007/camsurvey_fs1.htm

1

보완요법 및 통합적 건강 접근의 발전과 사용

Evolution and use of complementary therapies and integrative health approaches

학습 목표

1 보완요법의 정의와 분류를 이해한다.

2 일반적으로 사용되는 보완요법의 접근방법을 설명한다.

3 보완요법의 문화적 측면을 이해한다.

용어 정의

- **보완요법(Complementary therapies):** 서양 의학이나 기존 요법의 보조 요법으로 사용되는 시술이라는 의미를 담고 있으며, 현대의학을 대신하는 치료법을 사용할 때 쓰이는 용어를 의미한다.

보완 및 대체요법, 또는 비전통요법이라고도 불리는 보완요법은 미국을 비롯한 전 세계 여러 국가에서 의료 서비스의 필수적인 부분이 되었다. 보완요법이라는 단어는 서양 의학이나 기존 요법의 보조 요법으로 사용되는 시술이라는 의미를 담고 있으며 대체라는 용어는 현대의학을 대신하는 치료법을 사용할 때 쓰이는 용어이다. 이 책은 간호사들이 실무에서 흔히 사용하는 일부 보완요법에 초점을 맞추었다.

보완요법보다 더 많이 사용되는 용어는 통합적 건강 접근법이며, 이는 생의학 바이오메디컬이나 보완요법 및 기타 치료 방법이 의료기관에서 의료인 또는 의료 서비스의 일부로 제공된다는 것을 의미한다.

미국국립보건원(NIH)은 보완요법에 초점을 맞추기 위해 설립한 센터의 명칭을 변경했다. 이 센터의 설립 명칭은 국립보완대체의학센터(national center for complementary and alternative medicine, NCCAM)였지만, 최근에는 국립보완통합건강센터(national center for complementary and integrative health, NCCIH)로 변경되었다. 주목해야 할 점은 변경된 명칭에서 대체의학이라는 단어를 삭제하고 보다 포괄적이고 긍정적인 의미로 '통합 건강'이라는 단어를 사용하여 제한적인 의학이라는 단어를 없앴다는 점이다. 국립보완통합건강센터(NCCIH)의 역사, 목표 및 철학은 이 장의 뒷부분에서 자세히 설명할 것이다.

정의 및 분류

보완요법은 다양하게 정의된다. 치료가 매우 광범위하고 다양한 전문가와 치료자들이 관여하기 때문에 보완요법을 포괄적으로 정의하기는 어렵다. 미국국립암연구소는 보완 의료 접근법을 다음과 같이 설명하고 있다. 예전의 보완요법은 비주류 관행 및 제품을 기존 의학과 함께 사용하는 반면, 통합 건강은 보완요법과 기존 의료 접근법을 조화로운 방식으로 함께 사용할 때 사용되는 용어이다. 이러한 정의는 전통 중국 의학(traditional Chinese medicine, TCM)과 같은 의료 시스템이 지배적인 국가와 달리 서양의 생의학이 지배적인 국가에서 다양한 치료법을 포함한다는 의미를 담고 있다. 세계보건기구(world health organization, WHO)에 따르면 개발도상국가의 경우, 서양의 생의학적 접근 방식이 아닌 토착적인 전통 건강 관행이 더 많은 부분을 차지하고 있는 것으로 보고하였다.

보완요법을 정확하게 정의하기는 어렵기 때문에 보완요법 사용에 대해 조사한 결과를 비교하는 데는 어려움이 있다. 일부 조사에는 다양한 방법의 보완요법이 포함된 반면, 또 다른 조사에는 그 사용 범위가 제한되어 있었다. 예를 들어, 국립보건통계센터 조사에서 건강 예방 목적을 분석에 추가하자 보완요법 사용 비율이 36%에서 62%로 증가하였다.

NCCIH는 보완 건강 접근법을 천연물과 심신 수련법이라는 두 가지 범주로 분류하였다. 표 1.1은 각 범주에 속하는 공통 요법을 나타낸다. 또한 다른 치료 체계도 몇 가지 언급되었다. 이러한 요법 중 많은 경우에 오랫동안 간호의 일부로 사용되어 왔다. NCCIH 목록에는 면담, 적극적 경청, 바이오피드백 등과 같이 이 책에 포함된 다양한 보완요법들은 아니지만 이러한 방법은 간호사들이 자주 사용하는 치료적 접근법이다.

두 번에 걸친 국민건강조사(national health interview surveys, NHIS)의 결과에 따르면, 2012년과 2017년에 미국 성인들 사이에서 가장 많이 사용된 보완건강요법은 요가로 나타났으며, 그 다음이 천연 제품을 많이 사용하는 것으로 조사되었다. 미국 성인의 약 18%는 비타민과 미네랄 이외의 건강 보조 식품을 사용하고 있지만, 이에 대한 규제가 거의 없는 것으로 나타났다.

심신 수련은 마사지나 요가, 힐링터치와 침술 같은 에너지 요법에 이르기까지 다양한 수련법을 포함하고 있다. 가장 최근(2021년) NCCIH 보완요법 분류에서도 볼 수 있듯이 카이로프랙틱 및 정골 요법도 심신 수련 범주에 포함되어 있다. 그러나 일부에서는 카이로프랙틱과 정골 요법을 특정 치료 시스템으로 포함시키기

표 1.1 예시와 함께 보완적 접근법을 위한 NCCIH 분류

영양
프로바이오틱스, 프리바이오틱스, 식물성 화학 물질, 식용 식물, 허브 및 향신료, 식이 보조제, 비타민, 미네랄 등

심리
집단요법이 주로 포함됨: 마음챙김 및 영적 수행, 심리 치료, 명상, 호흡 및 이완요법, 미술, 음악, 무용, 운동 교육, 요가, 태극권 등

물리 신체
도수요법과 온열 및 냉찜질요법
기타 보완 건강 접근법
전통 치료사, 아유르베다 의학, 중국 전통 의학(CMN), 동종요법, 자연요법, 기능 의학과 같은 다른 범주에 포함되지 않음

출처: 국립보완통합건강센터(2021a). 보완, 대체 또는 통합 건강: 어떤 명칭이 있을까? https://nccih.nih.gov/research/statistics/2007/camsurvey_fs1.htm

도 한다. 심신 수련에 포함된 많은 요법들은 오래 전부터 간호사들이 사용해 왔으며, 그 외 요법들 역시 최근 많은 간호사들이 적용하고 있다.

NCCIH는 수년에 걸쳐 보완요법과 통합적 접근법에 대한 분류를 다양한 방법으로 진행해 왔다. 보완요법은 새로운 요법이 생겨남에 따라 끊임없이 변화하고 있으며, 이 중 다수는 다른 치료법에서 유래되었거나 원주민 문화에서 사용된 것으로 실제 많은 국가의 원주민들은 수천 년 동안 다양한 치료법을 사용해 왔다. 대다수의 원주민 돌봄 시스템은 건강과 웰빙에 대한 매우 정교한 개념을 가지고 있으며, 이는 WHO가 제안한 건강의 정의에 더 가깝게 근접한 것으로, 건강은 '질병이 없는 것' 그 이상이며, 건강은 기본적인 권리이자 '삶의 자원'이다.

보완요법을 분류하는 또 다른 방법은 제공자 기반과 비제공자 기반 관리이다. 제공자 기반 요법은 의료 전문가 또는 치료자가 수행하는 반면, 비제공자 기반 요법은 전문가의 필요하지 않다. 예를 들어, 침술요법에는 전문가가 필요하지만 지압에는 전문가가 반드시 필요하지는 않다(약초 제제 및 식품 보충제 – 보완요법에서 가장 많이 사용되는 그룹은 자가 수행이다). 대부분의 요법은 일단 기술을 배우면 전문가가 필요 없다. 명상은 자가 수행요법의 한 예이다. 비의료인이 시행하는 치료법은 의료인이 시행하는 치료법보다 비용이 적게 든다.

지구촌은 경제적 이유, 전쟁, 가뭄, 정치적 요인으로 인해 주민들이 이주함에 따라 다른 나라의 문화에 따른 건강 관습에 대해 더 많이 알게 되었다. 주술사, 치료사, 가족 또는 환자에 의해 수행될 수도 있다. 간호사가 다양한 민족들의 건강 관습을 아는 것은 건강 증진을 위한 문화적 민감성을 토대로 한 안전한 간호를 제공하는 데 도움이 된다. 의료 전문가의 잘못된 생각 중 하나는 모든 국가나 지역사회 사람들이 동일한 건강 관습을 따른다고 믿는 것이다. 예를 들어 아프리카는 광활한 대륙으로, 문화적 관습이 국가 내 부족 간 관습뿐만 아니라 대륙 전체에 매우 다양하다. 이는 아메리카 원주민의 경우에서도 볼 수 있는데, 치료에 쓰이는 식물이 지역과 관습에 따라 상이하다.

보완요법 사용

보완대체요법에 대한 관심과 사용은 미국에서 오랜 기간 지속적으로 유지되어 왔으며, 성인의 30% 이상이 보완요법을 사용한다고 보고하였다. 보완요법에 대한 의료 전문가들의 관심이 높아지기 이전부터 많은 사람들은 마사지, 명상, 아로마요법을 사용해 왔지만, 이를 보완요법이라고 부르지는 않았다. 미국 성인을 대상으로 이러한 요법의 사용 실태를 조사해 보았다. Clarke 등이 2012년 NHIS 데이터를 토대로 분석한 결과, 성인의 보완요법 사용이 2007년 NHIS 조사에 비해 약간 감소한 것으로 나타났다. 2007년 35%에서 2012년 33.2%로 감소하였다. 2012년 NHIS 조사에 따르면 히스패닉계 성인(22%)과 비히스패닉계 흑인 성인(19.3%)의 보완요법 사용률이 비히스패닉계 백인 성인(37.9%)에 비해 더 낮은 것으로 나타났다. 흥미롭게도 요가와 명상을 한다고 응답한 4~17세 아동의 비율은 2012년 조사보다 2017년 조사에서 증가한 것으로 분석되었다.

보완요법 사용에 대한 관심은 미국뿐 아니라 전 세계 여러 나라에서 보이는 현상이다. 최근 회원국을 대상으로 한 조사에서 WHO는 회원국의 88%가 전통 및 보완요법을 사용하고 있다고 보고했다. 보완요법 사용에 대한 연구는 캐나다, 독일, 일본, 홍콩, 이란, 대만 등 다양한 국가에서 진행되었다. 조사에 따르면 보완요법을 사용하는 사람이 50% 이상이었으며, 이러한 결과는 보완요법이 광범위하게 이용되고 있음을 보여준다. 18세 이상의 호주인(N = 2,019명)을 대상으로 한 대규모 횡단연구에서 보완대체의료(complementary medicine practices) 및 제품(products) 사용률과 특성을 분석하였다. 보완대체의료 사용률은 63.1%였으며, 응답자의 거의 절반이 비타민/미네랄 보충제를 사용하였다. 연구 대상자 중 보완대체의료 사용자는 교육 수준이 높고 만성 질환을 진단받은 여성인 경우가 더 많았다.

암, 천식, 목 통증, 코로나19 등 특정 건강 질환에 대한 보완요법 사용을 조사한 연구도 다수 진행되었다. 보완요법은 스트레스 예방과 치료에 사용되어 왔기 때문에 코로나19 팬데믹 기간 동안 널리 사용된 것으로 보인다. 전 세계적인 코로나19 팬데믹 기간 동안 많은 국가에서 코로나19를 예방하고 치료하기 위해 전통의학을 고려해야 한다는 의견이 많았다. 코크란 체계적 문헌고찰 데이터베이스에는 특정 질환을 치료하는 데 있어 수많은 보완요법의 효능에 대한 리뷰가 있다. 보완요법은 건강 유지를 위한 사용 외에도 건강한 라이프스타일을 증진하기 위해서도 사용된다. 예를 들어 노인의 유연성을 증진하고 낙상을 예방하기 위한 방법으로 태극권과 타이치를 들 수 있다. '보완요법'이라는 용어로 코크란 데이터베이스를 검색한 결과, 다양한 건강 상태와 보완요법 개입에 대한 171개의 코크란 리뷰가 열거되었다.

연구자들은 보완요법 사용자의 특성을 파악하였다. 연구에 따르면 남성보다 여성이 보완요법을 더 많이 사용하는 것으로 나타났다. 또한, 비사용자 그룹에 비해 보완요법을 사용하는 그룹의 학력 수준이 높은 것으로 나타났는데, 경제적인 이유로 보완요법에 대한 본인 부담금을 지불할 능력과 관련이 있을 것으로 보인다. 이러한 결과는 미국 질병통제예방센터(CDC)의 국립보건통계센터가 실시한 2007년 NHIS에서 추가로 확인되었다. Goetz 등은 현역 군인의 보완요법 사용과 민간인의 보완요법 사용을 비교하였다. 연구 결과에 따르면 민간인(36%)에 비해 현역 군인(44.5%)이 훨씬 더 많이 사용하는 것으로 나타났다.

2012년에 실시된 대규모 전국 조사에서 천연물은 성인과 어린이 모두에서 가장 일반적으로 사용되는 보완요법이었다. 표 1.2는 2012년 국민 건강 통계 보고서에 따르면 성인이 가장 많이 사용하는 10가지 치료법을 열거하였다.

보완요법에 대한 관심과 사용이 증가함에 따라 사람들이 보완요법 또는 통합

표 1.2 2012년 성인들 사이에서 가장 일반적으로 사용되는 보완 건강 접근법

천연 제품	17.7%*
심호흡	10.9%
요가, 태극권, 기공	10.1%
카이로프랙틱 또는 정골 요법	8.4%
명상	8.0%
마사지	6.9%
특수 식단	3.0%
동종요법	2.2%
점진적 이완	2.1%
가이드 이미지	1.7%

*조사 대상자의 1.7% 미만이 사용한 다른 치료법도 있었기 때문에 이 목록은 100%로 계산되지 않습니다.
출처: Clarke, T., Black, L., Stussman, B., Barnes, P., & Nahin, R. (2015). 성인의 보완 건강 접근법 사용 추세: 미국, 2002-2012. 국가 건강 통계 보고서, 79, 1-15.

건강 접근법을 선택하는 이유를 연구하는 그룹이 생겨났다. 보완요법 사용과 관련된 경제적 요인을 조사한 국제 패널 보고서에서 Coulter 등은 보완 및 통합 건강 요법이 특정 증상이나 질병이 아닌 인간 전체를 대상으로 하는 경우가 많다고 했다. 많은 보완요법의 근간이 되는 이러한 전체론적 철학은 수 세기 동안 서양 의학에 스며든 이원론적 철학이나 데카르트 철학과는 큰 차이가 있다. 특정 증상이나 상태에 대한 치료가 치료의 초점일 수 있지만, 치료를 받는 사람은 종종 더 큰 조화와 균형감을 원한다고 한다. 사람들은 '심장마비'나 '고관절 골절'로 치료받는 것이 아니라 총체적인 인간으로 치료받기를 원하기 때문에 보완요법을 제공하는 시설에서 보완요법 전문가에게 치료를 받으려 한다. 실제 전인 치료는 NCCIH의 2021~2025 전략 계획의 핵심 개념이기도 하다.

보완요법과 생의학적 요법의 통합은 수많은 보완요법 사용에 대한 과학적 근거가 증가함에 따라 의료 분야로 늘어나는 추세이다. 노년층이 늘어나고 만성 질환이 증가함에 따라 증상을 관리하고 삶의 질을 높이는 데 사용할 수 있는 보완요법 및 관습은 큰 장점이 있다. 간호사, 의사, 기타 치료사 등 보완요법 전문가의 개인적 자질은 치유 과정에서 중요한 역할을 한다. 수년 동안 간호 전문직에 필요한 배려심을 가진 실무자를 양성하는 것 또한 보완요법 관리의 중요한 요소이다. 보완요법을 효과적으로 시행하는 데 핵심이 되는 두 가지인 현존감과 적극적인 경청에 대해서는 다음 장에서 다룰 것이다.

암 치료에 관여하는 의사 Remen은 다음과 같이 말했다.

> 저는 누군가의 본질적인 자아, 영혼에 귀를 기울이면 가장 깊고 무의식적인 수준에서 그들 자신의 치유와 온전함의 방향을 감지할 수 있다는 것을 종종 발견합니다. 상대방이 무엇을 해야 하는지, 어떻게 변화해야 하는지, 심지어는 온전함이 어떤 모습인지에 대한 기대 없이 열린 마음을 유지할 수 있다면 마법 같은 일이 일어날 수 있습니다. 내가 스스로 고안해낼 수 있는 상황을 해결하거나 고통을 덜어줄 수 있는 그 어떤 방법보다 훨씬 더 일관성이나 진실성이 있다는 뜻입니다.

역사적으로 보완요법에 대한 대중의 높은 관심으로 인해 1992년 NIH는 대체의학실을 실립했고, 1998년 NCCAM으로 승격되었다. 2014년에는 국립보완의학연구소로 명칭이 변경되었다. 1992년 센터 설립의 중요한 점은 NCCIH의 2021~2025 전략 계획에 명시된 바와 같이 의료 전문가가 아닌 소비자가 센터 설립을 위한 로비를 주도했다는 점이다.

> NCCIH의 사명은 엄격한 과학적 조사를 통해 보완 및 통합 건강 접근법의 기초 과학, 유용성 및 안전성과 건강 및 의료 서비스 개선에 있어 그 역할을 결정하는 것이다.

연구 아젠다의 새로운 강조점은 전인 건강이다. 2021~2025년의 새로운 전략 계획에는 5가지 주요 목표가 포함되어 있다.

- 기초 과학 및 방법 개발 및 발전
- 전인에 대한 연구 및 보완적 치료와 기존 치료의 통합에 대한 연구 발전
- 건강 증진 및 회복, 회복력, 질병 예방 및 증상 관리에 대한 연구 촉진
- 상호보완적이고 통합적인 건강 연구 인력 강화
- 보완적이고 통합적인 건강 중재에 대한 객관적인 근거 기반 정보 제공

NCCIH 웹사이트(www.nccih.nih.gov)에는 보완요법, 연구 기회 및 최근 설문조사 결과에 대한 정보가 포함되어 있다.

비용환급 및 자격규제

보완요법의 비용과 비용 효과를 결정짓기는 어렵다. 따라서 특정 개입의 결과에 대한 과학적 근거를 위한 연구가 필요하다. 최근 많은 연구는 표본 크기가 작거나 연구설계상의 결함이 있다. 사람들은 여러 가지 결과를 달성하기 위해 보완요법을 사용할 수 있기 때문에 이러한 모든 결과를 측정하고 다양한 목표를 측정할 수 있는 연구 도구를 찾는 것은 쉽지 않다.

보완요법은 치료 결과 면에서 비용 효율적인가? Lind 등은 보완요법을 적용한 요통, 섬유근육통, 폐경 증상 환자의 의료 비용과 적용하지 않은 환자의 의료 비용 차이를 분석했다. 연구 결과, 보완요법을 사용하는 사람들은 사용하지 않는 사람들에 비해 전반적으로 의료 비용이 평균 1,420달러 더 적었다. 다른 연구에서

는 보완요법을 사용하는 만성 질환자가 더 건강해졌을 가능성을 보고했다.

미국에서 의료 비용 통제가 지속적으로 강조됨에 따라 보완요법과 통합적 건강 접근법의 비용을 조사하는 연구가 점점 더 주목을 받을 것이다. 치료법이 긍정적인 건강 결과를 도출하는 데 미치는 영향도 매우 중요하지만 삶의 질, 치료 만족도, 치료 순응도와 같은 결과도 조사에 포함되어야 할 항목이다. 이는 고령화와 같이 다양한 만성 질환을 앓고 있는 사람들에게 특히 중요하다.

또 다른 과제는 많은 보완요법의 전체론적 관점과 연관이 있다. 마사지를 받으면 무릎 통증이 완화되는가? 통증이 감소하면 결근 일수가 줄어드는가? 통증이 감소하면 사회적 상호 작용에 영향을 미치는 기분 상태가 개선되는가? 이는 마사지를 통해 무릎 또는 기타 통증이 감소할 수 있는 결과 중 일부에 불과하다. 가능한 결과가 다양하기 때문에 연구자들은 특정 치료의 비용 효율성을 결정하는 데 많은 어려움을 겪는다.

보험 회사와 같은 제3자 지불자는 일부 보완요법에만 비용을 지불한다. 대부분 보장을 받는 치료법은 카이로프랙틱, 침술, 바이오피드백이다. 경우에 따라 환급을 받으려면 의사 소견이 필요하다. 환자는 보험사와 상담하여 어떤 보완요법이 보장되는지, 어떤 보완요법이 보장될 수 있는지 확인해야 한다. NHIS의 2012년 조사에 따르면 미국인들은 매년 보완요법에 302억 달러를 본인 부담으로 지출하고 있다. 이 금액은 의료 행위(147억 달러), 천연물(128억 달러), 기타 보완요법(27억 달러)으로 나뉜다. 물론 사람들은 보완요법이 긍정적인 결과를 가져온다고 믿어야만 개인이 이러한 보조요법에 지속적으로 비용을 지불할 것이다. 보완요법에 지불되는 금액이 커 보이지만, 미국인이 의료 서비스에 지불하는 본인 부담금의 10% 미만이다.

일부 주(예: 워싱턴주)에서는 오래 전부터 민간보험에 보완요법 전문가를 포함시켜 왔다. 다른 주에서는 보완요법을 사용하는 사람들을 보호하는 법률을 제정하였다. NCCIH는 소비자가 특정 보완요법 및 서비스에 대한 보험 적용 범위와 본인 부담 비용을 결정하기 위해 건강 보험 제공자로부터 정보를 수집하는 데 도움이 되는 정보를 웹사이트에 제공한다. 소비자는 초기 및 후속 방문 비용과 제안된 치료 기간 또는 횟수에 대해 의사에게 문의하는 것이 좋다.

보완요법을 시행하는 전문가는 면허를 소지한 의료전문가일 수도 있고 아닐 수도 있다. 보완요법을 시행하는 모든 사람, 특히 비의료 전문가에 대한 실력에 우려가 제기되고 있다. 의료전문가와 비의료전문가 모두에 대한 규제는 주에서 이루어지며 경우에 따라서는 시 수준에서 이루어지기도 한다. 미국 카이로프랙틱 시험위원회, 힐링 터치 프로그램, 미국 전인치유간호협회 등 여러 전문 기관에서 이러한 요법 종사자를 위한 표준을 수립하고 인증 시험을 관리한다. 많은 의료기관에서 근무하는 보완요법 전문가에 대한 조건도 있다. 예를 들어, 힐링 터치를 시행하는 전문가에게 자격증을 요구할 수 있다.

교육 준비 과정의 다양성과 일부 보완요법 전문가에 대한 각 주마다 요건이 다르기 때문에 전문가를 찾는 사람들은 전문가의 경험과 배경에 대해 문의하는 것이 중요하다. 또한 우려되는 문제가 있는 경우 해당 주의 보건부에 문의하여 자세한 정보를 확인해야 한다.

보완요법의 문화 관련 측면

인류의 문화는 전 세계에 퍼져 있다. 문화는 건강과 질병에 대한 공유된 삶의 방식을 부여한다. 모든 문화에는 구성원들이 사용하는 의료 시스템과 수많은 의료 관행 및 치료법이 있다.

전 세계 여러 지역에서 수천 년 동안 의료 시스템이 있었다. 유학, 출장, 휴가 등 단기간 또는 영주권 취득을 위한 사람들의 이동이 증가함에 따라, 이동 중인 사람들과 본국의 의료 서비스 제공자 모두 다양한 의료 시스템을 접하게 될 것이다. 전 세계 대부분의 지역에서 서양 의학의 영향력이 커지고 있다. 그러나 사람들은 자신에게 익숙한 전통 의료 시스템의 많은 부분 또는 일부를 계속 사용할 것이다. 이처럼 다양한 치유 방식은 동시에 잘 작동할 수도 있지만, 서양 의료 서비스 제공자는 환자가 안전한 치료를 받을 수 있도록 사용 중인 치료법이나 관행에 대해 평가하는 것이 필요하다. 왜냐면 많은 치료법의 결과에 대해 알려진 정보가 거의 없기 때문에, 치료법이 생물의학적 치료를 방해하지 않고 향상시키는지를 위한 세심한 관찰이 필요하다. 예를 들어, Quinlan은 전통 치료법의 85%가 한약이며, 전 세계 인구의 70% 이상이 일차 의료를 위해 일반적인 한약에 의존한다고 밝혔다. 다양한 만성 질환의 원인에 대해 해당 질환을 치료하거나 '완치'하기 위해 선택한 치료법이다. 사이드바 1.1에서는 페루에서 수 세기 동안 전통적인 의료 시스템의 일부로 사용되어 온 약초의 치료적 활용에 대해 자세히 설명하고 있다.

사이드바 1.1 페루에서 약용 식물의 사용

미얌 베니테스 체르나

저는 간호사로 페루 북부의 시골과 도시 지역에서 25년 이상 일해왔습니다. 이 기간 동안 저는 약용으로 사용되는 허브나 식물의 사용을 관찰하고 안내할 수 있었습니다. 고대 페루인들은 그리스도보다 6,000년 전에 치료 목적으로 식물을 사용했다는 증거가 있습니다. 잉카 이전 문화권의 주민들은 주변 환경과 그 환경에서 자라는 식물에 대한 예리한 관찰자였습니다.

수천 년 동안 페루의 주민들, 특히 시골 지역에 사는 사람들은 다양한 식물을 약용으로 사용해 왔으며, 일부는 야생에서 자라고 다른 일부는 특별히 재배되었습니다.

이러한 문화적 관습은 한 세대에서 다음 세대로 구전으로 전해져 내려오면서 사라지지 않았습니다. 가족과 지역 사회는 이 고대 지혜의 저장소이자 실천가입니다.

어떤 경우에는 식물 전체 또는 일부가 통증을 치료하거나 완화하는 데 사용되며, 다른 경우에는 환자에게 주입이 투여됩니다. 약용 식물로 치료하는 질환으로는 골격계 외상, 박테리아, 곰팡이 또는 바이러스 감염, 기생충, 호흡기, 소화기 및 비뇨기 질환 등이 있습니다. 또한 호르몬, 생식계, 심지어 심령계를 조절하는 데도 사용됩니다.

다음은 잘 알려져 있고 일반적으로 사용되는 식물의 몇 가지 예입니다.

- 콜라 데 카발로는 신장 기능을 개선하고 상처를 치료하는 이뇨제로 사용됩니다.
- 만자닐라는 복통을 완화하는 데 사용되는 줄기, 잎, 꽃의 주입액입니다. 또한 진정제 및 어린이의 설사에도 사용됩니다.
- 알타 미사는 가지를 가열한 다음 류머티즘의 영향을 받는 사지 부위에 문지르는 것입니다. 벼룩을 쫓아 내기 위해 신선한 가지를 침대 아래에 놓습니다. 세라하는 소화 장애와 간염을 완화하는 데 사용되는 잎의 혼합물입니다. 수피케과 또는 페도레라는 소화 불량과 위 가스에 사용되는 주입제입니다. 토론질은 경련 방지제 또는 신경계의 이완제 및 진정제로 사용되는 향기로운 식물입니다.
- 파니사라는 가벼운 감기와 기침의 증상을 완화하고 호흡기를 강화하는 데 사용됩니다.

- 마티코는 독감과 기침에 복용하는 잎을 주입합니다. 말리고 으깬 처마는 상처를 치료하는 데 사용됩니다.
- Llantén은 잎으로 만든 혼합물로 상처를 치료하는 데 사용됩니다. 잎을 주입하면 항염증제 역할을 합니다.
- 파이 드 페로는 신장의 항염증제로 사용되는 주입액입니다.
- 세드론은 소화 문제와 장 가스에 대한 주입으로 사용됩니다.

요가와 같은 다른 문화권의 일부 의료 관행이 보완요법의 일부가 되었지만, 이러한 치료법 중 상당수는 서구 의료 서비스 제공자에게 알려지지 않은 채로 남아 있다.

제2차 세계대전 이후 최대 규모의 난민자, 수많은 이민자, 기후 변화로 인한 인구 이동, 세계 여행 증가로 인해 다른 문화권의 보건의료 관행에 대한 지식은 의료 서비스를 제공하는 데 있어 매우 중요한 요소가 되었다.

사람들의 이동은 질병뿐만 아니라 건강 관리 관행에도 영향을 미친다. 난민촌을 여행하는 전통 치료사로는 조산사, 약초상, 주술사, 사제 또는 여사제, 접골사, 외과의사 등이 있다. 전 세계 이환율의 47%가 만성 질환에 기인하며, 사망률의 60%가 만성 질환에 기인하기 때문에 치료사에 대한 수요가 매우 높다. 일부 사람들은 주술사에게 치료를 받기도 한다. 체액 균형은 한의학(음/양) 및 라틴 아메리카 의학(더위/추위)과 같은 일부 문화적 치료 시스템에서 중점을 두고 있다. 한의학의 기(氣)나 라틴아메리카 의학의 다른 시스템과 같이 이러한 균형을 촉진하는 치료법은 해당 지역의 보조금으로 이용할 수 있다.

특히 지식이 필요한 다른 분야는 허브 제제의 사용이다. 약초를 의약품으로 사용하는 것은 고대부터 많은 나라에서 일반적 현상이다. 많은 문화권에서는 한 가지 허브가 아닌 여러 가지 허브 제제를 혼합하여 사용한다. 따라서 잠재적인 건강 관련 효과 또는 서양 치료법과의 상호 작용을 알기 위해서는 복용하는 혼합물의 모든 허브에 대한 정보가 필요다. 사이드바 1.2에서 팔레스타인 간호사가 공유한 전통 치유 관행에 대한 설명에서 볼 수 있듯이 전통 치유 관행, 허브 및 특정 건강에 도움이 되는 식품은 높은 가치를 지니며 개인의 세계관 및 문화적 정체성

사이드바 1.2 국제적 관점-팔레스타인

예하드 아드완

아시아와 아프리카 사이의 남서쪽 문에 자리 잡은 팔레스타인은 고대 문명의 교차되는 지점에 자리 잡고 있습니다. 제 가족을 포함해 거의 1백만 명의 팔레스타인 사람들이1948년 전쟁으로 인해 팔레스타인에 이스라엘 국가가 수립되면서 난민이 되었습니다. 아버지가 살던 마을은 2018년 아버지가 돌아가실 때까지 차로 30분 거리에 불과했지만, 70년 전에 강제로 쫓겨난 이후 다시는 보지 못했습니다. 저는 팔레스타인 남서쪽 이집트 국경에 있는 작은 땅, 가자지구의 난민 캠프에서 태어나고 자랐습니다. 저는 빼앗긴 조국과 왜곡된 문화에 대한 이야기를 꿈꾸며 자랐습니다. 저는 조부모님과 부모님으로부터 조상들이 다양한 질병을 치료하는 데 사용한 많은 이야기와 방법을 들었습니다. 그들은 영성, 허브, 오일, 그리고 아버지에서 아들로, 어머니에서 딸로 전승되는 기술을 조합하여 사용했습니다. 따뜻한 엑스트라 버진 올리브 오일로 마사지를 하면서 꾸란의 구절을 암송하고 허브 차를 마시면 감기나 기타 호흡기 및 위장 질환을 치료할 수 있다고 믿었습니다.

팔레스타인 사람들에게 팔레스타인의 위안 음식은 치유력이 있습니다. 속상하거나 슬플 때 위로가 되고, 땅과 그 거룩함에 대한 깊은 뿌리로 돌아간다는 느낌을 줍니다. 팔레스타인 사람이라면 누구나 장작불 주위에 앉아 피타 빵을 구워 올리브 오일과 자터(다른 허브, 양념, 옻나무, 참깨를 섞어 문지른 타임 잎을 올리브 절임과 함께 먹는 것)에 찍어 먹는 것이 영혼을 치유하는 최고의 식사라고 말할 것입니다. 23년 넘게 집을 떠나 지내면서 슬프거나 외로울 때는 피타 빵을 구워 올리브 오일과 자테르에 찍어 먹습니다. 그러면 제 영혼이 고양되고 제 뿌리로 돌아갈 수 있습니다.

제 친할아버지는 다르위시, 즉 신의 사람이었습니다. 악한 일이 일어나기 전에 미리 예측할 수 있다고 들었어요. 그는 그 재능을 다른 사람들을 돕는 데 사용하셨죠. 그의 아내는 어머니와 할머니로부터 마사지 기술을 물려받았습니다. 외할아버지는 플루트 연주와 시, 나무 접목을 취미로 삼으셨던 천재적인 농부였습니다. 제가 어렸을 때 외할아버지는 팔레스타인의 마을에 복숭아나무, 살구나무, 자두나무의 새싹으로 접붙인 아몬드 나무를 남겨두셨다고 하셨어요. 아버지는 남은 여생을 난민 캠프에서 보내셨습니다.

저는 항상 아버지의 강인함을 존경했고, 세 딸과 여섯 아들을 키우신 아버지의 인품과 노력에 감탄했습니다. 제가 13살 때 체육시간에 팔이 부러졌을 때 아버지는 저를 인근 마을의 전통 치료사에게 데려가셨어요. 아버지는 치료사가 진통제 없이 제 부러진 뼈를 바로잡는 모습을 지켜보셨죠. 아버지는 계속 저를 격려해 주셨어요.

"힘내라! 울지 마!" 아버지는 환호하셨습니다. 눈물을 흘리며 저를 바라보는 아버지의 눈빛이 보였어요. 저는 그 모습을 보고 더 이상 참을 수 없었습니다. 우리 둘 다 눈물을 흘렸습니다. 치료사는 제 팔의 일부에 허브와 올리브 오일을 섞은 특별한 혼합물을 바른 후 긴 흰색 천 붕대로 감아주었습니다. 그 향기가 코에 닿을 때마다 제 깁스에서 풍겨져 나왔던 향기를 절대 잊지 못할 거예요.

허브 차를 유난히 좋아하는 큰형 모하메드는 올해 초 제가 미국에서 보낸 다양한 허브 차가 담긴 소포를 우편으로 받고 깜짝 놀랐습니다. 그는 전 세계에서 보내온 차를 아주 좋아했습니다. 또 다른 형 라에드는 저보다 6살 위입니다. 그는 항상 제가 조언을 구하는 사람이었습니다. 형은 언제나 차, 허브, 오일 등 모든 것을 위한 레시피를 준비해 두었습니다. 제가 자라서 간호사가 되었을 때, 저는 그를 전통적인 약에서 멀어지게 하려고 노력했지만 소용이 없었습니다. 가끔 소셜 미디어를 통해 그로부터 몇 가지 레시피를 얻습니다. 저는 미소를 지으며 그의 메시지에 '좋아요'를 클릭합니다.

저는 소셜 미디어가 우리의 전통적인 치유 방법과 관행을 망치고 있다고 생각합니다. 소셜 미디어와 코로나19 팬데믹이 융합되면서 친구나 친척의 소셜 미디어 게시물에 팔레스타인의 전통 치유법이 오용되고 남용되는 것을 많이 보게 됩니다. 이러한 악화를 보고 있자니 안타깝고, 이 오랜 전통이 언젠가는 사라질지도 모른다는 두려움이 듭니다. 하지만 저는 성지 팔레스타인이 이 문화의 본질이며 팔레스타인이 존재하는 한 전통은 현대의 분열과 파괴의 도구에도 불구하고 살아 있고, 성장하고, 진화하는 존재이기 때문에 희망을 잃지 않고 있습니다.

과 밀접하게 연관되어 있을 수 있다.

문화적 건강 관행에 대한 지식의 중요성은 아메리카 원주민의 전통 의료 관행을 살펴봄으로써 설명할 수 있다. 앞서 언급한 바와 같이, 500개가 넘는 아메리카 원주민 국가들 사이에는 매우 다른 차이를 보이기 때문에 의료 전문가는 아메리카 원주민의 건강 관행에 대해 광범위한 일반화를 해서는 안된다. 아메리카 원주민 문화의 전통적인 치유 관행은 종종 이야기, 전설, 상징, 의식, 영적 치료법에 포함되어 있으며, 이러한 치료법은 전통적인 아메리카 원주민의 웰빙에 중요한 역할을 해왔다. 몸을 정화하는 것은 여러 아메리카 원주민 국가에서 건강 의식의 기본 치유 요소이다. 정화의 기본은 나쁜 감정, 부정적인 에너지 또는 나쁜 영혼을 제거하는 것이다. 인간은 육체적으로나 영적으로 정화된다. 클렌징은 얼룩이나 땀을 닦는 등 다양한 형태로 이루어질 수 있다. 세이지와 스위트그래스는 대평원 아메리카 원주민이 스머징 의식에 일반적으로 사용한다. 아메리카 원주민 가정에서는 입원 중인 가족을 위해 스머징을 사용할 수도 있다. 이를 가능하게 하려면 간호사, 안전 책임자, 관리자 등의 창의력이 필요하다. 원주민의 문화적 신념과 의료 관행에 대한 권리가 점점 더 주목을 받고 있다. 2007년 UN은 원주민의 권리에 관한 선언을 채택하여 배포했다. 이 선언이 회원국을 구속하는 것은 아니지만, 의료 종사자들은 의료 서비스를 받기 위해 병원 시설을 찾는 원주민의 관행에 대해 더 잘 인식해야 한다. 의료 종사자는 의료 관행의 사용에 대해 문의하고 겉으로 보기에 '혐오스러운' 거부감을 보이지 않는 것이 중요하다.

보완요법 및 기타 생물의학 연구에 이민자와 원주민을 포함시키는 것은 원주민 문화의 건강 관행의 효과에 대한 연구가 절실히 필요하기 때문이다. 원주민의 관행에 대한 연구가 중 하나는 아메리카 원주민의 중독 치료에 땀 롯지를 사용하는 것이다. 이러한 관행은 중독과 개인의 영적 안녕에 모두 효과적인 것으로 밝혀졌다.

제1장에서는 보완요법 또는 환경의 건강 증진에 대한 구조적 또는 관계적 맥락에 기초가 되는 개념이 포함되어 있다. 치료적 현존감과 경청은 보완요법의 기본요소이다. 치료의 목표를 촉진하기 위해 치유 환경을 조성할 수도 있다. 치유 환경의 공통 요소인 빛은 미적, 건강 및 기분 개선 효과로 인해 전 세계적으로 보편적으로 도입되어 활용되고 있다. 초기에는 일부 문화권에서 빛은 신성한 요소로 여겨지기도 하였다. 페르시아의 건축 환경과 구조물에서 나타나는 아름다움, 생명에 대한 중요성, 에너지를 주는 자연에 대한 인식은 사이드바 1.3에 설명되어 있다.

사이드바 1.3 이란에서 건축 자산으로 빛의 활용

만수르 하디디

빛(불)은 고대 페르시아의 네 가지 신성한 요소 중 하나였으며, 나머지 세 가지는 물, 흙(토양), 공기(바람)였습니다. 조로아스터교도(페르시아 예언자 조로아스터의 추종자)는 성전에서는 불을 절대 꺼서는 안 된다고 믿었습니다. 조로아스터는 기원전 600년 페르시아 동부(오늘날 이란)에 살았던 것으로 추정됩니다. 조로아스터교도(페르시아인)는 여러 신과 여신을 믿었던 그리스인들과는 달리 이원적 힘이라는 개념을 최초로 도입한 사람들일 것입니다. 아후라 마즈다는 빛과 선의 신이었고, 앙그라 마이뉴는 어둠의 신이자 '악령'으로서 결국 선에 의해 패배했다고 믿었습니다. 아후라와 마즈다라는 단어는 각각 '빛'과 '지혜'를 뜻합니다.

이란은 최남단 북위 25°에서 최북단 북위 39° 사이에 위치한 빛이 풍부한 나라입니다. 기온, 기후, 고도가 다양하고 물과 사막 지역이 있으며 일부 지역에서는 일년 중 절반 동안 비가 내리지 않는 곳도 있습니다. 이 나라의 세계적인 위치로 인해 햇빛은 이 나라의 아름다운 자산입니다. 산악 지역의 고도 또한 햇빛의 강도와 영향에 기여합니다. 기후는 온화하고 특히 건조한 사막 지역에서는 대부분의 날에 햇빛이 풍부합니다.

이란의 건축가들은 일찍부터 건물의 설계와 건축에서 빛의 중요성을 이해해 왔습니다. 이란에 풍부한 자연광은 건물 조명에 중요한 역할을 합니다. 자연광의 아름다움은 가정, 업무 공간, 호텔, 병원, 학교, 모스크 및 기타 건물에서 관찰할 수 있습니다. 빛에 노출되면 기분이 좋아지고 활력이 넘칩니다. 빛은 기분과 활력을 개선하고 생산성에 잠재적인 영향을 미칠 수 있습니다. 이른 아침의 노출은 각성 효과가 있으며 더 효과적일 수 있습니다.

스테인드글라스는 빛의 열이 지나치게 강한 곳에 빛을 부드럽게 하는 데 사용되었습니다. 건축가들은 빛과 열 사이의 균형을 사용했습니다. 또 다른 접근 방식은 간접 조명을 사용하는 것이었습니다. 예를 들어 사막에 가까운 지역에서는 직사광선과 열기를 차단하면서 빛을 끌어들이기 위해 작은 파티오를 설계했습니다. 중요한 고려 사항은 건물의 창문 방향입니다. 낮 동안 자연광이 가장 많이 들어오는 남향이 거실이나 가족실과 같은 주간 생활 공간에 가장 인기가 있지만, 침실이나 밤에 사용하는 공간에는 북쪽 창문이 가장 좋습니다.

전기, 냉난방 기기의 등장으로 건축가는 다른 요소를 염두에 두고 건물을 설계할 수 있는 자유를 얻게 되었습니다. 예를 들어, 건축가들은 빛이 건물의 아름다움과 조명을 더할 수 있다는 것을 알고 있었지만, 주변 경관을 더 우선시하게 되었습니다. 오래된 건물에서는 햇빛으로 인한 과도한 열을 막기 위해 망상형 석재 패널을 사용하는 경우가 많았습니다. 하지만 현대식 건물에서는 대형 유리창이 대부분 외관을 덮고 있습니다.

본 문서의 다음 절에 이어지는 개별적 보완요법 장에는 이러한 특정 요법이 미국 이외의 다양한 문화와 국가에서 어떻게 시행되는지에 대한 설명이 포함되어 있다. 치료법을 시행하는 데 있어 국가와 문화권 간에 유사점이 있지만, 전 세계적으로 치료법을 취급하는 데 있어 문화적 차이가 인정된다. 문화 간 유사점과 차이점을 모두 강조하는 국제 사이드바가 대부분의 장에 포함되어 있다.

간호에 대한 시사점

보완요법이라는 용어를 사용한지는 얼마 되지 않았지만 간호가 시작된 이래로 수많은 요법과 그 기본 철학이 간호 전문직의 일부로 자리 잡았다. 플로렌스 나이팅게일은 간호에 관한 노트에서 치유가 일어날 수 있는 환경을 조성하는 것에 대한 중요성과 치유 과정에서 음악과 같은 요법의 중요성을 강조했다. 오늘날 보완요법은 간호사가 환자를 돌보는 데 있어 또 다른 기회를 제공한다.

자기관리, 교육, 실무, 연구에 관한 장에서 언급했듯이 간호사는 보완요법을 수용해 왔다. 의학과 다른 보건전문직이 치유과정에서 경청과 존재감의 중요성을 인식하고 있는 것은 참으로 반가운 일이지만, 간호사는 이러한 요법 중 상당수가 간호교육에서 포함되어 왔으며 수세기 동안 간호사들이 실천해 왔다는 점을 강조할 필요가 있다. 명상, 이미지, 음악 개입, 일기 쓰기, 마사지, 힐링 터치, 치료적 경청, 존재감을 포함한 보완적 관행은 오랜 시간 동안 간호사들이 중요하게 여기고 사용해 왔다.

미국 전인치유간호사협회(AHNA)는 모든 주의 간호실무법을 조사한 결과, 18개 주에서 전인치유간호 또는 보완요법에 대해 언급하거나 구체적인 입장을 명시하고 있었다. 이는 간호가 간호의 중요한 측면으로서 보완요법의 사용을 더 많이 인식하고 있음을 인정하는 것이다. 뉴욕주 간호사협회는 간호사가 보완요법을 실무에서 사용할 때 지침이 되는 10가지 권고사항을 포함한 간호 시 보완요법 사용에 대한 입장문을 발표했다. 이 책의 마지막 섹션에서는 교육과 실무에서 보완요법과 통합건강에 대해 구체적으로 설명하고 있다.

보완요법은 간호계에서 점점 더 많은 관심을 받고 있다. 전인간호학회지(journal of holistic nursing) 및 임상실무를 위한 보완요법(complementary therapies for clinical practice)과 같은 저널은 거의 전적으로 보완요법만을 다루고 있다. 많은 전문 학술지에서는 보완요법의 사용을 탐구하는 데 전체 호를 할애하고 있다. 기사는 간호사에게 보완요법과 건강 증진을 포함하여 다양한 조건에서 특정 절차를 사용할 수 있는 방법에 대해 알려준다.

환자들의 보완요법 사용이 증가함에 따라 간호사가 보완요법에 대한 기본 지식을 갖추는 것이 매우 중요하다. Chang과 Chang은 보완요법에 대한 간호사의 지식과 태도에 관한 연구를 분석하였다. 참여 간호사의 66.4%가 보완요법에 대해 긍정적인 태도를 보였지만, 77.4%는 보완요법의 위험과 이점에 대해 잘 알지 못했으며, 많은 간호사가 환자와 보완요법 사용에 대해 논의하는 것에 대해 불편함을 느꼈다고 응답했다.

간호사가 수많은 보완요법에 대해 모두 아는 것은 불가능하지만, 간호사가 갖추어야 할 몇 가지 기술과 지식은 다음과 같다.

- 환자의 광범위한 보완요법 사용을 정확하게 확인하기 위해 포괄적인 건강 기록을 확보하는 기술
- 사용된 치료법의 적절성과 안전성을 평가하는 능력
- 보완요법 사용에 대한 기본적인 질문에 답할 수 있는 능력
- 신뢰할 수 있는 정보원을 환자에게 소개할 수 있는 지식
- 특정 질환에 대한 혜택의 증거가 있는 치료법을 제안할 수 있는 지식
- 유능한 치료사를 식별하기 위한 가이드라인을 제공할 수 있는 지식
- 특정 치료법에 대한 보험 급여 여부를 결정하는 데 도움을 줄 수 있는 능력
- 엄선된 보완요법을 시행할 수 있는 지식과 기술

완전한 건강 기록을 얻으려면 보완 및 대체 요법 사용에 대한 질문이 건강 기록의 필수적인 부분이어야 한다. 많은 환자는 특별히 요청하지 않는 한 보완 및 대체 요법 사용에 대한 정보를 자발적으로 제공하지 않을 수 있으며, 다른 환자는 의사가 이러한 요법에 대한 수용 의사를 명백히 밝히지 않는 한 이러한 정보를 공유하기를 꺼릴 수 있다. 모든 보완요법에 대한 사실 확인이 필요하지만, 특정 처방약과 특정 한약제제 간의 상호작용이 건강에 위협이 될 수 있으므로 한약제제 사용에 대한 피드백을 받는 것은 매우 중요하다.

보완요법의 종류가 방대하기 때문에 간호사가 모든 보완요법에 대한 지식을 갖추는 것은 불가능하지만, 보다 일반적인 요법에 대해 잘 알고 있으면 의료 제공자가 기본적인 질문에 답하는 데 도움이 될 것이다. 많은 기관, 전문 협회, 개인, 단체에서 특정 요법에 대한 정보를 제공하는 좋은 웹사이트를 운영하고 있다. 그러나 웹사이트의 정보를 받아들일 때는 주의가 필요하다. 다음은 보완요법에 대한 편향되지 않고 정직한 정보를 얻기 위해 웹사이트에 접속할 때 고려해야 할 몇 가지 질문이다.

- 사이트의 목적은 무엇인가?
- 어떤 단체/조직이 사이트를 운영 및/또는 자금을 지원하는가?
- 편집위원회 등 누가 사이트에 포함된 데이터를 선정하는가?
- 콘텐츠는 얼마나 자주 업데이트되는가?
- 사이트 콘텐츠에 대해 궁금한 점이 있는 경우 사용자가 연락할 수 있는 방법이 있는가?

이 책의 각 보완요법 장에는 독자에게 신뢰할 수 있는 추가 정보를 제공할 수 있는 평판이 좋은 출처의 웹 사이트가 나열되어 있다. 일부 저자는 관심 있는 독자를 위해 해당 치료법과 관련된 다른 리소스도 기술하고 있다.

결론

점점 더 많은 사람들이 보완요법에 대해 알고 있을 뿐만 아니라 보완요법을 사용하거나 사용을 고려하고 있다. 따라서 간호사는 서양의 생물 의학적 치료와 함께 자주 사용되는 보완요법에 대한 지식을 늘리는 것이 필요하다. 환자들은 많은 보완적 기술의 근간이 되는 전인간호에 중점을 두기를 원할 수 있다. 전인간호는 수세기 동안 간호에 스며들어 왔으며, 보완적 절차를 간호에 통합하는 것은 이러한 전통을 이어가고 있는 것이다.

참고문헌

American Holistic Nurses Association. (2020). State nurse practice acts. https://www.ahna.org/Home/Resources?State-Practice-Acts

Balouchi, A., Rahanama, M., Hastings-Tolsma, M., Shoja, M., & Bolaydehyi, E. (2016). Knowledge, attitude and use of complementary and integrative health strategies: A preliminary survey of Iranian nurses. Journal of Integrative Medicine, 14, 121–127. https://doi.org/10.1016/S2095-4964(16)60245-5

Barnes, P. M., Bloom, B., & Nahin, R. L. 2008 Complementary and alternative medicine use among adults and children: United States, 2007. (National Health Statistics Report No. 12). National Center for Health Statistics. https://www.cdc.gov/nchs/data/nhsr/nhsr012.pdf

Barnes, P. M., Powell-Griner, E., McFann, K., & Nahin, R. L. (2004). Complementary and alternative medicine use among adults: United States, 2002. Seminars in Integrative Medicine, 2(2), 54–71. https://doi.org/10.1016/j.sigm.2004.07.003

Black, L. I., Barnes, P. M., Clarke, T. C., Studdman, B. J., & Nahin, R. L. (2018). Use of yoga, meditation, and chiropractors among U. S., children aged 4–17 years (NCHS data brief, 324). National Center for Health Statistics. https://www.cdc.gov/nchs/data/databriefs/db324-h.pdf

Borden, A., & Coyote, S. (2012). The smudging ceremony. http://www.asunam.com/smudge_ceremony.html

Brosseau, L., Wells, G., Tugwell, P., Casimiro, L., Novikov, M., Loew, L., Sredic, D., Clement, S., Gravelle, A., Hua, K., Kresic, D., Lakic, A., Menard, G., Cote, P., Leblanc, G., Sonier, M., Cloutier, A., McEwan, J., Poitras, S., & Cohoon, C. (2012). Ottawa panel evidence-based clinical practice guidelines on therapeutic massage for neck pain. Journal of Bodywork and Movement Therapies, 16(3), 300–325. https://doi.org/10.1016/j.jbmt.2012.04.001

Carrie, H., Mackey, T., & Laird, S. (2015). Integrating traditional indigenous medicine into Western biomedical health systems: A review of Nicaraguan health policies and Miskitu health services. International Journal for Equity in Health, 1, 129. https://doi.org/10.1186/s12939-015-0260-1

Chang, H., & Chang, H. (2015). A review of nurses' knowledge, attitudes, and ability to communicate the risks and benefits of complementary and alternative medicine. Journal of Clinical Nursing, 24, 1466–1478. https://doi.org/10.1111/jocn.12790

Clarke, T. C., Barnes, P. M., Black, L. I., Stussman, B. J., & Nahin, R. L. (2018). Use of yoga, meditation, and chiropractors among U. S. Adults aged 18 and over (NCHS Data Brief No. 325). National Center for Health Statistics. https://www.cdc.gov/nchs/data/databriefs/db325-h.pdf

Clarke, T. C., Black, L. I., Stussman, B. J., Barnes, P. M., & Nahin, R. L. (2015). Trends in the use of complementary health approaches among adults: United States, 2002–2012. National Health Statistics Reports, 79, 1–15.

Cochrane Database of Systematic Reviews. (2021). Cochrane database of systematic reviews. https://www.cochranelibrary.com/cdsr/about-cdsr

Coulter, I. D., Herman, P. M., & Nataraj, S. (2013). Economic analysis of complementary, alternative, and integrative medicine: Considerations raised by an expert panel. BMC Complementary and Alternative Medicine, 13, 191. https://doi.org/10.1186/1472-6882-13-191

George, M., & Topaz, M. (2013). A systematic review of complementary and alternative medicine for asthma self-management. Nursing Clinics of North America, 48, 53–149. https://doi.org/10.1016/j.cnur.2012.11.002

Goetz, C., Marriott, B. P., Finch, M. D., Bray, R. M., Williams, T. V., Hourani, L. L., Hadden, L. S., Colleran, H. L., & Jonas, W. B. (2013). Military report more complementary and alternative medicine use than civilians. Journal of Alternative and Complementary Medicine, 19(6), 509–517. https://doi.org/10.1089/acm.2012.0108.

Huang, C. W., Tran, D. N. H., Li, T. F., Sasaki, Y., Lee, J. A., Lee, M. S., Arai, I., Motoo, Y., Yukawa, K., Tsutani, K., Ko, S. G., Hwang, S. J., & Chen, F. P. (2019). The utilization of complementary and alternative medicine in Taiwan: An internet survey using an adapted version of the international questionnaire (I-CAM-Q). Journal of the Chinese Medical Association, 82(8), 665–671. https://doi.org/10.1097/JCMA.0000000000000131

Laiyemo, M. A., Nunlee-Bland, G., Adams, G., Laiyemo, A. O., & Lombardo, F. A. (2015). Characteristics and health perceptions of complementary and alternative medicine users in the United States. Clinical Investigation, 349(2), 140–144. https://doi.org/10.1097/MAJ.0000000000000363

Lam, C. S., Koon, H. K., Chung, V. C., & Cheung, Y. T. (2021). A public survey of traditional, complementary and integrative medicine use during COVID-19 outbreak in Hong Kong. PLoS ONE, 16(7), e0253890. https://doi.org/10.1371/journal.pone.0253890

Lee, S. M., Choi, H. C., & Hyun, M. K. (2019). An overview of systematic reviews: Complementary therapies for cancer patients. Integrative Cancer Therapies, 18, 1534735419890029. https://doi.org/10.1177/1534735419890029

Lin, L. W., Ananthakrishnan, A., & Teerawattananon, Y. (2021). Evaluating traditional and complementary medicines: Where do we go from here? International Journal of Technology Assessment in Health Care, 37, e45, 1–6. https://doi.org/10.1017/S0266462321000179

Lind, B. K., Lafferty, W. E., Tyree, P. T., & Diehr, P. K. (2010). Comparison of health care expenditures among insured users and nonusers of complementary and alternative medicine in Washington state: A cost minimization analysis. Journal of Alternative and Complementary Medicine, 16, 411–417. https://doi.org/10.1089/acm.2009.0261

Linde, K., Alscher, A., Friedrichs, C., Joos, S., & Schneider, A. (2014). The use of complementary and alternative therapies in Germany: A systematic review of nationwide surveys. Forschende Komplementarmedzin, 21, 111–118. https://doi.org/10.1159/000360917

Manderson, L., & Smith-Morris, C. (2010). Chronic conditions, fluid states: Chronicity and the anthropology of illness. Rutgers University Press.

Motoo, Y., Yukawa, K., Arai, I., Hisamura, K., & Tsutani, K. (2019). Use of complementary and alternative medicine in Japan: A cross-sectional internet survey using the Japanese version of the International Complementary and Alternative Medicine Questionnaire. JMA Journal, 2(1), 35–46. https://doi.org/10.31662/jmaj.2018-0044

National Center for Complementary and Integrative Health. (2016). Paying for complementary and integrative health approaches. https://www.nccih.nih.gov/health/paying-for-complementary-and-integrative-health-approaches#:~:text=%20Paying%20for%20Complementary%20and%20Integrat ive%20Heal th%20Approaches, I f%20you%E2%80%99re%20 planning%20to%20see%20a…%20More%20

National Center for Complementary and Integrative Health. (2021a). Complementary, alternative, or integrative health: What's in a name? https://nccih.nih.gov/research/statistics/2007/camsurvey_fs1.htm

National Center for Complementary and Integrative Health. (2021b). Strategic plan: FY 2021–2025. Mapping a pathway to research on whole person health. https://files.nccih.nih.gov/nccih-strategic-plan-2021-2025.pdf

New York State Nurses Association. (2021). Position statement on the use of complementary and alternative therapies in the practice of nursing. https:www.nysna.org/

position-statement-use-complementary-and-alternative-therapies-practice-nursing#.YV7wmdpKUI

Nguyen, L. T., Davis, R. B., Kaptchuk, T. J., & Phillips, R. S. (2011). Use of complementary and alternative medicine and self-rated health status: Results from a national survey. Journal of General Internal Medicine, 26(4), 399–404. https://doi.org/10.1007/s11606-010-1542-3

Nightingale, F. (1992). Notes on nursing. Lippincott. (Original work published 1859)

Paudyal, V., Sun, S., Hussain, R., Abulaleb, M. H., & Hedima, W. (2021). Complementary and alternative uses in COVID-19: A global perspective on practice, policy, and research. Research in Social and Administrative Pharmacy, 18, 2524. https://doi.org/10.1016/j.sapharm,2021.05.004.

Quinlan, M. (2011). Ethnomedicine. In M. Singer & P. Erickson (Eds.), A companion to medical anthropology (pp. 381–404). Wiley-Blackwell.

Qureshi, M., Zelinski, E., & Carlson, L. E. (2018). Cancer and complementary therapies: Current trends in survivors' interest and use. Integrative Cancer Therapies, 17, 844–853. https://doi.org/10.1177/1534735418762496

Remen, R. N. (2000). My grandfather's blessings. Riverhead Books.

Rowan, M., Poole, N., Shea, B., Gone, J. P., Mykota, D., Farag, M., Hopkins, C., Hall, L., Mushquash, C., & Dell, C. (2014). Cultural interventions to treat addictions in Indigenous populations: Findings from a scoping study. Substance Abuse Treatment, Prevention, and Policy, 9, 34. https://doi.org/10.1186/1747-597X-9-34

Steel, A., McIntyre, E., Harnett, J., Foley, H., Adams, J., Sibbritt, D., Wardle, J., & Frawley, J. (2018). Complementary medicine use in the Australian population: Results of a nationallyrepresentative cross-sectional survey. Scientific Reports, 8, 17325. https://doi.org/10.1038/s41598-018-35508-y

United Nations. (n.d.). United Nations declaration on the rights of Indigenous peoples. https://www.un.org/development/desa/indigenouspeoples/declaration-on-the-rights-of-indigenous-peoples.html

Vemireddy, R. (2020). The role of Native American healing traditions within allopathic medicine. Inquiries Journal, 12(12), 1. http://www.inquiriesjournal.com/articles/1849/the-role-of-native-american-healing-traditions-within-allopathic-medicine

World Health Organization. (2019a). WHO global report on traditional and complementary medicine 2019. https://www.who.int/publications/i/item/978924151536

World Health Organization. (2019b). World Health Organization (WHO) definition of health. https://www.publichealth.com.ng/world-health-organizationwho-definition-of-health

2

현존감 Presence

학습 목표

1. 현존감의 정의를 이해한다.
2. 현존감의 과학적 근거와 중재적용을 설명한다.

용어 정의

- **현존감(Presence):** 간호사가 우호적인 대인관계를 통해 환자의 경험에 온전한 자아를 제공하는 과정이다.

현존감을 한 마디로 설명하기는 어렵지만 자신에게 발생하는 심리적 경험으로 현실에서 존재하고 있음을 자기 자신이 알아차리는 것이다. 상대방의 눈을 바라보고, 언어적, 비언어적 대화에 주의를 기울이고, 적극적으로 경청하며, 그 순간 타인과 함께 있는 데 집중하고 있다는 것을 보여줄 때 우리는 진정으로 현존감을 느낀다고 말할 수 있다. 반대로, 우리 모두는 자신과 함께 있는 타인이 현존하지 않는 순간에 분리감을 느낀 경험이 있다. 미치 앨봄의 저서 '모리와 함께한 화요일'에서 루게릭병을 앓고 있는 앨봄의 멘토이자 동료인 모리는 현존감의 본질을 이렇게 설명한다.

> 저는 온전히 현존하는 것을 믿습니다. 즉, 함께 있는 사람에게 집중해야 한다는 것입니다. 지금 당신과 대화할 때 저는 우리 사이에 무슨 일이 일어나고 있는지에만 집중하려고 노력합니다. 지난주에 했던 말은 생각하

지 않아요. 이번 금요일에 무슨 일이 일어날지도 생각하지 않아요. 또 다른 코펠 쇼를 할 생각도 없고, 내가 복용하는 약에 대해서도 생각하지 않아요. 나는 당신과 이야기하고 있고 당신에 대해 생각하고 있습니다.

현존감은 간호사가 현재 순간에 환자를 지원하기 위해 의도적으로 환자와의 관계에 가져오는 인식과 행동으로, 환자 중심의 간호와 의사결정에 힘을 싣는다. 현존감은 간호사가 환자 건강을 개선하고, 환자가 보다 진정성 있는 사람이 되도록 도우며, 현재와 미래의 삶을 정의하고 만드는 데 책임을 갖게 하고 힘을 실어주기 위해 의도적으로 이러한 관계에 가져오는 인식과 행동을 설명한다. 이는 문화와 의사소통 방식을 초월한다. 간호적 현존감은 간호사와 환자 사이에 관계의 본질과 현존감의 유무가 환자의 경험에 미치는 영향을 이해하기 위한 모델이다.

현존감은 간호사–환자의 치료적 관계를 돕는 보완요법에서 중요한 요소이다. 의료 전문가는 진단 평가 및 치료 개입 시 보완요법의 필수적인 부분으로 환자 및 가족과의 일상적인 상호 작용에서 현존감을 사용한다. 간호사가 현존감에 몰입하면 간호사가 투여하는 치료의 효과가 높아진다. 간호 현존감의 맥락은 간호사–환자 관계에 있다. 간호 현존감은 급성기, 급성기 이후, 장기 케어, 재택 간호 등 모든 간호 환경에서 발생한다. 간호사와 환자가 구두로 의사소통을 할 수 없더라도 환자는 간호사가 돌보고 있다는 것을 인지할 수 있다.

정의 및 속성

간호 현존감의 기원은 실존철학에서 찾을 수 있으며, 사르트르가 사람을 아는 수단이자 현존감의 방법으로써 '타자에 대한 인식'을 설명한 데서 찾을 수 있다. 현존의 개념과 간호의 연관성은 1960년대에 등장하기 시작했다. Vaillot은 간호사의 환자 간호에 중요한 치료적 관계를 설명하기 위해 현존 현상을 사용했다. 인본주의 간호 이론에서 Paterson과 Zderad는 현존감을 환자 관계를 형성하는 간호 개입의 필수 요소이자 간호사가 우호적인 대인관계를 통해 환자의 경험에 온전한 자아를 제공하는 과정으로 정의했다.

간호사의 현존에 대한 다양한 관점은 시간이 지남에 따라 발전해 왔으며, 각 관점은 개념에 대한 폭넓은 이해에 기여하고 있다. Benner는 환자와 함께 있는 실존적 실천을 나타내는 동사 프레젠싱(freelancing)을 만들었으며, 이를 간호사의 지원 역할에서 8가지 역량 중 하나로 구분하였다. Parse는 현존감을 끊임없이 변화하는 상대방의 현실을 존중하는 상호관계로 정의했으며, 순간에 대한 주의력, 자아의 중심, 상대방에 대한 집중이 필요하다고 했다. Nelms는 현존감이 간호실무의 핵심이라고 믿었다. Doona와 동료들은 현존감을 '간호사가 환자를 특별한 상황에서 특별한 대상으로 자신을 몰입시키는 주관적 만남'이라고 정의했다. 그 결과 간호사와 환자 모두 변화된다. Smith는 간호에서 현존감을 '그곳에 있음'과 '함께 있음'의 동의어로 정의했다. Jonsdöttir와 동료들은 간호의 현존감과 돌봄 사이의 보편적인 연관성을 정의하였다. McMahon과 Christopher는 베너의 연구를 바탕으로 간호 현존감을 특징짓는 다섯 가지 변수, 즉 대상자별 클라이언트 특성, 간호사의 특성, 간호사–환자 가족 내 공유하는 특성, 환경, 실무와 관련된 간호사의 의도적 결정을 확인하여 간호 현존감에 대한 중간 범위 이론을 개발했다. Stockman과 동료들은 간호사의 현존감이 다차원적이며, 치료적 경청과 환자 예후를 개선하려는 간호사의 의도가 통합되어 있음을 발견했다.

많은 간호 상황에서 간호사와 타인은 가까이 있어야 하고 타인과의 근접성이 필요하지만, 근접성이 현존감을 구성하는 것은 아니다. 현존감은 물리적으로 다른 사람과 가까이 있는 것 이상의 것을 포함한다. 진정한 현존감이 되려면 간호사는 '도움이 필요한 사람'에게 '도움을 줄 수 있는 방식으로' 개방성을 전달해야 한다. 현존감은 환자와의 대인 관계에 대한 간호사의 개방성, 수용성, 준비성, 가용성을 의미한다. 현존감은 간호사의 경험도 변화시켜 간호사를 간호의 도구로서의 역할을 넘어 간호의 공동 창조자의 역할로 나아가게 한다. 간호사와 환자 관계에 내재된 치유의 신비를 목격하게 된다. 상호성은 종종 이러한 유형의 상호 작용을 통해 나타난다. 멜네첸코는 '타인의 건강을 함께하도록 허락받고, 이동과 선택의 과정을 통해 다른 사람과 함께 여행하도록 요청받는 것은 의심할 여지없이 영광이며 특권이다'라고 언급했다.

간호의 현존감에는 인식, 시간, 개방성, 신뢰, 주도성이라는 다섯 가지 전제 조건이 있다. 또한 다음과 같은 네 가지 속성이 있다.

1. **의도적이다:** 간호사는 의제와 대본이 아닌 목표와 목적을 위해 참석하기로 선택한다.

2. 조율에 기반한다: 간호사는 다양한 측면의 인식을 가지고 참석해야 한다.
3. 관계에 기반한다: 간호사와 환자 사이의 관계 경험 속에서 일어난다.
4. 역동적이다: 항상 진화하고 시시각각 변화하며, 파악하기 어렵고 연약하다.

Kostovich는 간호사가 환자를 대할 때 행동과 접근 방식에 통합하는 자질, 즉 교육, 감시, 관심, 공감, 동반자 관계, 숙련된 기술, 가용성, 반응적 경청, 정신 강화, 안심, 개인화, 치료 조정 등을 통해 현존감을 설명했다. Anderson은 간호사의 현존감을 설명하기 위해 22가지 속성의 광범위한 목록을 확인했다.

과학적 근거

현존감에 대한 연구를 수행하는 데는 주관적인 특성으로 인해 많은 어려움이 있다. 간호학자들은 현존감을 광범위한 돌봄 개념의 하위 구성 요소로 설명했다. 간호사는 환자의 요구, 환자가 질병이나 문제에 부여하는 의미, 환자가 진행하고자 하는 방식에 세심한 주의를 기울여야 한다. 현존감은 환자가 치유하고, 타인을 발견하고, 삶의 의미를 찾는 데 도움이 되지만 측정하기는 어렵다.

중환자실 간호사의 전문 업무에 대한 연구는 현존감의 중요성을 입증했다. Minick은 현존감이 환자와의 유대감이 돌보는 것뿐 아니라 수술 후 문제를 조기에 파악하는 데 도움이 되기 때문에 중요하다는 사실을 발견했다. 치료적 현존감은 간호사가 더 세심하게 주의를 기울이고 치료적 현존감이 없으면 분명하지 않을 수 있는 미묘한 변화를 감지하는 데 도움이 될 수 있다. 유대감이 부족한 간호사는 환자에게서 분리된 것으로 인식되었다. 윌킨과 슬레빈은 중환자실 간호사가 환자와 함께 있는 것이 중요하며, 반응이 없거나 삽관된 환자에게 접근하는 데 필요한 기술도 필수적이라는 사실을 추가로 확인했다.

현존감이 보완요법으로 사용될 때 환자, 가족, 간호사에게 영향을 미친다. Easter는 현존감을 통해 환자의 통증이 감소하고, 간호사의 만족도가 증가하며, 간호사의 정신적 안녕이 향상되었다고 보고했다. Drick에 따르면, 현존감은 치유를 일으키고 간호사-환자 관계의 분위기를 변화시킨다고 한다. Jonas와 Crawford는 치유적 현존감의 결과로 간호 중재 후 몇 분에서 몇 시간 동안 심박수가 더 낮고 안정적이라고 보고했다. Tavernier는 현존감의 결과로 관계, 치유, 보상을 확인했다. 간호사의 현존감은 환자의 스트레스와 불안을 감소시키고 회복 시간을 단축하는 동시에 안전감과 간호에 대한 만족도를 증가시켜 환자의 결과를 개선하는 것으로 나타났다. Stuck과 Rogers는 간호사의 현존감이 간호사와 재택 의료 환자 간의 신뢰를 증진한다는 사실을 발견했다. 간호사의 현존이 건강 결과에 긍정적이고 중요한 역할을 하는 이유와 방법에 대한 추가 연구가 필요하다고 했다.

중재

간호사의 현존감 중재는 간호사–환자 관계와 환자 치료에 필수적인 것으로 인식되고 있으며 그 가치를 인정받고 있다. McMahon과 Christopher의 중간단계 간호 현존감 이론에서는 모든 환경에서 간호사의 개입으로 사용되지만, 업무량이 증가하고 환자 간호 시간이 줄어들기 때문에 간호사의 지속적인 의지가 필요하다. 연습을 통해 간호사는 자신의 온전한 현존으로 환자에게 다가가는 법을 배우게 된다. 간호사의 현존감은 행동과 특성으로 입증될 수 있지만(표 2.1 참조), 본질적으로 환자와의 관계에 대한 간호사의 관점과 태도, 즉 '무엇을 하기보다는 함께하는 현존'에 관한 것이다. Edvardsson과 동료들은 환자에 대한 현존의 초점을 포착하기 위해 환자 중심이라는 용어를 사용했다. Hessel의 현존감 개념 분석에서는 간호사와 환자가 함께 있는 경험을 공유할 때 느껴지는 영적 연결에 주목했다. 헤셀은 간호사가 다른 생각과 책임에서 벗어나 환자에게 온전히 주의를 집중해야만 인간적 경험을 공유함으로써 진정한 유대감을 느낄 수 있다고 말했다.

간호의 현존감은 연습과 성찰을 통해 배울 수 있다. 실제로 '현존감의 선물은 모든 간병인이 기를 수 있는 것'이기 때문에 모든 의료인들은 현존감을 알아차릴 수 있어야 한다. 간호사는 마음챙김 또는 중심 다스리기 수행을 통해 환자와 함께 함으로써 진정한 현존감의 활용도를 높일 수 있다. 이러한 활동을 통해 사람은 현존감을 경험하고 이를 개입으로 불러일으킬 수 있다.

마음챙김

마음챙김 수행, 교육 및 연구 분야의 선구자인 존 카밧진(Jon Kabat–Zinn)은 마음챙김을 '마치 당신의 삶이 그것에 달려 있는 것처럼 판단하지 않고, 의도적으로 현재 순간에 주의를 기울임으로써 발생하는 인식'이라고 정의한다.

표 2.1 앤더슨의 간호 현존감의 속성

듣기	진정성
이해	약속
안심	개방성
느낌	자신감
고요함	유머
열정	경계
나눔	포기하지 않음
역량	자기 인식
신뢰	존중
긍정	코칭
연속성	양심

그는 마음챙김 수행이 스트레스에 대한 인식과 스트레스에 대처하는 능력 모두에 유익한 영향을 미친다는 연구 결과를 바탕으로 마지막 문구를 추가했다. 카밧-진은 마음챙김을 하는 사람을 상대방이나 상황에 대한 판단 없이 그 순간에 주의를 기울이고, 자각하며, 온전히 현존하는 사람이라고 설명한다. 61개 연구에 대한 Ziemann의 메타 분석에 따르면 마음챙김 훈련은 외상 후 스트레스 증상 감소와 관련이 있는 것으로 나타났다. 마음챙김 수련은 간호사가 판단하지 않고 환자와 현재 순간의 맥락에 생각을 집중하는 것으로 생각할 수 있다. 여기에는 환자에 대한 간호사의 의도적인 인식과 환자에게 지원과 간호를 제공하려는 헌신 또는 동기가 모두 포함된다. Jones와 동료들은 마음챙김이 다른 사람과 지지적인 의사소통을 할 때 사람의 생각과 감정을 조절하는 데 중요한 요소라는 사실을 발견했다. 마음챙김에 기반한 개입은 간호사의 연민, 만족도, 웰빙, 간호 현존감을 증가시키는 것으로 나타났다. 최근 전 세계적인 팬데믹 기간 동안 간호사들이 환자를 돌보면서 경험하는 상당한 스트레스를 고려할 때, 마음챙김 훈련은 간호사의 현존감을 높이고 회복탄력성과 스트레스 대처 능력을 향상시킬 수 있는 기회를 제공할 수 있다.

마음의 중심 잡기(Centering)

마음의 중심 잡기란 직접 대면하거나 원격 의료 기술을 통해 원격으로 환자와 상호작용하기 전에 간호사가 의식적으로 주의를 기울이는 것을 의미한다. 간호사는 마음의 중심잡기를 통해 환자와 환자의 간호 요구사항에 열린 마음으로 온전한 자신을 제공할 수 있다. 실무적으로 마음의 중심잡기는 간호사가 현재 돌보고 있는 환자에게 진정으로 집중할 수 있도록 도와주는 과정이다. 마음의 중심 잡기 방법 중 하나는 10~20초 동안 잠시 멈춰서 다른 생각이나 방해 요소를 제거하고 환자와 함께 하는 것이다. 이러한 일시 정지에는 환자와 접촉하기 전에 눈을 감거나 보호 장비를 착용하거나 손을 씻는 동안 심호흡을 몇 번 하는 것이 포함될 수 있다. 환자와 접촉하기 전에 잠시 멈추고, 환자의 이름을 반복하고, 환자에게 주의를 집중하기 위해 필요한 간호를 기억하는 것만으로도 중심을 잡을 수 있다. Bartels는 사망한 사람과 함께 있을 때 '잠시 멈춤'을 사용하는 방법에 대해 설명한다. 간호사 또는 팀은 45~60초 동안 잠시 멈추고 사망한 환자의 삶에 집중한다. 이 방법은 인지 장애가 있거나 반응이 없는 환자에게도 시행할 수 있다.

표 2.2에는 현존감의 핵심 요소와 현존감 함양에 도움이 되는 기술이 나와 있다. 타인에 대한 민감성을 키우려면 간호사는 훌륭한 경청자이자 관찰자가 되어야 한다(치료적 경청에 대해서는 3장에서 다룬다). 우수한 관찰 기술은 간호사가 비언어적 의사소통과 표현의 의미를 파악하여 표현되지 않은 환자의 불편함, 문제, 질문을 파악하는 데 도움을 준다. 면담은 종종 간호사와 환자 사이에 미묘한 비언어적 교류가 이루어지는 침묵의 시간을 수반할 수 있다. 간호사의 지속적인

표 2.2 현존감 구현을 위한 기술

주요 구성 요소	방법
환자에 대한 전체적인 관심	중심 잡기 적극적인 경청 타인에 대한 개방성 민감성 환자의 눈높이에 맞춘 언어적 의사소통 문화적으로 적절한 경우 터치 사용 비언어적 수용 의사 표시

주의 집중은 치료적 현존감의 중요한 측면이다. 간호사와 환자 모두 한 순간 하나가 되는 느낌을 경험한다. 과거나 미래가 아닌 현재에 집중하는 것은 현존감에 내재되어 있다.

현존감은 연속적인 것이 아니라 간호사와 환자가 만나는 몇 분 동안에 걸쳐 발생하는 에피소드적인 것이라는 점에 유의하는 것이 중요하다. 이러한 집중적인 상호 작용의 강렬한 특성으로 인해 간호사와 환자 모두 정신적, 정서적으로 지칠 수 있으므로 장시간 현존감을 유지하려고 노력할 수 있다. 최적의 실제 세션이나 치료적 현존감을 사용해야 하는 시간에 대해서는 알려진 바가 거의 없다. 종종 간호사는 "이 환자는 지금 제가 정말 필요한 것 같다."와 같이 직관적으로 이를 파악한다. 실제성은 다른 치료나 처치와 함께 사용할 수도 있지만, 환자에게 잠시 곁에 있어줄 사람이 필요한 시점을 파악하는 것이 환자가 돌봄 받는다고 느끼게 하는 가장 효과적인 기술일 수 있다.

결과 측정

간호사의 현존감을 신뢰성 있게 측정하려면 연구에서 검증된 측정 도구를 사용하는 것이 중요하다. 현존감 개입의 결과를 측정하려면 환자와 간호사가 상호 작용하기 때문에 둘 다 참여해야 한다. 보살핌을 받는다는 느낌, 우려를 표현할 수 있다는 느낌, 이해한다는 지각에 대한 환자의 의견은 환자 만족도 도구에서 도출된 몇 가지 결과 측정치이다. McMahon과 Christopher는 현존감에 관한 문헌을 검토하여 동기 부여, 편안함, 지지, 치료 만족도, 자존감, 평화와 희망의 증가, 통증, 불안, 스트레스, 외로움 감소 등 잠재적인 환자 결과를 확인했다.

코스토비치는 간호사의 현존감에 대한 환자의 인식을 측정하는 간호 현존감 척도를 개발하는 데 간호 현존감 요소를 기초로 사용했다. 그 후, 그녀는 이 척도를 수정하여 환자와의 현존감에 대한 간호사의 인식을 측정하는 간호의 현존감-RN 척도를 개발했다. 이 척도는 고충실도 시뮬레이션을 통한 간호학생의 현존감 인식 증가, 환자 만족도와 사람 중심 간호 간의 상관관계, 급성기 치료에서의 환자 만족도등을 측정하는 데 사용되었다.

Bodie의 적극적-공감적 경청 척도와 Baer와 동료들의 5면 마음챙김 설문지 등 검증된 두 가지 도구도 현재 순간에 간호사의 생각, 행동, 감정에 대한 주의력을 측정하는 데 사용할 수 있다. 환자의 긍정적인 건강 경험과 치유를 나타내는 중요한 결과 중 하나로 환자 설문조사에 현존감의 효과를 통합하는 것을 고려해야 한다. 현존감에는 무형의 요소가 많기 때문에 현존감을 측정할 수 있는 단어나 지표를 찾는 것이 어려울 수 있으며, 현존감을 측정하는 도구에 대한 추가 개발과 연구가 필요하다.

주의 사항

면회 시 가장 주의해야 할 점은 간호사가 환자의 언어적 및 비언어적 의사소통에서 단서 또는 영감을 얻어야 한다는 것이다. 간호사가 현존감을 강요하지 않는 것이 중요하다. 진정한 면담은 환자의 요구와 필요를 고려하는 것이지 간호사의 일차적 이익을 위한 것이 아니다. 간호사가 진정으로 환자와 환자의 요구에 중심을 둔다면, 간호사는 환자의 욕구과 필요에 따라 행동할 것이다.

현존감의 부정적인 결과는 동료들이 환자 또는 가족과 '그냥' 시간을 보내는 간호사에 대해 비판적일 수 있다는 것이다. 물론 이것이 간호 현존감 사용을 방해해서는 안 되며, 현존감이 환자 예후에 미치는 긍정적인 효과에 대한 증거를 공유하고 현존감을 치료적 개입으로 적용하는 것에 대한 해결책을 모색함으로써 전문가 간 토론과 교육의 기회로 삼아야 한다. Finfgeld-Connett은 시설의 최고 관리 수준에서 시작되는 지원적인 업무 환경이 실재성을 촉진하는 데 도움이 된다고 말했다.

용도

간호 실재성은 출생부터 호스피스, 지역사회, 급성기, 장기 요양 환경에 이르기까지 의료 전반에 걸쳐 임상적으로 활용되고 있다. 모든 간호 상황에서 사용할 수 있지만 중환자실 환자, 새로운 진단, 질환 악화, 고립 및 상실로 어려움을 겪고 있는 환자를 돌볼 때 특히 유용할 수 있다. 급성 또는 중환자 치료 환경에 있는 환자와 그 가족은 종종 상실감을 느낀다. 현존감을 활용하면 중환자실 간호사가 환자에게 정서적으로 거리를 두고 업무와 기술에만 집중하는 것으로 비춰지는 것을 방지할 수 있다. 또한 산후 정신질환을 앓고 있는 여성을 돌보는 경우, 조산사 업무, 암 환자를 돌보는 경우에서도 현존감이 중요한 것으로 나타났다. Rushton과 동료들은 호스피스 간호사가 임종 환자를 돌보는 동안 자신의 현존을 활용하도록 훈련하기 위해 마음챙김 실습을 사용했다. 죽어가는 사람은 이러한 '함께 있음'의 만남에서 자신의 현존을 인정하지 않을 수 있지만, 손을 잡거나 만지는 행위는 혼자가 아니라는 것을 전달한다.

원격 교육을 하는 교육자들은 강사의 정서적 현존감이 학생과 학습 결과에 미치는 영향을 조사해 왔다. Sandelowski는 간호사와 기술 설계에 관여하는 사람들이 환자와 간호사가 즉각적이고 친밀하며 실제적인 상호 작용을 느낄 수 있는 환경을 만드는 데 관심이 있다고 언급했다. 재택 모니터링 및 기타 형태의 원격 의료 사용이 빠르게 증가함에 따라 간호사는 자신의 현존감과 세심한 간호를 전달해야 하는 과제를 안고 있다. 연구자들은 온라인 또는 원격 의료 환경에서 가상현실을 적용하는 방법을 모색하기 시작했다. 원격 의료 또는 온라인 환경에서 간호를 제공하는 간호사는 "내가 진정으로 환자의 말에 귀를 기울이고 함께하고 있는가?"라고 자신에게 질문해 볼 수 있다.

문화적 적용

국적, 인종/민족, 사회적 규범, 경계, 건강과 질병의 정의, 전통과 종교, 언어, 식단과 음식 등 문화적 요소는 간호사, 환자 및 가족을 위한 현존감의 사용과 의미를 결정할 때 모두 중요한 고려사항이다. 과거 경험이나 가족의 영향도 개인의 현존감 해석에 영향을 미칠 수 있다. 환자와 밀접한 관계를 맺고 있는 지역사회 구성원들에게 현존의 의미를 탐색하고 인정하는 것은 중요하다. Mitchell은 청년, 중년, 노년층을 대상으로 현존과 의도적 주의의 개념을 조사하여 치유와 삶의 경험에 의미를 부여하는 현존의 역할에 대한 문화적 관점이 세대별로 다르다는 사실을 발견했다.

환자, 가족, 간호사 모두 선호하는 의사소통 방법이 있으며, 이는 각자의 문화적 영향에 의해 영향을 받는다. 일부 문화권에서는 존중을 표시하고 시간을 내어 상대방을 알아가는 것이 신뢰 기반의 관계를 구축하는 데 중요하며, 이는 현존감으로 이어질 수 있다. 다른 문화권에서는 눈을 너무 많이 마주치는 것이 불쾌하게 여겨질 수 있다. 일부 문화권에서는 다른 사람이나 환경에 현존감을 드러내기 위해 대화 중 침묵이 필요하다. 히스패닉 가족 간의 유대감을 형성하는 가장 큰 요인은 의사소통과 신뢰인 것으로 나타났다. 불교도들은 현존감을 키우기 위한 존중의 기술로써 오랜 시간 침묵하는 것을 편안하게 여긴다.

자신과 다른 문화권의 환자 및 가족과 상호작용하는 등 익숙하지 않은 상황에 처한 간호사는 현존감 사용에 익숙해지는 데 시간이 더 필요할 수 있다. 특정 문화권에서는 이해, 반응 또는 결정을 내리기 위해 현존감의 한 형태인 인내가 필요할 수 있다. 간호사는 언어적 의사소통이 감소하거나 부적절할 때 환자와 가족의 비언어적 의사소통에 세심한 주의를 기울여 현존감에 의존해야 할 수도 있다. 따뜻한 미소와 잠시 침대 옆에 서 있는 것만으로도 간호사의 현존감, 세심한 배려, 의도를 전달하고 환자 치료 결과를 개선할 수 있다.

사이드바 2.1에서는 파키스탄의 한 간호사가 자국에서 환자를 돌보는 동안의 현존감 활용에 대해 이야기한다. 전 세계 간호사들이 현존감을 활용하는 보편성을 전달하고 있다.

사이드바 2.1 파키스탄에서 '간호에 대한 현존감'의 사용

나히드 메가니

파키스탄은 개발도상국이기 때문에 다른 나라에 비해 자원이 부족합니다. 간호 인력이 부족하기 때문에 문화적, 사회경제적 현실이 교차합니다. 파키스탄에서는 가능한 경우 간호사가 가족이나 자원봉사자에게 의존해 환자를 돌봅니다.

파키스탄 문화에는 가족 가치 체계가 현존하며 가족의 질병은 가족의 전체의 문제로 간주됩니다. 간호사는 환자와 함께 머무는 가족 또는 구성원들과 협력하여 일하며, 그들의 현존은 환자에게 위로와 치유가 됩니다. 또한 간호사의 현존은 환자에게 두려움과 불안을 덜어주는 든든한 현존입니다. 친숙한 가족 구성원의 얼굴이 있다는 것은 위로와 치유 촉진이라는 목표를 달성하는 데 도움이 됩니다. 간호사는 배정된 환자가 너무 많아 시간에 쫓기는 경우, 어떤 환자가 간호사의 현존으로 가장 큰 혜택을 받을 수 있는지 우선순위를 정합니다.

저의 간호 경험에서 생생하게 기억나는 사례 중 하나는, 사고 후 병원에 실려 온 환자(트럭 운전사)였습니다. 환자의 차트에서 사고를 목격한 목격자가 환자를 병원으로 데려왔다는 사실을 발견했습니다.

환자는 의식이 없었고 가족도 함께 있지 않았습니다. 의식을 되찾고 안정이 되자 우리 부대로 이송되었습니다. 이 환자는 항상 조용하고 무관심하며 천장을 응시했습니다. 배고프지 않다며 식사를 끝내지 않고 때때로 거르기도 했습니다. 약도 거부하기 시작했습니다. 저에게는 30명의 환자가 배정되어 있었지만, 저는 이 환자에게 제 현존이 필요하다는 것을 우선순위에 두었습니다. 저는 그의 침대 옆 의자에 앉아 눈을 마주치며 어떤 이야기를 나누고 싶은지 물었습니다. 그러자 그는 울음을 터뜨리며 멀리 떨어진 시골에 사는 가족들이 보고 싶지만 방문하지 못했다고 말했습니다. 그는 자신이 사고를 당한 사실을 가족들이 알고 있는지조차 확신하지 못했습니다. 그는 다시는 가족을 볼 수 없을까 봐 걱정했습니다.

저는 울어도 괜찮다고 말하며 물을 건넸습니다. 그의 곁에 앉아 간호사로서 그의 건강과 안녕을 걱정하고 있으며 가족이 방문할 수는 없지만 전화나 편지로 대화할 수 있는 방법이 있다고 말했습니다.

그는 집에는 전화기가 없고 자신은 글을 읽고 쓸 줄 알지만 집에 있는 가족들 중 누구도 글을 쓸 줄 모른다고 말했습니다. 저는 매우 슬프고 무력감을 느꼈습니다. 그의 기분을 나아지게 하기 위해 주변 환경 중 바꾸고 싶은 것이 있는지 물었습니다. 그는 집 앞의 나무를 떠올리게 하는 나무를 볼 수 있도록 침대를 창문 옆으로 옮길 수 있는지 물었습니다. 다른 환자에게 양해를 구하고 침대 배치를 바꿔서 트럭 운전사가 창문과 더 가까운 곳에 침대를 배정했습니다. 그는 매우 고마워했습니다. 저는 그에게 종이와 펜을 주면서 가족을 위해 나무 그림을 그리라고 했습니다. 저는 그 그림을 그의 가족에게 보냈습니다. 그리고 병동의 다른 환자 및 가족들과도 연결해 주었습니다. 가족과 연락할 수 있는 방법을 찾고 다음 치료 단계를 조율하고 있다고 안심시켰습니다. 환자는 다른 환자 및 가족들과 연결되기 시작했습니다. 환자는 안정을 되찾고 집으로 퇴원했습니다. 병동을 떠날 때 그는 저에게 나무와 해가 떠오르는 모습을 그린 종이(감사 쪽지)를 주었습니다. 그는 "그 나무는 저에게 희망을 주었고 고향을 떠올리게 했습니다. 그러자 저는 더 나아지고 싶었고 가족들이 보고 싶었습니다. 여러분 덕분에 희망이 있다는 것을 알게 되었어요."라고 말했습니다.

제 관심과 현존이 이 환자의 삶에 변화를 가져왔다는 사실에 정서적, 영적으로 큰 힘을 얻었습니다. 저는 문화적 관점에서 환자에게 의미 있는 현존이 무엇인지 평가하고, 이해하고, 대응하는 것이 중요하다고 생각합니다. 현존감은 간호사가 상호작용에 개방적일 때 의미가 있지만, 문화에 대한 지식에 민감하게 반응하면 환자나 가족의 이전 경험이나 단서가 간호사의 이러한 상호작용에 도움이 될 것입니다.

후속 연구

간호사는 수행한 평가와 시행한 치료는 문서화하지만, 보완요법으로써 환자 치료의 필수적인 부분으로 현존감을 사용하는 것에 대해서는 거의 문서화하지 않는다. 결과를 측정하는 데는 어려움이 있지만, 현재 치료적 개입으로서 현존감 간호 효과에 대한 관심과 증거가 증가함에 따라 간호사가 현존감 간호를 사용한 결과를 보고할 수 있는 기회가 많아졌다. 연구가 필요한 분야는 다음과 같다.

- 모든 환자가 현존감의 혜택을 받을 수 있지만, 현존감의 치료적 적용을 원하거나 가장 큰 혜택을 받을 수 있는 환자를 식별하는 데 도움이 될 수 있는 평가는 무엇인가?
- 간호 학생 및 기타 의료 전문가에게 현존감 실행하는 방법을 가르치는 데 사용할 수 있는 전략에는 어떤 것이 있는가? 이 장에서 인용한 여러 논문에서는 간호사의 역량과 관심을 개발하는 데 유용한 교육 전략을 중재로서 적용하는 것에 대해 제안한다.
- 원격의료 애플리케이션이 빠르게 성장하고 있는 상황에서 환자와 함께 이러한 맥락에 어떻게 현존감을 도입할 수 있을까? 환자가 간호사의 보살핌과 개인적인 관심을 느끼기 위해 물리적 현존감이 필수적일까?
- 환자의 다양성이 증가함에 따라 간호사는 적절한 방식으로 현존감을 실천하는 데 영향을 미치는 문화적 요인에 대해 어떤 방식으로 배울 수 있는가?

참고문헌

Albom, M. (1997). Tuesdays with Morrie. Doubleday.

An, G., & Jo, K. (2009). The effect of a nursing presence program on reducing stress in older adults in two Korean nursing homes. Australian Journal of Advanced Nursing, 26, 79–85. https://doi.org/10.3316/informit.248943163813707

Anderson, J. (2007). Nursing presence in a community heart failure program. Nurse Practitioner, 32, 14–21. https://doi.org/10.1097/01.NPR.0000294223.14054.04

Baer, R., Smith, G., Hopkins, J., Krietemeyer, J., & Toney, L. (2006). Using self-report assessment methods to explore facets of mindfulness. Assessment, 13(1), 27–45. https://doi.org/10.1177/1073191105283504

Barrett, D. (2017). Rethinking presence: A grounded theory of nurses and teleconsultation. Journal of Clinical Nursing, 26(19–20), 3088–3098. https://doi.org/10.1111/jocn.13656

Bartels, J. (2014). The pause. Critical Care Nurse, 34, 74–75. https://doi.org/10.4037/ccn2014962

Benner, P. (1984). From novice to expert: Excellence and power in clinical nursing practice. Addison-Wesley.
Bodie, G. D. (2011). The Active-Emphatic Listening Scale (AELS): Conceptualization and evidence of validity within the interpersonal domain. Communication Quarterly, 59, 277–295. https://doi.org/10.1080/01463373.2011.583495/
Chapman, E. (2003). Radical loving care: Building the healing hospital in America. Baptist Healing Hospital Trust.
Clemence, M. (1966). Existentialism: A philosophy of commitment. The American Journal of Nursing, 66(3), 500–505. https://doi.org/10.2307/3419729
Covington, H. (2003). Caring presence. Delineation of a concept for holistic nursing. Journal of Holistic Nursing, 21(3), 301– 317. https://doi.org/10.1177/0898010103254915
DeLashmutt, M. (2007). Students' experience of nursing presence with poor mothers. Journal of Obstetric, Gynecologic & Neonatal Nursing, 36(2), 183 –189. ht t ps://doi.org/10.1111/j.1552- 6909.20 07.0 0135.x
Doona, M., Haggerty, L., & Chase, S. (1997). Nursing presence: An existential exploration of the concept. Scholarly Inquiry for Nursing Practice, 11(1), 3 –16. ht t ps://doi.org/10.1891/0889-7182.11.1.3
Drick, C. A. (2003). Back to basics: The power of presence in nursing care. Journal of Gynecologic Oncology Nursing, 13(3), 13 –18.
Easter, A. (2000). Construct analysis of four modes of being present. Journal of Holistic Nursing, 18, 362– 377. ht t ps://doi.org/10.1177/089801010 0 0180 0407
Edvardsson, D., Watt, E., & Pearce, F. (2017). Patient experiences of caring and person-centeredness are associated with perceived nursing care quality. Journal of Advanced Nursing, 73, 217–227. https://doi.org/10.1111/ja n.13105
Ellison, D., & Meyer, C. (2020). Presence and therapeutic listening. Nursing Clinics of North America, 55(4), 457–465. https://doi.org/10.1016/j.cnur.2020.06.012
Engqvist, I., Ferszt, G., & Nilsson, K. (2010). Swedish registered nurses' description of presence when caring for women with post-partum psychosis: An interview study. International Journal of Mental Health Nursing, 19, 193 –196. ht t ps://doi.org/10.1111/j.14 47- 03 49.2010.0 0691.x
Evans, B., Coon, D., & Crogan, N. (2007). Personalismo and breaking barriers: Accessing Hispanic populations for clinical services and research. Geriatric Nursing, 28(5), 289–296. https://doi.org/10.1016/j.gerinurse.2007.08.008
Finfgeld-Connett, D. (2006). Meta-synthesis of presence in nursing. Journal of Advanced Nursing, 55, 708–714. https://doi.org/10.1111/j.1365-2648.2006.03961.x
Grumme, V., Barry, C., Gordon, S., & Ray, M. (2016). On virtual presence. Advances in Nursing Science, 39(1), 48–59. https://doi.org/10.1097/ANS.0000000000000103
Hansbrough, W., & Georges, J. (2019). Validation of the presence of nursing scale using data trian-gulation. Nursing Research, 68(6), 439–444. https://doi.org/10.1097/NNR.0000000000000381
Hessel, J. (2009). Presence in nursing practice: A concept analysis. Holistic Nursing Practice, 23, 276 –281. https://doi.org/10.1097/HNP.0b013e3181b66cb5
Hunter, L. (2009). A descriptive study of "being with women" during labor and birth. Journal of Midwifery & Women's Health, 54, 111–118. https://doi.org/10.1016/j.jmwh.2008.10.006
Jonas, W., & Crawford, C. (2004). The healing presence: Can it be reliably measured? Journal of Alternative and Complementary Medicine, 10, 751–756. ht t ps://doi.org/10.1089/acm.20 04.10.751

Jones, S., Bodie, G., & Hughes, S. (2016). The impact of mindfulness on empathy, active listening, and perceived provisions of emotional support. Communication Research, 46(6), 838–865. https://doi.org/10.1177/0093650215626983

Jonsdöttir, H., Litchfield, M., & Pharris, M. D. (2004). The relational core of nursing practice in partnership. Journal of Advanced Nursing, 47, 241–248. ht t ps://doi.org/10.1111/j.1365-2648.2004.03088_1.x

Kabat-Zinn, J. (1990). Full catastrophe living. Delacorte.

Kabat-Zinn, J. (2012). Mindfulness for beginners: Reclaiming the present moment—And your life. Sounds True.

Karlou, C., Papathanassoglou, E., & Patiraki, E. (2015). Caring behaviors in cancer care in Greece: Comparison of patients', their caregivers', and nurses' perceptions. European Journal of Oncology Nursing, 19, 244–250. https://doi.org/10.1016/j.ejon.2014.11.005

Koloroutis, M., & Trout, M. (2014). See me as a person: A therapeutic framework for mindful care of hospice patients and their loved ones (P14). Journal of Pain and Symptom Management, 47(2), 379. https://doi.org/10.1016/j.jpainsymman.2013.12.015

Kostovich, C. (2012). Development and psychometric assessment of the Presence of Nursing Scale. Nursing Science Quarterly, 25, 167–175. ht t ps://doi.org/10.1177/0894318412437945

Kostovich, C., Bormann, J., Gonzalez, B., Hansbrough, W., Kelly, B., & Collins, E. (2021). Being present: Examining the efficacy of an internet mantram program on RN-delivered patient centered care. Nursing Outlook, 69, 136 –146. https://doi.org/10.1016/j.outlook.2021.01.001

Kostovich, C., Dunya, B., Schmidt, L., & Collins, E. (2016). A Rasch rating scale analysis of the presence of nursing scale-RN. Journal of Applied Measurement, 17(4), 476–488.

Kostovich, C., Van Denack, J., & Bachmeier, P. (2017). "I Will Be Here for You:" Nursing Students' perceptions of being present for their patients. Sigma Theta Tau International 44th Biennial Convention.

MacKinnon, K., McIntyre, M., & Quance, M. (2005). The meaning of the nurse's presence during childbirth. Journal of Obstetric, Gynecologic, & Neonatal Nursing, 34(1), 28–36. https://doi.org/10.1177/0884217504272808

McMahon, M., & Christopher, K. (2011). Toward a mid-range theory of nursing presence. Nursing Forum, 46(2), 71– 82. ht t ps://doi.org/10.1111/j.174 4 - 6198.2011.0 0215.x

Melnechenko, K. (2003). To make a difference: Nursing presence. Nursing Forum, 38, 18–24. https://doi.org/10.1111/j.1744-6198.2003.tb01207.x

Minick, P. (1995). The power of human caring: Early recognition of patient problems. Scholarly Inquiry for Nursing Practice: An International Journal, 9, 303–317. https://doi.org/10.1891/0889-7182.9.4.303

Mitchell, M. (2006). Understanding true presence with elders: A story of joy and sorrow. Perspectives, 30(3), 17–19.

Nelms, T. P. (1996). Living a caring presence in nursing: A Heideggerian hermeneutical analysis. Journal of Advanced Nursing, 24, 368–374. https://doi.org/10.1046/j.1365-2648.1996.20020.x

O'Conner-Von, S., & Bennett, F., (2020). Long-term care nurses and their experiences with patients' and families' end-of-life preferences: A focus group study Journal of Gerontological Nursing, 46(12), 23–29. https://doi.org/10.3928/00989134-20201106-05

Parse, R. (1992). Human becoming: Parse's theory of nursing. Nursing Science Quarterly, 5(1), 35 – 42. ht t ps://doi.org/10.1177/08943184920 050 0109

Paterson, J., & Zderad, L. (1976). Humanistic nursing. Wiley.

Rushton, C., Sellers, D., Heller, K., Spring, B., Dossey, B., & Halifax, J. (2009). Impact of a contemplative end-of-life training program: Being with dying. Palliative & Supportive Care, 7(4), 405–414. https://doi.org/10.1017/S1478951509990411

Sandelowski, M. (2002). Visible humans, vanishing bodies, and virtual nursing: Complications of life, presence, place, and identity. Advances in Nursing Science, 24, 58–70. https://doi.org/10.1097/00012272-200203000-00007

Sartre, J. (1943/1984). Being and nothingness. Washington Square Press.

Smith, T. (2001). The concept of nursing presence: State of the science. Scholarly Inquiry for Nursing Practice, 15(4), 299–322. https://doi.org/10.1891/oo89-7182.15.4.299

Stuck, R., & Rogers, W. (2019). Supporting trust in home healthcare providers: Insights into the care recipients' perspective. Home Health Care Services Quarterly, 38(2), 61–79. https://doi.org/10.1080/016214 24.2019.1604 462

Tavernier, S. (2006). An evidence-based conceptual analysis of presence. Holistic Nursing Practice, 20, 152–156.

Trout, L. (2013). Nursing presence from the perspective of hospice nurses [Doctoral dissertation]. Widener University.

Vaillot, S. M. C. (1962). Commitment to nursing: A philosophical investigation. Lippincott.

Watson, J. (1985). Nursing: Human science and human care: A theory of nursing. Appleton-Century-Crofts.

Wilkin, K., & Slevin, E. (2004). The meaning of caring to nurses: An investigation into the nature of caring work in an intensive care unit. Journal of Clinical Nursing, 13, 50–59. https://doi.org/10.1111/j.1365-2702.2004.00814.x

Wiman, E., & Wikblad, K. (2004). Caring and uncaring encounters in nursing in an emergency department. Journal of Clinical Nursing, 13, 422–429. https://doi.org/10.1111/j.1365-2702.2004.00902.x

Ziemann, K. (2019). A meta-analysis of research examining the relationship between mindfulness and posttraumatic stress symptoms [Doctoral dissertation]. University of Minnesota.

3

치료적 경청 Therapeutic listening

학습 목표

1. 치료적 경청의 정의와 과학적 근거를 이해한다.
2. 치료적 경청 기술을 이해하고 적용할 수 있다.
3. 치료적 경청의 방법과 구성요소를 확인한다.
4. 치료적 경청의 결과를 확인할 수 있다.
5. 치료적 경청의 주의점을 이해한다.

용어 정의

- **경청:** 대상자의 언어적 및 비언어적 신호에 주의를 기울이려는 의도적인 노력이 필요한 능동적이고 역동적인 상호작용 과정이다.
- **치료적 경청:** 치료자가 대상자의 언어적 및 비언어적 메시지에 공감하면서 내담자의 상황에 대한 이해, 종합 및 해석을 용이하게 하기 위해 모든 감각을 동원하는 대인 관계적 확인 과정이다.

경청은 간호사–대상자 관계의 필수적인 부분이자 토대이며 간호사가 사용할 수 있는 가장 효과적인 치료 방법 중 하나이다. 경청의 이론적 토대는 상담심리학 및 심리치료로 거슬러 올라갈 수 있다. Rogers는 상담과 경청을 통해 내담자의 독립성을 키우고 성장과 발달을 촉진한다고 보았다. 또한 로저스는 치료적 변화가 일어나기 위해서는 내담자와의 공감, 따뜻함, 진정성이 필요하고 이러한 것들이 충분할 필요가 있음을 강조했다. 경청은 환자와의 치료적 의사소통에서 중요한 요소이며 효과적인 치료적 간호사-환자 관계 구축의 기초이다. 경청은 또한 복잡한 임상 환경에서 환자 안전을 개선하기 위한 핵심 요소이다. 경청은 보완요법을 시행할 때 필수적이다. 경청은 인간 상호 작용에서 중요한 과정이다. 경청은 간호사-환자 관계의 맥락에서 특히 중요하며, 간호교육과정에서 가르치고 전문직 경력을 통해 연마하는 기본 기술이다. 경청이라는 단어에는 적극적, 세심한, 공감적, 전인적, 전체론적 등 많은 수식어가 사용된다. 이 장에서 검토한 논문에서 연구자들이 적극적 경청(active listening)이라는 용어를 명시적으로 사용하지 않는 한, 여기서는 치료적 경청이라는 용어를 사용하여 치료적 목적을 위한 경청의 공식적이고 의도적인 행동에 초점을 맞추었다. 치료적 경청은 일종의 공감적인 집중으로 대상자뿐 아니라 간호사와 다른 의료 서비스 제공자에게도 적용된다.

과학적 근거

치료적 경청은 다양한 분야에서 관심을 갖고 있으며 이러한 관심을 토대로 과학적 근거가 확인되고 있다. 치료적 경청은 대상자가 자신의 감정을 더 잘 이해하게 하고, 배려하는 다른 사람에게 이해받는 경험을 하게 해준다. 스트레스를 털어 놓는 타인을 지지하는 데 있어 적극적인 경청보다 더 근본적인 행동은 없다고 알려져 있으며, 간호사와 의료인에게 중요한 기술로 여겨지고 있다. 많은 정성적이고 정량적인 연구에서 의사소통을 촉진하는 의료진의 과정적 행동 변화와 대상자 만족도 및 기타 임상 지표 개선을 포함한 결과와 관련하여 경청 효과에 대한 과학적 근거를 제시하고 있다. 대상자에 대한 효과뿐 아니라 치료적 경청의 과정은 의료진의 직업 만족도와 유지율 향상으로 이어질 수 있다. 즉, 치료적 경청은 돌봄 행위이며 간호사 역할의 핵심이다.

기능적 뇌 영상(f-MRI)을 사용한 신경심리 실험은 경청이 대인 관계에 미치는 강력한 영향을 보여준다. 연구 참가자들이 '적극적으로 경청하는' 경험을 인지하거나 그러한 상호작용과 경청자에 대해 긍정적인 감정적 평가를 했을 때, 그들의 뇌는 복측 선조체(ventral striatum)와 우측 전섬엽(right anterior insula)의 신경 활성화를 보였는데, 이는 '보상 시스템'이 활성화되었음을 보여준다. 참가자들은 청취자가 자신을 적극적으로 경청해준다고 믿을 때 그와 협력하려는 의지도 증가했다. 그러나 앞서 기술된 결과와 다른 결과를 나타낸 연구도 있다. Garcia와 동료들은 무작위 대조군 실험을 실시하여 25명의 수술 환자에게는 치료적 경청을, 25명의 수술 환자에게는 대조군을 배정했다. 환자들은 생리적(예: 타액 코르티솔, 심박수, 혈압) 변화와 불안 및 수술 공포에 대한 심리적 지표를 평가받았다. 어떤 변수에서도 두 그룹 간에 유의미한 차이는 없었지만, 저자들은 연구자와의 접촉이 대조군에 변화를 가져왔거나 단 한 번의 치료적 경청 세션만으로는 차이를 입증하기에 불충분했을 수 있다고 가정했다.

치료적 경청 관련 질적 연구를 통해 그 본질에 대한 풍부한 이해가 가능하고 실제 환경의 맥락에서 경청의 의미와 경험을 탐구할 수 있다. 응급실에서 진료를 받은 환자 30명을 대상으로 간호사 및 의료진과의 의사소통에 대한 인식을 알아보기 위해 반구조화된 인터뷰를 실시했다. 환자들은 존중, 존엄성, 가치 있는 느낌을 전달하는 언어적 및 비언어적 행동에 대한 인식을 표현했다. 진정으로 경청하고, 눈높이에 맞춰 앉고, 미소를 짓는다. 환자들은 간호사가 자신에게 세심한 주의를 기울이고 있다고 느낄 때 만족감을 표시했다. 호주, 영국, 캐나다, 미국, 덴마크, 네덜란드에서 수행된 급성기 질환으로 돌봄을 받은 10개의 연구에 대한 통합적 접근의 결과는 다음과 같다.

연구 대상에는 환자, 간호사, 의료진이 포함되었으며, 연구 방법론은 질적 방법과 혼합 방법이 사용되었다. 연구자들은 환자들이 치료적 경청이 치유와 회복을 촉진하고 제공자 관계를 강화하는 데 도움이 된다고 생각한다는 사실을 발견했다. 또한 의료진이 의사소통 기술 교육을 받은 후 환자가 인식하는 치료의 질이 향상되었다고 보고했다. 따라서 치료적 경청은 치료 관계 개선의 핵심이다. 연구자들은 병원 입원 후 간호사의 경청에 대한 50세 이상 성인의 인식을 조사했다. 남부 캘리포니아에 거주하는 성인 33명이 반구조화된 인터뷰에 참여하여 자신이 듣고 있다는 것을 상대가 '알아차릴 수 있는' 언어적 및 비언어적 행동을 설명했다. 이러한 행동에는 눈 맞춤, 주의 집중, 신체 언어, 적절한 질문하기, 컴퓨터를 마주보지 않고 환자와 대화하기, 배려하는 것처럼 보이기 등이 포함되었다.

환자들은 간호사가 바쁘다고 인식하는 점을 고려할 때 이러한 상호 작용은 교대 근무에 한 번만 이루어지면 된다고 말했다. 이러한 경청하는 상호 작용은 환자에게 연결되었다는 느낌을 주고, 안심하게 해주며, 안전한 간호를 받고 있다는 느낌을 주었다. 반면에 경청이 이루어지지 않는다고 인식한 환자들은 취약하고, 무시당하고, 신뢰가 떨어지고, 화가 난다고 느꼈다.

치료적 경청은 훈련으로 학습될 수 있다. 적극적 경청 훈련의 유용성은 학부생을 대상으로 한 실험에서 입증되었다. 무작위로 배정되어 훈련된 청취자 또는 훈련받지 않은 청취자에게 학부생들로 하여금 자신의 속상한 문제를 공개하도록 했다. 그 결과, 적극적 경청 행동이 학생들의 정서적 개선을 촉진하는 것으로 나타났지만, 적극적 경청은 학생들의 관계에 대한 확신과 문제 해결 능력에 대한 지각된 개선에는 영향을 미치지 않는 것으로 나타났다. 치료적 경청에 대한 학습(인지적 중재), 행정적 지원, 코칭 활동(정서적 및 행동적 중재)을 결합하면 간호사의 의사소통 스타일을 장기적으로 개선할 수 있다. 중국의 한 병원에서 종양학 간호사 129명을 대상으로 통합 의사소통 기술 교육 프로그램의 효과를 테스트하기 위해 준실험적 연구를 수행했다. 교육 그룹의 전반적인 기본 의사소통 기술, 자기효능감, 결과 기대 신념, 지각된 지원에서 1개월 및 6개월의 교육 개입 후에도 지속적으로 유의미한 개선이 관찰되었다. 대조군에서는 유의미한 개선이 발견되지 않았다.

이러한 연구는 교육 중재의 즉각적 및 장기적 효과, 임상 감독 및 지원, 간호사의 인지 및 행동 변화 등 여러 현상과 변수 간의 복잡한 관계를 파악하고자 시도했다. 개입 효과, 특히 클라이언트 특성, 클라이언트 만족도, 개입 유형 간의 연관성 등 개입 효과와 관련된 지식을 향상시키기 위해서는 더 체계적인 연구가 필요하다. 이는 환자 만족도, 환자 참여도, 통증 완화 등 증상 관리에 중점을 둔 오늘날의 의료 서비스 및 의료보험 보상에 비추어 볼 때 특히 중요하다. 미국의료보장서비스센터(the centers for medicare & medicaid services, CMS)는 간호사-환자 의사소통을 환자 병원 경험의 여러 중요한 측면 중 하나로 간주한다. 그렇기 때문에 모든 병원이 실시하여 공개적으로 보고해야 하고 의료보험 보상의 일부 근거가 되는 환자 만족도 설문조사인 HCAHPS (Hospital Consumer Assessment of Healthcare Providers and Systems) 설문조사에 간호사-환자 의사소통에 관한 질문이 포함되어 있다.

중재

치료적 경청에 효과적으로 참여하려면 간호사는 명시적 및 암묵적 메시지를 전달하는 언어적 및 비언어적 의사소통에 대해 알고 있어야 한다. 비언어적 행동은 언어적 메시지보다 더 많은 것을 전달하는 경향이 있다. 언어적 의사소통은 전체 의사소통 상호 작용의 7%에 불과한 반면, 55%는 얼굴 표정에서, 39%는 목소리 톤에서 영향을 받는 것으로 추정된다. 비언어적 의사소통은 언어적 의사소통과 밀접하게 연결되어 있으며, 문화적 규범의 차이도 상호작용의 해석에 영향을 미친다.

치료적 경청 기술의 발달

경청은 다른 가시적인 간호 기술과 마찬가지로 간호 학생이나 전문 간호사로 일할 때 연습하고 다듬어야 하는 기술이다. 시간 압박이 상존하는 오늘날의 의료 환경에서는 정보 제공자와 진정으로 소통하고 적극적으로 참여하는 공감적 경청자가 되기보다는 고개를 끄덕이거나 눈을 맞추고 시간을 모니터링하지 않는 등 눈에 보이는 행동으로 경청의 '요구자'가 되기 쉽다. 간호사는 다른 가시적이고 유형적인 간호 중재를 수행하는 대신 경청자 역할을 하는 데 시간을 할애할 때, 스스로 혹은 다른 사람들에 의해 생산적이지 않다고 생각될 수 있다. '일상적인' 경청 기술을 '치료적' 경청으로 전환하기 위한 연습과 교육의 필요성을 인식하는 것이 중요하다. 치료적 경청을 배우는 과정에서 간호사가 경청 모드에 머무르기보다는 말을 더 많이 하고 조언을 제공하는 경향이 있을 수 있기 때문에, 경청자는 실제로 습관적인 반응과 상호 작용을 더 적게 하는 법을 배울 수 있다. 구체적인 과정은 다음과 같다.

먼저 경청할 때 어떤 일이 일어나고 있는지 인식하는 법을 배워야 한다. '내 개인적인 생각을 통해 상황을 이해하고 있는가?', '내가 내 몸으로 무엇을 하고 있는가? (태도와 제스처 등)', '내가 말하는 내용에 감정적인 반응을 보이고 있지는 않은가?', '경청에 집중하기보다는 반응을 공식화하고 있지는 않은가?'와 같은 질문을 스스로에게 해볼 수 있다. 교육 프로그램과 임상 실습 모두에서 치료적 경청 기술을 연습하고 개선하는 방법에는 여러 가지가 있다. 교육에서는 역할극이나 시뮬레이션과 같은 전통적 방법과 현대적인 방법을 사용하는 것이 도움이 될 수 있으며, 이 두 가지 시나리오는 치료적 경청 상황을 중심으로 특별히 개발되었거나 갑작스러운 임종을 맞이하게 되는 상황에서의 대화와 같이 감정이 개입된 시나리오에 포함되었다. 시나리오는 동료, 강사 또는 배우가 대상자 역을 맡아 진행할 수 있다. 또한 비디오 또는 오디오로 녹화하여 학습 기회를 위해 검토할 수도 있다. 또한 강사와 프리셉터가 임상 환경에서 역할 모델이 되고 학생을 관찰한 후 피드백을 제공하는 것도 중요하다. '캘거리-케임브리지 참조 관찰 가이드(Calgary Cambridge Referenced Observation Guide)'는 간호 학생에게 이 술기를 교육할 때 강사가 사용할 수 있는 유용한 도구가 될 수 있다. 임상 실무에서 경험이 많은 동료와 리더는 일상적인 상호작용뿐만 아니라 환자 및 가족과의 더 많은 대화에서 역할 모델링, 멘토링, 피드백을 제공할 수 있다. 멘토는 치료 관계 구축의 필수 요소인 경청 기술을 향상시키는 문구와 기술을 제공할 수 있다.

가이드 라인

경청은 명시적인 행동뿐만 아니라 단어 선택, 음성의 질(높낮이, 타이밍, 음량)에 대한 주의, 그리고 그 과정에 대한 완전한 참여를 포함하는 능동적인 과정이다. 치료적 경청을 위해서는 상담자가 내담자에게 집중하고 모든 감각을 사용하여 내담자의 메시지의 명시된 의미와 근본적인 의미를 분석, 추론 및 평가해야 한다. 상담사가 시간 압박을 많이 느끼면 환자가 우려 사항을 충분히 표현하도록 허용하기보다는 대화를 유도하거나 제한하기 쉽다. 그러나 방해받지 않고 적절한 비언어적 행동을 사용하여 충분히 경청하는 것은 환자에게 안정감, 편안함, 안전감을 제공하고, 개인의 자아감을 강화할 수 있으며, 궁극적으로 치료 관계를 강화할 수 있다. 치료적 경청에는 집중력과 실제 말하는 내용과 자신이 듣기를 원하거나 기대하는 내용을 구분할 수 있는 능력이 필요하다. 공감하기 어려운 메시지를 정확하게 듣고 해석하거나, 원하지 않은 정보를 듣는 것은 어려울 수 있다. 완전히 몰입하지 않으면 주의가 산만해지고, 메시지에 집중하기보다는 반응을 공식화하기 시작할 수 있다. 치료적 경청은 인지적 과정인 동시에 감정적 과정이기도 하다. 존스와 컷클리프는 치료적 경청을 위해서는 감정적 상황 속에서 자기 관리와 회복력이라는 중요한 역량이 필요하다고 말한다. 또한 모호함과 정서적 불편함을 편안하게 받아들일 수 있어야 한다. 간호사는 부정적인 감정의 표현에 대응할 수 있는 문장을 준비하여 화자가 자신의 감정에 대해 더 이야기할 수 있도록 격려해야 한다. 치료적 경청에 필수적인 몇 가지 구성 요소는 다음과 같다.

1. 명확성과 정확성을 보장하기 위해 환자의 말과 생각을 다시 말하기
2. 느낌 반영하기
3. 말하는 사람의 인식에 대한 이해 전달하기
4. 가정 확인
5. 질문하기 및 명확히 하도록 유도하기

치료적 경청 개입을 위한 이러한 방법 및 기타 방법들은 표 3.1에 제시되어 있다.

아동을 대상으로 하는 치료적 경청은 간호사, 아동, 부모 및/또는 기타 가족 구성원 등 더 많은 당사자의 참여 또는 입회를 수반하는 경우가 많기 때문에 훨

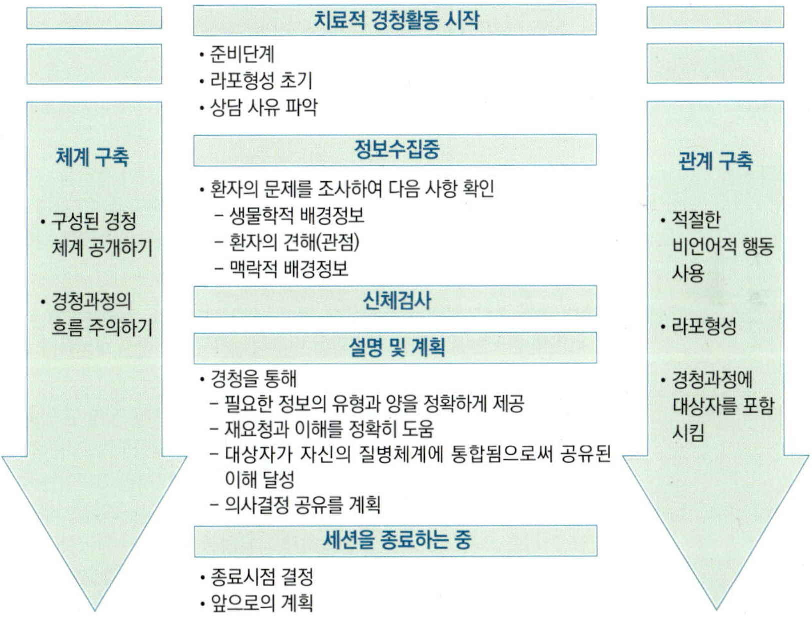

그림 3.1 캘거리-케임브리지 참조 관찰 가이드(The Calgary-Cambridge system).
Reproduced by kind permission of Dr J Silverman, University of Cambridge.
출처: Roberts D. (2015). Managing medically unexplained symptoms. InnoAit, 8(12), 760-767. doi: 10.1177/1755738015594821)

표 3.1 치료적 경청 방법

적극적인 참여	적극적인 참여는 대상자가 전달하려는 메시지를 해석하고, 주제를 인식하고, 말하지 않은 내용을 듣는 데 집중하는 것을 포함한다. 적절한 타이밍과 빈도로 '예' 또는 '네'와 같은 짧은 응답을 하면 대상자의 대화 의욕을 높일 수 있다.
수용적인 태도	수용적인 태도를 전달하면 안심할 수 있으며 대상자가 자신을 표현하는 데 더 편안함을 느낄 수 있다. 이는 짧은 긍정 반응이나 제스처로 보여줄 수 있다.
명확하게 설명하기	명확하게 진술하고 요약하면 듣는 사람이 메시지 해석을 확인하고 명확성을 확보하는 데 도움이 될 뿐만 아니라 모호한 진술보다는 구체적인 표현을 장려하여 의사소통을 원활하게 할 수 있다. 다시 말하기와 반성은 대상자의 자기 이해에 도움이 될 수 있다. 방어적인 반응을 이끌어낼 수 있는 '왜요?'라는 질문보다는 '그것에 대해 더 자세히 말해 주세요.', '어땠어요?'와 같은 문구를 사용하는 것이 도움이 될 수 있다. 일반적으로 이러한 문구는 추측을 전달하는 도입 문구와 명확히 하려는 시도(예: 그런 것 같다, 그런 것 같다 등)와 함께 사용된다.
의역	듣는 사람이 화자가 말한 내용을 듣는 사람이 최대한 이해할 수 있도록 자신의 단어를 사용하여 반복하는 것이다.
감정 반영	듣는 사람이 화자의 진술을 참조하여 진술의 기저에 깔려 있는 감정을 정확하게 전달하고 반영하는 것으로, 의역과는 다르다.
가정 확인	청취자는 짧은 질문을 사용하여 화자가 밝힌 내용을 정확하게 이해했는지 확인한다.
침묵의 사용	침묵을 사용하면 클라이언트가 말하도록 장려하고, 간호사가 응답을 공식화하기보다 경청에 집중할 수 있으며, 선행 질문의 사용을 줄일 수 있다. 클라이언트의 의사소통 패턴에 세심한 주의를 기울임으로써 침묵의 순간에 나타나는 문화적, 개인적 차이에 대한 민감성을 기를 수 있다.
어조	목소리 톤은 공감, 판단 또는 수용을 통해 말보다 더 많은 것을 표현할 수 있다. 어조의 강도는 메시지를 최소화하거나 지나치게 강조하지 않도록 수신된 메시지와 일치해야 한다.
비언어적 행동	민감한 정보를 전달하는 대상자는 듣는 사람의 보디랭귀지를 잘 알고 있을 수 있으며, 이러한 보디랭귀지는 메시지를 받아들이거나 닫힌 태도, 비판적 태도, 무관심한 태도로 간주될 수 있다. 눈을 마주치거나 고개를 끄덕이는 것은 듣는 사람의 진정한 관심과 주의를 전달하는 데 필수적이다. 대화할 수 있는 공간적거리를 유지하고 터치를 신중하게 사용하면 대상자는 편안함을 높일 수 있다. 원치 않는 접촉이나 제스처나 표정을 잘못 해석하지 않도록 문화적, 사회적 인식이 중요하다.
환경	치료적 상호 교환을 장려하기 위해 방해 요소를 제거해야 한다. 치료적 경청은 온전히 집중할 수 있는 시간을 제공하기 위해 세심한 계획이 필요하거나 자연스럽게 이루어질 수 있다. 어떤 내담자는 가족이 함께 있을 때 매우 편안할 수 있지만, 다른 내담자는 타인과 함께 있으면 방해가 된다고 느낄 수 있다.

씬 더 복잡할 수 있다. 따라서 간호사는 두 사람 이상의 말과 비언어적 의사소통/반응을 동시에 파악해야 하므로 특별한 기술이 필요할 수 있다. 또한 간호사는 아동의 연령과 발달 단계에 따라 아동 또는 보호자의 정보와 신호에 민감해야 한다. 특히 청소년은 가족이 아닌 성인과 기꺼이 터놓고 이야기할 수 있다. 그러나 듣는 사람의 판단, 무관심 또는 무례한 태도로 인식되는 경우 신속하고 갑작스럽게 또는 방어적으로 반응할 수 있다. 청소년에게는 충분히 주의를 기울이고, 생각을 충분히 표현할 수 있도록 허용하며, 거부적이거나 수용할 수 없음을 암시하거나 잘못 해석될 수 있는 발언이나 표정을 피하는 것이 매우 중요하다.

오늘날 의료 환경에는 치료적 경청의 완전한 활용을 방해하는 장벽이 항상 존재한다. 이러한 장벽에는 경청을 위한 적절한 참여에 필요한 시간, 환자 치료, 서류 작업, 차트 작성과 같은 업무 완수에 집중해야 한다는 압박감, 기회 부족 등이 있다. 그러나 '환자와 앉아서 대화하기'와 같은 계획을 통해 간호사는 치료적 경청을 일상의 일부로 포함시킬 수 있는 더 많은 기회를 찾을 수 있다. 또한 원격으로 환자 정보를 측정하는 부서의 간호사들은 근무 시간 동안 적어도 한 번은 각 환자와 함께 앉아서(눈높이를 맞추고, 눈을 마주치며, 산만하지 않게) 치료 경청을 하기로 약속했다. 실험결과 이 병동에서는 간호에 대한 환자 만족도 점수가 향상되었다. 변화 지향적 반영적 경청이라고 하는 경청 방법은 의료 제공자의 행동 변화를 목표로 하며, 간호 중재의 레퍼토리를 통합할 수 있는 강력한 잠재력을 가지고 있다. 이 기술은 동기부여 면담의 핵심 원칙에서 채택된 것이다. 변화 지향적이고 반영적인 경청을 통해 의료 제공자는 일차 진료의 질을 향상시킬 수 있고, 대상자는 변화의 의도를 갖도록 도울 수 있다. 이 방법은 짧은 전화 대화(15~20분)의 형태를 취하며, 당면한 문제에 대한 열린 질문과 함께 반성적인 경청 진술이 산재되어 있다. 토론할 수 있는 다양한 영역이 포함된 질문 메뉴가 미리 구성되어 있다. 이 방법은 일반의가 마약과 같은 물질 사용자 또는 알코올 문제 사용자 중재에 개입하도록 동기를 부여하였고, 성공적으로 시범 운영되었다.

어려운 상황에 처한 환자 및 가족과 의사소통하기 위해서는 신중하고 사려 깊은 경청 기술이 필요하다. '묻고(ask)−말하고(tell)−묻기(ask)' 및 '더 말씀해 주세요' 원칙과 같은 기본적인 의사소통 기술은 종양병동과 중환자실의 임종 간호에 도입되었다. 첫 번째 '묻기'는 의료진이 현재 상황이나 당면한 문제에 대한 환자 또는 가족의 인식과 이해를 평가하는 데 사용된다. 이 단계는 의료진이 환자 또는 가족의 지식 수준이나 감정 상태에 대한 기본적인 아이디어를 얻는 데 도움이 된다. '말하기' 단계는 의료진이 환자/가족에게 가장 긴급하게 필요하거나 원하는 정보를 전달하는 데 사용된다. 정보는 이해하기 쉽고 간략하게 제공해야 하며, 한 번에 세 가지 이하의 정보로 제한해야 한다. 그런 다음 두 번째 '묻기'는 환자/가족의 이해도를 확인하고 추가 질문에 답하는 데 사용된다. '묻고-말하고-묻기' 주기는 최종 '묻기'의 대답이 합의된 결정 또는 계획을 요약할 때까지 반복된다. '더 말씀해 주세요.'는 대화가 빗나간 것처럼 보일 때 다시 본론으로 돌아가는 데 사용할 수 있다. 또한 환자/가족이 자신의 감정을 더 많이 공유할 수 있도록 하는 동시에 의료진이 초기 반응을 극복하고 덜 방어적이거나 감정적인 모드로 대응할 수 있도록 하는 데 사용할 수 있다.

결과측정

치료적 경청은 효과를 확인하기 위해 경청 결과에 대한 측정이 필요하다. 측정은 자기 보고, 행동 관찰, 생리적 지표, 정성적 설명과 같은 다양한 측정을 포함하며 측정을 통해 치료적 경청과 관련된 더 풍부한 자료를 확인할 수 있다. 예를 들어, 적극적 경청 관찰 척도(active linstening observation scale, ALOS-global)는 경미한 질병을 호소하는 환자의 고통에 대한 일반의(general practitione)의 주의력과 인식을 측정하는 검증된 7가지 항목의 행동 관찰 척도이다. 결과 측정의 어려움에는 치료적 경청을 공감과 같은 다른 혼란 변수와 분리하여 측정할 때 생기는 것이 포함될 수 있다. 다른 도전 과제는 다른 연구 설계가 필요할 수 있는 치료적 청취의 다면적인 현상의 복잡성과 관련될 수 있다. 클라이언트의 특성과 같은 개입의 선행 요인을 고려해야 하며, 마찬가지로 교육 후 간호사의 지식, 기술, 태도의 장단기적 개선과 클라이언트의 결과와 같은 개입의 과정 관련 요소도 평가해야 한다. 치료적 경청은 불안, 우울, 적대감, 간호사-환자 의사소통 또는 간호 만족도와 같은 심리적 변수의 긍정적으로 변화시킨다. 또한 치료적 경청의 결과를 확인하기 위해 생리적 측정(예: 심박수, 혈압, 호흡수, 면역학적 측정, 뇌파 검사 결과)을 검사하는 것도 유용할 수 있다. 결과에는 환자의 질병에 대한 반응, 기분, 치료 순응도, 질병 관리, 이환율 및 의료 비용과 같은 임상 변수가 포함될 수 있다. Boudreau 등에 따르면 치료적 경청은 다양한 결과를 가져올 수 있다고 한다. 경청은 환자에게 자신의 '인격'에 대한 통찰력을 제공한다. 경청은 우려 사항을 표현할 기회를 제공하고, 의료진이 최적의 치료를 제공하는 데 사용할 수 있는 데이터를 생성할 수 있으며, 실제로 치유에 도움이 될 수 있다.

주의 사항

치료적 경청의 핵심은 도움을 주려는 의도이지만, 몇 가지 사전 주의가 필요하다. '왜'라는 단어로 시작하는 질문은 고객을 경험이나 감정의 맥락에서 벗어나 지적 사고 모드로 유도하거나 방어적인 반응을 유발할 수 있다. 오히려 '그것에 대해 더 자세히 말씀해 주세요.' 또는 '어땠나요?'와 같은 문구가 도움이 될 수 있다. 치료적 경청을 사용할 때는 제공자는 그 상황에 온전히 참여해야 한다. 의료진이 반만 듣거나, 선택적 경청을 사용하거나, 주의가 산만하면 환자는 자신의 우려가 최소화되고 있다고 느끼거나 의료진이 부정확한 진단에 도달할 수 있다. 이는 환자와 의료진 간의 치료 관계를 약화시킨다. 또한 의료진은 환자를 돌보는 사람들이 감정적으로 격한 상황에 관여할 경우 잠재적으로 부정적인 자기 결과를 초래할 수 있음을 인식해야 한다. 임상 슈퍼비전은 치료적 경청을 제공하는 사람의 이와 같은 어려움을 해결하는 데 도움이 될 수 있다.

의료진과 임상의는 긍정적인 기대치를 높이도록 권장되며, 특히 경미한 질환을 가진 환자에게는 적극적인 경청 기술을 선택적으로 사용하도록 주의를 기울여야 한다. 환자가 상담 전 기분이 좋은 상태일 때 일반의의 적극적인 경청 행동은 약물요법 불순응과 상관관계가 있는 것으로 관찰되었다. 그러나 일반의가 환자의 감정 상태에 민감하게 반응하고 상태와 바람직한 예후에 대해 명확하게 설명하는 것이 환자의 불안감 감소 및 전반적인 건강 개선과 상관관계가 있는 것으로 관찰되었다. 치료적 경청을 하는 동안 전문적인 경계를 유지하는 것이 중요하며, 공감을 표현하되 내담자와의 전문적인 관계 내에서 이루어져야 한다. 정신과적 위기와 같은 경우에는 전문 상담 의뢰가 필요할 수 있다. 내담자의 자율성과 비밀을 존중하는 원칙이 치료적 교류에서 공유된 민감한 정보를 바탕으로 조치를 취하는 등 전문적인 책임과 정직성을 유지하는 원칙과 상충할 경우 윤리적 딜레마가 발생할 수 있다. 간호사-대상자 관계의 맥락에서 이러한 민감한 정보의 사용에 대해 공개적으로 논의하고 협상하는 것은 신뢰가 유지되거나 심화될 수 있도록 구축된 신뢰 관계에 의존한다.

이용

치료적 경청은 사실상 어떠한 돌봄 상황에서라도 적용할 수 있는 중재이다. 경청의 사용이 설명된 선별된 환자 집단 기반 사례는 표 3.2에 포함되어 있다. 다음 웹사이트 섹션에서는 치료적 경청을 위한 온라인 리소스를 찾을 수 있는 국내 및 국제 전문 기관의 웹사이트를 소개한다.

치료적 경청은 정신건강 환경과 상황에서 특히 큰 영향을 미칠 수 있다. 환자가 힌트가 되는 말을 언급하고 우려를 표현하는 것은 의료 환경의 환자에 비해 정신건강 간호 상호작용에서 더 흔하다. 정신건강 간호사는 이러한 단서와 표현에 대해 긴 응답이나 조언을 제공하기보다는 짧은 응답을 사용하여 환자가 자신의 감정에 대해 더 많이 이야기할 수 있는 공간을 제공한다. 이러한 방식은 긍정적이지만, Griep와 동료들은 간호사들이 적극적인 경청 기술을 계속 개발할 수 있는 기회도 발견했다. Faccio 등의 사례 연구에서는 자신의 말을 듣지 못한다고 느끼

표 3.2 환자 집단 또는 치료 환경에서 선별된 청취 용도

- 소아 환자를 위한 응급 처치
- 성인을 위한 응급 치료
- 중환자 치료 환경에서의 임종 치료
- 신생아 중환자실에서의 가족 중심 치료
- 심부전: 자가 관리 개선
- 주요 우울 장애
- 신생아 집중치료실(NICU): 산모의 우울증 관리
- 발달 장애가 있는 미취학 아동
- 생명을 위협하는 암 환자를 위한 영적 돌봄
- 당뇨병 예방에 대한 영적 개입
- 십대 어머니
- 유방암 여성
- 위탁 양육중인 청소년

는 좌절감에 대한 환자의 관점을 전달하며, 이는 공격성과 잠재적 폭력으로 이어질 수 있다고 설명한다. 저자는 환자와의 치료적 관계에 경청 기술을 사용하기 위한 권장 사항을 제공한다. 전문 정신과 간호사들은 적극적 경청을 환자의 메시지에 주의를 기울이고 메시지 이면의 의미를 찾는 데 도움이 되는 수단으로 간주했다.

일상적인 의료 환경에서 기술 사용이 증가함에 따라(예: 원격 의료, 원격 진료, 전자 건강 기록을 통한 병상에서의 차트 작성), 기술 사용이 치료적 경청 기술의 사용을 방해하거나 향상시킬 수 있는 방법을 고려하는 것이 필수적이다. 기술은 끊임없이 발전하고 있으며 환자에게 효과적인 의사소통 수단과 충분히 듣고 이해할 수 있는 방법을 보장하는 데 점점 더 중요해지고 있다. 기계식 인공호흡기를 사용하는 환자가 말을 할 수 있게 해주는 패시-뮤어 기관 밸브, 환자의 전자 입력을 '말'할 수 있는 컴퓨터 프로그램, 후두 장치와 같은 장치가 더 자주 사용되며 의사소통을 촉진할 것으로 기대된다. 대체 방법을 사용하는 경우 비언어적 의사소통을 관찰하고 모니터링하는 것이 훨씬 더 중요하다.

원격 의료와 전화 방문은 코로나19 팬데믹 이전에도 시행되고 있었지만, 팬데믹이 시작되면서 그 사용량이 기하급수적으로 증가했다. 원격 의료는 직접 만날 수 없는 개인에게 치료를 제공할 수 있는 기회를 제공하지만, 원격 의료를 통한 치료적 경청의 효과를 단정적으로 말하기에는 아직 이르다. Itamura와 동료들은 팬데믹 전 1,284건의 대면 방문과 팬데믹 발병 후 221건의 가상 방문을 비교하여 이비인후과 환자에게 이 대화형 방법론을 사용했을 때 의사소통의 결점을 연구팀은 대면 방문에 비해 가상 방문을 통한 치료적 경청에 대한 환자 만족도가 현저히 감소한 것으로 나타났다($p = 0.003$). 이러한 치료적 경청에 대한 인식 감소는 대면 방문에 비해 가상 방문에 대한 전반적인 만족도와 유사하게 나타났다. 이 집단은 의사소통이 어려울 수 있는 특수한 집단일 수 있지만, 팬데믹이 해결된 후에도 가상 방문이 계속 유지될 가능성을 고려할 때 이 분야에 대한 연구를 계속하는 것이 중요하다. 어쨌든 원격 의료를 통해 치료적 경청을 전달하는 방법에 대한 의료진의 집중적인 교육이 필요하다.

간호사를 위한 경청

모든 의료 서비스 제공자, 특히 간호사의 소진과 피로가 증가하고 있다는 점을 고려할 때, 치료적 경청이 간호사의 안경감과 최적의 환자 간호 능력을 지원하는 데 어떻게 사용될 수 있는지 고려할 가치가 있다. 아이슬란드 슈퍼바이저의 적극적이고 공감적인 경청은 직원의 업무 몰입도와 유의미한 양의 관계가 있는 것으로 나타났다($p < 0.001$). 연구자는 적극적이고 공감적인 경청 능력을 향상시키기 위해 슈퍼바이저에 대한 지원과 연구를 제안하였다. 회복탄력성 지원과 소진 완화는 코로나19 팬데믹 기간 동안 의료 종사자들에게 특히 중요한 문제였다. 한 의료 시스템에서는 팬데믹 기간 동안 회복탄력성과 소진을 해결하기 위해 다각적인 프로그램을 시행했다.

이 프로그램의 구성 요소에는 미 육군의 '배틀 버디' 시스템을 응용한 것이 포함되었는데, 버디는 전투 안팎에서 서로를 지원하여 아무도 '뒤처지지 않도록' 하는 것을 목표로 한다. 의료진은 임상 실습 및 책임, 경험과 역할, 업무 외 생활 상황 등 비슷한 분야를 기준으로 버디와 짝을 이루었다. 이 프로그램의 목표 중 하나는 친구들 간의 일상적인 대화를 장려하여 서로 연결되어 있다는 느낌을 증진하고, 상호 지원을 제공하며, 신뢰감을 키우는 것이었다. 즉, 자신의 이야기를 들어주고 통찰력을 제공할 사람이 있다는 느낌을 주는 것이었다. 친구의 불안감이나 우려되는 행동을 발견하면 보다 공식적인 정신 건강 상담을 위한 리소스를 이용할 수 있었다. 가장 중요한 목적은 팬데믹 기간 동안 겪은 독특한 고충을 이해해 주는 동료들과 함께 논의할 수 있는 안전한 장소를 직장에 제공하여 업무 외 시간을 진정으로 휴식에 집중할 수 있도록 하는 것이었다. 이 글을 쓰는 시점에서 저자들은 아직 이 프로그램의 결과를 발표하지 않았지만, 이 개입은 불안을 줄이고 회복력을 지원하기 위한 보완요법으로 치료적 경청을 사용하는 것과 확실히 일치한다.

문화적 적용

치료적 의사소통 개입 효과에 중요한 영향을 미치는 것은 의사소통의 문화적 차이에 대한 민감성과 인식이다. 특정 단어, 스타일, 접근 방식의 의미나 침묵, 접촉,

눈맞춤, 미소 등 특정 비언어적 행동에 대한 문화적 차이는 치료적 의사소통 효과에 부정적인 영향을 미칠 수 있다. 예를 들어, 특정 문화권의 대상자는 큰 소리로 말하고, 직접적으로 대화하고, 요점을 빨리 파악하려는 경향이 있을 수 있다. 다른 문화권의 대상자는 부드럽게 말하거나, 간접적인 의사소통을 하거나, 태도와 감정을 강조하면서 요점을 '회피'하는 경향이 있을 수 있다. 일부 문화권에서는 감정을 솔직하게 표현하는 것이 용납되지 않는다고 믿는다. 그러나 지배적인 문화에서든 비지배적인 문화에서든 사람들은 이해하지 못할 때 단순히 미소를 지을 수 있다. 치료적 경청의 기술은 이러한 경우 효과적인 의사소통을 보장하는 데 특히 유용하다. 의료서비스에서 건강 불평등을 줄이기 위한 간호의 필요성이 절실하다. 이를 달성하기 위한 첫 단계 중 하나는 특히 취약하거나 소외되거나 불이익을 받는 환자 집단과 치료적 경청을 활용하는 것이다. 경청을 통해 간호사는 문화, 인종, 언어, 경험에 따라 각기 다른 해석을 할 수 있는 인간 상호작용 사이의 간극을 최소화할 수 있다. 경청은 치료 제공자–환자 관계에서 의미와 결과를 형성하는 데 기여하고 이러한 집단이 직면하는 장벽을 줄일 수 있다. 간호사는 고정관념을 피하면서 대상자의 문화적 가치와 가정, 의사소통과 관련된 행동 패턴을 탐색하고 이해하는 것이 중요하다. 문화적 차이에 대한 인식은 치료적 의사소통의 핵심이다. 사이드바 3.1부터 3.3까지는 매우 다양한 문화적 맥락에서 치료적 경청의 중요성을 보여준다. 사이드바 3.1에서는 일본의 의료 환경에서 치료적 경청을 사용하는 예시를 제공한다. 노년층이 우려 사항을 표현하는 것을 주저하고 의료진에게 질문하는 것이 부적절하거나 사회적으로 용납되지 않는다고 인식할 수 있는 아시아 문화에서 일하는 데 따르는 어려움을 강조한다. 사이드바 3.2에서는 의료 서비스의 문화적 차이 극복에 대한 과제와 상호 원하는 의료 결과를 달성하기 위해 충분한 경청으로 치료 관계에 대한 신뢰를 구축해야 할 필요성을 제시한다. 마지막 문화적 사례는 사이드바 3.3에서 가족의 중요성을 강조하고, 환자 치료를 둘러싼 치료적 경청에 가족을 포함시킬 것을 제안한다.

사이드바 3.1 흉복부 식도 수술 후 환자(일본)에 대한 치료적 경청 기술

시게아키 와타누키

일본의 많은 식도암 환자는 흉복부 식도 수술을 받는다. 이러한 환자들은 수술 후 수개월, 혹은 수년 동안 위장(GI) 질환으로 인해 여러 가지 징후와 증상을 경험하는 경우가 많다. 이러한 상태에는 성대 마비, 식도협착이나 역류로 인해 기침, 연하 곤란, 삼킴 곤란, 구토, 체중 감소 또는 신체 활동 감소가 발생할 수 있다.

외과의사는 제한된 시간과 많은 환자 수로 인해 외래에서 수술 후 환자의 이야기를 들을 수 있는 시간이 몇 분 밖에 없다. 고령의 일본 환자들은 일반적으로 주치의(외과의사)에게 자신의 징후와 증상, 일상생활의 변화 또는 생물심리사회적 문제에 대해 질문하는 것을 주저한다. 마치 노인들은 의사에게 물어보기에는 '너무 사소한' 문제가 있다고 생각하는 것 같다. 그러나 이러한 노인들이 사소하다고 판단한 문제는 종종 매우 중요하며 실제로 주요 합병증이나 위장관 질환의 징후일 수 있으므로 정확한 진단을 위하여 문제를 보고해야 한다.

간호사의 치료적 경청 능력은 환자의 문제를 발견하는 데 중요한 역할을 한다. 이 병원의 간호사들은 묻기(ask) - 말하기(tell) - 묻기(aks) 프로그램을 통해 교육받는다. 지정된 간호사는 위장관 외과 외래에 배치되어 수술 후 환자를 진료하고 환자의 이야기를 경청한다. 또한 간호사는 환자의 위장관 문제와 증상을 파악하는 데 도움이 되는 체계적인 질문과 평가 기술을 사용하도록 특별히 교육받다. 이러한 질문에는 일반적(예: 피로, 불면증), 위장관 관련(예: 오심 및 구토, 변비, 설사, 변비), 식도 절제술 관련 증상(예: 연하곤란, 역류, 삼킴 곤란, 질식, 기침) 등이 포함된다. 간호사는 치료적 대화를 통해 환자의 문제를 '감지'하면 환자의 문제 유형과 정도, 문제가 일상생활에 어떤 영향을 미치는지 계속 탐색한다. 간호사는 식도 절제술 후 환자의 전반적인 생활 경험에 귀를 기울이면서 환자가 명확하게 표현하지 않거나 주저하는 징후나 정서적 고통에 주의를 기울이다. 간호사는 고령의 일본 환자들은 일반적으로 '문제나 어려움이 있다'는 것을 인정하고 싶어하지 않지만, 실제로는 문제나 어려움이 있다는 것을 잘 알고 있다. 간호사가 안심시키고 격려하면 환자는 계속 나아갈 수 있다. "사실, ... 증상이 있습니다." 또는 "네, 몇 주 동안 이 증상으로 인해 괴로웠습니다."라고 말할 수 있다.

어느 날 한 간호사가 식도 절제술 후 3개월이 지난 시점에 80세 생일을 축하하기 위해 전날 저녁에 초밥을 먹었는데도 특별한 증상은 없었다고 호소하는 환자를 보았다. 간호사는 환자의 이야기를 계속 살펴본 결과 식도를 통한 음식물 통과가 어려워져 음식 섭취량이 지속적으로 감소하고 있다는 사실을 알게 되었다. 간호사는 이러한 상태가 식도 협착증과 관련이 있을 수 있으며, 이는 외과의가 확장술이 필요하다는 징후라고 평가했다. 간호사는 즉시 이를 외과의에게 보고했다. 외과의는 환자를 검사했고 예상대로 심각한 식도 협착증을 진단했다. 이 간호사의 뛰어난 '감각'과 효과적인 치료적 경청 기술이 없었다면 이 환자의 상태를 간호사와 외과의가 간과했을 수도 있다.

또한 간호사는 환자가 올바른 방향으로 가고 있고 기대되는 '건강한 행동'을 지키려고 노력하는 경우 확신을 주고 긍정적인 피드백을 제공한다. 이러한 행동에는 소량의 음식을 천천히 먹기, 규칙적인 신체 활동하기, 수면 중 상체를 높게 유지하기 등이 포함된다. 환자가 일상 생활에서 행동 변화를 통해 혜택을 받을 수 있는 경우 간호사는 환자와 협력하여 수용 가능한 공통점을 찾는다.

환자를 관찰한 후 간호사는 필요한 경우 환자의 중요한 정보나 질문을 의사에게 전달한다. 그렇지 않은 경우 간호사는 환자가 외과의에게 우려 사항을 전달하도록 독려하거나 환자를 대신하여 외과의에게 질문할 수 있다. 이 부서의 환자와 외과의들은 간호사들이 환자의 요구에 민감하게 반응하는 것이 매우 도움이 된다고 표현한다. 간호사의 뛰어난 치료적 경청 능력은 이 병원의 외래 환자 진료의 질을 진정으로 향상시킨다.

사이드바 3.2 소말리아 환자를 돌보는 데 있어 보완대체요법의 역할

나스라 지아마

소말리아 환자와의 치료적 의사소통의 일부인 치료적 경청은 신뢰를 구축할 뿐만 아니라 문화적으로 민감한 치료를 제공하는 데도 도움이 될 수 있다. 전통 요법과 서양 의학에서 사용되는 요법 간의 부작용을 피하는 데 도움이 될 수 있다.

소말리아인들은 마사지, 기도, 영적 치유, 식물 기반 치료, 허브 등 다양한 유형의 보완 및 대체 요법을 사용한다. 가장 인기 있는 허브는 호로파, 블랙 씨드(오일 또는 씨앗 형태)이며, 특정 질병을 치료하기 위해 특수 식단을 사용한다. 예를 들어, 설사를 유도하여 결장과 소화기관을 정화하는 천연 제품(카라스 빅신)을 사용할 수 있는데, 이는 질병을 유발하는 병원균을 배출하는 것이 목적이다. 전통적인 치료사와 영적 지도자는 코란과 예언자의 가르침을 사용하여 아픈 사람들을 위한 맞춤형 치료법과 기도를 제공하도록 요청받을 수 있다. 코란 암송을 들으면 마음이 안정되고 치유되며 겸손해지며, 암송을 통해 하나님(알라)의 축복에 감사하고 더 높은 존재에게 치유를 보내달라고 요청할 수 있다.

소말리아의 훈련된 전통 치료사는 절단(상한 피를 제거하기 위한 사혈), 화상/소작('질병과 불은 같은 장소에 함께 있을 수 없다'는 소말리아 속담과 일치), 부항 요법을 사용할 수 있다. 전통 치료사는 일반적으로 특정 치료법을 금지하는 법률 때문에 서구에서 치료하기가 어렵다. 그러나 소말리아인들은 전통 치료가 자신들이 알고 있고 질병을 인식하는 방식이기 때문에 전통 치료를 찾을 수 있다. 그들은 자신이 신뢰하는 치료사나 영적 지도자에게 치료를 받는다.

종종 이러한 치료법은 외국의 의료 시스템에 들어가기 전에 찾는 경우가 많다. 소말리아 환자에게 환자 중심의 문화적으로 민감한 치료를 제공하려면 치료적 경청이 중요하다. 보완대체요법 및 치유 관행과 관련하여 중요한 질문을 해야 하며, 간호사는 환자의 대답을 주의 깊고 정중하게 경청해야 한다.

간호사를 위한 팁

1. 환자에게 환자가 겪고 있는 질병에 대해 이해하거나 설명해 달라고 요청한다. 환자는 무엇이 원인이라고 생각하는가?
2. 환자가 집에서 한 자가치료에 대해 물어보거나 환자가 사용했을 수 있는 다른 치료법에 대해 물어본다. 환자 및 보호자와 대화를 통해 의료진이 권장하는 치료 계획 외에 어떤 일을 하고 있는지 (또는 해본 적이 있는지) 파악한다.
3. 소말리아 환자에게 서구 의료 시스템의 맥락에서 보완대체요법을 제공할 경우, 이를 '보여 주거나' 시연한다. 그 목적을 명확하게 설명하라. 소말리아 환자는 특정 요법을 알고 있고 사용해 본 적이 있지만 영어 용어에 익숙하지 않을 수 있다. 간호사는 환자의 말을 주의 깊게 경청하여 해당 치료법을 이해했는지, 이해했다면 원하는 치료법이 맞는지 판단할 수 있다.

사이드바 3.3 멕시코 환자와의 치료적 소통에는 가족들의 의견 경청도 포함된다.

카림 바우자

첫째, 멕시코 환자를 돌보는 데 있어 가족의 절대적인 중요성을 이해해야 한다. 문화적으로 멕시코와 다른 라틴 아메리카 국가에서는 가족이 모든 것을 하나로 묶어준다. 멕시코/라티나 문화에서 가족원에게 무슨 일이 생기면 강력한 가족 지원 시스템에 의지할 수 있다. 가족의 중요성은 의료 환경에서도 마찬가지이다. 어려운 의료 환경에서 가족과 함께 일하면 좌절감을 느낄 수 있어 일부 간호사는 가족 없이 환자를 돌보고 싶어 한다. 가족을 병실에 두거나 질문에 답하는 것이 어려울 수 있지만, 가족은 간호에 대한 기대와 책임이 있으며 가족을 위한 결정을 내리는 데 도움을 주어야 한다. 누군가가 다쳐서 입원하면 온 가족이 병실에 있을 것이다. 가족 중 적어도 한 명은 항상 환자와 함께 있을 것이고, 환자도 그것을 원할 것이다. 병원에서 가족의 의견을 경청하는 것은 중요하다. 가족이 함께 있는 경우 그들로부터 중요한 정보(예: 환자의 알레르기 및 개인 선호도)를 얻을 수 있다. 라틴계 문화권에서 가족은 돌봄을 위한 중요한 자원이다. 가족이 입원했을 때 함께하지 않거나 정기적으로 방문하지 않는 것은 드문 일이다. 이러한 가족 중심 문화에서 온 간호사는 라틴계가 아닌 환자를 돌보면서 가족이 며칠 동안 병문안을 오지 않거나 방문하지 않는 경우가 있을 때 충격을 받곤 한다. 가족은 잘 활용되지 않는 훌륭한 자원이다. 만약 가족이 입원해 있다면 가족원들은 간호사가 그들에게 소속감을 느끼게 해주길 바랄 것이다. 가족원들은 어떻게 하면 사랑하는 가족이 더 편안해질 수 있으며, 가족의 총체적인 요구가 어떻게 충족되고 있는지에 대해 귀를 기울일 것이다.

대도시의 3차 의료 센터와 멕시코의 작은 마을이나 지역에서 이용할 수 있는 의료 서비스 사이에는 지식과 실천의 차이가 크다. 멕시코에는 '의료 사막'이 존재한다. 고려해야 할 문화적 차이도 있다. 예를 들어, 멕시코에서는 재채기를 하는 사람이 처방전 없이도 페니실린을 복용할 수 있다. 멕시코에서 의료 서비스가 필요한 환자가 미국에 도착하면 많은 질문을 하게 되는데, 상호 경청을 통해 치료 관계를 발전시키지 않으면 질문과 대답을 하지 못하고 지나칠 수 있다. 이 과정에서 간호사는 가족을 포함시키기 위해 최선을 다해야 한다. 기본 교육에서 배운 내용이지만 그 중요성은 아무리 강조해도 지나치지 않다.

그렇다면 간호사는 어떻게 해야 할까? 경청하라. 멕시코나 라틴계 환자는 처방받은 약을 왜 복용해야 하는지 모르는 경우가 많으므로 치료 또는 약물의 목적이 무엇인지 경청해야 한다. 치료적 경청 기술을 사용하여 치료 관계에서 환자와 더 가까워질 수 있는 다리를 놓아 환자가 생각하는 치료와 건강 사이의 간극을 좁혀라.

치료와 건강에 대해 생각하는 것과 원하는 치료 결과를 보장하기 위해 알아야 할 사항 사이의 간극을 좁히기 위해 치료적 경청 기술을 사용한다. 경청 기술을 사용하여 라틴계 환자의 의료 및 문화적 배경과 건강 또는 질병에 대한 이해에 관한 중요한 정보를 수집한다. 간호사는 치료 결과에 대한 환자의 기대치를 이해하는 것이 우선이다. 긍정적인 의료 결과를 얻으려면 환자를 포함한 모든 가족들과 환자 및 그들을 지원하거나 간호 제공이 가능한 가족 구성원과 공통의 이해에 도달하는 것이 중요하다. 그렇지 않으면 처방된 약물, 치료 또는 요법에 대한 의료 순응도에 문제가 발생할 가능성이 높다. 주의하여 경청하지 않고 치료에 대한 상호 기대와 목표에 도달하지 않으면 의료 요법은 실패할 수 있다. 예를 들어, 상처 치료의 경우 환자와 가족이 드레싱 교체 시기와 방법에 대해 이해하고 있어야 하며, 그렇지 않으면 상처가 제대로 드레싱되지 않아 감염으로 재방문할 가능성이 높다. 경청은 관계의 양쪽 모두에서 이루어져야 한다. 간호사나 의료진만 일방적으로 "귀하의 치료와 결과에 대해 이렇게 기대한다."라고 말해서는 안 된다. 간호사가 먼저 경청하고 경청과 존중의 모범을 보여야 할 수도 있다. 양방향 경청은 간병 관계에서 중요한 역할을 한다. 간호사는 환자와 가족이 무엇을 이해하고 있으며 간호를 통해 무엇을 원하는지 들을 수 있다. 진정한 경청을 통해서만 간호사는 환자와 가족의 선호도를 알고 이해할 수 있으며 배려할 수 있다. 이러한 방식으로 신뢰가 형성되고 환자와 가족은 간호사와 의료진이 자신의 이익을 최우선으로 생각한다는 확신을 가질 수 있다.

언어 문제

통역사를 매개로 한 의료 서비스 만남은 치료적 교류에 어려움이 될 수 있다. 언어 장벽이 있는 고객에게는 적절하게 훈련되고 경험이 풍부한 통역사를 사용하는 것이 필수적이다. Roter와 동료들은 대규모 도시 학술 진료소에서 스페인어, 광둥어, 북경어를 사용하는 환자의 1차 진료 방문 시 전문 통역사 사용 결과를 연구했다. 31명의 임상의(의사, 전문간호사, 레지던트)가 총 55건의 환자 방문을 기록했다. 대화는 심리사회적, 라이프스타일, 사회정서적 대화와 관련된 환자 중심의 진술을 찾기 위해 로터 상호작용 분석 시스템(RIAS)을 사용하여 코딩되었다. 연구진은 임상의와 통역사가 임상의인 경우 RIAS로 코딩된 진술이 훨씬 더 적다는 사실을 발견했다. 환자와 통역사 간의 RIAS 코딩 진술에서도 비슷한 결과가 나타났다. 광둥어 또는 북경어 번역보다 스페인어 번역에서 차이가 더 컸다.

즉, 환자와 임상의는 통역사가 전달한 것보다 훨씬 더 많은 RAIS 코딩 진술을 했다. 이는 치료적 경청과 환자 중심 치료 촉진에 대한 인식을 크게 바꿀 수 있는 잠재력을 가지고 있다. 또 다른 연구에 따르면 비영어권 가족 구성원이 환자의 상태에 대한 정보를 덜 받을 위험이 높은 것으로 나타났는데, 이는 가족 회의 시간이 짧고, 회의 중 의료진 발언 비율이 적기 때문이라고 한다. 이 연구에 따르면 비영어권 가족은 의료 서비스 제공자로부터 가족의 의견을 소중히 여기고, 정서적 부담을 덜어주고, 적극적으로 경청하는 등의 정서적 지원을 덜 받는 것으로 나타났다. 의료 전문가의 문화적 감수성과 고려는 언어 장벽이 있는 환자/가족을 위한 치료의 질을 높이는 데 필수적이다.

후속 연구

치료적 경청 영역에서는 많은 연구 질문이 탐구될 가능성이 있다. 체계적인 연구를 통해 지식을 쌓아야 한다. 연구 설계에는 무엇보다도 윤리적, 실현 가능성 등의 이유로 기존의 무작위 대조군 임상시험을 넘어서는 새로운 패러다임이 필요하다. 질적 연구, 사례 보고서 또는 혼합 방법 설계는 치료적 경청의 본질과 효과를 이해하는 데 더 나은 옵션이 될 수 있다. 향후 연구를 위한 몇 가지 잠재적 질문은 다음과 같다.

- 전화 또는 가상 원격 의료 방문을 통한 치료적 경청을 통해 돌봄이 효과적으로 전달될 수 있는가?
- 의료진의 경청이 환자 만족도 및 기타 치료 결과에 미치는 영향은 무엇인가?
- 의료진의 경청 능력을 향상시키기 위한 개입은 환자의 안전과 치료의 질을 높이기 위해 지속적인 질 개선에 집중할 수 있는 비용 효과적이고 합법적인 영역인가?
- 치료적 경청의 과정과 효과에서 다문화적 차이는 어떻게 나타나는가?

참고문헌

Abbott, C. S., Wozniak, J. R., McGlinch, B. P., Wall, M. H., Gold, B. S., & Vinogradov, S. (2020). Battle buddies: Rapid deployment of a psychological resilience intervention for health care workers during the COVID-19 pandemic. Anesthesia & Analgesia, 131(1), 43–54. https://doi.org/10.1213/ANE.0000000000004912

Adams, K., Cimino, J. E. W., Arnold, R. M., & Anderson, W. G. (2012). Why should I talk about emotion? Communication patterns associated with physician discussion of patient expressions of negative emotion in hospital admission encounters. Patient Education and Counseling, 89(1), 44–50. https://doi.org/10.1016/j.pec.2012.04.005

Alicea-Planas, J. (2016). Listening to the narratives of our patients as part of holistic nursing care. Journal of Holistic Nursing, 34(2), 162–166. https://doi.org/10.1177/0898010115591396

Back, A. L., Arnold, R. M., Baile, W. F., Tulsky, J. A., & Fryer-Edwards, K. (2005). Approaching difficult communication tasks in oncology. CA: A Cancer Journal for Clinicians, 55(3), 164–177. https://doi.org/10.3322/canjclin.55.3.164

Bagacean, C., Cousin, I., Ubertini, A-H., El Idrissi, M. E. Y., Bordron, A., Mercadie, L., Garci a, L. C., Ianotto, J-C., DeVries, P., & Berthou, C. (2020). Simulated patient and role play methodologies for communication skills and empathy training of undergraduate medical students. BMC Medical Education, 20(1), 491. https://doi.org/10.1186/s12909-020-02401-0

Bazyk, S., Cimino, J., Hayes, K., Goodman, G., & Farrell, P. (2010). The use of therapeutic listening with preschoolers with developmental disabilities: A look at the outcomes. Journal of Occupational Therapy, Schools, and Early Intervention, 3(2), 124–138. https://doi.org/10.1080/19411243.210.49103

Berzins, K., Baker, J., Brown, M., & Lawton, R. (2018). A cross-sectional survey of mental health service users', carers' and professionals' priorities for patient safety in the United Kingdom. Health Expectations, 21(6), 1085–1094. https://doi.org/10.1111/hex.12805

Bodie, G. D., Vickery, A. J., Cannava, K. E., & Jones, S. (2015). The role of "active listening" in informal helping conversations: Impact on perceptions of listener helpfulness, sensitivity, and supportiveness and discloser emotional improvement. Western Journal of Communication, 79(2), 151–173. https://doi.org/10.1080/10570314.2014.943429

Boudreau, J. D., Cassell, E., & Fuks, A. (2009). Preparing medical students to become attentive listeners. Medical Teacher, 31, 22–29. https://doi.org/10.1080/01421590802350776

Burnard, P. (1997). Effective communication skills for health professionals (2nd ed.). Nelson Thornes. Centers for Medicare and Medicaid Services. (2014). HCAHPS: Patients' perspectives of care survey. https://www.cms.gov/Medicare/Quality-Initiatives-Patient-Assessment-Instruments/HospitalQualityInits/HospitalHCAHPS.html

Centers for Medicare and Medicaid Services. (2015). HCAHPS fact sheet. http://hospitalcoremeasures.com/pdf/hcahps/HCAHPS_Fact_Sheet_June_2015.pdf

Cohen, M., Anderson, R. C., Jensik, K., Xiang, Q., Pruszynski, J., & Walker, A. P. (2012). Communication between breast cancer patients and their physicians about breast-related body image issues. Plastic Surgical Nursing, 32(3), 101–105. https://doi.org/10.1097/PSN.0b013e3182650994

Davidson, S. K., Harris, M. G., Dowrick, C. F., Wachtler, C. A., Pirkis, J., & Gunn, J. M. (2015). Mental health interventions and future major depression among primary care patients with subthreshold depression. Journal of Affective Disorders, 177, 65–73. https://doi.org/10.1016/j.jad.2015.02.014

Delaney, K. R., Shattell, M., & Johnson, M. E. (2017). Capturing the interpersonal process of psychiatric nurses: A model for engagement. Archives of Psychiatric Nursing, 31, 634–640. https://doi.org/10.1016/j.apnu.2017.08.003

De Vito, J. A. (2006). The interpersonal communication book (11th ed.). Allyn & Bacon.

Ellison, D. L., & Meyer, C. K. (2020). Presence and therapeutic listening. Nursing Clinics of North America, 55(4), 457–465. https://doi.org/10.1016/j.cnur.2020.06.012

Faccio, E., Anonymous Author, & Rocelli, M. (2021). It's the way you treat me that makes me angry, it's not a question of madness: Good and bad practice in dealing with violence in the mental health services. Mental Health Nursing, 28, 481–487. https://doi.org/10.1111/jpm.12690

Fassaert, T., van Dulmen, S., Schellevis, F., & Bensing, J. (2007). Active listening in medical consultations: Development of the Active Listening Observation Scale

(ALOS-global). Patient Education and Counseling, 68(3), 258–264. https://doi.org/10.1016/j.pec.2007.06.011

Fassaert, T., van Dulmen, S., Schellevis, F., van der Jagt, L., & Bensing, J. (2008). Raising positive expectations helps patients with minor ailments: A cross-sectional study. BMC Family Practice, 9, 38. https://doi.org/10.1186/1471-2296-9-38

Garcia, A. C. M., Simão-Miranda, T. P., Carvalho, A. M. P., Elias, P. C. L., Pereira, M. D. G., & Carvalho, E. C. (2018). The effect of therapeutic listening on anxiety and fear among surgical patients: Randomized controlled trial. Revista Latino-Americana de Enfermagem, 9(26), e3027. https://doi.org/10.1590/1518-8345.2438.3027

Grahn, M., Olsson, E., & Mansson, M. E. (2016). Interactions between children and pediatric nurses at the emergency department: A Swedish interview study. Journal of Pediatric Nursing, 31, 284–292. https://doi.org/10.1016/j.pedn.2015.11.016

Griep, E. C., Noordman, J., & van Dulmen, S. (2016). Practice nurses mental health provide space to patients to discuss unpleasant emotions. Journal of Psychiatric and Mental Health Nursing, 23(2), 77–85. https://doi.org/10.1111/jpm.12279

Halpern, J. (2012, Spring). Attending to clinical wisdom. Journal of Clinical Ethics, 23(1), 41–46. https://doi.org/10.1111/j.1467-8519.2010.01817.x

Harrington, J., Noble, L. M., & Newman, S. P. (2004). Improving patients' communication with doctors: A systematic review of intervention studies. Patient Education and Counseling, 52(1), 7–16. https://doi.org/10.1016/s0738-3991(03)00017-x

Hermann, R. M., Long, E., & Trotta, R. L. (2019). Improving patients' experiences communicating with nurses and providers in the emergency department. Journal of Emergency Nursing, 45(5), 523–530. https://doi.org/10.1016/j.jen.2018.12.001

Hollyday, S. L., & Buonocore, D. (2015). Breaking bad news and discussing goals of care in the intensive care unit. AACN Advanced Critical Care, 26(2), 131–141. https://doi.org/10.1097/NCI.0000000000000082

Itamura, K., Tang, D. M., Higgins, T. S., Rimell, F. L., Illing, E. A., Ting, J. Y., Lee, M. K., & Wu, A. (2021). Comparison of patient satisfaction between virtual visits during the COVID-19 pandemic and in-person visits during the COVID-19 visits pre-pandemic. Annals of Otology, Rhinology, & Laryngology, 130(7), 810–817. https://doi.org/10.1177/0003489420977766

Jones, A. C., & Cutcliffe, J. R. (2009). Listening as a method of addressing psychological distress. Journal of Nursing Management, 17(3), 352–358. https://doi.org/10.1111/j.1365-2834.2009.00998.x

Jonsdottir, I. J., & Kristinsson, K. (2020). Supervisors' active-empathetic listening as an important antecedent of work engagement. International Journal of Environmental Research and Public Health, 17(21), 7976. https://doi.org/10.3390/ijerph17217976

Kang, K. A., & Kim, S. J. (2020). Comparison of perceptions of spiritual care among patients with life-threatening cancer, primary family caregivers, and hospice/palliative care nurses in South Korea. Journal of Hospice and Palliative Nursing, 22(6), 532–551. https://doi.org/10.1097/NJH.0000000000000697

Kawamichi, H., Yoshihara, K., Sasaki, A. T., Sugawara, S. K., Tanabe, H. C., Shinohara, R., Sugisawa, Y., Tokutake, K., Mochizuki, Y., Amme, T., & Sadato, N. (2015). Perceiving active listening activates the reward system and improves the impression of relevant experiences. Social Neuroscience, 10(1), 16–26. https://doi.org/10.1080/17470919.2014.954732

Kemper, B. J. (1992). Therapeutic listening: Developing the concept. Journal of Psychosocial Nursing and Mental Health Services, 30(7), 21–23. https://doi.org/10.3928/0279-3695-19920701-07

Kornhaber, R., Walsh, K., Duff, J., & Walker, K. (2016). Enhancing adult therapeutic interpersonal relationships in the acute health care setting: An integrative review. Journal of Multidisciplinary Healthcare, 14(9), 537–546. https://doi.org/10.2147/JMDH.S116957

Kruijver, I. P., Kerkstra, A., Francke, A. L., Bensing, J. M., & van de Wiel, H. B. (2000). Evaluation of communication training programs in nursing care: A review of the literature. Patient Education and Counseling, 39, 129–145. https://doi.org/10.1016/s0738-3991(99)00096-8

Lee, B., & Prior, S. (2013). Developing therapeutic listening. British Journal of Guidance & Counseling, 41(2), 91–104. https://doi.org/10.1080/03069885.2012.705816

Lekander, B. J., Lehmann, S., & Lindquist, R. (1993). Therapeutic listening: Key nursing interventions for several nursing diagnoses. Dimensions of Critical Care Nursing, 12, 24–30. https://doi.org/10.1097/00003465-199301000-00012

Lidgett, C. D. (2016). Improving the patient experience through a commit to sit service excellence initiative. Patient Experience Journal, 3(2), 67–72. https://doi.org/10.35680/2372-0247.1148

Liu, J. E., Mok, E., Wong, T., Xue, L., & Xu, B. (2007). Evaluation of an integrated communication skills training program for nurses in cancer care in Beijing, China. Nursing Research, 56, 202–209. https://doi.org/10.1097/01.NNR.0000270030.82736.8c

Long, S. E. P. (2020). Faith community nursing: Using spiritual interventions in diabetes prevention. Journal of Christian Nursing, 37(4), 243–249. https://doi.org/10.1097/CNJ.0000000000000752

Loos, N. M. (2021). Nurse listening as perceived by patients: How to improve the patient experience, keep patients safe, and raise HCAHPS Scores. Journal of Nursing Administration, 51(6), 324–328. https://doi.org/10.1097/NNA.0000000000001021

McCambridge, J., Platts, S., Whooley, D., & Strang, J. (2004). Encouraging GP alcohol intervention: Pilot study of change-oriented reflective listening (CORL). Alcohol & Alcoholism, 39(2), 146–149. https://doi.org/10.1093/alcalc/agh027

Mehrabian, A., & Ferris, S. R. (1967). Inference of attitudes from nonverbal communication in two channels. Journal of Consulting and Clinical Psychology, 31(3), 248–252. https://doi.org/10.1037/h0024648

Murphy, D., & Jenkinson, H. (2012). The mutual benefits of listening to young people in care, with a particular focus on grief and loss: An Irish foster carer's perspective. Child Care in Practice, 18(3), 243–253. https://doi.org/10.1080/13575279.2012.683772

Myers, J. C., & Hyrkas, K. (2021). End-of-life care: Improving communication and reducing stress. Critical Care Nursing Quarterly, 44(2), 235–247. https://doi.org/10.1097/CNQ.0000000000000357

Naef, R., Kläuser-Troxler, M., Ernst, J., Huber, S., Dinten-Schmid, B., Karen, T., & Petry, H. (2020). Translating family systems care into neonatal practice: A mixed method study of practitioners' attitudes, practice skills and implementation experience. International Journal of Nursing Studies, 102, 103448. https://doi.org/10.1016/j.ijnurstu.2019.103448

National Academies of Science, Engineering, and Medicine. (2019). Taking action against clinician burnout: A systems approach to professional well-being. The National Academies Press. https://doi.org/10.17226/25521

Riegel, B., Dickson, V. V., Garcia, L. E., Masterson Creber, R., & Streur, M. (2017). Mechanisms of change in self-care in adults with heart failure receiving a tailored, motivational interviewing intervention. Patient Education and Counseling, 100, 283–288. https://doi.org/10.1016/j.pec.2016.08.030

Rogers, C. R. (1957). The necessary and sufficient conditions of therapeutic personality change. Journal of Consulting Psychology, 21, 95–103. https://doi.org/10.1037/0033-3204.44.3.240

Rollnick, S., Allison, J., Ballasiotes, S., Barth, T., Butler, C. C., Rose, G. S., & Rosengren, D. B. (2002). Variations on a theme: Motivational interviewing and its adaptations. In W. R. Miller & S. Rollnick (Eds.), Motivational interviewing: Preparing people for change (2nd ed., pp. 270–283). Guilford Press.

Roter, D. L., Gregorich, S. E., Diamond, L., Livaudais-Toman, J., Kaplan, C., Pathak, S., & Karliner, L. (2020). Loss of patient centeredness in interpreter-mediated primary care visits. Patient Education and Counseling, 103(11), 2244–2251. https://doi.org/10.1016/j.pec.2020.07.028

Seidel, H. E., Ball, J. W., Dains, J. E., Flynn, J. A., Solomon, B. S., & Stewart, R. W. (Eds.). (2011). Cultural awareness. In Mosby's guide to physical examination (7th ed., pp. 32–45). Mosby.

Segre, L. S., Orengo-Aguayo, R. E., & Siewert, R. C. (2016). Depression management by NICU nurses: Mothers' views. Clinical Nursing Research, 25, 273–290. https://doi.org/10.1177/1054773815592596

Shannon, S. E., Long-Sutehall, T., & Coombs, M. (2011). Conversations in end-of-life care: Communication tools for critical care practitioners. Nursing in Critical Care, 16(3), 124–130. https://doi.org/10.1111/j.1478-5153.2011.00456.x

Shattell, M., & Hogan, B. (2005). Facilitating communication: How to truly understand what patients mean. Journal of Psychosocial Nursing and Mental Health Service, 43(10), 29–32. https://doi.org/10.3928/02793695-20051001-04

SmithBattle, L., & Freed, P. (2016). Teen mothers' mental health. MCN: American Journal of Maternal Child Nursing, 41(1), 31–36. https://doi.org/10.1097/NMC.0000000000000198

Strang, J., McCambridge, J., Platts, S., & Groves, P. (2004). Engaging the reluctant GP in care of the opiate users. Family Practice, 21(2), 150–154. https://doi.org/10.1093/fampra/cmh208

Taylor, S., Bobba, S., Roome, S., Ahmadzai, M., Tran, D., Vickers, D., Bhatti, M., De Silva, D., Dunstan, L., Falconer, R., Kaur, H., Kitson, J., Patel, J., & Shulruf, B. (2018). Simulated patient and role play methodologies for communication skills training in an undergraduate medical program: Randomized, crossover trial. Education for Health (Abingdon), 31(1), 10–16. https://doi.org/10.4103/1357-6283.239040

Thomson, A. E., Racher, F., & Clements, K. (2019). Person-centered psychiatric nursing interventions in acute care settings. Issues in Mental Health Nursing, 4(8), 682–689. https://doi.org/10.1080/01612840.2019.1585495

Thornton, J. D., Pham, K., Engelberg, R. A., Jackson, J. C., & Curtis, J. R. (2009). Families with limited English proficiency receive less information and support in interpreted intensive care unit family conferences. Critical Care Medicine, 37(1), 89–95. https://doi.org/10.1097/CCM.0b013e3181926430

Villar, V. C. F. L., Duarte, S. D. C. M., & Martins, M. (2020). Patient safety in hospital care: A review of the patient's perspective. Cadernos de Saude Publica, 36(12), e00223019. https://doi.org/10.1590/0102311X00223019

4

최적의 치유 환경 Optimal healing enviorments

학습 목표

1. 치유 환경의 정의와 과학적 근거를 이해한다.
2. 치유 환경의 임상적용을 위한 이론과 실례를 확인한다.
3. 치유 환경을 적용한 연구를 확인한다.
4. 치유 환경에서 문화적 적용 및 주의점을 이해한다.

용어 정의

- **치유(Healing):** '온전하게 하다'라는 뜻의 앵글로색슨어 헤일렌(haelen)에서 유래하였다.
- **치유 환경:** 대상자의 치유를 지원할 수 있도록 조성된 환경이다. 몸과 마음, 정신의 조화 또는 균형을 촉진하고, 불안과 스트레스를 줄이고, 회복을 촉진하도록 설계된다.

간호사는 오랫동안 최적의 치유 환경(optimal healing enviorments, OHE)을 조성하는 데 앞장서 왔다. 현대 간호의 창시자인 플로렌스 나이팅게일은 간호사의 역할을 자연이 작용하고 자가 치유가 일어날 수 있도록 환자가 최상의 상태에 도달하도록 돕는 것이라고 설명했다. 나이팅게일은 환자를 돌보는 것과 물리적 환경을 관리하는 것 모두에서 간호사의 역할을 인식했다. 그녀는 자연의 빛, 신선한 공기, 소음 감소, 감염 관리뿐만 아니라 영성, 존재감, 돌봄의 중요성에 대해 썼다. 그녀의 철학은 인간에게는 치유할 수 있는 선천적 능력이 있으며, 간호사로서 우리는 사람의 치유를 지원하는 조건을 조성한다는 개념을 구체화했다. 간호학, 인테리어 디자인, 건축학, 신경과학, 정신신경면역학, 환경심리학 등 다양한 학문 분야에서 OHE의 생성에 대한 근거가 점점 더 많이 제시되고 있다. 근거 기반 진료가 임상 의사 결정에 영향을 미치는 것처럼, 근거 기반 설계는 의료 시설의 계획과 건설에 영향을 미친다. 간호사는 물리적 환경이 건강 결과에 영향을 미치는 방식에 대한 정보를 알아야 환자, 가족, 직원의 건강과 웰빙을 최적화하는 환자 치료실 및 기타 의료 시설 설계에 기여할 수 있다. 또한 간호사는 특정 설계가 의도한 결과에 미치는 영향에 대해 필요한 연구를 수행할 수 있는 독보적인 위치에 있다. 이러한 필요성은 근래에 더욱 커지고 있다. 코로나19 팬데믹 이후 의료 분야에 종사하는 직원을 위한 좋은 치유 환경이 강조되고 있다. 복도에서 잠을 자는 간호사의 이미지가 화면에 넘쳐나면서 환경이 직원 복지에 매우 중요하다는 사실이 분명해졌다.

즈보로우스키와 크라이처가 개발한 OHE 모델은 사람, 장소, 프로세스 간의 깊고 역동적인 상호작용을 통해 OHE가 만들어짐을 보여준다(그림 4.1). 이 모델에서 '사람'은 간병인과 다음을 포함한다.

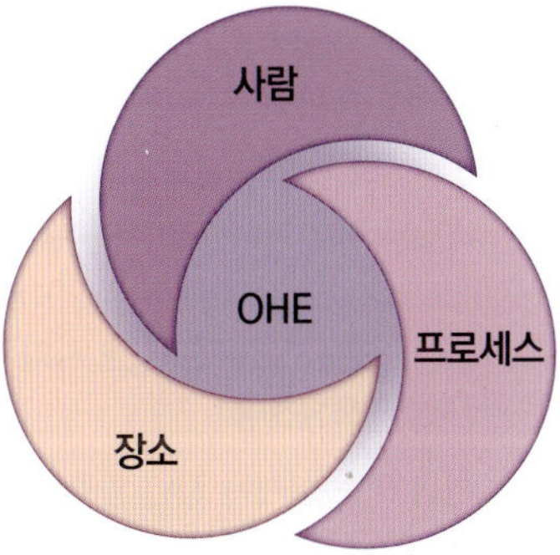

사람	간호사, 환자 및 가족
프로세스	환자 중심 치료의 맥락에서의 간병
장소(물리적 환경)	환자, 가족 및 직원의 긍정적인 결과를 극대화하도록 설계

그림 4.1 사람, 장소, 프로세스: OHE를 만드는 데 있어 장소의 역할. 최적의 치유 환경, OHE.

출처: Zborowsky, T., & Kreitzer, M. J. (2009)에서 재인용. 사람, 장소, 프로세스: 최적의 치유 환경을 조성하는 데 있어 장소의 역할. Creative Nursing, 15(4), 186-190. https://doi.org/10.1891/1078-4535.15.4.186

정의

환자를 둘러싸고 있는 지원팀, 직원의 특성과 역량, 그리고 그들이 구현하는 지식, 기술, 태도는 OHE의 가장 중요한 요소 중 일부이다. '장소' 요소는 치료가 제공되는 물리적 공간과 환자, 가족, 간병인을 둘러싼 지리적 위치에 중점을 둔다. '장소' 요소에는 기능적 요구사항 또는 프로그램 요구사항 충족, 자연에 대한 접근성, 긍정적 주의 분산, 미적 감각, 주변 환경, 생태계 지속 가능성에 도움이 되는 디자인 요소 등이 포함된다(정의는 표 4.1 참조). '프로세스' 요소는 OHE 조성에 부합하는 문화를 지원하는 리더십 프로세스뿐만 아니라 돌봄 프로세스를 의미한다. 돌봄 프로세스에는 기존, 통합 및 행동 개입이 포함된다.

사람, 프로세스, 장소의 일관성과 연계성이 있는 것이 가장 이상적임을 보여준다. 이 중 물리적 환경의 문제가 심각한데, 실제로 많은 치료가 낡고 기능 장애가 있는 시설에서 이루어지고 있다. 20년 전에 지어진 의료 시설조차도 건축법, 지침 및 치료 모델의 모범 사례의 변화로 인해 오늘날 제대로 작동할 수 있는 공간과 기계 시스템이 부족하다. 물리적 장소나 공간보다 더 중요한 것은 간병인과 제공

표 4.1 OHE '장소' 요소 정의

기능적 요건 충족	기능적 요건은 설계 프로세스의 프로그래밍 단계에서 식별된다(자세한 내용은 시설 가이드라인 연구소의 가이드라인 참조: https://fgiguidelines.org/guidelines/2018-fgi-guidelines). 가이드라인 요건에는 환자 및 직원 안전, 사회적 지원을 위한 공간, 직원 업무 공간 등이 포함된다.
자연에 대한 접근	자연 환경 또는 설계된 자연 환경에 대한 실제 또는 시각적 접근, 일광에 대한 접근을 포함한다.
긍정적 주의 분산	2차원 또는 3차원의 디자인 환경 요소(예: 예술품, 수경 시설, 벽난로)가 포함된다.
디자인 요소	색상, 질감, 모양, 형태, 부피 등 가구, 패브릭, 실내 레이아웃 등 디자인 아티팩트를 만드는 데 기여하는 디자인 요소를 포함한다.
주변 환경	인공 조명, 소리, 냄새, 난방, 환기 및 공조(heating, ventilation and air conditioning, HVAC)의 디자인 요소를 포함한다.
지속 가능한 생태계 지원	건물의 설계 요소가 경제, 사회, 생태계에 미치는 영향과 모든 건축물의 영향을 포함한다.

되는 치료의 요소이지만, 부적절한 공간은 진정한 치유 환경을 조성하기 어렵게 만든다.

오늘날에는 OHE를 지원하고 가능하게 하는 '장소'의 요소를 선택하는 방법에 대한 더 깊은 이해와 엄격한 연구가 이루어지고 있다. 이 연구의 주요 초점은 간호사가 실무를 향상시키는 데 사용할 수 있는 보완대체요법의 근거와 임상 적용에 있다. 이 장에서는 간호가 제공되는 물리적 환경과 긍정적인 건강 결과에 기여하는 환경을 조성하기 위해 근거를 사용할 수 있는 방법에 중점을 둔다.

과학적 근거

물리적 환경이 건강 결과와 관련이 있다는 증거가 점점 더 많아지고 있다. 근거 기반 의료 설계에 관한 연구 문헌을 검토한 결과, 1,000건 이상의 엄격한 실증 연구가 병원의 물리적 환경 설계와 의료 결과를 연결하고 있다. 이러한 연구는 광범위한 범위를 다루며 다음과 같은 증거를 연결한다.

- 1인실 병실은 병원 내 감염 감소, 의료사고 감소, 환자 낙상 감소, 환자 수면 개선, 환자 만족도 증가 등의 효과를 가져옴
- 직원 효율성을 높이는 분산형 비품
- 의료 오류를 줄이고 직원의 스트레스를 줄여주는 적절한 조명
- 직원 부상을 감소시키는 천장 리프트

2008년부터 많은 체계적인 문헌 검토가 건강 결과와 관련된 물리적 환경의 특정 측면에 초점을 맞추었다. 다음은 이러한 연구의 예이다.

- Gharaveis 등은 간호사, 지원 직원, 의사가 참여하는 환경 설계가 팀워크와 협업 커뮤니케이션의 효율성을 촉진하는 중요한 요소 중 하나임을 발견하였다. 레이아웃 디자인, 가시성 및 접근성 수준은 의료 시설의 커뮤니케이션 및 팀워크 수준에 영향을 미칠 수 있는 디자인 측면으로 가장 많이 언급되었다.
- Bosch와 Laurosso는 물리적 환경이 환자 및 가족 참여 치료에 영향을 미칠 수 있다는 증거가 적지 않다는 사실을 발견했다. 편안하고 신체적, 사회적 환경에 대한 통제력을 키우고, 사회적 지원을 받을 수 있으며, 긍정적인 주의를 분산

시킬 수 있는 디자인은 환자와 가족의 경험을 향상시키고 치료 제공에 대한 참여를 촉진할 수 있다.

- Shahheidari와 Homer는 신생아중환자실에는 환자 공간들 간의 개방형과 1인실이라는 두 가지 주요 설계가 있다는 것을 발견했다. 개방형 구획 환경은 의료진 및 간호사와의 의사소통 및 상호 작용을 발전시키고 여러 영아를 동시에 모니터링할 수 있는 기능을 갖추고 있다. 1인실은 환자 치료와 부모 만족도 측면에서 우수한 것으로 평가되었다. 개선된 결과와 관련된 주요 요인으로는 프라이버시 향상, 환자 치료에 대한 부모의 참여 증가, 감염 관리 지원, 소음 관리, 수면 개선, 입원 기간 단축, 재입원 감소 등이 있다.

많은 연구가 감염 관리, 환자 낙상, 직원 생산성, 직원 부상과 같은 주제에 초점을 맞추고 있지만, 치유에 기여하는 환경의 다른 측면에 초점을 맞추는 연구도 점점 더 많아지고 있다.

Malkin이 설명한 바와 같이 치유 환경을 조성하는 데 중점을 둔 설계 전략은 스트레스 감소라는 공통된 목표를 가지고 있으며 다음을 포함한다.

- 자연과의 연결(예: 자연을 테마로 한 예술 작품, 외부 전망, 실내 정원, 식물)
- 환자에게 선택권과 통제권을 부여하는 옵션(예: 룸서비스 메뉴, 음악 및 미술품 선택, 조명 및 온도 조절 기능)
- 사회적 지원을 받을 수 있는 공간(예: 수면 공간, 수납 공간, 적절한 좌석을 제공하는 병실 내 가족 구역)
- 긍정적인 주의 분산(예: 음악, 수경 시설, 새장, 자연 영상, 수족관, 조각품)
- 직접 광원으로 인한 소음 및 눈부심과 같은 환경적 스트레스 요인 감소(예: 눈에 편안함을 줄 수 있는 간접조명과 적절한 조도 고려)

치유 환경 및 임상 적용과 관련된 설계 이론 및 모범 사례

자연에 대한 접근성

OHE '장소' 요소에는 의료 서비스에서 치유 공간을 조성하는 데 도움이 되는 이론이 포함된다. 예를 들어, 바이오필리아(biophilia)라는 개념을 뒷받침하는 이론이다. 바이오필리아는 자연 환경, 생명에 가치를 두는 경향이다. 사람이 가지고 있는 생명 사랑의 본능이라고 소개된다. 저명한 생물학자 에드워드 윌슨이 처음 제안한 이 개념은 병원 및 기타 의료 시설을 포함한 인공 환경의 디자인을 형성하는 광범위한 프레임워크로 성장했다. 생물친화적 디자인은 자연의 유익한 경험을 유지, 향상 및 복원해야 할 필요성을 강조하며 색상, 물, 햇빛, 식물, 천연 소재, 외부 경관 및 전망과 같은 자연 세계의 특성을 구현하는 환경적 특징을 사용하여 이를 구현하려는 시도를 설명한다.

바이오필리아이론은 임상환경에서 경험적으로 검증되었다. 가장 자주 측정된 결과는 스트레스와 통증 감소이다. 다음은 그 예이다.

- 도시 장기 요양 시설의 노인 거주자를 대상으로 한 연구에 따르면 거주자들은 식물, 정원, 새와 같은 눈에 띄는 특징이 있는 야외 공간을 창문으로 볼 수 있는 것을 상당히 중요하게 여기는 것으로 나타났다.
- 한 치과 병원의 환자들은 대기실에 대형 자연 벽화가 걸려 있는 날에 자연 풍경이 없는 날에 비해 스트레스를 덜 받는다고 보고했다.
- 헌혈자를 대상으로 한 전향적 무작위 시험에서 자연 비디오 테이프가 재생되는 벽걸이형 TV를 시청한 헌혈자는 도시 장면이나 게임 또는 토크쇼가 재생되는 TV를 시청한 피험자보다 혈압과 맥박수가 더 낮은 것으로 나타났다.
- 울리히 등의 연구에 따르면 심장 수술 후 나무와 물 사진을 본 환자는 추상적인 이미지를 보거나 사진이 없는 대조군에 배정된 환자보다 강력한 진통제를 더 적게 복용하고 불안감을 덜 느낀다고 보고했다.

자연에 더 몰입할수록 통증 완화 가능성이 커진다는 증거가 있다. Miller 등은 화상 환자를 대상으로 한 연구에서 화상 드레싱을 하는 동안 침대 옆 TV를 통해 음악과 함께 자연 장면을 보게 함으로써 환자의 주의를 분산시키면 통증과 불안이 모두 감소한다는 사실을 발견했다. 기관지 내시경 검사를 받는 환자를 대상으로 한 무작위 전향적 임상시험에서 천장에 설치된 자연 장면을 보고 자연 소리를 들은 환자는 텅 빈 천장을 바라본 대조군 환자보다 통증이 덜했다고 보고했다. 가상 현실을 보조 진통제로 사용하는 것에 대한 문헌을 검토한 결과, Wismeijer와 Vingerhoets는 시각, 청각을 포함하여 몰입감을 극대화하는 '자연 노출'

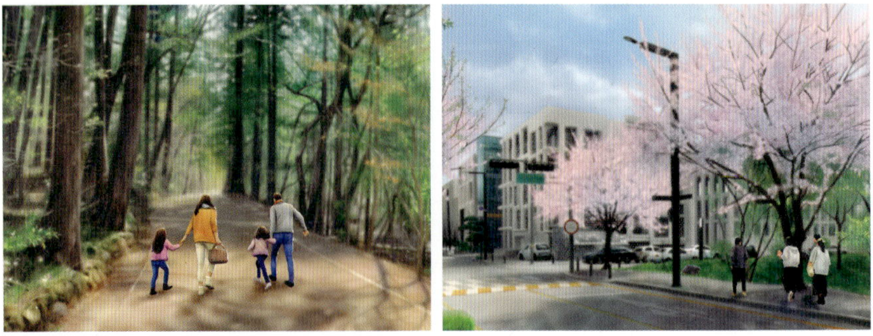

그림 4.2 (좌) 시골 산책, (우) 도시산책

이 통증 감소에 도움이 될 수 있다고 결론지었다.

Roe와 Aspinall은 정신 건강이 좋은 성인과 나쁜 성인 두 그룹을 대상으로 도시와 농촌 환경에서 걷기의 회복 효과를 비교한 두 가지 유사실험에 대해 보고했다. 저자는 일상 생활 과제에 대한 성찰을 통해 인지 회복의 잘 알려지지 않은 측면을 포착하기 위해 회복, 기분, 개인 프로젝트 방법의 두 가지 측면을 조사했다. 그 결과 풍경의 회복 효과와 일치하는 결과가 나왔다. 시골 산책은 도시 산책과 비교했을 때 두 건강 그룹 모두에서 정서적 및 인지적 회복에 유리했다. 정신 건강이 좋지 않은 그룹에서 더 큰 폭으로 유익한 변화가 일어났다. 도시 산책에서 정신 건강이 나쁜 그룹은 좋은 그룹보다 더 큰 회복을 보였다. 이 연구는 다양한 정신건강을 가진 성인들 사이에서 회복을 위한 변화의 정도와 맥락이 다를 수 있음을 보여줌으로써 회복적 환경이란 무엇인지에 대한 우리의 이해를 확장시켜 준다.

최근의 연구는 자연이 환자에게 미치는 영향을 이해하기 위해 다중 방법 접근법을 사용한다. Goto 등은 요양 시설에 거주하는 19명의 피험자를 대상으로 한 사례 연구에서 잘 정돈된 정원에 노출되면 노인의 기분과 심장 생리에 모두 영향을 미칠 수 있다는 사실을 발견했다. 연구 결과, 정원을 가꾼 그룹에서 피험자의 심박수가 유의하게 낮았다는 사실이 밝혀졌다. 정원은 일본식 정원, 식용작물 등이 포함된 허브 정원과 대조 공간으로 단순한 나무들의 조경까지 세 종류였다. 일본식 정원에는 여러 종류의 나무들과 석등, 연못이 있고 잔디와 작은 참나무의 대조적 모습의 특징이 있었다. 식용작물 허브 정원은 미국여성들에게 친숙한 21종의 식물이 있었으며 나무 그늘이 없었다. 허브 식물 꽃들의 파스펠 색상의 대초

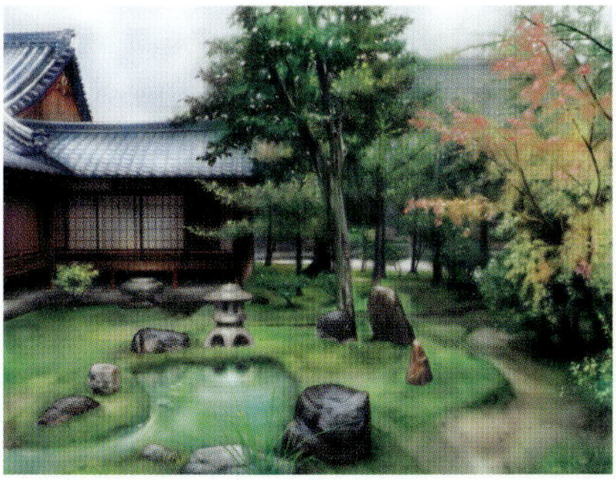

일본식 정원 경치

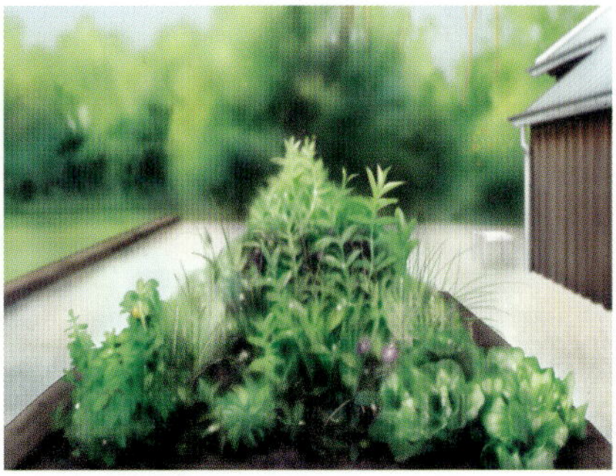

허브 정원 경치

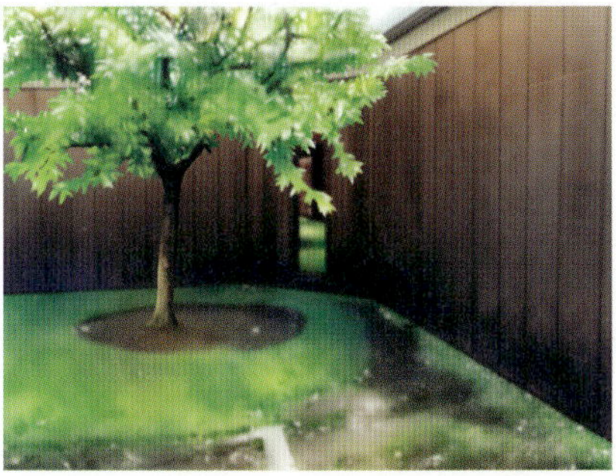

대조군에게 제시된 나무 한 그루 공간 경치

그림 4.3 20종의 식물이 있는 일본식 정원, 21종의 식물이 있는 허브 정원, 한 그루의 나무가 있는 대조군의 공간

원이 있고 꽃 향기 색을 감상하기 좋았다. 대조 공간은 단순한 조경 공간으로 평범한 나무들과 잔디밭 등이었다. 그늘은 있지만 시야가 한정적이었다. 이 중 일본식 정원에서 다른 연구 환경보다 피험자의 심박수가 유의하게 낮았으며, 피험자의 교감 기능 측정치도 유의하게 낮았다.

현재 위기 상황인 코로나19 팬데믹과 관련된 연구에서 Nejati 등은 의료 시설 내 직원 휴식 공간의 주요 회복 요소에 대해 조사했다. 통계 분석 결과, 편의시설부터 실내 식물, 자연 예술품, 창문 전망, 마지막으로 발코니를 통한 실외로의 직접 접근에 이르기까지 자연 콘텐츠가 많을수록 만족도가 크게 높아지는 것으로 나타났다. 이 연구는 자연, 햇빛, 실외 환경에 대한 접근성이 의료 업무 공간에서 훨씬 더 많은 회복 잠재력을 가진 것으로 인식된다는 명제를 뒷받침한다.

긍정적인 주의 분산

예술은 긍정적 주의 분산 효과의 또 다른 '장소' 요소에 속한다. 여러 연구에서 미술에 대한 환자의 선호도와 미술이 스트레스, 회복, 통증에 미치는 영향 등을 조사했다. 연구에 따르면 환자들은 다른 주제보다 자연을 선호하며, 사실적인 예술을 압도적으로 선호하고 추상적인 이미지를 매우 싫어한다고 일관되게 기록되어 있다. 이러한 연구 결과는 바이오필리아(biophilia) 이론과 일치하여 의료 시설에서 미술품 선택을 안내하기 위해 증거 기반 디자인 가이드라인을 사용하게 되었다.

Ulrich와 Gilpin에 따르면 시각 예술은 명백히 긍정적이어야 한다. 권장되는 주제에는 잔잔하거나 잔잔하지 않은 물의 풍경, 시각적 깊이 또는 개방감이 있는 풍경, 초목이 푸르고 꽃이 보이는 따뜻한 계절에 묘사된 자연 환경, 정원 장면, 흐린 날씨나 불길한 날씨를 피하면서 맑은 날씨의 야외 장면 등이 포함된다. Pati와 Nanda는 유사실험 설계를 사용하여 슬라이드쇼부터 음악이 포함된 비디오까지 5가지 주의 산만 조건에서 소아 환자의 행동을 조사했다. 모든 주의 산만 조건은 대기실의 스탠드에 설치된 평면 플라즈마 TV 모니터 한 대에서 만들어졌다. 데이터 분석 결과, 주의 산만 조건의 도입은 더 차분한 행동과 미세하고 심한 움직임 감소와 관련이 있는 것으로 나타나 주의 산만 조건과 관련하여 상당한 진정 효과가 있는 것으로 보였다. 또한 데이터에 따르면 긍정적인 주의 산만 조건은 주의를 끌 수 있는 중요한 요소이며, 좋은 환경을 제공함으로써 어린아이들이 병원에서 기다려야 할 때 긍정적 경험을 향상시킬 수 있다. Nanda 등은 두려움, 불안, 고통의 감정 상태에 대한 신경과학 논문을 체계적으로 검토하여 감정 반응이 뇌 행동 수준에서 이미지의 시각적 특성과 어떻게 연결되는지 이해했다. 연구 결과에 따르면 이 분야에 대한 연구가 부족하며, 예술 작품의 이미지가 뇌의 감정 처리 센터에 미칠 수 있는 직접적인 영향에 대한 향후 연구가 필요한 매력적인 분야이다.

Nanda 등은 다양한 시각 예술 조건이 사람들의 동요와 불안 수준에 미치는 영향을 조사했다. 환자의 동요 및 불안 수준에 미치는 영향을 조사하기 위해 필요시 처방(Pro re nata, PRN) 발생률을 측정하고 간호사의 피드백을 수집했다. 그 결과, 사실적인 자연 풍경 이미지가 전시된 날은 추상적 작품 또는 예술 작품이 전시되지 않은 날과 비교했을 때 불안 및 동요로 인한 PRN 약물 요청이 현저히 낮은 것으로 나타났다. 저자들은 회복적인 자연 풍경을 묘사한 시각 예술과 같은 긍정적인 주의 분산이 의료 환경에서 정신 건강 환자의 불안과 동요를 줄이는 데 도움이 될 수 있다는 결론을 내렸다. 또한 환경이 정신 건강 환경에서 치유에 강력한 영향을 미칠 수 있다는 사례도 제시했다. 조화와 같은 모조 자연물의 효과에 대한 의문의 제기되었다. Pati 등은 피험자 간 실험 설계를 통해 하늘로 구성된 천장이 설치된 입원실 5곳의 결과를 개입하지 않은 동일한 병실 5곳의 해당 결과와 비교했다. 실험 대상자 그룹은 병실에 머무는 시간이 짧았고, 이완기 혈압이 낮았으며, 급성 스트레스, 불안, 통증, 수면의 질, 환경 만족도가 더 높았다. 저자들은 사진으로 촬영한 하늘의 구성이 주는 행복감이 기존의 천장 타일보다 우수하며 다른 자연 개입에 대한 대안이 될 수 있다고 결론지었다. 긍정적인 환경적 주의 분산 개입이 소아 방사선 촬영 환자의 행동 스트레스 반응, 기분 상태, 부모 만족도에 어떤 영향을 미치는지 평가하기 위해 Quan 등은 다중 방법 연구를 수행했다. 연구자들은 한 촬영실에는 연령에 적합한 벽면 투사 이미지를 추가하고, 대조실에는 아무 이미지도 추가하지 않았다. 연구자가 행동을 관찰하고 부모가 질문지를 작성하는 동안 기술자가 두 방을 번갈아 가며 관찰했다. 이 연구에 따르면 중재 조건에서 환자는 스트레스 대처 행동이 적고($p = .001 - .007$) 긍정적 영향을 나타내는 언어적 행동이 많았으며($p = .003$), 부모는 환경적 쾌적성($p < .001$), 환경 통제감($p = .002$), 시설 재방문 및 추천 의향($p = .001 - .005$)을 더 호의적으로 평가한 것으로 나타났다. 더 많은 연구가 필요하지만 이러한 초기 결과는 희망적이다.

주변 환경

빛은 '장소' 요소인 주변 환경의 한 측면이다. 시간생물학(chronobiology)은 생물학적 리듬에 초점을 맞춘 학제 간 연구 분야이다. 시간생물학의 발견은 신체 리듬에 맞춰 약물의 시간 패턴을 조정하면 효과와 안전성을 높일 수 있다는 사실을 입증했다. 다른 연구들은 빛과 온도와 같은 환경적 요인이 신체 리듬에 미치는 영향에 초점을 맞췄다. 많은 문헌에서 빛이 우울증에 미치는 영향에 초점을 맞췄다. 정신과 환자를 대상으로 한 연구에서 Beauchemin과 Hays는 햇볕이 잘 드는 방에 있는 환자가 햇볕이 들지 않는 방에 있는 환자보다 평균 2.6일 더 적게 머무른다는 사실을 발견했다. Golden 등이 비계절성 및 계절성 우울증에 대한 조명 치료의 영향에 대한 20개의 무작위 대조군 임상시험을 메타 분석한 결과, 조명 치료의 효과는 항우울제 약물 요법 임상시험과 통계적으로 동등한 수준으로 확인되었다. 빛은 환자의 통증 인식과도 관련이 있는 것으로 밝혀졌다. 척추 수술 후 경험에 대한 연구에서 햇빛 강도가 높은 방에 입원했던 환자들은 통증과 스트레스를 덜 느끼고 진통제를 22% 더 적게 복용했다고 보고했다. 이러한 결과는 충분한 일조량을 확보하기 위한 신중한 현장 계획을 뒷받침하며, 충분한 일조량을 확보할 수 없는 지역에서는 병실에 더 큰 창문을 설치하거나 밝은(그러나 확산된) 인공 조명을 사용하는 것에 대한 정당성을 제공한다. Shepley 등(2012)은 두 개의 중환자실에서 사전-사후 측정한 유사실험 연구를 통해, 일광과 창문 시야가 환자의 통증 수준, 입원 기간, 직원 실수, 결근 및 공실률에 미치는 영향을 연구했다. 연구자들은 높은 수준의 자연광과 창문 전망은 직원 결근율과 직원 공석률에 긍정적인 영향을 미칠 수 있지만 의료 과오, 환자 통증, 재원 기간과 같은 요인은 여전히 추가 연구가 필요하다고 결론지었다. 요약하면, 자연 경관과 채광이 환자와 직원 모두에게 유익하다는 증거는 점점 더 많아지고 있다.

흥미롭게도, 신경 인지 장애를 앓고 있는 노인의 일주기 리듬에 주광과 전기 조명을 포함한 조명이 미치는 영향에 대한 연구가 계속 진행되고 있다. Joseph 등은 체계적인 문헌 검토를 통해 매일 30분 이상 햇빛에 노출하는 다차원적 중재를 실시한 결과, 대조군에는 변화가 없었지만 중재 참가자의 낮 시간 수면이 크게 감소한 것을 발견했다. 또한 중재 참가자의 평균 야간 각성 시간은 대조군의 증가에 비해 소폭 감소한 것으로 나타났다. 연구진은 밝은 빛이 직접적인 수면 측정에 미치는 영향에 대한 일관된 근거는 없지만, 밝은 빛 치료가 치매 환자의 휴식-활동 리듬(밤에는 더 잘 자고 낮에는 더 잘 깨어나는 결과)을 개선하는 데 효과적일 수 있다는 연구 결과는 일관되게 제시한다고 언급했다. Figueiro 등은 주거 요양 환경에서 노인의 생리적 요구를 충족하기 위해 24시간 조명 설계 개입을 포함하는 연구를 수행했다(표 4.2 참조). 이 연구에서는 7명의 소규모 표본을 대상으로 한 연구에서 수면의 질, 야간 수면 또는 주간 깨어 있는 시간에 유의미한 차이를 발견하지 못했지만, 거주자들은 새로운 조명 조건을 압도적으로 선호했으며 이전 조명 조건에 비해 이 조건에서 더 잘 읽을 수 있다고 느꼈다. 검토의 토론 섹션에

표 4.2 적용된 조명 개입

Figueiro 등(2008)은 다음과 같은 건축 조명 체계를 적용하여 치매 노인의 일주기 몰입을 개선하고 건축물의 가독성을 높였다.

1. 낮에는 높은 일주기 자극과 밤에는 낮은 일주기 자극
2. 깨어있는 시간 동안 좋은 시각적 조건
3. 내비게이션에 대한 지각 단서를 제공하고 앉은 자세에서 서있는 자세로 전환할 때 자세 안정성과 제어력을 향상시키는 야간 조명
4. 주간과 야간 조명 수준의 높은 대비
5. 눈부심 없는 조명
6. 그림자가 없는 시각적 환경

이러한 조명 개입은 가정 환경을 포함한 다른 많은 치료 환경에도 적용할 수 있는 것으로 보인다.

서 Joseph 등은 이 연구가 새로운 환경이나 기존 환경에 통합할 수 있는 구체적인 조명 설계 솔루션을 제공했다는 점에서 의미가 있다고 언급했다.

업무용 조명이 직원에게 미치는 영향에 대한 최근 연구는 긍정적인 환경 변화에 대한 가능성을 제시한다. McCunn과 Safranek은 간호사와 환자가 병실의 조명 제어를 더 잘 하고 싶어한다는 사실을 발견했다. 인터뷰에 대한 이 질적 분석에서는 병실의 천장 조명과 작업 조명 모두에 대한 환경 제어라는 일반적인 주제가 데이터에서 나타났다. 또한 주광(태양빛과 같은 색)은 병실의 조명 관련 디자인 특성 중 가장 좋은 것으로 간주되었다. 환자를 위한 추가 조명 제어기능과 추가광원제공을 통한 병실조도 제어는 미국 내 4개 병원 간호사들의 서술에서 두드러지게 나타났다.

네 병원 모두 조명 프레임워크의 기술 수준과 정교함에는 차이가 있었지만, 조명 제어는 의료-수술 간호사의 주요 관심사였다. 야간 근무자에게 영향을 미치는 컬러 조명의 사용은 Figueiro와 Pedler에 의해 조사되었다. 이들은 멜라토닌 분비에 부정적인 영향을 미치지 않으면서 주의력을 증진하고 성과를 개선하기 위해 야간에 적색광 노출을 사용하는 방법을 조사하기 위해 교차, 혼합(피험자 내 및 피험자 간) 설계 현장 연구를 수행했다. 예비 연구 결과에 따르면 적색광과 청

색광 개입으로 반응 시간은 개선되었지만 정확도와 적중률은 개선되지 않은 것으로 나타났다. 청색광은 희미한 빛과 비교하여 스스로 보고한 수면 장애의 개선과 관련이 있었다. 저자는 교대 근무자의 반응 시간을 개선하기 위해 적색광을 사용할 수 있지만, 지속적인 연구를 통해 조명 개입이 멜라토닌과 객관적인 수면 측정(행동학)에 미치는 영향을 밝혀낼 수 있을 것이라고 결론지었다.

'OHE 공간의 영향'과 관련된 연구 분야는 점점 확대되고 있다. 2014년 연구에서 즈보로프스키는 25개 간호 저널에 실린 67개의 의료 디자인 관련 연구 논문 샘플을 분석하여 연구 주제가 나이팅게일의 환경 이론과 어느 정도 일치하는지 검증했다. 연구를 통해 독립변수들 중 환경과 관련된 상위 순위는 소리와 소음인 것으로 확인되었다. 소리와 소음의 결과 영향을 미치는 상위 순위의 종속변수는 수면이었다. 나이팅게일은 "불필요한 소음은 병든 사람이든 건강한 사람이든 가할 수 있는 가장 잔인한 간호의 부재"라고 말했다. 나이팅게일처럼 오늘날 간호사들은 환자, 가족, 직원의 건강 결과를 최적화하는 치유 환경을 연구하고 설계할 수 있는 전략적 위치에 있다.

중재

OHE의 사례 연구 적용

다음 사례 연구는 치료 연속성에서 중요한 세 가지 의료 환경, 즉 대형 학술 의료센터, 지역 외래 환자 센터, 행동 건강 치료 시설을 나타낸다. 각 의료 환경은 환자, 직원, 지역사회 구성원을 위한 최적의 치유 환경을 조성하는 데 주력하고 있다.

켄터키대학교 아동병원 신생아 집중치료실(NICU)

켄터키대학교 아동병원은 병원 속의 병원이다. 72병상 규모의 새로운 신생아 집중치료실은 모든 개인 병실을 12개의 병실로 구성된 이웃 병실에 통합했다. 각 병실에는 분산된 간호 및 직원 공간과 함께 협업 환경을 조성할 수 있는 직원 허들 공간(Huddle space, 2~4명이 모일 수 있는 작은 회의 공간)이 있다. 학술 의료 센터의 일부인 만큼 레지던트 룸, 회의 공간, 교육 공간, 시뮬레이션 룸이 있어 학생들이 학습하고 연구를 완료할 수 있다. 직원들의 허들 모임, 지원, 학습을 장려하기 위해 직원들을 위한 개인 휴식 공간도 마련되어 있다. 직원 휴게실에는 야외 발코

니가 마련되어 있다.

환경 그래픽을 활용하여 병원과 부서 내 이웃에 대한 공간을 조성했다. 켄터키와 관련된 네 가지 자연 테마는 12개 병상 규모의 커뮤니티에 시각적 소유권을 부여하여 스트레스를 받는 부모들이 쉽게 길을 찾을 수 있도록 돕는다. 테마는 입구의 대형 타일 모자이크와 동네 곳곳의 작은 예술 작품을 통해 볼 수 있다. 채광창과 대형 창문을 통해 공간에 최대한 많은 자연광이 들어올 수 있도록 세심한 주의를 기울였다. 병실 내부에는 낮과 밤에 시각적 단서를 제공하기 위해 건축적 순환 조명이 통합되었다.

또한 가족 중심의 케어도 프로젝트의 성공에 중요한 역할을 했다. 가족이 잠을 잘 수 있는 공간, 휴식을 취하고 다른 사람들과 소통할 수 있는 라운지, 부모가 영아만을 돌볼 수 있는 공간을 제공하는 '부모 돌봄 공간'이 마련되어 있어 퇴원 후 집으로 쉽게 돌아갈 수 있도록 했다.

미국 병원 운영 업체 '더다케어(ThedaCare)'의 지역 암 센터

위스콘신에 위치한 더다케어의 지역 암 센터는 편리하고 배려심 넘치는 환자 중심 치료를 제공한다는 철학을 반영하여 고도로 통합되고 협력적인 방식으로 실행된다. 이 센터는 미술 및 음악 치료, 요리 교실, 요가, 미용 서비스 등의 웰니스 프로그램뿐만 아니라 첨단 의료 및 방사선 종양학 치료와 시술을 포함한 모든 범위의 치료를 제공한다.

기억에 남는 첫 인상: 입구에 들어서면 환자와 가족들은 암 치료 센터가 아닌 고급 호텔 로비에 들어선 듯한 분위기를 느낄 수 있다. 주변의 초원, 습지, 울창한 숲에서 영감을 받은 팔레트 정원은 지역사회에 친숙하고 자연에 뿌리를 두고 있다. 2층 높이의 로비에 그룹지어 앉을 수 있는 좌석들이 있고 좌석들에 개별적으로 맞춰진 조명이 걸려 있으며, 좌석들의 구획을 주는 듯한 눈높이 이상의 화분들이 프라이버시를 지켜준다.

환자 치료 공간 내 디자인 솔루션은 스트레스를 줄이고, 통제감을 높이며, 환자에게 긍정적인 주의를 환기시키기 위해 선택되었다. 과거 환자와 가족으로부터 수집한 의견과 함께 치료 기간과 빈도를 이해하여 환자 경험을 개선하는 데 도움이 되는 설계에 반영했다. 항암 치료는 최대 6시간 동안 진행되기 때문에 햇빛과 전망, 주입 중 프라이버시를 위한 옵션과 편안한 가구가 최우선 순위였다. 반대로, 일반적으로 빠르고 빈번하게 이루어지는 방사선 치료에는 다른 접근 방식이 필요했다. 창문이 없는 방사선 치료실은 파노라마처럼 펼쳐진 자연 경관으로 둘러싸여 있고 컬러 LED 조명이 설치되어 있어 환자가 원하는 대로 색상을 변경할 수 있다. 치료 결과를 개선하고 협업을 강화하며 환자에게 우수한 경험을 제공하도록 설계된 새로운 암 센터는 지역 및 주변 커뮤니티에 첨단 암 치료를 제공한다.

미국 미네소타주의 중독 치료 센터

2016년 4월, 미네소타주 세인트폴에 위치한 헤이즐든 베티 포드 재단 중독 치료 센터는 유휴지에 새 건물을 추가하고 130년 전에 지어진 센터의 유서 깊은 기존 건물과 연결하여 시설을 크게 확장했다. 이 시설은 외래 환자를 위한 정신 건강 및 중독 치료, 금주 생활관, 12단계 커뮤니티 및 기타 상호 원조 회복 지원 모임을 위한 허브를 제공한다. 디자인 요소는 직원과 환자의 안전, 휴식과 사색의 공간, 자연에 대한 접근성, 지역사회 참여를 통해 치유를 지원한다.

미시시피 강이 내려다보이는 1880년대에 지어진 2단 경사지붕(mansard roof)의 붉은 벽돌 저택은 오랫동안 중독 치료 센터 회원들을 위한 공간으로 사용되어 왔다. 현재 저택과 연결된 새 건물은 약물 사용 및 정신 건강 장애로 외래 치료를 받는 인구가 증가함에 따라 이를 수용하기 위해 지어졌다. 이 건물은 낮은 층에 55개의 병상을 새로 배치하고 위층에 외래 환자 치료실과 사무실을 추가하여 시설의 수용 인원을 두 배로 늘렸다. 입구에 들어서자마자 환대받는 느낌을 주기 위해 로비는 돌 벽난로, 목재 접수 및 수납 데스크, 커피 바, 계단이 있는 빛이 가득한 로비로 이어진다.

저택의 스테인드글라스 창문을 연상시키는 컬러 유리 패널이 곳곳의 창문에 설치되어 있다. 저택의 스테인드글라스와 화려한 목재 난간의 패턴을 추상화하여 별관의 개방형 계단과 목재 프라이버시 스크린에 통합했다. 저택과 시각적 연결고리를 만들면서 절벽과 전망을 활용하기 위해 부지를 15도 기울여 추가되었다. 유리와 벽돌로 덮인 산책로는 새로 개조된 정신 건강 클리닉이 있는 저택과 별관을 연결한다.

강의실의 통유리 벽을 비롯한 대형 창문을 통해 풍부한 햇빛이 들어오고 정원, 열두 계단 길과 미로, 바깥쪽의 강을 바라볼 수 있어 저택 전체에 걸쳐 치유와 웰빙을 느낄 수 있도록 설계되었다. 벽난로에 사용된 석회암(강 절벽의 석회암과 유사)과 마찬가지로 저택에 사용된 체리와 호두나무는 따뜻한 느낌을 준다.

문화적 적용 및 주의 사항

미국 인구의 다양성이 증가함에 따라 의료 환경 설계에 복잡성이 더해졌다. Kopec과 Han이 지적한 바와 같이, 특히 환자의 전통적, 영적 신념이 지배적인 문화와 다를 경우 의료 환경에 진입하는 것은 두렵고 힘이 빠지는 일이 될 수 있다. 따라서 색상과 문화적 상징의 사용, 기타 시각적, 청각적, 촉각적 디자인 요소를 포함하여 물리적 환경에 영향을 미치는 모든 디자인 결정을 신중하게 검토하는 것이 점점 더 중요해지고 있다.

예를 들어, 아시아인에게 빨간색은 행운을 상징하는 반면 흰색은 애도와 죽음과 관련이 있다. 녹색은 식물과 생명과 관련이 있고 예언자 무함마드가 가장 좋아했던 색으로 여겨지기 때문에 이슬람 전통에서 긍정적인 의미를 지니고 있다. Kopec과 Han은 무슬림 환자의 요구를 수용할 수 있는 여러 가지 방법을 확인했다. 예를 들어, 문 안쪽에 커튼을 설치하면 환자가 시각적 프라이버시와 정숙함을 유지하는 동시에 회진 중인 의료진이 자신의 존재를 알릴 수 있어 환자가 진찰을 받을 준비를 할 시간을 가질 수 있다. 이슬람 신자들이 기도할 때 북동쪽을 향한다는 점을 이해하면 병실의 침대와 가구 방향을 정할 때 이를 고려할 수 있다. 그러나 영적, 종교적, 문화적 신념과 관습의 다양성을 고려할 때 의료 환경을 디자인할 때 모든 전통의 세부 사항과 뉘앙스를 모두 수용하는 것은 현실적으로나 재정적으로나 거의 불가능한다. 따라서 디자인의 목표는 핵심적이고 보편적인 가치를 표현하기 위해 노력하는 동시에 유연하게 적용할 수 있는 디자인 요소를 고안하는 것일 수밖에 없다. 라이베리아의 간호사가 작성한 사이드바 4.1은 치유를 향상시킬 수 있는 것은 물리적 환경만이 아니라는 점을 상기시켜 준다. 간호사가 문화적으로 민감한 환자 중심 간호를 제공할 때 나타나는 어려움을 극복하기 위해 노력할 수 있도록 치유와 치유 환경에 대한 다양한 문화적 관점을 이해하는 것 또한 중요하다.

또 다른 문화적 관점은 사이드바 4.2에 제시되어 있다. 이 사이드바에서는 자연과 건축 환경의 치유 잠재력과 치유에 미치는 잠재적 영향에 대한 고대의 이해를 살펴볼 수 있다.

사이드바 4.1 서아프리카 라이베리아의 치유 환경

마리아 탈루 케이타

나는 라이베리아의 16개 부족 중 하나인 서아프리카 라이베리아의 작은 부족인 크란 출신이다. 하지만 내가 설명하는 치유 환경은 라이베리아 사람들의 일반적인 문화를 반영한다고 자신 있게 말할 수 있다.

미국의 치유 환경을 떠올리면 아름답고 잘 디자인된 병실, 쉽게 구할 수 있는 약품, 첨단 의료 기기 등이 떠오른다. 우리 문화의 치유 환경은 가족의 존재, 음식, 영성, 보완요법 등 크게 네 가지로 구성된다.

가족의 존재

라이베리아에서 온 사람들이 병원에 입원할 때 직원들은 가족의 중요성을 이해하는 것이 중요하다. 가족과 친구들이 수십 명씩 병문안을 오기도 한다. 하지만 항상 한두 명은 병실에 남아 환자를 돌보는 역할을 한다. 지정된 사람의 역할은 병원 간병인과 환자 사이의 간병을 조정하는 것이다.

병원 간병인과 가족 사이에서 환자를 조정하고 환자에게 격려와 안심과 같은 직접적인 지원을 제공하는 것이다. 친구와 가족의 존재는 불안감을 줄이고 병원 직원과의 신뢰를 구축한다. 환자와 함께 있는 가족이나 친구의 존재 없이는 치유 환경이 불완전하다.

우리 문화에서는 사람들이 아픈 사람과 함께 지내는 것이 당연하다. 가족의 역할은 공식적인 병원 환경에서도 일상 생활 활동을 통해 환자를 돌보는 데 도움을 주는 것이다.

음식

음식은 우리 문화에서 치유 환경의 또 다른 매우 중요한 부분이다. 뜨거운 향신료로 만든 후추 스프와 같은 음식을 아픈 사람들에게 제공된다. 고체 음식이 준비되면 일반적으로 쉽게 삼킬 수 있는 음식이다. 데파(Depa)와 후푸(Fufu)는 신선하거나 말린 카사바마 또는 질경이로 만든 으깬 감자와 같다. 부드러운 스프도 삼키기 쉽다. 아픈 사람들은 다양한 스프의 도움으로 콧물이 멈추고 질병을 닦아 내 준다고 믿는다.

영성

규칙적인 기도와 종교적 상징물을 제공하는 것은 치유 환경의 필수적인 부분이지만, 영성의 수준은 사람마다 다를 수 있다. 많은 가족은 위의 개입 없이 기존의 의학으로는 치유가 불가능하다고 생각할 수 있다.

보완요법

따뜻한 목욕(허브를 사용하거나 하지 않거나 상관없이)은 내가 속한 문화에서 치료 효과가 있는 것으로 간주되어 아픈 사람들에게 제공된다. 매일 목욕을 하는 것은 당연한 일이다. 허브는 종종 목욕물과 함께 끓여서 환자에게 뜨거운 목욕을 제공한다.

라이베리아 문화에서 전통 의학과 치유 환경의 결합은 때때로 미국의 의료 서비스 제공자에게는 어려운 과제이다. 라이베리아 사람들이 치유 환경을 어떻게 인식하는지에 따라 전통 의학에 대한 가족의 참여는 제한적이다. 병원 직원은 라이베리아 또는 대부분의 아프리카 문화권에서 온 환자의 병실에 많은 가족 구성원이 있는 경우 일반적으로 과도한 부담을 느낀다.

사이드바 4.2 그리스의 고대 치유 환경

이오안나 그릴라키

나는 치유에 있어 환경의 역할에 대해 많은 고민을 해왔다. 최근 그리스의 공립 병원에서 근무했던 나의 경험을 되돌아보고 레지던트 가족들의 경험에 대해 상담한 결과, 안타깝게도 현대 그리스에는 아름다운 경관을 활용해 치유를 유도할 수 있는 자원이나 동기가 부족하다는 결론에 도달하게 되었다. 그리스의 경제 불황은 자연 자원과 재정적 자원뿐만 아니라 그리스 국민의 정신에도 타격을 입혔다. 고대 그리스에서 가장 유명한 치유 신전은 2400년 된 아스클레피오스 신전으로, 치유의 신 아스클레피오스에게 헌정되었다. 고대 그리스에는 320여 개의 아름다운 치유 신전이 병원 역할을 했으며, 가장 유명한 신전은 에피다우로스, 코스, 페르가뭄에 위치해 있다. 고대에는 아스클레피오스 신전에서 제공되는 치료를 감독한 사제와 의사들은 마사지와 한약과 같은 치료법, 즉 영혼을 고양하는 치유 환경의 맥락에 포함된 치료법을 포함하여 건강과 치유를 위한 신체의 힘을 최적화하는 총체적인 치유 접근법을 수용했다. 당시의 치료사들은 몸뿐만 아니라 영혼도 치유해야 한다는 견해를 가지고 있었다. 그러나 이러한 고대 사원은 더 이상 그리스인들에 의해 자금이 지원되거나 사용되지 않다. 이것이 오늘날 그리스의 냉혹한 현실이지만, 이 보물들 안에 잠자고 있는 치유 환경의 힘은 미래에 다시 깨어나 그리스 국민과 이 역사적인 땅을 찾는 방문객들에게 도움이 되기를 기다리고 있다.

참고문헌

Holloway, A. (2015, October 25). 2,400-year-old healing temple dedicated to Asclepius, god of healing, excavated in Greece. Ancient Origins. http://www.ancient-origins.net/news-history archaeology/2400-year-old-healing-temple-dedicated-asclepius-god-healing-excavat-ed-020587

표 4.3 치유 웰빙을 향상시키는 가정을 만들기 위한 팁

- **창문을 엽니다.**

신선한 공기가 집안을 순환하게 하면 숨쉬기가 더 쉬워집니다. 또한 제품, 에어컨과 같은 장비, 가구에 축적될 수 있는 유해 화학 물질을 포함한 오염 물질을 공기에서 제거한다.

- **외부를 안으로 끌어들이세요.**

연구에 따르면 자연에 노출되면 스트레스 수준이 감소하고 웰빙이 개선되는 것으로 나타났다. 창문을 통해 자연을 바라보거나 자연 관련 이미지를 보면 하루 종일 휴식을 취할 수 있다.

- **조용하고 편안한 공간을 만들어 사색에 잠길 수 있도록 하세요.**

명상은 전반적인 웰빙의 중요한 부분이며, 스트레스와 불안감 감소와 연관된 뇌의 알파파 패턴을 증가시키는 것으로 나타났다.

- **차분한 색상을 사용하세요.**

색은 사람의 기분과 감정에 다양한 영향을 미칠 수 있다. 파란색 계열의 색상은 마음을 진정시키고 편안한 느낌을 주는 효과가 있다. 파란색에 해당하는 광파는 기분과 직접적으로 관련된 일주기 리듬을 조절하는 데 가장 큰 영향을 미치는 것으로 밝혀졌다.

- **불필요한 스트레스를 유발할 수 있는 집 안의 어수선함을 피하세요!**

우리 뇌는 눈에 보이는 것을 끊임없이 분류하기 때문에 주변 공간을 깔끔하게 정리하고 어수선하지 않게 유지하는 것이 중요하다.

- **기쁨을 가져다주고 의미가 있는 아이템, 가구, 마감재로 나만의 공간을 꾸며보세요.**

공간을 개인화하면 통제감이 생기고 공간과 더 깊은 유대감을 느낄 수 있다.

- **집 환경을 통제할 수 있는 감각을 가지세요.**

여기에는 온도 조절, 공간 할당 및 정리, 소음 수준, 보안 및 안전이 포함될 수 있다. 가장 중요한 것은 집이 각자의 생활 방식에 맞게 기능해야 한다는 것이다.

향후 연구

디자인 개입이 치료 환경에 미치는 영향을 이해하려면 더 많은 연구가 필요하다. 향후 연구에서는 치료 환경에 영향을 미치는 여러 요인을 엄격하게 조사해야 하며, 환자 결과뿐만 아니라 직원에게도 초점을 맞춰야 한다. 환자의 의료 결과에는 스트레스 감소, 입원 기간 단축, 원내 감염 발생률 감소, 통증 감소, 수면 개선, 만족도 증가, 낙상 횟수 감소 등이 포함될 수 있다. 간호 직원의 성과로는 부상 감소, 스트레스 감소, 병가 일수 감소, 효과성·생산성·만족도 증가 등이 있다. OHE 프레임워크는 연구 매개변수를 설정하는 데 도움이 되는 한 가지 방법을 제공한다. 미국의 의료 시설 건설 지출이 지속적으로 증가함에 따라 간호사는 환자, 가족, 직원의 건강과 웰빙을 최적화하는 치유 환경의 설계 및 평가에 적극적으로 참여해야 한다.

참고문헌

Ancoli-Israel, S., Gehrman, P., Martin, J. L., Shochat, T., Marler, M., Corey-Bloom, J., & Levi, L. (2003). Increased light exposure consolidates sleep and strengthens circadian rhythms in severe Alzheimer's disease patients. Behavioral Sleep Medicine, 1, 22–36. https://doi.org/10.1207/S15402010BSM0101_4

Beauchemin, K. M., & Hays, P. (1996). Sunny hospital rooms expedite recovery from severe and refractory depressions. Journal of Affective Disorders, 40(1–2), 49–51. https://doi.org/ 10.1016/0165-0327(96)00040-7

Bosch, S. J., & Lorusso, L. N. (2019). Promoting patient and family engagement through health- care facility design: A systematic literature review. Journal of Environmental Psychology, 62, 74–83. https://doi.org/10.1016/j.jenvp.2019.02.002

Dossey, B. M. (2000). Florence Nightingale: Mystic, visionary, healer. Springhouse.

Dowling, G. A., Mastick, J., Hubbard, E. M., Luxenberg, J. S., & Burr, R. L. (2005). Effect of timed bright light treatment for rest-activity disruption in institutionalized patients with Alzheimer's disease. International Journal of Geriatric Psychiatry, 20, 738–743. https://doi.org/ 10.1002/gps.1352

Figueiro, M. G., & Pedler, D. (2020). Red light: A novel, non-pharmacological intervention to pro- mote alertness in shift workers. Journal of Safety Research, 74, 169–177. https://doi.org/10.1016/j.jsr.2020.06.003

Figueiro, M. G., Saldo, E., Rea, M. S., Kubarek, K., Cunningham, J., & Rea, M. S. (2008). Developing architectural lighting designs to improve sleep in older adults. The Open Sleep Journal, 1, 40–51. https://doi.org/10.2174/1874620900801010040

Gharaveis, A., Hamilton, D. K., & Pati, D. (2018). The impact of environmental design on teamwork and communication in healthcare facilities: A systematic literature review. HERD: Health Environments Research & Design Journal, 11(1), 119–137. https://doi.org/ 10.1177/1937586717730333

Golden, R. N., Gaynes, B. N., Ekstrom, R. D., Hamer, R. M., Jacobsen, F. M., Suppes, T., Wisner, K. L., & Nemeroff, C. B. (2005). The efficacy of light therapy in the treatment of mood disorders: A review and meta-analysis of the evidence. American Journal of Psychiatry, 162(4), 656–662. https://doi.org/10.1176/appi.ajp.162.4.656

Goto, S., Park, B. J., Tsunetsugu, Y., Herrup, K., & Miyazaki, Y. (2013). The effect of garden designs on mood and heart output in older adults residing in an assisted living facility. Health Environments Research & Design Journal, 6(2), 27–42. https://doi.org/10.1177/193758671300600204

Heerwagen, J. H. (1990). The psychological aspects of windows and window design. In K. H. Anthony, J. Choi, & B. Orland (Eds.), Proceedings of 21st Annual Conference of the Environmental Design Research Association (pp. 269–280). Environmental Design Research Association.

Joseph, A., Choi, Y., & Quan, X. (2015). Impact of the physical environment of residential health, care, and support facilities (RHCSF) on staff and residents: A systematic review of the lit- erature. Environment & Behavior, 48(10), 1203–1241. https://doi.org/10.1177/0013916515597027 Kearney, A. R., & Winterbottom, D. (2005). Nearby nature and long-term care facility residents:

Benefits and design recommendations. Journal of Housing for the Elderly, 1(3/4), 7–28. https:// doi.org/10.1300/J081v19n03_02

Kellert, S. R. (2008). Dimensions, elements and attributes of biophilic design. In S. R. Kellert, J. H. Heerwagen, & M. L. Mador (Eds.), Biophilic design (pp. 3–20). John Wiley.

Kopec, D., & Han, L. (2008). Islam and the healthcare environment: Designing patient rooms. Health Environments Research and Design Journal, 1(4), 111–121. https://doi.org/ 10.1177/193758670800100412

Malkin, J. (2008). A visual reference for evidence-based design. The Center for Health Design.

McCunn, L. J., Safranek, S., Wilkerson, A., & Davis, R. G. (2020). Lighting control in patient rooms: Understanding nurses' perceptions of hospital lighting using qualitative methods. HERD: Health Environments Research & Design Journal. Advanced online publication. https:// doi.org/10.1177/1937586720946669

Miller, A. C., Hickman, L. C., & Lemasters, G. K. (1992). A distraction technique for con- trol of burn pain. Journal of Burn Care and Rehabilitation, 13(5), 576–580. https://doi.org/ 10.1097/00004630-199209000-00012

Nanda, U., Eisen, S., Zadeh, R., & Owen, D. (2010). Effect of visual art on patient anxiety and agi- tation in a mental health facility and implications for the business case. Journal of Psychiatric and Mental Health Nursing, 18, 386–393. https://doi.org/10.1111/j.1365-2850.2010.01682.x

Nanda, U., Zhu, X., & Jansen, B. H. (2012). Image and emotion: From outcomes to brain behavior. Health Environments Research & Design Journal, 5(4), 40–59. https://doi.org/ 10.1177/193758671200500404

Nejati, A., Rodiek, S., & Shepley, M. (2016). Using visual simulation to evaluate restorative quali- ties of access to nature in hospital staff break areas. Landscape and Urban Planning, 148, 132–138. Nightingale, F. (1860). Notes on nursing: What it is, what it is not. Harrison and Sons. https://doi.org/10.1177/2165079915612097

Pati, D., Freier, P., O'Boyle, M., Amor, C., & Valipoor, S. (2016). The impact of simulated nature on patient outcomes: A study of photographic sky compositions. Health Environments Research & Design Journal, 9(2), 36–51. https://doi.org/10.1177/1937586715595505

Pati, D., & Nanda, U. (2011). Influence of positive distractions on children in two clinic wait- ing areas. Health Environments Research & Design Journal, 4, 124–140. https://doi.org/10.1177/193758671100400310

Quan, X., Joseph, A., Nanda, U., Moyano-Smith, O., Kanakri, S., Ancheta, C., & Loveless, E.
A. (2016) Improving pediatric radiography patient stress, mood, and parental satisfaction through positive environmental distractions: A randomized control trial. Journal of Pediatric Nursing, 31, e11–e22. https://doi.org/10.1016/j.pedn.2015.08.004

Roe, J., & Aspinall, P. (2011). The restorative benefits of walking in urban and rural settings in adults with good and poor mental health. Health & Place, 17, 103–113. https://doi.org/10.1016/j.healthplace.2010.09.003

Shahheidari, M., & Homer, C. (2012). Impact of the design of neonatal intensive care units on neonates, staff, and families. Journal of Perinatal & Neonatal Nursing, 26(3), 260–266. https:// doi.org/10.1097/JPN.0b013e318261ca1d

Shepley, M. M., Gerbi, R. P., Watson, A. E., Imgrund, S., & Sagha-Zadeh, R. (2012). The impact of daylight and views on ICU patients and staff. Health Environments Research & Design Journal, 5(2), 46–60. https://doi.org/10.1177/193758671200500205

Ulrich, R. S., & Gilpin, L. (2003). Healing arts. In S. B. Frampton, L. Gilpin, & P. Charmel (Eds.),

Putting patients first: Designing and practicing patient-centered care (pp. 117–146). Jossey-Bass. Ulrich, R. S., Lunden, O. L., & Eltinge, J. L. (1993). Effects of exposure to nature and abstract pictures on patients recovering from heart surgery. [Paper presented at the 33rd Meeting of the Society for Psychophysiological Research.] Psychophysiology, 30(Suppl. 1), 7.

Ulrich, R. S., Simons, R. F., & Miles, M. A. (2003). Effects of environmental simulations and televi- sion on blood donor stress. Journal of Architectural & Planning Research, 20(1), 38–47. https:// www.jstor.org/stable/43030641

Ulrich, R. S., Zimring, C., Zhu, X., DuBose, J., Seo, H-B., Choi, Y-S., Quan, X., & Joseph, A. (2008). A review of the research literature on evidence-based healthcare design. Health Environments Research & Design Journal, 1(3), 61–125. https://doi.org/10.1177/193758670800100306

5

자가 간호Self-care와 보완대체요법 사용

학습 목표

1 자가 간호의 정의와 과학적 근거를 이해한다.

2 자가 간호 촉진을 위한 개입을 확인한다.

3 자가 간호의 핵심전략을 이해한다.

4 자가 간호에서의 주의점을 이해한다.

용어 정의

- **자가 간호(Self-care):** 건강 증진 관행을 통해 건강을 유지하고 질병이 발생했을 때 관리하는 과정이다.

자가 간호는 건강에 필수적이며, 누구나 매일 음식 선택, 양치질, 수면, 스트레스 조절 등 어떤 형태로든 자가 간호에 참여한다. 자가 간호는 지금 우리가 알고 있는 의료기관이 존재하기 훨씬 이전부터 건강 관리의 주요 형태였다. 인류가 시작된 이래로 사람들은 필요에 따라 자신과 사랑하는 사람들의 건강을 관리해 왔다. Taylor는 소크라테스가 자가 간호 운동의 창시자이며, 그가 돌봄을 장려했을 때 그리스어에는 명상, 규칙적인 단식, 기도, 교육, 음악, 운동이 포함되는 것으로 이해되었다고 주장한다. 이러한 행동은 진리를 이해할 수 있도록 몸과 마음을 단련하기 위한 것이었다. 현대 의학은 19세기 미국의 산업혁명 시기에 과학 및 의학의 발견, 기술 발전, 의료 전문직의 발달과 함께 등장했다.

넓게 보면 자가 간호는 환경 노출(예: 더위와 추위, 공기 질, 빛과 태양), 스트레스 관리, 레크리에이션, 기호용 약물, 식이 보조제 등과 관련된 선택과 지혜를 포함하는 것으로 이해할 수도 있다. 대기 오염, 식수의 질, 신선한 농산물의 가용성, 환경 독소와 같은 환경적 요인은 개인과 전 세계 거의 모든 지리적 환경의 건강에 영향을 미친다. 잠재적으로 최악의 환경 조건에도 불구하고 개인은 건강을 유지하거나 증진하기 위해 방어적으로 행동할 수 있다. 예를 들어, 독소가 공기 중에 떠다니거나 공기의 질이 좋지 않은 경우 햇빛 노출을 제한하고, 공기를 필터링하거나 실외 노출을 피하고, 오염된 물을 끓이거나 처리하고, 라돈과 같은 환경 조건을 피하고, 검사하여 효과적으로 완화할 수 있다.

의료 서비스 제공자, 특히 주치의와의 돌봄 파트너십은 중요하다. 오늘날 우리는 질병이 발생하면 조기에 의료 서비스를 받도록 문화가 형성되어 있고, 질병에 대한 의약품의 해결책을 기대하지만, 여전히 대부분의 치료는 자가 간호다. 실제로 의료진과 함께 보내는 시간(연간 약 15분)은 개인이 의료진 사무실 밖에서 자가 간호를 위해 보내는 시간(시간당 60분×24시간×365일/년=525,600분)에 비하면 매우 미미한 수준이다. 개인은 연례 또는 정기 방문을 통해 주치의 또는 보건 클리닉을 방문하여 건강 이상 여부를 선별하거나 검사 받거나 건강 상태가 양호하다는 진단서를 받을 수 있다. 주치의의 관찰과 면담, 정보 교환에 소요되는 시간은 관련성이 높고 중요하지만, 주치의의 진료실을 벗어나 개인이 집에서 또는 개인에게 익숙한 다른 많은 생활 환경과 일상의 맥락에서 보내는 시간과 비교하면 그다지 중요하지 않다. 이 시간 동안 일상이 만들어지고 건강 습관이 형성되며, 매일 반복되고 '실천'되면서 건강에 영향을 미친다. 따라서 건강에 좋든 나쁘든 영향을 미칠 수 있는 상당한 시간이 의료진의 진료실 밖에서 소비된다. 개인의 지속적이고 의식적인 건강 관리 노력(자가 간호)은 건강, 웰빙은 물론 삶의 기간과 건강 관련 삶의 질을 유지하고 증진하는 데 큰 도움이 될 수 있다.

자가 간호는 건강한 상태와 아픈 상태 모두에서 수행되지만, 건강한 일반인을 위한 자가 간호는 만성 질환을 앓고 있는 개인에게 처방되는 것과는 다르다. 만성 질환은 질병을 조절하고 증상을 완화하며 생존율을 개선하기 위한 행동이 필요하다. 만성 질환이 발생하면 의료진은 환자가 약물요법을 준수하고 모니터링에 대한 책임을 분담하고 변화가 발생하면 다시 보고할 것으로 기대하면서 자가 간호할 수 있도록 협력한다. 그러나 만성 질환을 앓고 있는 사람은 여전히 일반적인 자가 간호 행동에 참여해야 한다. 따라서 어릴 때부터 건강한 습관과 생활 습관을 확립하면 만성 질환으로 인해 어느 정도 자가 간호의 필요성이 높은 노년기에 더 유리할 수 있다.

아래에서 자세히 설명하겠지만, 자가 간호가 긍정적인 건강 결과와 관련이 있다는 증거는 설득력이 있다. 그러나 여러 가지 이유로 사람들은 일상적으로 자가 간호를 미루고 있으며, 공식적인 의료 시스템에서는 이를 제대로 반영하지 못하고 있다. 놀랍게도 코로나19 팬데믹으로 인해 일상적인 손씻기, 공공장소에서의 마스크 착용, 백신 접종 등 자가 간호가 장려되고 때로는 의무화되었지만, 이러한 팬데믹 사건조차도 환자, 가족, 지역사회, 의료진 모두에게 자가 관리의 중요성을 확신시키지는 못했다. 1918년 인플루엔자 유행 당시의 역사적 문서를 보면 당시에도 지금과 마찬가지로 자가 간호가 강조되었음을 알 수 있다(그림 5.1). 여러 가지 이유로 인해 이러한 기본적인 자가 관리 메시지가 팬데믹 기간 동안 일률적으로 지지되지는 않았다.

자가 간호는 비전문 간병인과 전문 간병인에게도 중요하다. 실제로 비전문 간병인이 너무 피곤하거나 지쳐 있으면 간병을 제공할 수 없다. 마찬가지로 간호사, 간호조무사 및 기타 의료 서비스 제공자에게도 자가 간호는 중요하다. 실제로 미국간호사협회의 간호사 윤리 강령에서는 자가 간호를 환자에 대한 의무를 넘어 자신에 대한 의무로 규정하고 있다. 따라서 이 장에서는 간호사와 간호대학생의 자가 간호와 지역사회, 환자, 간병인, 가족에게 자가 간호의 중요성에 대해 교육하는 간호사의 역할에 초점을 맞추고 있다.

리겔(Riegel)과 동료들은 자가 간호를 건강 증진 관행을 통해 건강을 유지하고 질병이 발생했을 때 관리하는 과정으로 정의했다. 안타깝게도 자가 간호의 동의어로 여러 용어가 사용되고 있다. 2011년에 Godfrey와 동료들은 자가 간호에 대한 139개의 서로 다른 정의를 확인했다. 가장 많이 사용되는 용어는 미국 국립간호연구소(NINR)에서 지지하는 자가 관리(self-management)다. 자가 관리에 대한 NINR의 정의는 만성 질환을 가진 개인과 간병인이 자신의 질병을 더 잘 이해하고 관리하며 건강 행동을 개선하기 위해 사용하는 전략이다. 존크만(Jonkman)과 동료들은 자가 관리 개입에 대한 새로운 운영 정의를 '환자가 자신의 질병 관리에

인플루엔자 예방을 위해 해야 할 일과 하지 말아야 할 일!

(더글라스 아일랜드 뉴스)

마스크를 착용합니다.
깨끗하고 건강한 삶을 사세요.
자주 목욕하여 모공이 열려 있도록 하세요.
식사 전에 손을 씻으세요.
낮과 밤, 신선한 공기가 풍부한 곳에서 사세요.
따뜻하게 해주세요.
잠을 많이 주무세요.
물에 소금을 넣은 용액으로 자주(그리고 외출 후에는 항상) 가글하세요 (소금 반 티스푼에 물한잔-8온스).
초기 증상을 즉시 의사에게 보고합니다.
검역 규정을 준수합니다.
군중을 피하세요. 감염된 사람과 가까이 있을 때 독감에 걸릴 수 있습니다.
재채기나 기침을 하는 사람은 피하세요.
당신의 마스크를 소홀히 하지 마세요.
당신이 이해하지 못한다고 해서 전문가의 조언을 무시하지 마세요.
공동체의 권리를 무시하지 말고 당국이 내린 규칙을 유쾌하게 따르세요.
특별한 권한을 가질 자격이 있다고 생각하지 마세요.
감기나 열이 있을 경우 다른 사람에게 가까이 가지 마세요.
독감과 사망에 노출될 수 있으니 의사에게 진찰을 받으세요.
여러분이 인플루엔자에 걸리거나 전염되는 것이 불가능하다고 생각하지 마세요.
손을 입으로 가져가지 마세요.
공용 수건이나 컵을 사용하지 마세요.
환자를 방문하거나 병실의 물품을 취급하지 마세요.
지나친 걱정은 하지 마세요.

그림 5.1 인플루엔자 예방을 위해 해야 할 일과 하지 말아야 할 일, 코로나19 팬데믹 이전인 1918년 최근 역사상 가장 심각한 팬데믹 시기에 발행된 더글러스 아일랜드 뉴스의 내용

적극적으로 참여하고 책임질 수 있는 기술을 갖추도록 하는 것을 목표로 하는 개입'으로 제안했다. 만성 질환을 최적으로 관리하기 위해 최소한 지식 습득과 독립적인 징후/증상 모니터링 자극, 약물 관리, 치료 관리를 위한 문제 해결 및 의사 결정 기술 향상, 신체 활동, 식이 및/또는 흡연 행동 변화 중 최소 두 가지 이상의 조합을 통해 수행한다고 정의한다. 이 정의는 자가 간호에 대한 정의의 많은 요소를 담고 있다.

자가 간호에 대한 보건 전문가의 정의는 다른 분야 및 일반 언론에서 사용하는 자가 간호와 크게 다르다. 인문학 분야의 최근 연구에서는 마음 챙김, 자기 연민, 습관, 시간, 주체성 등 자가 관리의 다섯 가지 가능한 차원을 확인했다. 이러한 차원은 대중 잡지의 자가 간호에 대한 정의와 크게 다르지 않으며, 대중 언론의 저자들이 자가 간호에 대해 자기 진정, 자중자애, 자기 연민, 자기 사랑으로 이야기한다. 이러한 초점은 효과적이다. 2014년 자가 간호 산업의 가치는 100억 달러로 추정되었으며, 2021년에는 4,500억 달러로 증가했다 미국인 10명 중 거의 9명이 자가 관리를 적극적으로 실천하고 있다고 답했다. Google 검색 트렌드에 따르면 불과 1년(2019~2020년) 동안 자가 간호와 관련된 인터넷 검색이 250% 증가했다. 이러한 이유로 리겔은 마케팅 업계가 자가 간호의 과학을 빼앗아 갔다고 주장한다.

과학적 근거

간호사는 건강한 사람과 아픈 사람 모두에게 해당되는 자가 간호에 대한 정확한 정의를 사용해야 한다. 리겔과 동료들은 만성질환자가 간호에 대한 중범위 이론과 자가 간호를 완전히 이해하는 데 유용할 수 있는 심부전 자가 간호에 대한 상황별 이론을 모두 개발했다. 만성질환자의 자가 간호를 정의할 때 자가 간호 유지, 자가 간호 모니터링, 자가 간호 관리의 세 가지 개념이 명시되었다. 자가 간호 유지란 신체적, 정서적 안정을 유지하기 위해 사용하는 행동을 말한다. 이러한 행동은 스스로 결정할 수도 있고(예: 비건 식단 선택), 일상적인 약물 복용과 같은 의료진의 권장 사항을 반영할 수도 있다.

자가 간호 모니터링은 증상의 변화를 스스로 적극적으로 관찰하고 신체적 변화가 있는지 확인하는 과정으로 정의된다. 자가 간호 모니터링은 만성 질환이 있는 사람에게 강조되지만 모든 사람이 모니터링에 참여한다. "나는 잠을 충분히 잤나? 인후염에 대해 걱정해야 할까?" 자가 간호 모니터링은 증상 감지부터 시작된다. 일단 증상이 감지되면 지각은 증상을 의식적으로 인식하는 것을 포함한다. 예를 들어, 공부나 업무로 바쁘다고 가정해 보자. 그러다 두통이 있다는 것을 깨닫게 된다. 이러한 인식은 감지이며 지각은 감지된 것을 분류하고 상호 비교하는 것을 포함한다. 일단 감지되고 완전히 지각되면 평가, 해석 및 의미 부여를 포함하는 증상 인식이 발생한다. 즉, 인식은 판단, 결정 및 행동 반응을 자극하는 추론을 추가한다. 전형적인 신체 변화를 알아차리면 증상 모니터링이 촉진되어 증상 모니터링과 지각 사이에 피드백 루프가 형성된다.

세 번째 개념인 자가 간호는 징후와 증상이 발생했을 때 이에 대한 대응으로 정의된다. 자가 간호의 개념은 특히 만성 질환을 앓고 있는 사람들과 관련이 있다. 증상을 감지하고, 인지하고, 인식하는 과정을 거치고 나면 자가 간호 관리를 통해 대응할 수 있다. 이상적으로는 증상에 대한 대응이 효과적이거나 비효과적인 것으로 판단되어 향후 효과적인 대응을 반복할 수 있다. 자가 간호 유지, 자가 간호 모니터링, 자가 간호 관리의 개념으로 포착되는 구체적인 행동은 그림 5.2을 통해 확인할 수 있다.

중범위 이론과 상황별 이론은 매우 유사하지만, 심부전 환자는 증상을 인지하는 데 어려움이 있기 때문에 상황별 심부전 자가 간호 이론에서는 증상 지각으로 운영되는 자가 간호 모니터링이 가장 큰 차이점이다. 이전 연구에 따르면 심부전 및 기타 질환을 앓고 있는 환자는 증상 지각과 관련된 뇌 영역인 섬피질에 손상이 있는 것으로 나타났다. 이러한 손상이 심부전 환자의 증상 지각 장애의 원인일 수 있지만, 이 가설을 검증하기 위해서는 추가 연구가 필요하다.

이 이론은 발표 이후 널리 사용되었다. 상황별 이론은 2008년에 처음 발표되고 2016년에 업데이트되었으며, 2021년 7월 현재 13번의 테스트와 413번의 참조를 거쳤다. 중간 범위 이론은 2012년에 발표되었고, 2019년에 업데이트되었다. 최초 발표 이후 이 이론은 26번의 테스트와 361번의 참조를 거쳤다. 이론적 개념을 반영한 다양한 자가 보고 도구는 이 웹 사이트(www.selfcaremeasures.com)를 통해 사용자가 무료로 사용할 수 있다. 이러한 도구는 심부전, 당뇨병, 만성 폐쇄성 폐

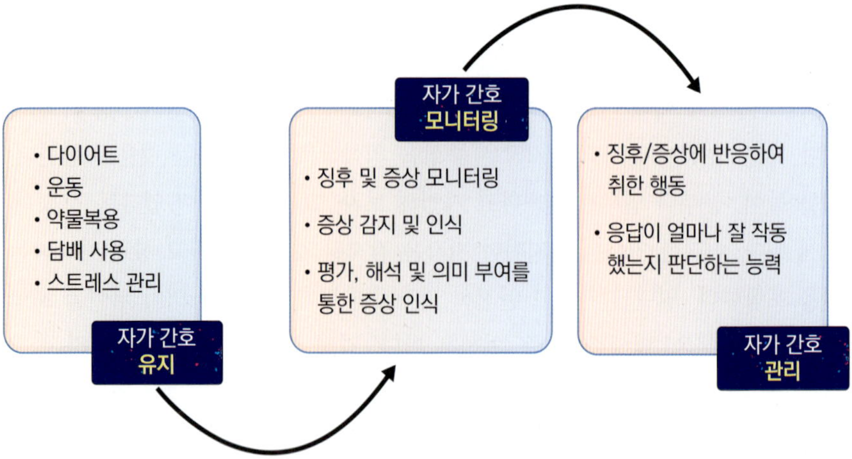

그림 5.2 자가 간호 유지, 자기 관리 모니터링 및 자기 관리 행동의 예

질환, 고혈압, 관상동맥 심장 질환, 만성 질환 일반 환자의 자가 간호 행동을 측정한다. 또 다른 도구는 본질적으로 건강한 개인의 자가 간호 행동을 평가하기 위해 고안되었으며, 다른 도구는 자가 간호 자기 효능감을 측정한다. 환자의 자가 간호에 대한 간병인의 기여도를 평가하는 또 다른 도구 세트도 사용할 수 있다. 유효하고 신뢰할 수 있으며 무료이며 현지에서 번역된 도구가 제공됨에 따라 전 세계적으로 자가 간호 연구가 활발하게 이루어지고 있다.

자가 간호의 효과를 설명하는 많은 연구가 존재한다. 이러한 연구는 특정 개인의 자가 간호 행동(예: 식단, 운동)에 대한 연구와 일반적인 자가 간호 행동(예: 당뇨 관리)에 대한 연구로 분류할 수 있다. 일반적인 자기 관리 행동을 테스트하는 많은 연구는 만성 질환을 앓고 있는 개인의 행동을 다루는데, 그 이유는 만성 질환을 앓고 있는 환자는 여러 가지 자가 간호 행동(예: 약물 순응도, 징후 및 증상 모니터링, 증상 변화에 대한 대응)을 동시에 수행해야 하기 때문이다.

지난 20년 동안 자가 간호에 대한 연구가 매우 많이 진행되어 일반적인 자가 간호 중재에 대한 체계적인 검토와 메타분석을 쉽게 찾을 수 있다. 심부전 환자의 경우 자가 간호는 재입원율을 낮추고 삶의 질을 개선한다. 만성 폐쇄성 폐질환 환자의 경우, 집중적인 자가 간호 악화 대응 행동 계획을 사용하면 병원 내 의료 서비스 이용이 감소한다. 뇌졸중을 겪은 환자의 경우 자가 간호가 일상 생활 활동과 삶의 질을 개선하고 조기 사망을 감소시킨다는 여러 임상시험과 여러 체계적 문헌고찰의 증거가 있다. 만성 신장 질환 환자의 경우 자가 관리 중재는 투석 간 체중 증가를 조절한다. 자가 간호는 척수 손상 환자의 독립성을 극대화한다. 당뇨병 환자의 경우 자가 관리는 합병증을 감소시킨다. 이는 결과를 개선하기 위한 방법으로 만성 질환에 대한 자가 관리 개입을 뒷받침하는 많은 증거를 간략하게 요약한 것에 불과하지만, 개입은 매우 다양하며 가장 효과적인 요소를 식별하기는 어렵다.

Riegel 등에 의한 최근 연구들에 대한 고찰을 통해 다양한 만성 질환을 가진 성인의 특정 자가 간호 행동을 개선하기 위해 고안된 개입을 조사하여 (a) 자가 간호 개입에서 어떤 자가 간호 개념과 행동이 평가되었는지 확인하고, (b) 전달 방식과 유형의 이질성을 분류 및 정량화하고, (c) 자가 간호 행동을 개선하는 데 사용된 행동 변화 기술을 정량화하고, (d) 전달된 자가 간호 개입의 용량을 평가했다. 2008년부터 2019년 사이에 실시된 무작위 대조 임상시험만 포함되었다. 모든 임상시험은 고혈압, 관상동맥 질환, 관절염, 만성 신장 질환, 심부전, 뇌졸중, 천식, 만성 폐쇄성 폐 질환, 제2형 당뇨병 등 9가지 만성 질환 중 하나를 가진 성인을 대상으로 행동적 또는 교육적 자가 관리 중재와 일반적인 관리 또는 다른 자가 간호 중재를 비교하는 중재에 대한 배정을 은폐했다. 중범위 이론을 반영하기 위해 자가 관리 유지 및 모니터링 또는 자가 관리 모니터링 및 관리를 다루는 연구가 포함되었다. 총 233개의 연구가 최종 검토에 포함되었다. 대부분의 연구(97%)는 신체 활동(70%), 식이 섭취(59%), 약물 관리(52%)와 같은 건강한 행동에 중점을 두었다. 만성 질환의 심리적 결과를 다룬 자가 간호 개입은 거의 없었다. 기술은 의외로 정교하지 않다. 행동 변화 방법은 거의 사용되지 않았다. 자가 간호 관리에 초점을 맞춘 연구는 거의 없었으며, 테스트된 중재도 혁신적이지 않다. 연구 보고는 대체로 부실했다.

Lee와 동료들은 관련 분야 연구들의 검토를 통해 천식, 관상동맥 질환, 만성 폐쇄성 폐질환, 제2형 당뇨병, 심부전 또는 고혈압이 있는 참가자가 포함된 233건의 임상시험 중 145건을 사용하여 특정 자가 간호 개입의 관련 결과에 대한 효과를 대조군과 비교했다. 데이터는 무작위 효과 메타 분석을 사용하여 분석하였다. 메타 회귀 분석은 잠재적 중재자가 임상시험 효과에 미치는 영향을 테스트하는 데 사용되었다. 임상시험 보고서는 일반적으로 편향의 위험이 높은 여러 영역에서 저조했다. 전반적으로 결과 개선에 대한 자가 간호 개입의 효과 크기는 작았으며(Hedges' g = 0.29, 95% CI [0.25 – 0.33], $p < 0.001$), 시행 전반에서 유의미한 이질성을 보였다. 이론적 근거, 자가 간호의 특정 요소, 특정 행동변화 기술, 행동변화 기술의 수, 전달 방식의 수 등에서 유의미한 차이가 없었다. 그러나 개별 자가 간호 개입은 전반적으로 결과를 개선하는 데 효과적이었다. 안타까운 것은 연구의 질이 낮다는 것이다. 즉, 발표된 연구의 보고와 마찬가지로 연구의 질이 좋지 않은 경우가 많았다. 이러한 경우 유의미한 중재 효과를 찾기가 어렵다. 개입 효과 크기가 유의미하지 않으면 향후 자가 관리 프로그램에 자금을 지원하도록 의료 자원을 할당하는 의사 결정권자를 설득하기 어렵다.

중재

국제자가간호연구센터(http://www.selfcareresearch.org/)의 디렉터들은 모든 의료 서비스에서 자가 간호가 최우선적으로 고려되어야 한다고 주장한다. 자가 간호에 높은 우선 순위와 중요성을 부여하면 약물 처방에서 운동, 수면, 건강한 식단 등의 행동 처방으로 강조점이 바뀔 것이다. 건강 검진 시 식단, 운동, 수면 패턴에 대한 상담이 포함되는 의료 시스템을 상상해 보라. 성인이 매년 의료기관을 방문할 때 '주요 불만 사항'보다는 자가 간호의 예상되는 이점에 더 초점을 맞출 수 있다. 이러한 접근 방식은 건강한 목표, 실천, 습관, 생활 습관을 확립하고 건강 및 질병 예방을 촉진하는 데 도움이 될 것이다. 의료기관 방문 시 자가 간호 교육에 시간을 투자하면 정보에 입각한 소비자를 양성하고 자가 간호가 인구의 기본 철학으로 자리 잡을 수 있다.

국제자가간호연구센터의 연구를 요약한 최근 기사에서 Riegel과 동료들은 자가 간호를 연구하는 연구자에게 지침을 제공하기 위한 집중 연구 의제를 명확히 했다. 자기 간호가 어려운 주요 이유가 확인되었다. 이러한 이유 중 다수는 건강에 해로운 행동(예: 흡연, 고지방 식단)에 대한 집착, 변화에 대한 동기 부족, 건강한 라이프스타일을 채택할 시기를 결정하기 어려움, 시간이 지나도 건강한 행동을 유지하기 어려움 등을 반영한다. 예를 들어 체중 감량 유지는 시간이 지남에 따라 어려운 것으로 알려져 있다.

질병 관련 요인도 자가 간호를 어렵게 만든다. 여러 질병을 앓고 있는 사람은 어떤 질병이 증상을 유발하는지 파악하기 어렵기 때문에 자가 간호를 수행하기가 어렵다. 또한 질환에 따라 일반적으로 다른 자가 관리 행동이 필요하다. 예를 들어, 폐 질환과 심부전이 있는 사람이 호흡 곤란을 겪는 경우 증상의 원인을 파악하기 어려울 수 있다. 원인을 알지 못하면 이뇨제를 추가로 복용해야 할지, 흡입기를 사용해야 할지 등 자가 간호 행동을 선택하기가 어렵다. 또 다른 일반적인 문제는 증상에 대한 잘못된 반응이다. 많은 환자들이 증상을 보였을 때 도움을 요청할 적절한 시기를 잘 몰라 '기다려보기'를 반복한다. 또 다른 문제는 생활 이벤트가 건강한 행동을 방해할 수 있다는 것이다. 한 질적 연구에서 어느 환자는 어린 자녀를 돌봐야 한다는 이유로 심부전으로 인한 급성 치료를 미룬 것으로 나타났다. 이러한 질병 관련 요인은 사람들이 경험을 사용하여 의사 결정을 내리는 방법과 맥락적 요인이 이 과정에 어떤 영향을 미치는지에 초점을 맞춘 자연주의 의사 결정에 반영된다. 자연주의 의사 결정에 따르면, 의사 결정자는 상황이 모호하거나 환경이 변화하거나 필요한 정보가 없을 때 불확실성을 경험할 수 있다. 의사 결정은 종종 시간 스트레스, 많은 것이 걸려 있다는 인식, 여러 개인의 상충되는 의견과 영향에 의해 영향을 받는다.

이러한 행동 및 질병 관련 문제를 해결하기 위해 향후 연구를 위한 6가지 구체적인 영역이 제안된다. 첫째, 습관 형성은 행동 변화에 큰 영향을 미친다. 습관이 형성되면 건강한 행동을 반복적으로 선택해야 할 필요성을 극복하는 데 도움이 되는 기본 반응을 제공한다. 음식 선택과 같은 많은 건강에 해로운 행동은 어릴 때 학습되기 때문에 습관을 바꾸기가 어렵다. 자가 간호에 영향을 미치는 것으로 생각되는 다른 중요한 영역으로는 자가 간호를 방해하는 스트레스가 많은 생활 사건에 직면했을 때의 회복력, 자기 간호 행동 선택에 대한 문화의 영향, 여러 만성 질환을 가진 사람의 자가 간호 수행 차이, 중증 정신 질환자의 자가 간호 관리, 자가 간호에 대한 타인(간병인, 가족, 동료 지지자, 의료 전문가)의 영향 등이 있다.

행동 변화에 매우 긍정적인 영향을 미치는 요인은 자가 간호 자신감 또는 자기 효능감이다. 수많은 연구자들이 자가 간호 수행 능력에 대한 자신감 또는 자가 간호 자기 효능감이 개인의 자가 관리 수행 능력 예측에 매우 중요하다는 사실을 밝혀냈다. 흥미롭게도 여러 만성 질환을 가진 사람들은 종종 자기효능감이 감소하는데, 이는 여러 만성 질환이 자가 간호를 방해하는 이유를 설명하는 데 도움이 될 수 있다.

그림 5.3은 자가 간호의 네 가지 핵심 차원(시스템, 환자, 개인, 개인 역량) 간의 관계를 보여준다. 이 자가 간호 매트릭스(SCM)는 기존의 32개 모델과 프레임워크를 종합한 것으로, 자가 간호를 전체적으로 고려할 수 있게 해준다. 이러한 미시적, 중시적, 거시적 요소는 자가 간호의 각 차원과 관련된 집중 수준과 관점을 설명한다. 또한 스키마는 자가 간호 활동, 행동 및 리소스가 어떻게 연결되어 있는지도 보여준다. 자가 간호 환경은 자기 관리의 다른 세 가지 차원에 모두 영향을 미치며, 자가 간호를 촉진하기 위해 정책과 문화를 다루는 것이 얼마나 중요한지를 보여준다.

행동 과학자들이 직면한 주요 과제는 가족, 커뮤니티 및 사회 내에 중첩되어 있는 개인의 행동을 변화시키는 것이다. 자가 간호 매트릭스(SCM, 그림 5.3)는 32개의 기존 모델과 프레임워크를 종합한 것으로, 더 넓은 맥락에서 자가 간호를 고려할 수 있게 해준다. 이 통합 프레임워크는 자가 간호의 다양한 차원(시스템, 소셜 네트워크, 개인, 개인 중심 역량) 간의 관계를 설명한다. SCM에 따르면 자가 간호는 문화, 재정 정책, 보건 정책, 건축 환경과 같은 거시적 차원의 환경 결정 요인에 영향을 받는다. 이러한 자가 간호 맥락(미시적 수준)은 일상적인 선택, 라이프스타일, 급성 및 만성 질환 관리에 영향을 미친다. 미시적 수준에서는 개인의 역량과 능력이 신체 활동, 건강한 식습관, 위험 회피, 양호한 위생, 제품 및 서비스의 합리적 사용과 같은 구체적인 자가 간호 활동에 영향을 미친다. 이러한 자가 간호 활동에 대한 선택은 지식, 건강 리터러시, 정신 건강, 자기 인식 및 대리인의 영향을 받는다.

일반적인 자가 간호 개입은 전문적인 지식을 바탕으로 선택하는 것이 가장 좋다. 그러나 환자에게 개인적으로 유용하거나 유익할 수 있는 자가 간호에 사용할 수 있는 보완요법이 많이 있다. 치료법, 제공자, 제품을 선택 및 평가하고 그 효과를 평가하는 프로세스는 나중에 설명한다.

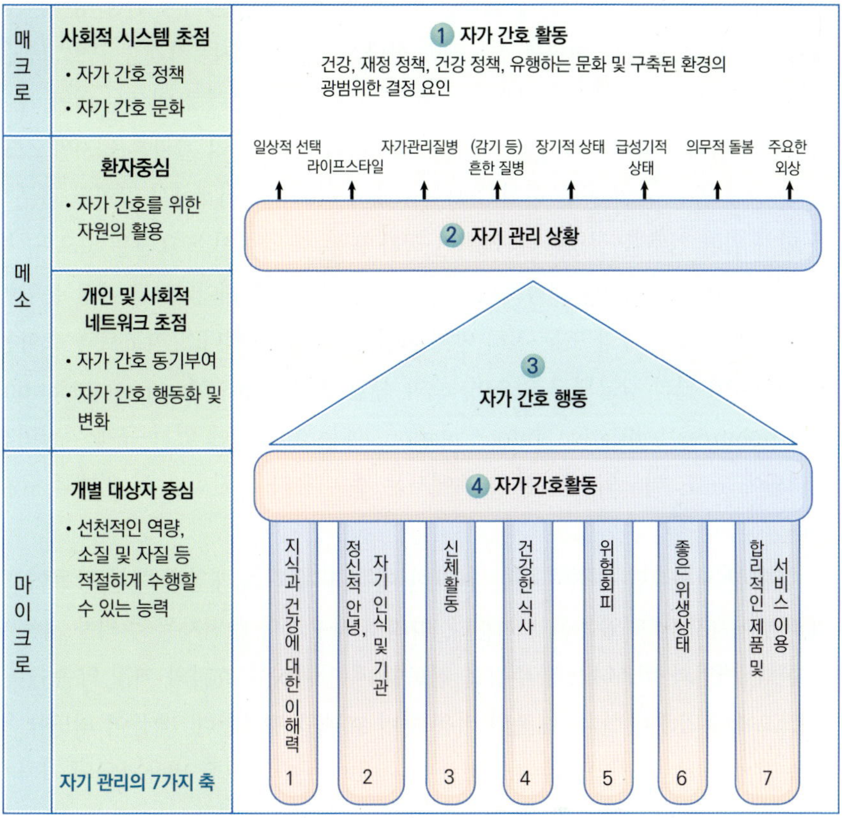

그림 5.3 자가 간호 매트릭스: 자가 간호를 위한 통합 프레임 워크
출처: Austen El-Osta 제공. El-Osta, A., Webber, D., Gnani, S., Banarsee, R., Mummery, D., Majeed, A., & Smith, P. (2019)에서 재인용. Self Care, 10(3), 38-56. https://doi.org/10.6084/m9.figshare.12578741.

주의 사항

미국 식품의약국(FDA)에서 건강 보조 식품을 규제하고 있지만, 건강 보조 식품에 대한 규정은 처방약이나 일반 의약품에 대한 규정과 다르며 덜 엄격하기 때문에 건강 보조 식품 사용자는 주의를 기울여야 한다. 보충제에 '천연' 라벨이 붙어 있다고 해서 반드시 '안전'하다는 의미는 아니다. 일부 보충제는 의약품과 상호작용하거나 질병을 앓고 있거나 수술 중인 사람에게 위험을 초래할 수 있다.

미국에서 침술과 같은 신체 조작을 수반하는 보완요법은 미국 연방 정부의 규제를 받으며, 침술사는 면허를 취득해야 한다. 지압 치료사는 자격증 프로그램을 이수하고 국가 및 주 면허 시험을 통과해야 한다. 카이로프랙틱 의사는 일반 카이로프랙틱 협회의 규제를 받는다. 개인 트레이너의 경우, 관리 기관은 없지만 스포츠 및 신체 활동 관리 공인 협회(CIMSPA)에서 피트니스 업계에서 공인된 전문가가 되기 위한 기준을 설정한다. 하지만 국가 또는 주 라이선스 요건은 없으며, 특정 인구 통계(예: 노인)를 대상으로 전문성을 선전하는 트레이너라도 해당 분야에 대한 특정 교육을 거의 또는 전혀 받지 않았을 수 있다. 웰니스 리조트와 스파는 일반 언론에 널리 광고되고 있으며, 스파 산업 협회(https://dayspaassociation.com/resources/legislative-infor- mation/)에는 여러 주에 있는 규제 위원회가 나열되어 있다. 미국의 대부분의 주에서는 주 미용사 위원회가 이 업계를 규제한다.

다양한 보완요법 옵션에 대한 간략한 예는 자가 간호 개입에 대한 감독이 거의 이루어지지 않고 있음을 보여준다. 따라서 사용자와 추천자는 주의를 기울여야 한다. 기업과 비즈니스의 주장을 검토할 때는 과장된 효과와 거짓 약속을 담은 광고에 주의해야 한다. 제품의 비용 대비 효과를 평가한다. 제품이 의도한 목적을 달성했다는 증거가 있는가? 제품을 구매하는 데 필요한 비용만큼의 가치가 있는 혜택을 얻었는가? 제품을 사용한 후에는 제품의 안전성을 모니터링하고 평가하라. 특히 잠재적인 상호 작용과 약물 또는 기타 부작용의 강화 여부를 모니터링하라. 보완요법 사용 시에는 항상 의료 전문가와 상의하여 보고하라.

이용

보완요법은 특정 자가 간호 필요, 특히 수면, 체중 감량, 운동 및 스트레스 감소와 같은 자가 간호 유지 행동과 관련된 특정 자가 간호에 유용한다. 이 책의 여러 장에서는 6장(심상요법)과 10장(명상)을 포함하여 스트레스 관리에 특히 유용한 보완요법을 다룬다. 9장(바이오피드백), 12장(마사지), 14장(이완요법) 등 다른 장에서 설명하는 요법들은 이완 및 수면에 유용하다. 다음은 몇 가지 간단한 연구 예시다.

예시

■ 연구 사례

어린이 수면 – 마음 챙김 프로그램은 어린이의 수면 개선과 관련이 있다. 연구자들은 요가 동작, 심호흡, 순간에 존재하기 등이 포함된 마음 챙김 훈련 프로그램을 학교에서 약 2년 동안 일주일에 두 번씩 신체 교육 기간 동안 받은 어린이들이 1인당 74분의 수면을 취한 것으로 나타났다. 하룻밤에 약 63분의 수면을 잃은 대조군에 비해 24분의 램수면을 더 취한 것으로 나타났다.

■ 연구 예시

성인의 수면 – Tang과 동료들은 2주간 30분씩 취침 시 능동적 개방 루프 시청각 자극(AVS)을 실시하면 불면증과 골관절염 통증이 있는 고령자의 수면 시작은 개선되지만 수면 유지는 개선되지 않는다는 사실을 입증했다. 후속 연구에서는 AVS에 대한 정량적 뇌전도(QEEG) 반응을 조사하여 향후 수면 촉진에 대한 AVS 연구의 기계적인 토대를 제공했다 평균 기준 감마(35~45 Hz) 파워의 유의미한 상승은 대뇌피질 과각성을 뒷받침했다. 연구 결과에 따르면 수면을 촉진할 수 있는 델타 유도는 30분 오픈 루프 AVS 프로그램을 사용하여 달성할 수 있다.

■ 연구 예시

체중 감량 – 태극권은 제2형 당뇨병(T2DM) 환자의 체질량지수(BMI)를 개선했다. 18개의 중재 연구에 대한 체계적 문헌고찰 및 메타분석 결과, 대조군(대기자 명단, 중재 없음, 일반적인 관리, 가짜 운동)에 비해 BMI가 감소한 것으로 나타났다[MD = −1.53 (95% CI = −2.71 ~ −0.36) $p < 0.0001$].

■ 연구 예시

금연 – 뉴로피드백(NF)은 갈망과 스트레스에 대한 자기 조절을 가르쳐 금연을 촉진하는 것으로 알려져 있다. 학습된 자기 조절이 행동 결과로 이어지는지 확인하기 위한 연구가 진행 중이다.

■ 연구 예시

명상 – 6주간의 고저항성 흡기 근력 훈련(IMST, 하루 30회 호흡, 주 6일)을 가짜 훈련(최대 흡기압 15%)과 비교했을 때, 수축기 혈압이 120 mmHg 이상인 중년/고령 성인의 경우 IMST를 실시하면 혈전, 내피 기능 및 동맥 경직도가 개선되었다. 일상적인 수축기 혈압은 IMST를 통해 135±2 mmHg에서 126±3 mmHg로 감소했으며, 대조군은 모두 통계적으로 유의미한 감소가 나타나지 않았다($P > 0.05$).

문화적 적용

앞서 언급한 바와 같이, 우리는 행동 선택에 대한 문화의 영향에 대해 상대적으로 거의 알지 못하며, Riegel과 동료들은 이 분야에 대한 더 많은 연구가 필요하다고 본다. 최근의 통합적 검토에 따르면 문화의 영향은 주로 자가 간호 유지 행동에 있을 수 있다. 이 검토의 결과는 집단주의, 가족 및 친족 관계, 운명론, 문화적 규범, 규범적 사고, 전통적인 성 역할과 같은 전통적인 문화적 신념에 초점을 맞추었다. 이러한 문화적 신념은 아프리카계 미국인 및 남아시아 인구의 식단 준수에 영향을 미치는 것으로 밝혀졌다.

문화적 신념의 영향을 받는 또 다른 영역은 복약 순응도 및 보완대체요법 사용에 대한 의사 결정이다. 문화적 신념과 사회적 규범은 증상에 대한 해석과 대응에도 영향을 미친다. Osokpo와 동료들은 아프리카 이민자들을 연구한 결과, 이들 이민자 사이에서 문화 적응이 자가 간호 관행과 관련이 없다는 사실을 발견했다. 대신, 자가 간호 자기 효능감은 자가 간호 유지($p < 0.0001$), 자가 간호 모니터링($p < 0.0001$), 자가 간호 관리($p < 0.0001$)에 강한 결정 요인이었다. 이 연구에서 자가간호 자기 효능감과 지각된 소득 적정성은 문화적 차이보다 자가 간호에 더 결정적인 요인이었고, 소득이 적정하지 않다는 인식은 잘못된 자가 간호의 결정 요인이었다($p = 0.03$).

사이드바 5.1, 5.2, 5.3에서는 지리적, 문화적으로 이질적인 사람들의 자가 간호 관행과 접근 방식을 설명한다. 여기에는 전 세계 개인과 사회 간의 유사점과 차이점이 설명되어 있다.

사이드바 5.1 나이지리아의 자가간호

오놈 헨리 오석포(Onome Henry Osokpo)

나이지리아는 다양한 하위 문화를 가진 다민족 국가이다. 나이지리아에는 자가 간호에 대한 두 가지 주요 접근 방식이 있다. 나이지리아 사람들은 질병이나 만성 질환의 증상이 나타나면 흔히 '약사'라고 불리는 지역 약국에 가서 약국 기술자나 약사에게 고혈압과 같은 질환이나 증상을 치료할 수 있는 약을 처방해 달라고 요청하는 서양식 접근 방식을 자주 사용한다. 일반적으로 약사로부터 의약품을 구매하기 위해 의사의 처방전이 필요하지 않다. 거의 모든 의약품은 '일반 의약품'으로 간주된다. 사람들은 또한 지역 정부 클리닉을 방문하거나 개인 병원을 방문하여 의사의 진찰을 받고 약사나 병원 약국에서 구입할 수 있는 의약품을 처방받을 수도 있다. 약을 처방받으면 약을 계속 복용하거나 의료진과 후속 조치를 취할 수도 있고 그렇지 않을 수도 있다. 일부는 가족, 친구, 때로는 약사의 권유에 따라 처방된 요법을 조정하기도 한다.

약초요법은 급성 및 만성 질환의 관리와 치료에 널리 사용된다. 나이지리아의 시골 지역과 도시에 사는 사람들은 인종적 배경, 교육 수준, 직업, 사회 계층에 관계없이 약초요법을 사용한다. 나이지리아 사람들은 다양한 수프, 칵테일(복합 허브 제제) 및 기타 전통적인 접근 방식을 사용하여 일반적인 건강 유지 또는 질병 관리를 위해 사용한다. 나이지리아에는 서양 의약품이 나이지리아에 들어오기 전부터 나무, 잎, 허브, 과일 등에서 추출한 의약품에 대한 토착 지식을 가진 상인과 소매상들이 있다. 이 상인들은 질병이나 건강 상태에 따라 특정 조합을 추천한다. 자연 요법에 대한 토착 지식은 가족 내에서 이전 세대로부터 전해 내려오는 상식일 수도 있고, 사람들이 이웃이나 친구에게 특정 증상을 겪은 적이 있는지, 어떤 것이 효과가 있었는지 물어볼 수도 있다. 나이지리아에서는 서양인이 원주민으로부터 이 잎에 대해 배운 후 정제나 캡슐로 재포장했을 뿐이라는 인식이 있다.

허브 제제는 마늘과 생강과 같은 채소부터 나무와 풀 껍질까지 다양하다. 레몬이나 라임과 같은 과일이나 그 추출물이 포함될 수도 있다. 이러한 재료의 혼합물은 일반적으로 특정 비율 없이 깨끗한 물로 씻은 후 물이 담긴 냄비에 넣는다. 인기 있는 혼합물은 '아그보'(예: '아그보 이바', '아그보 제디 제디')로, 특정 질병이나 건강 문제에 따라 과일 발바닥 껍질, '동고야로' 잎, 향기 잎 또는 바질, 레몬그라스, 과일(레몬), 야채(생강) 및 기타 품목을 액체로 혼합한 것이다. 이러한 재료는 깨끗한 물에 넣고 몇 분간 끓인다. 액체 제제는 식힌 다음 하루 동안 두어 번 마신다. 이러한 허브 제제는 목욕에 사용하거나 담요를 덮고 흡입할 수도 있다. 어떤 경우에는 혼합물을 전혀 끓이지 않는다. 델타 주와 같은 일부 지역에서는 혼합물을 더 강력하게 만들기 위해 액체 제제에 알코올을 첨가하기도 한다. '아그보' 음료 또는 목욕은 광범위한 박테리아, 곰팡이 및 원생동물에 대한 항감염 효과가 있는 것으로 알려져 있다. 말라리아나 장티푸스 치료 및 기타 질환(예: 메스꺼움, 고혈압, 장내 기생충, 홍역)에 사용된다. 이러한 혼합물은 서양 의학을 보충하는 데에도 사용할 수 있다.

고혈압의 경우 마늘과 생강을 혼합한 액체를 혈압을 낮추기 위해 자주 사용한다. 마늘과 생강을 물에 담가 두거나 물에 끓여서 액체를 마실 수도 있다. 마늘, 생강, 쓴 잎, 때로는 알로에 베라의 혼합물도 당뇨병 관리에 사용된다. 레몬그라스는 종종 열과 관절통 치료에 사용된다. 자몽, 파인애플 및 기타 감귤류의 껍질은 끓여서 열과 같은 다양한 상태를 치료하는 데 사용된다. 감기와 열을 다스리기 위해 특별한 조미료, 허브, 향신료가 들어간 후추 수프와 같은 특정 수프가 자주 사용된다. 이 수프는 체내 독소와 감기 및 콧물 증상을 제거하는 것으로 알려져 있다. 파파야의 유백색 수액은 회충 및 기타 위장 장애를 치료하기 위해 복용한다.

영적 치유와 기도는 단독으로 또는 전통 의학이나 서양 의학과 함께 사용할 수 있다. 마사지는 몸과 근육통을 관리하는 데 사용되는 또 다른 방법이다. 특정 오일[예: '오리'(시어 버터)]이 마사지에 자주 사용된다.

부유한 지역에서는 달리기, 자전거 타기, 헬스장 가기 등의 신체 활동을 하는 사람들이 있다. 그러나 일반적인 나이지리아 사람들은 버스 정류장에 가기 위해 먼 거리를 걷거나 시장에 가서 음식과 기타 가정 용품을 구입하기 때문에 신체 활동을 위해 특별한 시간을 따로 할애하지 않는다. 온 가족이 함께 요리를 하고 제한된 자원으로 요리를 하기 때문에 의사나 간호사의 조언이 있어도 식단을 변경하기는 어렵다.

지인이 식단 변경으로 건강이 개선되거나 증상이 해결되었다고 보고한 경우 가족은 가족 구성원의 증상을 위해 별도의 음식을 만드는 것을 고려할 수 있다.

나이지리아의 다민족적 상황으로 인해 이러한 접근 방식을 일반화할 수는 없지만, 나이지리아의 여러 지역에서 이러한 접근 방식의 변형이 관찰될 수 있다.

사이드바 5.2 브라질 남부의 심부전 자가 간호법

에네이다 레자네 라벨로 다 실바, 그라지엘라 바딘 알리티, 오마르 페레이라 데 알메이다 네토

브라질은 문화적으로 이질적인 나라이다. 특히 남부지역은 초기 원주민들뿐만 아니라 아프리카인, 포르투갈인, 독일인, 이탈리아인, 폴란드인 및 일본인 이민자와 이웃 국가(우루과이 및 아르헨티나)들에도 영향을 받았다.

'가우초' 식단(Rio Grande do Sul 사람들이 말하는 식단)은 동물성 단백질, 포화 지방, 단순 탄수화물, 그리고 소금이 풍부하다. 주요 음식들은 바비큐, 소시지, 파스타, 그리고 과일이나 야채를 거의 섭취하지 않는 폴렌타를 포함한다. 과체중, 비만, 좌식 생활이 만연한다. 자가 간호에 영향을 미치는 다른 중요한 문제들은 믿음과 가치이다. 가우초뿐만 아니라 브라질 인구 전체가 놀라울 정도로 영적이고 종교적이다. 더 높은 영성은 더 나은 치료 순응과 관련이 있다.

브라질에서, 사람들의 일반적인 믿음은 생활 습관(즉, 염분/지방/설탕이 많은 식단, 알코올 섭취, 앉아서 하는 생활 방식)이 질병과 관련이 없다는 것이다. 따라서 브라질 사람들, 특히 노인들은 일반적으로 건강 증진과 질병 예방 메시지를 무시한다. 사람들은 질병이 발생할 때만 자가 간호에 관심을 돌리고, 그 때에도 일상생활이나 생계 활동에 지장을 주는 징후와 증상을 경험할 때만 주의를 돌린다. 이러한 뿌리 깊은 문화적 신념은 긍정적인 자기 관리 행동을 채택하도록 사람들을 설득하는 것을 매우 어렵게 만든다. 일상적인 자기 관리 행동을 가르치고, 환자의 태도에 영향을 미치고, 환자가 시간이 지남에 따라 개선된 내용을 우리가 가르치는 것과 연관시킬 수 있도록 돕는 것이 우리의 가장 큰 과제이다. 이러한 다문화 습관은 임상 결과에 직접적인 영향을 미치기 때문에 궁극적으로 공중 보건 시스템에 재정적 부담이 된다.

심부전(HF)의 자가 간호는 전 세계적으로 치료의 초석이 되었다. 사망률을 줄이고 증상을 개선하는 것으로 나타난 약물만큼이나 중요한 치료 요소이다. 브라질에서 비대상성 HF를 가지고 있는 사람들은 하지 부종과 폐 충혈의 전형적인 징후를 보인다. 그럴듯한 설명은 브라질의 음식 문화로 거슬러 올라간다. 브라질 사람들은 하루에 평균 12 g의 식탁용 소금(염화나트륨)을 소비한다. 브라질 사람들은 일반적으로 음식을 준비한 후에 소금에 절이고 심지어 샐러드도 있고 항상 식탁에 소금을 뿌린다. 또한 브라질은 가공식품과 초가공식품의 생산량과 섭취량이 많아 나트륨 섭취량이 증가하고 있다. 저나트륨 식단을 고수하는 것은 주요 도전 과제이며, 나이가 들어감에 따라 노인들에게서 관찰되는 미각의 감소로 인해 악화된다. 비록 우리는 음식의 양념에 사용될 수 있는 다양한 향신료를 가지고 있지만, 소금은 여전히 브라질 사람들에게 선택되는 조미료이다. 이러한 이유들로 인해, 이뇨제의 증가된 용량을 강조하는 HF의 약리학적 관리는 비효율적일 수 있다.

브라질 사람들의 신체 운동률은 낮다. 춥고 습한 날씨와 대중의 안전 부족은 규칙적인 신체 활동을 감소시킨다. 게다가, HF 환자들을 위한 공공 심혈관 재활 프로그램은 부족하다. 일부 임상 실험에는 신체 활동이 포함되어 있지만, 이와 관련하여 추가적인 진전이 시급하다.

불행하게도, 동종요법과 같은 보완적이고 대체적인 의학적 조치는 일반적으로 HF를 가진 환자들에 의해 탐구되지 않고 있다. 폭이 넓긴 하지만 다양한 약용 식물들이 브라질에서 이용 가능하다. 이러한 대체 치료법에 대한 임상 실험은 부족하다. 하지만 특히 중부지방에서는, 이뇨작용과 저혈당 작용이 있는 허브차가 HF와 관련된 일반적인 병을 치료하기 위해 널리 사용된다. 주목할 점은 브라질 문화에서 한약의 이러한 사용이 전통적인 약을 대체하지 않는다는 것이다. 환자들은 심장 전문의가 처방한 약을 꾸준히 복용한다.

또 다른 흥미로운 문제는 HF 자기 관리 행동에 대한 이해에서 연령 그룹 간의 차이이다. 젊은 환자들은 약리학적 치료의 부속물로서 자가 간호의 중요성을 더 쉽게 이해할 수 있다. 이것이 더 높은 교육 수준 때문인지 아니면 그들을 도와줄 젊은 파트너나 배우자가 있기 때문인지는 불분명하다. 노인 환자들은 건강한 습관을 구현하는 데 추가적인 장벽을 경험하고, 주로 낮에 혼자 있기 때문에 또는 파트너나 배우자가 나이가 많고 아마도 인지력 저하를 경험하고 그들을 도울 수 없기 때문에 HF 조절과 관리를 방해한다. 젊은 환자들이 자기 관리에 더 큰 가치를 부여할 수도 있지만, 그들은 나트륨 섭취 증가(식당에서 더 자주 먹는 것), 알코올과 다른 약물의 소비 증가, 그리고 장시간 일하는 것과 같은 그들 자신의 도전에 직면해 있다. 이러한 문제로 인해 젊은 환자들이 HF 클리닉의 후속 예약에 참석하기가 어렵다. 일단 외래 환자의 임상 추적에서 손실되면, 이 환자들은 HF 감압 및 병원 재입원의 가능성이 높아진다.

브라질의 또 다른 과제는, 간호사들이 존경을 받고 있긴 하지만 일반적으로 의사들이 간호사들보다 더 신뢰받는다는 것이다. 환자들이 권장 치료, 특히 자가 간호 행동을 포함한 비약리학적 관리 조치를 준수하는 데 있어 최근에는 간호사에 대한 신뢰도가 높아지고 있다. 간호사는 임상 결과를 개선하고, 심리 사회적 장벽을 해결하며, 환자와 의료 서비스를 연계하고, 자가 간호를 촉진하는 비약리학적 관리 조치를 규정한다. 이러한 기술들이 신뢰도를 높이는 데 특히 영향을 주었다.

간호사는 의료 팀과 다학제 팀 간의 연결고리로 높이 평가된다. HF에서 간호사 주도 임상시험은 신뢰도 향상에 기여한다. 브라질 환자들은 임상 시험에 참여하는 것을 매우 좋아한다. 그들은 임상 시험 결과가 HF 치료에 도움이 되고 삶의 질을 향상시킬 수 있는 잠재력을 가지고 있다는 것을 이해하고 있으며, 그들의 치료 팀에게 HF 치료의 새로운 지침과 발전에 대해 끊임없이 문의한다. 하지만 믿음과 태도는 개인마다 다르다. 따라서 고객을 지원하는 것이 여전히 중요한 과제다.

환자들은 자신의 임상적 개선을 단순히 복용하는 약물이나 다른 치료법이 아닌 자가 간호 행동에 기인한다고 생각한다.

사이드바 5.3 스웨덴의 자가 간호

안나 스트룀버그와 타이니 야르스마

스웨덴에서는 자가 간호에 대한 사람들의 태도가 대체로 매우 긍정적이다. 급성 또는 만성 질환 진단을 받으면 대부분의 사람들은 즉시 의료진에게 기분을 개선하고 더 나은 예후를 위해 스스로 무엇을 할 수 있는지 물어볼 것이다.

의사, 간호사 및 기타 의료 전문가가 환자와 소통할 때 항상 자가 간호에 대한 조언을 제공하는 것은 당연한 일이며 의무 사항이기도 하다. 이 의무적인 조언에 대해서는 나중에 자세히 설명하겠다.

스웨덴은 다문화 사회이며, 자가 간호에 대한 태도와 관련하여 여러 인종적 차이가 있다. 따라서 모든 스웨덴인의 자가 간호에 대한 태도를 일률적으로 정의하는 것은 불가능하지만, 대부분은 매우 긍정적인 태도를 가지고 있으며 자가 간호에 대한 책임감을 느낀다. 일부는 의료진의 치료보다 자가 간호를 선호하기도 한다. 전 세계 다른 많은 국가와 마찬가지로 스웨덴에서도 자가 간호에 대한 태도와 기술에 영향을 미치는 사회경제적 측면이 있다. 교육 수준이 높고, 소득이 높으며, 사회적 지원을 많이 받는 개인일수록 자가 간호를 더 많이 수행한다.

스웨덴의 의료 정보 및 서비스를 위한 국가 허브를 통해 자가 관리 지원을 쉽게 이용할 수 있다. 전화번호 1177을 따서 1177이라고 불리는 이 허브는 긴급하지 않은 건강 문제에 대해 간호사가 대응할 수 있는 개방형 라인을 제공한다. 이 라인은 24시간 연중무휴로 이용할 수 있다. 1177은 스웨덴의 의료 지역과 지방 자치 단체에서 주최하고 운영하며, 국가 공중 보건 향상을 위해 공동으로 노력하고 있다. 스웨덴의 21개 의료 지역은 각각 자체적으로 의료 상담 센터를 운영하지만, 이러한 센터는 전체적으로 스웨덴 국가 의료 네트워크의 일부이며 공통적인 자가 관리 지침을 준수한다. 전화에 응대하는 간호사는 자가 간호에 대한 조언을 제공하고, 추가 치료가 필요한지 상담하며, 추가 서비스 필요성에 대한 안내를 제공한다. 간호사들은 매년 약 5백만 건의 전화에 응답한다.

스웨덴 의료 가이드 1177은 다음 웹 사이트에서도 확인할 수 있다.

www.1177.se에서는 다양한 의료 관련 주제를 다룬다. 국가 의료 가이드의 목표는 건강을 증진하고 대중의 지식을 높이며 환자와 가족 간병인의 지위를 강화하는 것이다. 이 웹사이트는 질병, 치료법, 자가 간호에 관한 포괄적인 정보를 제공한다.

규칙과 권리뿐만 아니라 자가 관리에 관한 포괄적인 정보를 제공한다. 환자와 간병인은 전자 의료 서비스를 포함한 다양한 의료 서비스에 대한 광범위한 정보를 찾을 수 있다. 이 웹사이트는 품질이 보장되고 사용자 친화적인 정보뿐만 아니라 자가 간호를 용이하게 하는 서비스도 제공한다. 의료 및 약국 종사자, 학교, 미디어, 도서관도 일상 업무에서 이 웹사이트를 리소스로 활용할 수 있다. www.1177.se을 방문하면 해당 지역의 뉴스, 정보 및 특정 지역과 관련된 전자 서비스 링크를 자동으로 제공한다. 모든 시민을 위한 이러한 공동 이니셔티브는 스웨덴이 세금으로 운영되는 의료 시스템을 갖추고 있기 때문에 가능하다.

의약품을 처방전 없이 구입할 수 있는지 또는 처방전이 필요한지 여부를 결정하는 것은 스웨덴 의약품청이다. 또한 이 기관은 약국 이외의 장소(예: 식료품점 및 슈퍼마켓)에서 판매할 수 있는 의약품을 결정한다. 이러한 결정에 영향을 미치는 요소는 의약품에 포함된 성분과 사용 목적이다. 약품이 일반 의약품으로 판매되려면 자가 치료에 사용할 수 있어야 한다. 즉, 일반인이 진단하고 치료할 수 있는 경미한 질병에 사용해야 한다는 뜻이다.

소량으로 처방전 없이 구입할 수 있는 약품이 점점 늘어나고 있지만, 같은 약을 정기적으로 복용해야 하는 경우에는 처방전이 필요하다. 소량은 일시적인 자가 간호에 적합하지만 장기 치료를 위해 약물이 필요한 경우 의사와의 상담 및 처방전이 필요하다. 상담을 통해 약값을 지원받을 수 있다. 복용량이 복잡하거나 권장 용량이라도 심각한 부작용이 발생할 가능성이 있는 의약품은 처방전으로만 구입할 수 있다.

스웨덴 의료법(보건 및 의료 서비스법)에 따라 스웨덴에서는 치료에 대한 정보를 얻고, 공동 의사 결정에 참여하며, 자가 간호를 수행할 수 있도록 교육 및 지원을 받는 것이 법적 권리다. 스웨덴의 보건사회부 산하 정부 기관인 국가보건복지위원회는 의료 전문가가 자가 간호를 처방하기 전에 환자의 능력과 지원의 가용성을 평가할 책임이 있다고 판결했다(SOSFS 2009: 6). 이 법령은 1차, 2차, 커뮤니티 케어 제공자 간에 협력하여 시행된다. 이 법령의 목표는 의료 전문가로부터 일반인에게 간병 부담을 안전하게 이전하는 것이다.

이 스웨덴 자가 간호법(SOSFS 2009:6)에 따르면 자가 간호 평가는 등록된 의료 서비스 제공자가 환자를 평가하여 자가 간호 작업을 안전하게 수행할 수 있는지, 자가 간호 작업을 수행하는 데 지원이 필요한지 여부를 결정하기 위해 실시한다. 평가에는 두 가지 수준이 있다. (a) 과제를 자가 간호 또는 의료 서비스로 수행해야 하는지에 대한 일반 평가와 (b) 환자가 자가 간호를 수행할 수 있는지 여부를 결정하기 위한 개별 평가이다. 평가의 이행 및 문서화, 최종 결정 및 후속 조치 계획이 이어서 진행된다. 스웨덴 국립교육청은 만성 질환(예: 당뇨병)을 앓고 있는 아동에 대한 구체적인 규정을 두고 있다. 이러한 아동은 학교에 다니는 동안 자가 간호 지원을 받을 권리가 있다.

요약하자면, 스웨덴에서 자기 간호는 잘 정립되어 있고 널리 받아들여지고 있으며, 중요한 개념이고 심지어 법적 권리이기도 하다.

후속 연구

보완요법을 포함한 개인 자가 간호 계획을 개발하는 데 도움이 될 추가 지식이 필요한 분야는 많다. 이러한 분야 중 몇 가지를 소개하면 다음과 같다.

- 간호사가 권장하는 보완 및 통합적 건강 접근법은 무엇이며 이러한 권장사항의 근거는 무엇인가?
- 개인이 자가 건강관리 요법에 통합하는 보완요법에 대한 정보는 어디에서 얻을 수 있는가?
- 자가 치료의 일부로서, 환자, 가족, 지역사회에 보완요법 및 통합적 접근법의 선택과 사용을 가르치는 가장 효과적인 전략은 무엇인가?
- 환자, 간호사, 간호학생을 위한 자가 간호 요법의 일부로 보완요법의 효과적인 사용을 시작하고 유지하기 위해 사용할 수 있는 근거기반 전략은 무엇인가?
- 사용된 자가 간호 전략의 효과를 측정하고 모니터링하는 방법에는 어떤 것이 있는가?

- 선택한 보완요법을 단독으로 또는 자가 간호 요법으로 조합하여 사용할 때 측정 가능한 결과는 무엇인가?
- 선택한 보완요법을 자가 관리의 일부로 사용하여 혜택을 얻으려면 얼마나 자주 그리고 얼마나 오래 유지해야 하는가?

또한 습관 형성, 회복력, 문화, 다질환, 중증 정신질환 및 기타 사람들이 자기 간호에 미치는 영향에 대한 지식 격차를 해소하기 위해 인간 접촉 및 공감을 통한 동기 부여(예: 현존감, 2장 또는 치료적 경청 및 의사소통, 3장)와 바이오피드백(9장)과 같은 기술을 사용한 맞춤형 개입 사용에 대한 향후 연구가 권장된다. 문화의 영향, 타인의 지원(예: 동물 보조 치료, 11장), 의사 결정 알고리즘, 휴대용 측정 및 모니터링 기술, 정보에 입각한 자기 관리를 촉진하기 위한 도구(예: 온라인 명상 프로그램, 10장)의 사용에 대한 추가 연구가 필요하다. 마지막으로, 주요 사회 변화는 습관 형성과 건강한 환경의 맥락에 영향을 미치기 때문에 자기 간호에 영향을 미치는 영역에서 정책 변화가 필요하다. 예를 들어, 자전거 도로가 있는 도시는 자전거 타기를 장려하는 반면 안전하지 않은 환경은 운동을 방해할 수 있으며, 실내 흡연에 대한 제한은 담배 사용자의 금연을 장려한다.

참고문헌

Abdullah, A. S., Driezen, P., Quah, A. C., Nargis, N., & Fong, G. T. (2015). Predictors of smoking cessation behavior among Bangladeshi adults: Findings from ITC Bangladesh survey. Tobacco Induced Diseases, 13(1), 23. https://doi.org/10.1186/s12971-015-0050-y

American Nurses Association. (2015). Code of ethics for nurses with interpretive statements (p. 9).

Ausili, D., Barbaranelli, C., Rossi, E., Rebora, P., Fabrizi, D., Coghi, C., Luciani, M., Vellone, E., Di Mauro, S., & Riegel, B. (2017). Development and psychometric testing of a theory-based tool to measure self-care in diabetes patients: The self-care of diabetes inventory. BMC Endocrine Disorders, 17(1), 66. https://doi.org/10.1186/s12902-017-0218-y

Buck, H. G., Dickson, V. V., Fida, R., Riegel, B., D'Agostino, F., Alvaro, R., & Vellone, E. (2015). Predictors of hospitalization and quality of life in heart failure: A model of comorbidity, selfefficacy and self-care. International Journal of Nursing Studies, 52(11), 1714–1722. https://doi.org/10.1016/j.ijnurstu.2015.06.018

Chick, C. F., Singh, A., Anker, L. A., Buck, C., Kawai, M., Gould, C., Cotto, I., Schneider, L., Linkovski, O., Karna, R., Pirog, S., Parker-Fong, K., Nolan, C. R., Shinsky, D. N., Hiteshi, P. N., Leyva, O., Flores, B., Matlow, R., Bradley, T., O'Hara, R. (2021). A school-based health and mindfulness curriculum improves children's objectively measured sleep: a prospective observational cohort study. Journal of Clinical Sleep Medicine. Advanced online publication. https://doi.org/10.5664/jcsm.9508

Cho, M. K., & Kang, Y. (2021). Effect of self-care intervention for controlling interdialytic weight gain among patients on haemodialysis: A systematic review and meta-analysis. Journal of Clinical Nursing, 30(15–16), 2348–2365. https://doi.org/10.1111/jocn.15773

Conti, A., Clari, M., Kangasniemi, M., Martin, B., Borraccino, A., & Campagna, S. (2020). What selfcare behaviours are essential for people with spinal cord injury? A systematic review and metasynthesis. Disability and Rehabilitation, 1–16. https://doi.org/10.1080/09638288.2020.1783703

Craighead, D. H., Heinbockel, T. C., Freeberg, K. A., Rossman, M. J., Jackman, R. A., Jankowski, L. R., Hamilton, M. N., Ziemba, B. P., Reisz, J. A., D'Alessandro, A., Brewster, L. M., DeSouza, C. A., You, Z., Chonchol, M., Bailey, E. F., & Seals, D. R. (2021). Time-efficient inspiratory muscle strength training lowers blood pressure and improves endothelial function, NO bioavailability, and oxidative stress in midlife/older adults with above-normal blood pressure. Journal of the American Heart Association, 10(13), e020980. https://doi.org/10.1161/jaha.121.020980

Critchley, H. D., Wiens, S., Rotshtein, P., Ohman, A., & Dolan, R. J. (2004). Neural systems supporting interoceptive awareness. Nature Neuroscience, 7(2), 189–195. https://doi.org/10.1038/nn1176

da Rocha, R. B., Silva, C. S., & Cardoso, V. S. (2020). Self-care in adults with type 2 diabetes mellitus: A systematic review. Current Diabetes Reviews, 16(6), 598–607. https://doi.org/10.2174/1573399815666190702161849

Dickson, V. V., Buck, H., & Riegel, B. (2013). Multiple comorbid conditions challenge heart failure self-care by decreasing self-efficacy. Nursing Research, 62(1), 2–9. https://doi.org/10.1097/NNR.0b013e31827337b3

Dickson, V. V., Lee, C., Yehle, K. S., Abel, W. M., & Riegel, B. (2017). Psychometric testing of the self-care of hypertension inventory. Journal of Cardiovascular Nursing, 32(5), 431–438. https://doi.org/10.1097/jcn.0000000000000364

El-Osta, A., Webber, D., Gnani, S., Banarsee, R., Mummery, D., Majeed, A., & Smith, P. (2019). The self-care matrix: A unifying framework for self-care. Self Care, 10(3), 38–56. https://doi.org/10.6084/m9.figshare.12578741

Fivecoat, H. C., Sayers, S. L., & Riegel, B. (2018). Social support predicts self-care confidence in patients with heart failure. European Journal of Cardiovascular Nursing, 17(7), 598–604. https://doi.org/10.1177/1474515118762800

Fryer, C. E., Luker, J. A., McDonnell, M. N., & Hillier, S. L. (2016). Self management programmes for quality of life in people with stroke. Cochrane Database of Systematic Reviews, 2016(8), CD010442. https://doi.org/10.1002/14651858.CD010442.pub2

Godfrey, C. M., Harrison, M. B., Lysaght, R., Lamb, M., Graham, I. D., & Oakley, P. (2011). Care of self-care by other – care of other: The meaning of self-care from research, practice, policy and industry perspectives. International Journal of Evidence-Based Healthcare, 9(1), 3–24. https://doi.org/10.1111/j.1744-1609.2010.00196.x

Grady, K. L. (2008). Self-care and quality of life outcomes in heart failure patients. Journal of Cardiovascular Nursing, 23(3), 285–292. https://doi.org/10.1097/01.JCN.0000305092.42882.ad

Halali, F., Mahdavi, R., Asghari Jafarabadi, M., Mobasseri, M., & Namazi, N. (2016). A cross-sectional study of barriers to physical activity among overweight and obese patients with Type 2 diabetes in Iran. Health and Social Care in the Community, 24(5), e92–e100. https://doi.org/10.1111/hsc.12263

Howcroft, M., Walters, E. H., Wood-Baker, R., & Walters, J. A. (2016). Action plans with brief patient education for exacerbations in chronic obstructive pulmonary disease. Cochrane Database of Systematic Reviews, 12(12), Cd005074. https://doi.org/10.1002/14651858.CD005074.pub4

International Center for Self-Care Research. (2019). Our mission. http://www.selfcareresearch.org/

International Self Care Foundation. (2021). A brief history of self-care. https://isfglobal.org/what-is-self-care/a-brief-history-of-self-care/

Jonkman, N. H., Schuurmans, M. J., Groenwold, R. H. H., Hoes, A. W., & Trappenburg, J. C. A. (2016a). Identifying components of self-management interventions that improve healthrelated quality of life in chronically ill patients: Systematic review and meta-regression analysis. Patient Education and Counseling, 99(7), 1087–1098. https://doi.org/10.1016/j.pec.2016.01.022

Jonkman, N. H., Schuurmans, M. J., Jaarsma, T., Shortridge-Baggett, L. M., Hoes, A. W., &

Trappenburg, J. C. (2016b). Self-management interventions: Proposal and validation of a new operational definition. Journal of Clinical Epidemiology, 80, 34–42. https://doi.org/10.1016/j.jclinepi.2016.08.001

Jonkman, N. H., Westland, H., Trappenburg, J. C., Groenwold, R. H., Bischoff, E. W., Bourbeau, J., Bucknail, C. E., Coultas, D., Effing, T. W., Epton, M. J., Gallefoss, F., Garcia-Aymerich, J., Lloyd, S. M., Monninkof, E. M., Nguyen, H. Q., van der Palen, J., Rice, K. L., Sedeno, M., Taylor, S. J. C., . . . Schuurmans, M. J. (2016c). Do self-management interventions in COPD patients work and which patients benefit most? An individual patient data meta-analysis. International Journal of Chronic Obstructive Pulmonary Disorders, 11, 2063–2074. https://doi.org/10.2147/COPD.S107884

Jovicic, A., Holroyd-Leduc, J. M., & Straus, S. E. (2006). Effects of self-management intervention on health outcomes of patients with heart failure: A systematic review of randomized controlled trials. BMC Cardiovascular Disorders, 6, 43. https://doi.org/10.1186/1471-2261-6-43

Lee, C. S., Westland, H., Faulkner, K. M., Iovino, P., Thompson, J. H., Sexton, J., Farry, E., Jaarsma, T., & Riegel, B. (under review). Meta-analysis of randomized controlled trials in self-care of chronic illness.

Lee, S. (2021). Understanding the heart failure symptom perception process. [Dissertation]. University of Pennsylvania.

Lemon, N. (2021). Illuminating five possible dimensions of self-care during the COVID-19 pandemic. International Health Trends and Perspectives, 1(2), 161–175. https://doi.org/10.32920/ihtp.v1i2.1426

Linton, M., & Koonmen, J. (2020). Self-care as an ethical obligation for nurses. Nursing Ethics, 27(8), 1694–1702. https://doi.org/ 10.1177/0969733020940371.

Luciani, M., De Maria, M., Page, S. D., Barbaranelli, C., Ausili, D., & Riegel, B. (2022). Measuring self-care in the general population: Development and psychometric testing of the Self-Care Inventory. BMC Public Health, 22, 598. https://doi.org/10.1186/s12289-022-12913-7

Matarese, M., Clari, M., De Marinis, M. G., Barbaranelli, C., Ivziku, D., Piredda, M., & Riegel, B. (2020). The self-care in chronic obstructive pulmonary disease inventory: Development and psychometric evaluation. Evaluation and the Health Professions, 43(1), 50–62. https://doi.org/10.1177/0163278719856660

McAlister, F. A., Stewart, S., Ferrua, S., & McMurray, J. J. (2004). Multidisciplinary strategies for the management of heart failure patients at high risk for admission: A systematic review of randomized trials. Journal of the American College of Cardiology, 44(4), 810–819. https://doi.org/10.1016/j.jacc.2004.05.055

Mehling, W. E., Acree, M., Stewart, A., Silas, J., & Jones, A. (2018). The multidimensional assessment of interoceptive awareness, version 2 (MAIA-2). PLoS ONE, 13(12), e0208034. https://doi.org/10.1371/journal.pone.0208034

Miller, A. L., Gearhardt, A. N., Fredericks, E. M., Katz, B., Shapiro, L. F., Holden, K., Kaciroti, N., Gonzalez, R., Hunter, C., & Lumeng, J. C. (2018). Targeting self-regulation to promote health behaviors in children. Behaviour Research and Therapy, 101, 71–81. https://doi.org/10.1016/j.brat.2017.09.008

National Institute of Nursing Research. (2021). Self-management: Improving quality of life for individuals with chronic illness. https://www.ninr.nih.gov/newsandinformation/iq/self-management-workshop

Osokpo, O., & Riegel, B. (2021). Cultural factors influencing self-care by persons with cardiovascular disease: An integrative review. International Journal of Nursing Studies, 116, 103383. https://doi.org/10.1016/j.ijnurstu.2019.06.014

Osokpo, O. H., Lewis, L. L., Ikeaba, U., Chittams, J., Barg, F. K., & Riegel, B. (2021). Self-care of African immigrant adults with chronic illness. Clinical Nursing Research, 31 (1), 413. https://doi.org/10.1177/10547738211056.168

Pandria, N., Athanasiou, A., Konstantara, L., Karagianni, M., & Bamidis, P. D. (2020). Advances in biofeedback and neurofeedback studies on smoking. Neuroimage: Clinical, 28, 102397. https://doi.org/10.1016/j.nicl.2020.102397

Parke, H. L., Epiphaniou, E., Pearce, G., Taylor, S. J. C., Sheikh, A., Griffiths, C. J., Greenhaigh, T., & Pinnock, H. (2015). Self-management support interventions for stroke survivors: A systematic meta-review. PLoS ONE, 10(7), e0131448. https://doi.org/10.1371/journal.pone.0131448

Qin, J., Chen, Y., Guo, S., You, Y., Xu, Y., Wu, J., Liu, Z., Huang, J., Chen, L., & Tao, J. (2020). Effect of tai chi on quality of life, body mass index, and waist-hip ratio in patients with type 2 diabetes mellitus: a systematic review and meta-analysis. Frontiers of Endocrinology (Lausanne), 11, 543627. https://doi.org/10.3389/fendo.2020.543627

Riegel, B. (2021). Self-care vs self-soothing: The hijacking of science by the marketing industry. http://www.selfcareresearch.org/2021/01/28/self-care-vs-self-soothing-the-hijacking-of-science-by-the-marketing-industry/

Riegel, B., Barbaranelli, C., Carlson, B., Sethares, K. A., Daus, M., Moser, D. K., Miller, J., Osokpo, O. H., Lee, S., Brown, S., & Vellone, E. (2019a). Psychometric testing of the revised self-care of heart failure index. Journal of Cardiovascular Nursing, 34(2), 183–192. https://doi.org/10.1097/JCN.0000000000000543

Riegel, B., Barbaranelli, C., Sethares, K. A., Daus, M., Moser, D. K., Miller, J. L., Haaedtke, C. A., Feinberg, J. L., Lee, S., Stromberg, A., & Jaarsma, T. (2018). Development and initial testing of the self-care of chronic illness inventory. Journal of Advanced Nursing, 74(10), 2465–2476. https://doi.org/10.1111/jan.13775

Riegel, B., & Dickson, V. (2008). A situation-specific theory of heart failure self-care. Journal of Cardiovascular Nursing, 23(3), 190–196. https://doi.org/10.1007/978-3-030-63223-6_11

Riegel, B., Dickson, V. V., & Faulkner, K. M. (2016). The situation-specific theory of heart failure self-care: Revised and updated. Journal of Cardiovascular Nursing, 31(3), 226–235. https://doi.org/10.1097/JCN.0000000000000244

Riegel, B., Dickson, V. V., & Topaz, M. (2013). Qualitative analysis of naturalistic decision making in adults with chronic heart failure. Nursing Research, 62(2), 91–98. https://doi.org/10.1097/NNR.0b013e318276250c

Riegel, B., Dunbar, S. B., Fitzsimons, D., Freedland, K. E., Lee, C. S., Middleton, S., Stromberg, A., Vellone, E., Webber, D. E., & Jaarsma, T. (2021a). Self-care research: Where are we now? Where are we going? International Journal of Nursing Studies, 116, 103402. https://doi.org/10.1016/j.ijnurstu.2019.103402

II

심신 정신 치료
Mind–body–spirit therapies

NIH (National Institute of Health)의 NCCIH (National Center for Complementary and Integrative Health)는 특정 치료법이 전달되거나 복용되는 방법에 따라 보완적인 건강 접근법을 분류한다. 이러한 상호 보완적인 건강 접근법 중에는 광범위한 범주의 심신 실천이 있다. NCCIH에 따르면, 정신 및 신체 관행은 훈련된 실무자나 교사가 종종 관리하거나 가르치는 크고 다양한 절차 및 기술 그룹을 포함한다. 2012년 National Health Interview Survey (NHIS)에 따르면 심호흡, 요가, 태극권은 가장 인기 있는 심신 운동 중 하나이다.

NCCIH는 영양(식용 보조 식품, 허브), 심리(명상, 음악 치료), 신체(침술, 마사지), 그리고 심신의 실천을 포함한 네 가지 광범위한 보완적 건강 접근법을 지정했다. 여기서는 이전 버전의 분류 범주를 사용하기로 선택했다. 따라서, NCCIH는 우리가 조작 및 신체 기반 치료의 범주에 넣은 정신 및 신체 관행과 같은 많은 치료법을 포함한다.

마음만 신체에 영향을 주는 것이 아니라 정신 역시 사람의 전반적인 기능에 영향을 미친다. 수 세기 동안 서양 의학을 지배해 온 데카르트 철학은 몸과 마음(그리고 정신)이 서로 독립적으로 기능한다고 보았다. 간호는 이분법적 철학에서 벗어났으며, 심한 두통이 생각하고 움직이고 기도하는 능력에 영향을 주는 것에서 그 근거를 찾을 수 있다. 전체론적 케어의 간호 철학은 마음, 몸, 정신의 상호 연관성을 수용한다.

이미지는 신체적, 정신적, 그리고 감정적 측면에서 변화를 가져올 수 있는 이러한 치료법 중 하나이다. 심상요법(6장)은 의사의 신체적 존재 없이 개인이 학습할 수 있다. 안내 이미지를 위한 많은 CD, DVD 및 스마트폰 앱이 존재하며 사용자의 편의에 따라 학습 및 안내 사용이 가능하다. 음악의 사용(7장)은 불안과 스트레스가 증가하는 기간뿐 아니라 시술 중의 주의 산만함과 휴식을 위해 점점 더 접근할 수 있게 된 또 다른 개입이다. 음악은 스마트폰, 모바일 장치, 태블릿 및 컴퓨터를 통해 사용할 수 있다. 환자를 넘어 의료 종사자 자신에게 음악이 주는 혜택을 결정하기 위한 연구가 확대되고 있다. 몸과 마음을 치유할 목적으로 누구에게나 혜택을 줄 수 있는 요가(8장)와 근육 강화뿐만 아니라 불안감 감소에도 특별한 활용을 하는 바이오피드백(9장) 등 본 섹션의 치료법 지원 연구체가 증가하고 있다. 명상의 사용과 연구(10장)는 지난 10년 동안 상당히 증가했지만, 특히 COVID-19 대유행 기간 동안 더욱 증가했다. 수백만 명의 새로운 사용자들이 대유행 기간 동안 스트레스와 불안을 관리하기 위해 명상 앱에 가입하거나 라이브 스트리밍 명상 세션에 참여했다. 이 세 가지 치료법에 대한 대부분의 연구는 간호사가 아닌 연구원들에 의해 이루어졌지만, 이 발견은 간호사들에게 치료법을 선택하고 실행하는 방향을 제공한다.

또한, 동물보조요법에 대한 연구가 증가하고 있다(11장). 동물보조요법은 노인들을 위한 돌봄 센터와 생활 시설, 병원, 그리고 학생들을 위한 대학 캠퍼스를 포함한 많은 다른 환경에서 틈새를 발견했다. 많은 사람들이 개와 고양이를 동물보조 치료에 사용되는 동물로 생각하지만, 말, 돌고래, 물고기, 새, 그리고 다른 생물들도 사용된다. 미국에서 동물의 치료적 이점은 기록적인 수의 개와 고양이가 동물 보호소에서 입양된 COVID-19 대유행 때만큼 명확한 적이 없었다.

심신 치료법이 신체적, 정신적, 정신적 행복에 미치는 영향을 결정하는 데 특히 도움이 되는 것은 특정 치료법의 결과를 측정할 뿐만 아니라 관련된 뇌의 영역을 보여주는 도구의 개발이었다. 점점 더 많은 연구자들이 회복력, 치료 만족도, 삶의 질 향상과 같은 결과에 대한 이러한 치료법의 전체적인 효과를 조사하고 있다. 그러나, 많은 보완적 치료법에 대해 말할 수 있듯이, 특히 특정 치료법이 가능한 인구에 대해 더 많은 연구가 수행되어야 한다.

참고문헌

ASPCA. (2021). New ASPCA survey shows overwhelming majority of dogs and cats acquired during the pandemic are still in their homes. https://www.aspca.org/about-us/press-releases/new-aspca-survey-shows-overwhelming-majority-dogs-and-cats-acquired-during

Clarke, T., Black, L., Stussman, B., Barnes, P., & Nahin, R. (2015, February 10). Trends in the use of complementary health approaches among adults: United States, 2002–2012. National Health Statistics Reports, 79, 1–16.

Miller, M. (2021). Is meditation the new therapy? Verywell Health. https://www.verywell-health.com/meditation-pandemic-trend-5201997

National Academies of Sciences, Engineering, and Medicine. (2019). Taking action against clinician burnout: A systems approach to professional well-being. The National Academies Press. https://doi.org/10.17226/25521

National Center for Complementary and Integrative Health. (2017). Mind and body practices. https://www.nccih.nih.gov/health/mind-and-body-practices

National Center for Complementary and Integrative Health. (2021). Complementary, alternative, or integrative health: What's in a name? https://www.nccih.nih.gov/health/complementary-alternative-or-integrative-health-whats-in-a-name

6

심상요법 Imagery

학습 목표

1. 심상요법의 정의를 설명한다.
2. 심상요법의 이론적 근거를 설명한다.
3. 심상요법 중재 시 주의사항을 설명한다.
4. 통증, 비만, 암 환자에게 심상요법에 대한 적용을 계획한다.

용어 정의

- **심상**: 상상력의 힘을 사용하는 심신의 개입을 통해 만들어 내는 이미지. 감각을 통해 인식되는 물체, 장소, 사건 또는 상황에 대한 정신적 표현의 형성을 말한다.
- **임상최면**: 전문가가 참가자를 깊은 이완의 변화된 상태로 안내하고, 주관적 경험의 변화와 인식의 변화에 대해 제안을 하는 전략을 의미한다.
- **신경전달물질(Neurotransmitter, NT)**: 신경 세포에서 분비되는 신호 물질을 말한다.
- **사이토카인(Cytokine)**: 혈액 속에 함유되어 있는 면역 단백질 중 하나로 세포 신호화(cell signalling)에 중요한 역할을 한다.
- **급성 스트레스 장애(Acute stress disorder, ASD) 또는 심리적 쇼크(Psychological shock)**: 생사와 인간의 존엄과 관련된 트라우마(심적외상)을 경험한 다음, 체험을 뚜렷하게 떠올려내는 악몽으로 나타나거나, 그에 따라 과각성 상태가 되거나, 체험에 관한 것을 피하는 경향이 이어지고, 며칠에서 4주일 이내에 자연스럽게 치료되는 일과성 장애. 장기에 걸쳐 지속되는 경우는 외상 후 스트레스 장애(PTSD)로 발전하게 된다.
- **만성 스트레스(Chronic stress)**: 스트레스의 원인이 해소되지 않고 계속 지속되는 것으로, 만성 스트레스 상태에서는 부신피질호르몬인 코르티솔이 분비되어, 이로 인해 면역력

이 낮아져, 건강한 사람이라면 쉽게 잡아낼 수 있는 바이러스나 세균, 암세포같은 것을 잡아내지 못하게 된다. 아드레날린 등 스트레스 호르몬이 지속적으로 나오게 되고 위산 과다분비 같은 심각한 부작용을 초래하기도 한다.

- **NK (Natural killer) 세포:** 자연살해세포, 세포살해 활성을 특징으로 하는 선천림프구세포로써 암세포를 인지하면 다른 활성화 과정 없이 이를 즉각적으로 제거할 수 있는 세포이다.

정의

심상요법(imagery)는 신체적, 감정적 또는 정신적 차원의 변화를 가져오기 위해 상상력의 힘을 사용하는 심신의 개입이다. 우리는 일상생활을 통해 끊임없이 상상하고, 느끼고, 떠오른 상을 입력한다. 레모네이드 사진은 우리의 입에 침이 고이게 한다. 음악은 우리를 행복하게 하거나 슬프게 한다. 냄새는 우리를 과거의 순간으로 돌아가게 한다. 심상요법은 신체적, 감정적 반응을 불러일으키고 사건의 의미를 이해하는 데 도움을 준다.

심상요법은 의료 분야에서 일반적으로 사용되며, 대부분 안내 심상 형태로 사용된다. 특히 COVID-19 대유행 동안 간호사 및 간호학과 학생들이 치료 전달을 둘러싼 스트레스 상황에 직면할 때 자가 관리의 일환으로 사용하는 경우에도 유용할 수 있다. 간호사 및 간호학과 학생은 증상 완화를 위한 급성 및 만성질환관리 및 환자, 가족 및 개인 자가 관리의 일환으로, 또는 건강 증진을 위한 치료 계획의 일환으로 성인과 아동에게 심상요법을 적용할 수 있다. 심상요법은 스트레스 관리 프로그램의 특징이며 불안을 완화하고, 휴식을 촉진하며, 대처 능력과 기능 상태를 향상시키는 표준 치료법이 되었다. 또한 전반적인 건강을 향상시키고, 심리적이고 정신적인 통찰력을 얻기 위해 적용될 수 있다.

심상은 감각을 통해 인식되는 물체, 장소, 사건 또는 상황에 대한 정신적 표현의 형성이다. 개인의 상상력과 정신적 처리 능력을 활용한 인지행동 전략으로, 독립적인 활동으로 실천되거나 전문가의 지도를 받는다. 심상요법에서는 시각적, 청각적, 촉각적, 후각적, 고유 지각적, 운동 감각 등 모든 감각을 사용한다. 종종 시각화라고 불리지만, 그것은 어떤 감각을 통한 상상을 포함하는 것이지, 마음의 눈으로 무언가를 볼 수 있는 것은 아니다.

유쾌한 상상, 생리학적으로 초점을 맞춘 상상, 심리적 리허설 또는 재구성 상상, 수용적 상상 등 다양한 유형이 있다. 상상을 유도할 때, 인간은 종종 상상하는 무언가를 보고, 듣고, 냄새를 맡고, 맛을 보고, 만지거나 하는 상상을 한다. 상상을 위해 사용되는 이미지는 능동적이거나 수동적일 수 있다(예: 배구를 하는 것과 해변에 누워 있는 것). 심상요법 참가자들에게 신체적, 정신적 휴식은 상상을 쉽게 할 수 있게 한다. 그러나 이것이 필수적이지는 않다. 특히 편안한 상태에 있을 필요가 없거나, 편안한 상태를 선호하는 아동들에게 더욱 그렇다. 상상은 수동적이거나 능동적일 수 있다. 수동적 상상에서, 개인은 신체의 한 부분이나 증상에 주의를 기울이고 발생하는 생각이나 감정을 정신적으로 탐구한다. 능동적 상상에서, 개인은 생각이나 아이디어를 불러일으킨다. 능동적 상상은 개인이 건강하고 잘 지내는 등의 목표를 추구하는 결과지향적이고 최종상태지향적인 성격일 수 있다. 또는 바이러스 감염이나 종양과 싸우는 강력한 면역 시스템을 상상하는 것과 같이 원하는 효과의 메커니즘이 상상되는 과정지향적 성격일 수도 있다.

심상요법과 임상최면은 밀접한 관련이 있다. 임상최면은 전문가가 참가자를 깊은 이완의 변화된 상태로 안내하고, 주관적 경험의 변화와 인식의 변화에 대해 제안을 하는 전략이다. 최면과 유도된 상상 모두 참가자가 주의를 집중하도록 돕기 위해 횡격막 호흡 또는 점진적인 근육 이완과 같은 이완 기술을 동시에 사용한다. 유도된 상상은 종종 최면의 맥락 안에서 사용되어 휴식의 상태를 더욱 깊게 하고, 두 기술 모두에서 긍정적인 성장, 변화 또는 개선을 위한 제안이 종종 이루어진다. 이 두 과정 사이의 밀접한 연관성 때문에 최면에 대한 선별된 연구가 이 장에서 논의된다.

과학적 근거

심상요법은 생리적, 신체적 반응을 생성하는 활동으로 이해될 수 있다. 그것은 감각적 입력이 없는 상태에서 정신적 표현이 만들어질 때 작동하는 인지의 중심 요소인 정신적 상상으로 알려진 인지 과정에 기초한다. 기능성 MRI (fMRI)는 상상의 정신적 구성이 개인이 하나 이상의 감각을 사용할 때 관여하는 동일한 신경

경로와 중추 신경 시스템 구조를 활성화한다는 것을 입증했다. 예를 들어, 한 사람이 어떤 소리를 듣는 것을 상상하고 있다면, 청각과 관련된 뇌 구조가 활성화된다. 움직임의 정신적 예행연습(rehearsa)은 운동 영역을 활성화하고 뇌졸중 재활 및 스포츠 향상 프로그램에 통합 적용될 수 있다.

Andrasik과 Rime은 정신적 심상요법과 같은 인지적 작업이 신경 조절자로 개념화될 수 있다고 가정했다. 신경 조절은 일반적으로 통증의 인식을 차단하거나 방해하는 신경계와 전기 또는 약리학적 작용제 사이의 상호 작용으로 정의된다. 심상요법은 정신을 흩어지게 하여 신경전달체계(중추, 말초 및 자율 신경계의 처리)에 변화를 준다. 통증이나 메스꺼움과 같은 증상에 대한 인식이 감소하거나 제거된다.

심상요법이 증상을 줄이고 질병을 재구성할 수 있는 주요 기전은 스트레스 반응을 줄이는 것으로 생각되며, 이는 상황이나 사건(인식 또는 실제)이 신체적 또는 감정적 행복을 위협하거나 상황의 요구가 가용자원을 초과할 때 발생한다. 그것은 신경 내분비계와 면역계 사이의 복잡한 상호작용을 활성화한다. 상황에 대한 감정적 반응은 변연계를 촉발하고 말초 및 자율 신경계의 물리적 논리적 변화를 신호하여 특징적인 투쟁 또는 도주 스트레스 반응을 초래한다. 시간이 지남에 따라, 만성적인 스트레스는 부신과 면역 억제를 초래하고 바이러스와 종양 세포를 막는 능력을 손상 시키면서 세포 면역 기능에 가장 해로울 수 있다.

스트레스에 대한 인간 반응의 복잡성은 뇌와 신체가 세포 상호 작용을 통해 소통하는 메커니즘을 설명하는 학제 간 연구 분야인 정신신경면역학을 통해 가장 잘 이해된다. 초기 연구는 Robert Ader와 Nicholas Cohen의 연구를 기반으로 하여 면역 체계가 기대와 신념에 의해 조절될 수 있음을 확인했다. 후속 연구는 세포 상호작용을 통한 뇌와 신체의 의사소통 메커니즘에 초점을 맞추고 신경과 면역세포에 상주하며 신경전달물질에 의해 활성화될 때 생화학적 변화를 유도하는 신경펩타이드(neuropeptides), 신경호르몬(neurohormones), 사이토카인(cytokine) 수용체를 확인했다.

인지되거나 실제 스트레스에 반응하는 일련의 신호 이벤트는 시상하부, 뇌하수체, 부신수질, 부신피질 및 말초 교감신경 말단에서 호르몬의 방출을 초래한다. 심리 사회적, 물리적 스트레스 요인은 시상하부–하수체–부신(HPA) 축을 상향 조절할 수 있는 잠재력을 가지고 있다. HPA 축과 교감신경계의 만성적인 과활성화와 관련된 코르티솔 및 카테콜아민의 증가는 면역 기능의 조절을 완화시킬 수 있는 반면, 순환하는 코르티솔의 적당한 수준은 면역 기능을 향상시킬 수 있다. 사이토카인은 면역반응에 참여하는 세포에 의해 분비되며 면역체계와 뇌 사이의 전달자 역할을 한다. 그들은 또한 혈액–뇌 장벽을 통과하고 감각 신경 세포에 영향을 미치는 신경 전달 물질의 역할을 합니다. 이러한 경로를 통해 사이토카인은 발열 증상, 통증에 대한 민감도 증가, 거식증 및 피로를 유도하며, 이는 회복 및 치유를 촉진할 수 있는 적응 반응이다. 뇌와 면역 체계 사이의 이러한 상호 작용은 양방향이며, 한 시스템의 변화는 다른 시스템에 영향을 미친다. 따라서 스트레스 반응은 최적의 면역력을 향상시키거나 억제할 수 있다.

비록 감정 상태에 대한 면역 반응이 극도로 복잡하지만, 급성 스트레스는 교감신경 활동을 활성화시키고 혈장 카테콜아민과 NK (Natural killer) 세포 활동을 증가시킨다, 반면, 만성 스트레스(피할 수 없는 또는 예측 불가능한 스트레스)는 NK세포와 인터류킨–1–베타 및 기타 염증성 사이토카인의 억제와 관련이 있다. 이러한 효과는 도움T (T–healper) 헬퍼 성분들인 Th1 및 Th2에 대한 스트레스 호르몬의 영향에 의해 매개되는 것으로 보인다. 심상요법은 스트레스 유발 요인에 대한 깊은 이완과 재처리를 유도함으로써 스트레스 반응을 방해하거나 변화시키고 면역 체계를 지원한다.

중재

적용과 지침

심상요법은 아동, 청소년 및 성인에 걸쳐 광범위하게 사용되어왔다. 심상요법에 대한 지시를 이해하기에 적절한 언어 능력을 갖춘 4세 아동부터 심상요법의 혜택을 받을 수 있다. 아동들은 종종 상상력에 대한 자연스럽고, 적극적인 사용 때문에 심상요법을 더 능숙하게 다룬다. 심상요법은 코치나 DVD, CD 또는 스마트폰 앱을 사용하여 개별적으로 연습할 수 있다. 가장 효과적인 심상요법에 대한 중재는 개인의 성격, 휴식과 특정 환경에 대한 선호, 연령 또는 발달 단계, 그리고 원하는 결과에 특정한 것이다. 일반적인 안내 상상 세션의 단계는 표 6.1에 설명되어 있다.

표 6.1 심상요법의 일반적 안내

1. 이완 상태 유도하기

a. 편안히 앉은 자세 또는 뒤로 기대는 자세를 선택합니다.
b. 팔다리를 몸통 사이에 여유 공간을 두고 떨어뜨립니다.
c. 눈을 감거나 방 안의 한 지점이나 물체에 초점을 맞춥니다.
d. 복부 근육으로 호흡하는 것에 집중하세요. 코를 통해 숨이 들어오고 입을 통해 나오는 것을 인지합니다. 다음 호흡으로 숨을 더 길게 내쉬고 그에 따른 흡입이 얼마나 더 깊은지 알아봅니다. 그리고 여러분이 그것을 알아차릴 때, 여러분의 몸이 훨씬 더 편안해지도록 하세요. 계속 깊게 숨을 들이마시고, 편안한 경우 서서히 숨을 내쉬는 시간이 흡입 시간의 두 배가 되도록 합니다.
e. 만약 여러분의 생각이 방황하고 있다면, 여러분의 호흡과 편안한 몸에 대해 생각하도록 마음을 돌려보세요.

2. 심상요법에 대한 구체적인 제안

a. 당신이 즐기는 장소와 당신이 기분이 좋은 곳을 상상하세요.
b. 여러분이 보고, 듣고, 맛보고, 냄새 맡고, 느끼는 것을 주목하세요.
c. 이 장소에 있는 것을 즐기세요.
d. 여러분이 원하는 방식으로 여러분 자신을 상상해 보세요(구체적으로 원하는 목표를 묘사하세요).
e. 여러분이 원하는 대로 되기 위해 어떤 단계를 밟아야 할지 상상해 보세요.
f. 지금 이 단계들을 여러분의 기분이 좋은 장소에서 연습하세요.
g. 당신이 원하는 대로 되도록 돕기 위해 당신이 가장 먼저 하고 있는 일은 무엇입니까?
h. 당신은 다음에 무엇을 할 것입니까?
i. 여러분이 되고 싶은 방식의 목표에 도달했을 때, 여러분의 기분을 알아보세요.

3. 과정에 대한 요약과 실천 재강화

a. 당신이 원하는 시간에 이 장소, 이 느낌, 그리고 이 방식으로 돌아갈 수 있다는 것을 기억하세요.
b. 여러분의 호흡에 집중하고, 긴장을 풀고, 여러분의 특별한 장소에 있는 자신을 상상함으로써 여러분 자신이 다시 이런 느낌을 받도록 하세요.
c. 이 장소로 돌아와서 당신이 매일 원하는 방식으로 당신 자신을 상상하세요.

4. 현재로 돌아가기

a. 좋아하는 장소를 다시 한번 알아보세요.
b. 호흡에 초점을 맞추세요.
c. 여러분이 있는 방을 인식합니다(온도, 소리 또는 빛에 주의를 기울입니다).
d. 편안하고 상쾌한 기분이 들게 하고 활동을 재개할 준비를 하세요.
e. 준비가 되면 눈을 떠보세요.

성인과 청소년을 위한 심상요법 세션의 길이는 보통 10~30분인 반면 대부분의 아동들을 대상으로는 5~15분 정도가 적절하다. 세션은 일반적으로 참가자가 십중하거나 '중심(center)'에 집중할 수 있는 이완 운동으로 시작된다. 숨결이 가슴 아래로 이동하면서 이완을 촉진하고 횡격막과 복근이 가슴 위쪽 근육보다 더 많이 사용되기 시작하는 느린 호흡법은 아동과 성인 모두에게 효과적인 기술이다. 다른 기술에는 점진적인 근육 이완 또는 단어(만트라) 또는 물체에 집중하는 것이 포함된다. 어떤 아동들은 그들의 상상을 보여주거나 반응하기 위해 그들의 몸을 사용할 수도 있다. 대부분의 사람들은 눈을 감지만, 일부, 특히 아동들은 눈을 뜨고 있는 것을 선호할 것이다.

참가자가 편안하거나 '변경된' 상태가 되면, 실무자는 편안하고 평화로우며 편안한 장소에 대한 상상을 제안하거나 참가자가 제안한 상상을 소개한다. 휴식을 유도하기 위해 일반적으로 사용되는 장면은 일몰이나 구름을 보거나, 따뜻한 해변이나 불 옆에 앉거나, 물이나 구름 위에 떠 있는 것을 포함한다. 어떤 사람들, 특히 아동들은 하늘을 날거나 스포츠를 하는 것과 같이 움직임을 포함하는 활동적인 상상을 선호할 수 있다. 사용된 장면은 참가자가 편안하거나 흥미를 느끼는 장면이다. 그곳은 종종 가장 좋아하는 장소로 소개된다. Huth 등은 심상요법의 내용을 결정하기 위해 지도 학습 연구에 참여한 아동들을 인터뷰하였다. 아이들은 공원, 해변에서 수영, 놀이공원, 그리고 휴가로 그들이 가장 좋아하는 상상을 보고했다. 또한 스포츠 행사와 애완동물과 다른 동물들을 포함하는 장소와 같은 다양한 친숙한 장소를 시각화했다.

비록 정신적인 이완이 종종 근육의 이완을 동반하지만, 이것이 항상 목표는 아니다. 모든 연령의 사람들, 특히 미취학 아동과 학령기 아동들은 활동적인 상태에 있는 것을 상상할 수 있다. 예를 들어, 겸상적혈구질환을 가진 9~12세 소년 그룹의 통증조절기술로 심상요법을 적용하면, 가고 싶은 특별한 장소를 물었을 때, 그들은 지역 놀이공원으로 소풍을 가서 롤러코스터를 타고 싶어 했다. 많은 아이들이 활동적이고 목소리가 활기차며, 몸을 좌우로 흔들고 팔을 위아래로 움직였다. 심상요법이 끝날 때 그들은 모두 놀이공원에 있었던 것 같은 느낌(흡수)이 들었고, 그곳에서 보고, 느끼고, 듣고, 냄새를 맡은 것들의 예를 제시했다.

심상요법을 유도할 때, 실무자는 특정 증상 또는 조건(결과 또는 최종 상태 상상)을 완화하거나 이벤트(상상과정)을 예행 연습하거나 걷기 위해 긍정적인 제안을 사용하여 심상요법을 안내한다. 심상요법은 해부학적으로 정확하거나 명확하게 할 필요는 없다. 암세포를 쓸어버리거나 고통을 줄이기 위해 다이얼을 사용하는 것과 같은 상징적인 상상들이 아마도 가장 강력한 치유 상상일 것이다. 왜냐하면 그것들은 개인의 믿음, 문화, 그리고 의미에서 그려졌기 때문이다. Molinari 등은 섬유근육통으로 인한 만성통증을 가진 성인환자를 대상으로 한 연구에서 환자에게 가능한 미래의 최선의 자신의 상태가 어떨지 정의한 다음 이를 시각화하도록 요청했다.

유도된 심상요법을 사용하는 능력은 개인의 최면 능력 또는 변화된 의식 상태로 들어가 상상에 관여하거나 흡수하는 능력과 관련이 있다. 연구들은 최면에 대한 반응성이 유아기 전반에 걸쳐 증가하다가 7세에서 14세 사이에 정점을 찍고 청소년기와 성인기부터는 수평을 이루는 것을 보여주었다. 그러나 임상의들은 기술이 아동의 발달에 따라 조정되는 임상 환경에서 미취학 아동과 그보다 더 어린아이들이 최면에 상당히 반응할 수 있다고 주장했다.

어떤 사람들은 선천적으로 높은 최면 능력을 가지고 있다. 그들은 사진을 더 정확하게 기억하고, 보다 복잡한 상상을 생성하고, 깨어 있는 상태에서 자주 꿈을 떠올리며, 상할 때 눈의 움직임이 더 적다. 그러나 대부분의 개인은 자신의 필요와 선호도에 따라 그 경험이 조정될 경우 심상요법을 사용할 수 있다. 휴식이나 자극에 대한 설정, 상황 및 선호도에 대한 개인, 문화 및 발달 선호도를 인식하면 이미지의 효과를 개선하고 학습 시간과 좌절감을 줄일 수 있다.

평가 결과

결과를 평가하고 측정하는 것은 실제 임상적으로 적용에 있어서 심상요법의 효과와 가치를 결정하는 데 중요하다. 상상의 임상적 결과는 사용되는 상황과 관련이 있으며 신체적 긴장 완화, 낮은 수준의 불안과 우울, 증상의 변화, 향상된 기능 수행 또는 삶의 질, 의미, 목적 및/또는 능력, 그리고 태도 또는 행동의 긍정적인 변화를 포함한다. 의료 서비스 혜택에는 비용 절감, 질병률 및 입원 기간이 포함될 수 있다.

측정된 결과는 고객의 상황과 상상 사용의 근거를 제공하는 개념적 프레임워크를 반영해야 한다. 상상이 재활 또는 수행을 용이하게 하기 위해 사용되는 경우, 결과는 개선된 걸음걸이 또는 특정 작업을 수행하는 능력과 같은 기능적 측정을 포함한다. 암에 대한 화학 요법을 받는 환자의 증상을 제어하기 위해 상상이 사용되는 경우 예상되는 결과로는 메스꺼움, 구토 및 피로 감소, 신체 상상 향상, 긍정적인 기분 상태 및 삶의 질 향상이 포함될 수 있다. 상상이 스트레스 반응을 줄이고 이완을 촉진하기 위해 사용될 때, 결과는 증가된 산소 포화도, 낮은 혈압과 심장 박동수, 더 따뜻한 사지, 감소된 근육 긴장, 뇌파 촬영의 더 큰 알파파, 그리고 더 낮은 불안을 포함할 수 있다.

심상요법의 성공에 영향을 미칠 수 있는 요인에는 용량(예: 세션 기간 및 빈도), 대상자의 특성 및 치료 중인 상태가 포함된다. 심상요법을 권장하는 빈도에는 큰 변동성이 있다. Van Kuiken은 이 효과를 정량화하기 위해 1996년으로 거슬러 올라가는 16개의 발표된 연구를 메타 분석했다. 비록 통계적 분석을 하기에는 10개의 연구의 최종 표본이 너무 작았지만, Van Kuiken은 최대 18주 동안의 상상 연습이 개입의 효과를 증가시킨다고 결론을 내렸다. 최소 선량은 결정되지 않았으며, 결과에 대한 선량 관계를 조사하려면 추가 연구가 필요하다. 상상 개입과 일반화 가능성의 표준화를 돕기 위해 문서에는 사용된 특정 개입, 상상의 영향을 받는 결과 및 효과에 영향을 미치는 요인에 대한 자세한 설명이 포함되어야 한다.

이미지화 능력, 결과 기대, 선호하는 대처 방식, 심상요법 전문가와의 관계 및 질병 상태와 같은 개인적 차이는 모두 심상요법 경험의 결과에 영향을 미칠 수 있다. 점진적 근육 이완(PMR)과 심상요법을 대조군에 비교한 교차 설계 파일럿 연구에서 결합된 중재 그룹은 개선된 통증 제어를 입증했다. 하지만, 개별 응답자 분석에 따르면 피험자들은 각 치료에 동등하게 반응하지 않았고, 참가자들의 절반만이 각 치료 후 고통을 줄인 것으로 나타났다. 심상요법 세션은 참가자들이 더 큰 상상 능력, 긍정적인 결과 기대 및 더 적은 증상을 가지고 있을 때 긍정적인 결과를 가질 가능성이 더 높았다. 통찰력과 자기 인식을 얻는 데 초점을 맞춘 6번의 대화형 안내 심상요법 세션을 받은 323명의 성인 의료 환자를 대상으로 한 연구는 참가자의 안내 심상요법 과정 참여 능력과 실무자와의 관계가 결과에 강한 영향을 미친다는 것을 입증했다.

가장 어려운 결정 중 하나는 결과가 상상의 결과인지 아니면 요인의 조합인지 여부이다. 심상요법을 배우고 연습하는 것은 종종 더 많은 잠을 자고, 더 건강한 식단을 먹고, 담배를 끊거나 규칙적으로 운동하는 것과 같은 건강과 관련된 다른 행동들을 바꾼다. 제공자의 존재, 관심 및 동정심은 심상요법 과정과는 무관하게 개입이 될 수 있다.

기술적 도움

기술적 도움을 받으면 심상요법에 더 쉽게 액세스하고 사용할 수 있다. 기술적 도움에는 원격 의료 및 전화 세션, 모바일 건강 앱, 심상요법 세션 및 기술 개발을 향상시키는 바이오피드백과 같은 기술 도구, CD 또는 비디오, 의료 제공자를 위한 온라인 교육 등이 있다. 스마트폰의 가용성은 상상 세션(자연 소리 또는 음악)을 향상시키기 위한 배경 사운드가 있는 애플리케이션, 다양한 유형의 안내 상상 및 이완 세션의 오디오, 휴식 또는 상상 기술을 수행하라는 알림, 개입 링크를 포함한 다양한 옵션을 제공했다. 기술은 도달하기 어렵거나 매우 이동이 많은 사람들에게 안내하고 심상요법 개입을 제공할 때 특히 유용할 수 있다. Freeman 등은 유방암 생존자의 커뮤니티 그룹에 상상 기반 행동 개입을 원격 의료로 성공적으로 전달하여 결과 개선을 달성했다. 이는 서비스를 위해 장거리 이동이 필요한 농촌 지역이나 교통이 어려운 지역 사람들에게 도움이 된다. 정신적 충격을 받은 난민들에게 자가 치료 개입을 전달하기 위해 Zehetmair 등은 마음에 드는 호흡, 신체 스캔 및 Inner Safe Place 안내 상상에 대한 오디오 파일을 개발했다. 이것은 여러 언어로 번역되어 참가자들의 전화기로 전달되어 가능하면 언제든지 자가 관리 관행에 참여할 수 있게 되었다.

주의 사항

심상요법은 일반적으로 안전한 요법이다. 암환자 대상 심상요법 부작용에 대한 체계적 문헌고찰(SR) 연구에서 그 안전성을 언급한 바 있다. 그러나 때때로 개인은 휴식이나 상상에 부정적인 반응을 보인다. 특히 상상을 사용하여 스트레스, 거슬리는 생각 또는 통제력 상실감을 줄일 때 불안감을 경험할 수 있다. Huth 등은 두 명의 아이들이 상상유도를 위한 과정 동안 고통을 받았던 적이 있어, 상상유도 전에 대상자에 대한 사전선별 검사를 권장하였다. 사전 선별 검사에는 개인이 자신의 주관적인 경험을 객관적인 현실과 구별하기 어렵게 만들 수 있는 정신건강 질환의 병력, 학내나 트라우마를 경험 또는 격렬한 감정 반응을 보일 수 있는 사람을 평가하는 것이 포함될 수 있다. NCCIH는 발작, 학대 또는 외상의 병력이 있는 사람들의 증상 악화에 대한 드문 보고서를 언급하고 있다. 어떤 사람들은 횡격막 호흡에 집중할 때 불편함, 기도 수축 또는 호흡 곤란이 증가한다고 일화적으로 보고했다. 이것은 참가자가 복통이나 호흡곤란과 같은 증상을 겪고 있을 때 가장 많이 발생한다. 방 안의 물체에 초점을 맞추거나 만트라를 반복하는 것과 같은 방법을 사용하면 이러한 괴로운 반응을 줄이고 이완을 유도할 수 있다. 어떤 사람들은 극도로 긴장을 풀었을 때, 통제 불능의 감각, 혹은 '공백'을 느낀다고 한다. 이 가이드는 뿌리가 굵은 나무와 같은 상상에 초점을 맞추거나 클라이언트가 눈을 뜨고 물체에 초점을 맞추도록 하는 것과 같은 좀 더 주의 깊은 휴식을 취함으로써 개인이 기초를 다지는 데 도움을 줄 수 있다. 사람들은 종종 가벼운 과호흡과 관련된 어지럼증을 보고할 수 있고 그들이 천천히 그리고 덜 깊게 숨을 쉬도록 격려함으로써 완화될 수 있다. 또한 상상의 사용을 탐색할 때, 일부 사람들은 이전에 심신 운동을 사용하지 않았기 때문에 질병이 발생했거나 상상을 사용하지 않기로 선택하면 치유 결과에 영향을 미칠 수 있다고 걱정할 수 있다. 그렇지 않다는 것을 명심해야 한다.

전문가와 훈련된 간호사가 임상에서 심상요법의 사용에 대한 판단을 안내해야 한다. 임상실습에서의 심상요법. 심상요법은 증상(예: 통증, 오심, 구토)을 관리하고 이완, 수면 또는 불안 감소를 촉진하는 데 쉽게 적용할 수 있다(사례 연구 6.1 참조). 연령으로 인한 퇴행 및 우울증, 불안 또는 외상 후 스트레스 장애 관리와 같은 최면 관련 고급 기술은 추가 훈련을 필요로 한다.

이용

심상요법은 다양한 조건과 모집단에서 치료적으로 사용되었다(표 6.2 참조). 성인과 아동을 대상으로 한 통증, 암, 비만에 대한 유용성이 검증되었다.

사례 연구 6.1 소아 종양 클리닉에서 안내 영상 사용

Nicole Englebert, 종양학 심리학자, 미국

유도 심상요법은 진행성신경장애, 근육운동조정장애(ataxia) 및 비자발적근육경련(myclonus)을 특징으로 하는 신경학적 상태 및 암으로 진단된 젊은 십대 환자에게 사용되었다. 그녀는 활발한 성격을 가지고 있었지만 진행성 상태와 화학요법치료의 부작용으로 인해 상당히 제한되었다. 결국, 그녀는 진행성 신체적 불안정으로 인해 24시간 돌봄 지원과 대부분의 일상생활 활동지원이 필요했다. 그녀는 종종 몸이 좋지 않거나 많은 활동을 할 힘이 없었고, 이것은 그녀의 기분에 큰 영향을 미쳤다.

그녀는 우울한 기분과 관련된 걱정 때문에 심리치료를 의뢰받았지만, 이야기하는 짧은 시간 동안 금세 피곤해졌다. 이러한 이유로 그녀는 심리치료가 너무 부담스럽다고 느껴 대화를 거부했다. 비록 신체적으로 제한적이었지만 그녀는 그림 그리는 것을 좋아했고, 그래서 환자와 부모님은 그림 그리는 것이 치료를 위한 훌륭한 활동이 될 수도 있다고 생각했다. 하지만 정작 그림 그리는 것을 제안하자 그녀는 거절했다. 진료 예약 중 그녀는 몸이 좋지 않다고 호소하며 심리학자와의 만남을 거부했다. 그 당시 그녀는 상당히 감정적이고, 피곤하고, 극심한 복부 불편함을 느꼈기 때문에 심리학자는 통증 관리와 이완을 위한 안내 영상을 제공했고, 그녀는 불편함을 해소하기 위해 약을 기다리는 동안 그것을 시도해 보았다.

그녀는 해변에 있는 상상, 지나가는 구름을 보는 상상, 또는 다른 활동을 포함하여 그녀가 상상할 수 있는 것에 대한 옵션을 제공받았다. 그녀는 상상한 것을 그리기로 결정했다. 그녀는 캔버스와 페인트 색을 선택하는 것부터 시작하여 그림에 서명하고 어디에 걸 것인지 선택하는 것까지 안내 받았다. 상상에 참여하는 동안, 그녀는 눈에 띄게 더 편안해졌고, 특정한 순간에는 웃기도 했다. 이것이 이상적인 전략이라는 것이 매우 분명해졌다. 그녀는 불편함에서 해방되었을 뿐만 아니라, 질병이라는 신체적 한계 없이 예술가가 될 수 있었고, 그것은 매우 자유롭게 느껴졌다.꽤나 자유로워 보였다. 그녀는 신경근 기능이 계속해서 저하되고 있음에도 불구하고, 편안함을 지원하고 기분을 북돋우기 위한 대처 메커니즘으로 해당 안내 영상을 계속해서 사용했다.

표 6.2 심상요법 적용연구의 증상 및 조건

대상	증상 및 조건	적용연구
청소년 및 아동	수술 전후 증상	Davidson et al. (2016; postoperative pain); Kuttner (2012; anxiety, pain); Vagnoli et al. (2019; anxiety, pain)
	임신과 스트레스	Flynn et al. (2016)
	치료 중 통증	Alexander (2012) (radiology); Forsner et al. (2014; venipuncture); Nilsson et al. (2015; stress, pain in 11-12-year-old girls receiving vaccinations)
	겸상적혈구빈혈 통증	Dobson (2015); Dobson and Byrne (2014)
	척추 융합 통증	Charette et al. (2015)
	스포츠 의학 중재	Di Corrado et al. (2020)
성인	암 치료 — 신체적, 정서적 부작용	Charalambous et al. (2015); Chen et al. (2015); Guerra-Martin et al. (2021) 박인희, & 공성숙. (2022). 항암화학요법을 받는 암환자의 통증, 우울, 암 재발 두려움이 수면의 질에 미치는 영향. 보건과 복지, 24(3), 213-238.
	암	Tsitsi et al. (2017; anxiety, mood in parents of children with cancer)
	중증 증상과 바이오마커(Biomarkers)	Hadjibalassi et al. (2018; anxiety, pain, hemodynamic measurements, neuropeptides, inflammatory markers, sleep, stress); Meghani et al. (2017; anxiety, insomnia, pain); Spiva et al. (2015; sedation levels, sedative and analgesic consumption, vital signs in mechanically ventilated patients)
	섬유근육통 증상	Menzies et al. (2014; fatigue); Onieva-Zafra et al. (2015; depression, pain); Verkaik et al. (2014; functional status, pain, self-efficacy); Zech et al. (2017; acceptability, efficacy, safety)
	건강, 웰빙, 스트레스 관리	Beck et al. (2015; work-related stress); Boehm and Tse (2013; new graduate registered nurses); Cardeña et al. (2013); Greene and Greene (2012); Kraemer et al. (2016; medical students) 홍은영, & 김보람. (2020). 지시적 심상요법이 간호대학생의 스트레스, 상태불안, 시험불안 및 핵심기본간호술 수행점수에 미치는 효과. 한국간호교육학회지, 26(1), 16-24. Lee, S., & Kim, S. (2019). Development and effect of a logotherapeutic program for problem drinking in female college students. Perspectives in Nursing Science, 16(1), 25-34.
	근골격계 통증	Carpenter et al. (2017); Fan and Chen (2020)
	관절염 및 류마티스 질환 증상	Giacobbi et al. (2015) (anxiety, depression, function, pain, quality of life)

대상	증상 및 조건	적용연구
성인	통증 — 복부	Boltin et al. (2015; irritable bowel syndrome); Lindfors et al. (2012; irritable bowel syndrome); Mizrahi et al. (2012; inflammatory bowel disease); Palsson and van Tilburg (2015; gastrointestinal disorders) 최은희, 김문자 & 이은남. (2020). 심신요법이 과민성 장증후군 환자에 미치는 효과에 대한 메타분석. Journal of Korean Academy of Nursing, 50(3), 385-400.
	통증 — 만성	Posadzki et al. (2012; nonmusculoskeletal)
	통증 — 환상지	Beaumont et al. (2011); Brunelli et al. (2015)
	통증 — 치료 절차적	Alam et al. (2016; cutaneous surgery); Armstrong et al. (2014; cardiac catheterization); Shenefelt (2013; dermatology procedures)
	수술 전후 증상	Acar and Aygin (2019; anxiety, postoperative symptoms, anxiety, satisfaction); Álvarez-García and Yaban (2020; anxiety, pain); Billquist et al. (2018; anxiety, preparation for surgery, satisfaction in female pelvic surgery patients); Draucker et al. (2015; acceptability in total knee replacement surgery patients); Felix et al. (2019; pain); Jacobson et al. (2016; function, gait velocity, hair cortisol levels, pain in total knee replacement surgery patients); Nelson et al. (2013); Sears et al. (2013; anxiety, pain)
	임신 증상	Chuang et al. (2015; imagery adherence); Jallo et al. (2013; stress); Jallo et al.(2014; anxiety, fatigue, stress, corticotrophin-releasing hormone) 박서아. (2021). 조기진통 임부 대상의 복식호흡요법 프로그램 효과에 대한 체계적 문헌고찰 및 메타분석. 계명의대학술지, 40(1), 39-47.
	재활	Braun et al. (2011); Ji et al. (2021); Kho et al. (2014)
	수면	Lam et al. (2015); Loft and Cameron (2013; sleep behaviors); Schaffer et al. (2013; maternal sleep quality)
	스포츠 의학 - 중재와 증상	Rodriquez et al. (2019; fear of reinjury, pain); Schuster et al. (2011; motor imagery training)
	스트레스와 트라우마	Zehetmair et al. (2020; concentration, empowerment, mood, sleep, tension in traumatized refugees) Hong, E., & Kim, B. R. (2020). The effects of guided imagery on stress, state anxiety, test anxiety and core basic nursing skill performance score of undergraduate nursing students. The Journal of Korean Academic Society of Nursing Education, 26(1), 16-24. Park, S., Choi, S. J., Joo, E. Y., & Suh, S. (2019). A Case Study of Imagery Rehearsal Therapy in a Nightmare Disorder Patient with Posttraumatic Stress Disorder. Journal of Sleep Medicine, 16(1), 61-66.

적용 범위

통증

통증은 고유하게 주관적인 경험이며, 적절한 관리는 통증 반응에 영향을 미치는 결정 요인을 인식하는 개별화 개입에 달려 있다. 통증 관리 계획을 수립할 때는 나이, 기질, 성별, 민족성, 발달 단계 등을 모두 고려해야 한다. 통증이 질병으로 인한 것이든, 치료의 부작용, 부상 또는 신체적 스트레스와 같은 감정적 요인은 통증 인식에 기여하며, 상상과 같은 심신의 개입은 통증을 보다 쉽게 관리할 수 있도록 도와준다. 스트레스, 불안, 그리고 피로는 고통의 문턱을 낮추고, 인식된 고통을 더 강하게 만든다. 상상은 이러한 고통–긴장–불안–고통의 순환을 깨뜨릴 수 있다. 상상을 사용한 이완은 근육 긴장과 관련된 경련을 감소시킴으로써 직접적으로 그리고 불안감을 낮추고 수면을 개선함으로써 간접적으로 고통을 줄여준다. 상상은 또한 주의를 분산시키는 전략이다. 모든 감각을 사용하는 생생하고 상세한 상상은 통증 조절에 효과적인 경향이 있다. 상상과 함께 사용되는 인지적 재평가/구조조정은 고통의 의미를 재구성하는 능력에 대한 통제력을 증가시킬 수 있다.

성인의 통증을 치료하기 위한 치료법으로서 지도 상상의 효과를 조사하는 상당한 연구가 있다. 연구는 암 통증, 근골격계 통증 및 섬유근육통 치료에 대한 심상요법 유도의 효과를 탐구하였다. 결과는 다양했지만, 유도된 심상요법이 특히 표준 관리 조치의 보조 도구로 사용될 때 일부 형태의 통증을 완화하는 데 도움이 될 수 있음을 나타낸다. 피험자들은 안내된 상상 개입을 통해 긍정적인 경험과 부정적인 경험을 보고하였다. 심상요법 유도가 유용하다고 생각하는 피험자는 그것을 즐겁고, 편안하고, 흥미롭다고 표현하는 반면, 부정적인 경험을 보고한 피험자는 그것을 비현실적이거나 성가신 것으로 묘사한다. 피험자들은 섬유근육통과 함께 통증, 증상 및 기능 상태를 관리하는 데 있어 증가된 자기 효능감을 보고했다.

만성 통증의 원인은 여러 가지가 있지만 근본적인 병인이 무엇이든 간에 일반적으로 치료가 어렵고 비용이 많이 들며 개인 삶의 여러 측면에 영향을 미친다. 진통제 치료는 종종 적절한 통증 완화를 달성하지 못하고, 성공적인 관리는 종종 상상과 같은 인지 행동 기술을 사용하는 것에 달려 있다. 성인의 만성 통증을 유발하는 두 가지 조건은 관절염과 섬유근육통이다. 관절염에 대한 안내 상상 연구의 체계적인 검토 결과 일부 연구에서 통증과 불안이 통계적으로 유의하게 감소한 것으로 나타났다. 모든 연구에서 오디오 테이프를 사용했지만 노출 수는 1에서 16까지 다양했다. 피실험자들은 평균 나이 62세로 여성들이 압도적으로 많았다.

섬유근육통은 피로, 기능장애, 수면장애, 인지장애 및 기분장애를 동반한 만성적인 광범위한 통증과 압통의 상태이다. 통증과 증상 관리를 위해 심상요법과 최면이 모두 연구되었다. Menzies와 동료들은 심상요법이 섬유근육통 증상에 미치는 영향에 대해 일련의 조사를 수행했다. 섬유근육통을 가진 72명의 여성 피험자를 대상으로 한 무작위 대조 시험에서, 피험자들은 일상적인 관리 또는 일상적인 관리와 지도된 상상으로 무작위화되었다. 중재 그룹은 20분짜리 안내 영상 오디오 테이프 스크립트가 있는 CD를 받았고 매일 사용하도록 지시받았다. 일반적인 관리 통제 그룹과 비교했을 때, 개입 그룹에서 다른 증상, 지각된 스트레스 및 피로 수준, 통증 심각도 및 우울증을 관리하기 위한 자기 효능감이 개선되었다. 바이오마커(C–반응성 단백질, 사이토카인)는 차이가 없었다. Onieva–Zafra 등은 대조군 그룹에 비해 유도 심상 그룹에서 통증 완화의 개선을 발견했지만, Verkaike 등은 그룹 간의 통증, 자기 효능감 또는 기능 상태에서 차이를 발견하지 못했다. 두 개의 체계적인 검토는 섬유근육통에 대한 안내 영상의 사용을 지지하지만, 증거가 고품질이 아니며 연구가 다양한 기술, 치료 유형(음성 테이프, 그룹 세션), 세션 수 및 측정된 결과를 사용하여 연구를 비교하기 어렵다는 점에 주목한다.

아동들의 고통을 평가하고 치료하는 것은 나이와 발달 문제로 인해 독특한 도전을 제공한다. 약리학, 국소마취, 재활, 심리학적 접근, 영성 및 통합적 양식을 포함하는 멀티모달 진통제는 소아의 통증 관리를 위해 권장된다. 상상요법을 포함한 심신 치료는 아동과 청소년에게 안전하고 효과적인 것으로 알려져 있다. 심상의 사용을 포함하는 최면은 마음챙김과 침술과 같은 다른 통합 전략과 성공적으로 짝을 지어 향상된 임상 결과를 달성할 수 있다.

아동의 부적절한 통증 관리로 인한 부정적인 난기 및 상기적인 영향은 저산소

증, 고정성, 폐기능의 변화, 외상 후 스트레스, 부정적인 심리 및 행동 패턴 등이 있다. 정신을 흩어지게 하는 심상요법은 안전하고 효과적인 최소한의 진정/진통제를 사용하여, 아이가 가능한 적은 움직임을 통한 의학적 처지를 받는 데 특히 도움이 된다. 숨을 깊이 들이쉬고 휴식을 취하거나 편안해지라는 제안이 마음에 드는 장소 혹은 즐거운 경험의 생생한 상상과 결합되어 고통으로부터 시선을 분리시킨다. 시술 전에 아이에게 호흡하는 방법을 소개하고 좋아하는 상상을 탐색하는 것이 가장 좋다. 그러나 사전의 심상요법 경험 없이도, 중요하거나 긴급한 상황에서 심상요법이 성공적으로 사용되기도 하였다. Birnie 등은 바늘과 관련된 절차적 통증과 통증에 대한 개입의 통제된 시험에 대한 이전의 체계적 검토를 업데이트했다. 이 검토에서, 산만함, 결합된 인지행동개입, 최면은 아동의 절차적 통증관리에 있어 지속적으로 효과를 보여주었다. 그러나 더 나이가 많은 아동(11~12세)의 정맥관 삽입 및 예방 접종을 위해 심상요법을 사용한 두 연구에서는 심상요법과 표준관리그룹 간에 차이가 없음을 발견했다. 아동의 바늘 통증(절차, 예방접종 등) 관리에 대한 현재 지침은 심상요법을 포함할 수 있는 국소마취, 사탕 제공 또는 모유수유하기(유아의 경우 0~12개월), 편안한 위치 설정 및 연령에 적합한 산만함의 묶음을 권장한다.

어린 시절의 만성적인 통증은 치료하기 어려울 수 있으며, 아이의 삶의 질과 학교 및 사회 활동에 대한 참여에 상당한 영향을 미친다. 유년기의 일반적인 만성 통증 상태는 근골격계 통증, 두통, 복통이다. Gulewitsch 등은 기능적 복통과 과민성 대장 증후군을 가진 어린이(및 그들의 부모)를 최면 치료적 행동 치료 또는 대기자 통제에 할당했다. 개입은 참가자들이 스트레스에 대해 배우고 최면술 기술(완화, 상상, 그리고 건강을 증진시키고 고통을 관리하는 것에 대한 제안)을 배우는 그룹 세션으로 구성되었다. 치료 그룹의 아이들은 통증 점수와 통증 관련 장애가 상당히 더 많이 감소했다고 보고했다.

부모와 자녀에게 입원 중 증상을 관리하기 위해 상상을 포함한 통합 전략을 사용할 수 있다. 수술 전 불안과 수술 후 통증에 대한 치료법으로 심상요법유도와 이완이 6세에서 12세 사이의 60명의 어린이를 대상으로 한 무작위 대조 시험에서 연구되었다. 참가자 전원이 전신마취 상태에서 가벼운 수술을 받고 있었다. 실험 그룹은 일상적인 치료와 이완유도심상요법을 받은 반면, 대조 그룹은 일상적인 치료를 단독으로 받았다. 두 그룹 모두 마취 유도 과정에서 부모가 아동의 수술실까지 동반하고 함께 머물렀다. 실험군의 어린이들은 수술 전 불안감과 수술 후 통증이 유의하게 감소하였다. 데이비드슨 등은 수술 후 통증에 대한 체계적인 검토에서 심상요법과 같은 개입이 적어도 어린이의 단기 수술 후 통증을 관리하는 데 중간 정도 효과적이라는 것을 발견했다.

비만

아동과 젊은 성인의 비만은 전 세계적으로 증가하는 비율과 유병률로 인한 건강 비상사태로 묘사되어왔다. 소아 비만은 미국에서 심각한 문제로, 어린이와 청소년들을 건강 악화의 위험에 빠뜨리고 있다. 어린이와 청소년의 비만 유병률이 높다. 질병통제예방센터는 2018년 2~19세 아동의 체질량지수 95% 이상으로 정의되는 비만 유병률이 19.3%로 미국 내 약 1,400만 명의 어린이에게 영향을 미쳤다고 보고했다. 만성적인 스트레스는 아이들의 비만과 관련이 있다. 그리스 아테네 의과대학에서 수행된 최근 연구는 스트레스의 바이오마커를 사용하여 비만을 해결하기 위한 스트레스 관리 프로그램의 효과를 평가했다. 이 중재연구는 점진적인 근육 이완, 호흡, 지도 상상, 식이 지도 및 신체 훈련을 포함하는 스트레스 관리 프로그램의 효과를 평가했다. 심상요법 과정은 참가자들에게 하루에 한 번씩 기술을 사용하고 8주 동안의 노력을 기록하라는 지침과 함께 제공된 CD에 포함되었다. 개입 집단에서 허리-엉덩이 비율이 유의하게 감소하였다. 어린이와 청소년을 위한 지도된 상상을 포함하는 스트레스 관리 개입은 이 인구에서 비만을 해결할 수 있는 또 다른 기회를 제공할 수 있다.

암 치료

종양학에서의 심상 개입은 암 치료에 대한 생리적, 심리적 반응에 초점을 맞추었다. Guerra-Martin 등의 리뷰 기사에서 암 환자에 대한 보완적 치료 효과가 보고되었다. 안내된 상상이 효과적인 개입이라는 것이 밝혀졌다. 암이 전 세계적으로 사망 원인 2위를 차지하고 있기 때문에, 이러한 치료법들은 환자들에 의해 점점 더 많이 사용되고 있다. 지난 몇 년간 안내 영상 연구는 더 많은 무작위 임상실험과 더 큰 샘플 크기를 포함하도록 발전했다. 조사된 영역은 증상 관리의 효율성(예: 통증, 메스꺼움), 수술 결과에 미치는 영향, 삶의 질 향상, 면역력 변화 등이다.

Kapogiannis 등은 보다 최근 리뷰에서 진행성근육이완(PMR)과 심상요법 유도를 활용한 통합 치료의 효과를 조사했다. 총 8개의 연구가 검토되었다. 8개 연구 중 7개는 유방암 환자들만을 포함했고 한 연구는 유방암과 전립선 환자들의 표본을 가지고 있었다. 긍정적인 결과는 8개의 연구 중 7개에서 정신 상태의 개선을 포함했다. 8개의 연구 중 3개는 메스꺼움과 구토가 상당히 개선되었다고 보고했다. 그 결과는 PMR과 심상요법을 결합한 중재가 화학요법을 받는 환자를 지원하는 치료 전략에 유용할 수 있음을 나타낸다. 이전 연구는 또한 PMR과 심상요법을 결합하는 것의 효과를 나타냈다. Charalambous 등의 연구는 무작위 대조시험에서 PMR과 결합된 심상요법이 이 부작용 클러스터에서 효과를 탐구했다. 중재그룹의 환자들은 피로감이 덜하고, 삶의 질이 더 좋아졌으며, 메스꺼움과 구토가 덜했다. 대조군에서도 실험군에 비해 우울증이 더 많았다.

심상요법은 유방암 치료를 받고 있는 여성들에게 인정되는 중재이다. Serra 등은 방사선 치료 중 심상요법 중재의 효과를 연구했다. 편의추출된 61명의 여성으로 구성된 대상자는 방사선 치료 직전 방사선 종양학 설정에서 상사요법 세션을 받았다. 생리적, 심리적 측정이 평가되었다. 첫 번째 세션과 두 번째 세션 사이에 맥박, 호흡수, 혈압이 통계적으로 유의하게 개선되었다. 또한 피부 온도가 상승하여 말초 혈류량이 증가하고 교감신경 반응이 감소했음을 나타내었다. 심상요법 중재는 86%의 참가자들에 의해 도움이 되는 것으로 결정되었다.

이탈리아의 또 다른 무작위 대조군 시험은 호스피스 환자의 통증 감소를 위해 PMR과 안내 상상의 조합을 조사했다. 말기 치료를 받는 암 환자의 3분의 1이 중간 정도에서 심한 통증을 겪는 것으로 추정된다. 중재에는 환자들이 여러 감각 상상을 장려하는 긍정적이고 즐거운 상상을 시각화하도록 안내하는 것이 포함되었다. 환자들은 해변, 들판, 숲 또는 산 위를 걷는 것을 포함한 몇 가지 옵션 중에서 상상 스크립트를 선택하도록 초대받았다. 세션은 세션 시작 시 점진적인 근육이완 운동으로 20분 동안 진행되었다. 수치 척도를 사용한 통증 강도 점수는 4회 시점에서 획득되었다. 중재 그룹에서 통증 점수가 향상되었다. 환자들은 삶의 질이 향상되고 고통을 더 잘 통제한다고 보고했다.

유방암 생존자의 삶의 질은 특히 심리사회적 개입에 대한 접근이 제한적인 여성의 경우 중요하다. 알래스카에서 실시된 Freeman 등의 초기 연구는 직접 그룹 세션, 원격 의료 전달 그룹 세션 및 대기자 목록을 대조 그룹으로 비교했다. 중재 그룹 세션에는 정신적 상상과 감각 경험을 포함한 심신 연결에 대한 교육이 포함되었다. 직접 그룹과 원격의료 그룹 모두 인지기능, 수면장애, 삶의 질에 상당한 변화를 경험했다. 이 연구는 직접 세션에 참석할 수 있는 능력이 제한된 유방암 여성을 위한 심상요법 중재를 제공하는 새로운 방법을 제안한다.

키프로스에서 시행된 무작위 대조 실험에는 유방암과 전립선암 환자가 포함되었다. 총 236명의 환자가 무작위로 선택되어 유도 및 비유도 세션을 모두 포함하는 결합 된 심상요법 유도와 PMR 개입 또는 특정 암에 대한 컴퓨터 기반 교육을 통한 표준 치료를 받았다. 측정에는 불안 및 우울 척도와 타액 생체 지표가 포함되었다. 결과는 개입 그룹에서 불안과 우울 점수의 유의한 감소를 포함했다.

유방암 진단과 후속 치료는 여성의 신체 상상과 삶의 질에 파괴적인 영향을 미칠 수 있다. 암 치료는 유방의 손실, 탈모, 흉터, 불임, 조기 폐경, 성 기능 장애 등의 부작용을 일으킬 수 있다. 토론토 대학의 연구원들은 8주간의 소그룹 중재인 암병발 후 바디이미지 재건 프로그램(restoring body image after cancer, ReBIC)을 개발했다. 이 연구와 관련된 두 개의 연구가 발표되었다. 첫 번째 연구는 전향적 무작위 시험설계로 시험 결과를 보고하였다. 두 번째 연구는 질적연구에 초점을 두고 그룹 치료 중재를 설명하였다. 이 중재는 수용집단치료원리를 이용했다. 결과 측정치는 바디이미지, 성적기능장애, 삶의 질이었다. 중재에는 심상요법 유도와 교육이 포함되었다. 세션 1의 상상 유도 세션은 휴식과 자기 육성을 제공했고 8번째 세션까지 미래의 자기 이미지 상상으로 진행되었다. 실험의 결과는 신체적 외모에 대한 고통을 상당히 줄이고, 신체낙인을 줄이며, 유방암과 관련된 우려의 수준을 낮추며, 삶의 질을 향상시켰다. 성적기능에 있어 유의미한 집단적 차이는 없었다. 두 번째 연구에는 참가자들의 몇 가지 소감문이 부록으로 포함되어 있으며 중재의 성공에 대한 통찰력을 제공한다. 연구자들은 다른 암 진단에 이 중재 방법 적용에 대해 추천하고 있다.

소아기 악성 종양은 부모를 포함한 가족 전체에 깊은 영향을 미친다. Titsi 등에 의한 무작위 대조 실험은 부모의 불안을 줄이고 기분을 개선하는 것을 목표로 자녀의 치료 중 개입으로 PMR과 결합된 심상요법에 대해 탐색했다. 여러 측정 도구가 사용되었다. 결과는 중재그룹에서 통계적으로 유의한 긴장 감소하였고, 중재그룹의 부모들도 대조그룹에 비해 덜 슬프고 불안감이 줄었다.

NCCIH는 이 치료의 효과를 완전히 결정하기 위해 더 많은 연구가 필요하지만 일반적으로 건강한 사람들에게 안전한 것으로 간주된다는 것을 인정하면서 웹사이트에 안내된 심상요법을 포함한 이완 기술을 설명하였다. 연구의 향상된 품질은 암 환자에 대한 개입으로 심상요법 지도에 대한 좋은 증거가 있음을 시사한다. 통합종양학회는 유방암 환자의 지원적 치료로서 통합 치료법의 사용을 위한 임상 실무 지침을 발표하고 심상요법 유도가 유방암 환자의 삶의 질 향상을 위해 고려될 수 있다고 보고했다.

문화적 적용

현재의 심상요법은 중국의학 및 아메리카 원주민 전통을 포함한 많은 치유 시스템에 그 뿌리를 두고 있다. 심상요법 적용은 환자의 잠재의식과 신념 체계에 접근하기 위해 황홀하거나 변화된 상태로 상상을 사용하는 수 세기 동안의 관행인 샤머니즘 치유의 기초가 된다. 이것은 마음, 몸, 정신 사이의 의사소통을 열어 고통을 치료하고 완화하며 영적 변화를 촉진한다.

치료계획의 일부로써 심상요법에 대한 관심은 널리 퍼져 있다(사이드바 6.1 참조). 지난 수십 년간 심상요법 연구는 주로 미국에서 이루어졌다. 하지만, 최근의 문헌에 대한 리뷰는 심상의 사용과 효과에 대한 연구가 전 세계적으로 널리 퍼져 있다는 것을 보여준다. 몇 가지 예로는 스페인, 브라질, 이탈리아, 중국, 그리스의 임상시험 및 체계적 문헌 고찰이 있다.

종양학 분야에서는 안내 심상요법에 대한 국제적인 연구가 증가하고 있다. 간호사들은 이 연구의 선두에 서서 치료의 부작용을 완화하기 위한 새롭고 효과적인 개입을 모색하고 있다(사이드바 6.2 참조). 유방암 발병률의 세계적인 증가는 증상을 통제하고 관리하기 위해 안내된 상상과 같은 통합적인 옵션을 찾는 데 기여했다. 대만의 한 간호학 연구는 유방암에 걸린 여성들에게 암 치료의 효과를 평가했다. 연구자들은 이완과 짝을 이룬 심상요법이 불안과 우울의 부작용을 매개하는 데 긍정적인 영향을 미친다는 것을 발견했다. 이란에서 유방암은 여성에게서 발견되는 가장 흔한 암이다. 간호사 연구팀은 화학 요법의 가장 고통스러운 부작용 중 하나인 메스꺼움과 구토에 대한 심상요법을 연구했다. 화학요법으로 인한 오심과 구토는 적절하게 조절되지 않으면, 체중 감소, 영양실조, 사회적 고립, 우울증, 불면증, 그리고 탈수와 같은 많은 다른 심각한 부작용으로 이어질 수 있다. 참가자들은 진료소 예약에서 중재가 이루어졌고, 집에서 안내된 심상요법 CD를 듣기도 했다. 중재로써 유도된 심상요법은 화학요법으로 인한 메스꺼움과 구토의 심각성과 빈도를 감소시켰다.

갑상선암 발병률도 전 세계적으로 증가하고 있다. 한국에서는 갑상선암이 가장 흔한 암이다. 한 간호사 연구진이 갑상선 절제술 후 방사성 요오드 치료를 받은 환자들에게서 상당한 스트레스를 관찰했다. 그들은 중재 그룹에 안내된 심상요법 CD를 제공하고 4주 동안 매일 CD를 보도록 했다. 대조군은 방사성 요오드 치료에 대한 표준 교육을 받았다. 중재군에서는 스트레스와 피로감이 유의하게 감소하였다.

문화는 개인주의나 집단주의로 크게 분류된다. La Roche 등은 이미지 유도 스크립트를 조사하여 개인중심성향 대 집단중심성향의 수준을 확인했다. 개인중심성향은 다른 사람들로부터 고립되어 자신을 정의하는 개인주의 사회에서 발견될 것이다. 집단중심성향은 다른 사람들과 관련하여 자신을 정의하며 집단주의를 가치 있게 여기는 문화에서 볼 수 있을 것이다. 저자들은 123개의 안내된 이미지 유도 스크립트를 검토한 결과 보다 특이한 경향이 있음을 발견했다. 이는 사용자의 문화적 민족적 특성에 따라 이미지 유도 스크립트를 조정해서 적용해야 함을 나타낸다.

심상요법 경험을 연출할 때, 실무자는 개별적인 선호도를 인지하고 참가자가 이해할 수 있고 받아들일 수 있는 심상을 사용해야 한다. 일반적으로 가장 강력하고 의미 있는 상상은 가이드가 제공하는 이미지가 아니라 참가자가 만드는 이미지이다. 개인들은 그들의 문화적, 정신적, 그리고 개인적인 믿음과 일치하는 이미지를 선택할 가능성이 더 높다. 가이드나 심상요법을 적용하는 간호사는 그들이 그 상상들을 사용하는 것을 돕기 위해 그곳에 있는 것이다.

사이드바 6.1 온라인 심상요법 사용: 뉴질랜드

Theresa Fleming and Matthew Shepherd

뉴질랜드-또는 원주민인 마오리족의 말로 하면 아오테아로아는 마오리족뿐만 아니라 태평양, 아시아, 뉴질랜드 유럽 및 다른 민족들도 포함하는 단어이다. 우리 팀은 충족되지 않은 욕구, 특히 치료되지 않은 우울증과 불안을 가진 십대들에게 심리치료의 범위를 넓히는 것을 돕기 위해 컴퓨터화된 치료법을 개발하기 시작했다. 대면 서비스는 제한적이거나 비용이 많이 드는 경우가 있으며 청소년들이 선호하지 않아 우리는 컴퓨터화된 치료법에 초점을 맞췄다. 컴퓨터화된 치료법, 또는 온라인 치료법은 테스트 후 효과적인 것으로 나타났다. 하지만 종종 이것들은 높은 탈락률을 가지고 있다. 설명이 글로 길게 적혀 있는 많은 치료법들은 다양한 사람들의 관심사를 반영하지 못할 수도 있다.

몇 년에 걸쳐 우리는 SPARX (스마트, 긍정, 액티브, 현실적, x-factor) 사고라는 컴퓨터 프로그램을 개발하고 테스트를 위해 청년, 치료사, 학습 기술자, 연구자 및 게임 개발자와 협력했다. 이는 대규모 무작위대조군시험연구에서 효과적인 것으로 나타났으며, 현재 뉴질랜드에서는 보건부(www.fmhs.auckland.ac.nz/assets/fmhs/faculty/ABOUT/newsandevents/docs/SPARX%20 Fact%20sheet.pdf)를 통해 무료로 이용할 수 있다.

SPARX는 인지행동치료기술, 스토리텔링, 은유 및 놀이기반학습을 사용한다. 이러한 전략은 증거와 마오리와 다른 젊은이들의 호소력을 바탕으로 선택되었다. 이 프로그램은 젊은이들이 스스로 또는 지원을 통해 할 수 있는 7가지 수준 또는 모듈을 갖추고 있다.

SPARX는 명시적 교습과 1인칭 놀이기반 경험학습을 모두 사용한다. 각 레벨은 사용자를 환영하고 세션이 무엇인지 설명하고 실생활(교육적 학습)과 어떤 관련이 있는지 논의하는 가상 치료사 '가이드'로 시작한다. 그런 다음 사용자는 게임 세계로 들어가 '균형을 바로잡고' 게임 세계에서 부정적인 면을 줄이기 위해 주어진 임무와 도전을 완료한다. 일반적으로 이것은 풍부한 시각적 환경의 맥락에서 탐색적인 놀이 기반의 학습이다. 가장 중요한 이야기가 있고 은유가 종종 사용된다. 각 레벨이 끝나면 사용자들이 다시 가이드로 돌아와 게임의 스킬을 실생활에서 사용할 수 있는 전략을 수립하도록 초대한다. 예를 들어, 화산 지역에서 사용자들은 폭발을 막기 위해 성난 불귀신과 협상하고 화산 분출구에서 블록을 들어올려야 한다. 그들이 가이드에게 돌아왔을 때, 그들은 무엇이 그들을 분노로 폭발하게 하는지, 그리고 현실에서 이러한 도전들을 어떻게 다루어야 하는지를 고려하게 된다. 또 다른 예로 사용자들에게 '희망의 새'가 갇힌 상자가 나타난다. 거기서부터 희망의 새는 그들을 따라 다니며 게임 내내 그들을 돕는다. 다시 말하지만 이것은 실생활에서 어떻게 희망을 개발하고 유지하는지와 명확하게 연결된다.

SPARX의 심상요법은 문화, 학습 및 컴퓨터 게임 전문가뿐만 아니라 젊은이들의 의견으로 만들어졌다. 이 팀에는 마오리족과 비 마오리족 건강 연구원, 임상의, 청소년이 포함되었다. 그 소프트웨어를 개발한 컴퓨터 게임 회사는 마오리가 주도했고, 문화 전문가들은 그 콘텐츠가 적절하고 강력하다고 확신했다. 평가 결과 SPARX는 우울증 치료에 도움을 청하는 젊은이들 사이에서 효과적인 것으로 나타났다. 마오리족과 비마오리족 또는 성별에 따른 효과의 차이는 없었다. 이것은 많은 치료적 중재가 소녀 및/또는 다수 문화인에게 더 매력적으로 다가가 의도치 않게 차이를 증가시킬 수 있기 때문에 흥미롭다. 청소년들의 피드백은 이미지와 서사(내러티브)가 SPARX의 매력을 높이고 새로운 기술을 쉽게 이해하고 기억하고 사용할 수 있도록 지원한다는 점을 강조했다.

"희망의 새는 힘이 됩니다. 마치 당신 곁에 누군가가 있는 것 같습니다. 이 경험은 제 기억에 남을 것입니다."

"저는 게임을 통해 배웠습니다. 이것은 흥미롭고 재미있었습니다. 게임을 통해 배우는 것이 있습니다."

"개인적으로는 그[가이드]가 당신에게 말하는 것처럼, 당신이 그를 알게 된 것 같다고 느껴졌습니다."

후속 연구

임상 조건에서 심상요법 안내를 테스트하는 연구의 품질이 향상되었다. 최근 몇 년 동안 더 무작위화되고 통제된 시험이 진행되었지만 해결해야 할 많은 문제들이 남아 있다. 참가자들을 무작위 추출하는 것이 어렵고 많은 임상실험들이 참가자 수가 적기 때문에 심상요법과 다른 심신요법 중재의 효과를 검증하는 것은 여전히 어려운 일이다. 메타분석과 체계적 문헌 고찰이 완료되었지만, 종종 중재(혼합 중재, 단일 또는 다중 심상 세션, 전달 방법)와 다른 도구로 측정된 상이한 결과에 대한 연구의 이질성으로 인해 증거가 제한된다.

사이드바 6.2 태국 암 어린이의 유도된 심상요법 대 마음챙김요법 사용에 대한 비교 연구

Kesanee Boonyawatanangkool

다른 곳과 마찬가지로 태국에서도 생명을 위협하는 암과 같은 질병의 아동들은 다양한 고통을 경험한다. 이것들은 질병 증상, 절차, 치료에서부터 잠재적으로 말기질환을 가지고 사는 것에 대한 심리적인 불편함에 이르기까지 다양할 수 있다. 실제로, 이러한 아이들의 질병 궤적 전체에 걸쳐 전체적인 간호서비스를 제공하는 것에는 수많은 과제가 내재되어 있다. 심상요법은 정신신경면역학적 원리를 사용하여 어려운 사건으로부터 주의를 돌림으로써 고통, 불안, 두려움과 같은 고통 증상을 관리하는 데 도움을 주는 독립적인 간호 중재이다. 반대로 마음챙김요법은 수용적이고 판단하지 않는 방식으로 자신의 경험에 집중하지만 고통 증상에 대한 효과는 알려진 바 없다.

우리의 임상 연구 목표는 아이들의 통증을 증가시키거나 내성을 감소시키지 않으면서 주의를 기울이는 것이 아이들에게 고통, 불안 또는 두려움에 집중하는 데 도움이 될 수 있는지를 검토하는 것이었다. 이 임상 평가에서 우리는 마음에 둔 주의의 효과를 어려운 증상(즉, 안내된 상상/자기최면)을 줄이기 위한 잘 확립된 개입, 즉 불편한 사건으로부터 주의를 빼앗기 위해 고안된 개입과 비교했다.

입원하여 화학요법을 받고 있는 5~18세 아동(N = 58)에서 불안과 공포가 관찰되었다. 각각의 아동들은 참석했고 안내된 상상 세션을 마쳤다. 그런 다음 참가자들은 주의깊게 주의를 기울이거나 그들의 고통, 불안, 두려움에 초점을 맞추거나 그들로부터 멀어지도록 설계된 지도된 상상 지침을 받았다.

임상 평가에 따르면 세심한 주의를 기울이도록 지침을 받은 아이들이 고통, 불안, 두려움의 신체 감각에 대한 더 많은 인식을 허용 수준을 낮추지 않고 보여주었다. 그들 중 몇몇은 “나는 이제 괜찮아졌는데, 제발 이것을 다시 할 수 있게 도와줄 수 있나요?”라고 말했다(예: 횡문근육종 통증이 완화된 14세 소년). 어린이의 기본 특성과 증상을 해결하는 데 사용된 특정 개입 사이에는 상호 작용이 관찰되지 않았다.

임상관찰을 바탕으로, 안내된 심상과 비교하여 아동들이 통증 강도를 증가시키거나 증상 내성을 감소시키지 않고 고통, 불안, 두려움의 경험에 주의를 집중할 수 있도록 돕는 데 성공했다는 결론을 내렸다.

이러한 결론은 오로지 태국 내 진료환경에서의 임상 경험에 근거한 것이다. 중재를 적용하는 데 중요한 요소들은 아이들의 지식, 발달 단계, 신뢰와 친밀감, 성별과 나이, 고통과 다른 불편한 경험, 대처 전략, 질병 상태, 종교적, 문화적 신념, 그리고 가족 배경을 포함한다. 두 가지 요법 모두 어린이들의 고통을 줄이는 데 유익한 것으로 보였고 눈 고정 기술, 심호흡, 안내된 지시를 통한 점진적인 근육 이완과 같은 공유 전략을 포함했다.

심상요법은 많은 상황과 조건에서 스트레스 및 증상 관리의 핵심 구성 요소인 것으로 나타났지만 상상에 대한 특정 생리적 반응, 상상이 임상 결과 및 삶의 질에 미치는 영향, 개별 요인의 영향과 관련하여 핵심 질문에 답해야 한다. 저비용의 비침습적 중재인 심상요법은 여러 조건에 걸쳐 증상과 고통을 줄이는 데 효과적일 수 있다. 앞으로 더 연구해야 할 문제들은 다음과 같다.

- 건강과 건강을 유지하는 데 있어 심상요법의 역할은 무엇인까? 심상요법은 예방 의학의 구성요소가 되어야 할까? 시간이 지남에 따라 심상요법은 스트레스를 줄이고, 대처 능력과 웰빙을 향상시키고, 더 건강한 생활 방식을 만들고, 개인의 질병을 줄일 수 있을까?
- 심상요법이 삶의 질 및 건강/질병 상태와 관련된 임상 결과에 미치는 영향은 무엇이며 이는 비용 효율성 및 관리 품질에 영향을 미치는가?
- 심상요법과 다른 이완 요법 사이에는 어떤 관계가 있을까? 페어링할 때 더 효과적일까, 아니면 단독으로 사용해야 할까?
- 심상요법 유형에 따라 결과가 달라지는가? 특정 조건(녹음/앱 또는 실무자와의 세션 사용, 세션 기간 및 횟수)에서 가장 적합한 심상요법 프로토콜 또는 프로세스는 무엇인가?
- 특정 개인에 대한 심상요법 중재의 유용성을 예측할 수 있을까? 심상요법에 반응하고 원하는 결과를 생성하는 능력을 결정하는 개인의 특정 특성이 있을까? 심상요법을 권장하지 말아야 할 특정 개인 또는 조건이 있을까?
- 심상요법의 장기적인 영향은 무엇일까?
- 중재자 특성(훈련 유형, 중재자의 스타일, 다양한 중재자 수)의 역할과 결과에서 심상요법 수혜자와의 관계는 무엇일까?

참고문헌

Acar, K., & Aygin, D. (2019). Efficacy of guided imagery for postoperative symptoms, sleep quality, anxiety, and satisfaction regarding nursing care: A randomized controlled study. Journal of PeriAnesthesia Nursing, 34(6), 1241–1249. https://doi.org/10.1016/j.jopan.2019.05.006

Abbott, R. A., Martin, A. E., Newlove-Delgado, T. V., Bethel, A., Thompson-Coon, J., Whear, R., & Logan, S. (2017). Psychosocial interventions for recurrent abdominal pain in childhood. Cochrane Database Systematic Review, Jan(1). https://doi.org/10.1002/14651858CD10971.pub2

Ader, R., & Cohen, N. (1981). Conditioned immunopharmacologic responses. In R. Ader (Ed.), Psychoneuroimmunology (pp. 281–319). Academic Press.

Alam, M., Roongpisuthipong, W., Kim, N., Goyal, A., Swary, J. H., Brindise, R. T., Iyenagar, S., Pace, N., West, D. P., Polavarapu, M., & Yoo, S. (2016). Utility of recorded guided imagery and relaxing music in reducing patient pain and anxiety, and surgeon anxiety, during cutaneous surgical procedures: A single-blinded randomized and controlled trial. Journal of the American Academy Dermatology, 75, 585–589. https://doi.org/10.1016/j.jaad.2016.02.1143

Alexander, M. (2012). Managing patient stress in pediatric radiology. Radiologic Technology, 83(6), 549–560. http://www.radiologictechnology.org/content/83/6/549.short

Álvarez-García, C., & Yaban, Z. S. (2020). The effects of preoperative guided imagery interventions on preoperative anxiety and postoperative pain: A meta-analysis. Complementary Therapies in Clinical Practice, 38. https://doi.org/10.1016/j.ctcp.2019.101077

American Academy of Pediatrics Section on Integrative Medicine. (2016). Mind-body therapies in children and youth. Pediatrics, 138(3), e20161896. https://doi.org/10.1542/peds.2016-1896

American College of Rheumatology. (2021). Fibromyalgia. https.//www.rheumatolgy.org/I-Am-A/Patient-Caregiver/disease-condidions/fibromyalgia

Andrasik, F., & Rime, C. (2007). Can behavioural therapy influence neuromodulation? Neurological Sciences, 28(Suppl. 2), S124–S129. https://doi.org/10.1007/s10072-007-0764-6

Armin, J., Johnson, T., Hingle, M., Giacobbi, Jr., P., & Gordon, J. S. (2017). Development of a multibehavioral mHealth app for women smokers. Journal of Health Communication, 22(2), 153–162.

Armstrong, K., Dixon, S., May, S., & Patricolo, G. E. (2014). Anxiety reduction in patients undergoing cardiac catheterization following massage and guided imagery. Complementary Therapies in Clinical Practice, 20(2014), 334–338. https://doi.org/10.1016/j.ctcp.2014.07.009

Beaumont, G., Mercier, C., Michon P. E., Malouin, F., & Jackson, P. L. (2011). Decreasing phantom limb pain through observation of action and imagery: A case series. Pain Medicine, 12, 289–299. https://doi.org/10.1111/j.1526-4637.2010.01048.x

Beck, B. D., Hansen, A. M., & Gold, C. (2015). Coping with work-related stress through guided imagery and music (GIM): Randomized controlled trial. Journal of Music Therapy, 52(3), 323–352. https://doi.org/10.1093/jmt/thv011

Billquist, E. J., Michelfelder, A., Brincat, C., Brubaker, L., Fitzgerald, C. M., & Mueller, E. R. (2018) Pre-operative guided imagery in female pelvic medicine and reconstructive surgery: A randomized trial. International Urogynecology Journal, 29, 1117–1122. https://doi.org/10.1007/s00192-017-3443-z

Birnie, K. A., Noel, M., Chambers, C. T., Uman, L. S., & Parker, J. A. (2018). Psychological interventions for needle-related procedural pain and distress in children and adolescents. Cochrane Database Systematic Reviews, Oct(10). https://doi.org/10.1002/14651858CD005179.pub4

Boehm, L. B., & Tse, A. M. (2013). Application of guided imagery to facilitate the transition of new graduate registered nurses. Journal of Continuing Education in Nursing, 44(3), 113–119. https:// doi.org/10.3928/00220124-20130115-16

Boltin, D., Sahar, N., Gil, E., Aizic, S., Hod, K., Levi-Drummer, R., Niv, R., & Dickman, R. (2015). Gutdirected guided affective imagery as an adjunct to dietary modification in irritable bowel syndrome. Journal of Health Psychology, 20(6), 712–720. https://doi.org/10.1177/1359105315573450

Braun, S. M., Wade, D. T., & Beurskens, A. J. (2011). Use of movement imagery in neurorehabilitation: Researching effects of a complex intervention. International Journal of Rehabilitation Research, 34, 203–208. https://doi.org/10.1097/MRR.0b013e328348b184

Brunelli, S., Giovanni, M., Iosa, M., Ciotti, C., De Giorgi, R., Foti, C., & Traballesi, M. (2015). Efficacy of progressive muscle relaxation, mental imagery, and phantom exercise training on phantom limb: A randomized control trial. Archives of Physical Medicine and Rehabilitation, 96, 181–187. https://doi.org/10.1016/j.apmr.2014.09.035

Cardeña, E., Svensson, C., & Hejdström, F. (2013). Hypnotic tape intervention ameliorates stress: A randomized control study. International Journal of Clinical and Experimental Hypnosis, 61(2), 125–145. https://doi.org/10.1080/00207144.2013.753820

Carli, G., Cavallaro, F. I., & Santarcangelo, E. L. (2007). Hypnotizability and imagery modality preference: Do highs and lows live in the same world? Contemporary Hypnosis, 24(2), 64–75. https://doi.org/10.1002/ch.331

Carpenter, J. J., Hines, S. H., & Lan, V. L. (2017). Guided imagery for pain management in postoperative orthopedic patients. Journal of Holistic Nursing, 35(4), 342–351. https://doi.org/10.1177/0898010116675462

Centers for Disease Control and Prevention. (2021, April). Childhood obesity facts, prevalence of childhood obesity in the United States. https://www.cdc.gov/obesity/data/childhood.html

Charalambous, A., Giannakopoulou, M., Bozas, E., Marcou, T., Kitslos, P., & Paikousis, L. (2016). Guided imagery and progressive muscle relaxation as a cluster of symptoms management intervention in patients receiving chemotherapy: A randomized control trial. PLOS ONE, 11(6). https://doi.org/10.1371/journal.pone.0156911

Charalambous, A., Giannakopoulou, M., Bozas, E., & Paikousis, L. (2015). A randomized controlled trial for the effectiveness of progressive muscle relaxation and guided imagery as anxiety reducing interventions in breast and prostate cancer patients undergoing chemotherapy. Evidenced-Based Complementary and Alternative Medicine, 2015, 270876. https://doi.org/10.1155/2015/270876

Charette, S., Fiola, J. L., Charest, M. C., Villeneuve, E., Théroux, J., Joncas, J., Parent, S., & Le May, S. (2015). Guided imagery for adolescent post-spinal fusion pain management: A pilot study. Pain Management Nursing, 16(3), 211–220. https://doi.org/10.1016/j.pmn.2014.06.004

Chen, S., Wang, H., Yang, H., & Chung, U. (2015). Effect of relaxation and guided imagery on the physical and psychological symptoms of breast cancer patients undergoing chemotherapy. Iran Red Crescent Medical Journal, 17(11), 1–8. https://doi.org/10.5812/ircmj.31277

Chuang, L. L., Liu, S. C., Chen, Y. H., & Lin, L. C. (2015). Predictors of adherence to relaxation guided imagery during pregnancy in women with preterm labor. Journal of

Alternative and Complementary Medicine, 21(9), 563–568. https://doi.org/10.1089/acm.2013.0381

Costa-Pinto, F., & Palermo-Neto, J. (2010). Neuroimmune interactions in stress. NeuroImmunoModulation, 17, 196–199. https://doi.org/10.1159/000258722

Cotton, S., Roberts, Y. H., Tsevat, J., Britto, M., Succop, P., McGrady, M. E., & Yi, M. S. (2010). Mindbody complementary alternative medicine use and quality of life in adolescents with inflammatory bowel disease. Inflammatory Bowel Disease, 16(3), 501–506. https://doi.org/10.1002/ibd.21045

Davidson, F., Snow, S., Hayden, J. A., & Chomey, J. (2016). Psychological interventions in managing postoperative pain in children: A systematic review. Pain, 157(9), 1872–1886. https://doi.org/10.1097/j.pain.0000000000000636

De Paolis, G., Naccarato, A., Cibelli, F., D'Alete, A., Mastroianni, C., Surdo, L., Casala, G., & Magnan, C. (2018). The effectiveness of muscle relaxation and interactive guided imagery as a pain-reducing intervention in advanced cancer patients: A multicenter randomized controlled non-pharmacological trial. Complementary Therapies in Clinical Practice, 34, 280–287. https://doi.org/10.1016/j.ctcp.2018.12.014

Di Corrado, D., Guarnera, M., Guerrera, C. S., Maldonato N. M., Di Nuovo, S, Castellano, S., & Coco, M. (2020). Mental imagery skills in competitive young athletes and non-athletes. Frontiers in Psychology, 11(633), 1–7. https://doi.org/10.3389/fpsyg.2020.00633

Djordjevic, J., Zatorre, R. J., Petrides, M., Boyle, J. A., & Jones-Gotaman, M. (2005). Functional neuroimaging of odor imagery. Neuroimage, 24(3), 791–801. https://doi.org/10.1016/j.neuroimage .2004.09.035

Dobson, C. (2015). Outcome results of self-efficacy in children with sickle disease pain who were trained to use guided imagery. Applied Nursing Research, 28, 384–390. https://doi.org/10.1097/01.NAJ.0000445680.06812.6a

Dobson, C. E., & Byrne, M. W. (2014). Using guided imagery to manage pain in young children with sickle cell disease. American Journal of Nursing, 114(4), 27–36. https://doi.org/10.1097/01.NAJ.0000445680.06812.6a

Draucker, C. B., Jacobson, A. F., Umberger, W. A., Myerscough, R. P., & Sanata, J. D. (2015). Acceptability of a guided imagery intervention for persons undergoing a total knee replacement. Orthopedic Nursing, 34(6), 356–364. https://doi.org/10.1097/NOR.0000000000000193

Elkins, G., Johnson, A., Fisher, W., & Sliwinski, J. (2013). A pilot investigation of guided self-hypnosis in the treatment of hot flashes among postmenopausal women. International Journal of Clinical and Experimental Hypnosis, 61(3), 342–350. https://doi.org/10.1080/00207144.2013.784112

Emmanouil, C. C., Pervanidou, P., Charmandari, E., Darviri, C., & Chrousos, G. P. (2018). The effectiveness of a health promotion and stress management program in a sample of obese children and adolescents. Hormones, 17, 405–413. https://doi.org/10.1007/s42000-018-0052-2

Esplen, M. J., Warner, E., Boquiren, V., & Wong, J. (2020). Restoring body image after cancer (ReBIC): A group therapy intervention. Psycho-Oncology, 29, 671–680. https://doi.org:10.1002/pon.5304

Esplen, M. J., Wong, J., Warner, E., & Toner, B. (2018). Restoring body image after cancer (ReBIC): Results of a randomized control trial. Journal of Clinical Oncology, 36(8), 749–756. https://doi.org/10.12/FCO.2017.74.8244

Fan, M., & Chen, Z. (2020). A systematic review of non-pharmacological interventions used for pain relief after orthopedic surgical procedures. Experimental and Therapeutic Medicine, 20(36). https://doi.org/10.3892/etm.2020.9163

Felix, M. M. dS, Ferreira, M. B. G., Cruz, L. F. dC., & Barbosa, M. H. (2019). Relaxation therapy with guided imagery for postoperative pain management: An integrative review. Pain Management Nursing, 20(1), 3–9. https://doi.org/10.1016/j.pmn.2017.10.014

Fleshner, M., & Laudenslager, M. L. (2004). Psychoneuroimmunology: Then and now. Behavioral and Cognitive Neuroscience Reviews, 3(2), 114–130. https://doi.org/10.1177/1534582304269027

Flynn, T. A., Jones, B. A., & Ausderau, K. K. (2016). Guided imagery and stress in pregnant adolescents. American Journal of Occupational Therapy, 70(5), 700522002 1–7. https://doi.org/10.5014/ajot.2016.019315

Forsner, M., Norström, F., Nordyke, K., Ivarsson, A., & Lindh, V. (2014). Relaxation and guided imagery used with 12-year-olds during venipuncture in a school-based screening study. Journal of Child Health Care, 18(3), 241–252. https://doi.org/10.1177/1367493513486963

Freeman, L., White, R., Ratcliff, M., Sutton, S., Stewart, M., Palmer, J., Link, J., &. Cohen, L. (2015). A randomized trial comparing live and telemedicine delivery of an imagery-based behavioral intervention to breast cancer survivors: Reducing symptoms and barriers to care. Psycho-Oncology, 24(8), 1–16. https://doi.org/10.1002/pon.3656

Friedrichsdorf, S. J., & Goubert, L. (2020). Pediatric pain treatment and prevention for hospitalized children. Pain Reports, 5, e804. https://doi.org/10.1097/PR9.0000000000000804

Giacobbi, P. R., Stabler, M., Stewart, J., Jaeschke, A., Siebert, J. L., & Kelly, G. A. (2015). Guided imagery for arthritis and other rheumatic diseases: A systematic review of randomized controlled trials. Pain Management Nursing, 16(5), 792–803. https://doi.org/10.1016/j.pmn.2015.01.003

Glaser, R., MacCallum, R. C., Laskowski, B. F., Malarkey, W. B., Sheridan, J. F., & Kiecolt-Glaser, J. K. (2001). Evidence for a shift in the Th-1 to Th-2 cytokine response associated with chronic stress and aging. Journal of Gerontology. A: Biological Science and Medical Science, 56(8), M477–M482. https://doi.org/10.1093/gerona/56.8.M477

Gordon, J. S., Armin, J., Hingle, M. D., Giacobbi, Jr., P., Cunningham, J. K., Johnson, T., Abbate, K., Howe, C. L., & Roe, D. J. (2017). Development and evaluation of the See Me Smoke-Free multibehavioral mHealth app for women smokers. Translational Behavioral Medicine, 7(2), 172–184. https://doi.org/10.1007/s13142-017-0463-7

Gottsegen, D. (2011). Hypnosis for functional abdominal pain. American Journal of Clinical Hypnosis, 54, 56–69. https://doi.org/10.1080/00029157.2011.575964

Greene, C., & Greene, B. A. (2012, May–June). Efficacy of guided imagery to reduce stress via the internet: A pilot study. Holistic Nursing Practice, 26(3), 150–163. https://doi.org/10.1097/HNP.0b013e31824ef55a

Greenlee, H., Balneaves, L. G., Carlson, L. E., Cohen, M., Deng, G., Hershman, D., Mumber, M., Perlmutter, J., Seely, D., Sen, A., & Zick, S. M. (2014). Clinical practice guidelines on the use of integrative therapies as supportive care in patients treated for breast cancer. JNCI Monographs, 50, 346–358. https://doi.org/10.1093/jncimonographs/lgu041

Guerra-Martín, M. D., Tejedor-Bueno, M. S., & Correa-Casado, M. (2021). Effectiveness of complementary therapies in cancer patients: A systematic review. International Journal of Environmental Research and Public Health, 18, 1017. https://doi.org/10.3390/ijerph18031017

Gulewitsch, M. D., Müller, J., Hautzinger, M., & Schlarb, A. A. (2013). Brief hypnotherapeuticbehavioral intervention for functional abdominal pain and irritable bowel syndrome in childhood: A randomized controlled trial. European Journal of Pediatrics, 172, 1043–1051. https://doi.org/10.1007/s00431-013-1990-y

Hadjibalassi, M., Lambrinou, E., Papastavrou, E., & Papathanassoglou, E. (2018). The effect of guided imagery on physiological and psychological outcomes of adult ICU patients:

A systematic literature review and methodological implications. Australian Critical Care, 31, 73–86. https://doi.org/10.1016/j.aucc2017.03.001

Hansen, M. M. (2015). A feasibility pilot study on the use of complementary therapies delivered via mobile technologies on Icelandic surgical patients' reports of anxiety, pain, and self-efficacy in healing. Complementary and Alternative Medicine, 15, 92–104. https://doi.org/10.1186/s12906-015-0613-8

Hosseini, M., Tirgari, B., Forouzi, M. A., & Janhani, Y. (2016). Guided imagery effects on chemotherapy induced nausea and vomiting in Iranian breast cancer patients. Complementary Therapies in Clinical Practice, 25, 8–12. https://doi.org/10.1016/j.ctcp.2016.07.002

Huth, M. M., Broome, M. E., & Good, M. (2004). Imagery reduces children's postoperative pain. Pain, 110(1–2), 439–448. https://doi.org/10.1016/j.pain.2004.04.028

Huth, M. M., Van Kuiken, D. M., & Broome, M. E. (2006). Playing in the park: What school-age children tell us about imagery. Journal of Pediatric Nursing, 21(2), 115–125. https://doi.org/10.1016/j.pedn.2005.06.010

Jacobson, A. F., Umberger, W. A. Palmieri, P. A., Alexander, T. S., Myerscough, R. P., Draucker, C. B., Steudte-Schmiedgen, S., & Kirschbaum, C. (2016). Guided imagery for total knee replacement: A randomized, placebo-controlled pilot study. Journal of Alternative and Complementary Medicine, 22(7), 563–575. https://doi.org/10.1089/acm.2016.0038

Jallo, N., Cozens, R., Smith, M. W., & Simpson, R. I. (2013). Effects of a guided imagery intervention on stress in hospitalized pregnant women: A pilot study. Holistic Nursing Practice, 27(3), 129–139. https://doi.org/10.1097/HNP.0b013e31828b6270

Jallo, N., Ruiz, J., Elswick, R. K. Jr., & French, E. (2014). Guided imagery for stress and symptom management in pregnant African American women. Evidence-Based Complementary and Alternative Medicine, 2014, 840923. https://doi.org/10.1155/2014/840923

Ji, E. K., Wang, H. H., Jung, S. J., Lee, K. B., Kim, J. S., Jo, L., Hong, B. Y., & Lim, S. H. (2021). Graded motor imagery training as a home exercise program for upper limb motor function in patients with chronic stroke: A randomized controlled trial. Medicine, 100(3), e24351. https://doi.org/10.1097/MD.0000000000024351

Kaiser, P., Kohen, D. P., Brown, M., Kajander, R., & Barnes, A. J. (2018). Integrating pediatric hypnosis with complementary modalities: Clinical perspectives on personalized treatment. Children, 5, 108. https://doi.org/10.3390/children5080108

Kapogiannis, A., Tsoli, S., & Chrousos, G. (2018). Investigating the effects of the progressive muscle relaxation-guided imagery combination on patients with cancer receiving chemotherapy treatment: A systemic review of randomized controlled trials. Explore, 14(2), 137–142. http://doi.org/10.1016/j.explore.2017.10.008

Kemper, K. J., & Khirallah, M. (2015). Acute effects of online mind-body skills training on resilience, mindfulness, and empathy. Journal of Evidence-Based Complementary and Alternative Medicine, 20(4), 247–253. https://doi.org/10.1177/2156587215580882

Kho, A. Y., Liu, K. P. Y., & Chung, R. C. K. (2014). Meta-analysis on the effect of mental imagery on motor recovery of the hemiplegic upper extremity function. Australian Occupational Therapy Journal, 61, 38–48. https://doi.org/10.1111/1440-1630.12084

Kohen, D., & Olness, K. (2011). Hypnosis and hypnotherapy with children (4th ed.). Routledge. Kraemer, K. M., Luberto, C. M., O'Bryan E. M., Mysinger, E., & Cotton, S. (2016). Mind-body skills training to improve distress in tolerance in medical students: A pilot study. Teaching and Learning in Medicine, 28(2), 219–228. https://doi.org/10.1080/10401334.2016.1146605

Krau, S. D. (2020). The multliple uses of guided imagery. Nursing Clinics of North America, 55, 467–474. https://doi.org/10.1016/j.cnur.2020.06.013

Kubes, L. F. (2015). Imagery for self-healing and integrative nursing practice. The American Journal of Nursing, 115(11), 36–43. https://doi.org/10.1097/01.NAJ.0000473313.17572.60

Kuttner, L. (2012). Pediatric hypnosis: Pre-, peri-, and post-anesthesia. Pediatric Anesthesia, 22, 573–577. https://doi.org/10.1111/j.1460-9592.2012.03860.x

Kwekkeboom, K. L., & Bratzke, L. C. (2016). A systematic review of relaxation, meditation, and guided imagery strategies for symptom management in heart failure. Journal of Cardiovascular Nursing, 31(5), 457–468. https://doi.org/10.1097/JCN.0000000000000274

Kwekkeboom, K. L., Hau, H., Wanta, B., & Bumpus, M. (2008). Patients' perceptions of the effectiveness of guided imagery and progressive muscle relaxation interventions used for cancer pain. Complementary Therapies in Clinical Practice, 14, 185–194. https://doi.org/10.1016/j.ctcp.2008.04.002

Kwekkeboom, K. L., Wanta, B., & Bumpus, M. (2008). Individual difference variables and the effects of progressive muscle relaxation and analgesic imagery interventions on cancer pain. Journal of Pain and Symptom Management, 36(6), 604–615. https://doi.org/10.1016/j.jpainsymman.2007.12.011

Lam, T., Chung, K. F., Yeung, W., Yu, B. Y., Yung, K. P., & Ng, T. H. (2015). Hypnotherapy for insomnia: A systematic review and meta-analysis of randomized controlled trials. Complementary Therapies in Medicine, 23, 719–732. https://doi.org/10.1016/j.ctim.2015.07.011

Langley, P., Fonseca, J., & Iphofen, R. (2006). Psychoneuroimmunology and health from a nursing perspective. British Journal of Nursing, 15(29), 1126–1129. https://doi.org/10.12968/bjon.2006.15.20.22298

La Roche, M. J., Batista, C., & D'Angelo, E. (2010). A content analyses of guided imagery scripts: A strategy for the development of cultural adaptations. Journal of Clinical Psychology, 67(1), 45–57. https://doi.org/10.1002/jclp.20742

Lee, M. H., Kim, D., & Yu, H. S. (2013). The effect of guided imagery on stress and fatigue in patients with thyroid cancer undergoing radioactive iodine therapy. Evidence-Based Complementary and Alternative Medicine, 2013, 130324. https://doi.org/10.1155/2013/130324

Lindfors, P., Unge, P., Arvidsson, P., Nyhlin, H., Björnsson, E., Abrahamsson, H., & Simrén, M. (2012). Effects of gut-directed hypnotherapy on IBS in different clinical settings: Results from two randomized, controlled trials. American Journal of Gastroenterology, 107, 276–285. https://doi.org/10.1038/ajg.2011.340

Loft, M. H., & Cameron, L. D. (2013). Using mental imagery to deliver self-regulation techniques to improve sleep behaviors. Annals of Behavioral Medicine, 46, 260–272. https://doi.org/10.1007/s12160-013-9503-9

McCance, K. L., & Huether, S. E. (2002). Pathophysiology: The biologic basis for disease in adults and children (4th ed.). Mosby.

Meeus, M., Nijs, J., Vanderheiden, T., Baert, I., Descheemaeker, F., & Struyf, F. (2015). The effect of relaxation therapy on autonomic functioning, in patients with chronic fatigue syndrome or fibromyalgia: A systematic review. Clinical Rehabilitation, 29(3), 221–233. https://doi.org/10.1177/0269215514542635

Meghani, N., Tracy, M. F., Hadidi, N. N., & Lindquist, R. (2017). Part II: The effects of aromatherapy and guided imagery for the management of anxiety, pain, and insomnia in critically ill patients. Dimensions of Critical Care Nursing, 36(6), 334–348. https://doi.org/10.1097/DCC0000000000000272

Meinlschmidt, G., Lee, J. H., Stalujanis, E., Belardi, A., Oh, M., Jung, E. K., Kim, H., Alfano, J., Yoo, S., & Tegethoff, M. (2016). Smartphone-based psychotherapeutic micro-interventions to improve mood in a real-world setting. Frontiers in Psychology, 7, 1112. https://doi.org/10.3389/fpsyg.2016.01112

Menzies, V., & Jallo, N. (2011). Guided imagery as a treatment option for fatigue. Journal of Holistic Nursing, 29(4), 279–286. https://doi.org/10.1177/0898010111412187

Menzies, V., & Kim, S. (2008). Relaxation and guided imagery in Hispanic persons diagnosed with fibromyalgia: A pilot study. Family and Community Health, 31(3), 204–212. https://doi.org/10.1097/01.FCH.0000324477.48083.08

Menzies, V., Lyon, E. E., Elswick, R. K., McCain, N. L., & Gray, D. P. (2014). Effects of guided imagery on biobehavioral factors in women with fibromyalgia. Journal of Behavioral Medicine, 37(1), 70–80. https://doi.org/10.1007/s10865-012-9464-7

Menzies, V., Taylor, A. G., & Bourguignon, C. (2006). Effects of guided imagery on outcomes of pain, functional status, and self-efficacy in persons diagnosed with fibromyalgia. Journal of Alternative and Complementary Medicine, 12(1), 12–30. https://doi.org/10.1089/acm.2006.12.23

Misra, S. M., Monico, E., Kao, G., Guffey, D., Kim, E., Khatker, M., Gilbert, C., Biard, M., Marcus, M., Roth, I., & Giardino, A. P. (2019). Addressing pain with inpatient integrative medicine at a large children's hospital. Clinical Pediatrics (Phila), 58(7), 738–745. https://doi.org/10.1177/0009922819839232

Mizrahi, M. C., Reicher-Atir, R., Levy, S., Haramati, S., Wengrower, D., Israeli, E., & Goldin, E. (2012). Effects of guided imagery with relaxation training on anxiety and quality of life among patients with inflammatory bowel disease. Psychology and Health, 27(12), 1463–1479. https://doi.org/10.1080/08870446.2012.691169

Molinari, G., Garcia-Palacios, A.,Engique, A., Comella, N. F., & Botella, C. (2018). The power of visualization: Back to the future of pain management in fibromyalgia syndrome. Pain Medicine, 19, 1451–1468. https://doi.org/10.1093/pm/pnx298

National Center for Complementary and Integrative Health. (2021). Relaxation techniques: What you need to know. U.S. Department of Health and Human Services. https://www.nccih.nih.gov/health/relaxation-techniques-what-you-need-to-know

Nelson, E. A., Dowsey, M. M., Knowles S. R., Castle, D. J., Salzberg, M. R., Monshat, K., Dunin, A. J., & Choong, P. F. M. (2013). Systematic review of the efficacy of pre-surgical mind-body based therapies on post-operative outcome measures. Complementary Therapies in Medicine, 21, 697–711. https://doi.org/10.1016/j.ctim.2013.08.020

Nilsson, S., Forsner, M., Finnström, B., & Mörelius, E. (2015). Relaxation and guided imagery do not reduce stress, pain, and unpleasantness for 11 to 12 year-old girls during vaccinations. ACTA Paediatrica, 104, 724–729. https://doi.org/10.1111/apa.13000

Olness, K. (2008). Helping children and adults with hypnosis and biofeedback. Cleveland Clinic Journal of Medicine, 75(Suppl. 2), S39–S43. https://doi.org/10.3949/ccjm.75.Suppl_2.S39

Onieva-Zafra, M. D., Garcia, L. H., & del Valle, M. G. (2015, January–February). Effectiveness of guided imagery relaxation on levels of pain and depression in patients diagnosed with fibromyalgia. Holistic Nursing Practice, 29, 13–21. https://doi.org/10.1097/HNP.0000000000000062

Palsson, O. S., & van Tilburg, M. (2015). Hypnosis and guided imagery treatment for gastrointestinal disorders: Experience with scripted protocols developed at the University of North Carolina. American Journal of Clinical Hypnosis, 58(1), 5–21. https://doi.org/10.1080/00029157.2015.1012705

Peerdeman, K. J., van Laarhoven, A. I. M., Donders, A. R. T., Hopman, M. T. E., Peters, M. L., & Evers, A. W. M. (2015). Inducing expectations for health: Effects of verbal suggestion and imagery on pain, itch, and fatigue as indicators of physical sensitivity. PLOS ONE, 10(10), e0139563. https://doi.org/10.1371/journal.pone.0139563

Posadzki, P., Lewandowski, W., Terry, R., Ernst, E., & Stearns, A. (2012). Guided imagery for nonmusculoskeletal pain: A systematic review of randomized clinical trials. Journal of Pain and Symptom Management, 44(1), 95–104. https://doi.org/10.1016/j.jpainsymman.2011.07.014

Rao, N., & Kemper, K. J. (2017). The feasibility and effectiveness of online guided imagery training for health professionals. Journal of Evidence-Based Complementary & Alternative Medicine, 22(1), 54–58. https://doi.org/10.1177/2156587216631903

Reed, T. (2007). Imagery in the clinical setting: A tool for healing. Nursing Clinics of North America, 42, 261–277. https://doi.org/10.1016/j.cnur.2007.03.006

Rodriquez, R. M., Marroquin, A., & Cosby, N. (2019). Reducing fear of reinjury and pain perception in athletes with first-time anterior cruciate ligament reconstructions by implementing imagery training. Journal of Sport Rehabilitation, 28, 385–389. https://doi.org/10.1123/jsr.2017-0056

Roffe, L., Schmidt, K., & Ernst, E. (2005). A systematic review of guided imagery as an adjuvant cancer therapy. Psycho-Oncology, 14, 607–617. https://doi.org/10.1002/pon.889

Sawni, A., & Breuner, C. C. (2017). Clinical hypnosis, an effective mind-body modality for adolescents with behavioral and physical complaints. Children, 4(4), 19. https://doi.org/10.3390/children4040019

Schack, T., Essig, K., Frank, C., & Koester, D. (2014). Mental representation and motor imagery training. Frontiers in Human Neuroscience, 8(328), 1–10. https://doi.org/10.3389/fnhum.2014.00328

Schaffer, L., Jallo, N., Howland, L., James, K., Glaser, D., & Arnell, K. (2013). Guided imagery: An innovative approach to improving maternal sleep quality. Journal of Perinatal and Neonatal Nursing, 27(2), 151–159. https://doi.org/10.1097/JPN.0b013e3182870426

Scherwitz, L. W., McHenry, P., & Herrero, R. (2005). Interactive guided imagery therapy with medical patients: Predictors of health outcomes. Journal of Alternative and Complementary Medicine, 11(1), 69–83. https://doi.org/10.1089/acm.2005.11.69

Schuster, C., Hilfiker, R., Amft, O., Scheidhauer, A., Andrews, B., Butler, J., Kischka, U., & Ettlin, T. (2011). Best practice for motor imagery: A systematic literature review on motor imagery training elements in five different disciplines. BMC Medicine, 9, 75. http://www.biomedcentral.com/1741-7015/9/75

Sears, S. R., Bolton, S., & Bell, K. (2013). Evaluation of "Steps to Surgical Success" (STEPS): A holistic perioperative medicine program to manage pain and anxiety related to surgery. Holistic Nursing Practice, 27(6), 349–357. https://doi.org/10.1097/HNP.0b013e3182a72c5a

Segerstrom, S. (2010). Resources, stress, and immunity: An ecological perspective on human psychoneuroimmunology. Annals of Behavioral Medicine, 40, 114–125. https://doi.org/10.1007/s12160-010-9195-3

Serra, D., Parris, C. R., Carper, E., Homel, P., Fleishman, S. B., Harrison, L. B., & Chadha, M. (2012). Outcomes of guided imagery in patients receiving radiation therapy for breast cancer. Clinical Journal of Oncology Nursing, 16(6), 617–623. https://doi.org/10.1188/12.CJON.617-623

Shenefelt, P. D. (2013). Anxiety reduction using hypnotic induction and self-guided imagery for relaxation during dermatologic procedures. International Journal of Clinical and Experimental Hypnosis, 61(3), 305–318. https://doi.org/10.1080/00207144.2013.784096

Skeens, L. M. (2017). Guided imagery: A technique to benefit youth at risk. National Youth-At-Risk Journal, 2(2). https://doi.org/10.20429/nyarj.2017.020207

Spiva, L., Hart, P. L., Gallagher, E., McVay, F., Garcia, M., Malley, K., Kadner, M., Segars, M., Brakovich, B., Horton, S. Y., & Smith, N. (2015). The effects of guided imagery on patients being weaned from mechanical ventilation. Evidence-Based Complementary and Alternative Medicine, 2015, 802865. https://doi.org/10.1155/2015/802865

Suso-Martí, L., La Touche, R., Angulo-Diaz-Parreño, S., & Cuenca-Martínez, F. (2020). Effectiveness of motor imagery and action observation training on musculoskeletal pain intensity: A systematic review and meta-analysis. European Journal of Pain, 24, 886–901. https://doi.org/10.1002/ejp.1540

Trakhtenberg, E. C. (2009). The effects of guided imagery on the immune system: A critical review. International Journal of Neuroscience, 118, 839–855. https://doi.org/10.1080/00207450701792705

Tsitsi, T., Charalambous, A., Papastavrou, E., & Raftopoulos, V. (2017). Effectiveness of a relaxation intervention (progressive muscle relaxation and guided imagery) to reduce anxiety and improve mood of parents of hospitalized children with malignancies: A controlled trial in the Republic of Cyprus and Greece. European Journal of Oncology Nursing, 26, 9–18. https://doi.org/10.1016/j.ejon.2016.10.007

Vagnoli, L., Bettini, A., Amore, E., De Masi, S., & Messeri, A. (2019). Relaxation-guided imagery reduces perioperative anxiety and pain in children: A randomized study. European Journal of Pediatrics, 178, 913–921. https://doi.org/10.1007/s00431-019-03376-x

Van Kuiken, D. (2004). A meta-analysis of the effect of guided imagery practice on outcomes. Journal of Holistic Nursing, 22(2), 164–179. https://doi.org/10.1177/0898010104266066

Verkaik, R., Busch, M., Koeneman, T., Van Den Berg, R., Spreeuwenberg, P., & Francke, A. L. (2014). Guided imagery in people with fibromyalgia: A randomized controlled trial of effects on pain, functional status and self-efficacy. Journal of Health Psychology, 19(5), 678–688. https://doi.org/10.1177/1359105313477673

Winger, J. G., Rand, K. L., Hanna, N., Jalal, S. I., Einhorn, L. H., Birdas, T. J., Ceppa, D. P., Kesler, K. A., Champion, V. L., & Mosher, C. E. (2018). Coping skills practice and symptom change: A secondary analyis of a pilot telephone symptom management intervention for lung cancer patients and their family caregivers. Journal of Pain and Symptom Management, 55(5), 1341–1349. https://doi.org/10.1016/j.jpainsymman.2018.01.005

Yeh, A. M., Wren, A., & Golianu, B. (2017). Mind-body interventions for pediatric inflammatory bowel disease. Children, 4, 22. https://doi.org/10.3390/children4040022

Yijing, Z., Xiaoping, D., Fang, L., Xiaolu, J., & Bin, W. (2015). The effects of guided imagery on heart rate variability in simulated spaceflight emergency tasks performers. BioMed Research International, 2015, 687020. https://doi.org/10.1155/2015/687020

Zech, N., Hansen, E., Bernardy, K., & Häuser, W. (2017). Efficacy, acceptability and safety of guided imagery/hypnosis in fibromyalgia—A systematic review and meta-analysis of randomized controlled trials. European Journal of Pain, 21, 217–227. https://doi.org/10.1002/ejp.933

Zehetmair, C., Nagy, E., Leetz, C., Cranz, A., Kindermann, D., Reddemann, L., & Nikendei, C. (2020). Self-practice of stabilizing and guided imagery techniques for traumatized refugees via digital audio files: Qualitative study. Journal of Medical Internet Research, 22(9), e17906. https://doi.org/10.2196/17906

7

음악요법 Music intervention

학습 목표

1. 음악요법의 정의를 기술한다.
2. 음악요법의 과학적 근거를 설명한다.
3. 음악요법 간호적용 지침을 설명한다.
4. 불안 및 스트레스, 통증, 주의력결핍장애 환자와 간호사를 위한 음악요법에 대한 적용을 계획한다.

용어 정의

- **음악(Music):** 인간의 생리적, 심리적, 정신적 차원에 영향을 미치는 복합적 청각 자극이다.
- **연동(Entrainment):** 유사한 주파수로 진동하는 두 물체가 상호 교감 공명을 일으켜 동일한 주파수로 진동하는 과정으로 신체 리듬을 외부 리듬에 동기화하는 것이다.
- **바이오마커(Biomarker):** 일반적으로 단백질이나 DNA, RNA (리복핵산), 대사물질 등을 이용해 몸 안의 변화를 알아낼 수 있는 지표이다.
- **리듬(Rhythm):** 음악의 체계적인 패턴 배열. 비슷한 것이 규칙적으로 되풀이될 때 인간이 느끼는 시간적인 덩어리의 연속이다.
- **멜로디(Melody):** 음의 높낮이의 변화가 리듬과 연결되어 흐르는 것. 가락, 선율. 리듬은 비트로 쪼개지는 방식이고 멜로디는 일정한 규칙을 가지고 반복되는 음조가 선형적으로 이어지는 것. 멜로디는 음의 높낮이를 강조하고 리듬은 비트를 강조한다.
- **다이나믹스(Dynamics):** 음악을 만들어 내는 주요 요소 중 하나인 강약을 주어 크고 작은 소리의 변화를 주는 것이다.

음악요법은 역사적으로 고대전통 영적지도자들이나 원시부족사회 치료사들에 의해 치유와 치료 양식으로 사용되었다. 이집트, 중국, 인도, 그리스와 같은 전 세계의 선문 및 고대 문화는 음악의 치유 본질을 이해하고 의학의 실천을 음악과 연결시켰다. 간호학의 선구자 플로렌스 나이팅게일은 음악이 가진 치유적인 힘을 인정하였다. 오늘날 간호사들은 환자와 고객에게 도움을 주기 위해 다양한 환경에서 음악을 사용할 수 있다.

정의

음악은 인간의 표현을 위해 조직된 것으로, 이는 침묵과 함께 구성된 일련의 소리로 간단히 묘사될 수 있다. 음악은 침묵과 다른 소리들이 함께하는 독특한 조합으로, 이것을 통해 우리의 다양한 감정과 경험을 표현할 수 있다.

요소 및 기능

몇 가지 요소는 노래나 음악을 작곡하기 위해 무한히 많은 방법으로 결합되는 음악의 구성 요소 역할을 한다. 이러한 요소들의 조합은 듣는 사람이 노래나 음악의 한 부분을 특별한 독립체로 인식할 수 있게 한다. 표 7.1은 세부적인 요소와 각 요소의 기능을 정의하고 있다.

음악 치료사들은 음악적 요소의 기능을 이해하고 구체적이고 개별화된 환자의 요구를 충족시키기 위해 이를 활용하는 것에 대해 잘 알고 있다. 미국과 전 세계에서 음악 치료사는 다양한 의료 시설과 임상 환경에서 사용되고 있다. 음악 치료사는 음악을 다양한 치료적 방법으로 사용하는 특별한 훈련을 받았지만, 간호사도 환자의 치료 계획에 음악 청취를 도입할 수 있는 많은 상황이 있다. 음악 치료사(MT-BC)에 의한 음악 치료 실천과 혼동되지 않도록, 간호 관점에서의 음악 사용은 이 장에서 '음악 중재'라는 용어로 표현된다.

표 7.1 음악적 요소의 정의 및 기능

음악적 요소	정의	기능
리듬	특정한 시간의 관계에서 발생하는 것으로 인식될 수 있도록 하는 음악의 체계적인 패턴 배열을 의미한다.	음악의 움직임을 제공하고 표현된 에너지의 양을 나타낸다. 리듬은 운동 기술에 영향을 미치고 근육을 활성화시킨다. 더 빠르고 강렬한 리듬은 더 강렬한 에너지의 감각을 만든다; 더 느린 리듬은 느려지는 느낌, 평화, 또는 고요함을 불러일으킬 수 있다.
멜로디	음높이와 음색의 순차적 배열이 어느새 '음악적 문장'을 만든다. 음의 높낮이는 음악음의 진동 횟수에 의해 생성된다. 피치가 높을수록 빠른 진동을 가지고 있다.	음조 요소는 특정한 감정을 표현하는 데 사용된다. 종종 청취자가 따라가는 요소이며, 청취자를 집중시키고 끌어들이는 데 기여할 수 있으며, 산만함을 제공할 수 있다.
하모니	음이 동시에 연주되거나 불렸을 때, 서로의 관계와 멜로디와의 조합이다. 풍부함과 지지를 더해주며, 화음(기쁜 소리)일 수도 있고, 불협화음(긴장, 갈등 또는 불쾌한 소리)일 수도 있다.	음들 간의 연결이나 관계를 전달하는 음조 요소이다. 문화적인 기준은 청취자가 쾌적하고 기쁜 소리로 여기는 것을 결정한다. 다른 음조 체계는 다른 문화에서 불화음으로 들릴 수 있다.
음색	악기나 목소리의 특징적이고 독특한 소리를 말한다. 구조, 모양, 재료 및 기술은 악기의 음색에 영향을 미치고, 목소리는 보컬리스트의 기술에 영향을 받는다.	심리적으로 중요한 표현 요소이다. 청취자는 종종 느낌, 기억 및/또는 사건과 소리의 연관성을 가진다.
다이나믹스	음악에서 소리의 강도와 볼륨의 변화; 일관성을 유지하거나 곡 전체에 걸쳐 변화하는 소리에서 부드러움 까지의 전체적인 범위를 말한다.	청취자의 음악적 경험에 영향을 미친다. 부드럽고 조용한 음량은 평온함, 가까움 및 친밀감을 느끼게 하며, 더 큰 음량은 에너지와 힘의 느낌을 느끼게 만든다.
형태	음악 작품의 구조; 음악이 구조적으로 어떻게 조직되는지에 대한 것이다. 교향곡은 네 개의 악장으로 구성된 형식을 따르며, 노래는 절과 후렴구를 포함한다.	청취자에게 안정감과 예측 가능성을 제공한다. 청취자는 노래나 심지어 음악의 장르나 스타일의 구조에 익숙해질 수 있다 청취자에게 예상하고 예측하며 무엇을 기대할지 알 수 있게 한다.

출처: Heiderschit, A., & Jackson, N. (2018). 음악 치료 실습 소개. Barcelona Publishers; Rutherford-Johnson, T., Kennedy, M., & Kennedy, J. (2013). 옥스퍼드 음악 사전 (제6판). 옥스퍼드 대학 출판부.

과학적 근거

음악은 인간의 생리적, 심리적, 정신적 차원에 영향을 미치는 복합적 청각 자극이다. 음악에 대한 개인의 반응은 개인의 선호, 경험, 인구통계학적 특성, 환경, 교육, 문화적 요인에 의해 영향을 받을 수 있다. 뇌의 청각 피질에 의한 음악 자극의 처리는 음악 지각, 인식 및 감정을 포함한다. 멜로디, 화성 및 화음과 같은 음악적 요소는 두뇌를 양쪽으로 활성화시킨다. 개인적으로 즐거운 것이라고 인식되는 음악을 듣는 것은 뇌의 중뇌변연계 보상경로에서의 도파민 활동과 관련된 감정적인 반응을 유발할 수 있다.

물리학 원리인 연동(entrainment)은 유사한 주파수로 진동하는 두 물체가 상호 교감 공명을 일으켜 동일한 주파수로 진동하는 과정이다. 연동은 또한 신체 리듬을 외부 리듬에 동기화하는 것을 의미한다. 음악 및 생리적 과정(심장박동, 호흡수, 혈압, 뇌파, 체온, 소화 및 부신 호르몬 포함)은 규칙적이고 주기적인 방식으로 발생하며 진동으로 구성된 리듬과 진동을 포함한다. 음악의 리듬과 템포는 신체 리듬(예: 심박수 및 호흡 패턴)을 생리적 상태의 결과적인 변화와 동기화하거나 구속하는 데 사용될 수 있다. 음악의 특정 특성(액체가 있는 분당 80회 이하의 박자, 일관된 템포)은 느린 박자와 규칙적이고 반복적인 리듬으로 신체 리듬을 느리게 하거나 몰입하게 함으로써 이완을 촉진하는 데 사용될 수 있다.

음악의 템포는 부교감신경계와 교감신경계에도 영향을 미친다. 편안하고 느린 템포의 음악을 들으면 침샘 옥시토신과 심박수 변동성의 고주파 성분을 증가시킬 수 있을 뿐만 아니라 심박수와 코르티솔 수준을 감소시켜 이완 반응의 바이오마커를 제공할 수 있다.

마찬가지로, 음악은 의미 있고 산만한 청각 자극으로 뇌의 주의 채널을 점유함으로써 불안을 줄일 수 있다. 음악 개입은 환자에게 즐거운 감각(기억, 느낌, 경험 등)을 불러일으킬 수 있는 친숙하고 편안한 자극을 제공하는 동시에 고통, 불편함 또는 기타 환경적 자극 대신 음악(분산)에 개인의 관심을 집중시킨다. 음악은 또한 듣는 사람이 음악에 대한 연결을 느끼거나 음악이나 가사가 그들 자신의 경험에 공명할 때 정서적 지원을 제공하고 외로움과 싸우는 데 도움을 줄 수 있다 이를 통해 음악은 '사회적 대리인' 역할을 할 수 있으며, 환자가 '공감 회사'를 느낄 수 있도록 도와준다. 분위기에 영향을 미치고 편안한 느낌을 조성한다.

중재

환자의 음악 취향을 평가를 통해 판단하는 것은 필수적이다. 이를 위해 개발된 도구 중 하나는 Chlan과 Heiderscheit에 의한 평가 도구인데, 이 도구는 음악 청취 빈도, 선호하는 음악 유형, 아티스트, 그룹 및 장르, 그리고 음악 청취 이유에 대한 정보를 수집할 수 있다. 간단한 음악 평가 도구로도 이용 가능하다. 어떤 사람들에게 음악 청취의 목적은 휴식일 수 있고, 다른 사람들은 산만하게 하거나 자극하며 기운을 내기 위한 음악을 선호할 수 있다. 평가 데이터를 수집한 후에는 특정 음악과 적절한 기술을 적용할 수 있다.

음악 중재

음악 중재의 사용은 청취, 노래 부르기 또는 연주, 즉흥 연주 및 음악 작곡과 같은 여러 형태를 취할 수 있다. 이러한 방법 중 일부는 전문적인 훈련과 특정 장비가 필요할 수 있지만, 음악 청취는 실행 가능하고 접근 가능한 중재 방법이다. 특정 방법을 고려할 때 염두에 둬야 할 여러 가지 요인이 있다. 음악 유형과 개인적인 선호도, 적극적인 음악 참여 대 수동적인 청취, 음악과의 시간 소요, 그리고 원하는 결과 등이 있다.

음악 감상

환자가 음악을 들을 수 있는 수단을 제공하는 것은 간호사들이 가장 많이 시행하는 중재 기술이다. 사용 가능한 기술을 고려할 때 음악을 듣는 것은 매우 접근하기 쉽다. 음악은 모바일 기기, 스마트폰, 태블릿, 컴퓨터를 통해 이용할 수 있다. 디지털 기술의 발전은 광범위한 음악에 대한 즉각적인 액세스를 제동한다. 음악은 유명한 인터넷 소스(www.MyMusicInc.com 또는 iTunes®)에서 구입 및 다운로드하거나 스트리밍 서비스를 통해 액세스할 수 있다. 다양한 플랫폼에 액세스하면 광범위한 의료 환경에서 환자에게 음악 개입을 쉽게 제공할 수 있다. 모바일 장치는 상대적으로 저렴하다. 모바일 장치는 작고 중환자실과 같이 가장 붐비는 구역에서도 사용할 수 있다. 디지털 음악 파일은 환자가 원하는 음악을 즉시 선택할 수 있도록 뛰어난 사운드 선명도와 트랙 선택 기능을 갖추고 있다. 태블릿과 모바일 장치를 사용하여 음악 선택 메뉴를 제공할 수 있다. 편안한 헤드폰을 사용하면 환자가 다른 사람에게 방해가 되지 않는 개인적인 청취가 가능하다. 음악 개입을 위해 선택된 장비는 환자가 최소한의 노력으로 또는 도움을 받아 쉽게 사용할 수 있어야 한다. 환자는 다양한 기술에 익숙할 수도 있고 그렇지 않을 수도 있으므로 음악 전달 방법을 고려해야 한다. 어떤 음악 감상 방법이 가장 적합할지 결정하기 위해서는 환자의 손재주와 시각적 예리함을 고려하는 것이 중요하다.

간호사들은 환자들과 그들의 가족 구성원들이 환자가 입원 중에 들을 수 있게 자신들이 듣는 음악을 가져오도록 격려할 수 있다. 이미 환자는 핸드폰 또는 태블릿에서 원하는 음악을 사용할 수 있다. 공공 라디오 음악 소스(n.d.)는 다양한 음악을 구매할 수 있도록 제공한다. 또한 디지털 음악 라이브러리 또는 재생목록을 각 환자의 기본 설정에 맞게 쉽게 개별화할 수 있다. 음악(www.copyright.gov)을 다운로드할 때는 저작권법에 주의해야 한다.

라디오, 인터넷 또는 음악 스트리밍 서비스에서 다양한 음악 장르가 제공되지만, 상업적인 메시지와 이야기가 음악 청취 중재에 방해 요소가 될 수 있다. 마찬가지로 라디오 신호 수신의 품질이나 특정 음악 선택을 제어할 수 가 없다. 상업 메시지가 없는 프리미엄 옵션은 음악 스트리밍 서비스를 통해 구매할 수 있다.

중재를 위한 음악 감상

음악 선택에 신중한 주의를 기울이는 것은 그 치료적 효과에 기여한다. 예를 들어, 이완을 유도하는 음악은 일정하고 안정된 리듬(분당 80회 미만), 부드럽고 유동적이며 예측 가능한 멜로디, 작은 범위의 인터벌 다이나믹스, 그리고 화음 구조는 조화롭고 기쁜 느낌을 주는 악기로, 개인이 즐길 수 있게 이루어져 있어야 한다. 과거 경험은 음악에 대한 반응에 영향을 미칠 수 있으며, 때로는 음악이 강력한 감정적 반응이나 반응을 유발할 수 있음을 염두에 두는 것이 중요하다(자세한 내용은 표 7.1을 참조).

지침

이완을 위한 음악 중재는 음악을 기분 좋은 자극으로 활용하여 불안, 두려움을 차단하고 스트레스를 완화하는 데 사용된다. 편안한 음악의 정의는 개인마다 다를 수 있지만, 음악에 대한 반응에 영향을 주는 요소는 개인의 음악 취향, 선택된

곡에 대한 익숙함 및 문화적 배경이 있다. 편안한 음악은 휴식 심박수 이하의 템포(분당 80회 미만), 예측 가능한 다이나믹스, 유동적인 멜로디 움직임, 기쁜 화음, 급격한 변화 없는 규칙적인 리듬, 그리고 현, 플루트, 피아노 또는 특별히 합성된 음악과 같은 음향적 요소를 가져야 한다. 이완을 위해 가장 널리 사용되는 클래식 음악 중 하나는 Pachelbel의 D장조 캐논이다. 최근 몇 년 동안, 많은 음악 회사들이 특별히 휴식을 위한 음악으로 포장된 녹음을 제작하고 있다. 다양한 장르와 스타일로 다양한 음악 악기 및 환경 소리를 포함할 수 있는 많은 녹음이 있다. 표 7.2는 환자의 이완 촉진을 위한 음악 청취 중재를 실시하기 위한 기본 단계를 개요별로 설명한다.

표 7.2 휴식을 위한 음악 개입 지침

1. 환자가 충분한 청력을 가지고 있는지 확인한다.
2. 환자가 음악을 좋아하는지/싫어하는지 확인한다.
3. 휴식을 위해 음악 선호도와 음악에 대한 이전 경험을 평가한다.
4. 편안한 선택 옵션을 제공하고, 필요에 따라 CD/MP3/태블릿 선택을 지원한다.
5. 환자와 함께 합의한 음악 중재 목표를 결정한다.
6. 중재 전에 모든 간호 처치를 완료하고, 중재를 위해 최소 20분의 중단되지 않은 청취 시간을 확보한다.
7. 장비(CD 또는 MP3 플레이어, 스마트폰, 태블릿 장치, CD, 헤드폰, 새 배터리)들을 모아 모두 정상 작동하는지 확인한다.
8. 시술 전 환자와 볼륨 레벨의 편안함과 볼륨을 테스트한다.
9. 환자가 필요한 경우 편안한 자세로 도와준다. 응급 호출 버튼이 쉽게 닿을 수 있는 곳에 있도록 하고, 필요한 경우 환자에게 장비를 도와준다.
10. 필요에 따라 환경을 개선한다(예: 블라인드 그리기, 문 닫기, 불 끄기).
11. 불필요한 방해를 최소화하기 위해 '방해 금지' 표지판을 게시한다.
12. 환자에게 음악으로 휴식을 연습할 수 있는 기회를 주고 격려한다.
13. 음악 개입에 대한 환자의 반응을 문서화한다.
14. 음악 중재를 사용한 후, 환자의 경험과 환자가 듣는 동안 알아차린 감정에 대해 논의한다. 개입의 유용성에 대해 환자와 논의한다. 장비에 문제나 문제가 발생했는지 확인한다.
15. 필요에 따라 개입 계획 및 목표 수정한다.

참고: 사람의 좋고 나쁨을 먼저 평가하지 않고 음악 개입을 시작하는 것은 해로운 결과를 초래할 수 있다. 변연계에 대한 음악의 영향 때문에, 그것은 강렬한 감정적 반응을 가져올 수 있다. 헤드폰과 함께 휴대용 플레이어를 사용하는 것은 장비 코드를 자해용으로 사용할 수 있는 정신과 환자에게는 부적절하거나 금지될 수 있다.

기술

디지털 기술의 발전으로 음악은 환자가 스스로 음악을 청취하는 유효한 선택지로 이용 가능 해졌다. 모바일 기기와 스트리밍 서비스는 음악과 음악 라이브러리에 즉각적인 접근을 제공하며, 음악과의 상호작용 및 사용 방식을 변화시킨다. 새로운 디지털 기술과 배송 플랫폼을 통해 청취자는 음악을 개별적으로 제어할 수 있으며 다양한 장소와 공간에서 음악에 접근할 수 있다. 이에는 초소형 디스크 플레이어나 태블릿 또는 개인용 휴대용 스마트폰과 같은 디지털 기기가 포함된다. 음악은 스트리밍 플랫폼(Spotify, Apple MusicTM)이나 내부 플랫폼(GetWell NetworkTM)을 통해 접근할 수 있다.

음악 청취를 위한 전달 플랫폼을 선택할 때 고려해야 할 여러 가지 요인이 있다. 전달 방법은 환자가 접근하기 쉬워야 하며, 장비의 운용은 그들의 능력을 기반으로 현실적으로 가능해야 한다. 음악을 제공하고 장비를 구입하기 위해 사용 가능한 자금도 고려되어야 하며, 이는 배송 방법의 실행 가능성에 영향을 미칠 수 있다. 청취 플랫폼을 유지하는 것 또한 중요하다. 기관은 음악 사용과 관련된 저작권 법과 제한 사항을 인식해야 한다. 또한 음악 청취를 위해 헤드폰 사용을 고려하는 것이 중요하다. 헤드폰을 사용하면 주변 잡음을 차단하고 바쁜 환자 치료 구역에 추가 음향을 더하지 않아 청취 경험을 향상시킬 수 있다. 마지막으로, 한 가지 이상의 플랫폼을 고려하는 것이 도움이 될 수 있다. 예를 들어, 기관은 스트리밍 플랫폼을 통해 환자에게 음악을 제공하면서 동시에 환자들이 개인 모바일 기기에서 자신만의 음악을 가져오도록 장려할 수 있다.

측정 결과

음악 중재의 효과를 평가하기 위한 결과 측정은 음악 사용 목적에 따라 다양하다. 결과는 생리적 또는 심리적 변화일 수 있으며, 불안 또는 스트레스 감소, 이완 촉진, 사회적 상호작용 증가, 약물 필요 감소, 전반적인 웰빙 증진과 관련될 수 있다. 간호사는 중재의 목표를 신중하게 고려하고 결과 측정 및 적절한 도구를 선택하는 데 신중을 기울여야 한다.

주의 사항

음악 청취 중재를 시작하기 전에 음악 취향을 평가하는 것이 필수적이다. 모든 사람은 '음악적 기억'을 가지고 있으며, 음악을 듣는 것은 종종 부정적인 감정까지도 포함하여 다양한 감정을 불러일으킬 수 있다. 이는 개인의 웰빙에 해를 끼칠 수 있으며 중재 목표에도 부정적인 영향을 미칠 수 있다. 마찬가지로 심뇌혈관 상태가 불안정하거나 미약한 환자의 기분 전환을 위해 음악을 사용하는 것은 매우 주의하여 수행해야 한다. 환자가 심혈관계에 이상이 없는지 면밀히 모니터링해야 한다.

최적의 구현을 위해 필요한 연령 관련 시사점 또는 조정

음악청취 중재를 시작하기 전에 노인들은 추가적인 주의가 필요할 수 있다. 노인들은 과거 시대의 애국가나 인기 있는 노래, 익숙한 악기로 연주되는 느린 템포의 찬송가와 같은 노래를 즐길 수 있다. 종교 음악은 영적인 모임에 참여하지 못하는 분들이나 신앙이 중요한 분들에게 선호될 수 있다. 볼륨과 베이스는 청취자의 청력에 맞게 조절되어야 할 수 있다. 헤드폰은 청력에 방해가 되는 배경 소음을 차단하는 데 이상적이다. 음악 청취 중재를 위한 장비를 신중하게 선택하기 위해서는 편안함, 민첩성 및/또는 시력 문제에 각별히 주의가 필요하다. 민첩성이나 시력이 감소할 경우 개별 음악 청취의 빈도에 영향을 미칠 수 있다.

이용

음악은 다양한 환자 집단에 대해 치료 중재로 시험되었으며, 간호학 문헌의 대부분은 맞춤형 음악 청취에 초점을 맞추고 있다. 표 7.3은 음악 청취가 시험된 특정 환자 집단, 임상 환경 및 목적을 강조한다.

불안 및 스트레스 감소

음악의 가장 강력한 효과 중 하나는 불안감 감소이다. 수술 후 회복 기간 동안 음악은 즉각적인 환경을 향상시킬 수 있으며, 주의를 분산시켜 잠재적으로 괴로운 소리의 영향을 줄일 수 있다. 음악 중재의 스트레스 반응에 미치는 효과는 기도

표 7.3 음악 개입 사용

불안감 감소: 불안의 생리적, 정서적 영향 감소
치과 치료 대기 중
수술 환자
내시경 시술
유지혈액투석 말기 신장질환자
인공호흡기 의존 중환자실(ICU) 환자
관상동맥 혈관 조영술
간호사의 불안 감소

통증 감소: 통증 관리 보조원
급성 통증, 수술 후 통증, 수술 주기 약물 요구량 감소
만성 통증 관리
중재적 방사선 치료 절차
분만통증

스트레스 감소 및 완화
기계 환기 ICU 환자
입원 정신과 환자
의료용 ICU 환자의 수면 개선

산만함
골수생검 및 흡인
비침습적 인공호흡의 불편함
응급실 간략개입 통증과 불안
혈액 투석 관련 통증과 불안

기분 관리/삶의 질
암 방사선 치료 관련 증상 및 삶의 질
부정적이거나 우울한 기분 상태 관리
의료 종사자의 슬픔, 걱정, 피곤, 두려움 감소

참고문헌

채공주, 이미경, 남은숙, & 이호연. (2021).
음악요법이 치매노인의 인지기능, 초조행동, 불안 및 우울에 미치는 효과: 체계적 고찰 및 메타분석. 한국산학기술학회 논문지, 22(1), 520–530.

곽선경, & 박미경. (2019). 관상동맥 조영술을 받는 대상자에게 음악요법이 미치는 효과. 예술인문사회 융합 멀티미디어 논문지, 9(12), 471–483.

안성연, 박은지, 문유리, 외. 음악요법이 초산부의 경막하 무통 분만 중 분만통증, 분만경험, 자아존중감에 미치는 효과: 유사실험 연구. Korean J Women Health Nurs. 2023;29(2):137–45.

최윤영, 이미준, 김은실, 이지원, 권영인, & 하유미. (2021). 뇌졸중으로 입원한 환자에게 제공한 음악요법이 우울과 재활 동기에 미치는 영향. 융합정보논문지, 11(4), 220–229.

이재겸, & 허명행. (2022). 아로마 에센셜 오일 흡입과 음악 청취가 건강한 성인의 스트레스 반응, 활력 징후 및 진정 정도에 미치는 효과 비교. Korean Journal of Adult Nursing, 34(1), 62-73.

Han, K. S., Lee, S. Y., Kim, J. E., & Jang, Y. J. (2022). COVID-19 관련 보건의료인력의 스트레스 관리. Stress, 30(2), 53-59.

차은석, & 이소정. (2020). 비암성 만성질환자 대상 완화간호 제공을 위한 간호사 교육 프로그램의 접근성 및 효과성 검증: 파일럿 연구. Journal of Convergence for Information Technology, 10(7), 84-97.

부력, & 이정건. (2023). 음악 치료가 치매노인에게 미치는 효과: 메타분석. 한국산학기술학회 논문지, 24(9), 456-464.

기에 의존하는 중환자 병동 환자에서도 관찰되었다. 기계적 기도 지원을 받는 중환자에게 차분한 음악을 들려주어 불안 수준을 관리하도록 돕는 것은, 강렬한 진정제 투여 요법의 필요성을 감소시킨다. 마찬가지로 수술 후 회복 기간에 음악 중재는 진통제 및 진정제 투여 필요성을 줄일 수 있다. 특별히 작곡된 느린 템포의 피아노 음악을 청취하는 것이 의료 중환자의 작은 샘플에서 이완과 수면 촉진에 기여하는 것으로 나타났다.

통증 감소

환자는 일반적으로 주어진 수술 절차 후에 통증을 경험한다. 음악 감상은 수술 후 회복뿐만 아니라 전신마취 중에도 통증을 줄이는 데 효과적이다. 또한, 스스로 선택한 음악은 만성 질환과 관련된 고통을 줄일 수 있다. 급성 또는 중증 통증의 관리를 위해 약리학적 치료 대신 음악 중재를 사용해서는 안 된다는 것을 명심해야 한다. 그러나 음악은 특히 개인이 자신의 음악을 선택할 수 있는 권한을 부여받을 때 통증 관리를 위한 보조적 개입 역할을 할 수 있다.

주의력 결핍장애

음악은 주의력 결핍장애를 조성하기 위한 효과적인 보조 개입으로써, 특히 혈액투석으로 고통이나 불안과 같은 불쾌한 증상을 유도하는 시술 및 환자가 비침습적 인공호흡을 받는 불편함으로부터 주의를 산만하게 하는 시술에 사용된다. 짧은 음악 감상 경험은 환자를 응급실 설정의 고통으로부터 주의를 분산시킬 수 있다.

간호사를 위한 음악요법

COVID-19 대유행은 환자와 가족의 요구를 해결하면서 간호사들이 경험하는 스트레스를 강화하고 강조했다. 최근의 연구에 따르면 의료 종사자들은 더 높은 수준의 스트레스, 불안, 우울증 및 외상 후 스트레스 장애(PTSD)를 보고하고 있다. 환자 인구에서 음악 감상의 효과는 간호사와 의료 종사자들이 전례 없는 이 기간 동안 스트레스를 관리하고 대처하는 데 도움이 되도록 연구자들이 이 음악 개입을 활용하도록 만들었다. Catlin 등은 아카펠라 음악을 들은 후 간호사들이 자신의 중심, 평온, 평화, 환자와의 연결에서 통계적으로 유의미한 개선을 보여주었음을 발견했다. Zamanifar 등은 아로마 테라피와 결합된 음악 감상이 간호사의 불안 수준을 유의하게 감소시킨다는 것을 발견했다. Giordano 등은 의료 종사자들이 4주 동안 연구에서 만든 재생 목록의 음악을 들으면서 슬픔, 걱정, 피곤 및 공포의 인식 강도가 현저히 감소했다고 보고했다는 것을 발견했다.

상담 또는 협업을 위해 검증된 음악 치료사를 찾는 방법

음악 선호도 평가의 중요성과 음악이 청취자에게 미치는 생리적, 심리적 영향에 대한 지식을 고려할 때, 간호사가 음악 청취 개입을 시작하기 전에 전문 음악 치료사와 상담하거나 협력하는 것이 적절할 수 있다. 미국에서 음악 치료사를 찾을 수 있는 한 가지 정보원은 미국 음악 치료 협회(www.music therapy)이다.

국제적인 필요성은 세계음악 치료연맹(www.wfmt.info.org)에 문의할 수 있다.

음악 치료사 자격요건

음악 치료 관련학과 이수(음악 치료학, 음악심리학, 정신병리학, 이상심리학, 특교교육학, 임상실습 등) 후 한국음악 치료사협회에서 음악 치료사 인증을 받거나, 국제음악 치료분야 자격을 취득하면 음악 치료사가 될 수 있다. 미국의 경우, 많은 대학에 음악 치료학과가 있어 60학점 이상을 이수하고, 1,200시간 이상 병원 임상과정을 거쳐 자격시험에 통과하면 공인 음악 치료사가 될 수 있다. 또, 대학원에는 석사, 박사 과정도 개설되어 있다. 우리나라에는 이화여대와 숙명여대에 음악 치료대학원이 개설되어 있으며, 부산대학교– 사회교육원 이하 대학에서 소정의 교육을 거쳐 민간자격증을 취득하고 있다.

문화적 적용

비록 보편적인 현상으로 여겨지더라도, 음악에는 보편적인 언어는 없다. 다양한 문화는 서양 청취자들로 하여금 일반적인 것과는 다르게 음악을 구성하게 한다. 예를 들어 동양 문화의 음악은 매우 다른 리듬, 음색 구조와 음색을 포함하고 있는데, 이것은 서양 청취자들에게는 이질적일 수 있다. 마찬가지로 서양이 아닌 문화권 사람들은 모차르트나 베토벤의 클래식 음악이 이국적으로 들리고 자극적이라고 생각할지도 모른다. 다양한 문화권에서 음악을 고려하는 이러한 구조적 차이는 음악 감상 개입을 구현할 때 고려해야 할 중요한 요소이다. 음악의 이러한 문화적 측면은 음악 선호도 평가의 중요성을 강조한다.

전 세계적으로 임상 응용을 위한 음악에 관심이 있다. 임상 환경에서 조사자들은 마주치는 환자 상태를 해결하기 위해 음악의 이점을 탐구하고 있다. 사이드바 7.1은 인도음악 치료의 이론적이고 임상적인 예를 제공한다.

사이드바 7.1 의료에 대한 유익한음악 치료 접근법: 인도인의 관점

Sumathy Sundar

상황

인도에서는 최근 음악 치료가 질병 원인에 초점을 맞춘 병원식 접근 방식에서 건강에 영향을 미치는 요소에 주목하는 건강증진적 접근 방식으로 전환하려는 관심하에 정규의 서비스의 혁신적인 환자 간호 방법으로 소개되었다. 이는 음악 치료 효과의 기초를 이해하는 경험적 증거의 꾸준한 증가에 의해 지원받는다. 한편으로 음악 치료의 과학적 측면은 보편적인 음악 치료 언어로 이해된다. 다른 한편으로는 음악 치료의 'field of play (적용영역)'는 독특한 마이크로톤 인도음악(동일한 간격의 반음보다 작은 음의 간격을 사용하는 음악)을 활용하여 현지 문화적 관행과 치유 전통으로 설명되고 이해된다. 인도의 맥락에서 이러한 과학과 전통의 이중성을 음악 치료 실천에 통합하는 데 직면하는 강점과 도전점은 이 사이드바에서 설명된다.

병원 기반 임상 실습

인도의 음악 치료를 위한 '적용영역'은 과학과 전통의 아름다운 조화이다.

음악의 이점을 이해하고 치료 과정을 이해하는 과학적 측면은 국제 틀에 남아 있지만, '적용영역'에서 사용되는 전통 치유 관행은 음악 치료 응용 프로그램의 이점을 이해하는 데 있어 가능한 한 과학적으로 검증된다. 이것은 가장 도전적인 부분이기도 하다. 왜냐하면 전통 치유 연습은 말이 아니라 '자신의 몸, 마음, 영혼에 대한 느낌'과 이러한 연습에 대한 자신의 믿음에 의해 내재되어 있기 때문이다. 이러한 관행을 인식하는 것이 중요하다.

실천과 연구에는 관련 있는 음악적 및 영적이론도 통합되어 있다. 인도음악 치료 분야에서 사용되는 몇 가지 인기 치유응용프로그램에는 Raga Cikitsa, Ayurveda, and Ragas의 시간이론이 포함된다. 감정요인이 질병에 미치는 역할을 제안하는 증거가 늘어나면서 다양한 Raga들(Raga Cikisa)의 유익한 효과는 청취자의 긍정적인 감정을 유발함으로써 설명된다. 음악에 대한 이러한 감정적 반응은 (a) 뇌간 반사, (b) 리듬적 몰입, (c) 평가 조건, (d) 전파확산, (e) 시각적 이미지, (f) 에피소드 기억, 또는 (g) 음악적 기대와 같은 몇 가지 메커니즘을 통해 설명될 수 있다. Ragas의 시간이론은 각 Raga 공연/청취를 위해 낮/밤의 특정 시간이 할당된다는 점에서 인도 클래식 음악의 또 다른 흥미로운 개념이다. Raga의 효과는 공연하거나 들을 때 특정 기간 동안 할당된 시간에 가장 잘 나타난다고 생각하면 된다. 이러한 관점은 활성 및 비활성 기능 상태에 따라 다른 24시간 시간대로 분할된 Vata (공간과 공기, 움직임 관장), Pitha (불과 물, 신진대사 조절) 및 Kapha (땅과 물, 신체 동화작용관리)의 생물학적 에너지를 할당하는 Ragas의 시간 이론과 시간 생물학적 아유르베다 개념을 통합하여 테스트할 수 있다.

인도에서 음악 치료사들은 소아과, 신장병학, 산부인과, 호흡기 의학, 심장학, 종양학, 피부과, 외과, 그리고 정신과를 포함한 많은 병원임상 분야에서 일한다. 마찬가지로 음악 치료사들도 절차적 지원(진단 및 중재 모두), 통증 관리, 신경 재활, 정신과 및 트랜스젠더 개인, 노인 및 봉사 프로그램에 특별한 필요가 있는 어린이를 위한 지역 사회 환경에서 일하고 있다. 음악 치료를 의뢰하는 일반적인 이유로는 시술 전 불안, 통증 인식, 수면의 질, 임상적 우울증, 삶의 질, 감정적인 규제, 관심, 그리고 행동과 의사소통의 문제들이 있고 음악 치료사들은 또한 전통적인 Garbh-Sanskar (인도식 태교학습) 프로그램을 통해 임산부들이 건강한 임신을 하고 건강한 아기를 출산할 수 있도록 돕고 그들의 출산 불안을 줄이기 위해 노력 중이다.

결론

인도의 음악 치료 관행은 문화적 관행과 음악적 전통에 의해 강하게 영향을 받고 있다. 음악 치료연구원들은 인도 음악 치료 전통의 개념을 탐구하고, 평가하고, 이해하고, 적용하고, 현재의 음악 치료 관행에 통합하기 위한 노력을 기울이고 있다.

참고문헌

Juslin, P., Liljestrom, S., Vastfjall, D., & Lundqvist, L. (2010). How does music evoke emotions? Exploring underlying mechanisms. In P. Juslin & J. Sloboda (Eds.), Handbook of music and emotion: Theory research, applications (pp. 605–642). Oxford University Press.

Kenny, C. (2013). Music therapy theory: Yearning for beautiful ideas. Voices Resources. https://voices.no/community/index.html?q=fortnightly-columns%252F2001-music-therapy-theory-yearning-beautiful-ideas

Sundar, S. (2016). Can interdisciplinary collaborative research result in newer nderstandings towards therapeutic effects of music? Annals of Sri Balaji Vidyapeeth, 5(2), 6. https://doi.org/10.5005/ jp-journals-10085-5203

Sundar, S., Durai, P., & Parmar, P. (2016). Indian classical music as receptive music therapy improves tridoshic balance and major depression in a pregnant woman. International Journal of Ayurveda and Pharma Research, 4(9), 8–11. https://ijapr.in/index.php/ijapr/article/view/414

후속 연구

증거 기반이 증가하고 있지만, 음악 감상 개입의 과학성을 더 구축하기 위해 필요한 연구 분야는 다음과 같다.

- 수술 전 불안 중재에 대한 음악요법의 영향에 대한 메타분석연구가 2013년에 발표되었다. 또한 기계적 인공호흡기를 사용하고 있는 위중한 환자의 불안 감소에 대한 연구들이 발표되었으며, 그 외 관상동맥질환 환자, 종양 환자를 대상으로 한 연구, 그리고 수술 후 불안 및 통증과 연관된 증상 관리에 음악요법을 적용한 연구들이 발표되었다. 이러한 연구의 결과를 통해 제시된 후속연구는 음악이 긍정적인 결과를 지속적으로 유도하는 한편, 중요한 임상 결과를 측정하기 위한 일관된 기구사용법과 다중 임상 실험을 통해 기존의 메타 분석의 결과를 기반으로 하는 조사가 필요하다. 다양한 건강 결과를 측정하기 위한 유효하고 신뢰할 수 있는 기기를 얻기 위한 한 가지 출처는 환자 보고 결과 측정 정보 시스템(PROMIS®; www.healthmeasures.net/explore-measurement-systems/promis)이다. 또한, 공통 증상을 일관되게 측정하기 위해 핵심 악기 세트를 분류하는 작업은 음악감상중재의 과학적 기반을 구축할 것이다.

- 증후군과 같은 동시에 발생하는 증상과 증상 클러스터 관리에 대한 추가 연구는 음악요법의 과학적 기반을 향상시킬 것이다. 예를 들어, 암에 걸린 사람들은 일반적으로 메스꺼움, 구토, 고통, 그리고 치료로 인한 피로를 경험한다. 신중하게 선택한 음악의 구현과 전달이 일련의 증상을 개선할 수 있는가? 암 치료를 경험한 사람들이 불안 감소를 위해 선호하는 음악중재를 적용함으로써 증상관리 방법에 해당하는 간호중재로 인정받을 수 있는가?
- 이용 가능한 문헌의 많은 증거는 음악요법의 즉각적이거나 단기적인 효과에 초점을 맞추고 있다. 과학을 발전시키기 위해, 연구자들은 음악 감상 개입이 만성적인 건강 상태를 가진 개인의 결과와 삶의 질 향상 여부 같은 중요한 질문을 다루기 위해 세로 방향의 연구 설계를 고려해야 한다.
- 혁신적인 연구 설계 활용과 음악감상에 대해 임상 실습에 보다 신속한 통합이 시급하다. 음악감상은 많은 환자 집단에서 큰 이점을 제공하는 안전한 비 약리학적 개입으로 문서화되었다. 실용적인 임상시험을 통해 이러한 연구 결과를 보다 편리한 방법으로 임상실습에 신속하게 반영하기 위해서는 임상환경에 음악청취 중재를 구현해야 한다. 음악감상이 비용 효율적 중재인지 혹은 비용 중립적 중재인지의 여부를 확인할 필요가 있다. 또한 비용효율적인 시험 설계에 어떤 환자치료의 설정과 특정 증상이 포함되는지를 알아야 한다.

중재연구 자체는 노동 집약적이지만, 음악요법에 대해서는 앞으로 추가 조사 연구가 많이 필요하다. 환자/고객의 건강과 웰빙을 증진하기 위한 음악 개입 지식의 기반은 고품질 연구와 적시에 이러한 결과를 전파함으로써 확장될 수 있다. 음악 개입의 구현과 결과를 둘러싼 강력한 지식 체계를 더욱 구축하기 위해, 본 챕터의 저자들은 간호사와 음악 치료사의 공동 연구 수행을 포함한 학제 간 접근 방식을 권장한다. 품질 증거로부터, 음악중재실행지침을 환자치료에 통합할 수 있다.

참고문헌

Alcantara-Silva, T. R., de Freitas-Junior, R., Aires Freitas, N. M., de Paula Junior, W., da Silva, D. J., Pinhero Machado, G. D., Alves Ribeiro, M. K., Paiva Carneiro, J., & Ribeiro Soares, L. (2018). Music therapy reduces radiotherapy-induced fatigue in patients with breast or gynecological cancer: A randomized trial. Integrative Cancer Therapies, 17(3), 628–635. https://doi.org/10.1177/1534735418757349

Almerud, S., & Peterson, K. (2003). Music therapy—A complementary treatment for mechanically ventilated intensive care patients. International Critical Care Nursing, 19(1), 21–30. https://doi.org/10.1016/s0964-3397(02)00118-0

American Music Therapy Association. (2021). AMTA member and workforce analysis. Ames, N., Shuford, R., Yang, L., Moriyama, B., Frey, M., Wilson, F., Sundaramurthi, T., Gori, D. Mannes, A., Ranucci, A., Koziol, D., & Wallen, Q. (2017). Music listening among postoperative patients in the intensive care unit: A randomized controlled trial with mixed-methods analysis. Integrative Medicine Insights, 12, 1–13. https://doi.org/10.1177/1178633717716455.

Anderson, I., Santiago, G., Gibson, C., Wolf, S., Shapiro, W., Semerci, O., & Greenberg, D. (2021). "Just the way you are": Linking music listening to Spotify and personality. Social Psychology and Personality Science, 12(4), 561–572. https://doi.org/10.1177/1948550620923228

Bernardi, L., Porta, C., & Sleight, P. (2006). Cardiovascular, cerebrovascular, and respiratory changes induced by different types of music in musicians and non-musicians: The importance of silence. Heart, 92, 445–452. https://doi.org/10.1136/hrt.2005.064600

Bradt, J., & Dileo, C. (2014). Music interventions for mechanically ventilated patients. Cochrane Database of Systematic Reviews, 2014(12), CD006902. https://doi.org/10.1002/14651858.CD006902.pub3

Bradt, J., Dileo, C., & Grocke, D. (2010). Music interventions for mechanically ventilated patients. Cochrane Database of Systematic Reviews, (12), CD006902. https://doi.org/10.1002/14651858.CD006902.pub2

Bradt, J., Dileo, C., Magill, L., & Teague, A. (2016). Music interventions for improving psychological and physical outcomes in cancer patients. Cochrane Database of Systematic Reviews, (8), CD006911. https://doi.org/10.1002/14651858.CD006911.pub3

Bradt, J., Dileo, C., & Potvin, N. (2013). Music for stress and anxiety reduction in coronary heart disease patients. Cochrane Database of Systematic Reviews, (12), CD006577. https://doi.org/10.1002/14651858.CD006577.pub3

Bradt, J., Dileo, C., & Shim, M. (2013). Music interventions for preoperative anxiety. Cochrane Database of Systematic Reviews, (6), CD006908. https://doi.org/10.1002/14651858.CD006908.pub2

Bruscia, K. (2014). Defining music therapy (3rd ed.). Barcelona Publishers.

Catlin, A., Cobbina, M., Dougherty, R., & Laws, D. (2019). Music, spirituality, and caring science: The effect of a cappella song on healthcare staff in medical–surgical Units. International Journal for Human Caring, 23(3), 234–241. https://doi.org/10.20467/1091-5710.23.3.234

Çetinkaya, F., Asiret, G., Yilmaz, C., & Inci, S. (2018). Effect of listening to music on anxiety and physiological parameters during coronary angiography: A randomized clinical trial. European Journal of Integrative Medicine, 23, 37–42. https://doi.org/10.1016/j.eujim.2018.09.004

Chai, P. R., Schwartz, E., Hasdianda, M. A., Azizoddin, D. R., Kikut, A., Jambaulikar, G. D., Edwards, R., Boyer, E., & Schriber, K. (2020). A brief music app to address pain in the emergency department: Prospective study. Journal of Medical Internet Research, 22(5), e18537.https://doi.org/10.2196/18537

Chlan, L. (1998). Effectiveness of a music therapy intervention on relaxation and anxiety for patients receiving ventilatory assistance. Heart & Lung, 27(3), 169–176. https://doi.org/10.1016/s0147-9563(98)90004-8

Chlan, L., & Heiderscheit, A. (2009). A tool for music preference assessment in critically ill patients receiving mechanical ventilatory support: An interdisciplinary approach. Music Therapy Perspectives, 27(1), 42–47. https://doi.org/10.1093/mtp/27.1.42

Chlan, L., Weinert, C., Heiderscheit, A., Tracy, M. F., Skaar, D., Guttormson, J., & Savik, K. (2013). Effects of patient directed music intervention on anxiety and sedative exposure in critically ill patients receiving mechanical ventilatory support. JAMA: Journal of the American Medical Association, 309(22), 2335–2344. https://doi.org/10.1001/jama.2013.5670

Conrad, C., Niess, H., Jauch, K. W., Bruns, C., Hartl, W., & Welker, L. (2007). Overture for growth hormone: Requiem for interleukin-6? Critical Care Medicine, 35(12), 2709–2713. https://doi .org/10.1097/01.ccm.0000291648.99043.b9

Crowe, B. (2004). Music and soul making: Toward a new theory of music therapy. The Scarecrow Press.

Davies, R., Baker, F., Tamplin, J., Bajo, E., Bolger, K., Sheers, N., & Berlowitz, D. (2016). Musicassisted relaxation during transition to non-invasive ventilation in people with motor neuron disease: A qualitative case series. British Journal of Music Therapy, 30(2), 74–82. https://doi.org/10.1177/1359457516669153

Davis, T., & Jones, P. (2012). Music therapy: Decreasing anxiety in the ventilated patient: A review of the literature. Dimensions of Critical Care Nursing, 31(3), 159–166. https://doi.org/10.1097/DCC.0b013e31824dffc6

Dissanayake, W. (2009). Bodies swayed to music: The temporal arts as integral to ceremonial ritual. In S. Malcok & C. Trevarthen (Eds.), Communicative musicality: Exploring the basis of human companionship (pp. 17–30). Oxford University Press.

Ebneshahidi, A., & Mohseni, M. (2008). The effect of patient-selected music on early postoperative pain, anxiety, and hemodynamic profile in cesarean section surgery. Journal of Alternative and Complementary Medicine, 14(7), 827–831. https://doi.org/10.1089/acm.2007.0752

Feneberg, A., Kappert, M., Maldhof, R., Doering, B., Olbrich, D., & Nater, U. (2020). Efficacy, treatment characteristics and biopsychological mechanisms of music-listening interventions in reducing pain (MINTREP): Study protocol of a three-armed pilot randomized controlled trial. Frontiers in Psychiatry, 11, 1–18. https://doi.org/10.3389/fpsyt.2020.518316.

Fricke, K., Greenberg, D., Rentfrow, P., & Herzberg, P. (2019). Measuring musical preferences from listening behavior: Data from one million people and 200,000 songs. Psychology of Music, 49(3), 371–381. https://doi.org/10.1177/0305735619868280

Fu, V. X., Oomens, P., Klimek, M., Verhofstad, M. H. J., & Jeekel, J. (2020). The effect of perioperative music on medication requirement and hospital length of stay. Annals of Surgery, 272(6), 961–972. https://doi.org/10.1097/SLA.0000000000003506

Garza-Villarreal, E. A., Pando, V., Vuust, P., & Parsons, C. (2017). Music-induced analgesia in chronic pain conditions: A systematic review and meta-analysis. Pain Physician, 20, 597–610. https://doi.org/10.1101/105148

Ghetti, C. (2012). Music therapy as procedural support for invasive medical procedures: Toward the development of music therapy theory. Nordic Journal of Music Therapy, 21(1), 3–35. https://doi.org/10.1080/08098131.2011.571278

Gilleen, J., Santaolalla, A., Valdearenas, L., Salice, C., & Fusté, M. (2021). Impact of the COVID-19 pandemic on the mental health and well-being of UK healthcare workers. BJPsych Open, 7(3), e88. https://doi.org/10.1192/bjo.2021.42

Giordano, F., Scarlata, E., Baroni, M., Gentile, E., Puntillo, F., Brienza, N., & Gesualdo, L. (2020). Receptive music therapy to reduce stress and improve wellbeing in Italian clinical staff involved in COVID-19 pandemic: A preliminary study. The Arts in Psychotherapy, 70, 101688. https://doi.org/10.1016/j.aip.2020.101688

Grocke, D., & Wigram, T. (2006). Receptive methods in music therapy: Techniques and clinical applications for music therapy clinicians, educators and students. Jessica Kingsley Publishers.

Guetin, S., Ginies, P., Siou, D. K., Picot, M. C., Pommie, C., Guldner, E., Ostyn, K., Coudeyre, E., & Touchon, J. (2012). The effects of music intervention in the management of chronic pain: A single-blind, randomized, controlled trial. Clinical Journal of Pain, 28(4), 329–337. https://doi.org/10.1097/AJP.0b013e31822be973

Hammond, N. E., Crowe, L., Abbenbroek, B., Elliott, R., Tian, D. H., Donaldson, L. H., Fitzgerald, E., Flower, O., Grattan, S., Harris, R., Sayers, L., & Delaney, A. (2021). Impact of the coronavirus disease 2019 pandemic on critical care healthcare workers' depression, anxiety, and stress levels. Australian Critical Care, 34(2), 146–154. https://doi.org/10.1016/j.aucc.2020.12.004

Heiderscheit, A. (2013). Music therapy in surgical and procedural support for adult medical patients. In J. Allen (Ed.), Guidelines for music therapy with adult medical patients (pp. 17–34). Barcelona Publishers.

H eiderscheit, A. (2021). Non-pharmacological management of symptoms during mechanical ventilation and chronic obstructive pulmonary disease in critical care: Patient directed music listening. In K. Chung Ong (Ed.), Chronic obstructive pulmonary disease—A current conspectus. IntechOpen. https://doi.org/10.5572/intechopen.95889

Heiderscheit, A., Breckenridge, S., Chlan, L., & Savik, K. (2014). Music preferences of mechanically ventilated patients participating in a randomized controlled trial. Music and Medicine, 6(2), 29–38. https://doi.org/10.47513/mmd.v6i2.177

Heiderscheit, A., Chlan, L., & Donely, K. (2011). Instituting a music listening intervention for critically ill patients receiving mechanical ventilation: Exemplars from two patient cases. Music and Medicine, 3(4), 239–245. https://doi.org/10.1177/1943862111410981

Heiderscheit, A., & Jackson, N. (2018). Introduction to music therapy practice. Barcelona Publishers.

Heiderscheit, A., & Madson, A. (2015). Use of the iso principle as a central method in mood management: A music psychotherapy clinical case study. Music Therapy Perspectives, 33(1), 45–52. https://doi.org/10.1093/mtp/miu042

Hodges, D., & Sebald, D. (2011). Music in the human experience: An introduction to music psychology. Routledge.

Huang, S., Good, M., & Zauszniewski, J. (2010). The effectiveness of music in relieving pain in cancer patients: A randomized controlled trial. International Journal of Nursing Studies, 47(11), 1354–1362. https://doi.org/10.1016/j.ijnurstu.2010.03.008

Hunt, A. M., Fachner, J., Clark-Vetri, R., Raffa, R. B., Rupnow-Kidd, C., Maidhof, C., & Dileo, C. (2021). Neuronal effects of listening to entrainment music versus preferred music in patients with chronic cancer pain as measured via EEG and LORETA imaging. Frontiers in Psychology, 12, 390. https://doi.org/10.3389/fpsyg.2021.588788

Jagiasi, B. G., Chanchalani, G., Nasa, P., & Tekwani, S. (2021). Impact of COVID-19 pandemic on the emotional well-being of healthcare workers: A multinational cross-sectional survey. Indian Journal of Critical Care Medicine, 25(5), 499–506. https://doi.org/10.5005/jp-journals-10071-23806

Khan, S., Kitsis, M., Golovyan, D., Wang, S., Chlan, L., Boustani, M., & Khan, B. (2018). Effects of music intervention on inflammatory markers in critically ill and post-operative patients: A systematic review of the literature. Heart & Lung, 47(5), 489–496. https://doi.org/10.1016/j.hrtlng.2018.05.015

Kim, Y., Evangelista, L., & Park, Y. G. (2015). Anxiolytic effects of music interventions in patients receiving incenter hemodialysis: A systematic review and meta-analysis. Nephrology Nursing Journal, 42(4), 339–347.

Ko, S., Leung, D., & Wong, E. (2019). Effects of easy listening music intervention on satisfaction, anxiety, and pain in patients undergoing colonoscopy: A pilot randomized controlled trial. Clinical Interventions in Aging, 14, 977–986. https://doi.org/10.2147/CIA.S207191

Koelsch, S., Fuermetz, J., Sack, U., Bauer, K., Hohenadel, M., Wiegel, M., & Heinke, W. (2011). Effects of music listening on cortisol levels and propofol consumption during spinal anesthesia. Frontiers in Psychology, 2, 58. https://doi.org/10.3389/fpsyg.2011.00058

Krause, A., North, A., & Hewitt, L. (2015). Music-listening in everyday life: Devices and choice. Psychology of Music, 43(2), 155–170. https://doi.org/10.1177/0305735613496860

Kuhlmann, A. Y. R., de Rooij, A., Krouese, L. F., van Diijk, M., Hunink, M. G. M., & Jeekel, J. (2018). Meta-analysis evaluating music interventions for anxiety and pain in surgery. BJS, 105, 773–783. https://doi.org/10.1002/bjs.10853

Kulkarni, S., Johnson, P. C., Kettles, S., & Kasthuri, R. S. (2012). Music during interventional radiological procedures, effect on sedation, pain and anxiety: A randomized controlled trial. British Journal of Radiology, 85(10), 1059–1063. https://doi.org/10.1259/bjr/71897605

Lin, Y. J., Lu, K. C., Chen, C., & Chang, C. C. (2012). The effects of music as therapy on the overall well-being of elderly patients on maintenance hemodialysis. Biological Research for Nursing, 14(3), 277–285. https://doi.org/10.1177/1099800411413259

Messika, J., Martin, Y., Maquigneau, N., Puechberty, C., Henry-Lagarrigue, M., Stoclin, A., Panneckouke, N., Villard, S., Dechanet, A., Lafourcade, A., Dreyfuss, D., Hajage, D., & Ricard, J. D., on behalf of the MUS-IRA team. (2019). A musical intervention for respiratory comfort during non-invasive ventilation in the ICU. European Respiratory Journal, 53(1), 1801873. https://doi.org/10.1183/13993003.01873-2018

Nightingale, F. (1969). Notes on nursing. Dover. (Original work published 1860)

Ooishi, Y., Mukai, H., Watanabe, K., Kawato, S., & Kashino, M. (2017). Increase in salivary oxytocin and decrease in salivary cortisol after listening to relaxing slow-tempo and exciting fast-tempo music. PLoS ONE, 12(12), e0189075. https://doi.org/10.1371/journal.pone.0189075

Okumura, Y., Asano, Y., Takenaka, S., Fukuyama., S., Yonezawa, S., Kasuya, Y., & Shinoda, J. (2014). Brain activation by music in patients in a vegetative or minimally conscious state following diffuse brain injury. Brain Injury, 28(7), 944–950. https://doi.org/10.3109/02699052 .2014.888477

Pelletier, C. (2004). The effect of music on decreasing arousal due to stress: A meta-analysis. Journal of Music Therapy, 41, 192–214. https://doi.org/10.1093/jmt/41.3.192

Public Radio Music Source. (n.d.) The current. www.prms.org

Rutherford-Johnson, T., Kennedy, M., & Kennedy, J. (2013). The Oxford dictionary of music (6th ed.). Oxford University Press.

Salimpoor, V., Benovoy, M., Larcher, K., Dagher, A., & Zatorre, R. (2011). Anatomically distinct dopamine release during anticipation and experience of peak emotion to music. Nature Neuroscience, 14(2), 257–262. https://doi.org/10.1038/nn.2726

Schäfer, K., & Eerola, T. (2020). How listening to music and engagement with other media provide a sense of belonging: An exploratory study of social surrogacy. Psychology of Music, 48(2), 232–251. https://doi.org/10.1177/0305735618795036

Schäfer, K., Saarikallio, S., & Eerola, T. (2020). Music may reduce loneliness and act as a social surrogate for a friend: Evidence from an experimental listening study. Music & Science, 3, 1–16. https://doi.org/10.1177/2059204320935709

Shabanloei, R., Golchin, M., Esfani, A., Dolatkhah, R., & Rasoulian, M. (2010). Effects of music therapy on pain and anxiety in patients undergoing bone marrow biopsy and aspiration. AORN Journal, 91(6), 746–751. https://doi.org/10.1016/j.aorn.2010.04.001

Shaukat, N., Ali, D. M., & Razzak, J. (2020). Physical and mental health impacts of COVID-19 on healthcare workers: A scoping review. International Journal of Emergency Medicine, 13(1), 40. https://doi.org/10.1186/s12245-020-00299-5

Su, C. P., Lai, H. L., Chang, E. T., Yiin, L. M., Perng, S. J., & Chen, P. W. (2013). A randomized controlled trial of the effects of listening to non-commercial music on quality of nocturnal sleep and relaxation indices in patients in medical intensive care unit. Journal of Advanced Nursing, 69(6), 1377–1389. https://doi.org/10.1111/j.1365-2648.2012.06130.x

Thoma, M., Zemp, M., Kreienbuhl, L., Hofer, D., Schmidlin, P., Attin, T., Ehlert, U., & Nater, U. (2015). Effects of music listening on pre-treatment anxiety and stress levels in a dental hygiene recall population. International Journal of Behavioral Medicine, 22, 498–505. https://doi.org/10.1007/s12529-014-9439-x

Ugras, G., Yilddirim, G., Yüksel, S., Özturkcu, Y., Kuzdere, M., & Özteekin, S. (2018). The effect of different types of music on patients' preoperative anxiety: A randomized controlled trial. Complementary Therapies in Clinical Practice, 31, 158–163. https://doi.org/10.1016/j.ctcp.2018.02.012

Wang, M., Zhang, L., Zhang Y., Zhang Y., Xu, X., & Zhang, Y. (2014). Effect of music in endoscopy procedures: Systematic review and meta-analysis of randomized controlled trials. Pain Medicine, 15(10), 1786–1794. https://doi.org/10.1111/pme.12514

Wong, H., Lopez-Nahas, V., & Molassiotis, A. (2001). Effects of music therapy on anxiety in ventilator-dependent patients. Heart & Lung, 30(5), 376–387. https://doi.org/10.1067/mhl.2001.118302

World Federation of Music Therapy. (2014). WFMT strategic plan. http://www.wfmt.info/resource-centers/publication-center/wfmt-documents/

Yang, C. Y., Chen, C. H., Chu, H., Chen, W. C., Lee, T. Y., Chen, S. G., & Chou, K. R. (2012). The effect of music therapy on hospitalized psychiatric patients' anxiety, finger temperature, and electroencephalography: A randomized clinical trial. Biological Research for Nursing, 14(2), 197–206. https://doi.org/10.1177/1099800411406258

Yue, W., Han, X., Luo, J., Zeng, Z., & Yang, M. (2021). Effect of music therapy on preterm infants in neonatal intensive care unit: Systematic review and meta-analysis of randomized controlled trials. Journal of Advanced Nursing, 77(2), 635–652. https://doi.org/10.1111/jan.14630

Zamanifar, S., Bagheri-Saveh, M. I., Nezakati, A., Mohammadi, R., & Seidi, J. (2020). The effect of music therapy and aromatherapy with chamomile-lavender essential oil on the anxiety of clinical nurses: A randomized and double-blind clinical trial. Journal of Medicine and Life, 13(1), 7. https://doi.org/10.25122/jml-2019-0105

8

요가 Yoga

학습 목표

1. 요가의 용어 정의를 이해한다.
2. 요가의 이론적 배경을 설명한다.
3. 요가의 중재방법을 설명한다.

용어 정의

- **파탄잘리 요가(Patanjali yoga sutra):** 인도의 성자 파탄잘리가 쓴 고대 인도의 최고 요가 경전이다.
- **바가바트기타(Bhagavad gita):** 인도철학과 종교, 윤리에 대한 가르침을 담은 노래이다.
- **아유르베다(Ayruveda):** 산스크리트어의 생명과 지식을 합친 용어로 인도의 전통의학이다.

요가는 인도 철학에 기반을 둔 고대의 영적, 정신적, 신체적 훈련이다. 비록 고전적 요가는 영적인 실천으로 시작되었지만, 전 세계의 수백만 명의 사람들이 신체적, 정신적 행복을 위해 요가를 한다. 건강, 믿음, 나이, 문화에 상관없이 누구나 요가의 혜택을 받을 수 있다. 요가의 체계적인 실천은 몸과 마음을 치유한다. 요가의 스트레스 관리와 웰빙을 위한 "스스로 실천하라(do it yourself)"는 처방을 적절하게 시행한다면, 부작용이 거의 없으며 값비싼 훈련이나 장비도 필요하지 않다.

요가는 깊은 영적 차원을 가지고 있다. 요가는 수천 년 동안 요기들이 주장해 온 것처럼 의식을 변화시키기 위한 윤리적이고 영적인 삶의 방식이며, 서양의 연구자들도 확신하고 있다. 요가는 이기심이 고통과 대부분의 질병(또는 '편안함의 부족')의 기저에 있다고 가르친다. 자아를 내려 놓는 실천가들은 자신들이 우주의 모든 존재, 환경, 그리고 더 큰 힘과 연결되어 있다는 것을 깨닫는다. 이러한 방대한 상호 연계성에 감사하며, 그들은 고통을 덜어주기 위해 손을 뻗는다.

이 장에서는 간호사와 간호학생들이 자가 간호와 통합 간호를 위해 요가를 어떻게 사용하는지를 살펴보고자 한다. 요가의 체계적인 실천은 간호사들의 본성이 빛을 발하도록 하면서 전통적인 현실과 궁극적인 현실을 구별하는 데 도움을 줄 것이다. 그들 내면의 지혜는 신체 모든 세포를 통해 자발적으로 흘러 최적의 건강, 평화, 기쁨을 촉진할 것이다.

정의

요가는 '묶는 것' 혹은 마음, 몸, 그리고 우주를 통합하는 것을 의미한다. 전통에 따르면, 2천 년 전 인도의 현자 파탄잘리(Patanjali)는 요가를 요가 수트라(yoga sutra)로 체계화하였다. 이 책은 수투라스(sutras)라고 불리는 196개의 정확하고 간결한 진술로 구성되어 있다. 이 독특한 이론 지식과 실천 적용의 혼합은 모든 요가 학파의 기초 교과서이다. 요가 수트라에서, 파탄잘리는 우리가 무엇을 알고 왜 고통받는지를 어떻게 알 수 있는지 분석하였다. 그는 의식의 일차적 목적은 사물을 있는 그대로 보고 고통으로부터 자유를 가져오는 선택을 하는 것이라고 설명했다. 요가는 우리가 외부 현상을 통해 행복을 추구하는 방식을 억제하도록 한다. 내면을 돌아보고 본성에 대한 마음 챙김을 발전시킴으로써, 우리는 행복과 지혜를 기르는 방법을 이해할 수 있다. 내면이 고요해짐에 따라 깊고 흡수력 있는 지식에 머무를 수 있는 것이다.

파탄잘리는 요가를 나무의 큰 가지처럼 여덟 개의 서로 연결된 팔다리로 기술하였다. 여덟 개의 모든 팔다리가 동시에 움직이므로 더 높은 단계의 윤리, 영성, 치유로 이어진다. 앞쪽 다섯 개의 팔다리는 마지막 세 개의 팔다리를 위해 준비하는 몸과 마음이다. 표 8.1은 팔다리의 산스크리트어 명칭과 정의이다. 또 다른 고

표 8.1 파탄잘리 요가 수트라의 요가의 8개 팔다리

1. 윤리적 행위(Yama) — 해롭지 않음, 진실함, 훔치지 않음, 책임감 있는 성생활
2. 개인 행위(Niyama) — 순수, 헌신, 만족, 자습, 전체에 대한 항복; 개인 행복은 사트빅(pure) 마음, 음식, 음료, 공기 및 환경을 포함합니다.
3. 자세(Asana) — 몸을 스트레칭하고, 컨디션을 조절하고, 마사지하는 신체적 자세
4. 호흡확장(Pranayama) — 호흡을 개선하여 프라나(생명력)를 확장하고 독소를 제거합니다.
5. 감각 억제(Pratyahara) — 감각이 외적 환경에서 내적 자아로 일시적으로 철수하는 것(예: 눈을 감고 내면을 들여다봄)
6. 집중력(Dharana) — 숨, 만트라, 이미지 또는 다른 것에 관심을 고정시키는 것
7. 명상(Dyana) — 점점 더 지속되는 관심으로 깊은 평화와 인식의 상태로 이어지는 것
8. 통합(Samadhi) — 단일성, 지혜, 황홀경의 초월적 상태

표 8.2 Bhagavad Gita에 기술된 요가의 종류와 초점

- 쿤달리니(Kundalini) 요가: 에너지
- 즈나나(Jnana) 요가: 지식
- 만트라(Mantra) 요가: 신성한 음절의 암송
- 탄트라(Tantra) 요가: 기술
- 박티(Bhakti) 요가: 헌신
- 카르마(Karma) 요가: 행동, 선행
- 라자(Raja) 요가: 파탄잘리의 8개의 팔다리를 통한 심신 통제
- 하타(Hatha) 요가: 신체적인 운동을 하고 호흡을 확장하는 의지력

대 인도의 성스러운 교재인 바가바드 기타(Bhagavad Gita)에는 표 8.2에 설명한 것처럼, 8가지 요가와 그 초점이 기술되어 있다.

하타 요가와 요가 치료

전 세계적으로 인기가 있는 하타요가는 주로 신체적 자세, 호흡법, 이완으로 구성되어 있다. 하타 요가는 신체에 초점을 두고 있지만, 수업은 요가의 더 깊은 윤리적, 영적 차원에 대한 문을 여는 것이다. 하타 스타일에는 히말라야 전통, 티베트 요가, 이옌가, 아시탕가, 비니요가, 시바난다, 크리팔루, 쿤달리니가 포함된다.

요가는 종종 인도의 전통적인 치유 시스템인 아유르베다와 함께 실천되어진다. 더욱이 티베트 요가는 아유르베다와 유사한 티베트의 전통적인 치유 시스템인 티베트 의학에 필수적인 요소이다.

요가 연합은 하타 요가 교사와 교사 양성을 위한 표준을 개발하였다(이 장의 끝에 있는 조직의 웹사이트 링크 참조). 요가 연합은 6개의 등록 요가 교사(RYT) 자격증뿐만 아니라 어린이 요가 및 태교 요가에 대한 특별한 수준의 RYT 자격증을 제공한다. 또한 다양한 혈통과 스타일, 방법론의 요가 교사 훈련 프로그램을 위해 5개의 학교 기반 등록 요가 학교(RYS) 자격증을 제공한다.

요가 치료사들은 전문 수준으로 치료적 요가를 실천한다. 국제 요가치료사협회는 요가 치료를 안전하고 치료적인 관계 내에서 건강과 행복을 증진하기 위한 요가의 원칙과 실천의 전문적 적용으로 정의하였다. 국제 요가치료사협회(IAYT)는 IAYT 공인 요가 치료사 양성 프로그램을 졸업한(C-IAYT) 회원을 증명한다.

요가는 오랜 시간 검증된 요가의 철학과 과학 증거를 바탕으로 직업적 발전을 이루고 있다. 안전하고 정보에 입각한 실습을 보장하기 위해 요가 교육은 윤리학, 해부학, 생리학 및 근거 기반 실습에 대한 보다 엄격한 기준을 가지고 커뮤니티 센터에서 학계로 이동하고 있다. 예를 들어, 한 대학에서 학부생과 대학원생은 하타요가 선생님이 되기 위한 학위 과정을 수강할 수 있고, 대학원생은 요가 치료 석사 학위를 취득할 수 있다. 이러한 과정과 학위는 간호학과 보건학과 학생들 사이에서 인기가 있다. 요가에 초점을 맞춘 교과 학습은 단독으로 수강하거나 학위 프로그램 내의 교과 과정들을 동시에 수강할 수 있다. 더욱이 미네소타 대학 교수진과 박사과정 학생들은 요가 연구를 수행한다. 학계에서 요가를 가르치고 요가 연구를 수행하는 것은 요가의 표준화, 전문성, 그리고 발전을 촉진한다.

과학적 근거

요가는 고대의 관찰, 원리, 그리고 마음과 몸의 연결에 대한 이론에 기초한다. 요가 수행자들은 수천 년 동안 이 지식을 한 세대에서 다음 세대로 전수해 왔다. 이제 연구자들은 건강에 대한 이러한 주장 중 많은 것들을 타당화하고 있다. 체계적인 검토와 메타 분석에 따르면 요가는 일반적으로 건강한 성인, 어린이 및 노인이 안전하게 실천 가능하다고 한다.

연구결과 요가가 증상을 치료하고 질병의 시작과 재발을 막는다는 것을 발견했다. 요가는 불안과 우울증을 완화하고, 정신 건강, 수면, 균형을 개선하여 좋은 건강 습관을 갖도록 함으로써 건강을 향상시킨다. 사람들은 허리와 목의 통증, 긴장성 두통, 그리고 무릎 골관절염을 감소하기 위해 요가를 실천한다. 요가는 과체중인 사람의 체중 감소를 돕고, 흡연자들이 담배를 끊도록 하며, 폐경 증상을 완화시킬 수 있다. 만성질환이 있는 사람들은 요가를 함으로 증상을 관리하고 삶의 질을 개선할 수 있다. 웃음 요가는 간호학과 1학년 학생들과 건강한 성인들의 스트레스를 감소시켰다.

중재

방법

파탄잘리 8개의 팔다리 각각은 간호사가 어린이, 성인, 노인, 임산부, 장애 및 질병을 가진 사람, 죽어가는 사람과 함께 실행할 수 있는 잠재적 중재이다. 간호사들은 대상자들이 비폭력적으로 행동하고 자신과 타인, 그리고 우리의 지구에 대해 동정심을 가지고(팔다리 1; 윤리적 행위), 청결, 영양가 있는 식사, 그리고 자기 훈련에 참여하도록 격려할 수 있다(팔다리 2; 개인행위). 더욱이, 간호사들은 이완과 조화를 위해 요가 자세(팔다리 3; 자세)와 호흡 방법(팔다리 4; 호흡확장)을 제안할 수 있다.

표 8.3은 시체 포즈(corpse pose)를 취하고 깊이 이완하는 방법을 설명한다. 표 8.4는 마음과 몸이 조화를 이루기 위해 교대로 콧구멍 호흡(alternate nostril breathing)하는 단계이다. 시체 자세와 콧구멍 교대 호흡을 하면 치료와 수술 전후의 스트레스를 줄일 수 있다.

표 8.3 시체 포즈 (Savasana; 요가 팔다리 3)

- 양팔을 옆으로 뻗고 손바닥을 위로 향하게 하고 머리, 몸통, 다리를 곧게 편 채로 눕는다. 불편하면 베개나 담요를 머리나 무릎 아래에 둔다.
- 눈을 감고 긴장을 풀고 몸을 가라앉힌다.
- 원을 그리며 호흡한다. 콧구멍으로 천천히, 고르게, 깊게, 복부를 통해, 숨을 내쉬며 들이쉬는 것을 같은 길이로, 그리고 숨이 끊어지지 않도록 한다.
- 준비가 되면 눈을 뜨고, 무릎을 구부리고 오른쪽으로 돌다가 일어난다.

시체 자세는 깊은 이완을 촉진하고 고혈압, 불안, 불면증, 스트레스, 그리고 피로를 줄일 수 있다.

표 8.4 교대 콧구멍 호흡 (Nadi Shodhana; 요가 팔다리 4)

- 등을 곧게 펴고 편안하게 앉는다.
- 원을 그리며 호흡한다. 콧구멍으로 천천히, 고르게, 깊게, 복부를 통해, 숨을 내쉬며 들이쉬는 것을 같은 길이로, 그리고 숨이 끊어지지 않도록 한다.
- 오른손 엄지손가락을 오른쪽 콧구멍에 대고 약지를 왼쪽 콧구멍에 대고 양쪽 콧구멍으로 숨을 들이마신다.
- 엄지손가락을 사용하여 오른쪽 콧구멍을 막고, 왼쪽 콧구멍을 통해 천천히 숨을 내쉬고, 왼쪽 콧구멍을 통해 천천히 숨을 들이마신다.
- 약지를 사용하여 왼쪽 콧구멍을 막고, 오른쪽 콧구멍을 통해 천천히 숨을 내쉬고, 오른쪽 콧구멍을 통해 천천히 숨을 들이마신다.
- 이 순서가 1회이다. 5회를 더 반복한다.

프라나야마(Prannayama)는 균형을 촉진하고, 몸의 양쪽에 균등한 시간을 주고, 약한 콧구멍의 호흡을 강화한다.

표 8.5 감각의 철회, 집중, 명상 (팔다리 5–8)

- 시체 자세로 눕거나 의자나 명상 쿠션에 등을 곧게 펴고 편안하게 앉는다. 눈을 감고 긴장을 풀고 내면을 들여다 본다.
- 원을 그리며 호흡한다. 콧구멍으로 천천히, 고르게, 깊게, 복부를 통해, 숨을 내쉬며 들이쉬는 것을 같은 길이로, 그리고 숨이 끊어지지 않도록 한다.
- 호흡에 집중한다.
- 코로 숨을 들이마신다. 조용히 '하나'를 세어본다 내쉰다. 다시 숨을 들이마시고 '둘', 이렇게 세어본다.
- 마음이 방황하면 숨을 되돌리고 하나로 다시 시작한다.
- 10시에 다시 1시로 돌아간다.
- 당신이 깊이 이완되고 집중될 때, 내면의 경험에 마음을 열어 본다. 애착, 판단, 또는 지시 없이, 그저 관찰하고, 무슨 일이 일어나든지 내려 놓는다.

팔다리 6~8은 깊은 이완, 치유, 균형, 보충, 집중, 통찰력, 그리고 기쁨을 증진한다.

간호사들은 앞에서 제시한 바와 같이 선택된 파탄잘리 팔다리 5~8의 요가를 통해 대상자들이 외적인 자극을 내려 놓고 이완되고 잠 자도록 할 수 있다(팔다리 5). 집중하고 명상하는 학습은 최적의 건강을 기르는 데 고통과 동기 부여의 의미를 갖는다(팔다리 6과 7). 통합 혹은 사마디(samadhi)를 통해, 사람은 심하게 아프고 죽을 때에도 하나됨과 기쁨을 경험할 수 있다(팔다리 8). 표 8.5는 팔다리

5에서 8을 적용한 호흡 연습을 설명한다. 2분 동안이라도 호흡을 통한 명상을 하는 것은 분노와 두려움을 연민과 지혜로 바꿀 수 있다.

지침

요가를 제대로 배울 수 있는 많은 자원들이 있다. 초보 수준에서 진보된 수준으로 나아갈 수 있게 가이드라인을 제공하는 요가출판물, 비디오, 온라인 게시물 및 모듈 등이 그 예시이다. 어떤 사람들은 스스로 요가를 배우기 위해 이 자원들을 사용한다. 다른 사람들은 요가 수업과 개인 교습의 혜택을 받는다. 자격을 갖추고 경험이 풍부한 교사들은 간호사들이 스스로 요가를 하고, 간호 중재로 요가를 사용할 수 있도록 도울 수 있다.

효과

간호사들은 요가를 하기 전과 후의 기분을 스스로와 대상자에게 물어봄으로써 요가의 효과를 결정할 수 있다. 대부분의 건강 문제는 시간이 지나 발생하고, 요가는 건강 문제를 즉시 완화시키지 못할 수도 있다. 작은 건강 문제는 빠르게 개선될 수 있지만, 만성 질환은 지속적인 실천이 필요할 수 있다. 요가는 점진적인 변화를 지지한다. 최적의 효과는 체계적인 실천을 통해 발생한다. 그러나 단기간에도 이완된 모습, 감소된 불안, 낙관주의, 개선된 균형, 숙면, 증가된 근골격계 유연성의 결과가 나타난다. 끊임없는 요가의 실천은 장기적으로 더 좋은 신체적, 영적, 정신적 건강 결과를 산출할 수 있다.

주의 사항

일반적으로 요가는 건강한 사람들이 자격 있는 선생님의 지도하에 적절하게 수행할 때 안전하다. 심각한 부상은 드물지만, 부상이 발생할 수 있다. 가장 흔한 부상은 염좌와 근육 긴장이며 특히, 어깨, 무릎, 하지와 등에 있다. 노인들은 주의할 필요가 있는데, 응급실에서 요가와 관련한 부상으로 치료를 받는 비율을 보면 65세 이상의 사람들이 젊은 사람들보다 높기 때문이다. 핫요가(hot yoga)는 탈수, 많은 땀 배출, 어지러움, 그리고 두통을 초래할 수 있다. 무릎 부상, 어깨 염증, 고관절 치환, 요추 악화, 중증 고혈압, 균형 문제, 녹내장과 같은 건강 문제를 가지

표 8.6 요가와 관련된 주의사항
• 자격을 갖춘 강사의 지도 아래 요가를 연습한다. 감독 없이 독학으로 요가를 하는 것은 위험하다. • 요가를 연습할 때는 최대한 긴장을 풀고 해야 한다. • 요가로 기존 건강관리를 대신하거나 건강 전문가 대면을 미루지 않는다. • 건강에 문제가 있다면, 요가 시작 전에 신뢰할 수 있는 건강 전문가들과 상의한다. • 도움이 되는 요가 스타일을 선택한다. 예를 들어, 핫요가는 당신에게 좋지 않을 수 있다. • 요가를 교정하기 위해 자격을 갖춘 하타 요가 선생님이나 요가 치료사를 선택하면 당신은 안전하게 연습할 수 있다. • 건강 전문가들에게 요가 연습을 포함한 당신 건강에 대한 전체적인 그림을 제공한다. • 요가를 하면서 하타 요가 선생님 또는 요가 치료사와 함께 일하면서 당신의 내면의 지혜를 믿는다.

고 있는 사람은 요가에서 수정이 필요할 수 있다.

해로운 방식으로 요가를 실천하는 것은 피해야 한다. 임산부들은 그들의 건강관리자와 요가 강사들과 그들의 개인적인 요구에 대해 이야기해야 한다. 새로운 전문가들은 핫요가의 헤드스텐드, 어깨스텐드, 연꽃 자세, 그리고 힘이 들어가는 호흡과 같은 극단적인 훈련은 피하는 것이 최선이라고 한다. 요가는 부자연스럽고, 경쟁적이고, 상처를 주는 모든 것을 단념시킨다. 부상을 피하기 위해 간호사들은 대상자들이 자신의 내면의 지혜를 염두에 두고 온화함, 자기 연민, 절제를 가지고 요가를 하도록 격려할 수 있다. 표 8.6은 추가 지침이다.

하타 요가 선생님들이나 요가 치료사들과 함께 일하기 전에, 간호사들은 그들의 교육, 자격증, 그리고 경험을 검토하는 것이 좋다. 하타 요가 선생님들은 RYT 자격증을 가지고 있고, 요가 치료사들은 IAYT에 의해 인증을 받는다. 미네소타와 같이 많은 미국 주들은 보완적이고 대체적인 치료법을 쓰는 무면허 의사들을 규제하는 법령을 통과시켰다. 미네소타 법령 146A장은 무면허 의사는 스스로 의사라고 칭할 수 없고, 대상자를 환자라고 지칭할 수 없으며, 다른 면허 위원회에서 다루는 치료법을 사용할 수 없다고 규정하고 있다. 그들은 각 대상자에게 그들의 자격과 대상자의 권리와 책임에 대한 상세한 권리장전을 제공해야 한다. 하타 요가 선생님들과 요가 치료사들은 이 법을 준수해야 한다. 요가를 그들의 간호에 통합하는 간호사들은 그들의 주 간호 위원회의 더 높은 기준 준수가 요구된다.

이용

요가와 간호는 우수한 조합이다. 두 분야 모두 사람 전체로 보고 치료한다. 간호사들은 요가를 하고 요가를 중재로 활용함으로써 마음의 무반응과 도전적인 상황을 부정하기보다는 포용하는 내적 평성심을 촉진한다. 전 세계의 연자들이 요가의 장점에 대한 수백 개의 연구를 발표했다. 표 8.7은 최근 연구 샘플을 보여주고 있다.

문화적 적용

전 세계적으로, 사람들은 요가를 그들의 문화와 가치에 적용한다. 요가는 아유르베다와 티베트 의학과 같은 많은 전통적인 치유 시스템의 통합이다. 이러한 고대의 전인적인 치유 전통은 요가를 하는 삶을 살기 위해 건강한 몸과 마음을 만드는 것의 중요성을 가르친다. 사이드바 8.1은 홍콩에 있는 호주인 요가 강사가 요가에 대한 자신의 경험을 설명한다.

표 8.7 건강 문제가 있는 사람들의 요가의 효과를 보여주는 연구
불안: 사이먼 외 (2021)
어린이의 불안: 슈리브 외 (2021)
암: 파텔 외 연구진(2021); Song et al. (2021); Sullivan et al. (2021); Yi et al. (2021)
만성 호흡기 질환: Ozer et al. (2021)
노인의 인지 기능: Bhattacharyya et al. (2021); Hoy et al. (2021)
우울증, 불안감: Clarke et al. (2021); La Rocque et al. (2021); Ravindran et al. (2021)
고혈압: Dhungana et al. (2021); Makhija et al. (2021)
지적/발달 장애: Acabchuk et al. (2021); 앨리슨 외 연구진(2021); Ullas et al. (2021)
요통: Rosen et al. (2021)
파킨슨병: Cherup et al. (2021)
외상 후 스트레스: Kysar-Moon et al. (2021)
정신 질환: Bhargav et al. (2021)
중증의 외상성 뇌 손상: Wen et al (2021)
스트레스: Ciezar-Andersen et al. (2021); Divya et al. (2021); Park et al. (2021)
COVID-19 봉쇄 기간 동안의 스트레스: Sahni et al. (2021)
제2형 당뇨병: Viswanathan et al. (2021)
여성의 긴박성 요실금: Tenfelde et al. (2021)

사이드바 8.1 호주와 홍콩의 요가

조지 도바스

나는 1999년 호주 시드니에서 처음으로 요가 수업을 들었다. 내 친구는 나에게 아이옌가 요가 학교의 인쇄물을 주었다. 나는 요가에 대해 아는 것이 아무것도 없었기 때문에 초급 과정에 등록했다. 나는 첫 수업부터 뭔가 흥미진진한 것을 경험했다. 나는 강사로부터 '해봐라' 또는 '따라 해봐라'와 같은 내용을 요구받지 않았다. 나는 가르침을 받은 것이지 들은 것이 아니다.

각각의 요가 자세에서, 선생님은 우리에게 신체의 한 부분을 인식하고 그 다음 다른 부분을 인식하도록 요청했다. 선생님이 우리의 인식을 이끌면서, 나는 이전에 보지 못했던 내 몸의 부분들을 알아차리기 시작했다. 나는 "내 몸에 그렇게 오랫동안 살아왔는데, 왜 이런 것들을 전에는 알아차리지 못했을까요?"라고 생각했다. 그건 계시였다!

선생님은 곧 우리의 주의를 무릎과 같은 신체의 한 부위에 집중하게 했고, 우리에게 무릎의 앞쪽과 무릎의 뒤쪽을 비교하도록 했다. 나는 무릎을 더 자세히 보아야 했다. 또한 비교 과정에서 지능(지각)이 활용되고 있었다. 요가를 통해 나는 나의 인식과 관심이 스포트라이트와 같다는 것을 배웠다. 또한 내가 스포트라이트 받는 곳을 통제할 수 있다는 것 역시 알게 되었다. 나는 주의력을 통제할 수 있다. 시간이 지나면서 집중력은 향상되었고 삶에 대한 책임감이 커졌다. 조바심은 줄어들었으며 만족감은 높아졌다.

2001년, 나는 글로벌 피트니스 체인에서 일하기 위해 홍콩으로 왔다. 나는 홍콩에서 요가 선생님이 되기 위해 3년간 훈련 프로그램에 들어갔다. 견습 기간 동안 나는 요가 자세가 우리 자신을 공부하는 도구라는 것을 배웠다. 우리는 자신과 자신의 필요에 주의를 기울이고 민감해질 필요가 있다. 중요한 것은 '자세를 취하는 것'이 아니라 '당신이 자세를 취하고 있다는 것'이다. 최근 과학은 뇌, 특히 경험의 결과로 변화하고 적응하는 능력을 점점 더 이해하고 있다(뇌 가소성). 요가를 더 공부할수록, 요가가 뇌의 방향을 바꾸는 것을 돕고 있다는 사실을 알게 되었다. 내가 요가 실천을 하면서 경험한 것들은 나를 형성하고 있었다.

2010년에 나는 홍콩 아이옌거 요가 센터의 주인이 되었다. 나는 사람들이 자신을 이해하도록 돕기 위해 요가를 가르쳤다. 나는 사람들의 주의력과 인식력 수준을 향상시킴으로써 마음의 변화에 대처할 수 있도록 돕는 요가를 가르친다. 사람들은 요가가 전체론적(holistic)이라고 말하지만 그것이 내 삶의 '전체(the whole)'를 변화시켰기 때문에, 나는 요가가 '전체론적'이라고 말한다.

후속 연구

요가와 체계적인 요가 실천이 통합적 간호에 기여할 수 있는 방법을 이해하기 위해서는 더 많은 연구가 필요하다. 요가에 대한 연구는 일반적으로 긍정적인 효과가 있다고 보고한다. 각 연구의 결과는 참가자의 특성(나이, 성별, 건강 상태, 진단), 연구 참가 기준, 요가 중재의 유형 및 기간, 순응도, 자연감소 및 관련 요인에 의해 영향을 받을 수 있다. 많은 체계적인 검토와 메타 분석 연구들이 출판되고 있지만, 많은 요가 연구는 작은 표본 크기, 짧은 연구 기간, 방법론적 결함, 부적절한 대조군 및 다른 제한점을 가진 파일럿 연구이다. 다양한 건강 상태를 가진 사람들에게 요가 효과에 대한 강력한 증거는 아직 확립되지 않았다. 표준화된 실천방법의 부족과 다양한 요가 스타일은 연구 결과의 적용 가능성을 더욱 복잡하게 한다.

요가의 총체적 접근은 과학적 연구 수행에 어려움을 준다. 요가 실천은 재현할 수 없고 수량화할 수 없는 방식으로 몸과 마음에 영향을 준다. 요가의 특정 측면을 알아내려고 하는 것은 도전적이고 통계적으로 유의미한 결과를 만들어내지 못할 수도 있다. 그럼에도 불구하고, NCCIH는 유망한 결과로 요가 연구에 자금을 지원하고 있다. 요가는 몸과 마음을 모두 치료하기 때문에 생물학, 생리학, 신경학, 유전학, 심리학, 그리고 다른 학문들 간의 연구는 요가에 대한 이해를 도울 수 있다. 학제 간 과학적 연구방법은 요가 간호 연구에서 중요한 역할을 한다.

간호는 다음과 같은 연구 문제를 해결하는 잘 설계된 연구의 혜택을 받을 수 있다.

- 어떤 요가 수행법이 건강에 문제가 있는 사람들에게 치료적인가?
- 간호사와 간호학생들의 스트레스 관리에 가장 좋은 요가 수행법은 무엇인가?
- 어떻게 간호사, 간호학생, 그리고 대상자들이 자기 관리를 위해 요가를 하도록 장려할 수 있는가?
- 간호사에게 통합간호의 일환으로 요가를 활용하는 방법을 가르치기 위한 효과적인 전략은 무엇인가?

요약하자면, 요가를 전인적 치유 시스템으로 연구하기 위해서는 새로운 질적 방법론이 필요할 수 있다. 자세와 호흡에 초점을 맞추는 대신 요가에 대한 더 깊은 차원의 조사는 연구 결과를 풍부하게 할 것이다. 연구는 간호사 및 간호학생들이 자가 관리와 통합 간호를 위해 요가를 사용하도록 장려할 것이다.

참고문헌

Acabchuk, R. L., Brisson, J. M., Park, C. L., Babbott-Bryan, N., Parmelee, O. A., & Johnson, B. T. (2021). Therapeutic effects of meditation, yoga, and mindfulness-based interventions for chronic symptoms of mild traumatic brain injury: A systematic review and meta-analysis. Applied Psychology Health and Well-Being, 13, 34–62. https://doi.org/10.4103/ijoy.IJOY_32_18

Allison, C. K., Van Puymbroeck, M., Crowe, B. M., Schmid, A. A., & Townsend, J. A. (2021). The impact of an autonomy-supportive yoga intervention on self-determination in adults with intellectual and developmental disabilities. Complementary Therapies in Clinical Practice, 43, 101332. https://doi.org/10.1016/j.ctcp.2021.101332

Anusuya, U. S., Mohanty, S., & Saoji, A. A. (2021). Effect of mind sound resonance technique (MSRT – a yoga-based relaxation technique) on psychological variables and cognition in school children: A randomized controlled trial. Complementary Therapies in Medicine, 56,102606. https://doi.org/10.1016/j.ctim.2020.102606

Bhargav, H., George, S., Varambally, S., & Gangadhar, B. N. (2021). Yoga and psychiatric disorders: A review of biomarker evidence. International Review of Psychiatry, 33, 162–169. https://doi.org/10.1080/09540261.2020.1761087

Bhattacharyya, K. K., Andel, R., & Small, B. J. (2021). Effects of yoga-related mind-body therapies on cognitive function in older adults: A systematic review with meta-analysis. Archives of Gerontology and Geriatrics, 93, 104319. https://doi.org/10.1016/j.archger.2020.104319

Cameron, M. E., & Namdul, T. (2020). Tibetan medicine and you: A path to wellbeing, better health, and joy (Blessing by His Holiness the Dalai Lama). Rowman & Littlefield.

Cherup, N. P., Strand, K. L., Lucchi, L., Wooten, S. V., Luca, C., & Signorile, J. F. (2021). Yoga meditation enhances proprioception and balance in individuals diagnosed with Parkinson's disease. Perceptual & Motor Skills, 128, 304–323. https://doi.org/10.1177/0031512520945085

Ciezar-Andersen, S. D., Hayden, K. A., & King-Shier, K. M. (2021). A systematic review of yoga interventions for helping health professionals and students. Complementary Therapies in Medicine, 58, 1-8. https://doi.org/10.1016/j.ctim.2021.102704

Clarke, R. D., Morris, S. L., Wagner, E. F., Spadola, C. E., Bursac, Z., Fava, N. M., & Hospital, M. (2021). Feasibility, acceptability, and preliminary impact of mindfulness-based yoga among Hispanic/Latinx adolescents. Explore, 18(3), 299–305. https://doi.org/10.1016/j.explore.2021.03.002

Dhungana, R. R., Pedisic, Z., Joshi, S., Khanal, M. K., Kalauni, O. P., Shakya, A., Bhurtel, V., Panthi, S., Ramesh Kumar, K. C., Ghimire, B., Pandey, A. R., Bista, B., Khatiwoda, S. R., McLachlan, C. S., Neupane, D., & de Courten, M. (2021). Effects of a health worker-led 3-month yoga intervention on blood pressure of hypertensive patients: A randomised controlled multicentre trial in the primary care setting. BMC Public Health, 21, 550. https://doi.org/10.1186/s12889-021-10528-y

DiNardo, K., & Pearce-Hayden, A. (2018). Living the Sutras: A guide to yoga wisdom beyond the mat. Shambhala Publications, Inc.

Divya, K., Bharathi, S., Somya, R., & Darshan, M. H. (2021). Impact of a yogic breathing technique on the well-being of healthcare professionals during the COVID-19 pandemic. Global Advances in Health & Medicine, 10, 2164956120982956. https://doi.org/10.1177/2164956120982956

Earl E. Bakken Center for Spirituality & Healing, University of Minnesota. (2020). Tibetan medicine. https://www.takingcharge.csh.umn.edu/tibetan-medicine

Earl E. Bakken Center for Spirituality & Healing, University of Minnesota. (2021a). Integrative nursing. https://www.csh.umn.edu/education/focus-areas/integrative-nursing

Earl E. Bakken Center for Spirituality & Healing, University of Minnesota. (2021b). Yoga and Tibetan medicine. https://www.csh.umn.edu/education/focus-areas/yoga-tibetan-medicine

Hoy, S., Osth, J., Pascoe, M., Kandola, A., & Hallgren, M. (2021). Effects of yoga-based interventions on cognitive function in healthy older adults: A systematic review of randomized controlled trials. Complementary Therapies in Medicine, 58, 102690. https://doi.org/10.1016/j.ctim.2021.102690

International Association of Yoga Therapists. (2020). Eligibility of applying for IAYT certification (C-IAYT). https://www.iayt.org/page/CertEligibility

Jakicic, J. M., Davis, K. K., Rogers, R. J., Sherman, S. A., Barr, S., Marcin, M. L., Collins, K. A., Collins, A. M., Yuan, N., & Lang, W. (2021). Feasibility of integration of yoga in a behavioral weight-loss intervention: A randomized trial. Obesity, 29, 512–520. https://doi.org/10.1002/oby.23089

K ysar-Moon, A., Vasquez, M., & Luppen, T. (2021). Trauma-sensitive yoga interventions and posttraumatic stress and depression outcomes among women: A systematic review and analysis of randomized control trials. International Journal of Yoga Therapy, 3(1), Article _23. https://doi.org/10.17761/2021-D-20-00005

La Rocque, C. L., Mazurka, R., Stuckless, T. J. R., Pyke, K., & Harkness, K. L. (2021). Randomized controlled trial of Bikram Yoga and aerobic exercise for depression in women: Efficacy and stress-based mechanisms. Journal of Affective Disorders, 280, 457–466. https://doi.org/10.1016/j.jad.2020.10.067

Makhija, A., Khatik, N., & Raghunandan, C. (2021). A randomized control trial to study the effect of integrated yoga on pregnancy outcome in hypertensive disorder of pregnancy. Complementary Therapies in Clinical Practice, 43, 101366. https://doi.org/10.1016/j.ctcp.2021.101366

Meier, M., Wirz, L., Dickinson, P., & Pruessner, J. C. (2021). Laughter yoga reduces the cortisol response to acute stress in healthy individuals. Stress, 24, 44–52. https://doi.org/10.1080/10253890.2020.1766018

Minnesota Statutes. (2020). Chapter 146A. Complementary and alternative health care practices. https://www.revisor.mn.gov/statutes/cite/146A#stat.146A.001

Muktibodhananda, S. (2016). Hatha Yoga Pradipika. Yoga Publications Trust. National Center for Complementary and Integrative Health. (2021a). Ayurvedic medicine: In depth. https://www.nccih.nih.gov/health/ayurvedic-medicine-in-depth

National Center for Complementary and Integrative Health. (2021b). Yoga: What you need to know. https://www.nccih.nih.gov/health/tips/things-you-should- know- about-yoga?nav=govd

National Center for Complementary and Integrative Health. (2021c). Yoga. https://nccih.nih.gov/health/yoga

Natural Medicines. (2021a). Ayurveda. https://naturalmedicines-therapeuticresearch-com.ezp3.lib.umn.edu/databases/health-wellness/professional.aspx?productid=1201

Natural Medicines. (2021b). Yoga. https://naturalmedicines-therapeuticresearch-com.ezp3.lib.umn.edu/databases/health-wellness/professional.aspx?productid=1241

Ozer, Z., Bahcecioglu Turan, G., & Aksoy, M. (2021). The effects of yoga on dyspnea, sleep and fatigue in chronic respiratory diseases. Complementary Therapies in Clinical Practice, 43, 101306. https://doi.org/10.1016/j.ctcp.2021.101306

Ozturk, F. O., & Tezel, A. (2021). Effect of laughter yoga on mental symptoms and salivary cortisol levels in first-year nursing students: A randomized controlled trial. International Journal of Nursing Practice, 27, e12924. https://doi.org/10.1111/ijn.12924

Park, C. L., Finkelstein-Fox, L., Sacco, S. J., Braun, T. D., & Lazar, S. (2021). How does yoga reduce stress? A clinical trial testing psychological mechanisms. Stress & Health, 37, 116–126. https://doi.org/10.1002/smi.2977

Patel, S. R., Zayas, J., Medina-Inojosa, J. R., Loprinzi, C., Cathcart-Rake, E. J., Bhagra, A., Olson, J. E., Couch, F. J., & Ruddy, K. J. (2021). Real-world experiences with yoga on cancerrelated symptoms in women with breast cancer. Global Advances in Health & Medicine, 10, 2164956120984140. https://doi.org/10.1177/2164956120984140

Prime, R. (2021). The Bhagavad Gita: Talks between the soul and God. Mandala Publishing. Ravindran, A. V., McKay, M. S., Silva, T. D., Tindall, C., Garfinkel, T., Paric, A., & Ravindran, L. (2021). Breathing-focused yoga as augmentation for unipolar and bipolar depression: A randomized controlled trial. Canadian Journal of Psychiatry—Revue Canadienne de Psychiatrie, 66, 159–169. https://doi.org/10.1177/0706743720940535

Roseen, E. J., Gerlovin, H., Felson, D. T., Delitto, A., Sherman, K. J., & Saper, R. B. (2021). Which chronic low back pain patients respond favorably to yoga, physical therapy, and a self-care book? Responder analyses from a randomized controlled trial. Pain Medicine, 22, 165–180. https://doi.org/10.1093/pm/pnaa153

Sahni, P. S., Singh, K., Sharma, N., & Garg, R. (2021). Yoga an effective strategy for self-management of stress-related problems and wellbeing during COVID19 lockdown: a cross-sectional study. PLoS ONE [Electronic Resource], 16, e0245214. https://doi.org/10.1371/journal.pone.0245214

Shreve, M., Scott, A., McNeill, C., & Washburn, L. (2021). Using yoga to reduce anxiety in children: exploring school-based yoga among rural third- and fourth-grade students. Journal of Pediatric Health Care, 35, 42–52. https://doi.org/10.1016/j.pedhc.2020.07.008

Simon, N. M., Hofmann, S. G., Rosenfield, D., Hoeppner, S. S., Hoge, E. A., Bui, E., & Khalsa, S. B. S. (2021). Efficacy of yoga vs cognitive behavioral therapy vs stress education for the treatment of generalized anxiety disorder: A randomized clinical trial. JAMA Psychiatry, 78, 13–20. https://doi.org/10.1001/jamapsychiatry.2020.2496

Song, J., Wang, T., Wang, Y., Li, R., Niu, S., Zhuo, L., Guo, Q., & Li, X. (2021). The effectiveness of yoga on cancer-related fatigue: A systematic review and meta-analysis. Oncology Nursing Forum, 48, 207–228. https://doi.org/10.1188/21.ONF.207-228

Sullivan, D. R., Medysky, M. E., Tyzik, A. L., Dieckmann, N. F., Denfeld, Q. E., & Winters-Stone, K. (2021). Feasibility and potential benefits of partner-supported yoga on psychosocial and physical function among lung cancer patients. Psycho-Oncology. 30(5), 789–793. https://doi.org/10.1002/pon.5628

Tenfelde, S., Tell, D., Garfield, L., Mathews, H., & Janusek, L. (2021). Yoga for women with urgency urinary incontinence: a pilot study. Female Pelvic Medicine & Reconstructive Surgery, 27, 57–62. https://doi.org/10.1097/SPV.0000000000000723

Ullas, K., Maharana, S., Metri, K. G., Gupta, A., & Nagendra, H. R. (2021). Impact of yoga on mental health and sleep quality among mothers of children with intellectual disability. Alternative Therapies in Health & Medicine, 27(S1), 128–132. http://ovidsp.ovid.com/ovidweb.cgi?T=JS&PAGE=reference&D=medp&NEWS=N&AN=33421039

Viswanathan, V., Sivakumar, S., Sai Prathiba, A., Devarajan, A., George, L., & Kumpatla, S. (2021). Effect of yoga intervention on biochemical, oxidative stress markers, inflammatory markers, and sleep quality among subjects with type 2 diabetes in South India: Results from the Satyam Project. Diabetes Research & Clinical Practice, 172, 108644. https://doi.org/10.1016/j.diabres.2020.108644

Wen, P. S., Herrin, I., & Pittman, A. (2021). Feasibility of yoga to improve symptoms in individuals with severe, chronic traumatic brain injury: A mixed-methods case series. Alternative Therapies in Health & Medicine. 28(1), 32–37.http://ovidsp.ovid.com/ovidweb.cgi?T=JS&PAGE=reference&D=medp&NEWS=N&AN=33421043

Yi, L. J., Tian, X., Jin, Y. F., Luo, M. J., & Jimenez-Herrera, M. F. (2021). Effects of yoga on healthrelated quality, physical health, and psychological health in women with breast cancer receiving chemotherapy: A systematic review and meta-analysis. Annals of Palliative Medicine, 10, 1961–1975. https://doi.org/10.21037/apm-20-1484

Yoga Alliance. (2021). Member overview. https://www.yogaalliance.org/Credentialing

김한철, 이영미. 12주간 요가운동이 시각장애 노인의 신체 조성 및 유연성·우울증에 미치는 영향. 한국융합학회지 2017;8(3):253−63.

송순자, 서영환. 요가수련 참여 성인여성의 객체화된 신체의식이 긍정적 사고와 자기 표현에 미치는 영향. Journal of Converging Sport and Exercise Sciences 2023;21(1):143−58.

유숙희, 이경선. 중년 여성의 요가수련 경험에 대한 현상학적 연구. 인문사회21, 2023;13(5), 2455−70.

이수진, 이민정, 우민정. 스트레스 개선을 위한 도구활용요가 프로그램 개발 및 적용. 한국여성체육학회지 2023;37(1):53−72.

9

바이오피드백 Biofeedback

학습 목표

1. 바이오피드백의 용어 정의를 이해한다.
2. 바이오피드백의 이론적 배경을 설명한다.
3. 바이오피드백의 중재 방법을 설명한다.

용어 정의

- **강제 호기량(Forced expiratory volume)**: 1초 동안 노력으로 내쉬는 숨의 양이다.
- **일회 호흡량(Tidal volume)**: 1회 호흡 시 폐에 드나드는 공기의 양을 말한다.
- **스파이로미트리 게임(Spirometry game)**: 학령기 소아와 성인에서 폐기능을 측정하는 데 흔히 사용되는 방법이다.

바이오피드백은 비자발적인 신체 기능을 더 잘 통제하는 방법을 가르치는 기술이다. 신체에 적용된 전자 센서는 사람이 자신의 신체(바이오)에서 일어나는 과정을 더 많이 인지(피드백)할 수 있도록 한다. 다양한 유형의 의료 전문가들은 환자들이 만성 통증과 같은 다양한 상태에 대처하고, 마비된 근육의 움직임을 되찾고, 긴장 푸는 법을 배우는 것을 돕기 위해 바이오피드백에 의존한다. 편두통, 고혈압, 요실금으로 고통받는 환자들은 바이오피드백 치료 혜택을 받을 수 있는 몇 가지 예에 불과하다. 이 장에서는 바이오피드백의 개요, 과학적 근거, 바이오피드백이 유용한 건강 문제와 바이오피드백의 실습 교육을 받은 간호사가 사용할 수 있는 기술을 제공한다.

정의

바이오피드백은 전체론적 자기 관리 관점을 기반으로 하며 (a) 마음과 몸이 분리되지 않고, (b) 사람들은 건강과 성과를 개선하는 방법을 배울 수 있다. 바이오피드백 치료는 기구를 사용하고 자가 조절 전략을 가르쳐 개인이 내부 생리적, 정신적 과정에 대한 자발적 통제력을 높일 수 있도록 돕는다. 바이오피드백 기기는 근육 긴장, 피부 온도, 심장 활동 및 뇌파와 같은 생리적 활동을 측정한 다음, 내부 과정에 대한 인식을 높이는 시각 또는 청각 신호의 형태로 사람들에게 실시간으로 피드백을 제공한다. 그리고 나서 바이오피드백 치료사는 개인들에게 이러한 신호들을 바꾸고 그들의 마음과 몸의 건강을 유지하는 데 더 적극적인 역할을 하도록 가르친다. 총체적이고 자기 관리적인 철학은 바이오피드백의 기초가 된다. 바이오피드백은 사람들이 개인적인 기능에 대해 더 많은 통제력을 갖도록 돕는 데 초점을 두는데, 이 중재는 간호사들이 사용하기에 적합한 중재로 만든다. 시간이 지남에 따라 사람들은 피드백 도구를 지속적으로 사용하지 않고도 이러한 변화를 유지하는 방법을 배울 수 있다.

과학적 근거

바이오피드백은 얼마 전부터 존재해 왔다. 다음 자료는 바이오피드백 사용의 근거를 제공한다.

- 바이오피드백은 심리생리학, 학습이론, 행동이론 분야의 연구에서 유래하였다. 간호사들에 의해 수십 년간 사용되어 왔고 자가간호 이론과 일치한다.
- 수 세기 동안 심박수와 같은 반응은 개인 통제 밖에 있다고 믿어져 왔다. 1960년대 과학자들은 자율신경계(ANS)가 구심성 시스템을 가지고 있을 뿐만 아니라 ANS 기능의 제어가 계측과 조절로 가능하다는 것을 보여주는 운동 시스템이라는 사실을 발견했다.
- 수 년 동안 많은 연구자들은 근육 긴장의 근전도법(EMG) 피드백을 이완, 불안 및 근력의 상태를 측정하기 위해 사용해 왔다.
- 심박수 변동성(HRV) 바이오피드백은 1980년대에 소련 과학자들에 의해 처음

연구되었다. HRV는 평균 심박수의 변동량이다. 그것은 교감신경계와 부교감신경계 사이의 상호작용을 나타내며, 특히 ANS 반응성을 목표로 한다. HRV 바이오피드백은 호흡이 느려지면 HRV 진폭이 증가하고 바로 반사 기능이 강화되며, ANS 기능을 향상시킨다는 전제에 기초한다. HRV 바이오피드백은 배우기 쉽고 저렴하며 이용이 편한 기기를 사용하고, 그 중 일부는 가정에서 독립적으로 사용할 수 있다.

- 뉴로피드백은 사람들에게 피질 기능의 실제 패턴을 보여주기 위해 뇌파 피드백을 사용한다. 그것은 또한 뇌의 변화하는 능력을 이용하고 뇌가 더 잘 기능하도록 훈련시킬 수 있다.

바이오피드백 모델은 개인이 ANS 기능과 자발적인 근육 혹인 인지/정서 활동 사이의 관계를 탐구하는 기술 습득 모델이다. 그들은 이러한 활동을 통제하는 기술을 배우고, 그 다음 바이오피드백 기기의 시각적 혹은 청각적 디스플레이에 의해 강화된다. 이 디스플레이는 제어가 이루어졌는지 여부를 사용자에게 알려 학습을 강화한다. 다음은 바이오피드백이 사용된 조건이다.

- 이완 또는 근육 강화와 같은 행동 전략은 종종 생리적 활동을 수정하기 위한 생물학적 피드백 치료의 일부이다.
- 이완 전략을 갖는 바이오피드백은 뇌파, 말초 혈관 활동, 심박수, 혈당 및 피부 전도에 영향을 미치는 자율 반응을 제어하는 데 사용될 수 있다.
- 운동과 결합된 바이오피드백은 만성 폐질환, 무릎 수술 또는 나이와 같은 조건에 의해 약화된 근육을 강화할 수 있다.

바이오피드백 리소스

간호사는 생리학, 심리학, 건강 및 질병 상태에 대한 지식을 갖고 있어 바이오피드백을 제공하기에 이상적인 전문가이다. 그러나 바이오피드백 사용을 위해 간호사는 특별한 정보, 기술 그리고 장비에 관한 내용을 습득할 필요가 있다. 정보는 미국의 많은 장소들과 몇몇 다른 나라들, 그리고 온라인에서 이용할 수 있는 수업들과 워크숍으로부터 얻는 것이 추천된다. 바이오피드백을 사용하는 간호사는 일반 바이오피드백, 신경피드백, HRV 바이오피드백 및 골반근육기능장애 바이오피드백에 대한 인증을 제공하는 바이오피드백 인증 국제연맹(BCIA; www.bcia.org)의 인증을 받아야 한다. 호주, 오스트리아, 브라질, 캐나다, 중국, 이집트, 엘살바도르, 독일, 그리스, 아일랜드, 이스라엘, 자메이카, 일본, 멕시코, 네덜란드, 폴란드, 대한민국, 싱가포르, 슬로바키아, 남아프리카, 대만, 튀르키예, 영국, 미국 그리고 베네수엘라를 포함하여 전 세계 사람들이 BCIA 인증서를 받는다. AAPB(www.aapb.org)도 훌륭한 정보 자원이다.

유럽, 북미 및 남미, 아시아 및 아프리카의 전문가들을 위해 유럽의 바이오피드백 재단(BFE)은 바이오피드백의 교육, 훈련 및 연구 활동을 후원한다. BFE는 웹사이트(www.bfe.org)에서 이러한 기회를 컨퍼런스, 워크숍, 인터넷 강좌, 코스웨어 그리고 기타 다른 자료의 형태로 제공한다. AAPB와 BFE는 모두 교육 및 자기주도학습에 활용할 수 있는 『바이오피드백 마스터리: 경험적 교수 및 자기훈련 매뉴얼』을 권장한다.

또 다른 기관인 바이로 피드백 리소스 인터내셔널(BRI; www.biofeedbackinternational.com)은 BCIA 인증에 대한 교육적 요구사항을 충족하는 자기 주도 온라인 강좌를 제공하고 불안, 중독, 분노와 통증에 대한 바이오피드백 치료 프로그램의 소프트웨어, 책, CD를 제공한다. 그러나 체험 교육과 멘토링이 포함된 대면 교육 프로그램을 적극 권장한다. 구매용 바이오피드백 장비는 AAPB와 BRI 웹사이트에서도 찾을 수 있다.

국제신경피드백 연구 협회(ISNR)는 건강한 기능을 위한 뇌 활동의 자기 조절 촉진에 관심이 있는 건강 전문가, 연구자, 교육자 및 기타 개인들을 위한 비영리 회원 조직이다. 이 협회의 주요 임무는 '뇌 기능을 더 잘 이해하고 향상시키기 위해 임상실습, 교육적 응용 및 응용 신경과학 연구의 우수성을 장려하는 것'이다(www.isnr.org). 비록 이 협회가 버지니아 주의 맥린에 위치하고 있지만, 협회 회원들은 연례 과학 회의를 위해 전 세계에서 모여든다.

중재

다양한 형태의 바이오피드백이 존재하지만, 바이오피드백 중재는 일반적으로 생리적 활동을 감지하기 위해 신체에 부착되는 전기 센서의 사용을 포함한다. 이러한 센서는 근육 긴장, 체온, 심박수, 뇌파 또는 피부 반응 같은 생리적 매개변수를 측정할 수 있다. 이 센서에 의해 감지된 생리적 활동은 그들의 생리학적 활동에 대한 중재 수요자 피드백을 제공하기 위해 전자 청각 또는 시각 디스플레이로 전송된다. 이 피드백을 받으면, 중재 수용자는 자신의 생각, 느낌 또는 행동을 수정하기 위해 노력할 수 있으며, 이는 결과적으로 그들의 생리적 과정에 영향을 미칠 것이다.

바이오피드백은 중재 수용자가 특정 전략을 사용할 때 생리학적 매개 변수의 변화에 대한 정보를 제공한다. 예를 들어, 심장 박동수는 호흡 운동, 이완 기술, 그리고 정신 활동을 통해 낮출 수 있다. 직접적인 휴식이나 음악 감상은 근육을 이완시키고 체온에 영향을 줄 수 있다. 근육이 이완되면서 순환이 좋아지고 손가락과 발가락도 따뜻해진다. 운동을 여성의 요실금 예방을 위한 회음 근육을 강화하는 데 사용할 경우, 질에 삽입된 압력 센서를 통해 올바른 근육 수축 성공 여부를 모니터링할 수 있다. 스트레스로 악화된 건강 상태에서 바이오피드백은 종종 스트레스 관리 상담과 결합된다.

비록 바이오피드백이 일반적으로 사무실이나 클리닉 환경에서 사용되지만, 원격 생리학적 측정의 가능성이 증가함에 따라, 바이오피드백은 가정과 지역사회 환경에서도 사용되고 있다. 그러나 바이오피드백 중재가 발생하는 환경과 관계없이 중재 행동과 피드백 양상을 모두 중재 수용자에게 설명해야 한다. 세션의 길이와 횟수는 치료 대상자의 상태에 따라 달라진다. 중재 수용자가 합의된 세션의 수가 끝날 때까지 생리학적 매개변수를 숙달하거나 통제를 달성할 수 없는 경우에는 추가 세션에 대한 이유와 필요성이 논의되어야 한다.

첫 번째 세션은 중재 수용자를 사정하고, 적절한 바이오피드백 방식을 선택하고, 간호사와 중재 수용자 역할을 논의하고, 기준 측정치를 획득하는 데 전념한다. 여러 모수를 측정하면 유효한 기준 데이터를 얻는 데 도움이 된다. 성공은 기준선의 변경에 의해 결정되므로 사용 중인 매개 변수의 실제 상태를 정확하게 반영하는 것이 중요하다. 첫 번째 세션은 일반적으로 후속 세션보다 길며, 1~2시간 정도 지속될 수 있다. 호흡과 이완을 수반할 수 있는 행동 운동이 제공된다.

중재자인 간호사는 바이오피드백 성공의 핵심적인 역할을 한다. 간호사는 이완, 지도 영상, 호흡 운동, 스트레스 관리 상담 등의 고급 교육을 받는 것이 도움된다. 행동기술을 실천하는 것은 매우 중요하기 때문에, 중재 수용자가 집에서 실천하도록 동기를 부여하는 데 성공한 간호사는 그들이 목표를 달성하거나 초과하는 것을 볼 가능성이 높다.

마지막 세션은 학습을 그 사람의 삶에 통합하는 일에 초점을 맞춘다. 중재 수용자는 피드백 시스템에 연결되어 있지만 기술을 연습하는 동안 피드백을 받지 않으며 간호사는 달성된 제어 수준을 모니터링한다. 스트레스 상황에 대한 설명이 제공되고, 사람들은 그 상황에서 있는 것처럼 해당 절차를 연습하도록 요청받는다. 최종 측정이 수행된다. 1개월과 6개월에 후속 세션이 권장된다.

바이오피드백 보조 완화를 위한 지침

이완 및 스트레스 관리를 위한 인지 행동 중재와 함께 바이오피드백을 사용하기 위한 샘플 프로토콜은 표 9.1에서 확인할 수 있다. 이 기술은 근육 이완이 이러한 상태를 개선하기 때문에 고혈압, 불안, 천식, 두통 또는 통증에 사용될 수 있다. 프로토콜은 환자, 질병 및 피드백 유형에 맞게 조정되어야 한다.

자동 생성 단계 또는 체계적 이완과 같은 다양한 유형의 이완 운동이 사용될 수 있다. 이완 상태 대 긴장 상태에 대한 환자의 인식을 높이기 위해 수축과 이완을 번갈아 하는 점진적인 근육 이완이 도움이 될 수 있다. 이미지는 마음을 전환시키고 부정적이거나 스트레스 받는 생각을 줄임으로써 환자를 편안하게 할 수 있다. 또한 최면과 자기 최면은 대안적인 심리 상태를 만들어낸다. 부드러운 음악은 긴장을 풀고 마음을 전환하게 하며 휴식이나 이미지와 함께 사용될 수 있다. 느린 심호흡은 이완을 촉진하고 스트레스를 줄이며, 전반적인 건강을 증진시킨다.

집에서 연습을 할 때는 단순하고, 흥미롭고, 의미 있는 실습이 되도록 하는 것이 중요하다. 예를 들어, 같은 이완 지침을 사용하는 것이 지루하거나, 연습하기에 편리한 시간을 찾지 못하 거나, 눈에 띄는 개선사항이 부족한 것은 집에서의 연습에 대한 집착을 감소시킬 수 있다. 새로운 이완 기술로 바꾸면 흥미를 되살릴 수 있다. 일상 생활에 새로운 기술을 통합하기 위해 환자는 작은 이완에서 신

표 9.1 바이오피드백 프로토콜

1. 첫 번째 세션 전

- 바이오피드백 치료가 필요한 건강 문제를 확인한다.
- 진료를 조정할 수 있도록 의사의 이름을 요청한다. 위치, 시간 약속 및 비용에 대한 정보를 제공한다.
- 약물과 함께 2주간 환자의 기록과 건강문제 및 심각도(예: 숫자, 강도, 두통 시간)를 요청한다.
- 질문에 답한다.

2. 첫 번째 세션

- 환자의 건강력을 인터뷰한다. 구체적인 건강 상태를 포함한다.
- 현재의 의료 프로그램과 행동 중재를 수행하는 능력을 사정한다. 행동 치료에 대한 문화적 선호도를 사정한다.
- 바이오피드백, 피드백 유형 및 행동 중재에 대한 근거를 논의한다.
- 간호사의 역할은 바이오피드백 기구를 사용하여 생리학적 정보를 제공하는 것으로 일주일에 한 번 50분 세션을 10회 제공하는 것이라고 설명한다.
- 환자가 성공적인 바이오피드백 사용의 주요 요인이며 가정 실습 세션을 포함하여 건강 문제에 대한 기록을 지속적으로 유지하는 것이 중요하다고 설명한다. 다른 건강 문제가 발생할 경우 환자는 의사와 상담해야 한다.
- 시술 방법을 설명하며 정면근육장력 EMG 피드백을 사용하는 경우, 비누와 물로 피부를 씻고 젤을 바른 후 3개의 센서를 이마에 대고 바이오피드백 기계를 세팅하고 지침에 따라 작동한다.
- 환자가 눈을 감고 조용히 앉아 있는 5분 동안 전두엽 근육 긴장도의 기본 EMG 수치를 얻는다.
- EMG 센서가 이마에 있는 동안 환자에게 20분 동안 테이프로 녹음된 이완 지침을 연습하도록 지시한다. 근육 긴장의 감소 수준에 대한 정보를 보려면 환자에게 생체 피드백 디스플레이를 시청하도록 요청한다.
- 건강 문제에 대한 2주 기록을 검토하고 상호 목표를 설정한다.
- 집에서 휴식을 연습하기 위한 지침이 포함된 전자 사운드 파일을 제공한다. 연습과 응답을 기록할 로그를 제공한다. 연습을 위한 시간, 빈도, 길이 및 설정에 대해 논의한다.
- 행동 중재로 발생할 수 있는 부작용에 대한 자기 관리를 논의한다.

3. 후속 세션

- 지난 한 주 동안 건강 문제 로그, 스트레스 요인 및 대처에 사용된 방법에 대한 20분의 검토로 세션을 시작한다. 적응적 대처를 위한 상담을 제공한다.
- 센서와 이어폰을 착용하고 디스플레이를 보면서 환자가 20분간 휴식을 연습하도록 한다. 환자가 기술을 익히면 조용히 방을 떠난다.
- 흥미를 유지하고 기술을 향상시키기 위해 다양한 이완 기술을 사용한다.
- 일상 생활에 휴식을 점진적으로 통합하기 위한 지침을 제공한다. 예를 들어, 하루의 바쁜 시간을 위해 30초의 미니 이완 운동을 추가한다(예: 가운데 손가락에 엄지를 터치하고 눈을 감고 몸에 풀어지는 이완감을 느낀다).

4. 마지막 세션

- 설명된 대로 세션을 수행하고 최종 EMG 판독값을 얻는다.
- 치료 종료 후 지속적인 연습 및 스트레스 관리 계획에 대해 논의한다.

호 완화를 위한 내용(생각, 위치, 활동)을 사용하여 진행할 수 있다. 여성 간병인들 중 HRV 바이오피드백 교육을 받았으며 스트레스를 경험하고 있는 경우, 자우스니에프스키와 동료들은 여성의 관점에서 자기 관리 중재를 평가하기 위한 6개의 매개 변수를 조사했다. 그 연구의 결과는 여성 간병인들이 바이오피드백 중재가 필요하고, 적절히 관리 가능하고, 배우기 쉽고, 안전하며 스트레스를 개선하는 데 유익하다는 증거를 제공했다.

일부 환자는 치료의 혜택을 받을 수 있는 여러 증상을 가지고 있지만, 바이오피드백 교육은 한 번에 하나의 증상에 집중해야 한다. 다른 증상은 첫 번째 바이오피드백 방법을 습득한 후 순차적으로 해결될 수 있다. 중재 수용자는 어떤 증상을 먼저 치료할지 결정할 수 있다.

측정 결과

행동 중재의 숙달을 반영하는 피드백 매개변수는 표 9.2에 나와 있다. 자주 사용되는 숙달 매개변수에는 심박수, 근육 긴장도, 말초 온도, 혈압, HRV 및 뇌파 신경 피드백이 포함된다. 학습 목적을 위해 간호사 중재 담당자가 중재 수용자에게 지속적인 피드백으로 구성된 숙달 매개변수(a)와 원하는 건강 개선을 반영하는 결과 매개변수(b)에 대해 명확히 하는 것이 중요하다.

예를 들어 온도 피드백은 말초 혈관 문제에 사용되지만, 결과는 고통스러운 혈관 수축의 발생 횟수를 줄일 수 있다. 근전도 피드백과 온도 피드백 모두 당뇨병, 긴장성 두통 및 만성 통증을 가진 사람들에게 사용되는 학습 양식이다. 결과

표 9.2 환자에 대한 피드백에 사용되는 파라미터

기도 저항	위산도
혈압	심박수
혈액량	심박수의 변이성
장음	말초 피부 온도
뇌파 신경 피드백	호흡량 기록법
EMG 근육 피드백	일회 호흡량
강제 호기량	기관 소음
전기 피부 반응	미주신경자극

에는 당화 혈색소 감소, 경증의 두통의 감소, 요실금 중단 및 통증 완화가 포함될 수 있다.

주의 사항

바이오피드백은 우울증, 정신병, 발작 및 과잉 행동 상태를 가진 사람에게 조심스럽게 사용해야 한다. 경직된 성격을 가진 사람들은 그들의 기능 방식 변화를 원하지 않을 수 있다. 간호사 중재자는 부정 반응이 바이오피드백보다는 이완과 관련 있을 수 있다는 점을 고려해야 한다. 완화 관련 반응은 환자 교육과 사용된 완화 유형을 통해 피할 수 있다.

바이오피드백 보조 이완은 혈압과 심장 및 호흡수를 낮출 것으로 예상된다. 심장 상태가 좋지 않거나, 혈액역학적 불안정 또는 다양한 질병을 가진 사람들은 과도한 감소를 피해야 한다. 이완 요법을 사용하는 것은 또한 당뇨병, 고혈압, 그리고 천식을 통제하는 데 필요한 약의 양을 줄일 수 있다. 이 문제는 잠재적인 중재 수용자와 담당 의사와 논의되어야 하며, 치료에 대한 반응을 주의 깊게 모니터링해야 한다. 예를 들어, 당뇨병이 있는 사람들은 적절한 교육이 제공되지 않거나 인슐린이나 식단의 조정이 이루어지지 않으면 저혈당 반응의 가능성이 있다. 당뇨병이 있는 사람들은 저혈당 및 혈당 관리 방법을 배워야 한다. 간호사 중재자는 간단한 탄수화물, 글루카곤과 쉽게 이용할 수 있는 혈당 모니터기를 가지고 있어야 하며, 이것들을 사용 가능하고 관리할 수 있는 전문 지식이 있어야 한다. 가정 실습은 저혈당을 피하기 위해 시간을 조정할 수 있다.

그러므로 간호사는 사람, 건강 문제, 사용된 행동 중재에 대한 알려진 모든 부작용 및 바이오피드백 자체에 대한 부정적인 반응을 고려해야 한다. 예를 들어 스트레스성 요실금을 위한 회음부 근육 강화 운동은 근육 강화 과정 중 소변이 샐 위험이 있는데 이는 패드로 관리할 수 있다. 뇌졸중에 이어 연하 장애에 대한 인두 근육 운동은 서서히 힘이 회복됨에 따라 더 심각한 흡인 위험을 수반한다. 일반적으로 이완이나 관련된 바이오피드백과 기능 향상을 위한 운동의 부작용은 거의 없지만, 비효율성은 항상 존재한다. 간호사들은 환자가 생물학적 피드백과 비약리학적 치료를 모두 시도할 때 가변적인 효과를 가진 가벼운 중재를 사용하는 위험을 고려하고, 연령 및 문화적 수용성과 효율성을 평가하는 데 주의를 기울여야 한다. 반면, 간호사 중재자와 중재 수용자 모두 신체 기능을 향상시키기 위한 개인의 노력과 관련하여 바이오피드백 같은 비약물 방법 사용의 이점을 고려해야 한다.

전기 장비를 사용할 때 전기 감전은 잠재적인 위험 요소이다. 장비 오작동이나 조작자 오류로 인해 위험한 수준의 전류가 흐를 수 있다. 심장박동기 또는 이식형 심장세동기와 같은 장치를 사용하는 환자는 바이오피드백을 사용하기 전에 건강간호 제공자와 상담하고 장치 설명서를 참조해야 한다. 자우스니에프스키 등은 바이오피드백 수용자인 보호자 관점에서 HRV 바이오피드백 중재의 인식된 안전성을 연구했다. 전기의 경우 안전성에 대한 객관적인 평가가 매우 중요하다. AAPB는 제품이 안전 규정을 충족한 회사의 목록을 발표하였다.

비록 바이오피드백이 비침습적이고, 비용 효율적이며, 많은 질환의 치료에 유망하지만, 이것은 기적의 중재는 아니다. 간호사 중재자가 건강 문제, 중재 및 약물 효과에 대해 잘 알고 있어야 하며, 중재 수용자의 결과에 진심으로 관심을 가져야 한다. 그것은 중재 수용자가 바이오피드백 실습의 성공을 위해 시간, 관심 및 동기를 기여할 것을 요구한다. 바이오피드백 세션이 종료된 후 질환을 제어하기 위해 행동 방법을 지속적으로 사용해야 할 수 있다. 교육을 시작하기 전에 이 점을 명확히 해야 한다.

이용

바이오피드백은 광범위한 의학적, 심리적 문제의 치료에 사용되어 왔다. 그러나 경험적 연구는 바이오피드백 양식과 치료 중인 질환과 관련하여 다양한 수준의 효율성을 보여주었다. 바이오피드백의 효능 수준에 대한 구체적인 기준은 정의되었다. 1단계(경험적으로 지원되지 않음)부터 5단계(효과적이고 구체적)까지 정의되어 있다. 또한 AAPB 웹사이트는 바이오피드백이 3단계(효과적일 가능성이 있음)에서 5단계(효과적이고 구체적) 사이의 효과 등급으로 경험적으로 연구된 많은 조건을 나열하고 있다. 바이오피드백은 복제를 포함하여 여러 관찰, 임상 및 대기 목록 통제 연구에서 효과적인 것으로 나타났다. AAPB 웹사이트 방문자는 관심 있는 건강 상태를 클릭하여 증거 수준, 바이오피드백이 도움이 되는 이유 및 근거에 대한 정보를 얻을 수 있다

바이오피드백 및 뉴로피드백의 근거 기반 실무 최신판은 40가지 다른 질환을 치료하는 데 사용되는 바이오피드백 또는 뉴로피드백의 효능에 관한 최신 정보를 제공한다. 가장 최근의 경험적 증거를 고려하여 주의력결핍/과잉행동장애(ADHD)에 대해 가장 높은 효능 등급(5: 효과적이고 구체적)이 결정되었다. 불안, 변비, 우울증, 간질, 발기부전, 변실금, 두통, 고혈압, 과민성 대장증후군, 자간전증, 레이노병, 측두하악근과 관절 장애, 다양한 만성 통증, 당뇨병과 관련된 혈당 조절에 대해 4등급(유효함)이 결정되었다. 바이오피드백은 알코올 및 물질 남용 장애, 관절염, 천식, 자폐증, 안면마비, 섬유근육통, 화학요법의 영향, 불면증, 멀미, 외상 후 스트레스 장애, 이명, 외상성 뇌손상 그리고 요실금을 치료하는 데 효과적일 것이다(3등급). 바이오피드백은 뇌성마비, 만성폐쇄성폐질환, 관상심장질환, 기능성 반복 복부통증, 다한증, 면역기능, 반복적인 염좌손상, 뇌졸중, 혈관미주신경증후군 치료에 효과적일 수 있다.

체계적 검토 및 메타 분석

지난 10년 동안 간호연구자들은 International Journal of Nursing Studies, Pain Management Nursing, and the Journal of Holistic Nursing, and Urologic Nursing을 포함하는 간호학 저널에 바이오피드백 연구에 대한 5개의 체계적인 리뷰 또는 메타 분석을 발표했다. 이러한 연구 중 3개는 요실금을 위한 골반 바닥 근육 훈련에서 바이오피드백의 사용을 포함했고, 2개는 남성, 1개는 여성에 초점을 두었다. Hsu와 동료들은 전립선 절제술 후 요실금이 있는 남성에서 바이오피드백을 사용하거나 사용하지 않는 골반 바닥 근육 훈련을 연구했으며, 그렇지 않은 사람에 비해 바이오피드백을 받은 사람에서 즉각적이고 장기적인 효과가 있다고 보고하였다. 그러나 Nahon과 동료들은 이전에 남성의 골반 근육 바닥 훈련에 바이오피드백을 추가하는 것은 연속성을 향상시키는 데 거의 효과가 없었다고 보고했다. 스트레스성 요실금이 있는 여성에 대한 연구의 범위 검토에서 바이오피드백을 이용한 골반 바닥 근육 훈련이 가장 자주 설명되는 치료 양식 중 하나로 부상했다.

간호사의 다른 두 연구는 섬유근육통 환자와 심리적 스트레스를 경험하는 분만 전후 여성을 대상으로 바이오피드백을 연구했다. 이 두 연구는 모두 HRV 바이오피드백의 효과를 평가하는 데 초점을 두고 있다. Renau는 HRV 바이오피드백이 만성 통증을 감소시키는 데 효과적이라고 보고한 반면, 허벨과 자우스니에프스키는 HRV 바이오피드백을 받은 분만 전후 여성은 HRV 바이오피드백을 받지 않은 여성에 비해 심리적 스트레스가 감소한 것을 발견했다.

기술

바이오피드백의 기술 발전은 계속되고 있다. 웨어러블 바이오피드백 기술은 의류, 시계, 패치로 확장되었다. 아직 많은 장치가 연구 단계에서 테스트되지는 않았으며, 공식적으로 검증된 장치는 5%에 불과하다. 또한 바이오피드백을 위한 스마트폰 앱들도 등장하고 있다. HRV 바이오피드백 훈련을 위한 게임 기반 스마트폰 앱이 개발되어 청소년의 생리적 스트레스 회복에 성공한 것으로 나타났다. 바이오피드백을 위한 새로운 기술을 검증하기 위해 더 많은 연구가 요구된다.

특별한 사람들

가족 간병인들의 스트레스는 많은 삶의 경험을 수반한다. 예를 들어 부모가 없는 상황에서 손주를 키우는 할머니의 스트레스는 건강에 악영향을 미치는 것으로 나타났다. HRV 바이오피드백은 4개의 소규모 연구의 해당 모집단에서 조사되었다. 그들은 4주 동안 가정에서 휴대용 바이오피드백 장치를 사용하여 HRV를 증가시키기 위해 느리게 호흡하는 법을 배웠다.

HRV에 초점을 맞춘 바이오피드백은 암 환자의 가족 간병인에게도 사용되어 왔으며, 또한 HRV 바이오피드백은 현재 조울증 환자의 가족 간병인과 치매 환자의 가족 보호자에 대한 연구에서 건강 자가 관리 중재로 연구되어 있다. 두 연구 모두 국립보건원(NIH)의 자금 지원을 받았다.

어린이와 청소년

바이오피드백은 자폐증, 주의력결핍과잉행동장애(ADHD), 불안, 우울증, 두통 및 요실금을 포함한 다양한 질환 치료를 위해 어린이와 청소년에게 사용될 수 있다. 그러나 성인의 바이오피드백 연구에 비해 어린이와 청소년을 대상으로 바이오피드백의 유용성과 효과를 조사하는 연구는 더 적다. 어린이와 청소년의 경우, 바이오피드백 방식과 훈련이 효과적이기 위해서는 연령에 적합하고 매력적으로 적용되어야 한다. 비디오 게임 기반 바이오피드백 훈련은 뇌성마비 아동의 EMG 패턴 변화로 나타나는 운동을 강화하고 보행 훈련을 개선하기 위해 성공적으로 사용되었다. 낭포성 섬유증 환아의 기도 청결을 돕기 위한 스피이로미트리 게임이 개발되었다. 또한 게임 기반 바이오피드백은 어린이의 불안감과 우울감을 감소시키기 위해 사용되어 왔다. 피드백에서 가상 현실의 사용은 ADHD 아동과 보행 훈련이 필요한 아동을 대상으로 연구되고 있다.

최근 체계적인 검토와 메타 분석을 통해, 특정 질환이나 생리학적 기능 변화로 나타나는 바이오피드백의 효과를 입증한 소아 집단에서 수행된 연구를 다수 확인했다. 그러나 검토된 연구의 수준이 낮으므로 해당 연구 결과에는 주의가 필요하다. 다양한 의학적, 심리적 조건을 경험하는 아동과 청소년의 바이오피드백 방식에 대한 지속적인 연구와 엄격한 테스트가 필요하다.

성별 고려 사항

여성은 건강과 웰빙을 향상시키기 위해 보완적이고 대체적인 치료법 사용 가능성이 높은 반면, 남성은 운동 또는 스포츠 경기력 향상을 위해 사용할 가능성이 더 높다. HRV 바이오피드백의 사용은 남성과 여성 건강 및 운동 경기력에 긍정적인 영향을 미치는 것으로 나타났다. 성별에 따른 결과를 탐구하기 위해서는 추가 연구가 필요하다.

인종과 윤리적 고려 사항

미국에서 가장 큰 인종적 소수 집단인 아프리카계 미국인과 히스패닉계 및 라틴계 미국인은 바이오피드백을 포함한 보완적이고 대체적인 치료법을 사용할 가능성이 가장 낮다. 게다가, 인종/민족 소수자들은 종종 엄청난 심리적 스트레스를 경험하고, 의료 서비스에 대한 접근성이 떨어지며, 좋지 않은 건강 결과를 경험한다.

이러한 인종 집단에서 바이오피드백의 실현 가능성과 효과를 확립하기 위해 수행된 연구는 거의 없다. 바이오피드백은 고혈압 아프리카계 미국인의 소규모 샘플에서 혈압을 낮추기 위한 가정 기반의 8주 보완 치료법으로 조사되었다. HRV

바이오피드백은 라틴계에서 우울증에 대한 보완 치료법으로 검토되었다. 또한, HRV 바이오피드백은 라틴계 성인의 동반천식 및 공황장애에 대한 문화적 적응 중재에서 보완적 치료법으로 구현되었다. Feldman과 동료들은 40%의 감소율을 보고했다. 인종/민족 소수 집단의 생물학적 피드백에 대한 더 많은 연구가 요구된다.

전문가는 바이오피드백 수행 전에 문화 장벽을 이해하고 취약 계층이 적절한 정보를 얻을 수 있도록 해야 한다. 바이오피드백을 가르치는 전문가를 위한 다문화 및 다양성 훈련에 대한 고려사항도 발표되었다.

간호사 및 의료 제공자

간호사 대상의 바이오피드백 사용 관련 연구는 거의 없지만, 초기 결과는 스트레스, 불안, 우울 증상을 줄이고 회복력 탄력성을 향상시키는 측면에서 유의한 것으로 나타났다. 펜데믹과 의료 환경 내외의 스트레스에 비추어 볼 때, 바이오피드백은 의료 제공자의 복지를 향상시키는 데 유익한 탐구 영역이 될 수 있을 것이다.

문화적 적용

바이오피드백 요법은 전 세계적으로 사용되고 연구되어 왔다. 예를 들어, 태국에서는 사이드바 9.1과 같이 다양한 질병에서 사용되고 있다.

사이드바 9.1 태국에서의 바이오피드백 사용

너트차나트분툼폰

태국에서는 갈바닉 피부 반응, 근전도 검사, 뇌파 검사 및 심박수 변동성을 포함한 많은 종류의 생물학적 피드백이 사용된다. 그 중에서도 근전도 피드백이 가장 널리 사용된다. 바이오피드백은 학생, 직원 간호사 및 만성 질환 환자의 스트레스와 불안을 줄이기 위한 이완 기술과 함께 자주 사용된다. 또한 자동 생성 훈련과 함께 약물 남용자들의 공격적인 행동을 줄이고 주의력 결핍과 활동 장애를 가진 아이들의 행동을 개선하는 데 도움이 되었다. 무작위 연구에서 보조 호흡을 지원하는 HRV 바이오피드백 훈련 프로그램은 노인 환자의 우울 증상, 부정적 영향 및 우울 인식을 감소시키고 그들의 지략적 행동을 향상시켰다(N = 100).

태국 간호사 연구원들의 세 가지 생물학적 피드백 연구 중 첫 번째 연구는 점진적인 이완과 집단 지원 심리치료가 만성질환을 가진 노인들의 우울 증상과 근육 긴장을 감소시킨다고 보고했다. 두 번째는 생물학적 피드백 훈련을 통한 명상 훈련이 스트레스를 감소시킨다는 것을 발견했다. 세 번째 연구는 심박수 변동성 바이오피드백이 우울증을 가진 성인에서 우울증 증상 점수를 유의하게 감소시켰다는 것을 보여주었다.

바이오피드백의 효과는 사용의 복잡성, 교육의 가용성 및 일부 장치의 비싼 비용 같은 실무적인 문제로 제한적이다. 교육 문제를 개선하기 위해 바이오피드백의 개념은 간호와 심리학 대학원 과정에 통합되었다. 흥미롭게도, 바이오피드백 기술의 도전은 Bunthumporn 연구 동안 감소가 없었던 것처럼 태국 노인들을 단념시키지 못했다.

북미와 남미, 유럽, 아시아, 중동, 러시아 등 15개국에 국가 바이오피드백 협회가 있다(바이오피드백 인증 국제동맹, https://www.bcia.org/international-bf-nf-associations). 미국 밖에서 출판된 기사의 수를 쉽게 추정할 수는 없지만 PubMed 데이터베이스는 일본어, 독일어, 네덜란드어, 프랑스어, 스페인어, 중국어, 노르웨이어, 핀란드어, 체코어, 히브리어, 한국어, 러시아어 및 기타 언어로 작성된 바이오피드백에 대한 과학 기사를 식별한다. 예를 들어 뇌전증, 천식, 가려움증, 수면, 그리고 하악 기능 장애를 포함한 많은 건강 문제에 바이오피드백을 사용하는 연구가 러시아어와 일본어로 이루어졌다. 이 연구들 중 많은 부분들이 영어로 쓰여 있다.

간호사들은 모국어를 사용하여 그들이 관심을 갖는 다양한 건강 문제에 대한 바이오피드백 연구 보고서를 작성하거나 공동 집필했다.

영국 간호사들은 바이오피드백이 변비가 있는 성인의 장 기능 장애 치료에 어떻게 사용되는지 검토했다. 중국 간호사들은 기능성 변비를 가진 성인을 대상으로 한 바이오피드백 훈련을 통해 장 증상, 삶의 질, 심리적 상태가 개선되었다고 보고했다. 대만의 간호사 연구원들은 준실험 설계를 사용하여 바이오피드백 이완이 전체 무릎 관절성형술 후 지속적인 수동 운동과 관련된 통증을 감소시킨다는 것을 입증했다.

참고문헌

Bingham, P. M., Lahiri, T., & Ashikaga, T. (2012). Pilot trial of spirometer games for airway clearance practice in cystic fibrosis. Respiratory Care, 57(8), 1278–1284. https://doi.org/10.4187/respcare.01263

Bunthumporn, N. (2012). Effects of biofeedback training on negative affect, depressive cognitions, resourceful behaviors, and depressive symptoms in Thai elders. OhioLINK

ETD Center. https://etd.ohiolink.edu/!etd.send_file?accession=case1333479530&disposition=inline
Burch, J., & Collins, B. (2010). Using biofeedback to treat constipation, Faecal incontinence, and other bowel disorders. Nursing Times, 106(37), 20 – 21. https://www.nursingtimes.net/clinical-archive/ continence/using-biofeedback-to-treat-constipation-faecal-incontinence-and-other-bowel-disorders-19-09-2010/#:~:text=Biofeedback%20therapy%20is%20used%20in,bowel%20 disorders%2C%20such%20faecal%20incontinence.
Muijeen, K., Ruchiwit, M., & Somprasert, C. H. (2012). The effect of progressive muscular relaxation program and group supportive psychotherapy on the depression level of the elderly with chronic illness. The Journal of Psychiatric Nursing and Mental Health, 26(1), 19 – 34. https://he02.tci-thaijo.org/index.php/JPNMH/article/view/17995/15908
Ngamlers, D., Bunthumporn, N., & Somprasert, C. (2018, September – December). The effects of a heart rate variability biofeedback training program on depression symptoms of adults with depression disorder. Journal of Psychiatric Nursing and Mental Health, 32(3), 61 – 74. https://he02.tci-thaijo.org/index.php/JPNMH/article/view/163105/117849
Thongkhum, K., Ruchiwity, M., & Somprasert, C. (2015). The effect of meditation training together with a biofeedback training program on the stress levels of chronic disease setting. Nursing Journal, 42(1): 24-37.
Wang, T-J., Chang, C-F., Lou, M-F., Ao, M-K., Liu, C-C, Liang, S-Y., Wu, S-F. V., & Tung, H-H. (2015). Biofeed-back relaxation for pain associated with continuous passive motion in Taiwanese patients after total knee arthroplasty. Research in Nursing & Health, 38(1), 39 – 50. https://doi.org/10.1002/nur.21633
Zhu, F., Lin, Z., & Wang, M. (2011). Changes in quality of life during biofeedback for people with pu- borectalis dyssynergia: Generic and disease-specific measures. Journal of Advanced Nursing, 67(6), 1285 – 1293. https://doi.org/10.1111/j.1365-2648.2010.05

후속 연구

전 세계적으로 성인, 아동 및 소수자의 생리, 심리적 상태 치료와 관련하여 바이오피드백의 효과, 수용 가능성 및 지속 가능성을 결정하기 위한 무작위 대조군 임상 시험의 필요성이 계속해서 높아지고 있다. 개발도상국에 만연한 지역 건강 문제와 관련된 바이오피드백 연구도 필요하다. 그러나 전반적인 효능을 보여주기 위해서는 유사한 포함 기준, 바이오피드백 프로토콜 및 연구 방법을 가진 대규모 멀티센터 연구가 필요하다. 또한 바이오피드백 수용자의 관점에서 지속적인 자가 관리 실천을 위해서는 어떤 요소가 필요한지에 대한 연구도 요구된다. 간호사는 다음과 같은 질문을 설명할 수 있어야 한다.

- 다양한 국가에서 바이오피드백 교육을 이용할 수 있는가?
- 문화적으로 허용 가능한 어떤 행동 치료법을 바이오피드백으로 제공할 수 있는가?
- 건강 관리를 위한 바이오피드백 사용의 개선 예측 변수는 무엇인가?
- 잠재적인 바이오피드백 수용자는 바이오피드백이 필요하고, 수용 가능하며, 실현 가능하고, 효과적이며, 안전하고, 지정된 프로토콜(즉, 충실도)에 따라 수행될 수 있다고 믿는가?

참고문헌

Association for Applied Psychophysiology and Biofeedback. (2016). 2018 AAPB 49th Annual Scientific Meeting. http://www.aapb.org

Bingham, P. M., Lahiri, T., & Ashikaga, T. (2012). Pilot trial of spirometer games for airway clearance practice in cystic fibrosis. Respiratory Care, 57(8), 1278–1284. https://doi.org/10.4187/ respcare.01263

Blume, F, Hudak, J., Dresler, T., Ehlis, A., K"uhnhausen, J., Renner, T. J., & Gawrilow, C. (2017). NIRS-based neurofeedback training in a virtual reality classroom for children with attention-deficit/hyperactivity disorder: Study protocol for a randomized controlled trial. Trials, 18, 41. https://doi.org/10.1186/s13063-016-1769-3

Booth, A. T. C., van der Krogt, M. M., Buizer, A. I., Steenbrink, F., & Harlaar, J. (2019). The validity and usability of an eight marker model for avatar-based biofeedback gait training. Clinical Biomechanics, 70, 146–152. https://doi.org/10.1016/j.clinbiomech.2019.08.013

Bunthumporn, N. (2012). Effects of biofeedback training on negative affect, depressive cognitions, resourceful behaviors, and depressive symptoms in Thai elders. OhioLINK ETD Center. http://rave.ohiolink.edu/etdc/view?acc_num=case1333479530

Cutshall, S. M., Wentworht, L. J., Wahner-Roedler, D. L., Vincent, A., Schmidt, J. E., Loehrer, L. L., Cha, S. S., & Bauer, B. A. (2011). Evaluation of a biofeedback-assisted meditation program as a stress management tool for hospital nurses: A pilot study. Explore: The Journal of Science & Healing, 7(2), 110–112. https://doi.org/10.1016/j.explore.2010.12.004

Darling, K. E., Benore, E. R., & Webster, E. E. (2019). Biofeedback in pediatric populations: A systematic review and meta-analysis of treatment outcomes. Translational Behavioral Medicine, 10(6), 1436–1449. https://doi.org/10.1093/tbm/ibz124

Feldman, J. M., Matte, L., Interian, A., Lehrer, P. M., Lu, S.-E., Scheckner, B., Steinberg, D. M., Oken, T., Kotay, A., Sinha, S., & Shim, C. (2016). Psychological treatment of comorbid asthma and panic disorder in Latino adults: Results from a randomized controlled trial. Behaviour Research and Therapy, 87, 142–154. https://doi.org/10.1016/j.brat.2016.09.007

Flux, E., Atteveld, O. A., Bar-On, L., Buizer, A. I., Harlaar, J., & van der Krogt, M. M. (2020). Biofeedback-driven gaming to improve EMG patterns during gait in children with cerebral palsy. Gait & Posture, 81, 97–98. https://doi.org/10.1016/j.gaitpost.2020.07.082

Frankfurt, P. A. (2016). A home-based biofeedback intervention in a hypertensive African American sample: A pilot study. ProQuest Dissertations & Theses Global (1884347034).

Harvey, R., Lin, I-M., & Booiman, A. (2015). Multicultural and diversity training considerations for biofeedback practitioners. Biofeedback, 43(4), 163–167. https://doi.org/10.5298/1081-5937-43.4.05

Hasuo, H., Kanbara, K., & Fukunaga, M. (2020). Effect of heart rate variability biofeedback sessions with resonant frequency breathing on sleep: A pilot study among family caregivers of patients with cancer. Frontiers in Medicine, 7, 61–69. https://doi.org/10.3389/fmed.2020.00061w

Herbell, K., & Zauszniewski, J. A. (2018). Reducing psychological stress in peripartum Women with heart rate variability biofeedback: A systematic review. Journal of Holistic Nursing, 37(3), 273–285. https://doi.org/10.1177/0898010118783030

Hsieh, H. F., Huang, I. C., Liu, Y., Chen, W. L., Lee, Y. W., & Hsu, H. T. (2020). The effects of biofeedback training and smartphone-delivered biofeedback training on resilience, occupational stress, and depressive symptoms among abused psychiatric nurses. International Journal of Environmental Research & Public Health [Electronic Resource], 17(8), 4. https://doi.org/10.3390/ijerph17082905

Hsu, L.-F., Liao, Y.-M., Lai, F.-C., & Tsai, P.-S. (2016). Beneficial effects of biofeedback-assisted pelvic floor muscle training in patients with urinary incontinence after radical prostatectomy: A systematic review and metaanalysis. International Journal of Nursing Studies, 60, 99–111. https://doi.org/10.1016/j.ijnurstu.2016.03.013

Hunter, J. F., Olah, M.S., Williams, A. L., Parks, A. C., & Pressman, S. D (2019). Effect of brief biofeedback via a smartphone app on stress recovery: Randomized experimental study. JMIR Serious Games, 7(4), e15974. https://doi.org/10.2196/15974

Il-young Yu, Min-joo Ko, Jae-seop Oh. (2023). Enhancing shoulder external rotator electromyography activity during sitting external rotation exercise: The impact of biofeedback training. Physical Therapy Korea, 30(3), 237-244.

Knox, M., Lentini, J., Cummings, T. S., McGrady, A., Whearty, K., & Sacrant, L. (2011). Gamebased biofeedback for pediatric anxiety and depression. Mental Health in Family Medicine, 8(3), 195–203.

Lehrer, P., Kaur, K., Sharma, A., Shah, K., Huseby, R., Bhavsar, J., & Zhang, Y. (2020). Heart rate variability biofeedback improves emotional and physical health and performance: A systematic review and meta-analysis. Applied Psychophysiology and Biofeedback, 45(3), 109–129. https://doi.org/10.1007/s10484-020-09466-z

MacIntosh, A., Desailly, E., Vignais, N., Vigneron, V., & Biddiss, E. (2020). A biofeedback-enhanced therapeutic exercise video game intervention for young people with cerebral palsy: A randomized single-case experimental design feasibility study. PLOS ONE, 15(6), 1–22. https://doi.org/10.1371/journal.pone.0234767

McGrady, A., & Lakia, D. M. (2016). Diabetes mellitus. In M. S. Schwartz & F. Andrisik (Eds.), Biofeedback: A practitioner's guide (4th ed., pp. 400–422). Guilford Press.

McIntosh, L., Andersen, E., & Reekie, M. (2015). Conservative treatment of stress urinary incontinence in women: A 10-year (2004–2013) scoping review of the literature. Urologic Nursing, 35(4), 179–186. https://doi.org/10.7257/1053-816x.2015.35.4.179

McKee, M. G. (2008). Biofeedback: An overview in the context of heart-brain medicine. Cleveland Clinic Journal of Medicine, 75(Suppl. 2), S31–S34. https://doi.org/10.3949/ccjm.75.Suppl_2.S31

Nahon, I., Martin, M., & Adams, R. (2014). Pre-operative pelvic floor muscle training – A review. Urologic Nursing, 34(5), 230–237. https://doi.org/10.7257/1053-816x.2014.34.5.230

Neurodevelopment Center Inc. (2016, December 14). What is neurofeedback? https://neurodevel opmentcenter.com/neurofeedback-2

Ngamlers, D., Bunthumporn, N., & Somprasert, C. (2018, September–December). The effects of a heart rate variability biofeedback training program on depression symptoms of adults with depression disorder. Journal of Psychiatric Nursing and Mental Health, 32(3), 61–74. https://he02.tci-thaijo.org/index.php/JPNMH/article/view/163105/117849

Olness, K. (2008, March). Helping children and adults with hypnosis and biofeedback. Cleveland Clinic Journal of Medicine, 75(Suppl. 2), S39–S43. https://doi.org/10.3949/ccjm.75.Suppl_2.S39

Peake, J. M., Kerr, G., & Sullivan, J. P. (2018). A critical review of consumer wearables, mobile applications, and equipment for providing biofeedback, monitoring stress, and sleep in physically active populations. Frontiers in Physiology, 9, 743. https://doi.org/10.3389/fphys.2018.00743

Peper, E., Tylova, H., Gibney, K. H., Harvey, R., & Combatalade, D. (2009). Biofeedback mastery—An experiential teaching and self-training manual. Association for Applied Psychophysiology and Biofeedback.

Reneau, M. (2020). Heart rate variability biofeedback to treat fibromyalgia: An integrative literature review. Pain Management Nursing, 21(3), 225–232. https://doi.org/10.1016/j.pmn.2019.08.001

Rhee, T. G., Evans, R. L., McAlpine, D. D., & Johnon, P. J. (2017). Racial/ethnic differences in the use of complementary and alternative medicine in US adults with moderate mental distress. Journal of Primary Care & Community Health, 8(2), 43–54. https://doi.org/10.1177/2150131916671229

Schwartz, M. S., & Andrisik, F. (Eds.). (2016). Biofeedback: A practitioner's guide (4th ed.). Guilford Press.

Su, D., & Li, L. (2011). Trends in the use of complementary and alternative medicine in the United States: 2002–2007. Journal of Health Care for the Poor and Underserved, 22(1), 296–310. https://doi.org/10.1353/hpu.2011.0002

Tan, G., Shaffer, F., Lyle, R., & Teo, I. (2016). Evidence-based practice in biofeedback and neurofeedback (3rd ed.). Association for Applied Psychophysiology and Biofeedback.

Thode, L. C. (2020). Heart rate variability biofeedback as a complementary treatment for depression in Latinos. Dissertation Abstracts International Section A: Humanities and Social Sciences, 81(7–A).

Yucha, C. (2016). Clinical efficacy of biofeedback therapy: Explanation of efficacy levels. In G. Tan, I. Teo, R. Lyle, & F. Schaffer (Eds.), Evidence-based practice in biofeedback and neurofeedback (pp. 5–6). Association for Applied Psychophysiology and Biofeedback.

Yucha, C. B. (2002). Problems inherent in assessing biofeedback efficacy studies. Applied Psychophysiology and Biofeedback, 27(1), 99–106. https://doi.org/10.1023/a:1014528622061

Zauszniewski, J. A., Au, T.Y., & Musil, C. M. (2013). Heart rate variability biofeedback in grandmothers raising grandchildren: Effects on stress, emotions, and cognitions. Biofeedback, 41(2), 144–149. https://doi.org/10.5298/1081-5937-41.3.06

Zauszniewski, J. A., Kahana, E., & Burant, C. J. (2020–2024). Self-management interventions: Considering needs and preferences of dementia caregivers (RO1-NR018476). National Institute of Nursing Research.

Zauszniewski, J. A., & Musil, C. M. (2014). Interventions for grandmothers: Comparative effectiveness of resourcefulness training, HRV biofeedback, and journaling. Biofeedback, 42(3), 131–129. https://doi.org/10.5298/1081-5937-42.3.03

Zauszniewski, J. A., Musil, C. M., Herbell, K., & Givens, S. (2017). Heart rate variability in grandmothers: Evaluation of intervention parameters. Issues in Mental Health Nursing, 38(6), 493–499.

Zauszniewski, J. A., Musil C. M., & Variath, M. (2015). Biofeedback in grandmothers raising grandchildren: Correlations between subjective and objective measures. Biofeedback, 44(4), 193–199. https://doi.org/10.5298/1081-5937-43.4.01

Zauszniewski, J. A., Sajatovic, M., & Burant, C. J. (2016–2021). Tailored health self-management interventions for highly distressed family caregivers (,RO1-NR16817). National Institute of Nursing Research.

Zhang, Y., Leach, M. J., Hall, H., Sundberg, T., Ward, L., Sibbritt, D., & Adams, J. (2015). Differences between male and female consumers of complementary and alternative medicine in a national US population: A secondary analysis of 2012 NIHS Data. Evidence-based Complementary and Alternative Medicine:eCAM, 2015, 413173. https://doi.org/10.1155/2015/413173

오정선, 이경진, 김선길 (2023). 물리치료 바이오피드백의 정의 및 범위와 활용법: 체계적 문헌고찰. 대한물리의학회, 18(4), 109–119.

이신화, 정지운, 허성영 (2023). 바이오피드백을 이용하여 측정한 알코올사용장애 환자의 정신생리적 특성. 중독정신의학, 27(2), 53–59.

10

명상 Meditation

학습 목표

1. 명상의 용어 정의를 이해한다.
2. 명상의 이론적 배경을 설명한다.
3. 명상의 중재방법을 설명한다.

용어 정의

- **FA명상(Focused attention meditation):** 초점화된 집중 명상으로 선택된 대상에 대해 주의하고 유지하게 하는 명상법이다.
- **OM명상(Open monitoring meditation):** 열린 모니터링 명상으로 특정한 대상을 포함하지 않고 자각을 통해 인식을 확장하는 명상법이다.
- **CM (Concentrative Meditation):** 집중명상으로 내·외적 특정 대상에 대한 주의 집중을 통해 고요(samatha)를 얻는 수행법을 가리킨다.
- **MBSR (Mindfulness Based Stress Reduction):** 마음챙김에 근거한 스트레스 완화법으로 불교의 명상수행과 서양의 심신의학을 접목하였다.
- **MBCT (Mindfulness Based Cognitive Therapy):** MBSR에 인지치료를 접목한 명상치료이다.

명상은 전형적인 심신 수련법으로 건강 혜택 지원을 위해 많은 근거 기반을 빠르게 확보한 다양하고 광범위하게 사용되는 기본 훈련 프로그램이다. 2012년과 2017년 사이 건강상의 이유로 명상에 눈을 돌리는 미국 성인의 수는 크게 증가했으며, 2017년에는 미국 성인의 약 14%가 명상을 실천하여 그 수가 2,900만 명이 넘었다. 대규모 표본에서 명상을 하는 주된 이유는 스트레스를 줄이고, 웰빙을 증진하고, 불안이나 통증 같은 증상을 완화하고, 만성 질환을 자가 관리하기 위함이었다. 가장 널리 사용되고 잘 연구된 명상 프로그램 중에는 마음챙김 기반 스트레스 감소와 다양한 파생프로그램[예: 마음챙김 기반 인지 치료(MBCT)]이 있다. 이 장은 이들 프로그램과 밀접하게 관련된 프로그램에 초점을 맞추고 명상 훈련의 구조적, 생리적, 인지적, 그리고 정서적 효과에 대한 실험 결과를 포함하였다. 마음챙김 명상의 일부 정의는 요가, 태극권, 기공, 명상과 같은 수련 실천에 대해 종교적인 규범 준수와 기도의 맥락 안에서 고려하지만, 이러한 실천법의 일부는 이 책의 다른 부분에서 다루어지므로 이 장에는 포함하지 않았다.

지난 10년 동안 명상에 대한 연구가 크게 증가했다. 2007년의 주요 보고서는 이용 가능한 증거에 기초하여 명상적 실천이나 프로그램의 치료의 효과에 대해 확실한 결론을 도출할 수 없다고 결론 지은 반면, 최근에는 메타 분석을 통해 다양한 건강 결과에 대한 이점을 확인했다. 이 분야가 빠르게 발전하고 있다는 많은 징후가 있다. 여기에는 전적으로 명상 연구를 하는 학술지(예: 마음챙김)의 개발, 명상 연구를 위한 국립보건원 기금 증가, 임상 및 연구활동에서 엄격함과 품질을 보장하기 위한 명상 교사의 훈련 및 인증에 관한 최근 지침의 출판이 포함된다. 현재, 자금이 지원되는 임상 시험 연구 보조금은 엄격하게 설계되고 적절하게 작동하는 임상 시험, 변화 메커니즘에 대한 심층적이고 복제 가능한 조사, 맞춤형 중재 요구에 귀를 기울이고 있다.

정의

수천 년 동안, 그리고 많은 문명에서, 명상 수행은 종교 의식과 웰빙을 위한 수단으로 중요한 역할을 해왔다. 명상은 정신적 과정을 보다 더 자발적으로 통제할 수 있도록 주의와 인식을 훈련시키는 데 초점을 맞춘 일련의 자기조절 실천법으로 정의될 수 있으며, 이에 따라 신체, 마음, 감정을 자율적으로 조절하고 일반적인 정신적 신체적 행복을 조성한다. 명상은 특징적으로 세 가지 필수 과정을 포함한다. 현재의 순간에 대한 인식, 주의 할당, 주의와 인식에 관련된 특정한 자질의 함양이 그것이다.

명상의 첫 번째, 그리고 가장 중요한 과정은 감각 인식(예: 시각, 소리, 냄새)에 대한 인식뿐 아니라 생각, 감정, 감각, 행동을 포함하여 한 사람의 내부 또는 '개인적인' 경험에 대한 의도적이고 현재적인 인식이다. 이것은 의식적인 인식 없이 발생하는 '자동' 인지 및 행동 반응과 대조될 수 있다.

명상의 두 번째 내재적 과정은 지속적인 주의력, 주의력 모니터링 및 주의 전환을 포함하는 주의력 할당이다. 개인이 현재의 순간에 의도적으로 주의를 기울이려고 할 때(지속적인 주의), 발생할 수 있는 산만한 생각과 감정도 인정한다(주의 모니터링). 사람이 생각이나 감정에 '걸릴' 때를 알아차리는 능력과 그에 따른 관심의 현재로의 복귀는 의도적이고 유동적인 주의력 전환(주의 전환)을 통해 산만함, 부정적인 감정, 반추 또는 걱정으로부터 분리되어야 한다.

세 번째, 가장 중요한 명상의 과정은 특별한 인식의 자질을 배양하는 것이다. 이러한 자질을 보여주는 태도에는 친절, 호기심, 수용, 비반응성, 평정심이 포함된다. 친절하고 호기심이 많고 비반응적인 인식을 개발하여 단순히 대상이나 일련의 새로운 대상을 인지하고, 2차 평가와 사정이 발생한다. 지속적인 연습을 통해 이러한 비반응적 인식은 결국 현재와 관련된 2차 평가, 예측, 분석, 비평 또는 현재 일어나고 있는 것에 대한 판단의 비자동화를 허용한다. 이 세 가지 과정을 함께하면, 마음챙김 발달로 이어진다. 마음챙김은 '현재에, 의도적으로, 그리고 순간순간의 경험 전개에 비판단적으로 주의를 기울여 발현되는 인식'으로 정의된다. 마음챙김은 안정적 특성 또는 보다 일시적인 상태로 이해될 수 있으며 확장된 인식, 더 큰 존재감, 그리고 더 통합된 자아 의식으로 특징짓는다.

비록 역사적으로 밀접하게 연관되어 있지만, 과학계는 명상 실천을 신경과학적 개념과 주의력 할당을 근거로 세 그룹으로 분류했다. 집중명상(FA), 통찰명상(OM), 그리고 사색 명상이다. FA는 '집중적인 연습'으로, 호흡, 음성적으로 반복되는 소리나 단어(만트라), 또는 상상된 정신적 이미지와 같은 하나의 대상에 주의를 제한하고 유지하는 것을 요구한다. FA 연습 중 마음이 방황할 때 주의를 산만하게 하는 것을 거의 또는 전혀 조사하지 않고 주의의 대상으로 다시 집중하게 한다. 집중 연습은 방황하고 산만한 마음을 진정시키고 안정시키는 것으로 생각되며 역시적으로 더 발전된 OM 연습의 전제 조건으로 여겨져 왔다. 신경과 집중 명상의 상관관계는 선택적 주의(예: 복측 전전두엽 피질), 지속적 주의(예: 시상하부, 우측 전두엽), 충돌 모니터링(예: 배측 전전두엽 피질 및 전방 신귤에이드 피질) 그리고 마음의 방황과 관련된 네크워크인 기본 모드와 관련된 영역에서 비활성화 및 기능적 연결을 포함한다.

대조적으로, 마음챙김 명상으로 묘사되는 OM 명상은 어떤 특정한 초점 대상을 포함하지 않는다. OM 명상은 호기심이 많고 수용적이며 비반응적인 태도를 유지하면서 현재 경험의 모든 내용(즉, 생각, 감정, 감각, 시각, 소리)을 모니터링하도록 인식을 확장한다. 발생하는 모든 감각, 생각 또는 느낌은 동등한 방식으로 관찰된다. 따라서 마음의 방황은 단순히 목격해야 할 또 다른 사건이다. OM 명상은 자전적 기억으로부터 더 넓은 분리를 촉진하고 경험적 회피 경향을 상쇄하며, 경험하거나 관찰되는 것이 무엇이든 더 큰 느낌을 만들기 위해 내적 내용과의 관계와 상호 작용을 변화시키는 것으로 생각한다. 사람은 현재 순간에 대응하여 더 넓고 능숙한 행동 레퍼토리를 제공함으로써 마음의 습관에 익숙해지고 더 친근감을 가질 수도 있다. OM 명상의 신경 상관관계에는 생각과 감정의 의식적 인식과 관련된 뇌 영역의 활성화(예: 왼쪽 전방에서 두정 및 절연 영역), 주의 조절과 자전적 기억과 관련된 영역 간의 연결 감소 및 기본 모드 네트워크와 관련된 영역의 비활성화가 포함된다.

이 두 가지 명상 유형을 비교하면서, Germer 등은 FA 명상 수행은 그것이 지향되는 어떤 대상을 강조하는 레이저 광선과 같은 반면, OM은 인식상태에서 발생하는 더 넓은 범위의 대상을 한 번에 하나씩 비추는 서치라이트와 유사하다고 언급했다. FA 수행은 보다 직접적이고 신중한 방식으로 주의 할당 함양 능력을 기르며, 칼날을 날카롭게 하는 것에 비유할 수 있다. 이후 OM 명상의 수행은 연마된 칼을 사용하여 마음의 본질과 습관을 이해하고, 현재 순간에 능숙히 대응하는 능력을 증가시킨다. 명상 수행자들은 명상 상태의 의식적 유지에서 무의식적 유지로의 단계를 거친다고 가정하였다. Kabat-Zin은 이러한 개념화와 일치하여 초보자에게 가르치는 집중 및 안내 명상 기술을 '스케폴딩(scaffolding)'이라고 칭하였다.

마지막으로, Vago와 Silbersweig는 크게 불교의 원칙인 애정어린 친절, 동정심, 공감의 기쁨, 그리고 평정심에 기반을 둔 세 번째 수행 그룹을 제안했다. 애정어린 친절은 모든 지각 있는 존재들이 행복과 그 원인을 갖기를 바라는 마음으로 정의된다. 동정심은 모든 지각 있는 존재들이 고통과 그 원인으로부터 자유롭길 바라는 마음으로 정의된다. 공감적인 기쁨은 타인의 행복과 성공을 축하하고 기쁨을 찾는 것이다. 평정심은 편견이나 선호에 휘둘리지 않는 고른 정신 상태로 정의된다. 이 네 가지 상호 연관된 태도는 생성되고 그 다음 자아와 궁극적으로 다른 모든 지각 있는 존재들을 향한다. CM의 두 가지 예는 애정어린 친절함과 동정심이다. 애정어린 친절 명상(Loving-kindness meditation, LKM)은 자신과 모든 사람에게 무조건적인 친절의 감정적 상태를 발전시키는 것을 목표로 하는 반면, 동정심 명상은 자신과 타인에 대한 깊고 진실한 연민을 배양하는 기술을 포함한다. CM 연습은 FA 및 OM 스타일의 연습 요소를 모두 수반한다. CM 수행의 신경 상관관계는 감정 처리, 공감 및 마음 이론과 관련된 뇌 영역이 포함될 수 있다(예: 편도체, 오른쪽 측두엽 접합부, 전측두엽 피질 및 측두엽 피질).

과학적 근거

명상의 작용을 이해하는 것은 선도적인 과학자들에 의한 획기적 연구의 기초이다. 명상에 관한 과학 문헌은 최근 몇 년간 폭발적으로 증가했다. 2016년 1월부터 2021년 7월까지 PubMed.gov를 검색한 결과, 전체 인구(암 생존자, 의료 종사자, 노인) 및 환경(예: 학교, 교도소, 작업장)에서 명상이 건강에 미치는 영향(예: 고통, 심장 질환, 불안, 우울증, 당뇨병, 다발성 경화증), 유해한 건강 행동(예: 폭식, 흡연, 약물 남용)을 다루는 439개의 체계적인 리뷰(literature reviews) 또는 메타분석 연구가 발견되었다.

MBSR을 포함한 많은 마음챙김명상 중재(MBI)의 공통분모는 건강에 대한, 스트레스 특히, 만성 스트레스가 미치는 해로운 영향을 완화하는 것이다. 만성 스트레스는 종종 개인이 통제력이 없다고 인식하는 오랜 감정적 압박의 반응으로 정의된다. 이는 지속적으로 절망과 무가치함을 느끼는 것에서 비롯되며 빈곤, 가족 기능 장애, 인종 차별, 유아기 외상적인 경험 등의 요인과 관련될 수 있다. 스트레스는 부정적인 정서적 상태(예: 불안감과 우울감)를 유발하여 신체적 질병의 발병에 영향을 미치며, 이는 다시 질병 위험에 영향을 미치는 생물학적 과정이나 행동 패턴에 직접적인 영향을 미친다. 만성 스트레스는 뇌의 구조적, 화학적 변화에 영향을 미친다. 또한 만성적인 조기 생활 스트레스의 경우 발달에 악영향을 미치고 스트레스 관련 질병과 건강하지 못한 생활습관으로 이어질 수 있는 생리적 변화를 초래할 가능성이 있다. 만성 스트레스는 또한 심리적 질병의 발생 위험 증가와 면역 기능 저하와도 관련이 있다. 결국 이러한 생물학적 과정과 면역체계의 변화는 인지기능과 기분에 영향을 미칠 수 있으며, 이는 부적응 행동을 증가시킬 수 있다. 만성 질환으로 인한 경제 비용은 충격적이다. 미국의 연간 의료비 3조 8천억 달러 중 만성 질환 및 정신 건강 질환이 90% 이상을 차지하는 것으로 추정된다.

Creswell과 Lindsay는 마음챙김이 어떻게 스트레스 인식을 개선하고 스트레스가 건강에 미치는 영향을 완화시킬 수 있는지를 설명하기 위해 마음챙김 스트레스 완충 가설을 개발하였다. 마음챙김 스트레스 완충 가설은 마음챙김으로 스트레스 완충 정도를 평가하고 스트레스 반응을 감소시키며 이러한 스트레스 감소 효과가 정신적 신체적 건강 결과에 어떤 영향을 미치는지를 부분적으로 또는 전체적으로 설명한다고 가정한다. 이 모델을 지원하기 위한 최근의 연구에서는 경험적으로 검증된 실험실 프로토콜인 트리어사회 스트레스 테스트(trier social stress test)를 사용하여 스트레스 반응성을 이끌어내어 마음챙김의 완충 능력을 조사한 기존 연구를 분석하였다. 리뷰에 포함된 대부분의 연구는 스트레스 유발에 마음챙김 훈련의 스트레스 완화 효과를 입증했다. 다음에서는 다양한 모집단에 걸쳐 스트레스 반응성, 건강 결과 및 유해한 건강 행동을 개선하는 데 있어 마음챙김 및 관련 명상에 대한 추가 지원을 제공하는 최근의 메타 분석을 검토하였다.

Morton 등의 검토와 유사하게 Pascoe 등은 체계적인 검토와 메타 분석을 실시하여 마음챙김이 스트레스의 생리학적 표지자에 미치는 영향을 검토했다. 능동 제어 조건과 명상 조건을 사용한 45개의 무작위 대조군 시험(RCT)이 메타 분석에 포함되었다. 명상 중재는 세 가지 다른 조건 중 하나로 분류되었다. OM (통합적 신체-마음 훈련, 기공 및 MBI 포함), FA (키탄 크리야, 걷기 명상, 옴카르 만트라 명상, 통합적 암리타 명상, 마음챙김 기반 사회 정서 학습 프로그램, 그리고 하나의 새로운 중재), 또는 자동 자기 초월(AST; 초월 명상 및 원초적 소리 명상 포함). 메타 분석에는 다양한 연구에 걸쳐 혈액 코르티솔, 면역 결과, 노르에피네프린, 인터루킨-6, 종양 괴사 인자-알파, 혈압, 심박수, 심박수 변이성, 지질 및 공복 혈당의 10가지 주요 결과를 포함하였다. Pascoe 등은 AST 중재가 수축기 혈압을 감소시키고, FA 중재가 혈액 코르티솔과 휴식기 혈압을 감소시키며, OM 중재가 움직일 때 수축기 혈압, 스트레스가 유발된 직무 수행 후 수축기 혈압과 휴식기 심박수를 감소시킨다는 것을 발견했다. 이러한 감소에 대한 근거 정도는 낮은 수준에서 중간 수준으로 방법론적 한계(즉, 작은 표본 크기 및 출판 편향)에 영향을 받았을 가능성이 크다. 세 가지 명상 하위 유형을 모두 함께 그룹화했을 때, 혈중 코르티솔, C-반응성 단백질, 휴식기 혈압 및 심박수, 움직일 때 혈압, 수축기 혈압, 중성 지방 및 종양 괴사 인자-알파에서 감소된 것으로 나왔다. 이러한 RCT의 메타 분석은 스트레스의 생리학적 측정이 MBI에서 중요한 잠재적 메커니즘이라는 일반적인 가설을 뒷받침하였다.

대다수의 기존 연구가 주로 비 히스패닉계 백인 표본을 사용했기 때문에 MBI가 유색인종에(POC: 민족-인종적 소수 집단의 일원이라고 주장하는 사람들) 미치는 영향에 대한 근거가 부족하다. 더 넓은 범위의 민족-인종 다양성을 가진 표본을 모집하는 연구들은 적지만 꾸준히 증가해 왔다. 주로 POC로 구성된 24개 메타 분석연구에서, Sun 등은 MBI에 대한 지지가 다소 낮은 것을 발견했다. 그들은 22개의 RCT의 데이터를 활용했고, 표본의 크기는 2,156명의 참가자들이었다. 94% 이상이 POC (흑인 63.6%), 50.8%는 남성, 63.6%는 저소득이며 평균 참여 연령은 23.2세였다. 대부분의 MBI는 MBCT 또는 MBSR이었다. 모든 연구는 무작위 설계와 활성 또는 비활성 대조군을 사용했다. 결과에는 심리적, 마음챙김, 생체지표, 대처, 행동 및 웰빙 변수가 포함되었다. 활성 대조군을 사용한 연구 중 치료 효과에 대한 인구통계학적 중재자는 없었지만, 비활성 그룹을 사용한 연구에서는 임상 집단과 비 POC가 일반 집단과 POC보다 MBI에 미치는 영향이 더 작았다. MBI는 활성 그룹과 POC 모두에 비해 대체로 우수한 결과를 도출했다. 능동적 통제 조건을 사용한 연구에서 MBIS는 정신적 건강 개선과 심리적 증상 감소에 가장 큰 효과가 있는 것으로 확인되었다. 그러나 그룹의 생물학적 지표,

인지결과, 마음챙김, 대처 기술, 안녕, 또는 행동결과에서는 차이가 없었다. 비활성 대조군을 사용한 연구에서 MBI는 인지 결과, 대처 및 마음챙김에 더 큰 영향을 미쳤지만 심리석 결과, 생물학적 지표 또는 행농 결과에는 영향을 미치지 않았다. 모든 연구에서 발견된 효과 크기는 다른 모집단에서 발견된 것보다 크기가 작았지만 유의했다. 연구자들은 사회문화의 구조적 문제가 MBI 효능에 영향을 미칠 수 있으며 기존 MBI를 개선하여 POC에 효율적으로 사용할 수 있다고 결론 내렸다(예: 문화 적응, 동종 그룹 사용, 다단계 개입, 외상 민감 관행).

특히 임상 집단에 대한 MBI의 영향을 비교하기 위해 수준 높은 연구도 수행되었다. Goldberg 등은 2000년에서 2016년 사이에 발표된 12,005명의 참가자에 대해 171개의 RCT를 종합하여 체계적 검토 및 메타 분석을 수행하였다. 표본의 64.4%가 여성이었고, 평균 연령은 43.6세였으며, 61.37%는 중등 교육 후 교육을 이수했다. 연구의 절반 이상이 치료 비교 그룹을 사용하지 않았으며 30.4%는 우울증을 연구했다. 평가는 중재 후 이루어졌다. 평가는 중재 후와 후속 조치에서 이루어졌다. 그것들은 마음챙김 구성 요소와 가정 명상 수행을 가지고 있지만 수용과 헌신 치료, 변증법적 행동 치료(마음챙김을 포함한 여러 기술을 발달시키는 인지 행동 치료의 한 종류)와 만트라와 다른 형태의 명상 수행과 같은 마음챙김에 근거한 중재를 제외한 모든 중재를 포함했다.

MBIs는 다른치료방법보다 우수한 것으로 확인되었다. 치료를 안하거나 최소한의 치료를 하는 경우는 (매우 단순한 치료, 낮은 강도의 치료, 대화형의 토론이나 중재후의 특별치료) 근거기반치료(인지행동치료)를 제외하고는 차이가 없었다. MBI는 치료 그룹이 없는 경우에 비해 불안, 우울증, 통증, 조현병, 체중/섭식장애 관련 질환에 대해 우수한 (중간에서 큰) 효과를 입증했다. 마찬가지로, MBI는 활성 대조군과 비교할 때 우울증과 중독에 대해 중간에서 중간의 효과를 발휘한다. 흡연에 있어서도 MBI가 EBT보다 우수했다. 추적 검사에서, MBIs는 치료조건, 비특이적 치료조건, 특이활성 대조군이 없는 것보다 더 좋은 결과를 보였다.

MBIs는 정신 의학 증상의 중간 감소로 이어졌다. 연구자들은 MBIs가 다양한 임상 모집단에 대해 표준 근거 기반 심리적 중재과 유사하고 능동적 대조군의 비교 조건보다 더 나은 성과를 보여 우울증, 통증, 흡연 및 중독 증상 감소에 가장 많은 지지를 모았다고 결론지었다. Scott-Sheldon 등은 최근 체계적인 검토와 메타 분석을 수행하여 심혈관 질환(CVD)을 가진 개인의 심리상태(불안, 우울, 괴로움, 지각된 스트레스) 및 생리적 지표(수축기 혈압 및 이완기 혈압)에 MBI가 미치는 영향을 평가했다. 1,476명의 참가자(여성 40%, 백인 76%, 기혼 71%)에 16개 RCT와 14개의 기타 연구의 데이터가 포함되었다. 이 체계적인 문헌고찰과 메타분석에 포함된 MBI는 CVD를 가진 성인을 위해 특별히 조정되었다. MBI는 사후 중재에서 심리적 상태 완화와 수축기 혈압을 감소시키는 데 있어 대조군보다 우수했지만 사후 관리에서는 차이가 발견되지 않았다. 두 그룹 모두에서 이완기 혈압 차이는 발견되지 않았다. 이러한 결과는 단기적으로 CVD를 가진 성인에게 MBI가 유익한 효과를 갖는다는 근거(Class IIB)를 제공할 것이다.

마음챙김 명상이 만성 통증을 가진 사람들에게 도움이 될 수 있다는 매우 명확한 근거가 있다. Hilton은 두통, 편두통, 요통, 관절염, 과민성 장증후군, 암 또는 신경통으로 인한 만성통증 환자를 대상으로 마음챙김 명상의 효과와 안전성을 조사하기 위해 체계적인 검토 및 메타분석을 실시하였다. 그들은 최소 3개월 동안 통증이 있었던 3,536명의 무작위 참가자를 대표하는 38개의 RCT의 근거를 조사했다. 중재는 MBSR (21번의 시도), MBCT (6번의 시도) 또는 일부 공식적인 마음챙김 명상 실천을 포함하는 다른 프로그램이었다. 마음챙김 중재는 보조 요법(18회 시행)으로 사용되었거나, 단일 요법(13회 시행)으로 사용되었으며 다른 통증 치료법은 명시하지 않았다. 결과에는 통증(일차결과), 우울증, 진통제 사용, 전반적인 삶의 질이 포함되었다. 비교 그룹에는 평소와 같은 처치, 교육, 지원 그룹 또는 대기 목록이 포함되었다. 모든 대조군과 비교하여 통증에 대해 명상이 통계적으로 유의한 효과가 있는 것으로 확인되었다. 비록 효과의 이질성이 시행 전반에 걸쳐 발견되었지만, 출판 편향의 증거는 없었다.

Hilton 등은 단기(12주 미만) 및 장기 결과 모두에서 통증 감소에 대한 근거의 수준이 낮다는 결론을 내렸다. 추가 분석을 통해 우울증의 2차 결과(높은 수준의 근거가 있는 작은 영향)와 삶의 질(정신 건강 관련 삶의 질에 대한 중간 정도의 근거, 신체 건강 관련 삶의 질에 대한 낮은 근거)에 대한 영향을 확인했다. 명상이 진통제 사용에 미치는 영향은 발견되지 않았다. 이것을 바탕으로 만성 통증, 우울증 관련 증상 및 삶의 질에 대한 마음챙김 훈련 가치에 대해 조심스럽게 낙관할 수 있을 것이다.

Morone 등은 Hilton 등의 리뷰에 포함된 요통과 관련하여 MBSR의 가장 크고 가장 최근의 RCT 중 하나를 수행했다. 메타 분석가들은 이 실험을 편견 위험이 낮고 높은 수준의 연구로 평가했기 때문에, 이 실험은 통증 연구를 위한 유용한 명상의 예를 제공한다. RCT의 목적은 만성적인 요통을 가진 노인들의 기능 향상과 통증 감소에 대한 MBSR의 효과를 확인하는 것이었다. 참가자들은 적어도 지난 3개월 동안 매일 만성 통증과 관련 기능적 한계를 경험한 65세 이상의 노인 282명이었다. 66% 이상의 참가자가 여성이었고 28%는 흑인이었으며 평균 연령은 75세였다. 중재는 8주간의 MBSR 프로그램에 이어 6개월간의 부스터 세션이었고, 통제는 MBSR과 유사한 형식으로 제공되는 건강 교육 프로그램이었다. 주요 결과는 허리 통증으로 인한 기능적 한계에 대한 Roland–Morris 장애 설문지 점수였다. 2차 결과에는 고통(현재, 평균, 수치 등급 척도로 평가되는 가장 심각한 수준), 삶의 질 및 고통 자기 효능감이 포함되었다.

8주 프로그램 종료 시, MBSR 그룹은 대조군에 비해 기능이 상당히 개선되었으며, 임상적으로 더 의미 있는 한계 감소가 있었으며, 롤랜드–모리스 장애 설문지에서 2.5점 이상으로 나타났다. 6개월 추적 관찰에서 지난 일주일 동안 현재 및 가장 심각한 통증에 대한 등급도 대조군보다 MBSR 그룹에서 더 우수했다. 중재와 관련된 심각한 부작용은 보고되지 않았다. Morone 등은 마음챙김 훈련이 신체 기능을 단기적으로 향상시키는 결과를 가져왔고 명상의 기능적 지속성을 향상시키기 위한 더 많은 작업이 필요하다고 결론 내렸다.

Cillessen 등은 최근 암 환자와 생존자의 심리적 고통과 건강 결과에 대한 MBI 영향의 포괄적인 검토와 체계적인 메타 분석을 완료했다. 29개 RCT의 참가자(3,274명)가 분석에 포함되었다. 그들은 마음챙김 명상의 주요 구성 요소인 중재만 사용했다; 연구의 거의 절반이 MBSR을 사용했다. 이 연구들은 모두는 비MBI 통제 조건을 포함했다. 표본 대다수는 여성이었고(86%), 70%는 유방암이었다. 전반적인 근거의 질은 중간 정도였다. 심리적 고통에 대한 MBI의 통합 효과는 불안, 우울증, 암 재발에 대한 두려움 및 피로의 자가 진단 증상을 포함하여 사후 중재에서 유의한 것으로 확인되었다. 후속 조치 및 우울증, 수면 장애, 통증 및 불안 증상에서 전반적인 심리적 고통에 대해 MBI는 유의한 것으로 나타났다. 효과는 작지만 강력했으며, 심리적 고통의 감소는 시간이 지남에 따라 마음챙김 증가와 관련이 있었다. 외상 후 스트레스 증상이나 암과 관련된 삶의 질 측정에서는 어떤 효과도 발견되지 않았다. 연구자들은 원래의 MBI 매뉴얼을 준수하고 수동적인 제어 조건을 활용하며 추적 기간이 짧을수록 가장 큰 효과를 입증한다고 언급했다.

의료 전문가 사이에서 소진은 흔한 일이며 정서적 피로와 환자 치료의 질 저하를 초래할 수 있다. Sulleiman-Martos 등은 마음챙김 훈련이 일선 간호인력의 소진을 줄이는 데 효과적인지를 판단하기 위해 체계적인 검토와 메타분석을 수행했다. 17개의 모든 연구는 간호 샘플 데이터를 포함했고, RCT 또는 준 실험 연구였으며, 관심의 주요 결과로 소진을 사용했다. 소진이 어떤 차원에 영향을 미치는지 확인하기 위해 감정 소모(EE), 비인격화(D) 및 개인 성취(PA)를 별도로 분석했다. 참가자 샘플(N = 632)은 주로 병원, 의료 또는 수술 분야에서 일하거나 감독 기능을 수행하는 여성(87% 이상)으로 구성되었다. 평가된 프로그램은 MBSR 또는 마음챙김 기반 자기관리 및 회복력(MBSCR)이었다. 그들의 메타 분석 결과는 의료 종사자를 위한 MBI에 대한 이전 연구와 일치한다. MBI는 EE와 D의 감소와 PA의 증가로 이어졌다. 중재 그룹과 대조군 그룹의 평균 차이는 EE의 경우 1.32, D의 경우 1.91, PA의 경우 2.12였다. 그러나 Sulimen-Martos 등은 EE가 사전 개입에서 사후 개입까지 모든 연구에서 상당히 감소했음에도 불구하고 D 및 PA에 대한 결과에서 연구 간에 상당한 차이가 있음을 확인하였다. 이 연구는 간호사의 소진을 줄이기 위해 MBI의 예비 분석을 제공했지만, 그 결과는 신중하게 해석되어야 한다. 메타 분석에는 RCT가 2개만 포함되어 있어 수준이 낮았다. 마음챙김 훈련을 통해 일선 간호 인력의 소진을 줄여 높은 수준의 메타분석 근거를 생성하기 위해서는 동일한 도구를 사용하여 핵심적인 결과를 일관되게 측정하는 엄격한 RCT가 수행되어야 한다.

요약하자면 특히 임상 및 건강한 인구군을 포함한 다양한 그룹에서 심리적 기능 및 웰빙과 관련하여 명상의 이점에 대한 RCT의 확실한 근거가 있다. 통증, 중독 장애, 암 관련질환 및 심혈관 위험 요인을 포함한 광범위한 결과의 특정 효과에 대한 근거가 빠르게 증가하고 있다. 그러나 메타분석 연구자들은 예외 없이 근거 기반을 강화하기 위해 개선된 설계, 더 큰 샘플, 더 긴 후속 조치 및 보다 엄격한 방법을 요구했다. 이 연구자들은 또한 대기자 목록 통제 그룹, 명상 순응도 측정 없음, 결과에 대한 맹목적인 평가 없음, 유익성의 지속성을 평가하기 위한 제한된 후속 조치와 같은 문제를 인용한다. 마지막으로, 그들은 또한 명상 훈련의 유형과 기간 측면에서 중재 영향을 최적화하는 데 더 많은 주의를 요구한다. 이러한 문제와 명상 연구의 엄격함을 개선하기 위한 제안을 나중에 미래 연구 섹션에서 간략하게 설명하였다.

중재

공식적인 수행과 비공식적인 수행을 포함하여 많은 형태의 명상 수행이 있다. 공식적인 명상은 일반적으로 하루 중 일정 시간을 할애하여 수행하기 때문에 '공식 명상'으로 간주된다. 호흡 인식, 맨트라 명상 및 신체 스캔은 공식적인 집중 주의(FA) 명상의 세 가지 예이다. 호흡 인식 명상 중에 선택된 주의 대상은 호흡이 발생할 때 신체에서 발생하는 감각이다. 참가자들이 호흡을 바꾸거나 조절하려고 하지 말고 자연스럽게 호흡하도록 하고 관련된 감각에 호기심과 세심한 관심을 가져오도록 지시한다는 점에서 '호흡 운동'이나 깊은 호흡과는 다르다. 수행자들은 호흡의 리듬, 깊이, 그리고 속도에 주의를 집중할 수 있다. 수행자는 코끝에서 경험되는 것이나 배의 오르내림과 관련된 것과 같은 특정한 호흡 감각에 깊이 집중할 수 있다.

선종 불교 전통에 따라 수행자는 단순히 호흡(예: 하나, 둘, 셋)을 10까지 세고 1에서 다시 시작할 수 있다. 수행자는 관심 대상, 즉 하나의 닻을 선택하고 실습 기간 동안 이 하나의 대상에 대한 주의를 집중한다. 만트라 명상은 내적 또는 외적인 주의 산만함을 무시한 채 선택된 단어, 구, 또는 음절의 집합(조용히 또는 큰 소리로)을 계속 반복하는 것을 포함한다. 반복되는 소리 또는 음성화된 단어는 많은 사람들에게 지배적인 의식 사고의 형태로 간주되는 정신적 언어를 무시하는 효과로 작용하여 산만한 마음을 안정시킬 수 있다. 이러한 연습에서, 주의력은 마음이 방황할 때 대상에 집중하게 하고 산만하게 만드는 것은 생각하지 않는다.

신체 스캔은 신체적으로 FA 연습에 기인한다. 신체 스캔 실습은 신체에 대한 '매력적이고 개방적이며 관심을 가지는' 주의로 묘사되어 왔다. 실천자들은 호기심과 수용의 태도로 특정한 곳에 존재하는 신체적 감각을 알아차리도록 지시받는다. 마음이 방황할 때, 실천자들은 친절하게도 특정 신체 부위에 존재하는 감각으로 관심을 돌리게 한다. 걷기와 움직임 명상은 신체적으로 FA연습에 기인한다. 걷기 명상 동안, 시선은 부드럽게 똑바로 앞을 향한다. 걷기와 관련된 움직임의 감각, 무게와 균형의 이동, 발과 다리의 감각에 집중한다. 다른 명상 연습과 마찬가지로, 실천자들은 그들의 마음이 방황할 때 주의를 기울이고 걷기의 신체적 감각으로 부드럽게 주의를 되돌리도록 격려 받는다. 걷기 명상은 천천히 수행되기도 한다. 목적지가 없다는 것을 강조하기 위해 실천자들은 일반적으로 방을 가로질러 왔다 갔다 하지만, 마음에 드는 걷기 연습은 야외에서도 가능하다. 마찬가지로, 움직임 명상은 천천히 부드럽게 움직이거나 기지개를 켜거나 자세를 유지하면서 신체 감각에 대한 개인 인식을 배양시킨다. 마음이 육체 감각으로부터 멀어졌다는 것을 알아차렸을 때, 실천자는 신체에서 발생하는 감각으로 다시 주의를 기울인다.

일반적인 OM 연습은 앉아서 하는 명상이며 종종 마음챙김 명상으로 묘사된다. 앉아서 명상연습을 하는 동안, 수행자는 편안하게 앉은 자세를 유지하고 신체의 현재 감각에 대한 부드러운 인식을 배양한다. 그런 다음 실천자들은 호기심이 많고 수용적이며 비반응적인 자세를 배양하면서 현재 순간 경험의 모든 내용(즉, 생각, 감정, 감각, 시각, 소리)을 모니터링하도록 인식을 확장한다. 발생하는 모든 감각, 생각 또는 느낌은 동등한 방식으로 관찰된다. 마음이 미래에 대한 걱정, 과거에 일어났던 사건들에 대한 성찰, 또는 현재 순간에 대한 2차 평가에서, 명상 수행자는 호기심이 많고 반응이 없으며 판단력이 없는 자세로 이러한 과정들을 알아차린다. 앉아서 하는 명상은 '한 걸음 물러서서' 그들 마음의 내용과 관련된 신체 감각을 관찰하는 능력을 배양한다. 실천자가 더 이상 내부 경험을 관찰하는 것이 아니라 생각과 상호작용하거나 스토리라인에 '전혀 나아가지' 않음을 인식할 때, 실천자는 경험을 식별하고(예: 계획, 기억, 평가, 가려움) 단순히 관찰하는 것으로 유도할 수 있다.

LKM과 동정심 명상은 종종 상호 교환적으로 사용되는 CM 용어이고 때때로 유사한 방법론을 포함한다. 그러나 각각의 중심에는 별도의 구성, 자질의 배양이 있다. LKM은 친절과 따뜻함을 개발하기 위해 실행되는 반면, 동정심 명상은 고통에 대한 민감성과 자신과 타인의 완화에 대한 의지를 기르기 위해 수행된다. 둘 다 따뜻함이 증가된 감정과 자신과 다른 사람들을 돌보는 정서적 상태를 배양하는 네 사용된다. 다른 명상 연습과 마찬가지로, LKM은 종종 눈을 감고 호흡에 초기 초점을 맞춘 채 앉아있는 자세로 조용히 명상하는 것을 포함한다. 그것은 또한 눈을 뜨고 천천히 걸으면서 연습할 수 있다. 마음챙김과 비슷한 유형의 명상이며 신체적 또는 다른 감각적 경험, 감정적 상태, 생각 또는 이미지에 초점을 맞춤으로써 현재 순간의 경험에 대한 비판단적 인식을 장려하는 반면, LKM은 웰빙에 대한 사랑과 친절한 관심에 초점을 맞춘다. LKM 동안 명상가는 일반적으로 초점이 다르고 일반적으로 더 어려워지는 여러 단계를 진행하면서 네 개의 문구를 반복한다(괄호 안에 미묘한 변화가 포함된).

일반적으로 사용되는 문구는 (a) 내가 위험으로부터 자유로워지기를(안전하기를), (b) 나는 정신적으로 행복하기를, (c) 나는 육체적으로 행복하기를(건강하기를/치유되기를), (d) 내가 편안하기를이다. 이러한 문구들은 종종 고통의 완화와 그 원인을 직접적으로 언급하는 동정심 명상에서 사용되는 문구들과 구별되기도 한다. LKM 연습이 진행됨에 따라, 문구의 초점이 바뀌어 명상가는 일련의 단계를 거쳐 이동한다. 여기에는 (a) 자아에 초점을 맞추고, (b) 좋은 친구(즉, 아직 살아있고 성적 욕구를 불러일으키지 않는 사람)에 초점을 맞추고, (c) 중립적인 사람(즉, 일반적으로 특별히 긍정적이거나 부정적이지 않은 사람, 그러나 보통 하루 중에 흔히 마주치는 감정에 초점을 맞추고, (d) 어려운 사람(즉, 부정적인 감정과 전형적으로 연관된 사람)에 초점을 맞추고, 결국 (e) 전체 우주에 초점을 맞춘다.

이 순서에서 알 수 있듯이, 일반적으로 따뜻한 감정은 처음에는 한 개인을 향하다가 점점 더 넓은 다른 사람들의 원으로 확장되어 궁극적으로 모든 방향(예: 북쪽, 남쪽, 동쪽, 서쪽)으로 발산된다. 하지만 순서는 개인의 선호에 맞게 변경될 수 있다. LKM에서, 사람들은 그들의 삶만이 아니라 명상 그 자체에서 긍정적인 감정을 경험하려는 의도를 배양한다. 전통적인 불교 수행에서 LKM은 적대감이나 분노에 강한 경향이 있는 사람들에게 특히 도움이 되는 것으로 간주된다. LKM에 대한 훈련 요구사항이나 지침은 없지만, 많은 불교 및 세속적인 자원이 수행을 발전시키는 데 도움이 될 수 있다.

사색적 실천의 우산 아래서 전개되는 두 가지 사색적 태도는 공감적 즐거움의 함양과 평정심의 함양이다. 공감적 기쁨은 타인의 번영, 행운, 진정한 행복을 목격함으로써 기쁨과 즐거움을 얻는 것을 말한다. 공감적 기쁨 명상은 시각화와 다른 사람들의 기쁨과 관련된 하나 이상의 문구의 반복을 활용할 수 있다. LKM과 유사하게, 이 명상의 초점(즉, 자기, 친구, 중립적인 사람, 어려운 사람, 우주)은 과정 전반에 걸쳐 변화한다. 서로 연결된 불가침의 네 번째 구성요소인 평정심은 근원이나 상황의 감정적인 균형과 관계없이 공평한 태도, 감정적인 분리와 균형, 경험의 수용으로 특징지어지는 고른 정신 상태 또는 기질적 특성을 말한다. 중요한 것은 평정심의 함양은 무관심이나 감정 억제를 포함하지 않으며 의도적인 연습을 통해 개발되는 기술이라는 점이다. 자신의 경험에 대한 비판단적 인식을 유지함으로써 FA 또는 OM 연습 중에 평정심을 기를 수 있다. 그것은 또한 한 사람의 자동적인 생각, 가정, 도식, 그리고 어려운 상황에 대한 습관화된 반응으로 일련의 숙고를 통해 개발될 수 있다.

비공식 연습은 OM 스타일 또는 마음챙김 명상 연습을 식사, 청소, 걷기 또는 대인 관계와 같은 일상적인 활동이나 상황에 적용하는 것을 포함한다. 일상적인 경험에 대한 인식의 증가는 어렵고 문제가 많은 상황에서 실시간으로 적응적인 결정을 내릴 수 있는 향상된 자기 인식과 능력으로 이어진다. 게다가, 일상 생활에 마음챙김을 적용하는 것은 즐거운 순간의 빈도와 즐거움을 증가시킬 수 있다. 일상 생활에서 호흡에 대한 의식적인 인식 또한 장려되고 일상 활동에서 경험하는 끊임없이 변동하는 내부 상태에 대한 자각의 일반화를 촉진한다. 하루의 어느 순간에도 자신의 호흡에 주의를 기울이는 것은 자기 인식을 높이고, 통찰력과 마음의 본질에 대한 친숙함을 기르기 위한 것이며, 습관적이고 자동적이며 부적응적인 행동을 줄이는 것으로 생각된다.

기술 및 지침

수많은 명상 프로그램이 있지만 서양 의료에서 가장 널리 사용되고 잘 연구된 명상 프로그램은 MBSR 관련 프로그램이다. 이 프로그램들은 비공식적인 훈련뿐만 아니라 공식적인 FA, OM 및 CM 훈련의 다양한 조합을 포함한다.

MBSR와 관련 프로그램

MBSR은 30여 년 전 매사추세츠 대학 의료 센터의 스트레스 감소 클리닉(www.umassmed.edu/cfm)의 Jon Kabat-Zinn에 의해 개발되었다. 이것은 마음챙김 명상을 배우는 특별한 방법이며 병원 시스템에서 만성적인 통증 상태를 가진 환자들을 위한 전통적인 의료 서비스 보완을 위해 제작되었다. 이 프로그램은 이론적으로 세속화된 불교 명상 수행, 심신 의학 및 스트레스의 교류 모델에 근거를 두고 있으며, 이는 사람들이 인지적 관점을 조정하고 외부 스트레스 상황 처리와 관련된 자신감 형성을 위해 대처 기술을 향상시킴으로써 스트레스 관리 방법을 배울 수 있음을 시사한다. MBSR은 강의실 형식으로 강사가 이끄는 8주간의 일반 기술 기반 프로그램이다. 이 과정은 매주 8회의 2.5시간 수업, 7.5시간 명상 수련 1회, 매일 30분에서 45분을 연습하는 숙제로 구성된다.

세션은 스트레스, 인지 및 건강에 대한 정보를 포함하지만 주로 호흡, 신체 스캔, 앉거나 걷는 명상, 부드러운 요가와 같은 다양한 명상 기술을 통해 주의를 집중하는 법을 배우는 데 중점을 둔다. 참가자들은 고통과 불편함을 포함하여 그들의 감정적, 신체적 상태를 인식하고, 생각을 바꾸거나 억누르거나 혹은 곰곰이 생각하려는 시도 없이 인식하도록 훈련받는다.

참가자들은 마음챙김 훈련을 통해 그들의 생각을 일시적인 것으로 보게 된다. 이러한 방식으로, 그들은 생각의 긍정적인 내용과 부정적인 내용에 노출되지만, 미래를 계획하거나 과거에 대한 걱정에 몰두하지는 않는다. 참가자들은 자극적이거나 감정적으로 도움이 되지 않는 조건부 반응으로 자동 조종사에 반응하는 것과 반대로 일상 생활에 마음챙김 기술을 통합함으로써 적절한 행동으로 스트레스 요인에 능숙하게 반응할 수 있는 호흡 공간을 찾는 것을 배운다. MBSR의 목표는 평생 자기 관리이다. MBSR은 본래 만성 통증을 가진 사람들을 위해 개발되었지만, 이후 암, 당뇨병, 섬유근육통, 과민성 대장증후군 등 다양한 질병을 가진 환자들에게 적용되었다. 게다가, MBSR은 의료 환경을 넘어 확장되었고, 이제 교육 과정은 지역 사회 환경, 대학 및 직장에서 널리 사용할 수 있다. 건강제공자의 의료 감독은 필요하지 않다. 인증된 MBSR 강사가 되려면(자세한 내용은 www.ummhealth.org/center-mindfulness 참조) 실습 및 지도 업무를 포함한 집중적인 경험 및 교육 훈련이 필요하다.

지난 20년 동안, 마음챙김 연습의 핵심 요소를 기존의 근거 기반 치료법과 통합하는 유사한 프로그램이 많이 개발되었다. 일반적인 스트레스 경감 프로그램인 MBSR과 달리, 이러한 프로그램의 대부분은 특정한 신체 또는 정신적 질병을 대상으로 한다. 이 중 가장 먼저 등장한 것은 MBCT이다. MBCT는 주요 우울증 병력이 있는 환자의 우울증 재발 방지를 위해 인지치료(CT) 요소를 MBSR 프로그램과 통합하는 8주간의 집단 중재이다. CT와는 달리, 생각한 내용에 도전하거나 바꾸려는 시도는 없다. 오히려, 생각, 느낌, 그리고 신체적 감각에 대한 인식과 관계를 바꾸는 것에 중점을 둔다. MBCT에 포함된 CT의 측면은 주로 '생각은 사실이 아니다' 및 '내가 하는 생각은 내 것이 아니다'와 같이 분리되거나 분산된 관점을 용이하게 하도록 설계된 것이다. 증가된 마음챙김은 부정적인 사고, 감정 및 신체 감각의 재발과 관련된 패턴을 조기에 감지할 수 있게 해주며, 이러한 경고 징후가 나중에 발견되거나 무시되는 경우보다 훨씬 더 쉬운 단계에서 중단될 수 있게 한다. MBCT 프로그램은 3분간의 호흡 공간을 포함하여 널리 보급된 MBSR에 몇 가지 기술을 추가했다(표 10.1 참조). 또한 MBCT 프로토콜은 명확하고 간결하며 MBCT 그룹을 시작하는 데 필요한 모든 자료를 포함한다.

표 10.1 MBSR 및 MBCT 샘플 중재 방법

호흡 인식

호흡 인식은 수동적인 호흡을 주의 깊게 관찰하는 연습이다.

호흡 인식은 필요에 따라 사용될 수도 있고 인식과 건강을 증진하기 위한 기술로 실행될 수도 있다. 호흡 인식의 지속적인 연습은 마음챙김을 위한 닻이며, 이는 실천자가 현재에 머물 수 있도록 도와주어 관점이 필요한 상황에 침착함과 창의력을 가져다준다. 호흡 인식의 실천은 초보자의 마음이 호흡을 바꾸려는 시도 없이 관찰에 열려 있어야 한다. Kabat-Zinn은 환자에게 호흡 인식을 가르치는 데 사용할 수 있는 간단한 과정을 설명한다.

1. 편안한 자세로 앉거나 눕는다. 만약 앉는다면, 척추를 곧게 하고 어깨를 떨어뜨린다.
2. 편안하다면 눈을 감거나 초점을 맞추지 않고 앞을 바라본다.
3. 숨을 들이마시고 내쉬는 숨에 주의를 기울인다. 특히 오르락내리락하는 복부에서 호흡의 감각에 주목한다.
4. 호흡을 바꾸려고 하지 말고, 단지 자신 호흡의 파동에 집중한다.
5. 당신의 마음이 숨결에서 멀어질 때 (예를 들어, 당신이 다른 것을 생각하고 있다는 것을 알아차릴 때) 당신의 초점을 숨결로 돌려놓는다.

표 10.1 MBSR 및 MBCT 샘플 중재 방법 *(계속)*

신체 스캔

신체 스캔은 정신의 집중력과 적응력을 촉진하는 기술이며 신체와 다시 연결하는 강력한 도구이다. 이 연습은 눕거나 의자에 편안하게 앉아 신체의 일부를 통해 집중하는 것을 포함하며, 호기심과 수용의 태도로 유쾌하고 불쾌한 느낌을 감지한다. 스캔의 일반적인 순서는 왼발 뒤꿈치, 왼발, 왼쪽 발목, 다리, 골반, 그리고 오른쪽 엉덩이로 올라가는 오른발의 발가락, 골반, 허리와 배, 높은 등과 가슴, 양손의 손가락, 그리고 양팔, 어깨, 목, 얼굴, 뒤통수와 머리의 꼭대기 순이다. 신체 스캔이 끝날 때, 사람들은 호흡이 몸 전체와 발가락을 통해, 그리고 머리 꼭대기에 있는 상상의 흡입구를 드나드는 것을 시각화한다. 다른 마음챙김 연습과 마찬가지로, 관련 없는 생각이나 방해를 놓아버리고 스캔에 주의를 기울인다. 신체 스캔은 어떤 사람들에게는 매우 편안할 수 있기 때문에, 나중에 천천히 움직이는 시간을 갖는 것이 도움이 된다. 명상 초보자들은 신체 스캔을 연습하는 동안 잠이 들거나 제대로 하지 못하는 것에 대한 우려를 가질 수 있다. 이것들은 정상적인 반응이고, 실천자들은 그들 마음이 방황했다는 것을 알아차렸을 때, 그들은 계속 연습하고 인식과 수용으로 자신을 다시 스캔으로 돌아오도록 격려 받을 수 있다.

호흡 공간

호흡 공간은 의식과 자기 연민을 기르기 위해 일상적으로 사용되고, 원하지 않는 생각이나 감정을 경험할 때 필요에 따라 사용될 수 있다. Segal and colleagues이 설계한 3단계 3분 호흡 공간 실습은 MBCT의 일부이다.

1. 인식: 이 순간의 호흡과 생각, 느낌, 감각에 대한 인식을 가져오며, 주의 깊게 관찰하고 그 경험을 말로 설명한다(예: 몸의 긴장을 알아차리고 불안을 느끼는 것).
2. 주의 전환: 호흡에 주의를 기울이고 충분히 경험해 보기.
3. 관심 확대: 인식이 전신을 포함하도록 성장하게 하고, 불편한 부분(생각, 느낌, 감각)에 숨을 마시고, 불편한 부분을 내쉬고, 수락하는 진술(예: "뭐든 괜찮아")을 하게 한다.

MBCT, 마음챙김 기반 인지치료; MBSR, 마음챙김 기반 스트레스 감소.

MBCT와 유사하게 마음챙김 기반 재발방지는 물질 사용의 인지행동치료(CBT)와 재발방지를 통합하기 위해 개발되었다. MBRP에서, 의식주의 실천은 지속적인 인지적, 정서적, 신체적 자극에 대한 호기심과 관심의 태도를 배양함으로써 습관적인 반응과 회피를 줄일 수 있는 독특한 기회를 제공한다. MBRP의 목표는 재발 위험이 높은 상황에서 적용할 수 있는 마음챙김 기술을 개발함으로써 생각, 감정 및 감각(충동 또는 갈망 포함)에 대한 인식을 발전시키는 것이다.

마음챙김 기반 식사 인식 훈련(MB-EAT)은 MBSR 및 CBT의 요소를 안내 식이 명상과 통합하여 개발하였다. 이 프로그램은 전통적인 마음챙김 명상 방법뿐 아니라 안내 명상을 활용하여 식욕과 같은 형태, 체중 및 식사 관련 자기 조절 과정과 관련된 특정 문제를 해결한다. 명상 과정은 음식을 갈망하고 먹는 것과 관련된 일상 활동에 통합된다. MBCT 및 MBRP와 유사하게, 마음챙김 명상은 개인이 먼저 자동 패턴에 대한 인식을 높이고 바람직하지 않은 반응성에서 벗어날 수 있도록 주의를 훈련하는 방법으로 개념화된다.

MBSR 또는 MBCT의 적응은 또한 청소년, 임산부 및 부부와 같은 특정 사람과 암, 당뇨병, 불면증 및 외상 후 스트레스 장애와 같은 건강 상태를 위해 개발되었거나 개발 중에 있다. 이제 학교, 교도소, 재활 센터 및 기타 환경에서 MBSR 전달을 위한 교육과정뿐만 아니라 어린이 또는 청소년을 위해 특별히 설계된 MBI 자료 및 숙제를 찾을 수 있다.

마음챙김 기반 회복 탄력성 훈련

MBRT는 탄력성을 향상시키고 법 집행 기관 및 기타 최초 대응자들 사이의 공격성 및 잘못된 힘의 사용을 줄이기 위해 설계되었다. MBRP 프레임워크를 기반으로, 이것은 신체 스캔, 앉거나 걷는 명상, 의식적인 움직임 및 기타 MBRP 실습을 포함한 경험적 및 교훈적 연습이 포함된 8주 과정이다. 일주일 수업은 2시간이고, 7주차는 6시간 연장 수업이다.

각 수업에는 토론과 숙제뿐만 아니라 경험적이고 교훈적인 연습이 포함되어 있다. 체험형 연습의 내용과 언어는 최초 응답자들에게 더 적합하도록 변경되었으며, 교육과정의 상당 부분은 이러한 유형의 업무에 내재된 스트레스 요인 관리를 위한 학습 전략에 초점을 맞추고 있다. 여기에는 중요한 사건, 만성적인 스트레스 및 대중의 정밀 조사뿐만 아니라 최초 응답자의 개인적인 삶에서의 대인 관계, 정서 및 행동 문제가 포함된다. 교훈적 학습은 대부분의 다른 MBI보다 훨씬 더 두드러진다. 최초 응답자들이 훈련의 어려움을 견디려는 의도를 강화하기 위해 노력했기 때문에 매우 도움이 되는 것으로 나타났다. 응답자들의 첫 번째 회의에서 추가적인 적응은 각 수업이 끝날 때 참가자들이 질문을 하고 수업에 대한 솔직한 피드백을 주는 수업 마지막의 디브리핑을 포함한다. 의식적 만남 운동은 MBSR

교육 과정에서 의식적인 대인 갈등을 연습하기 위해 사용되는 무술 연습(예: 대화 주짓수)에서 파생되었다. 연습은 다른 사람들과 교류할 때 사용해야 하는 중요한 기술로 구성되어 있다. 또 다른 연습인 반응성 인식에서 참가자들은 지속적으로 누워서 호흡 인식을 연습하고 인식을 유지하기 위한 구두 지시와 함께 비상 오디오 톤이 포함된 911 콜센터 녹음이 60초 동안 재생된 후 꺼진다. 참가자들은 몇 분 동안 신체 감각과 호흡에 지속적인 관심을 유지하도록 유도되어 스트레스 생리학의 경험적 감각을 얻는 데 도움이 된다. 게다가, 참가자들은 마음챙김 운동 숙제의 일부로 달리기, 수영 또는 자전거 타기와 같은 규칙적인 운동 프로그램 동안도 마음챙김의 구성 요소를 포함하도록 한다.

트라우마와 스트레스 요인에 대한 노출은 경찰관의 직무에서 본질적인 부분이지만, 그들이 이러한 경험들과 더 기술적으로 연관시키는 것을 가르치는 프로그램들은 그들이 봉사하는 다양한 시민들과 그들의 행동에 미치는 스트레스의 영향들을 줄이는 것을 도울 수 있다. 중요한 훈련 관행은 LKM이며, 이를 통해 장교들은 자신과 그들이 봉사하는 지역사회의 구성원들을 위한 친절과 따뜻함을 개발한다. 최근 연구에서 우리는 마음챙김 훈련 전후에 경찰관들에게 강제 대응 의사 결정의 측면인 무기 식별, 암묵적인 인종 편견(구체적으로, 암묵적인 고정관념 의존)을 평가하는 컴퓨터화된 조치를 시행했다. 중재 후 강제 대응 의사 결정에서 암묵적 인종 편향의 역할에는 변화가 없었지만, 측정 민감도가 높아지면 향후 연구에서 이러한 잠재적인 미묘한 변화를 더 잘 식별할 수 있을 것이다. 유색인종 공동체가 고통받고 있는 것을 감안할 때, 경찰관들이 이러한 공동체 사람들과의 관계와 인간성에 대한 이해를 발전시키는 것이 중요하다.

마음챙김 기반 웰니스 및 회복 탄력성 훈련

Mindfulness–Based Wellness and Resilience는 다학제 의료 제공자들 사이에서 회복력과 팀 응집력을 높이고 소진을 줄이기 위해 설계되었다. MBWR은 MBSR과 Minding Practice 교육과정에 근거를 두고 있다. MBWR은 처음에는 일반적으로 1~3명의 의사, 의사 보조자, 간호사 및 간호 실무자, 의료 보조자, 사회복지사, 약사 및 지역사회 조정자로 구성된 다학제 1차 진료팀에 매주 8분, 60분의 현장 세션으로 제공되었다. 매주 MBWR 세션에는 신체 스캔, 마음챙김 호흡, 앉아서 하는 명상 및 LKM과 같은 '정식적인' 마음챙김 연습이 포함된다. 마음챙김, 회복 탄력성, 자기 연민 및 관련 과학 연구에 대한 간략한 교육이 매주 발표된다. 수업 토론은 비공식적인 연습을 일과에 통합하고 직장에서의 스트레스와 역경에 대한 새로운 숙련된 대응을 개발하고 유지하는 데 필요한 구조와 일관성을 만드는 방법을 탐구한다. 비공식적 연습은 검사실에 들어가기 전, 환자-제공자 의사소통, 전문가 상담 또는 팀 회의 중, 또는 근무일의 시작 또는 끝에 사용된다. 예를 들어, 제공자는 검사실에 들어가기 전에 일시 정지를 통합하여 방으로 걸어 들어가기 전에 몸, 호흡 및 마음 상태를 의도적으로 스캔할 수 있다.

결과 측정

MBSR 또는 LKM과 같은 프로그램을 통한 명상 훈련은 웰빙을 지원하고 알고 있는 건강 상태에 규정된 규칙적인 의학적 치료, 식이요법, 운동 및 기타 생활 방식의 변화를 보완하는 저위험 활동이다. 이러한 명상 방법은 심각한 부작용이 알려져 있지 않기 때문에 명상에 참여하는 환자를 모니터링하기 위한 권장 사항은 일반적인 실행 지침과 일치한다. 우울증, 통증 및 질병별 증상의 변화를 선별하기 위한 정기적인 평가가 보장된다. 연구에서, 명상은 기분, 지각된 스트레스, 스트레스의 생리학적 지표, 그리고 건강과 관련된 삶의 질의 세계적인 지표에 영향을 미치는 것으로 밝혀졌다. 명상의 생리적 영향 때문에 고혈압이 있는 명상가들은 가능한 용량 조정을 위해 정기적으로 모니터링되어야 한다. 또한, 간호사들은 다른 건강의 변화에 대해 주의를 기울여야 한다. 이는 명상 수행이 약물의 준수를 향상시키고, 실천자들이 폐쇄성 수면 무호흡증에 대한 지속적인 양의 기도 압과 같은 침습적 치료를 더 잘 견딜 수 있도록 한다는 예비적 증거를 제시하기 때문이다.

사람들은 현재의 관심과 인식이 더 나은 증상 인식, 좋다가 나빠지는 증상을 치료하는 단서에 대한 관심, 천식과 당뇨병과 같은 건강 변화를 인식하는 것으로 이어진다고 추측할 수 있다. 국립보건원(www.healthmeasures.net/explore-measurement-systems/promis)의 환자 보고 결과 측정 시스템(patient-reported results measurement information system, PROMIS) 프로젝트를 통해 임상 실습 또는 연구에서 환자 결과를 측정하는 데 적합한 간단하고 유효하며 신뢰할 수 있는 자가 보고 도구를 무료로 이용할 수 있다. 또한 PROM 방법론(https://clinicaltrials.gov/ct2/ show/NCT03510117)을 사용하여 자체 보고식 마음챙김 측정법을 개발하기 위한 연구가 현재 진행 중이다.

주의 사항

명상 수행은 안전한 보완 치료법으로 간주된다. 그것들은 쉽고 처방전이 필요하지 않으며 개인의 요구에 맞출 수 있기 때문에 의료 환경에서 매력적이다. 그러나 명상과 관련된 부작용들은 다른 영역에서 발생할 수 있다(예: 인지적, 지각적, 정서적 신체적, 치유적, 자아의식, 사회적 영역). 일시적으로 불쾌한 느낌은 집중과 개방적인 모니터링 연습을 포함하여 명상 중이나 직후에 경험한다. 이것들은 신체의 불편함과 불쾌한 감정에 대한 높은 인식, 졸음, 어지러움, 과도한 각성, 그리고 감정적으로 멍해짐을 포함할 수 있다. 일부 명상가들은 이러한 감각 중 하나 이상을 더 오랜 기간 동안 경험할 수 있으며, 이는 웰빙에 영향을 미칠 수 있다고 한다. 장기적인 발열 효과는 드물지만 발생할 수 있다. 중요한 것은 명상과 관련된 부작용에 대한 해석이 맥락에 따라 다르다는 것이다. 일부 관례는 불쾌한 경험과 불리한 사건을 명상가들 사이의 발달 과정의 자연스러운 구성 요소로 인식한다.

명상을 하는 학생들이 이러한 경험에 능숙하게 반응하고 탐색하는 것을 도울 수 있는 지식이 풍부한 전문가를 만나는 것이 중요하다. 머리말에서 명상을 권장하지 않는 몇 가지 조건이 있는데, 여기에는 섬망, 정신병, 약물 또는 알코올 중독, 조증이 포함된다. 게다가, 외상 후 스트레스나 슬픔의 증상을 경험하는 사람들은 명상이 그들의 부정적인 경험을 강화시킬 수 있기 때문에 인식 연습을 하는 것이 어려울 수 있다. 이 분야에 대한 연구가 진행 중이므로 정신 건강 전문가와의 상담이 권장된다. 명상을 하는 사람들은 혈압이 떨어지고 인슐린이나 심혈관계 약물의 필요성을 경험할 수 있다. 혈압이 낮거나 어지럽거나 머리가 어질어질한 환자는 명상을 하지 말아야 하며, 이완 반응에 의해 그 효과가 강화될 수 있는지 약물 투여량과 수준을 고려해야 한다. 장기를 이식받은 대상자, 신장이식 대상자, 만성 불면증 환자를 대상으로 한 연구에서는 명상과 관련된 부작용이 나타나지 않았다. 추가 자료는 명상과 관련된 어려움에 대한 자료를 제공하는 비영리 단체인 Cheetah House에서 찾을 수 있다(www.cheetahhouse.org/).

이용

허용수준

가정에서의 정기적인 명상 연습은 중요하다. 가정 연습의 빈도와 일관성은 마음챙김 수준, 회복력 수준, 웰빙 수준과 긍정적인 관련이 있었고 불안, 스트레스 및 나쁜 정신 건강 결과 수준과 부정적인 관련이 있었다. 그러나 다른 연구, 체계적인 검토를 포함하여 빈도, 지속 기간 또는 집에서 명상 실천 유형과 임상 결과 사이에 통계적으로 유의한 관계를 발견하지 못했다. 이러한 혼합된 결과는 임상적 이점의 달성과 유지에 필요한 선량 효과에 대한 추가 조사의 필요성을 강조한다. 적정 수준의 효과는 사회적, 문화적 차이뿐만 아니라 나이, 성별, 성격 특성, 유전적 특성과 같은 개인적 특성에 따라 달라질 수 있다.

메커니즘

많은 연구 근거들은 명상이 스트레스 관련 질병에 특정 결과의 범위를 향상시킨다는 것을 시사한다. 이제 연구는 명상이 어떻게 행복을 증진시키는지를 설명하는 근본적인 원인 또는 메커니즘의 이해를 목표로 한다. 더 효과적이고 나은 표적 치료법의 개발은 스트레스의 해로운 영향을 완화하는 메커니즘에 대한 더 큰 이해를 필요로 한다. 이 연구는 아직 초기 단계이지만, 마음챙김 개입과 신체 건강을 연결하는 유망한 심리학, 인지학, 신경학 및 행동 메커니즘이 있다.

명상 훈련은 개인의 스트레스 관련 질병에 대한 민감성에 기여하는 두 가지 심리적 메커니즘, 즉 인식된 스트레스와 부정적 영향을 수정하는 것으로 보인다. 부정적 영향은 미분화되고 주관적인 고통을 의미하며, 걱정, 불안, 분노, 자기비판, 삶의 불만족과 같은 광범위한 혐오적 기분 상태를 내포한다. 부정적 영향은 더 많은 건강 불만, 더 낮은 건강 인식 수준 및 더 높은 인식 스트레스와 관련이 있다. 좀 더 구체적으로, 상황적 요구가 스트레스를 받거나 성공적으로 대처할 수 있는 능력을 압도할 위험이 있다고 개인이 평가할 때(즉, 인식된 스트레스), 부정적 영향으로 이러한 요구를 충족시킬 가능성이 더 높을 수 있다. 이러한 정서적 반응은 스트레스 해소를 위해 건강하거나 건강하지 못한 행동에 관여하는 가장 근접한 결정 요인일 수 있다.

Stein과 Witkiewitz는 심리 조건을 가진 성인을 위한 마음챙김 기반 프로그램의 기계론적 연구의 체계적인 문헌고찰은 수행했다. 이러한 연구는 MBSR, MBCT, 통합된 마음챙김 및 핵심 마음챙김 과정의 벽을 허물었다. 8개의 연구에 걸쳐, 총 758명의 참가자가 등록되었다. 마음챙김 스트레스 완충 가설과 대체로 일치하는 두 가지 제안된 메커니즘은 이러한 명상 중재의 유망한 활성 성분인 현재 순간에 대한 인식(즉, 스트레스 요인에 대한 내부 반응을 관찰하고 경험하는 능력)과 현재의 내부 풍경에 대한 수용 및/또는 비반응성. 비반응성과 짝을 이룬 인식은 초기 위협 평가를 완충할 수 있으며, 그 후 부정적 영향이나 정서적 반응성을 감소시켜 건강을 증진시킬 수 있다. 명상 훈련은 스트레스 요인에 대한 반응으로 발생하는 습관적, 잠재적, 역사적으로 영향을 받은 평가와 그 인식을 향상시킬 수 있다. 지속적인 연습을 통해 배양된 비반응성 인식은 결국 부적응 평가 및 정서적 반응 패턴의 비자동화를 허용할 수 있으며, 스트레스에 대한 더 많은 적응 반응을 촉진하고 스트레스 관련 질병으로부터 개인을 이완하고 해로운 스트레스 반응성 주기를 막을 수 있다.

스트레스와 관련된 건강 행동 또한 명상의 잠재적인 메커니즘으로 여겨진다. 스트레스는 담배 사용 증가, 잘못된 식습관 및 건강하지 못한 식습관, 수면의 질 저하와 같은 부정적인 건강 행동과 관련이 있다. 명상 훈련은 지속적인 인식과 감정 조절 과정의 개선을 통해 스트레스와 관련된 신체 증상과 수면 장애를 줄일 수 있다. 무반응, 즉 현재의 순간을 받아들이는 것은 보호 요인으로 작용한다. 인식의 증가는 심리적 고통과 스트레스의 고조와 수면의 질 저하에 기여할 수 있지만, 비반응성을 유지하는 능력은 이 관계의 강도를 감소시킨다. 실제로 명상이 어떻게 정신 건강 향상에 기여하는지를 설명하면서 감정의 수용이 핵심 메커니즘일 가능성이 높다.

주의력의 향상은 또한 특히 OM 및 FA 실행에서 명상의 인지적 이점을 설명할 수 있다. OM 및 FA 명상을 개별적으로 실행하고 결합하면 일반화된 주의, 경고 및 실행 제어 네트워크, 실행 기능의 억제 및 업데이트 구성 요소 모두 개선으로 이어진다. 경고 네트워크는 초기 주의 포착을 가능하게 하며 새로운 자극에 대응할 준비가 된 상태로 특징지어지는 반면, 실행 제어 네트워크는 경쟁하는 자극 간의 주의 전환에 관련되어 있다. OM 및 FA 관행에서는 불필요한 외부 정보를 걸러내면서 선택의 자극에 주의를 유지하거나 지속적으로 이동하는 주의 구성 요소가 모두 필요하다. 주의력 처리의 이러한 완만한 증가는 광범위한 정신 건강 및 심리적 결과에 더 영향을 미칠 수 있지만, 관심 결과에 대한 명상으로부터 주의력 네트워크 향상의 잠재적인 기계적 역할을 결정하기 위해 더 많은 연구가 필요하다.

공감, 동정심, 친사회적 행동을 구체적 목표로 하는 사색적 실천은 그들만의 메커니즘을 포함하지만 마음챙김 메커니즘과 겹치기도 한다. Luberto 등은 주로 LKM과 동정심 명상이 이러한 구성과 행동에 미치는 영향을 평가하는 체계적인 검토와 메타 분석을 수행했다. 그들은 1,714명의 참가자에 걸쳐 26개의 RCT를 포함했다. 이러한 하위 집합의 실험은 증가된 사회적, 정서적 연결성이 친 사회적 행동에 대한 동정심 명상의 효과를 설명하는 중재 분석을 수행했다. 스트레스와 영향 또한 중요한 역할을 했다. 긍정적인 영향의 증가와 스트레스의 감소는 LKM이 대인관계의 편견을 낮추고 집에서의 명상 연습에 더 큰 영향을 미쳤고 스트레스의 감소는 명상이 동정심 수준에 미치는 영향을 설명했다. 이러한 명상적 실천은 친사회적 결과의 향상을 주도하는 사회의 감정적 행복을 강화한다고 제안되었다.

마지막으로, 스트레스의 해로운 영향을 완화하는 명상의 효과를 설명할 수 있는 두 가지 신경학적 메커니즘은 전두엽 피질의 영역에서 활동과 기능적 연결성을 증가시키는 것과 변연계의 영역에서 활동과 기능적 연결성을 감소시키는 것을 포함한다. 즉, 명상은 스트레스 처리 영역의 활동을 억제하기 위해 전전두 조절 영역(예: 측면 전두피질의 배측 및 배측 영역)의 연결성을 증가시킬 수 있다, 따라서 편도체의 중심핵을 포함하여 스트레스 하에서 뇌의 전투 또는 도주 반응과 관련된 영역의 활동 및 기능적 연결성을 감소시킨다.

이러한 모든 메커니즘은 명상이 건강 결과에 미치는 영향을 설명하기 위해 제안되었다. 다양한 수준의 근거는 메커니즘을 측정하기 위해 자체 보고식 척도를 사용하는 종설 중재 실험에서 대부분 파생된 이러한 메커니즘을 지원한다. 구조 방정식 모델을 사용한 자체 보고식 데이터의 인과 모델링은 이러한 메커니즘 중 일부를 지원하는 또 다른 원천이다. 마지막으로, 점점 더 많은 질적 연구들이 환자들이 인식하는 명상의 효과에 대한 이해에 기여하고 환자들이 어떻게 그들의 건강에 이익을 주기 위해 명상 실천을 하는지에 대한 통찰력을 제공한다.

휴대용 명상 앱—그것을 위한 앱이 있는가?

미국 시민의 과반수(97%)가 휴대폰을 소유하고 있으며, 85%가 스마트폰이다. 스마트폰 소유가 증가함에 따라 대중의 디지털 정신 건강에 대한 관심도 증가했다. 명상 교육 및 실습을 위한 도구는 휴대용 응용 프로그램으로 널리 사용할 수 있다. 이러한 전자 리소스는 접근성을 향상시키고 환자에게 다양한 명상 방법의 원리를 소개하는 데 유용할 수 있다. Mani 등은 스마트폰과 태블릿을 위한 700개의 마음챙김 명상 앱에 대한 체계적인 검토를 수행했다. 영어, 관련성, 마음챙김 훈련 및 교육(타이머, 휴식, 음악 또는 안내된 이미지뿐만 아니라)으로 범위를 좁히면 접근 가능하고 비용이 저렴한 마음챙김 훈련을 갖춘 영어의 고유한 23개 앱이 생성되었다. 체계적인 검토를 통해 품질이 우수하고 효능 데이터가 있는 마음챙김 명상 앱인 Headspace가 확인되었다. 이 앱은 선별된 리소스와 함께 표 10.2에 포함되어 있다. 마음챙김 명상 앱인 'Calm'도 높은 평가를 받고 있으며 널리 이용 가능하다.

주목할 점은 모바일 명상 앱의 효과에 대한 과학적 증거가 부족하다는 것이다. 효과 크기는 다양한 건강 결과(예: 스트레스, 우울증, 삶의 만족도, 영향)에 대해 작은 것부터 중간 정도까지 다양하다. 사용자에게 잘못된 정보를 제공할 수 있는 낮은 품질의 앱의 수가 많은 것에 대해 약간의 우려가 있다. 모바일 앱 개발자는 콘텐츠 전문가가 아닐 수 있고, 앱 레이블이 자주 잘못 지정되며, 사용자 리뷰는 콘텐츠나 품질을 측정할 수 있는 충분한 정보를 제공하지 않는다. 따라서 환자가 활용하기 전에 지식이 풍부한 실무자가 명상 앱을 검토하는 것이 좋다.

문화적 적용

특히 명상과 마음챙김의 실천은 동양의 사색적 전통에 뿌리를 두고 있으며 불교의 핵심 요소를 구성하고 있다. 불교의 맥락에서 마음챙김(팔리: 사티)은 종종 기억하고 마음에 품거나 기억하는 특성으로 정의되어 왔다. 붓다다사는 "따라서 마음챙김을 실천하는 것은 하는 것이 아니라 하지 않는 것의 문제이다. 생각하지 않고, 판단하지 않으며, 연상하지 않고, 계획하지 않고, 상상하지 않고, 소망하지 않는다."라고 지적한다.

표 10.2 명상을 위한 휴대용 자원

자원	도구, 기술, 소스	설명
마음챙김 명상 및 명상 연습 트랙	MARC Mindfulness Meditation (편집 및 iTunes 다운로드), UCLA Mindfulness Center(ucla.edu), UCSD Center for Mindfulness (오디오 및 라이브 연습 세션 안내) (cih.ucsd.edu/mindfulness))	지시사항, 5분간의 호흡 명상, LKM, 신체 스캔, 마음의 움직임. 공짜.
MBSR 정보, 교육 및 강의	매사추세츠 의과대학 CFM (www.umassmed.edu/cfm))	검색 엔진은 전 세계, 주별 또는 국가별 MBSR 프로그램을 식별합니다. CFM은 MBSR 교사 교육, 연례 과학 컨퍼런스 및 MBSR 과정을 제공한다.
마음챙김 명상	헤드스페이스(휴대용 앱); Andy Puddicombe (www. 헤드스페이스. com; Apple App Store, Google Play, Amazon에서 사용 가능)	마음챙김 명상 실천을 통한 지도 및 지도. 10분간의 연습은 무료입니다.
마음챙김 명상	잔잔한 (휴대용 앱) (www.calm.com/; 은 Apple App Store 및 Google Play에서 이용 가능)	마음챙김 명상 실천을 통한 지도 및 지도.
마음챙김 명상, 명상 연습 기록	Insight Timer (휴대용 앱) (https://insighttimer.com/; 은 Apple App Store 및 Google Play에서 사용 가능)	다양한 명상 실습을 통한 교육 및 지도.

CFM, 마음챙김 센터; LKM, 애정결핍 명상; MARC, 마음챙김 인식 연구 센터; MBSR, 마음챙김 기반 스트레스 감소; UCLA, 캘리포니아 대학교 로스앤젤레스; UCSD, 캘리포니아 대학교 샌디에고

거의 20년 전, Kabat-Zinn은 마음챙김이 서양인들의 이상에 부합하고 서양인들의 기호성을 향상시키기 위해 채택되었다고 언급했고, 나아가 지배적인 종류의 마음챙김 연구와 이론화가 독점적으로 계속된다면, 그것들은 제한적이고 왜곡되고 민족 중심적인 것으로 간주될 수 있다고 제안했다. 많은 MBI 프로그램이 존재하지만 문화적 소수자와 국제 사회가 직면한 특정 스트레스 요인을 설명하기 위해 설계되거나 조정된 프로그램은 거의 없다. 대부분의 MBI는 백인 미국인에 의

해 개발되었으며, 현존하는 MBI 문헌의 대부분은 더 큰 백인 커뮤니티와의 적합성에 기반을 두고 있다. Waldron와 DeLuca 등의 두 가지 체계적인 최근 리뷰는 MBI 연구(특히 RCT)에서 다양하고 국제적인 샘플 부족을 강조한다. 이러한 과소 표현은 MBI의 개발, 평가 및 사용자 정의에 중요한 임상 시험 결과의 문화적 타당성을 줄이고 더 다양한 참가자의 필요성을 강조한다. 임상 MBI 시험 연구에 POC와 국제 사회를 포함시키지 못하는 것은 궁극적으로 소외된 인구에게 훨씬 더 큰 경제적, 사회적 부담이 있기 때문이다.

이에 대응하여 많은 연구자와 임상의들이 최근 다양한 문화적 맥락 내에서 MBI를 다양화하고 적응시키기 위한 제안을 했다. 예를 들어 참가자와 환자가 선호하는 언어로 프로그램을 전달하거나 라틴어 커뮤니티에서 스페인어 적응 지원을 위한 확실한 예비 증거를 포함하는 것이다. 마찬가지로 Proulx 등은 많은 아메리카 원주민에게, 그들의 문화와 일치하는 치유에 대한 전통적인 접근 방식(예: 의학의 수레바퀴, 말하는 서클, 치료사)을 통합하는 것은 초기 참여를 증가시키고 장기적인 참여를 촉진한다고 하였다. 전통적인 요소는 MBI 관행의 핵심 가치를 구성해야 하며, 촉진자는 문화 중심의 접근 방식을 통해 이러한 관행이 토착 전통과 중복되거나 충돌하는 부분을 고려해야 한다. 예를 들어, Proulx 등은 많은 아프리카계 미국인들이 불교와 권력을 가진 백인들과 연관되어 있기 때문에 마음챙김과 명상의 용어에 대해 논의하는 것을 꺼린다고 언급했다. 대신 Proulx 등은 아프리카계 미국인 커뮤니티에서 수용을 증가시킬 수 있는 '주의 집중' 또는 '집중 유지'와 같은 특정 용어 사용이 더 도움된다는 사실을 확인하였다.

서구의 MBI는 동아시아 철학에 뿌리를 두고 있으며, 아시아계 미국인 공동체와 어울림과 효율성을 높이기 위해 통합될 수 있는 많은 문화적 요소들이 있다. 이러한 요소들은 자아, 상호의존적 초월적 자아, 가치에 대한 개념을 포함하여 상호의존적이고 관계중심적인 원리가 강화된 통합을 포함한다. 여기에는 타인을 향해 자신을 정렬하고 인종차별 스트레스로부터 치유를 촉진하는 동정심 명상의 통합이 포함될 수 있다. 많은 그룹이 MBI에 종교적 또는 영적 관행을 통합함으로써 이익을 얻는다. 이는 마음챙김의 기본 전제를 장려하는 종교적 찬송가, 아이디어 및 글을 인용함으로써 달성될 수 있다.

연구에 따르면 POC는 정신 건강 서비스에 접근하는 것을 주저하고 있으며 보험 적용 범위 부족, 교통 문제, 문화적 장벽, 심리 서비스에 대한 불신, 지역 사회의 정신 건강 시설에 대한 접근성 저하 등 여러 맥락적 장벽에 직면하고 있다. MBI를 스트레스 관련 대처 능력으로 프레임화하는 것은 다양한 문화 집단의 수용성 증가와 관련이 있다. 단축된 커리큘럼은 또한 POC가 직면한 수많은 압박(예: 대중교통의 긴 통근, 고용 유연성 부족)에 적응하는 데 유용하다. 가정에서의 명상 실습 환경에 대한 기대는 사회적 지위가 낮은 이들에게는 비현실적일 수 있다. 이러한 회의는 단순한 저항이 아닌 소외된 공동체를 향한 가혹한 삶의 요구 때문이다. 따라서 MBI에 등록된 부모들에게 육아 및 교통편 지원, 전화 알림, 활동 중 간식/식사 제공 등이 도움이 될 수 있다.

POC의 구체적인 요구에 문화적으로 경쟁력을 갖추어 대응하는 마음챙김 전략(예: 마음챙김 주장 기술)을 설계하는 것이 필요하다. 예를 들어, 개인 대행 기관에 권한을 부여하고 촉진하는 부당한 사회 문화적 맥락(예: 차별에 마음을 기울이는 것)을 해결하는 데 맞춰질 수 있는 배려 전략을 포함하는 것이 유용할 수 있다. POC의 직접적인 경험을 활용한 지역사회 참여 노력으로부터 정보를 수집하는 것은 문화적으로 경쟁력 있는 마음챙김 전략을 추가 개발함으로써 장벽 극복을 위한 새로운 전략을 배울 수 있는 기회를 제공한다. 이와 관련하여, 더 많은 POC MBI 강사를 포함하는 것은 다양한 그룹 간의 수용성을 향상시키는 것으로 나타났다.

이러한 권고의 근본에는 다양한 공동체가 살고 있는 문화적 맥락을 이해할 필요성이 있다. 중재가 개발되거나 적용되기 전에 각 공동체의 사회경제적 조건, 역사 및 요구를 이해하는 것이 필수적이다. 서구화된 MBI에 대한 문화적, 국제적 민감도를 높이기 위해서는 상향식 접근법이 필요하다, 고객과 실무자가 서로 다른 POC 및 국제 그룹에서 명백한 심리적 문제에 대한 문화적 특정 솔루션을 생성하는 것으로 시작하여 서구의 마음챙김 기반 접근법에 통합하는 것이다.

94%의 사람들이 불교를 믿는 태국에서 문화적으로 파생된 간호 명상 중재의 예는 사이드바 10.1에 설명되어 있다.

사이드바 10.1 태국의 간호 중재로서의 명상

Sukjai Charoensuk

태국에서 명상은 오랫동안 종교적인 관습으로 여겨져 왔다. 간호 중재로서의 명상은 1992년부터 적용되었으며, 파타야 지쓰완(Pataya Jitsuwan)은 그녀의 석사 논문에서 35명의 만성 신부전 환자를 대상으로 불안과 우울증에 대한 아나빠나사티(Anapanasati) 훈련 효과를 실험하여 최초로 문서화하였다. 아나빠나사티 효과는 불안과 우울증을 감소시키고 정신 건강을 향상시키는 것으로 밝혀졌다. 그 이후, 다양한 사람의 건강 상태에 대한 명상의 근거 기반을 추가한 태국 대학의 많은 교수진과 학생들의 강력한 연구 축척물이 있었다. 이러한 대학들은 람캄행 대학, 마히돌 대학, 마하사라캄 대학, 콘케인 대학, 라차부트 나콘 라차시마 대학, 푸켓 라자밧 대학, 치앙마이 대학이다.

아나빠나사티는 학생들의 정신 상태를 향상시키기 위해 사용되었고, 인지 행동 치료와 결합된 명상은 우울증에 사용되었다. 명상은 태국의 젊은이와 청소년들과 함께 행복을 증진시키고, 정서적 안녕을 향상시키며, 자존감과 자제력을 증진시키기 위해 연구되어 왔다. 연구들은 또한 고혈압, 높은 당화혈색소, 고콜레스테롤혈증, 빈맥, 불안, 그리고 통증을 포함한 나쁜 건강의 지표들을 목표로 하기 위해 명상 훈련을 실천하였다. 명상은 또한 당뇨병, 류마티스 관절염, 말기 암, 그리고 우울증과 같은 특정 질병을 가진 환자 그룹을 위해 사용되었다.

태국의 실천 유형

태국 연구에서 가장 흔한 종류의 명상은 아나빠나사티이다. 앞에서 설명한 것처럼, 명상 연습 시간은 매일 30분에서 90분 사이였다. 태국에서 명상은 아나빠나사티처럼 앉아 있는 명상과 기공과 같은 움직임 명상을 포함한다. 최근 명상 중재는 영적 차원으로 완화 치료에 통합되었다. 명상은 말기 암 환자의 간호에서 임상 상태와 삶의 질 향상을 위해 다른 의학적 치료와 보완적 치료에 적용되었다.

사례 연구: Arokaya Sala

아로카야 살라는 태국 사콜나콘 주에 있는 캄프라몽 사원에 위치한 자연 회복 센터이다. 암 환자(병 말기 환자 포함)에게 스트레스와 고통을 완화하고 환자의 삶의 질 향상을 위한 도움과 통합 치료를 제공을 목적으로 설립되었다. 찬송, 좌식 명상, 걷기 명상을 포함한 종교적 의식들은 믿음을 기르고 환자들이 그 병을 치료하도록 격려하기 위해 조직된다. Arokaya Sala는 설립된 이후 태국 전역과 다른 나라에서 온 3,300명 이상의 암 환자들에게 서비스를 제공해 왔다.

참고문헌

Jitsuwan, P. (1992). Effect of anapanasati practice on anxiety and depression of chronic renal failure patients with dialysis (Unpublished master's thesis). Mahidol University.

후속 연구

적극적으로 추진되고 있는 일련의 연구를 조사하기 위해, 우리는 명상 또는 마음챙김의 키워드를 사용하여 미국 연방 기금 보조금(https://reporter.nih.gov)의 데이터베이스를 검색하고, 각각 133개와 334개의 활성 보조금을 확인했다, 불과 4년 전(2021년 7월 검색) 동일한 검색 결과보다 78%나 증가했다. 특히 주목할 만한 것은 연간 50만 달러 이상의 자금을 지원하는 대규모 다 년간의 연구 보조금이 상당하다는 것이다. 보조금에는 다양한 인구(POC, 어린이, 노인, 퇴역 군인, 장애인 포함)와 다양한 건강상태에서 MBSR, MBCT 및 기타 명상 프로그램의 임상 시험이 포함되었다. 이러한 보조금은 방법론적 엄격함의 특징을 가지고 있다. 무작위화, 적절한 통계, 적극적인 비교 그룹, 일련의 자체 보고 및 생리학적 결과, 그리고 영향의 내구성을 확립하기 위한 더 긴 추후관리가 그것이다. 또한 메커니즘을 설명하고 선량 효과 조사를 위한 실험 및 영상 연구, 특정 모집단에 명상 프로그램을 만들거나 조정하기 위한 중재 개발 연구, 환자 경험에 대한 이해를 향상시키기 위한 질적 또는 혼합연구 방법의 사용이 있었다.

건강 개선을 위한 명상의 잠재력을 극대화하기 위해 명상이 어떻게 작용하는지, 그리고 명상의 효과가 가장 클 가능성이 높은 사람을 식별하기 위해 더 많은 연구가 필요하다. 명상이 '모든 것에 맞는 한 가지 크기'일 가능성은 낮다. 명상 상태의 질은 기술(집중력, 마음챙김 또는 다른 것)에 따라 다르게 성취된다. 그리고, 모든 명상 접근법이 인지 및 생리학적 시스템과 비교하여 공통 경로에 어느 정도까지 관여하는지는 알려지지 않았다. 이 정보는 특정한 명상 방법을 특정한 건강 문제와 일치시키기 위한 기초를 형성할 수 있다. 구체적인 성격이나 유전적 요인들은 각각의 명상 유형을 배우고 사용하는 능력을 예측할 수 있다. 나이, 성별, 성격 특성 및 기타 사회자와 같은 개인적 특성의 역할을 평가하여 최적의 명상 훈련을 결정하거나 프로그램을 조정해야 한다. 이 정보를 통해 사람들을 그들에게 가장 효과적인 명상 훈련 유형에 맞추는 것이 가능할지도 모른다.

성인에서 외상 및 스트레스 노출 및 종합적 증상의 높은 유병률을 고려할 때, 이러한 요인이 사람의 명상 경험에 어떻게 영향을 미치는지 결정할 수 있다. 외상 병력, 급성 외상 관련 증상 및 만성 외상 관련 증상을 평가하면 명상 관련 부작용이 발생할 수 있는 대상에 대한 통찰력 있는 정보를 제공할 수 있다. 명상에 대한 접근법, 실천의 유형 및 수준 정도의 수정은 이러한 인구집단에서 그것의 유익한 효과를 촉진하면서 부작용의 가능성을 줄일 수 있다. 외상 후 명상 중재(예: MBI 및 OM, FA, CM 관행)에는 트라우마 감수성 촉진자의 활용, 초대 언어의 사용, 참가자 간의 충분한 물리적 경계 및 외상 후 스트레스 반응의 경계 유지, 적절한 조명 제공 등이 포함될 수 있으나 이에 국한되지 않는다 연습을 위한 옵션(예: 집중식 주의 닻, 시선 배치, 자세 수정) 및 임의 지점에서 공간을 나갈 수 있는 권한이 필요하다. 가장 중요한 것은 연구원들이 외상과 외상 스트레스 반응, 명상의 과정을 통해 증상이 발생할 수 있는 방법과 시기, 그리고 잠재적으로 도전적인 경험을 능숙하게 탐색할 수 있는 능력에 대한 적절한 교육을 갖추어야 한다는 것이다. 앞서 언급했듯, 그들은 또한 실천과 연구 장벽에 기여하는 사회 문화적, 역사적 요인에 대한 이해를 가져야 한다. 이러한 구성 요소를 통합하면 복원력과 외상 후 성장을 촉진하여 명상 중재의 효과와 유효성을 향상시킬 수 있다.

지난 20년 동안의 연구가 명상이 통증과 불안 증상 개선에 효과적이라는 것을 보여주었지만, 단일 양상 치료의 효과는 일반적으로 미미하다. 명상 중재의 임상 효과 증가는 매우 중요한 목표이자 국가보완통합보건센터의 2021~2025년 전략 계획의 핵심 요소이다. 기존 접근법과 보완적 접근법을 결합한 다중 구성요소 중재는 치료하기 어려운 임상 결과에 대한 치료 효과를 증가시키는 데 효과적일 수 있다. 예를 들어 이 두 가지의 단독 중재보다 마음챙김-명상 중재를 만성 통증이 있는 사람에게 통증 신경 과학 교육과 결합하여 중재하는 것이 더 효과적일 수 있다.

건강은 연속선상에 있다는 사실을 인식하는 것이 중요하다. 지금까지 명상 중재에 대한 연구는 주로 질병 상태(예: 불안 감소, 우울증 감소, 심혈관 위험 요소 감소)를 완화하는 데 중점을 두었지만, 건강, 건강 회복 및 복원력을 정량화, 측정 및 증가시키는 방법에 중점을 둔 연구는 거의 없다. 명상 중재가 질병 예방과 건강 회복으로의 진행에 어떤 역할을 어떻게 하는지에 대한 지식 격차 확인을 위해 연구가 필요하다. 이는 참여를 유지하고 소모를 최소화하기 위한 전략을 신중하게 고려한 적절한 종설 연구 설계를 수반할 것이다.

참고문헌

Åkerstedt, T. (2006). Psychosocial stress and impaired sleep. Scandinavian Journal of Work, Environment & Health, 32(6), 493–501. http://www.jstor.org/stable/40967601

Alex Brake, C., Sauer-Zavala, S., Boswell, J. F., Gallagher, M. W., Farchione, T. J., & Barlow, D. H. (2016). Mindfulness-based exposure strategies as a transdiagnostic mechanism of change: An exploratory alternating treatment design. Behavior Therapy, 47(2), 225–238. https://doi.org/10.1016/j.beth.2015.10.008

American Psychological Association. (2020). Stress in America™ 2020: A national mental health crisis.

An ¯alayo. (2003). Satipat.t.h¯a na: The direct path to realization. Windhorse.

Baer, R., Crane, C., Montero-Marin, J., Phillips, A., Taylor, L., Tickell, A., Kuyken, W., & The MYRIAD Team. (2021). Frequency of self-reported unpleasant events and harm in a mindfulness-based program in two general population samples. Mindfulness, 12(3), 763–774. https://doi.org/10.1007/s12671-020-01547-8

Barlow, D. H., Sauer-Zavala, S., Carl, J. R., Bullis, J. R., & Ellard, K. K. (2014). The nature, diagnosis, and treatment of neuroticism: Back to the future. Clinical Psychological Science, 2(3), 344–365. https://doi.org/10.1177/2167702613505532

Bhambhani, Y., & Gallo, L. (2021). Developing and adapting a mindfulness-based group intervention for racially and economically marginalized patients in the Bronx. Cognitive and Behavioral Practice. https://doi.org/10.1016/j.cbpra.2021.04.010

Biggers, A., Spears, C. A., Sanders, K., Ong, J., Sharp, L. K., & Gerber, B. S. (2020). Promoting mindfulness in African American communities. Mindfulness, 11(10), 2274–2282. https://doi.org/10.1007/s12671-020-01480-w

Bishop, S. R., Lau, M., Shapiro, S., Carlson, L., Anderson, N. D., Carmody, J., Segal, Z. V., Abbey, S., Speca, M., Velting, D., & Devins, G. (2004). Mindfulness: A proposed operational definition. Clinical Psychology: Science and Practice, 11(3), 230–241. https://doi.org/https://doi.org/10.1093/clipsy.bph077

Bodhi, B. (2011). What does mindfulness really mean? A canonical perspective. Contemporary Buddhism, 12(1), 19–39. https://doi.org/10.1080/14639947.2011.564813

Bowen, S., Witkiewitz, K., Chawla, N., & Grow, J. (2011). Integrating mindfulness meditation and cognitive behavioral traditions for the long-term treatment of addictive behaviors. JCOM, 18(10), 473–479.

Britton, W. B., Davis, J. H., Loucks, E. B., Peterson, B., Cullen, B. H., Reuter, L., Rando, A., Rahrig, H., Lipsky, J., & Lindahl, J. R. (2018). Dismantling mindfulness-based cognitive therapy: Creation and validation of 8-week focused attention and open monitoring interventions within a 3-armed randomized controlled trial. Behaviour Research and Therapy, 101, 92–107. https://doi.org/10.1016/j.brat.2017.09.010

Britton, W. B., Lindahl, J. R., Cooper, D. J., Canby, N. K., & Palitsky, R. (2021). Defining and measuring meditation-related adverse effects in mindfulness-based programs. Clinical Psychological Science. Advanced online publication. https://doi.org/10.1177/2167702621996340

Buddhadaˉ sa, B. (1988). Aˉ naˉpaˉnasati: Mindfulness with Breathing; Unveiling the Secrets of Life; a Manual for Serious Beginners. Dhamma Study-Practice Group.

Burnett-Zeigler, I., Satyshur, M. D., Hong, S., Wisner, K. L., & Moskowitz, J. (2019). Acceptability of a mindfulness intervention for depressive symptoms among African-American women in a community health center: A qualitative study. Complementary Therapies in Medicine, 45, 19–24. https://doi.org/10.1016/j.ctim.2019.05.012

Burzler, M. A., Voracek, M., Hos, M., & Tran, U. S. (2019). Mechanisms of mindfulness in the general population. Mindfulness, 10(3), 469–480. https://doi.org/10.1007/s12671-018-0988-y

Carmody, J., & Baer, R. A. (2008). Relationships between mindfulness practice and levels of mindfulness, medical and psychological symptoms and well-being in a mindfulness-based stress reduction program. Journal of Behavioral Medicine, 31(1), 23–33. https://doi.org/10.1007/s10865-007-9130-7

Castellanos, R., Yildiz Spinel, M., Phan, V., Orengo-Aguayo, R., Humphreys, K. L., & Flory, K. (2020). A systematic review and meta-analysis of cultural adaptations of mindfulness-based interventions for Hispanic populations. Mindfulness, 11(2), 317–332. https://doi.org/10.1007/s12671-019-01210-x

Çetin, N., & Aylaz, R. (2018). The effect of mindfulness-based psychoeducation on insight and medication adherence of schizophrenia patients. Archives of Psychiatric Nursing, 32(5), 737–744. https://doi.org/10.1016/j.apnu.2018.04.011

Christopher, M. S., Goerling, R. J., Rogers, B. S., Hunsinger, M., Baron, G., Bergman, A. L., & Zava, D. T. (2016). A pilot study evaluating the effectiveness of a mindfulness-based intervention on cortisol awakening response and health outcomes among law enforcement officers. Journal of Police and Criminal Psychology, 31(1), 15–28. https://doi.org/10.1007/s11896-015-9161-x

Christopher, M. S., Hunsinger, M., Goerling, L. Richard J., Bowen, S., Rogers, Brant S., Gross, C. R., Dapolonia, E., & Pruessner, J. C. (2018). Mindfulness-based resilience training to reduce health risk, stress reactivity, and aggression among law enforcement officers: A feasibility and preliminary efficacy trial. Psychiatry Research, 264, 104–115. https://doi.org/https://doi.org/10.1016/j.psychres.2018.03.059

Cillessen, L., Johannsen, M., Speckens, A. E. M., & Zachariae, R. (2019). Mindfulness-based interventions for psychological and physical health outcomes in cancer patients and survivors: A systematic review and meta-analysis of randomized controlled trials. Psycho-Oncology, 28(12), 2257–2269. https://doi.org/10.1002/pon.5214

Cohen, S., Janicki-Deverts, D., Doyle, W. J., Miller, G. E., Frank, E., Rabin, B. S., & Turner, R.B. (2012). Chronic stress, glucocorticoid receptor resistance, inflammation, and disease risk.Proceedings of the National Academy of Sciences, 109(16), 5995–5999. https://doi.org/10.1073/pnas.1118355109

Cohen, S., Murphy, M. L. M., & Prather, A. A. (2019). Ten surprising facts about stressful life events and disease risk. Annual Review of Psychology, 70(1), 577–597. https://doi.org/10.1146/annurev-psych-010418-102857

Colgan, D. D., Christopher, M., Bowen, S., Brems, C., Hunsinger, M., Tucker, B., & Dapolonia, E. (2019). Mindfulness-based wellness and resilience intervention among interdisciplinary primary care teams: A mixed-methods feasibility and acceptability trial. Primary Health Care Research & Development, 20, e91. https://doi.org/10.1017/S1463423619000173

Colgan, D. D., Wahbeh, H., Pleet, M., Besler, K., & Christopher, M. (2017). A qualitative study of mindfulness among veterans with posttraumatic stress disorder: Practices differentially affect symptoms, aspects of well-being, and potential mechanisms of action. Journal of Evidence-Based Complementary & Alternative Medicine, 22(3), 482–493.

Compson, J. (2018). Adverse meditation experiences: Navigating Buddhist and secular frameworks for addressing them. Mindfulness, 9(5), 1358–1369. https://doi.org/10.1007/s12671-017-0878-8

Crane, R. S., Brewer, J., Feldman, C., Kabat-Zinn, J., Santorelli, S., Williams, J. M. G., & Kuyken, W. (2017). What defines mindfulness-based programs? The warp and the weft. Psychological Medicine, 47(6), 990–999. https://doi.org/10.1017/s0033291716003317

Creswell, J. D., & Lindsay, E. K. (2014). How does mindfulness training affect health? A mind- fulness stress buffering account. Current Directions in Psychological Science, 23(6), 401–407. https://doi.org/10.1177/0963721414547415

Creswell, J. D., Lindsay, E. K., Villalba, D. K., & Chin, B. (2019). Mindfulness training and physi- cal health: mechanisms and outcomes. Psychosomatic Medicine, 81(3), 224. https://doi.org/ 10.1097/PSY.0000000000000675

Davis, K. M., Lau, M. A., & Cairns, D. R. (2009). Development and preliminary validation of a trait version of the Toronto Mindfulness Scale. Journal of Cognitive Psychotherapy, 3, 185–197. https://doi.org/10.1891/0889-8391.23.3.185

DeLuca, S. M., Kelman, A. R., & Waelde, L. C. (2018). A systematic review of ethnoracial representation and cultural adaptation of mindfulness-and meditation-based interventions. Psychological Studies, 63(2), 117–129. https://doi.org/10.1007/s12646-018-0452-z

Desbordes, G., Gard, T., Hoge, E. A., Hölzel, B. K., Kerr, C., Lazar, S. W., Olendzki, A., & Vago, D. R. (2014). Moving beyond mindfulness: Defining equanimity as an outcome measure in meditation and contemplative research. Mindfulness, 2014(January), 356–372. https://doi.org/10.1007/s12671-013-0269-8

Dreeben, S. J., Mamberg, M. H., & Salmon, P. (2013). The MBSR body scan in clinical practice. Mindfulness, 4(4), 394–401. https://doi.org/10.1007/s12671-013-0212-z

Epel, E. S., Crosswell, A. D., Mayer, S. E., Prather, A. A., Slavich, G. M., Puterman, E., & Mendes, W. B. (2018). More than a feeling: A unified view of stress measurement for population sci- ence. Frontiers in Neuroendocrinology, 49, 146–169. https://doi.org/10.1016/j.yfrne.2018.03.001

Epstein, R., Quill, T., Krasner, M., & McDonald, S. (2007). A curriculum in mindful practice for stu- dents and residents faculty manual. University of Rochester, School of Medicine and Dentistry. Fujino, M., Ueda, Y., Mizuhara, H., Saiki, J., & Nomura, M. (2018). Open monitoring meditation reduces the involvement of brain regions related to memory function. Scientific Reports, 8(1).https://doi.org/10.1038/s41598-018-28274-4

Fung, J., Kim, J. J., Jin, J., Chen, G., Bear, L., & Lau, A. S. (2019). A randomized trial evaluating school-based mindfulness intervention for ethnic minority youth: Exploring mediators and moderators of intervention effects. Journal of Abnormal Child Psychology, 47(1), 1–19. https:// doi.org/10.1007/s10802-018-0425-7

Gál, É., S. tefan, S., & Cristea, I. A. (2021). The efficacy of mindfulness meditation apps in enhanc- ing users' well-being and mental health related outcomes: A meta-analysis of random- ized controlled trials. Journal of Affective Disorders, 279, 131–142. https://doi.org/https://doi.org/10.1016/j.jad.2020.09.134

Germer, C. K., Siegel, R. D., & Fulton, P. R. (2013). Mindfulness and psychotherapy. Guilford Press.

Goldberg, S. B., Lam, S. U., Britton, W. B., & Davidson, R. J. (2022). Prevalence of meditation-related adverse effects in a population-based sample in the United States. Psychotherapy Research, 32(3), 291–305. https://doi.org/10.1080/10503307.2021.1933646

Goldberg, S. B., Riordan, K. M., Sun, S., & Davidson, R. J. (2021). The empirical status of mindfulness-based interventions: A systematic review of 44 meta-analyses of randomized controlled trials. Perspectives on Psychological Science, 0(0), 1745691620968771. https://doi.org/10.1177/1745691620968771

Goldberg, S. B., Tucker, R. P., Greene, P. A., Davidson, R. J., Wampold, B. E., Kearney, D. J., & Simpson, T. L. (2018). Mindfulness-based interventions for psychiatric disorders: A system- atic review and meta-analysis. Clinical Psychology Review, 59, 52–60. https://doi.org/https:// doi.org/10.1016/j.cpr.2017.10.011

Graser, J., & Stangier, U. (2018). Compassion and loving-kindness meditation: An overview and prospects for the application in clinical samples. Harvard Review of Psychiatry, 26(4), 201–215. https://doi.org/10.1097/hrp.0000000000000192

Greeson, J. M., Zarrin, H., Smoski, M. J., Brantley, J. G., Lynch, T. R., Webber, D. M., Hall, M. H., Suarez, E. C., & Wolever, R. Q. (2018). Mindfulness meditation targets transdiagnostic symptoms implicated in stress-related disorders: Understanding relationships between changes in mindfulness, sleep quality, and physical symptoms. Evidence-Based Complementary and Alternative Medicine, 2018. https://doi.org/10.1155/2018/4505191

Gross, C. R., Kreitzer, M. J., Reilly-Spong, M., Wall, M., Winbush, N. Y., Patterson, R., Mahowald, M., & Cramer-Bornemann, M. (2011). Mindfulness-based stress reduction versus pharmacother- apy for chronic primary insomnia: a randomized controlled clinical trial. Explore, 7(2), 76–87.

Gross, C. R., Reilly-Spong, M., Park, T., Zhao, R., Gurvich, O. V., & Ibrahim, H. N. (2017). Telephone- adapted Mindfulness-based Stress Reduction (tMBSR) for patients awaiting kidney trans- plantation. Contemporary Clinical Trials, 57, 37–43. https://doi.org/10.1016/j.cct.2017.03.014

Gu, J., Strauss, C., Bond, R., & Cavanagh, K. (2015). How do mindfulness-based cognitive therapy and mindfulness-based stress reduction improve mental health and wellbeing? A systematic review and meta-analysis of mediation studies. Clinical Psychology Review, 37, 1–12. https:// doi.org/10.1016/j.cpr.2015.01.006

Guo, S., Kim, J. J., Bear, L., & Lau, A. S. (2017). Does depression screening in schools reduce ado- lescent racial/ethnic disparities in accessing treatment? Journal of Clinical Child & Adolescent Psychology, 46(4), 523–536. https://doi.org/10.1080/15374416.2016.1270826

Hall, G. C., Hong, J. J., Zane, N. W., & Meyer, O. L. (2011). Culturally competent treatments for Asian Americans: The relevance of mindfulness and acceptance-based psychotherapies. Clinical Psychology: Science and Practice, 18(3), 215. https://doi.org/10.1111/j.1468-2850.2011.01253.x

Hanh, T. N. (1998). The heart of the Buddha's teaching: Transforming suffering into peace, joy, & libera- tion: The four truths, the noble eightfold path, and other basic Buddhist teachings. Harmony.

Hartmann, M., Kopf, S., Kircher, C., Faude-Lang, V., Djuric, Z., Augstein, F., Friederich, H.-C., Kieser, M., Bierhaus, A., & Humpert, P. M. (2012). Sustained effects of a mindfulness-based stress-reduction intervention in type 2 diabetic patients: design and first results of a ran- domized controlled trial (the Heidelberger Diabetes and Stress-study). Diabetes Care, 35(5), 945–947. https://doi.org/10.2337/dc11-1343

Hill, D., Conner, M., Clancy, F., Moss, R., Wilding, S., Bristow, M., & O'Connor, D. B. (2021). Stress and eating behaviours in healthy adults: A systematic review and meta-analysis. Health Psychology Review, 1–25. https://doi.org/10.1080/17437199.2021.1923406

Hilton, L., Hempel, S., Ewing, B. A., Apaydin, E., Xenakis, L., Newberry, S., Colaiaco, B., Maher, A. R., Shanman, R. M., Sorbero, M. E., & Maglione, M. A. (2017). Mindfulness meditation for chronic pain: Systematic review and meta-analysis. Annals of Behavioral Medicine, 51(2), 199–213. https://doi.org/10.1007/s12160-016-9844-2

Hoffman, C. J., Ersser, S. J., Hopkinson, J. B., Nicholls, P. G., Harrington, J. E., & Thomas, P. W. (2012). Effectiveness of mindfulness-based stress reduction in mood, breast-and endocrine- related quality of life, and well-being in stage 0 to III breast cancer: A randomized, controlled trial. Journal of Clinical Oncology, 30(12), 1335–1342. https://doi.org/10.1200/JCO.2010.34.0331 Hoge, E. A., Guidos, B. M., Mete, M., Bui, E., Pollack, M. H., Simon, N. M., & Dutton, M. A. (2017). Effects of mindfulness meditation on occupational functioning and health care utilization in individuals with anxiety. Journal of Psychosomatic Research, 95, 7–11. https://doi.org/10.1016/j.jpsychores.2017.01.011

Hölzel, B. K., Lazar, S. W., Gard, T., Schuman-Olivier, Z., Vago, D. R., & Ott, U. (2011). How does mindfulness meditation work? Proposing mechanisms of action from a conceptual and neural perspective. Perspectives on Psychological Science, 6(6), 537–559. https://doi.org/ 10.1177/1745691611419671

Hubbling, A., Reilly-Spong, M., Kreitzer, M. J., & Gross, C. R. (2014). How mindfulness changed my sleep: Focus groups with chronic insomnia patients. BMC Complementary and Alternative Medicine, 14(1), 1–11. https://doi.org/10.1186/1472-6882-14-50

Hunsinger, M., Christopher, M., & Schmidt, A. M. (2019). Mindfulness training, implicit bias, and force response decision-making. Mindfulness, 10(12), 2555–2566. https://doi.org/10.1007/ s12671-019-01213-8

Hwang, W.-C., & Chan, C. P. (2019). Compassionate meditation to heal from race-related stress: A pilot study with Asian Americans. American Journal of Orthopsychiatry, 89(4), 482. https:// doi.org/10.1037/ort0000372

Jha, A. P., Morrison, A. B., Parker, S. C., & Stanley, E. A. (2017). Practice is protective: mindfulness training promotes cognitive resilience in high-stress cohorts. Mindfulness, 8(1), 46–58.

Kabat-Zinn, J. (1990). Full catastrophe living: Using the wisdom of your body and mind to face stress, pain, and illness. Delta.

Kabat-Zinn, J. (2003). Mindfulness-based interventions in context: Past, present, and future.

Clinical Psychology: Science and Practice, 10(2), 144–156. https://doi.org/10.1093/clipsy.bpg016 Kabat-Zinn, J. (2018). Proprioception—the felt sense of the body. Mindfulness, 9(6), 1979–1980. https://doi.org/10.1007/s12671-018-1028-7

Kabat-Zinn, J., Lipworth, L., & Burney, R. (1985). The clinical use of mindfulness meditation for the self-regulation of chronic pain. Journal of Behavioral Medicine, 8(2), 163–190. https://doi.org/10.1007/BF00845519

Kassel, J. D., Stroud, L. R., & Paronis, C. A. (2003). Smoking, stress, and negative affect: correlation, causation, and context across stages of smoking. Psychological Bulletin, 129(2), 270. https://doi.org/10.1037/0033-2909.129.2.270

Keng, S.-L., Smoski, M. J., & Robins, C. J. (2011). Effects of mindfulness on psychological health: A review of empirical studies. Clinical Psychology Review, 31(6), 1041–1056. https://doi.org/10.1016/j.cpr.2011.04.006

Kirschbaum, C., Pirke, K.-M., & Hellhammer, D. H. (1993). The 'Trier Social Stress Test'–a tool for investigating psychobiological stress responses in a laboratory setting. Neuropsychobiology, 28(1–2), 76–81. https://doi.org/10.1159/000119004

Klechaya, R., & Glasson, G. (2017). Mindfulness and place-based education in Buddhist-oriented schools in Thailand. In Weaving complementary knowledge systems and mindfulness to educate a literate citizenry for sustainable and healthy lives (pp. 159–170). Brill Sense.

Kristeller, J. L., & Hallett, C. B. (1999). An exploratory study of a meditation-based intervention for binge eating disorder. Journal of Health Psychology, 4(3), 357–363. https://doi.org/ 10.1177/135910539900400305

Krittanawong, C., Kumar, A., Wang, Z., Narasimhan, B., Jneid, H., Virani, S. S., & Levine, G. N. (2020). Meditation and cardiovascular health in the US. The American Journal of Cardiology, 131, 23–26. https://doi.org/10.1016/j.amjcard.2020.06.043

Lazarus, R. S. (2006). Stress and emotion: A new synthesis. Springer Publishing Company.

Lee, T. M. C., Leung, M.-K., Hou, W.-K., Tang, J. C. Y., Yin, J., So, K.-F., Lee, C.-F., & Chan, C. C. H. (2012). Distinct neural activity associated with focused-attention meditation and loving-kindness meditation. PLOS One, 7(8), e40054. https://doi.org/10.1371/journal.pone.0040054

Li, Y., Huang, X., Su, J., & Wang, Y. (2020). Mindfulness may be a novel factor associated with CPAP adherence in OSAHS patients. Sleep and Breathing, 24(1), 183–190. https://doi.org/10.1007/s11325-019-01858-8

Lindahl, J. R., Fisher, N. E., Cooper, D. J., Rosen, R. K., & Britton, W. B. (2017). The varieties of con- templative experience: A mixed-methods study of meditation-related challenges in Western Buddhists. PLOS ONE, 12(5), e0176239. https://doi.org/10.1371/journal.pone.0176239

Lloyd, A., White, R., Eames, C., & Crane, R. (2018). The utility of home-practice in mindfulness- based group interventions: a systematic review. Mindfulness, 9(3), 673–692. https://doi.org/ 10.1007/s12671-017-0813-z

Lopez-Maya, E., Olmstead, R., & Irwin, M. R. (2019). Mindfulness meditation and improvement in depressive symptoms among Spanish- and English speaking adults: A randomized, con- trolled, comparative efficacy trial. PLOS ONE, 14(7), e0219425. https://doi.org/10.1371/journal.pone.0219425

Luberto, C. M., Shinday, N., Song, R., Philpotts, L. L., Park, E. R., Fricchione, G. L., & Yeh, G.Y. (2018). A systematic review and meta-analysis of the effects of meditation on empathy, compassion, and prosocial behaviors. Mindfulness, 9(3), 708–724. https://doi.org/10.1007/ s12671-017-0841-8

Lutz, A., Slagter, H. A., Dunne, J. D., & Davidson, R. J. (2008). Attention regulation and moni- toring in meditation. Trends in Cognitive Sciences, 12(4), 163–169. https://doi.org/10.1016/j. tics.2008.01.005

Magee, R. V. (2019). The inner work of racial justice: Healing ourselves and transforming our communi- ties through mindfulness. TarcherPerigee.

Mani, M., Kavanagh, D. J., Hides, L., & Stoyanov, S. R. (2015). Review and evaluation of mind- fulness-based iPhone apps. JMIR mHealth and uHealth, 3(3), e4328. https://doi.org/10.2196/ mhealth.4328

Manna, A., Raffone, A., Perrucci, M. G., Nardo, D., Ferretti, A., Tartaro, A., Londei, A., Del Gratta, C., Belardinelli, M. O., & Romani, G. L. (2010). Neural correlates of focused attention and cog- nitive monitoring in meditation. Brain Research Bulletin, 82(1), 46–56. https://doi.org/https:// doi.org/10.1016/j.brainresbull.2010.03.001

Martin, A. B., Hartman, M., Lassman, D., Catlin, A., & Team, N. H. E. A. (2021). National health care spending in 2019: Steady growth for the fourth consecutive year: Study examines national health care spending for 2019. Health Affairs, 40(1), 14–24. https://doi.org/10.1377/ hlthaff.2020.02022

Mason, M. F., Norton, M. I., Van Horn, J. D., Wegner, D. M., Grafton, S. T., & Macrae, C. N. (2007). Wandering minds: The default network and stimulus-independent thought. Science (New York, NY), 315(5810), 393–395. https://doi.org/10.1126/science.1131295

Maura, J., & Weisman de Mamani, A. (2017). Mental health disparities, treatment engagement, and attrition among racial/ethnic minorities with severe mental illness: A review. Journal of Clinical Psychology in Medical Settings, 24(3), 187–210. https://doi.org/10.1007/s10880-017-9510-2 McEwen, B. S. (2017). Neurobiological and systemic effects of chronic stress. Chronic Stress, 1, 247054701769232. https://doi.org/10.1177/2470547017692328

Modinos, G., Ormel, J., & Aleman, A. (2010). Individual differences in dispositional mindful- ness and brain activity involved in reappraisal of emotion. Social Cognitive and Affective Neuroscience, 5(4), 369–377. https://doi.org/10.1093/scan/nsq006

Morgado, P., & Cerqueira, J. J. (2018). Editorial: The impact of stress on cognition and moti- vation [Editorial]. Frontiers in Behavioral Neuroscience, 12(326). https://doi.org/10.3389/ fnbeh.2018.00326

Morone, N. E., Greco, C. M., Moore, C. G., Rollman, B. L., Lane, B., Morrow, L. A., Glynn, N. W., & Weiner, D. K. (2016). A mind-body program for older adults with chronic low back pain. JAMA Internal Medicine, 176(3), 329. https://doi.org/10.1001/jamainternmed.2015.8033

Morton, M. L., Helminen, E. C., & Felver, J. C. (2020). A systematic review of mindfulness inter- ventions on psychophysiological responses to acute stress. Mindfulness, 11(9), 2039–2054. https://doi.org/10.1007/s12671-020-01386-7

National Center for Complementary and Integrative Health. (2022). Meditation in depth. https:// www.nccih.nih.gov/health/meditation-in-depth

Olano, H. A., Kachan, D., Tannenbaum, S. L., Mehta, A., Annane, D., & Lee, D. J. (2015). Engagement in mindfulness practices by US adults: Sociodemographic barriers. The Journal of Alternative and Complementary Medicine, 21(2), 100–102. https://doi.org/10.1089/acm.2014.0269

Olendzki, A. (2011). The construction of mindfulness. Contemporary Buddhism, 12(1), 55–70. https://doi.org/10.1080/14639947.2011.564817

Ospina, M. B., Bond, K., Karkhaneh, M., Tjosvold, L., Vandermeer, B., Liang, Y., Bialy, L., Hooton, N., Buscemi, N., Dryden, D. M., & Klassen, T. P. (2007). Meditation practices for health: State of the research. Evidence/Report Technology Assessment (Full Rep), 155, 1–263.

Parsons, C. E., Crane, C., Parsons, L. J., Fjorback, L. O., & Kuyken, W. (2017). Home practice in mindfulness-based cognitive therapy and mindfulness-based stress reduction: A system- atic review and meta-analysis of participants' mindfulness practice and its association with outcomes. Behaviour Research and Therapy, 95, 29–41. https://doi.org/10.1016/j.brat.2017.05.004

Pascoe, M. C., Thompson, D. R., Jenkins, Z. M., & Ski, C. F. (2017). Mindfulness mediates the physiological markers of stress: Systematic review and meta-analysis. Journal of Psychiatric Research, 95, 156–178. https://doi.org/https://doi.org/10.1016/j.jpsychires.2017.08.004

Payutto, P. (1995). Buddhadhamma: Natural laws and values for life (G. A. Olson, Trans.). State University of New York Press (Original work published 1971).

Pew Research Center. (2021). Mobile fact sheet. https://www.pewresearch.org/internet/fact-sheet/ mobile/

Proulx, J., Croff, R., Oken, B., Aldwin, C. M., Fleming, C., Bergen-Cico, D., Le, T., & Noorani, M. (2018). Considerations for research and development of culturally relevant mindfulness interventions in American minority communities. Mindfulness, 9(2), 361–370. https://doi.org/10.1007/s12671-017-0785-z

Quach, D., Gibler, R. C., & Mano, K. E. J. (2017). Does home practice compliance make a difference in the effectiveness of mindfulness interventions for adolescents? Mindfulness, 8(2), 495–504. https://doi.org/10.1007/s12671-016-0624-7

Ribeiro, L., Atchley, R. M., & Oken, B. S. (2018). Adherence to practice of mindfulness in novice meditators: practices chosen, amount of time practiced, and long-term effects following a mindfulness-based intervention. Mindfulness, 9(2), 401–411. https://doi.org/10.1007/s12671-017-0781-3

Rose, S., Zell, E., & Strickhouser, J. E. (2020). The effect of meditation on health: A meta-syn- thesis of randomized controlled trials. Mindfulness, 11(2), 507–516. https://doi.org/10.1007/ s12671-019-01277-6

Salzberg, S. (2002). Lovingkindness: The revolutionary art of happiness. Shambhala Publications. Salzberg, S. (2011). Mindfulness and loving-kindness. Contemporary Buddhism, 12(1), 177–182. https://doi.org/10.1080/14639947.2011.564837

Schmidt, S., Grossman, P., Schwarzer, B., Jena, S., Naumann, J., & Walach, H. (2011). Treating fibromyalgia with mindfulness-based stress reduction: results from a 3-armed randomized controlled trial. PAIN®, 152(2), 361–369. https://doi.org/10.1016/j.pain.2010.10.043

Schultchen, D., Terhorst, Y., Holderied, T., Stach, M., Messner, E.-M., Baumeister, H., & Sander, L. B. (2020). Stay present with your phone: A systematic review and standardized rating of mindfulness apps in European app stores. International Journal of Behavioral Medicine. Advanced online publication. https://doi.org/10.1007/s12529-020-09944-y

Schutte, N. S., Malouff, J. M., & Keng, S.-L. (2020). Meditation and telomere length: a meta-analysis. Psychology & Health, 35(8), 901–915. https://doi.org/10.1080/08870446.2019.1707827

Scott-Sheldon, L. A. J., Gathright, E. C., Donahue, M. L., Balletto, B., Feulner, M. M., Decosta, J., Cruess, D. G., Wing, R. R., Carey, M. P., & Salmoirago-Blotcher, E. (2020). Mindfulness-based interventions for adults with cardiovascular disease: A systematic review and meta- analysis. Annals of Behavioral Medicine, 54(1), 67–73. https://doi.org/10.1093/abm/kaz020

Segal, Z. V., Williams, J. M. G., & Teasdale, J. D. (2002). Mindfulness-based cognitive therapy for depression: A new approach to preventing relapse. Guilford Press.

Sirotina, U., & Shchebetenko, S. (2020). Loving-kindness meditation and compassion medita- tion: Do they affect emotions in a different way? Mindfulness, 11(11), 2519–2530. https://doi.org/10.1007/s12671-020-01465-9

Spears, C. A. (2019). Mindfulness-based interventions for addictions among diverse and underserved populations. Current Opinion in Psychology, 30, 11–16. https://doi.org/10.1016/j.copsyc.2018.12.012

Stein, E., & Witkiewitz, K. (2020). Dismantling mindfulness-based programs: A systematic review to identify active components of treatment. Mindfulness, 11(11), 2470–2485. https:// doi.org/10.1007/s12671-020-01444-0

Suleiman-Martos, N., Gomez-Urquiza, J. L., Aguayo-Estremera, R., Cañadas-De La Fuente, G. A., De La Fuente-Solana, E. I., & Albendín-García, L. (2020). The effect of mindfulness training on burnout syndrome in nursing: A systematic review and meta-analysis. Journal of Advanced Nursing, 76(5), 1124–1140. https://doi.org/10.1111/jan.14318

Sumantry, D., & Stewart, K. E. (2021). Meditation, mindfulness, and attention: A meta-analysis. Mindfulness, 12(6), 1332–1349. https://doi.org/10.1007/s12671-021-01593-w

Sun, S., Goldberg, S. B., Loucks, E. B., & Brewer, J. A. (2021). Mindfulness-based interventions among people of color: A systematic review and meta-analysis. Psychotherapy Research, 1–14. https://doi.org/10.1080/10503307.2021.1937369

Tang, Y.-Y., Hölzel, B. K., & Posner, M. I. (2015). The neuroscience of mindfulness meditation. Nature Reviews Neuroscience, 16(4), 213–225. https://doi.org/10.1038/nrn3916

Tang, Y.-Y., & Posner, M. I. (2013). Tools of the trade: theory and method in mindfulness neuro- science. Social Cognitive and Affective Neuroscience, 8(1), 118–120. https://doi.org/10.1093/scan/ nss112

Taren, A. A., Gianaros, P. J., Greco, C. M., Lindsay, E. K., Fairgrieve, A., Brown, K. W., Rosen, R. K., Ferris, J. L., Julson, E., & Marsland, A. L. (2017). Mindfulness meditation training and execu- tive control network resting state functional connectivity: a randomized controlled trial. Psychosomatic Medicine, 79(6), 674. https://doi.org/10.1097/PSY.0000000000000466

Upchurch, D. M., & Johnson, P. J. (2019). Gender differences in prevalence, patterns, purposes, and perceived benefits of meditation practices in the United States. Journal of Women's Health, 28(2), 135–142. https://doi.org/10.1089/jwh.2018.7178

Uusberg, H., Uusberg, A., Talpsep, T., & Paaver, M. (2016). Mechanisms of mindfulness: The dynamics of affective adaptation during open monitoring. Biological Psychology, 118, 94–106. https://doi.org/10.1016/j.biopsycho.2016.05.004

Vago, D. R., & Silbersweig, D. A. (2012). Self-awareness, self-regulation, and self-transcendence (S-ART): A framework for understanding the neurobiological mechanisms of mindfulness. Frontiers in Human Neuroscience, 6, 296. https://doi.org/10.3389/fnhum.2012.00296

Van Diest, I., De Peuter, S., Eertmans, A., Bogaerts, K., Victoir, A., & Van den Bergh, O. (2005). Negative affectivity and enhanced symptom reports: Differentiating between symptoms in men and women. Social Science & Medicine, 61(8), 1835–1845. https://doi.org/10.1016/j.socscimed.2005.03.031

Waldron, E. M., Hong, S., Moskowitz, J. T., & Burnett-Zeigler, I. (2018). A systematic review of the demographic characteristics of participants in US-based randomized controlled trials of mindfulness-based interventions. Mindfulness, 9(6), 1671–1692. https://doi.org/10.1007/s12671-018-0920-5

Walsh, R., & Shapiro, S. L. (2006). The meeting of meditative disciplines and Western psychology: A mutually enriching dialogue. American Psychologist, 61(3), 227–239. https://doi.org/10.1037/0003-066x.61.3.227

Watson-Singleton, N. N., Black, A. R., & Spivey, B. N. (2019). Recommendations for a culturally- responsive mindfulness-based intervention for African Americans. Complementary Therapies in Clinical Practice, 34, 132–138. https://doi.org/10.1016/j.ctcp.2018.11.013

Witkiewitz, K., Marlatt, G. A., & Walker, D. (2005). Mindfulness-based relapse prevention for alcohol and substance use disorders. Journal of Cognitive Psychotherapy, 19(3), 211–228. https:// doi.org/10.1891/jcop.2005.19.3.211

Woods-Giscombe, C. L., Gaylord, S. A., Li, Y., Brintz, C. E., Bangdiwala, S. I., Buse, J. B., Mann, J.D., Lynch, C., Phillips, P., Smith, S., Leniek, K., Young, L., Al-Barwani, S., Yoo, J., & Faurot, K. (2019). A mixed-methods, randomized clinical trial to examine feasibility of a mindfulness- based stress management and diabetes risk reduction intervention for African Americans with prediabetes. Evidence-Based Complementary and Alternative Medicine, 2019, 3962623. https://doi.org/10.1155/2019/3962623

김미한, 김혜영, 이인수. 명상기반 힐링 프로그램이 소방공무원의 스트레스 수준, 스트레스 취약성 및 수면의 질에 미치는 효과. 한국화재소방학회지 2023;37(5):81-8.

김진호, 이태경. 마음챙김 명상을 활용한 스마트가든 프로그램이 정신과 입원환자에 미치는 심리적, 생리적 효과. J Korean Neuropsychiatr Assoc 2023;62(2):71-7.

마정이, 김완석. 마인드 다이어트(Mind Diet): 자기조절 계발을 위한 명상 기반 프로그램. 한국심리학회지 2023;28(5):1023-49.

성나경, 이우경. 앱(App)기반 마음챙김 호흡 프로그램의 적용효과중학생의 불안과 마음챙김 주의 및 알아차림을 중심으로. 교육문화연구 2023;29(2):453-77.

장경화. 마음챙김 명상의 주의 자각이 말기 암환자의 죽음불안 감소에 미치는 효과. 한국과 국제사회 2023;7(6):687-702.

11

동물보조요법 Animal-assisted therapy

학습 목표

1. 동물보조요법을 정의할 수 있다.
2. 다양한 건강상황에서 동물보조요법의 효과를 설명할 수 있다.
3. 다양한 문화권에서 동물보조요법의 적절한 활용에 대해 설명할 수 있다.

용어 정의

- **동물보조요법:** 건강, 교육 및 인적 서비스 전문가에 의해 지시 및/또는 전달되는 목표 지향적이고 계획적이며 구조화된 치료적 중재
- **보조동물:** 신체적, 정신적, 감각적, 지적 또는 정신적 조건을 포함하여 장애를 가진 개인을 위해 일하도록 훈련된 동물

동물보조요법이 다른 요법과의 비교에서 갖고 있는 가장 근본적인 이점 중 하나는 대상자가 애정을 줄 뿐만 아니라 받을 수 있는 기회를 제공한다는 것이다. 이러한 상호성이 동물보조요법을 독특하고 가치 있는 힐링으로 만들며, 이것은 다른 의학요법에서는 드문 방법이다.

동물을 길들인 것은 15,000년 전보다 이전에 시작되어 오늘날에도 계속되고 있는데, 이는 동물이 인간의 삶에서 중요한 역할을 하기 때문이다. 최근까지 동물과 인간의 유대에 대해 알려진 많은 것들은 본질적으로 구술에 기반했다. 보완 또는 대체요법에서의 동물 사용에 대한 연구는 반려동물 관련 연구에 기초한다.

미국에서 약 7천 7백만 마리의 반려견과 5천 8백만 마리의 반려묘가 있다는 것을 감안하면 반려동물이 사람들의 삶에서 중요한 역할을 한다는 것은 명백하다. 주목할 만한 점은 반려동물 소유가 민족 및 인종에 따라 다르며, 백인 가구(64.7%), 라틴/히스패닉(61.4%) 가구 순으로 아프리카계 미국인 가구(36.9%)에서 가장 낮다는 점이다. 반려동물은 동반자 관계를 제공하고, 대화와 사회적 상호작용을 촉진하며, 운동을 촉진하고, 안정감을 증가시키며, 스트레스의 영향을 완화하고, 일관성의 원천이 될 수 있으며, 만질 수 있는 편안함을 제공한다. 반려동물의 치유력은 '감정적으로 안전한 분위기를 만드는 능력'이다. 당신이 무엇을 느끼든, 그것을 당신의 반려동물에게 표현할 수 있고 판단받지 않을 수 있는 정신적인 측면도 포함한다. 어린 시절에 반려동물과 함께 성장한 청년들의 사회적 특성과 직업 선택에 미친 영향에 대해 조사한 고전적인 비교 연구에서, 반려동물과 함께 성장한 사람들은 어린 시절 받은 사회적 지지 측면에서 텔레비전, 친척, 이웃보다 반려동물의 영향을 더 높게 평가했다. 평균 21세의 대학생 356명(여성 68%, 남성 32%)을 대상으로 한 연구에서는 표본의 총 74%가 어린 시절에 반려동물(대부분 개)을 키웠고 반려동물을 키우지 않은 학생들보다 더 공감적이고 이타적인 태도를 나타낸 것으로 밝혀졌다. 또한 어린 시절에 반려동물을 키웠던 학생들은 타인에게 도움을 주는 직업에 더 많이 종사하였다.

치유 환경에서 동물의 역할은 신체적 장애를 가진 개인과 함께 한 내용으로 9세기 벨기에에서 처음 기록되었고, 이어 18세기 영국에서도 정신질환을 가진 사람들이 동물의 도움을 받은 기록이 있다. 플로렌스 나이팅게일은 1860년에 반려동물이 아픈 사람들, 특히 만성적인 건강 상태를 가진 사람들에게 완벽한 동반자라고 제안함으로써 동물과 건강 사이의 연관성에 대해 기술하였다.

1970년대는 의료 환경에서 동물과 인간 사이의 상호 작용에 대한 광범위한 관심이 시작되었다. 1976년, 미국 간호사인 Smith는 영국에서 일하는 동안 건강 관리 환경에서 반려동물의 이점을 관찰했다. 그녀는 환자들이 동물의 방문에 어떻게 긍정적으로 반응하는지 알게 되었다. Smith는 미국으로 돌아오자마자 반려동물 치료의 개념을 의료 환경에 도입하고 테라피 도그 인터내셔널(therapy dogs international, TDI)을 설립했다. TDI를 설립한 목표는 정식으로 개들을 테스트하여 그들이 인증을 받고 보험에 가입하고 자원봉사 치료견으로 등록될 수 있도록 하는 것이었다. 1977년, 인간과 동물의 유대와 동물보조요법의 잠재적인 사용을 연구하기 위해 Delta Foundation (현재의 Pet Partners)이 설립되었다. 이 분야의 과학적 연구는 1980년대 미국 국립보건원이 1987년 반려동물의 건강상 이점에 관한 회의를 소집하면서 시작되었다. 1990년대에는 동물보조활동 및 동물보조요법을 위한 실무 표준 개발과 함께 전문적인 표준과 지침의 확립에 초점을 두었다. 2008년, 국립아동인간개발원(national institute of animal–assisted therapy)은 동물–인간 유대에 대한 검토의 명확성과 잘 설계된 연구의 필요성을 논의하기 위해 회의를 소집했다. 신중하게 설계된 연구는 보다 실질적인 무작위할당연구에서 지적된 바와 같이 동물보조요법의 수용성을 증가시키는 데 필요한 증거를 계속 제공한다.

정의

International association of human–animal interaction organization (IAHAIO)는 동물보조요법, 동물보조활동 및 동물훈련 서비스에서 실무, 연구 및/또는 교육에 참여하는 90개의 다학제 단체로 구성된 선도적인 글로벌 협회이다. 연구 및 실천을 위한 용어와 지침의 일관성을 제공하기 위해 2014년에 백서를 개발하고 승인한 후 2018년에 다음과 같은 정의를 사용하여 재 승인했다.

동물보조중재

동물보조중재는 인간의 치료 효과를 목적으로 건강, 교육 및 인간서비스에 동물을 의도적으로 포함시키는 목표지향적이고 구조화된 중재이다. 동물보조중재의 유형으로는 동물보조요법, 교육 및 활동이 있다.

동물보조요법

동물보조요법은 건강, 교육 및 인적 서비스 전문가에 의해 지시 및/또는 전달되는 목표 지향적이고 계획적이며 구조화된 치료적 중재이다. 동물보조요법의 몇 가지 주요 특징은 (a) 각 환자에 대한 구체적인 목표 설정, (b) 진행률 측정, 그리고 (c) 상호작용이 문서화되어 있다는 점이다. 목적은 간호사, 작업치료사, 물리치료사, 상담사, 의사 또는 치료 과정에서 동물보조요법을 사용하는 다른 의료전문가에 의해 설계된다. 예를 들어, 신체적인 목적은 개와 함께 걸음으로써 이동성이 향상되는 것이다. 인지적 목적의 예로는 (동물과의 정상적인 상호 작용을 통해) 언어 표현 향상과 (마지막 방문 시 동물의 이름과 활동을 기억함으로써) 장단기 기억력 향상을 포함한다. 동물을 통해 사회적 기술을 향상시키고 다른 사람들과 라포를 구축하는 목표를 포함할 수 있다. 과거에 함께했던 반려동물에 대한 토론을 촉진하여 사회화 증진에 도움을 줄 수 있다. 감정적인 목적의 예시로는 동물을 보기 위해 옷을 입거나 걸음으로써 동기부여 하는 행위 등이 있다. 동물보조요법에는 고양이, 새, 토끼, 말, 돌고래 등 다양한 종이 포함되지만, 개가 차지하는 비율이 가장 높다.

동물보조활동

동물보조활동은 인간–동물 팀이 동기 부여, 교육 및 오락 목적으로 수행하는 계획적이고 목표지향적인 비공식 상호작용 및 방문이다. 동물보조활동의 몇 가지 주요 특징은 (a) 각 환자에 대한 구체적인 목적과 목표가 계획되지 않는다. (b) 방문 활동은 자발적이고 필요한 만큼 지속되며 (c) 상호작용이 반드시 문서화되지는 않는다. 동물보조활동은 오락, 교육 또는 즐거움을 위해 인간과 동물의 접촉을 제공한다. 예를 들어 거주자에게 기쁨, 편안함, 그리고 우정을 느끼게 할 목적으로 친절한 반려동물이 거주자 관리센터, 호스피스, 병원, 학교 또는 감옥에 비공식적으로 방문하는 것이다.

보조동물

보조동물은 원래 1990년 미국 장애인법에서 신체적, 정신적, 감각적, 지적 또는 정신적 조건을 포함하여 장애를 가진 개인을 위해 일하도록 훈련된 동물로 정의되었다. 2011년 3월 15일 현재, 미국 장애인법 타이틀 II (주 및 지방 정부 서비스) 또는 타이틀 III (공공 숙박 시설 및 상업 시설)에 따라 개만 보조동물로 인정된다. 보조견 혹은 안내견은 시각, 소리, 움직임의 지원과 같은 서비스를 위해 특별히 훈련된다. 연방 정부는 일단 보조동물로 인증되면, 그들이 주인과 함께 어디든 갈 수 있도록 승인했다. 보조견은 단순한 반려동물이 아닌 일하는 동물로 간주된다. 의료 및 공공 환경에서 치료견에 대한 인식과 이에 대한 수용이 증가하고 있긴 하지만, 신체적 또는 정서적 장애가 있는 사람들을 돕는 보조견과 동일한 권리나 연방 보호를 받지는 못하고 있다.

과학적 근거

많은 연구에서 인간과 동물의 유대로 발생되는 파생된 신체적 또는 심리적 이점이 있음을 시사한다. 동물보조요법의 신체적 이점을 조사한 대부분의 연구는 스트레스 반응을 약화시키는 동물의 능력에 초점을 맞추었다. 개인이 스트레스를 받으면, 교감신경계는 코르티솔, 알도스테론, 아드레날린과 같은 일련의 호르몬을 방출한다. 동물을 쓰다듬는 행위 등은 이러한 스트레스 호르몬 축적을 줄이는 데 도움을 줄 수 있다. 이를 설명하기 위해 Ein 등은 반려동물 치료가 인간의 생리적, 주관적 스트레스 반응에 미치는 영향을 조사하는 메타 분석을 수행했다. 메타분석은 28개의 연구와 34개의 개별 샘플(N = 1,310)로 구성되었으며, 결과는 반려동물 치료 전과 비교하여 심박수, 자가 진단 불안 및 자가진단 스트레스에서 상당한 차이를 나타냈다. 이러한 결과는 동물보조요법이 스트레스 반응성을 줄이는 데 도움이 되는 효과적인 양식임을 시사한다. 마찬가지로, 옥시토신이라는 호르몬은 혈압을 낮추고, 코티솔 수치를 낮추고, 고통의 문턱을 높이며, 항불안 효과를 가질 수 있다. 옥시토신 수치를 증가시키는 가장 좋은 방법 중 하나는 동물을 쓰다듬는 것과 같은 긍정적인 신체 접촉을 하는 것이다. 개에서 역시 인간과의 상호작용 후 옥시토신 수준이 비슷하게 증가했음을 밝혀냈다. 동물보조요법의 심리적 이점을 조사한 연구는 사회 지원을 통해 동물로 인한 스트레스 감소 결과와 삶의 질 향상을 보였다.

중재

동물보조요법은 다양한 신체적, 심리적 조건을 가진 모든 연령의 환자들에게 성공적인 중재로 보고된다. 이러한 중재는 개인주택, 급성기와 재활시설, 장기 및 집단요양시설, 학교 및 교정시설을 포함한 많은 환경에서 제공될 수 있다.

가이드 라인

동물보조요법을 위해 동물을 선택하기 위해서는 신중한 심사와 광범위한 훈련이 필요하다. 비록 어떤 동물들은 좋은 반려동물로 여겨지지만, 모든 동물들이 동물보조요법에 적합한 것은 아니다. 동물보조요법에 이상적인 동물은 없지만, 침착하고 관대하며 신뢰할 수 있는 동물이어야 한다. 또한, 모든 동물은 건강 상태와 백신 접종 여부, 기생충 여부 확인을 위해 매년 검사를 해야 한다. 동물보조요법은 동물과 조련사가 함께 일할 것을 제안한다. 안전하고 효과적인 동물보조요법 제공을 위해, 동물보조요법 팀은 동물보조요법에 대한 확립된 실무 표준과 의료시설의 요구사항을 준수해야 한다. 취급자에 대한 동물지원중재 실무기준의 예로는 (a) 사람과 동물에 대한 적절한 대우 입증, (b) 적절한 사회적 기술 사용, (c) 동물의 옹호자 역할 수행, (d) 동물의 단서를 읽을 수 있는 능력 보유, (e) 기밀 유지 등이 있다.

동물보조훈련

대부분의 국가 치료견 조직은 치료견 훈련 프로그램에 합격하기 위한 기본 기술 요건으로 Canine Good Citizen 시험을 요구한다. 1989년에 AKC에 의해 개발된 이 시험은 일상 상황에서 개를 테스트하는 인증 프로그램이고 시험에 통과하기 위해 개는 기본적인 기술을 습득해야 한다. 개들은 친절한 낯선 사람과 다른 개에게 보이는 반응, 목줄을 느슨히 하고 함께 걷는 능력, 산만한 상황과 분리된 상황에서의 반응을 포함한 10가지 영역에서 테스트를 받는다. 전체 목록은 www.akc.org/products-services/training-programs/canine-good-citizen/take-the-test/을 참조할 수 있다.

추가 요구 사항에는 인간 파트너가 동물보조요법을 지원하는 이론과 연구를 이해할 수 있는 교훈적인 내용, 실무 표준 및 윤리적 고려 사항이 포함될 수 있다. 동물 파트너는 (a) 음식이나 약물과 같은 물체를 혼자 두는 방법을 배우는 것, (b) 붐비는 공간에서 걷는 동안 부딪히는 것, (c) 휠체어, 보행기 또는 목발과 같은 병원 장비 주변에서 편안하게 있는 것, (d) 여러 사람으로부터 동시에 페팅을 받는 것, (e) 발, 귀, 꼬리 검사 시 얌전히 앉아 있는 활동을 포함한 모의 환경에서 훈련을 받는다.

결과 측정

동물보조요법의 효과는 질적, 양적 방법을 통해 측정되었다. 심혈관계 효과, 통증 감소, 혈압 감소, 사회화 및 운동 증가, 조정 및 균형 개선, 스트레스 감소 등 다양한 결과가 조사되었다. 긍정적인 환자 결과는 동물보조요법 팀의 자격과 경험에 따라 달라진다. 구체적으로, 치료팀은 적절한 훈련을 이수하고, 국가 등록을 받아야 하며, 수의사와 전문 치료 동물 단체의 평가를 매년 받아야 한다. 효과는 표준화된 프로토콜과 평가 방법의 부재, 다학제적 특성으로 인해 복잡할 수 있다. 따라서 동물보조요법 팀과 환자의 치료 계획에 참여하는 의료 전문가 또는 치료사 사이에 빈번한 의사소통과 협력이 필수적이다.

주의 사항

다양한 건강 상태를 가진 환자들에게 동물보조요법의 긍정적인 이점과 안전성을 뒷받침하는 연구가 있지만, 질병 전염, 알레르기, 물림과 같은 잠재적 위험을 주의 깊게 고려해야 한다. '의료시설의 동물: 잠재적 위험을 최소화하기 위한 권고사항(Murthy et al., 2015)' 백서에 의하면, 의료시설의 주요 이슈는 감염성 질환의 전염이다. 이러한 잠재적 위험은 훈련을 받고 등록된 동물보조요법 팀을 사용하고 모든 사람의 방문 전후로 표준 손 위생을 시행하는 것으로 감소될 수 있다. 질병통제예방센터의 추가 지침은 동물보조요법에 사용되는 동물은 깨끗하고, 손질하고, 건강하고, 백신을 완벽하게 접종하고, 1살 이상 되었으며, 기생충이 없으며, 인간 취급자는 건강해야 한다고 요구하고 있다.

발생할 수 있는 위험을 방지하고 수의사가 동물의 신체적, 행동적 건강과 행복을 평가하기 위해 정기 검사와 예방 관리를 위한 메커니즘이 마련되어야 한다. 이러한 검사 결과는 매년 해당 동물 규제 기관 및 동물보조요법 기관과 공유되어야 한다.

의료 환경에서 동물의 잠재적 건강 위험을 구체적으로 조사한 포괄적인 검토 결과 잠재적 유익성이 미미한 위험을 훨씬 능가하는 것으로 나타났으며, 치료 동물과 인간 사이의 병원체 전염을 확인한 데이터는 거의 없었다. 이 분야에서 연구 결과가 계속 보고되고 있기 때문에 질병 전염과 관련된 잠재적 우려 사항이 발생할 경우 이를 인지하는 것이 중요하다.

이용

물리적 조건

동물보조요법이 신체에 미치는 영향을 조사한 연구는 심혈관 질환, 발작 장애, 치매 및 통증 관리에 집중되어 왔다.

심혈관 질환

반려동물과 인간의 심혈관계에 미치는 긍정적인 건강 영향 사이 관계에 대한 연구는 1929년으로 거슬러 올라간다. 반려동물 소유가 심근경색 후 생존에 미치는 영향을 여러 연구에서 입증했다. Friedmann 등은 심근경색 후 92명의 성인 환자의 생존에 대한 반려동물 소유 여부에 따라 조사하는 종적 연구를 수행했다. 반려동물을 키우는 대상자 중 입원 후 1년 이내 사망한 비율은 5%에 불과했고, 반려동물을 키우지 않은 대상자는 28%가 같은 기간에 사망했다.

반려동물 유무와 심근경색 1년 후 생존을 조사한 Friedmann과 Thomas의 또 다른 연구는 심장 질환의 심각성에 대한 내용을 포함했다. 이 조사에서 368명의 환자들은 질병의 심각성과 반려동물 소유는 생존에 긍정적인 영향을 미치는 반면, 결혼 상태와 생활 상황은 그렇지 않은 것으로 나타났다.

더 최근의 연구에서는 60세에서 102세(M = 82.9세)의 남자(n = 12)와 여자(n = 16) 참가자를 포함한 28명의 피험자로 구성된 커뮤니티 환경에서 심혈관 건강을 조사했다. 교차설계(crossover design)를 사용하여 등록된 치료견 팀과의 반려동물 치료 세션 전후 혈압과 심박수 변화를 조사했다. 신뢰성 있고 유효한 연구 도구를 사용하여 반려동물의 태도, 스트레스, 사회적 지지, 그리고 건강 상태 사이의 관계를 조사하는 데 이 연구의 목적이 있다. 결과는 수축기 혈압, 건강 수준현재 참가자의 건강 수준(1 = 우수 ~ 5 = 불량), 성별, 스트레스 및 치료견이 방문했을 때 수축기 혈압이 감소했음을 암시하는 대처에 유의한 관계가 있음을 보여주었다. 또한 심박수와 건강 수준이 유의하였는데, 반려동물 치료를 통해 심박수가 더 감소하였다. 이 연구자들은 치료견 방문이 사회적 지지를 증진시키는 것과 함께 심혈관 건강을 증진시키는 기회를 제공했다고 제안하였다.

발작장애

전 세계 약 6,500만 명이 간질(epilepsy)을 앓고 있으며, 미국에는 340만 명이 거주하고 있다. 동물을 간질 환자 치료 계획의 중요한 구성 요소로 사용하는 것은 1867년 독일에서 처음 문서화되었다. 지난 수십 년 동안, 많은 연구자들이 발작장애가 있는 환자들을 돌보는 데 있어 개의 가치를 조사했다. 개들이 암과 당뇨병을 감지하도록 훈련을 받았기 때문에, 연구자들은 발작 냄새를 감지하는 개들과 함께 유의한 결과를 발견했다. Catala 등은 훈련된 개들이 다른 신체 냄새로부터 간질 발작 냄새를 구별하는 능력을 테스트했다. Medical Mutts 프로그램의 개 다섯 마리가 7가지 선택 과제에 대해 개별 테스트되었다. 각각의 실험에서는 한 명의 환자로부터 발작에서 1개, 스포츠 세션에서 2개, 그리고 조용한 활동을 하는 다른 날에 4개로 총 7개의 향기 샘플이 제시되었다. 각 개에 대해 동일한 환자 냄새로 실험을 5회 반복했다. 그 결과, 3마리는 발작 냄새 감지에 100% 정확도를 보였고, 나머지 2마리는 67~95%의 정확도를 보였다. 앞으로 이 분야에 대한 더 많은 연구가 필요하며, 경보를 활성화하거나 발작에 대한 지원 제공이 가능한 개 훈련을 위한 자금이 요구된다.

치매

치매는 알츠하이머병이 전체의 60~70%를 차지하는 만성적이고 진행적인 질환이다. 세계보건기구에 따르면, 전 세계적으로 약 5천만 명의 사람들이 치매를 앓고 있다. 치매 환자의 경우 동물과의 상호작용은 공격성과 불안에 긍정적인 영향을 미치고 삶의 질을 향상시킬 수 있는 것으로 보인다. 또한 치료견의 존재는 신체 활동을 개선하고 미소 짓는 에피소드를 증가시킬 수 있다. 신체활동은 혼자 산책할 때보다 더 먼 거리를 걷도록 장려되기 때문에 정신적, 신체적 건강과 관련된 이점은 특히 개와 관련이 있다.

무작위 다중센터 시험을 통해 동물보조요법이 삶의 질과 우울에 미치는 영향을 3개월간 추적조사 하였다. 이 표본은 인지 장애가 있는 58명(65세 이상)으로 구성되었다. 28명은 동물보조요법을 주 2회 12주 동안 제공받았으며, 각 세션은 30분간 진행되었다. 실험군은 passive control group (n = 30)과 비교하였다. 이 연구에서는 우울과 삶의 질에 유의한 결과가 도출되었고, 특히 심한 치매에서 효과가 좋았다.

비록 치매환자를 대상으로 한 연구에서 긍정적인 연구결과가 도출되고 있지만, Cochrane 리뷰연구에서 동물보조요법에 대한 9편의 무작위시험을 분석한 결과, 우울은 약간 감소했으며 삶의 질과 같은 다른 변수는 변화가 없는 것으로 보고되었다. 이 결과의 의의는 타당성 있는 도루도 결과를 측정하고 충분한 대상자 수를 확보해야 적절한 검정력을 확보할 수 있다는 것에 있다.

통증 관리

간호사들은 환자에게 통증 관리를 제공하는 데 있어 보완요법 포함이 중요하다는 것을 알고 있다. 동물보조요법을 사용할 수 있는 다양한 상황은 고통으로부터의 전환과 휴식을 돕는 측면에서 무한하다. 연구자들은 동물 사용이 성인과 어린이 모두에서 통증 관리에 미치는 영향을 연구했다.

성인 통증 관리

통증 관리를 위해 동물보조요법을 조사하는 대부분의 연구는 입원치료 환경에서 수행되었다. 그러나 Clark 등은 동물보조활동의 생리적, 정서적 영향을 조사하기 위해 외래환자의 섬유근육통(fibromyalgia) 치료 프로그램에서 무작위대조시험을 수행했다. 표본은 섬유근육통이 있는 221명의 참가자로 구성되어 실험군(n = 111) 또는 대조군(n = 110)에 무작위로 할당하었다. 참가자들은 18세에서 76세 사이였다. 실험군 참가자들은 인증된 치료견과 취급자와의 20분간의 세션을 받았고, 대조군 참가자들은 취급자와 20분간의 세션을 가졌다. 동물보조활동의 생리적, 정서적 영향을 더 잘 이해하기 위해 타액 코르티솔과 옥시토신 농도, 고막 온도 및 심장 파라미터를 포함한 비침습적 생리적–정서적 바이오마커를 조사했다. 결과는 실험군의 심박수 감소, 심박수 변동성 증가, 타액 옥시토신 증가, 웰빙 조사 점수가 증가되었으며, 이는 치료견을 동반한 방문이 섬유근육통 환자의 신체적, 정서적 건강에 상당한 영향을 미칠 수 있음을 시사한다.

Rodrigo–Claverol 등은 만성적으로 관절의 통증(chronic joint pain)이 있는 노인 환자를 대상으로 1차 진료소에서 무작위대조시험을 수행했다. 이 연구의 목적은 만성 관절 통증 및 polypharmacy (2가지 이상의 진통제 처방약이 포함된 5가지 이상의 약물)가 있는 노인 환자를 대상으로 동물보조중재의 집단중재 효과를 평가하였다. 표본은 평균 연령이 77.5세인 52명의 환자로 구성되었다. 실험군의 표본 크기는 30명이고 대조군은 22명이었다. 환자들은 12주간의 운동요법에 참여했고, 실험군은 치료견의 추가적인 도움을 받았다. 결과는 Western Ontario University와 McMaster University 골관절염 지표에 기초하여 두 그룹 모두에서 통증 점수가 감소했으며, 동물보조중재군에서 더 고통스러운 증상을 가진 참가자들에게 훨씬 더 높은 효과를 나타냈다. 연구자들은 동물보조중재가 통증의 중증도가 높은 개인에서 통증 인식 및 통증 유발 불면증을 감소시키고 중재에 대한 참가율을 증가시켰다고 언급했다.

소아 통증 관리

Sobo 등은 소아 병원에서 수술 후 통증에 대한 개 방문 치료(canine visitation therapy, CVT)의 효과 조사를 위한 첫 번째 연구 중 하나를 수행했다. 편의 표집된 샘플은 5세에서 18세 사이의 영어권 어린이들 25명으로 구성되었다. 각각의 환자에게 수술 후 Lizzy라는 이름의 West Highland terrier 견이 한 번의 방문을 하였고 개와의 상호 작용 수준을 선택할 수 있었다. 높은 상호작용 수준에서 아이는 개와 활발하게 놀고 걸었다. 낮은 상호작용 수준에서 개는 때때로 아이를 위해 장난을 쳤다. 그리고 수동적인 상호작용 수준에서 개는 아이와 조용히 앉아 있었다. 표본 크기가 작음에도 불구하고 개 방문 후 통증 인식이 크게 감소했다. 또한 각각의 아이들에 대한 CVT 후 인터뷰에서 다음과 같은 8가지 주제가 나왔다. 개는 (a) 즐거움이나 행복을 가져다주고, (b) 고통으로부터 멀어지게 하였으며, (c) 재미있었고, (d) 동행을 제공했으며, (e) 편안함을 주었고, (f) 집이 생각나도록 했고, (g) 껴안기에 좋았고, (h) 고통을 완화시켰다.

보다 최근에는 입원 아동과 청소년에 대한 동물보조요법의 영향을 살펴보기 위해 체계적인 검토와 메타분석이 실시되었다. 리뷰는 3세에서 18세까지의 총 348명의 참가자를 대상으로 8편의 연구, 4편의 무작위 대조 실험 및 4편의 유사 실험연구로 구성되었다. 결과는 동물보조요법을 받은 후 입원한 어린이와 청소년에서 통증과 수축기 혈압이 통계적으로 유의하게 감소하고 확장기 혈압이 증가하며 불안, 우울증, 스트레스 또는 심박수에 유의한 변화가 없었다. 동물보조요법의 주요 목표는 행복감을 증진시키고 주의를 환기시키는 것이지만, 통증도 감소되어 아이의 웰빙에도 기여한다.

심리적 상태

정신 질환 환자 치료를 위해 동물을 사용하는 것은 1792년 영국의 요크 수련회로 거슬러 올라간다. 농장 동물들이 정서 장애를 가진 사람들의 인간성 향상에 도움이 된다는 것이 관찰되었다. 그들의 목표는 동물을 돌보는 것을 통해 주민들이 자제력을 배울 수 있도록 도와 약물 사용과 신체 구속을 줄이는 것이었다. 더 최근인 1964년, 동물보조요법의 아버지로 여겨지는 미국 아동 심리 치료사 Boris Levinson이 반려동물요법이라는 용어를 만들었다. Levinson은 먼저 거주지 정신건강 프로그램에 참가한 아이들을 위해 그의 반려견 Jingles와의 동반이 주는 치료 효과를 설명했다. 개는 아이스브레이커(icebreaker)의 역할을 하며 의사소통을 시작하게 도와주어 효과적인 치료를 위한 긍정적인 관계를 구축했다. 1960년대 이후로 정신과 병동에 입원한 환자들에게 동물보조요법의 영향을 조사하기 위해 많은 연구가 수행되었다. 동물보조요법은 동물에 대한 거부감이 없는 환자들의 초점을 외부로 돌려 안전하고 편안한 감정을 느끼게 하는 것으로 밝혀졌다 또한 연구는 반려견과의 생활이 외로움을 줄이고 지역사회 주민들의 정신적 행복을 향상시킨다고 언급했다.

육군 병력

참전용사들은 전쟁 경험으로 신체, 감정, 심리면에서 부정적인 영향을 경험할 수 있다. 1940년대 초, 뉴욕의 육군 항공대 요양병원에서 회복한 제2차 세계대전 참전용사들의 귀국 과정에서 동물과의 동행 효과는 뚜렷했다. 오늘날 수백만 명의 참전용사들이 있으며, 이들 중 상당수는 외상후 스트레스장애를 겪고 있다(post-traumatic stress disorder, PTSD). 국방부가 동물보조요법 효과 조사를 위해 지난 10여 년 동안 자금을 할당하면서, 동물보조요법은 퇴역 군인 병원에서 일반적인 것이 되었다. 또한 2011년 3월 미국 장애인법은 PTSD를 보조견의 필요성 자격으로 승인했다. PTSD를 앓고 있는 참전용사들은 Ventors Moving Forward와 같은 단체를 통해 보조견을 신청할 수 있다. 비록 PTSD가 있는 사람을 위한 서비스나 치료견 사용을 지원하기 위한 연구가 초기 단계에 있지만, 참전용사들은 개들이 불안, 공황 발작, 공포와 같은 PTSD 증상을 관리하는 데 도움을 준다고 언급했다. 게다가 PTSD가 있는 퇴역 군인에서 말을 이용한 보조요법 관련 연구도 있다. 무작위화되지 않은 소규모 연구에서 PTSD 증상 감소, 우울증 발생률 감소 및 죄책감 발생률 감소가 보고되었다.

추가적인 이용

이미 언급한 중재 외에도 동물보조요법을 사용할 수 있는 방법과 설정은 사실상 무한하다. 중재 설계는 창의적이어야 한다. 다음은 동물보조요법을 사용할 수 있는 방법과 동물보조요법이 연구된 모집단의 일부 목록이다(표 11.1). 또한 동물보조요법 프로그램에 참여하는 대학생 및 동물보조요법 제공자의 인용문은 표 11.2 및 11.3을 참조하면 된다.

표 11.1 동물과 동물보조요법이 사용된 대상집단

- 관절 치환 수술 후 성인(Havey 등, 2014)
- 성인 여성 학대 생존자(Porter-Wenzlaff, 2007)
- 병원 응급실의 성인(Reddekopp 등, 2020)
- 거주 약물 남용 치료 프로그램의 성인(Wesley 등, 2009)
- 걷기에 대한 집착을 촉진하기 위한 지역 사회의 성인(Johnson & Meadows, 2010)
- 전기 경련 치료를 받는 성인(Barker 등, 2003)
- 섬유근육통이 있는 성인(Clark 등, 2020)
- 심부전이 있는 성인(Cole 등, 2007)
- 화상 센터의 성인(Pruskowski 등, 2020)
- 통증이 있는 어린이(Barker 등., 2015; Braun 등, 2009)
- 주의력결핍/과활동장애 아동(Perez-Gomez 등, 2020)
- 자폐증 아동(O'Hair, 2017)
- 암에 걸린 어린이(Chubak 등, 2017)
- 뇌성마비가 있는 어린이(de Assis 등, 2021)
- 만연한 발달장애 아동(Martin & Farnum, 2002)
- 특별한 건강관리가 필요한 아동(Gasalberti 등, 2006)
- 기말고사 전 대학생 스트레스(Barker 등, 2016)
- 시험 불안이 있는 간호학과 학생들(Anderson & Brown, 2021)
- 정신 활성 약물을 사용하는 재활 시설의 노인(Lust 등, 2007)
- 노인장기요양시설(Banks & Banks, 2002)
- 치매 노인(Yakimicki 등, 2018)
- 정신질환이 있는 노인(Moretti 등., 2011)
- 실어증이 있는 노인들(Macauley, 2006)
- 배치된 환경에서 생활하는 스트레스 요인을 다루는 미군 병사들(Fike 등, 2012)
- 직업 치료 생활 기술 프로그램의 미국 퇴역 군인들(Beck 등, 2012)

표 11.2 동물보조요법을 경험한 대학생들의 인용문

저는 PAWS (Pet Away Worry and Stress)에서 이루어지는 연결고리가 저에게 가장 중요하다고 생각합니다. 동물뿐만 아니라 동물과 함께하는 사람과, 참석한 다른 사람들과도 마찬가지입니다. 저는 동물처럼 순수한 존재와의 짧은 상호작용이 제 문제들을 조금이나마 잊게 해준다고 생각합니다.

동물들은 진정으로 많은 기쁨을 가져다줍니다. PAWS에 들어가는 순간부터 저는 모든 동물들을 만나고 쓰다듬는 행위가 무척 기쁘고 행복했습니다. 저는 제 반려동물이 많이 그립고, 주인과 함께 산책하는 동물을 볼 때면 그 아이를 쓰다듬는 것을 주저하게 됩니다. 저는 제 반려동물과 함께했던 시간이 정말 그립습니다. 그래서 저는 동물보조요법이 가능한 안전한 장소와 그것을 지지해 주는 장소가 있다는 것이 기뻤습니다.

저는 학생들을 위한 프로그램의 목표를 배우는 것이 즐거웠습니다. 스트레스를 건강한 방법으로 처리하기 위한 다양한 자원들도 깨달았습니다. 저는 PAWS에 참석하여 이러한 자료를 실제로 사용하는 것이 매우 도움이 된다는 것을 알게 되었으며 계속할 것입니다! 그것은 저를 올바른 방향으로 나아가게 하는 추진력이었습니다.

동물들의 행동이 단순하기 때문에 스트레스 요인에서 저를 멀리하고 사물을 객관적으로 바라보는 데 도움이 됩니다. 그것은 나의 동정심 있는 손길과 마음챙김의 중요성을 기억하도록 도와줍니다.

PAWS에 오면 언제나 웃게 됩니다. 동물들은 다른 어떤 일이 있어도 저의 장점을 끌어냅니다. 그들은 언제나 변함이 없습니다. 사랑스럽고, 바보 같고, 어리석고, 헌신적이며, 신뢰할 수 있습니다.

PAWS는 집에서 멀리 떨어진 나의 행복한 장소입니다. 제가 좋아하는 동물들과 교류하고, 저처럼 강아지를 사랑하는 사람들을 만나고, 편안함을 느낄 수 있는 장소입니다. 솔직히 말하자면 이 대학의 가장 좋은 부분이며 향수병으로 마음이 힘들 때 이 학교에 계속 머무르게 한 이유 중 하나입니다.

— 미네소타 대학교 학생들

표 11.3 동물보조요법 제공업체의 인용문

인간과 동물 사이 관계에 대한 저의 관심은 모든 종류의 동물과 그들의 환경을 제가 제대로 인식하기도 전에 시작되었습니다. 제가 아동의 정신 건강 분야에서 사회복지사로서 전문적인 경력을 시작했을 때, 인간의 안녕을 지원하기 위해 동물과 협력하는 것(동물보조 상호작용, animal-assisted interaction) 또는 동물보조요법은 매우 최신의 연습 방식이었습니다. 제가 아동 정신 건강 분야의 사회복지사로서 경력을 쌓기 시작했을 무렵 막 떠오르던 최신 연습 방식이 바로 인간의 안녕을 위해 동물과 협력하는 것(동물보조 상호작용, animal-assisted interaction) 또는 동물보조요법이었습니다. 자연과 동물과의 연결은 동물들이 특히 트라우마, 우울증, 그리고 외로움을 치유할 수 있다는 사실을 알게 해주었습니다.

저는 현재 제 경력 전체에 걸쳐 동물들과 협력해 온 사회복지사로서 30년 이상의 경험을 바탕으로 일하고 있습니다. 제가 가장 자랑스럽게 생각하는 노력 중 하나는 제가 중서부의 큰 대학에서 개발하고 지도한 대학생 정신 건강을 위한 주간 캠퍼스 기반 동물보조요법 프로그램입니다. 저는 매일 수많은 학생들이 동물보조요법 팀(취급자 및 동물 파트너)과 상호 작용할 때 긍정적인 감정을 보여주는 것을 목격하며, 그들 중 많은 학생들이 이 프로그램이 그들의 삶에 끼친 중요한(때로는 생명을 구하는) 영향에 대해 구두 및 서면 피드백을 공유했습니다. 캠퍼스에 기반을 둔 이 동물보조요법 프로그램은 특히 많은 대학 캠퍼스의 전형적인 크고 압도적인 환경에서 많은 대학생들이 다른 사람들과의 연결과 소속감을 찾는 것과 관련하여 가지고 있는 중요한 요구를 충족시킵니다. 이 학생들은 이 AAI 프로그램이 그들에게 지속적으로 이용 가능하고, 그곳이 안전한 장소이며, 어떤 상황에서도 그들을 따뜻하게 받아들이는 동물들을 찾을 것이라는 사실을 알고 있습니다.

Tanya Bailey 박사, LICSW
PAWS 프로그램 담당자, 동물보조 상호작용 코디네이터
미네소타 대학교

저는 동물보조요법의 마법을 믿습니다. 저는 제 치료견이 파킨슨병 환자에게 편안함을 느끼게 하고, 섭식장애 환자를 행복하게 하며, 지속적인 정신 질환 환자로부터 이끌어내는 놀라움을 목격합니다. 개들은 우리의 최선을 유도하고 모두를 위한 안전한 공간을 만듭니다. 제 치료견의 마법을 다른 사람들과 나눌 수 있어서 영광입니다.

Sarah Palm
동물보조중재 전문가
자연 기반 치료 서비스
미네소타 조경 수목원

치료견이 환자에게 줄 수 있는 진정 효과는 타의 추종을 불허합니다. 그 개는 고통으로부터 전환할 기회, 감정적인 표현의 기회, 그리고 편안한 침묵을 제공합니다. 사람들은 종종 빈 공간을 대화로 채우기를 원하지만 치료견 방문은 조용한 안도의 순간을 제공합니다. 실무자로서, 침묵을 지키고 방문이 유기적으로 발전하도록 하는 것이 중요합니다.

Molly Johnson, BS, KPA CTP, CES
소유자, 컨설턴트 및 트레이너
Canine Comfort, LLC

문화적 적용

동물, 특히 반려동물에 대한 문화적 태도는 문화적으로나 문화내에서도 매우 다양하다. 동물에 대한 다양한 태도를 이해하기 위해서는 동물 훈련의 발전과 동물의 사회적 역할에 대한 고려가 중요하다. 역사적으로 오직 왕족과 부유한 사람들만이 반려동물을 기를 수 있었다. 또한 종교적인 믿음의 영향도 중요하다. 예를 들어, 어떤 종교에서 소는 신성한 것으로 간주되고 개는 부정한 것으로 간주된다.

동물보조요법을 시행하기 전에, 동물에 대한 문화적, 개인적 태도의 영향을 인식하고 고려하는 것이 중요하다. 사람들이 동물에 대해 갖는 입장을 문화에 따라 일반화할 수는 없지만, 문화적 차이의 가능성을 인식하는 것은 중요하다. 유럽계 미국인들은 수백 년 동안 고양이와 개를 반려동물로서 그들의 가족으로 여겨왔다. 반면 미국 원주민들은 그들의 고양이와 개들이 자유롭게 돌아다니도록 하며, 공동체 구성원들은 그 동물들을 돌보는 일을 공유한다. 또한 이 동물들을 존중하기 위해 절대 중성화할 수 없다.

미국에 이어 전 세계적으로 동물보조요법에 대한 관심이 높아졌다. Animals Asia Foundation은 홍콩, 중국, 필리핀, 일본, 인도, 대만에서 300마리 이상의 개들이 병원과 학교를 방문하면서 Dr. Dog 프로그램을 소개했다. 일본에서는 1986년 일본동물병원협회에 의해 반려동물 동반자 프로그램이 개발되었다. 동물보조요법 팀이 학교, 요양원, 병원을 방문하는 일본에서 가장 유명하고 큰 동물보조요법 프로그램이다. 실제로 일본에서는 고령 환자에 대한 동물보조요법과 동물보조활동의 영향을 조사하는 여러 연구가 수행되어 왔다.

인도에서는 Saraswathi Kendra가 인도의 Blue Cross of India와 협력하여 1996년부터 자폐증 어린이를 위한 동물보조요법 사용을 개척했다. 2001년에는 학교와 양로원에 Dr. Dog 동물보조요법 프로그램이 도입되었다. 또한 인도에서는 Minal Kavishwar와 치료견 Kutty가 최초로 등록된 치료견 팀이었다. Kavishwar는 학교, 병원 및 정신과 환경에서 특별한 도움이 필요한 어린이들에게 동물보조요법을 제공하는 정신 건강 전문가들로 구성된 인도 최초의 동물 천사 재단을 설립했다. 이 조직은 재해 대응에도 적극적이다. 대만에서의 동물보조요법 사용 관점은 사이드바 11.1에 포함되어 있고 브라질에서의 동물보조요법 사용은 사이드바 11.2에 포함되어 있다.

사이드바 11.1 대만의 장기요양시설에서의 동물보조돌봄

Jing-Jy Sellin Wang과 Miaofen Yen

동양문화권 중 특히 기성세대 관점에서 보면, 인간과 동물의 상호작용에 대한 몇 가지 금기사항이 있으므로 서양과 비교했을 때 인간을 위한 치료에 동물을 사용하는 것은 제한될 수 있습니다. 예를 들어, 서양에서 고양이와의 관계는 매우 친밀할 수 있지만 많은 대만인들은 고양이들이 부정적인 의미를 가진 9개의 삶을 산다고 믿습니다. 특정 미신들은 고양이가 사람의 양기를 떨어뜨릴 수 있다고 말합니다. 죽은 후 시체는 고양이와 부정적인 공명을 하게 됩니다. 게다가 검은 고양이가 시체를 뛰어넘으면 7일 이내에 시체가 부활한다는 전설도 있습니다. 때때로 이러한 전설들은 장기 치료 시설에 있는 근로자나 나이 든 환자들을 두렵게 만듭니다. 또한 개가 매우 충성스럽기는 하지만 대만은 섬나라이므로 동물과의 접촉은 습도 등으로 공공 환경에서 건강 문제를 야기할 수 있습니다. 개를 키우는 것은 가정에서만 적합합니다. 결과적으로, 장기 치료 시설에서 가장 널리 받아들여지는 동물은 물고기와 새입니다. 시스템 계획과 동물 개입의 표적 사용은 노인 피험자에게 도움이 될 수 있으며, 전문가들은 물고기와 새를 사육함으로써 장기적인 돌봄 시설에서 거주자들을 돕습니다. 이것은 거주자들의 생리적, 심리적, 그리고 정신적 행복을 겸손하게 향상시킬 수 있습니다.

대학원 공부를 하는 동안 Lee Jing-Yi는 장기 치료 시설에서 물고기보조요법 사용에 초점을 맞춘 논문을 완성했습니다. 그녀의 연구에는 정상 인지 기능을 가진 60명의 사람들이 포함되었습니다. 노인 거주자들은 같은 시설에서 선발되어 각각 30명의 실험군과 대조군에 무작위로 할당되었습니다. 실험군은 각각 물, 식물, 12마리의 개복치가 들어있는 작은 플라스틱 물고기 탱크와 방에 보관할 물고기 사료 상자를 받았습니다. 기관 간병인들은 주민들이 매주 물을 갈아주는 것을 도왔고, 주민들은 물고기에게 먹이를 주고, 물고기를 관찰하고, 그들의 관찰을 매일 기록해야 했습니다. 주민들은 또한 매주 30분씩 그룹 나눔 세션에 참여했습니다. 간병인들이 죽은 물고기를 발견하면 상주가 방에 없을 때 몰래 새 물고기로 교체했습니다. 하지만 주민들이 스스로 죽은 물고기를 발견하면 간병인들이 즉시 새 물고기로 교체하고 사건을 기록할 수 있도록 도왔습니다. 대조군은 각각 그들의 방에 보관하기 위해 물과 식물이 있는 작은 플라스틱 어항을 받았습니다. 그들은 식물을 돌보고 관찰하고 관찰한 것을 기록하고 공유해야 했습니다. 두 그룹의 거주자들은 같은 층의 서로 다른 방에서 살았습니다. 3개월간의 개입 후 실험군 내 삶의 질, 자존감, 활력, 자기통제감 등의 측정치가 대조군보다 더 우수했습니다. 또한 우울증 수준은 실험군에서 대조군보다 유의하게 낮았습니다. 실험군은 주간 공유에서 삶에 대한 의미 있는 경험을 했습니다. 주민들에 따르면, "이제 물고기를 기르는 것은 아이들을 키우는 것과 같아서, 여러분은 그들을 매우 조심스럽게 돌봐야 하고, 때때로 그들이 충분히 먹지 않거나 물이 너무 더럽다고 걱정할 것입니다.", "물고기에게는 세심한 보살핌이 필요합니다.", "저는 매일 물고기를 사육하고 있기 때문에 매우 바빠집니다.", "저는 매일 물고기를 보고 걱정합니다. 죽은 물고기의 존재는 다른 물고기들의 감염에 우려가 되기 때문입니다. 저는 또한 타인과 비교해서 제가 그들을 잘 지키는지 확인합니다.", "저는 물고기가 출산할 때 매우 행복합니다." 그 통제 그룹의 한 주민은 "저도 물고기를 갖고 싶습니다. 왜냐하면 물고기를 기르는 친구들이 더 활발해지기 때문입니다."라고 말했습니다.

또 다른 예로는 80세 치매 노인의 공격적인 행동을 들 수 있습니다. 거주자와 보호자는 대학병원 치매안심클리닉에서 건강서비스를 받았고, 보호자는 대상자가 심각한 문제행동을 보였다고 지적했습니다. 심한 망상으로 인해 주민은 밤에 잠을 자지 않았습니다. 인터뷰를 통해 그 거주자가 과거에 새를 사랑했던 사실을 파악했습니다. 그래서 사육사에게 새장을 구입해 주민들이 앵무새를 키울 수 있도록 도와달라는 제안을 했습니다. 이 주민은 치매 중간 단계였기 때문에, 그의 간병인은 새에게 먹이를 주고 물을 갈아주고 청소하는 것을 도와야 했습니다. 새장은 주민의 집에 걸려 있었습니다. 눈높이를 맞추어 새에게 말하고 새에게 "안녕하세요"와 "감사합니다"라고 말하는 것을 가르치도록 격려 받았습니다 매일 아침 식사 후, 피실험자가 새와 함께 이 음악을 들을 수 있도록 새 목소리의 음악이 연주되었습니다. 간병인들은 거주자와 조류 사이의 상호 작용에 대한 관찰 결과를 기록하고 문제 행동의 변화를 기록하도록 권장되었습니다.

사이드바 11.2 브라질 병원의 반려동물 치료 프로젝트

소아종양학과

Issabel Rossato, Paula Eustaquio, Amalia de Fatima Lucena, Lisiane Pruinelli

세계의 다른 지역뿐 아니라 브라질에서도 반려동물요법이 환자들에게 즐거움과 행복을 제공하여 건강 문제 개선과 회복을 위한 더 나은 조건을 가능하게 하는 방법으로 점점 더 많이 사용되고 있습니다. 브라질 남부에 위치한 병원 드 클리니카스 데 포르투 알레그레와 같은 몇몇 병원에서는 적절한 건강 및 위생 관리로 둘러싸인 동물의 존재가 허용됩니다. 이 병원에서 여러 가지 재미있는 치료 프로젝트 중 하나는 최근에 시행되어 소아암 환자들에게 제공되는 반려동물 프로젝트입니다. 활동은 한 달에 한 번 환자와 가족을 위한 치료 레크리에이션 룸에서 제공됩니다. 반려동물 프로젝트를 위해, 훈련사와 함께하고 예방 접종과 최근 목욕을 한 개가 운반됩니다.

치료용 레크리에이션 룸으로 가는 적합한 상자 안에 개 방문일에는 의료진과 간호팀에게 방문을 안내하고, 개 방문을 받을 수 있는 조건을 갖춘 아이들은 개와 교류할 수 있습니다. 치료용 레크리에이션 룸에 들어가면, 트레이너는 아이들이 껴안고 보고 게임에 참여할 수 있도록 개를 상자에서 꺼냅니다. 개와 그 개의 조련사에 의해 연주됩니다. 아이들은 개와 접촉할 때마다 알코올 젤로 손을 소독하라는 지시를 받습니다. 개, 조련사, 환자 사이의 이러한 상호 작용의 예비 결과는 병원 환경이 더 가벼워지고, 행복해지고, 편안해지며, 환자의 고독과 억제를 줄이고, 대인 관계와 사회적 행동이 개선된다는 것을 보여줍니다. 이러한 혜택은 어린 시절의 질병을 목격함으로써 발생하는 고통을 받는 이러한 어린이들의 치료에 관여하는 보호자/가족 구성원 및 보건 전문가에게도 확대됩니다.

향후 고려사항: 동물로봇을 이용한 동물보조훈련

동물로봇공학의 새로운 개척지는 다양한 인구에서 동물보조요법을 구현할 수 있는 광범위한 기회를 연다. 동물로봇은 실제 동물만큼 임상적으로 효과적일 수 있으며, 병원 등급의 세척제로 반복적으로 세척되며, 특히 제한된 자원 환경에서 유용할 수 있다. 최근 연구는 치매와 장기 치료 환경에서 동물로봇의 사용을 평가했다. 결과는 로봇을 사용한 동물보조요법이 현실 지향, 주의력 범위 및 의사소통을 개선하고, 고립감을 없애고, 스트레스와 불안을 줄이고, 긍정적인 사회적 상호작용을 촉진하고, 전반적인 삶의 질을 향상시킬 수 있음을 나타낸다. 초기의 가능성에도 불구하고, 임상 환경에서 로봇을 사용한 동물보조요법에 대한 연구는 아직 초기 단계이다.

동물로봇이 특히 유용할 수 있는 연구를 진행하는 임상 영역 중 하나는 중환자실(ICU)이다. 중환자실에서는 중요한 치료와 관련된 질병의 심각성, 첨단 기술 장비의 사용, 감염 통제 및 환자 안전에 대한 우려 고조 등으로 인해 살아있는 동물을 이용한 동물보조요법이 널리 채택되지 않았다.

Nebraska University 의료센터의 연구자들은 중환자실에서 재활 세션에서 아기 하프 바다표범 로봇인 PARO™의 타당성, 수용 가능성, 안전성 및 예비 치료 효과를 평가하기 위해 유사실험, 사전사후 파일럿 연구를 수행하고 있다. PARO™(일본어로 개인용 로봇을 의미)는 5가지 센서(촉감, 빛, 오디션, 온도, 자세)와 사람과 그 환경을 지각하는 능력을 갖춘 첨단 대화형 의료 로봇이다(Peluso et al., 2018). 사전연구결과는 PARO™가 중환자실에서 사용 가능하고 수용 가능하다는 것이 보고되었으며, 동물로봇을 사용하는 동물보조요법은 살아있는 동물에서 동물보조요법과 유사한 긍정적인 효과를 이끌어낼 것이다. 연구를 수행하기 전에 연구자들은 입원 환자의 감염통제기준에 따라 로봇을 소독할 수 있도록 하기 위해 실험실 미생물을 측정하여 감염 여부를 확인하는 과제를 수행했다. 이 결과, 소독프로토콜은 동물로봇의 임상사용과 관련된 감염 위험을 현저하게 감소시켰으며, 따라서 정확하게 소독할 경우 PARO™는 중환자실에서 환자와 함께 사용하기에 안전한 것으로 간주된다.

후속 연구

비록 전 세계적으로 동물보조요법에 대한 큰 열정과 치료팀 확산이 있었지만, 중재효과를 뒷받침할 증거는 아직 부족하다. 현재 대부분의 연구는 동물보조요법이 모든 연령의 환자와 다양한 신체적, 심리적 건강 상태의 삶의 질에 상당한 기여를 한다는 사실을 지지한다. 그러나 대부분의 연구는 표본 크기가 작고 적절한 대조군이 부족한 경향이 있다. 어떤 중재로 인하여 더 나은 결과로 이어졌는지를 결정하기 위해 동물보조요법 중재군과 표준치료그룹에 무작위 할당을 사용하는 연구가 필요하다. 동물보조요법이 특정 조건에 긍정적인 영향을 미치는 생리학적 메커니즘뿐만 아니라 최대의 개선을 제공하는 데 필요한 동물보조요법의 지속 시간과 빈도 조사를 위한 탐구도 필요하다. 예를 들어 미국에서는 심혈관질환이 주요 사망원인이기 때문에 심혈관질환 예방프로그램 내에서 동물보조요법의 역할을 조사해야 한다. 어떤 환자가 동물보조요법의 혜택을 가장 많이 받을 수 있는지 확인하기 위해서는 추가연구가 필요하다. 또한, 동물보조요법을 사용하여 참가자들에게 어떤 조건과 맥락이 유익하지 않은지를 파악하는 것이 중요하기 때문에, 중요하지 않은 결과라도 모든 연구 결과를 보고하는 것이 중요하다.

치유환경을 조성하는 데 있어 동물보조요법 팀, 환자 및 직원 간의 관계 조사를 위한 연구가 필요하다. 학교, 노숙자 보호소, 외래진료소 및 지역보건기관과 같은 환경에서 추가 연구가 필요하다. 동물보조요법에서 동물의 윤리적 사용, 잠재적 피로 및 건강 관리 요구를 조사하기 위해 추가 작업이 필요하다. 동물들이 중재에 대한 발언권이 없다는 점을 고려할 때 동반자로서 동물들의 신체적, 정서적 안녕을 보장은 필수이다. 간호사들은 그들의 건강 관리와 학교 환경에서 동물보조요법의 적절한 사용을 옹호하는 데 앞장설 수 있다.

웹사이트

The Alliance of Therapy Dogs

www.therapydogs.com/alliance-therapy-dogs

The Alliance of Therapy Dogs (ATD)는 미소와 기쁨을 공유하는 임무를 수행하는 헌신적인 치료견 조련사와 그들의 개들로 구성된 자원 봉사 단체이다.

ATD의 목표는 자원봉사 동물보조활동에 참여하는 회원들에게 등록, 지원, 보험을 제공하는 것이다. 이러한 활동에는 병원, 특수센터, 학교, 요양원 및 공항 방문이 포함된다. ATD 팀은 지역 치료견 그룹의 일원이 되는 것을 선택할 수 있다. 그들은 또한 적십자와 독서 교육 보조견(reading education assistance dogs, R.E.A.D.)과 같은 단체들과 함께 전국적인 치료견 계획에 참여할 수도 있다.

American Hippotherapy Association

www.americanhippotherapyassociation.org

American Hippotherapy Association의 임무는 말보조요법 분야에서 우수성을 교육하고 홍보하는 것이다. 이 단체는 장애가 있는 사람들을 위한 신체적, 직업적, 언어적 치료 세션에서 치료 전략으로 말의 움직임을 사용하도록 장려한다.

미국수의학협회(American veterinary medical association)

www.avma.org/KB/Policies/Pages/default.aspx

1863년에 설립된 미국수의학협회는 임상실습, 서비스 및 연구를 통해 인간과 동물의 결합의 중요성을 인식하고 홍보한다. 본 웹사이트의 정책 섹션에는 동물보조활동, 동물보조요법 및 거주 동물 프로그램에 대한 지침이 포함되어 있으며, 여기에는 주요 정의, 지침 원칙, 예방 의료 및 행동 전략, 웰빙 가이드라인이 포함되어 있다.

동물행동연구소(Animal Behavior Institute)

www.animaledu.com

동물행동연구소(animal behavior institute, ABI)는 2004년 Fortier 박사와 Hammer 박사가 동물행동영역에서 성인학생들이 직업을 갖도록 준비할 수 있도록 설립했다. ABI는 15개의 학점(온라인)과 40시간의 현장 실무경험을 요구하는 동물보조요법 자격증 프로그램을 제공한다. 졸업 시, 학생들은 공인 동물보조요법 전문가(certified animal-assisted therapy professional, CAATP) 명칭을 사용할 수 있다. ABI는 지속적인 교육 및 훈련을 위한 국제 협회의 인증을 받았다.

CENSHARE: 인간-동물의 관계와 환경을 연구하는 센터

www.censhare.umn.edu

1981년에 설립된 CENSHARE는 행동연구, 교육기회, 공공정책수립을 위한 포럼을 통해 개인과 동물의 건강과 삶의 질을 증진하는 국가적 리더가 되었다. CENSHARE는 미네소타 대학교와 주변 지역 사회에서 인간-동물 관계 및 환경을 연구하고 개선하는 데 전념하는 다학제적인 개인 그룹이다.

말 보조 성장 및 학습 협회(Equine-assisted growth and learning association)

www.eagala.org

말 보조 성장 및 학습 협회(equine-assisted growth and learning association, EAGALA)는 말 치료(horse therapy 혹은 equine therapy)로도 알려진 말 보조 심리 치료 및 말 보조 학습에서 우수한 기준을 설정함으로써 전 세계 개인, 가족 및 그룹의 정신 건강을 향상시키는 데 전념하고 있다. EAGALA는 말 치료를 위한 가장 큰 전문 협회이며 말 보조 심리 치료의 EAGALA 모델을 배울 수 있는 포괄적인 훈련 및 인증 프로그램을 가지고 있다. EAGALA는 또한 PTSD, 외상성 뇌손상, 우울증 및 불안의 치료를 포함하여 삶의 어려움을 겪고 있는 군인, 참전 용사 및 그들의 가족들을 위한 특별한 프로그램을 제공한다.

인간-동물유대연구소(Human-animal bond research institute)

www.habri.org

인간-동물 유대 연구소(human-animal bond research institute, HABRI)는 동물이 사람, 가족 및 지역사회의 건강과 복지에 긍정적인 역할을 하는 것을 홍보하는 데 전념하는 국가 연구 및 교육 비영리 재단이다. 이 기관은 인간-동물 관련 이니셔티브를 위한 연구와 자금을 교육, 정보 제공, 옹호 및 지원하기 위해 일하고 있다. HABRI는 인간과 동물의 결합의 이점에 대한 증거를 보관하는 온라인 허브이며 알란 벡 박사의 지시에 따라 Purdue 대학이 관리한다. 그 정보는 인간과 동물의 건강, 동물보조요법, 그리고 공공 정책에 초점을 맞춘다.

Pet Partners (이전 DELTA Society)

www.petpartners.org

1977년, Delta Foundation은 Oregon 주 포틀랜드에서 의사인 McCulloch 주도로 만들어졌다. 1981년 Delta Society로 이름이 바뀌었고, 2012년 Delta Society는 치료, 서비스, 반려동물과의 긍정적인 상호작용을 통해 인간의 건강을 증진시키는 사명을 명확히 반영하기 위해 Pet Partners로 이름을 바꾸었다. Pet Partners 자원봉사자들은 도움이 필요한 사람들에게 위안을 제공하기 위해 그들의 동물들과 함께 병원, 호스피스, 학교, 그리고 퇴역 군인 센터를 방문한다. 반려동물 파트너 프로그램은 자원봉사자와 의료 전문가를 위한 동물 지원 활동 및 치료에 대한 포괄적인 표준화된 교육을 제공한다. 등록된 팀이 10,000개가 넘는 그것은 동물보조요법을 제공하기 위해 여러 종을 취급하는 사람을 자원봉사 팀으로 등록하는 가장 큰 비영리 단체이다. 반려견, 고양이, 토끼, 말, 새, 라마 등이 반려동물 파트너를 통해 평가를 받을 수 있다.

독서 교육 보조견(Reading Education Assistance Dogs, R.E.A.D.)

https://therapyanimals.org/read/

R.E.A.D. 프로그램의 임무는 문해력 멘토로서 등록된 치료 팀 지원을 통해 어린이들의 문해력 기술을 향상시키는 것이다. R.E.A.D. 프로그램은 강력한 방법인 동물에게 읽는 것을 사용함으로써 어린이의 읽기와 의사소통 능력을 향상시킨다. 이 프로그램은 1999년 Utah주 솔트레이크시티에서 intermountain Therapy Animals에 의해 시작되었다. 오늘날, 3,500개 이상의 치료 팀이 훈련을 받고 R.E.A.D. 프로그램에 등록되어 미국, 캐나다, 이탈리아, 핀란드, 프랑스, 노르웨이, 슬로베니아, 남아프리카, 스페인, 스웨덴 전역에서 일하고 있다.

THERAPET: 동물보조요법

www.therapet.org

THERAPET은 1998년 텍사스의 직업 치료사에 의해 재활 센터에서 동물보조요법을 제공하기 위해 설립되었다. THERAPET은 건강, 희망, 그리고 치유를 증진시키기 위해 특별히 훈련되고 인증된 동물들을 사용하는 것이 임무인 비영리 재단이다. Traffet은 미국 전역에 걸쳐 동물보조요법 프로그램을 구축하는 것을 돕고, 동물 및 인간 자원봉사자에 대한 동물보조요법 교육 및 평가와 함께 의료 전문가를 위한 교육을 제공한다.

치료견 인터내셔널(Therapy Dogs International, TDI)

www.tdi-dog.org

TDI는 미국에서 가장 오래된 치료견 등록소이다. 2012년에 TDI에 등록된 개/손잡이 팀은 24,750개였다. 1976년 영국 방문 중 건강 관리 환경에서 반려동물의 이점을 관찰한 미국인 간호사인 Smith에 의해 설립된 TDI는 병원, 요양원, 시설, 시설 방문을 목적으로 자격을 갖춘 개와 취급자의 규제, 테스트, 선택 및 등록에 전념하고 있다. 또는 치료견이 필요한 곳이라면 어디든. 1995년 오클라호마 주 오클라호마시의 무라 연방 건물에 대한 폭격 이후, TDI는 2001년 9월 11일, 세계 무역 센터와 2005년 허리케인 카트리나 동안 루이지애나주의 뉴올리언스에 대한 공격 동안 뉴욕시와 같은 곳에 재난 스트레스 완화 개 팀을 제공했다.

We Can Ride

https://www.wecanride.org/

1982년에 설립된 We Can Ride는 미네소타에서 가장 오래되고 가장 큰 치료용 승마 프로그램이다. 그것의 임무는 인간과 말을 연결하여 장애인들의 삶을 변화시키고 지역 사회의 요구를 충족시키는 것이다. We Can Ride는 장애가 있거나 특별한 필요가 있는 사람들을 위해 치료적 승마, 히파 요법, 그리고 말 보조 치료와 같은 말 보조 활동을 제공한다.

참고문헌

Ahmad, H., Ahmad, M., Jabbir, F., Ahmar, S., Ahmad, N., Elokil, A., & Chen, J. (2020). The domestication makeup: Evolution, survival and challenges. Frontiers in Ecology and Evolution, 8(103). https://www.frontiersin.org/articles/10.3389/fevo.2020.00103/full

Altschiller, D. (2011). Animal-assisted therapy. Greenwood. American Disabilities Act National Network. (2017). Service animals. https://adata.org/factsheet/service-animals

American Kennel Club. (2021). Canine good citizen: The official AKC guide. Fox Chapel Publishing.

American Veterinary Medical Association. (2018). U.S. pet ownership & demographics sourcebook. https://www.avma.org/

American Veterinary Medical Association. (2021a). Animal-assisted interventions: Definitions. https://www.avma.org/KB/Policies/Pages/Animal-Assisted-Interventions-Definitions. aspx

American Veterinary Medical Association. (2021b). Animal-assisted interventions: Guidelines. https://www.avma.org

Anderson, D., & Brown, S. (2021). The effect of animal-assisted therapy on nursing student anxiety: A randomized control study. Nursing Education in Practice, 52, 103042. https://doi.org/10.1016/j.nepr.2021.103042

Arkow, P. (2015). Animal-assisted therapy and activities: A study and research resource guide for the use of companion animals in animal-assisted interventions (11th ed.). Animal Therapy.net.

Arnon, S., Fisher, P., Pickover, A., Lowell, A., Turner, J., Hilburn, A., Jacob-McVey, J., Malajian, B., Farber, D., Hamilton, J., Hamilton, A., Markowitz, J., & Neria, Y. (2020). Equine-assisted therapy for veterans with PTSD: Manual development and preliminary findings. Military Medicine, 185(5–6), e557–e564. https://doi.org/10.1093/milmed/usz444

Banks, M., & Banks, W. (2002). The effects of animal-assisted therapy on loneliness in an elderly population in long-term care facilities. Journal of Gerontology, 57(7), 428–432. https://doi.org/10.1093/gerona/57.7.M428

Barker, S., Barker, R., McCain, N., & Schubert C. (2016). A randomized cross-over exploratory study of the effect of visiting therapy dogs on college student stress before final exams. Anthrozoos, 29(1), 35–46. https://doi.org/10.1080/08927936.2015.1069988

Barker, S., Knisely, J., Schubert, C., Green, J., & Ameringer, S. (2015). The effect of an animalassisted intervention on anxiety and pain in hospitalized children. Anthrozoos, 28(1), 101–112. https://doi.org/10.2752/089279315X14129350722091

Barker, S., Pandurangi, A., & Best, A. (2003). Effects of animal-assisted therapy on patients' anxiety, fear, and depression before ECT. Journal of Electroconvulsive Therapy, 19(1), 38–44. https://doi.org/10.1097/00124509-200303000-00008

Barker, S., Vokes, R., & Barker, R. (2019). Animal-assisted interventions in health care settings: A best practices manual for establishing new programs. Purdue University Press.

Beck, C., Gonzales, F., Sells, C., Jones, C., Reer, T., Wasilewski, S., & Zhu, Y. (2012, April–June). The effects of animal-assisted therapy on wounded warriors in an occupational therapy life skills program. Army Medical Department Journal, 2012, 38–45. http://www.cs.amedd.army .mil/amedd_journal.aspx

Becker, M. (2002). The healing power of pets: Harnessing the amazing ability of pets to make and keep people happy and healthy. Hyperion.

Boldig, C., & Butala, N. (2021). Pet therapy as a nonpharmacological treatment option for neurological disorders: A review of the literature. Cureus, 13(7), e16167. https://doi.org/10.7759/cureus.16167

Braun, C., Stangler, T., Narveson, J., & Pettingell, S. (2009). Animal-assisted therapy as a pain relief intervention for children. Complementary Therapies in Clinical Practice, 15, 105–109. https://doi.org/10.1016/j.ctcp.2009.02.008

Catala, A., Grandgeorge, M., Schaff, J., Cousillas, H., Hausberger, M., & Cattet, J. (2019). Dogs demonstrate the existence of an epileptic seizure odour in humans. Scientific Reports, 9, 4103. https://doi.org/10.1038/s41598-019-40721-4

Centers for Disease Control and Prevention. (2015). Guidelines for environmental infection control in healthcare facilities. https://www.cdc.gov/infectioncontrol/guidelines/environmental/background/animals.html

Chandler, C. (2017). Animal-assisted therapy in counseling. Routledge.

Chubak, J., Hawkes, R., Dudzik, C., Foose-Foster, J., Eaton, L., Johnson, R., & Macpherson, C. (2017). Pilot study of therapy dog visits for inpatient youth with cancer. Journal of Pediatric Oncology Nursing, 34(5), 331–341. https://doi.org/10.1177/1043454217712983

Clark, S., Martin, F., McGowan, R., Smidt, J., Anderson, R., Wang, L., Turpin, T., Langenfeld-McCoy, N., Bauer, B., & Mohabbat, A. (2020). The impact of a 20-minute animal-assisted activity session on the physiological and emotional states in patients with fibromyalgia. Mayo Clinic Proceedings, 95(11), 2442–2461. https://doi.org/10.1016/j.mayocp.2020.04.037

Cole, K., Gawlinski, A., Steers, N., & Kotlerman, J. (2007). Animal-assisted therapy in patients hospitalized with heart failure. American Journal of Critical Care, 16(6), 575–585. https://doi.org/10.4037/ajcc2007.16.6.575

Dalton, K., Waite, K., Ruble, K., Carroll, K., DeLone, A., Frankenfield, P., Serpell, J., Thorpe, R., Morris, D., Agnew, J., Rubenstein, R., & Davis, M. (2020). Risks associated with animalassisted intervention programs: A literature review. Complementary Therapies in Clinical Practice, 39, 101145. https://doi.org/10.1016/j.ctcp.2020.101145

De Assis, G., Schlichting, T., Mateus, B., Lemos, A., & Santos, A. (2021). Physical therapy with hippotherapy compared to physical therapy alone in children with cerebral palsy: Systematic review and meta-analysis. Developmental Medicine and Child Neurology, 64(3). https://doi.org/10.1111/dmcn.15042

Delta Society. (1996). Standards of practice for animal-assisted activities and animal-assisted therapy. Ein, N., Li, L., & Vickers, K. (2018). The effect of pet therapy on the physiological and subjective stress response: A meta-analysis. Stress Health, 34(4), 477–489. https://doi.org/10.1002/smi.2812

Epilepsy Foundation. (2019). Facts about seizure and epilepsy. https://www.epilepsy.com/learn/about-epilepsy-basics/facts-about-seizures-and-epilepsy

Erich, M., Quinlan-Colwell, A., & O'Conner-Von, S. (2021). Distraction and relaxation. In M. Cooney & A. Quinlan-Colwell (Eds.), Assessment and multimodal management of pain (pp. 586–612). Elsevier.

Feng, Y., Lin, Y., Zhang, N., Jiang, X., & Zhang, L. (2021). Effects of animal-assisted therapy on hospitalized children and teenagers: A systematic review and meta-analysis. Journal of Pediatric Nursing, 60, 11–23. https://doi.org/10.1016/j.pedn.2021.01.020

Fike, L., Najera, C., & Dougherty, D. (2012, April–June). Occupational therapists as dog handlers: The collective experience with animal-assisted therapy in Iraq. Army Medical Department Journal, 2012, 51–54. http://www.cs.amedd.army.mil/amedd_journal.aspx

Fine, A. (2019). Handbook on animal-assisted therapy: Foundations and guidelines for animal-assisted interventions (5th ed.). Academic Press.

Fine, A., & Beck, A. (2019). Understanding our kinship with animals: Input for health care professionals interested in the human-animal bond. In A. Fine (Ed.), Handbook on animal-assisted therapy: Foundations and guidelines for animal-assisted interventions (pp. 3–12). Academic Press.

Fontaine, K. (2015). Complementary & alternative therapies for nursing practice. Pearson.

Friedmann, E., Katcher, A., Lynch, J., & Thomas, S. (1980). Animal companions and one-year survival of patients after discharge from a coronary care unit. Public Health Reports, 95(4), 307–312. https://www.jstor.org/stable/4596316

Friedmann, E., & Thomas, S. (1995). Pet ownership, social support, and one-year survival after acute myocardial infarction in the Cardiac Arrhythmia Suppression Trial (CAST). American Journal of Cardiology, 76, 1213–1217. https://doi.org/10.1016/S0002-9149(99)80343-9

Gasalberti, D. (2006). Alternative therapies for children and youth with special health care needs. Journal of Pediatric Health Care, 20(2), 133–136. https://doi.org/10.1016/j.pedhc.2005.12.015

Grandin, T., Fine, A., O'Haire, M., Carlisle, G., & Gabriels, R. (2019). The roles of animals for individuals with Autism Spectrum Disorder. In A. Fine (Ed.), Handbook on animal-assisted therapy:

Foundations and guidelines for animal-assisted interventions (pp. 285–298). Academic Press. Havey, J., Vlasses, F., Vlasses, P., Ludwig-Beymer, P., & Hackbarth, D. (2014). The effect of animalassisted therapy on pain management use after joint replacement. Anthrozoos, 27(3), 361–369. https://doi.org/10.2752/175303714X13903827487962

Hetland, B., Bailey, T., & Prince-Paul, M. (2017). Animal assisted interactions to alleviate psychological symptoms in patients on mechanical ventilation. Journal of Hospice and Palliative Nursing, 19(6), 516–523. https://doi.org/10.1097/NJH.0000000000000391

Hetland, B., Heusinkvelt, J., Rupp, M., Fey, P., Murphy, C., Gillett, G., Micheels, T., & Baker, M. (2019, October). Effectiveness of cleaning protocols for therapeutic animal robot used in the intensive care unit [Poster presentation]. The Nursing Research and EBP Conference Cyberspace: The Next Nursing Frontier, Sioux Falls, SD.

Hung, L., Liu, C, Woldum E., Au-Yeung, A., Berndt, A., Wallsworth, C., Horne, N., Gregorio, M., Mann, J., & Chaudhury, H. (2019). The benefits of and barriers to using a social robot PARO in care settings: A scoping review. BMC Geriatrics, 19(1), 232. https://doi.org/10.1186/s12877-019-1244-6

International Association of Human-Animal Interaction Organizations. (2018). IAHAIO White paper: The IAHAIO definitions for animal-assisted intervention and guidelines for wellness of animals involved. https://iahaio.org/best-practice/white-paper-on-animal-assisted-interventions/

Johnson, R., & Meadows, R. (2010). Dog walking: Motivation for adherence to a walking program. Clinical Nursing Research, 19(4), 387–402. https://doi.org/10.1177/1054773810373122

Kanamori, M., Suzuki, M., Yamamoto, K., Kanda, M., Matsui, Y., Kojima, E., Fukawa, H., Sugita, T., & Oshiro, H. (2001). A day care program and evaluation of animal-assisted therapy for the elderly with senile dementia. American Journal of Alzheimer's Disease & Other Dementias, 16(4), 234–239. https://doi.org/10.1177/153331750101600409

Kawamura, N., Niiyama, M., & Niiyama, H. (2009). Animal-assisted activity experiences of institutionalized Japanese older adults. Journal of Psychosocial Nursing, 47(1), 41–47. https://doi.org/10.3928/02793695-20090101-08

Kim, S., Nam, Y., Ham, M., Park, C., Moon, M., & Yoo, D. (2021). Neurological mechanisms of animal-assisted intervention in Alzheimer's Disease: A hypothetical review. Frontiers in Aging Neuroscience, 13, 682308. https://doi.org/10.3389/fnagi.2021.682308

Krause-Parello, C., & Kolassa, J. (2016). Pet therapy: Enhancing social and cardiovascular wellness in community dwelling older adults. Journal of Community Health Nursing, 33(1), 1–10. https://doi.org/10.1080/07370016.2016.1120587

Krishna, N. (2009). Dr. Dog—A programme for children with autism. http://www.autismindia.comLai, N., Chang, S., Ng, S., Tan, S., Chaiyakunapruk, N., & Stanaway, F. (2019). Animal-assisted therapy for dementia. Cochrane Database of Systematic Reviews, 11, CD013243. https://doi.org/10.1002/14651858.CD013243.pub.2

Lust, E., Ryan-Haddad, A., Coover, K., & Snell, J. (2007). Measuring clinical outcomes of animalassisted therapy: Impact on resident medication usage. Consultant Pharmacist, 22(7), 580–585. https://doi.org/10.4140/TCP.n.2007.580

Macauley, B. (2006). Animal-assisted therapy for persons with aphasia: A pilot study. Journal of Rehabilitation Research & Development, 43(3), 357–366. https://doi.org/10.1682/JRRD.2005.01.0027

Mano, M., Uchizono, M., & Nishimura, T. (2003). A trial of dog-assisted therapy for elderly people with Alzheimer's disease. Journal of Japanese Society for Dementia Care, 2, 150–157. https://doi .org/10.3390/ijerph17165713

Martin, F., & Farnum, J. (2002). Animal-assisted therapy for children with pervasive developmental disorders. Western Journal of Nursing Research, 24(6), 657–670. https://doi.org/10.1177/019394502320555403

Moretti, F., DeRonchi, D., Bernabel, V., Marchetti, L., Ferrari, B., Forlani, C., & Atti, A. (2011). Pet therapy in elderly patients with mental illness. Psychogeriatrics, 11, 125–129. https://doi.org/10.1111/j.1479-8301.2010.00329.x

Murthy, R., Bearman, G., Brown, S., Bryant, K., Chinn, R., Hewlett, A., George, B., Goldstein, E., Holzman-Pazgal, G., Rupp, M., Wiemker, T., Weese, J., & Weber, D. (2015). Animals in healthcare facilities: Recommendations to minimize potential risks. Infection Control & Hospital Epidemiology, 36(5), 495–516. https://doi.org/10.1017/ice.2015.15

Ng, Z., Albright, J., Fine, A., & Peralta, J. (2019). Our ethical and moral responsibility: Ensuring the welfare of therapy animals. In A. Fine (Ed.), Handbook on animal-assisted therapy: Foundations and guidelines for animal-assisted interventions (pp. 175–198). Academic Press.

Nightingale, F. (1860). Chattering hopes and advices. In Notes on nursing: What it is and what it is not. D. Appleton and Company. [American First Edition]. https://digital.library.upenn.edu/women/nightingale/nursing/nursing.html#XII

Odendaal, J. (2000). Animal-assisted therapy: Magic or medicine? Journal of Psychosomatic Research, 49, 275–280. https://doi.org/10.1016/S0022-3999(00)00183-5

Odendaal, J., & Meintjes, R. (2003). Neurophysiological correlates of affiliative behavior between humans and dogs. Veterinary Journal, 165(3), 296–301. https://doi.org/10.1016/S1090-0233(02)00237-X

O'Haire, M. (2017). Research on animal-assisted intervention and autism spectrum disorder, 2012–2015. Applied Developmental Science, 21(3), 200–216. https://doi.org/10.1080/10888691.2016.1243988

Olsen, C., Pedersen, I., Bergland, A., Enders-Slegers, M., Patil, G., & Ihlebaek, C. (2016). Effect of animal-assisted interventions on depression, agitation and quality of life in nursing home residents suffering from cognitive impairment or dementia: A cluster randomized controlled trial. International Journal of Geriatric Psychiatry, 31(12), 1312–1321. https://doi.org/10.1002/gps.4436

Park, S., Bak, A., Kim, S., Nam, Y., Kim, H., Yoo, D., & Moon M. (2020). Animal-assisted and pet-robot interventions for ameliorating behavioral and psychological symptoms of dementia: A systematic review and meta-analysis. Biomedicines, 8(6), 150. https://doi.org/10.3390/biomedicines8060150

Peluso, S., de Rosa, A., de Lucia, N., Antenora, A., Illario, M., Esposito, M., & de Michele, G. (2018). Animal-assisted therapy in elderly patients: Evidence and controversies in dementia and psychiatric disorders and future perspectives in other neurological diseases. Journal of Geriatric Psychiatry and Neurology, 31(3), 149–157. https://doi.org/10.1177/0891988718774634

Perez-Gomez, J., Amigo-Gamero, H., Collado-Mateo, D., Barrios-Fernandez, S., Munoz-Bermejo, L., Garcia-Gordillo, M., Carlos-Vivas, J., & Adsuar, J. (2020). Equine-assisted activities and therapies in children with attention-deficit/hyperactivity disorder: A systematic review. Journal of Psychiatric and Mental Health Nursing, 28. https://doi.org/10.1111/jpm.12710

Pet Partners. (2018). Standards of practice in animal-assisted interventions.

Porter-Wenzlaff, L. (2007). Finding their voice: Developing emotional, cognitive, and behavioral congruence in female abuse survivors through equine facilitated therapy. Explore, 3(5), 529–534. https://doi.org/10.1016/j.explore.2007.07.016

Powell, L., Edwards, K., McGreevy, P., Bauman, A., Podberscek, A., Neilly, B., Sherrington, C., & Stamatakis, E. (2019). Companion dog acquisition and mental well-being: A community-based three-arm controlled study. BMC Public Health, 19, 1428 https://doi.org/10.1186/s12889-019-7770-5

Pruskowski, K., Gurney, J., & Cancio, L. (2020). Impact of the implementation of a therapy dog program on burn center patients and staff. Burns, 46, 293–297. https://doi.org/10.1016/j.burns.2019.11.024

Reddekopp, J., Dell, C. A., Rohr, B., Fornssler, B., Gibson, M., Carey, B., & Stempien, J. (2020). Patient opinion on visiting therapy dogs in a hospital emergency department. International Journal of Environmental Research and Public Health, 17(8), 2968. https://doi.org/10.3390/ijerph17082968

Rivera, M. (2010). On dogs and dying: Inspirational stories from hospice hounds. Purdue University Press.

Rodrigo-Claverol, M., Casanova-Gonzalvo, C., Malla-Clua, B., Rodrigo-Claverol, E., Jove-Naval, J., & Ortega-Bravo, M. (2019). Animal-assisted intervention improves pain perception in polymedicated geriatric patients with chronic joint pain: A clinical trial. International Journal of Environmental Research and Public Health, 16, 2843. https://doi.org/10.3390/ijerph16162843

Rodriguez, K., Herzog, H., & Gee, N. (2021). Variability in human–animal interaction research. Frontiers in Veterinary Science, 7, 619600. https://doi.org/1033389/fvets.2020.619600

Serpell, J. (2019). Animal-assisted interventions in historical perspective. In A. Fine (Ed.), Handbook on animal-assisted therapy: Foundations and guidelines for animal-assisted interventions (pp. 13–22). Academic Press.

Sobo, E., Eng, B., & Kassity-Krich, N. (2006). Canine visitation (pet) therapy: Pilot data on decreases in child pain perception. Journal of Holistic Nursing, 24(1), 51–57. https://doi.org/10.1177/0898010105280112

Therapy Dogs International. (2021). Mission statement and history. http://www.tdi-dog.org

U. S. Department of Veterans Affairs. (2021). How common is PTSD in veterans? https://www.ptsd .va.gov/understand/common/common_veterans.asp

Veterans Moving Forward. (2020). Mission and vision – Veterans Moving Forward. vets-fwd.org

Vizek, V., Arambasic, L., Kerestes, G., Kuterovac, G., & Vlahovic-Stetic, V. (2001). Pet ownership in childhood and socio-emotional characteristics, work values and professional choices in early adulthood. Anthrozoos, 14(4), 224–231. https://doi.org/10.2752/089279301786999373

Wawers, A., Bach, C., Heusinkvelt, J., Moody, A., Kinsella, S., Haefner, H., Kupzyk, K., & Hetland, B. (2021, March). Animal assisted interactions with an animal robot during physical and occupational therapy sessions in the pediatric ICU: A feasibility study [Poster presentation]. Midwest Nursing Research Society Annual Conference, Kansas City, MO (Virtual).

Weil, A. (2021). Animal assisted therapy. https://www.drweil.com/health-wellness/balanced-living/wellness-therapies/animal-assisted-therapy/

Wesley, M., Minatrea, N., & Watson, J. (2009). Animal-assisted therapy in the treatment of substance dependence. Anthrozoos, 22(2), 137–148. https://doi.org/10.2752/175303709X434167

Wharton, T., Whitworth, J., Macauley, E., & Malone, E. (2019). Pilot testing a manualized equinefacilitated cognitive processing therapy (EF-CPT) intervention for PTSD in veterans. Psychiatric Rehabilitation Journal, 42(3), 268–276. https://doi.org/10.1037/prj0000359

Wolff, A., & Frishman, W. (2005). Animal-assisted therapy and cardiovascular disease. In W. Frishman, M. Weintraub, & M. Micozzi (Eds.), Complementary and integrative therapies for cardiovascular disease (pp. 362–368). Elsevier Mosby.

Wood, W., Fields, B., Rose, M., & McClure, M. (2017). Animal-assisted therapies and dementia: A systematic mapping review using the Lived Environment Life Quality (LELQ) Model. American Journal of Occupational Therapy, 71(5), 105190030p1–7105190030p10. https://doi.org/10.5014/ajot.2017.027219

World Health Organization. (2020). Dementia. https://www.who.int/news-room/fact-sheets/detail/dementia

Yakimicki, M., Edwards, N., Richards, E., & Beck, A. (2018). Animal-assisted intervention and dementia: A systematic review. Clinical Nursing Research, 28(1), 9–29. https://doi.org/10.3928/19404921-20210924-01

Yamamoto, M., & Hart, L. (2019). Living with assistance dogs and other animals: Their therapeutic roles and psychosocial health effects. In A. Fine (Ed.), Handbook on animal-assisted therapy:Foundations and guidelines for animal-assisted interventions (pp. 61–77). Academic Press

III

조작 및 신체 기반 요법

Manipulative and body-based therapies

조작 및 신체 기반 요법은 국립보완통합건강센터(national center for complementary and integrative health, NCCIH)에 의해 분류되었으며, 주로 뼈와 관절, 연조직, 순환 및 림프계를 포함한 신체의 구조와 시스템에 초점을 맞춘다. 마사지(12장), 타이치(13장), 이완요법(14장)은 이 범주에서 가장 일반적으로 사용되는 조작 및 신체 기반 요법 종류이다. 새로운 분류에 따르면, 이 섹션에 포함되는 요법들은 심리적(완화요법), 신체적(마사지), 심리적 및 신체적 조합(타이치)으로 분류된다. 그러나 본문에서는 독자들을 위해 2018년 NCCIH 분류에 따라 요법을 구성하였으며, 2018 분류의 범주 내에서 요법 간의 공통점을 강조한다.

비록 대부분의 조작 및 신체 기반 요법이 카이로프랙터나 마사지요법사들과 같이 특별하게 훈련된 요법사들에 의해 수행되지만, 많은 절차가, 특히 특정 유형의 마사지와 이완요법, 간호사들에 의해 관리될 수 있다. 마사지는 간단한 손 또는 발 마사지부터 등 마사지 또는 전신 마사지까지 다양할 수 있으며, 후자는 마사지 치료사로서 훈련받은 간호사에 의해 제공된다. 마사지는 간호학에서 오랜 역사를 가지고 있으며, 초기 간호 문서에 간호중재로 많이 포함되었다. 다양한 마사지 기술은 많은 국가(예: 일본, 중국, 그리스, 이집트, 이탈리아)에서 의료시스템의 일부였다. 점진적인 이완(progressive relaxation), 심상 유도(guided imagery), 심호흡 운동(deep breathing exercise)을 포함한 많은 이완요법이 존재한다. 간호사들은 다양한 건강 문제를 관리하는 환자들의 필요와 선호에 따라 이 중에서 선택한다.

타이치는 에너지 요법으로 분류될 수 있지만, 특정 자세와 정신집중, 호흡 및 이완을 포함하는 부드러운 움직임을 포함하기 때문에 이 섹션에 배치하였다. 타이치 수업은 지역사회와 장기 요양 시설에서 흔히 볼 수 있다. 타이치를 연습하는 것이 노인과 파킨슨 환자들의 균형과 안정성을 향상시키고, 요통과 무릎 골관절염과 섬유근육통으로 인한 통증을 줄이고, 만성질환을 가진 사람들의 삶의 질과 기분을 향상시키는 데 도움이 될 수 있다는 연구가 점차 많아지며 과학지식이 축적되고 있다. 운동은 건강증진과 질병 및 증상완화를 위한 일반적인 비약리학적, 비외과적 방법이다. 운동에 대한 연구는 주로 우울, 불안, 스트레스의 감소와 같은 긍정적인 신체적, 심리적 반응을 보여준다.

간호사들은 이러한 요법이 탐구의 증가 및 특히 어린이들을 포함한 다양한 인구집단에 엄격한 기준에 의해 조사될 때, 조작 및 신체 기반 요법을 더 많이 사용하고 안전함을 확인할 것이다. 간호사들은 환자들이 질병관리를 위해 전통적인 치료법과 조작 및 신체 기반 요법을 통합할 수 있도록 돕기 위해 조작 및 신체 기반 요법에 대한 지식과 기술을 향상시킬 필요가 있다. 간호사들은 또한 치료 계획에 선호도를 반영하거나 이러한 관리방법을 사용할 수 있도록 다른 의료시스템과 문화에 존재하는 요법이나 요법의 뉘앙스에 대해 알고 있어야 한다. 또한, 일부 요법은 특정 질병이나 상태에 금기일 수 있기 때문에, 간호사들은 이러한 요법에 대해 잘 알고 있어야 적절한 사용에 대해 환자에게 경고할 수 있다.

참고문헌

National Center for Complementary and Integrative Health. (2021). Complementary, alternative, or integrative health: What's in a name? https://www.nccih.nih.gov/health/complementary -alternative-or-integrative-health-whats-in-a-name

12

마사지 Massage

학습 목표

1 마사지를 정의할 수 있다.

2 마사지 타법의 종류를 구별하여 설명할 수 있다.

3 마사지의 효과를 설명할 수 있다.

용어 정의

- **마사지:** 신체의 연조직을 정상화시키는 것을 목표로 하는 치료적 조작이다.

마사지는 플로렌스 나이팅게일 시대부터 간호사들이 사용해온 보조요법이다. 초기의 마사지 간호사 전문가들은 마사지 교재를 역사적으로 추적 조사하였고, 마사지의 이론과 실천, 마사지: 간호사를 위한 기초 교재, 간호학생을 위한 마사지의 기초, 간호사와 초보자를 위한 마사지 교재를 통해 확인하였다. 저자들은 '학생들에게 주제에 대한 이해를 교육하기 위해' 마사지의 광범위한 역사를 찾는 데 헌신하였다. Macpraffe는 "마사지의 역사는 인간의 역사만큼이나 오래되었다"라고 했다. 동양과 서양 문화 모두 마사지는 전통적인 간호실무 역사의 일부이다.

기원전 3,000년 중국 타오–체의 콩파우에서 마사지에 대한 기록을 하였다. 기원전 1,000년에 쓰여 16세기에 출판된 사타이투회이(Sa–Tsai–Tou–Hoei)에는 일본에서도 마사지를 사용했다는 근거가 있다. Goodall–Copestake는 마사지가 고대 힌두어의 글과 어떻게 연관되어 있는지 기록하고 있다. 일본에서는 마사지 혹은 샴푸를 amma로 번역했다. 마사지를 지칭하기 위해 샌드위치(sandwich)섬의 원주민들은 lomi–lomi라는 용어를 사용했고, 뉴질랜드의 Maoris에서는 romi–romi, Tong Island의 원주민은 toogi–toogi라는 용어를 사용했다. 프랑스어로는 masser 또는 '샴푸하기'로 사용되었다.

그리스와 로마는 서양문명에서 마사지의 사용에 영향을 주었다. 의학의 아버지인 히포크라테스는 마사지를 의학실무에 통합했다. 기원전 380년, 히포크라테스는 "의사는 마사지에 경험이 있어야 한다"라고 기술했다. Galen은 Pergamos에서 검투사 학생들과 마사지 원리를 사용했다. 1813년, 스웨덴의 페르 헨리크 링은 스톡홀름 왕립 중앙 연구소에서 스웨덴 마사지 동작을 개발했다. 1860년 암스테르담의 요한 메즈거 박사는 덴마크의 프레데릭 7세(당시 황태자)에게 마사지를 사용했고, 그의 성공은 스칸디나비아, 네덜란드, 독일 전역에 마사지의 인기를 촉진시켰다. 역사를 통틀어 마사지는 예술과 보완적/대체적 치료법으로 알려져 왔지만, 오랫동안 견고한 기반 위에 구축되고 있으며, 마사지와 관련된 근거기반 실무는 진화하고 있다. 서양에서 마사지는 의료전문가에 의해 진단된 질병이나 증후군을 치료하기 위해 사용될 수 있다. 동양 또는 아시아 지역에서 마사지는 동양의 의료전문가가 인체의 부조화와 불균형을 치료하기 위해 권장하는 것이다. 서양 마사지는 경찰법(effleurage), 유날법(근육의 마사지, petrissage), 타박법(가볍게 두드리는 안마법 tapotement) 또는 심부 마찰법(deep friction)을 사용할 수 있다. 동양 마사지 실무에는 지압요법(shiatsu)이 포함되며 여러 기술을 결합할 수 있다. 오늘날 마사지는 모든 문화에 걸쳐 몸과 마음, 그리고 정신을 연결하기 위해 자연치유 과정을 사용하는 전인적인 중재이다.

정의

마사지는 거의 모든 문명의 일부이다. 마사지의 정의와 의미는 지배적인 의료 분야의 문화와 치유 철학에 의해 영향을 받고 해석된다.

마사지라는 용어는 그리스어 massein에서 유래되었는데, 이는 '반죽하기'를 의미한다. 아랍어로 mass 또는 mash 용어는 '살짝 누르기'라는 뜻으로 '마사지'를 의미한다. 마사지의 정의는 분야에 따라 다르다. 간호는 마사지를 사용한 첫 학문 분야 중 하나였다. 의사, 물리치료사, 마사지사, 그리고 심지어 미용사들도 마사지를 사용한다.

의사들은 마사지를 의료 마사지라고 부른다. 그리스인들과 로마인들은 의사들은 마사지를 사용하는 데에 그리스인들과 로마인들에 의해 영향을 받았다. 그 예로 히포크라테스는 염좌 치료에서 마사지를 위해 마찰이라는 단어를 사용했으며, Norstroem은 마사지가 접골사로부터 비롯되었다고 주장했다. 오늘날 마사지는 접골의학(osteopathic medicine) 의사들에 의해 널리 사용되고 있다.

마사지는 물리치료의 실무 범위 내에 있으며, 치료사들은 다양한 환경에서 마사지를 사용한다. 스포츠 의학 분야의 물리치료사들은 마사지를 통해 통증을 줄이고, 재활을 도우며, 운동선수들의 신체 활동을 증진시킨다.

MTBOK Task Force에 의하면 마사지 치료사들은 마사지를 광의의 개념으로 해석한다. 마사지, 신체 마사지, 신체 문지르기, 신체요법, 그리고 다른 유사한 용어들도 모두 마사지요법으로 간주한다. 마사지요법과 바디워크라는 용어는 종종 호환되어 사용된다. 마사지 치료사의 바디워크 사용에는 심신-정신 연결 인식을 높이기 위한 보다 전체적인 접근법도 포함된다. 임상 마사지는 치료, 정형외과 및 의료 마사지를 의미하기 위해 증상에 초점을 맞춘 보다 광범위한 평가와 기술을 수반한다.

간호사는 교육을 수료하고 요구 조건을 채우면 Therapeutic Massage and Bodywork에서 자격증을 받을 수 있다. 임상간호사는 별도의 면허나 간호대학 이상의 훈련이 필요 없는 경찰법과 느린 타법(slow stroke)으로 등마사지를 배운다. 이렇듯 간호에서는 다른 어떤 의료 분야보다도 마사지를 구체적인 교육과정에 도입하였다. 1932년 전국간호교육연맹(national league for nursing education)은 간호교육과정을 위해 15시간의 마사지 강의와 훈련을 권고했다. 오늘날 국가간호위원회(national council of state boards of nursing, NCSBN)는 NCLEX-RN® 시험에 보완대체요법을 포함하고 있다. NCSBN은 2019 NCLEX-RN 시험 계획에서 마사지요법을 구체적으로 언급하였다. 이를 위해 간호 대학에서는 경찰법과 느린 타법을 이용한 등마사지와 같은 스웨덴 마사지 동작을 계속해서 가르치고 있다.

일반적으로 마사지는 굉장히 광범위한 용어이다. 예술과 과학을 포함하고 문화와 학문의 해석을 다루는 분야를 다루는 것은 쉬운 일이 아니다. 미국 마사지

테라피 협회(AMTA)는 마사지를 '수동 연조직 조작, 신체의 유지, 움직임 유발 또는 압력 적용'이라고 정의했다. 간단히 말하자면 마사지는 신체 연조직의 정상화를 목표로 하는 치료적 조작이다.

과학적 근거

마사지는 예술이자 과학이지만, 초기 간호사 마사지 전문가들은 마사지를 과학으로 인식했다. Rawlins는 "마사지는 과학이지 시대의 유행이 아니다."라고 말했으며, Jensen은 마사지를 "치료적 조치로서 신체 조직의 과학적 조작"이라고 정의했다.

플로렌스 나이팅게일은 마사지와 같은 비약리학적 개입의 사용을 환경 적응 이론에 기초했다. 그는 자연법이 치유 과정을 개선할 수 있는 최상의 환경을 간호사들을 통해 조성해야 한다고 생각했다.

오늘날 엄격한 연구방법에 의한 근거가 상대적으로 부족하여 마사지는 과학보다는 예술로 생각되기도 한다. 간호학자인 티파니 필드 박사는 세계 최초로 촉각과 마사지 과학에 전념하는 센터를 설립했다. 터치연구소는 1992년 마이애미 의과대학(터치 연구소, n.d.)에 설립되었다. Field 박사는 미숙아의 체중 증가에 관련된 마사지 효과를 연구한 최초의 사람 중 한 명이며, 마사지에 대한 간호 과학 역량을 구축한 장본인이다. 간호사들은 건강 증진을 목적으로 혈액순환 증가, 통증 완화, 수면 유도, 불안감 감소, 우울감 감소, 삶의 질 향상에 마사지를 사용된다. 마사지는 피부계, 근골격계, 심혈관계, 림프 및 신경계와 같은 여러 신체 시스템에 치료 효과를 준다. 피부와 기저 근육을 조작하면 피부가 유연해진다. 마사지는 수축된 힘줄의 붓기를 줄이고 이완 및 신장하며 연조직 접착을 감소시킴으로써 근골격계의 움직임을 증가시키거나 향상시킨다. 피부 및 피하 조직과의 마찰은 히스타민을 방출하여 혈관을 생성하고 혈관의 확장과 정맥 복귀를 강화한다.

마사지는 심리적, 생리적 스트레스를 줄이기 위해 고안된 이완 메커니즘이다. 스트레스는 개인의 주관적인 경험에 따르며 신체가 생리적 또는 심리적 반응을 스트레스로 해석할 때, 교감신경계는 뇌의 시상하부-뇌하수체-부신피질 축을 자극하게 된다. 이때 코르티솔, 에피네프린 등의 스트레스 호르몬 방출이 있다. 신체 조직의 촉각 자극은 신경계 전반에 걸쳐 신경 호르몬 반응을 일으킨다. 기계 수용체는 자극이 상승하는 척수를 따라 말초 신경계에서 뇌로 이동하도록 한다. 그런 다음 자극은 상위 뇌에서 해석되어 신경학적 또는 생화학적 반응을 초래한다. 마사지는 부교감 신경계를 활성화시켜 심박수, 혈압 및 호흡을 감소시켜 이완을 초래한다.

스트레스는 생물학적 반응이다. 관련 내용은 Seyles 등의 연구에 기초하고 있으며 심리적, 생리적 반응을 설명한다. 연구에 따르면 매우 젊거나 나이 든 사람들을 대상으로 생리적, 심리적 건강을 위한 마사지의 이점을 보여준다. 그 예로 미숙아는 마사지를 통해 체중 증가, 수면 주기, 인지, 위장 기능 및 통증에 미치는 영향 등에서 효과를 볼 수 있다. 또한 무작위 대조군 실험연구(N = 53)를 통해 발 마사지와 인지행동치료가 중년 여성의 스트레스를 감소시키는 것으로 나타났다. 또 다른 스트레스 연구는 기계 마사지가 심박수와 코르티솔 수준의 변동성에 미치는 유익한 효과를 보여주었다. 5개 연구 그룹에서 무작위로 선정한 대상자 표본(N = 93)의 객관적 지표는 마사지 치료사의 고유한 차이로 인한 편견을 없앴다.

점점 더 많은 현대 연구 분야가 휴식을 위한 정신 생리학적 프로토콜에 초점을 맞추고 있다. 연구에 따르면 마사지는 이완 반응에 대한 생리적, 심리적 지표를 증진시킨다고 한다. 마사지의 주요 결과인 통증의 감소는 이완 반응과 밀접한 관련이 있다. 마사지는 이완 반응을 통해 T세포에 억제 입력이 있는 거대 직경 신경섬유(large–diameter nerve fiber)를 자극하여 통증을 완화시킨다. Wang and Keck에 따르면 손과 발을 마사지하는 것은 통증이 없는 신경 섬유를 활성화하는 기계 수용체를 자극하여 통증 전달이 의식에 도달하는 것을 방지한다고 한다.

중재

피부 및 피하 조직에 마찰과 압력을 발생시키기 위해 다양한 타법이 사용되고, 타법의 유형과 강도는 마사지를 사용하는 목적과 부위에 따라 달라진다.

마사지에는 여러 가지 유형이 있다. 스웨덴식(길고 흐르는 듯한 타법의 마사지), Esalen (가벼운 터치를 이용한 명상 마사지), 심부조직이나 신경근육(몸을 격렬하게 주무르기), 스포츠 마사지(근육을 풀어주고 통증을 완화시키는 격렬한 마사지), 지압(스트레스를 해소하는 일본의 압점 기술), 그리고 반사요법(몸의 일부와 관련된 심부 발 마사지)이 그 예이다. 다양한 종류의 마사지는 여러 타법과 다양한 수준의 압력 및 시술을 포함한다. 마사지 타법은 또한 몸 전체나 등, 발, 손과 같은 신체 특정 부위에 적용될 수 있다.

마사지가 이루어지는 환경이 중요하다. 추운 환경에서는 효과가 떨어질 수 있으므로 마사지를 진행하는 공간은 따뜻해야 하며 사생활 보장도 필수적이다.

세션에 음악과 아로마요법을 추가하는 것은 마사지 효과를 증가시킨다고 여겨진다. 또한 마사지 시행 전에 간호사는 중재에 대해 설명하고 병력을 확보해야 하며 환자의 허가를 받아야 한다.

간호학에서의 마사지 타법

1895년 미시간 주 배틀 크릭의 J. H. 켈로그 박사는 간호사와 다른 개업의들에게 마사지 기술을 사용하는 방법을 가르치기 위해 '마사지의 기술'을 썼다. 마사지는 간호 역사 초기에 의사들이 처방한 것이지만, 간호사들은 마사지를 전문으로 하는 리더십을 보여줌으로써 대응했다. 마사지를 할 때 일반적으로 사용되는 타법에는 경찰법, 마찰법, 압력법, 유날법, 진동법, 그리고 타진법이 포함된다.

경찰법

경찰법은 가벼운 피부 접촉이 포함된 느린 리듬의 타법이다. 경찰법은 마사지하는 신체 부위와 원하는 결과에 따라 다양한 정도의 압력으로 적용될 수 있다. 손바닥은 큰 표면에 사용되고 엄지와 손가락은 그보다 작은 부분에 사용된다. 큰 표면에는 길이가 약 10~20인치인 길고 미끄러운 스트로크가 적용된다.

마찰법

마찰법에서는 엄지손가락이나 손가락을 사용하여 한 부위에 일정한 적당한 압력을 가한다. 손가락은 한 곳에 고정하거나 좁은 범위 내에서 이동할 수 있다.

압력법

압력법은 마찰법과 유사하나 손 전체를 사용한다는 부분에서 차이가 있다.

유날법

유날법 혹은 주무르기는 피부와 그 아래 근육을 크게 집어서 들어올리고 엄지와 손가락 사이에 조직을 고정시키는 것을 포함한다. 조직들을 뼈쪽으로 밀어붙이고, 그리고 나서 위로 올라와 원형의 움직임으로 누른다. 조직을 잡고 있는 힘을 교대로 느슨하게 하고 조인다. 조직은 한 손으로 받치고 다른 손으로 주무른다. 다양한 종류에는 꼬집기, 굴리기, 비틀기, 주먹이나 손가락으로 주무르기가 포함된다. 유날법은 상당한 근육량을 가진 조직에 적용하는 것으로 제한된다.

진동법

진동법은 손 전체 또는 손가락으로 수행할 수 있다. 빠르고 연속적인 경찰법인 사용된다. 진동 경찰법을 관리하는 데는 상당한 양의 에너지가 필요하기 때문에 기계식 진동자가 사용되기도 한다.

타진법

타진법의 경우, 손목은 손이 조직에 닿으면서 손의 지점 역할을 한다. 경찰법은 넓은 신체 부위에 걸쳐 빠른 템포로 만들어진다. 두드리는 것과 박수치는 것은 타진법의 변형이다.

느린 경찰법 등마사지

느린 경찰법 등마사지, 혹은 경찰법은 간호대학에서 가르치는 기술이다. 느린 경찰법 등마사지를 수행하는 방법에 대한 설명은 표 12.1을 참조하라.

손 마사지

손 마사지를 수행하는 기술은 표 12.2에 설명되어 있다. 한 혼합방법 파일럿 연구에서는 타액 코르티솔과 타액 알파-아밀레이스에 대한 스트레스 바이오마커에 대한 손 마사지의 영향을 치매 입원 환자를 대상으로 실험했다(N = 40). 2주차와 3주차에 타액 코르티솔과 알파-아밀레이스가 더 크게 감소했으며 환자의 언어적, 신체적 반응에 대한 간호사의 기록에 따르면 임상적으로 유의미한 결과가 있었다. 유아 및 소아뿐만 아니라 노인을 포함한 많은 인구에서 손마사지 기술을 사용하기 쉽다. 마사지를 할 때 권장되는 시간은 한 손에 2.5분이다. 시간은 반응에 따라 각 환자에 대해 개별화된다.

표 12.1 느린 경찰법 등마사지의 기술

1. 환경
- 방은 쾌적한 온도여야 한다.
- 조명이 어두워져야 한다.
- 소음을 없애야 한다.
- 간호사는 최소한의 말을 계속해야 한다.

2. 환자
- 마사지를 시작하기 전에 환자에게 화장실을 사용할 필요가 있는지, 또는 간호사가 휴식을 취할 수 있도록 도울 수 있는 방법이 있는지 물어본다.
- 환자가 편안한 위치에 있도록 도와야 한다.
- 등이 노출되도록 옷을 벗어야 한다.
- 사생활을 존중되어야 한다.

3. 느린 경찰법 등마사지
- 손바닥과 손가락을 사용한다(경찰법).
- 간호사가 그들의 손을 따뜻하게 한다.
- 간호사는 그들의 손에 비알레르기성 로션을 바른다.
- 손바닥은 척추 양쪽의 천골 부위에 위치한다.
- 부드러운 압력이 가해진다.
- 길고, 느리고, 리드미컬하고, 원을 그리며, 척추의 각 측면에서 목의 기저부를 향해 위로 이동하는 데 사용된다.
- 그 다음 길고, 느리고, 리듬감 있는, 원을 그리며, 척추의 양쪽에서 천골 부위를 향해 아래로 이동한다.
- 간호사는 율동적인 움직임을 수행하기 위해 1분에 12에서 15번의 경찰법을 한다.
- 손을 등에서 떼지 않고 마사지가 완료될 때까지 계속되어야 한다.

4. 종료
- 척추에서 손을 제거한다.
- 옷을 뒤로 교체한다.
- 침대 커버를 교체한다.
- 환자가 천천히 일어나도록 지시한다.
- 환자에게 수분을 유지하도록 지시한다.
- 조용히 방을 나간다.

출처: Harris, M., Richards, K. C. 및 Grando, V. T. (2012)에서 채택된 프로토콜. 느린 경찰법 등 마사지가 요양원 치매환자의 야간 수면시간에 미치는 영향. Journal of Holistic Nursing, 30(4), 255–263. https://doi.org/10.1177/08980101112455948

표 12.2 손 마사지 기술

각각의 손은 2.5분 동안 마사지를 받는다. 손이 다치거나, 붉어지거나, 부종이 있는 경우에는 마사지를 하지 않는다. 각 손에 대해 5-10분의 프로토콜도 권장되었다.

1. 손등

- 손목에서 손가락 끝까지 짧은, 중간 길이, 직선으로 경찰법을 수행한다. 적당한 압력이 사용된다.
- 큰 반원의 스트레칭 경찰법은 적당한 압력을 사용하여 손의 중심에서 옆으로 이루어진다.
- 가벼운 압력을 사용하여 손 전체에 작은 원형 경찰법을 수행한다(엄지손가락으로 작은 O를 만든다).
- 매우 가벼운 압력을 사용하여 손목에서 손가락 끝까지 깃털처럼 곧은 경찰법을 수행한다.

2. 손바닥

- 손목에서 손끝까지 중간 길이의 짧은 직선 스트로크가 적당한 압력(경찰법)을 사용하여 이루어진다.
- 손바닥 전체의 조직을 부드럽게 짜거나 들어올리는 것은 적당한 압력을 사용하여 수행된다.
- 손바닥 전체에 걸쳐 적당한 압력을 사용하여 작은 원형 스트로크를 만든다(검지로 작은 O를 만든다).
- 손바닥 중앙에서 옆으로 뻗은 큰 반원 스트로크를 적당한 압력을 사용하여 사용한다.

3. 손가락

- 각각의 손가락은 가벼운 압력을 사용하여 베이스에서 양쪽 끝까지 부드럽게 압착된다.
- 각 손가락에서 부드러운 동작 범위가 수행된다.
- 각 손톱 바닥(nail bed)에 부드러운 압력이 가해진다.

4. 종료

- 환자의 손이 다른 손 위에 올려지고 다른 손을 덮는다. 위 손은 부드럽게 여러 번 당신을 향한다. 환자의 손이 뒤집히고 다른 손이 여러 번 부드럽게 사용자 쪽으로 당겨진다.

측정 결과

생리적, 심리적 결과 모두 마사지 효과 측정에 사용되었다. 특히 이완 지수(심박수, 혈압, 호흡수, 피부 온도, 코티솔 수준 및 근육 긴장)는 많은 연구에서 측정되었다. 통증 수준과 수면의 질을 결정하기 위한 불안척도, 그리고 삶의 질 지수 역시 마사지 효과를 결정하는 데 사용되었다. 마사지 기간 동안에는 프로토콜이 필요하다. 일반적으로 마사지는 마사지요법사들이 사용하는 시간이기 때문에 30분 또는 60분 간격으로 투여된다. 무작위 대조군 시험연구 결과(N=125)는 무릎 골관절염에 대한 8주 프로토콜에서 1주일에 한 번 60분의 마사지를 제공했다. 후속 무작위 대조군 실험연구는 무릎 골관절염에 대한 60분 마사지 프로토콜 효과와 안전성에 대해 전반적으로 유사한 결과를 보여주었다. 셔먼 외 연구진은 목 통증에 대한 마사지 투여량을 테스트하기 위해 228명의 참가자를 5개의 프로토콜 그룹과 1개의 대조군 그룹으로 무작위화했다. 결과는 주 2~3회 60분 프로토콜이 더 짧은 프로토콜보다 더 효과적임을 보여주었다. 중재에 대한 가이드라인을 제시하고 건강상황에 대한 마사지 프로토콜을 표준화하기 위해서는 더 많은 연구가 필요하다. 마사지의 단기 및 장기 효과를 모두 측정하는 것이 중요하다.

주의 사항

Ernst는 마사지 부작용을 확인하기 위해 문헌을 고찰했다. 부정적인 반응들이 다수 지적되었지만, 대부분은 스웨덴 마사지 기술이 아닌 이국적인 유형의 마사지와 관련이 있었다. 스웨덴 마사지에 대한 문헌고찰연구에 따르면 마사지 관련 부작용의 발생률은 낮지만 위험이 전혀 없는 것이 아니므로 숙련된 제공자가 수행해야 한다. 마사지의 잠재적인 부작용으로는 디스크 탈장, 척수 손상, 연조직 외상, 신경 장애 및 척추 동맥의 해부가 있다.

또 다른 문헌에서는 마사지를 수행하는 데 있어 동맥염, 식도 정맥류, 불안정한 저혈압, 진행성 호흡부전, 심근경색, 동맥류, 색전, 부정맥, 항응고 치료/질환, 심부전, 정맥류, 정맥류, 심혈전, 동맥 경화, 종양, 그리고 암과 같은 유의 사항을 언급했다. 컴포트 터치(comfort touch)의 경우는 미끄러짐, 주무르기, 마찰과 같은 마사지 기술을 사용하지 않으며 노인과 만성 질환을 가진 사람들에게 안전한 지압을 활성화하는 기술을 의미한다.

간호사는 시술 전 환자의 과거 부작용에 대한 정보를 수집하기 위해 마사지 이력을 확인해야 한다. 터치에 대한 환자의 전반적인 반응을 살피는 것 또한 중요하다. 어떤 사람들은 과거의 부정적인 경험으로 인해 접촉에 거부감을 느낄 수 있다. 이러한 민감성을 극복하는 한 가지 방법은 가벼운 터치로 시작하여 서서히 강하게 하는 것이 이러한 민감성을 극복하는 한 가지 방법이 될 수 있다. 마사지를 하기 전에 해당 부위의 홍조, 멍, 부종 또는 발진 여부를 평가해야 한다.

마사지에서는 노화에 대해 중요하게 고려해야 한다. 노인들은 피부가 연약하고 항응고제를 복용할 가능성이 있으며, 이로 인해 마사지 이후 멍이 들 수 있다. 골다공증과 코르티코스테로이드는 노인들의 골절 위험을 증가시키며 관절염, 파킨슨병, 뇌졸중은 이동성을 제한할 수 있다. 간호사는 노화에 따른 변화와 기저질환을 고려할 때 마사지 방법, 위치 및 프로토콜에 대해 수정이 필요할 수 있다.

마사지요법사와 간호사는 전이나 가속화에 대한 우려로 암 환자를 대상으로 마사지하는 것을꺼려왔다. 기술의 사용을 위해서는 의사의 처방이 필수적이다. 또한 종양의 위치, 암의 단계 및 전이성 병변의 위치에 대한 고려가 필요하며 암의 직접적인 부위에 가해지는 압력은 피해야 한다. 암이 있는 요양원 거주자를 대상으로 생리적 스트레스와 통증을 줄이고 기분을 개선하기 위해 반사요법과 스웨덴 마사지를 비교한 파일럿 연구(N = 12)가 수행되었다. 연구 결과는 두 기술 모두 실현 가능하며 코티졸 수준, 고통, 기분에서 측정 가능한 효과를 만들어냈음을 드러냈다. 이 연구는 요양원에서 암에 걸린 노인들을 위한 지침 개발의 필요성을 요구한다.

노인들의 경우 마사지를 하는 동안 혈압이 낮아질 수 있기 때문에, 초기 마사지 세션 후에 현기증이 있는지 모니터링하는 것이 좋다. 만약 현기증이 있다면 마사지를 끝낼 때 몇 분간 누워있는 것이 저혈압과 낙상의 가능성을 줄이는 데 도움이 된다. 심장 문제가 있는 환자의 혈압과 맥박을 모니터링하는 것은 예상하지 못한 결과를 확인하는 데 필요하다.

화상환자에서는 흉터에 대한 치료적 효과보다 가려움으로부터의 해방 효과가 더 크다. 그러나 마사지를 너무 빨리 시작하면 피부가 손상될 수 있으며 이러한 경우에는 마사지를 일시적으로 중지해야 한다. 마사지와 크림을 동시에 사용하는 경우 피부 자극이 있는지 모니터링을 잘 해야 한다.

이용

표 12.3은 마사지가 사용되는 조건들의 목록이다. 이완, 통증, 수면 및 기타 조건과 관련된 증거를 설명한다.

이완

간호사들은 생리적, 심리적 스트레스를 해소하고 휴식을 촉진하기 위한 중재 수단으로 마사지를 사용한다. AMTA의 전국 설문조사에 따르면 참가자의 29%가 스트레스를 줄이기 위해 마사지를 선택했다. 마사지의 이완효과에 대한 연구는 점점 더 많아지고 있다.

컴포트 터치

컴포트 터치(comfort touch)는 Mary Katherine Rose가 개발한 마사지 방법이다. 컴포트 터치는 만성 질환자와 노인을 위해 고안된 케어 터치이다. 통증 완화와 이완은 컴포트 터치의 주요 목표이다.

표 12.3 마사지 이용

- 행동 이상
- 편안함
- 공격적인 행동을 감소
- 심리적 웰빙을 증가
- 조산아의 체중을 증가
- 조산아의 스트레스, 고통, 인지, 과민성
- 목의 통증 감소
- 피로 감소
- 무릎 통증 감소
- 휴식 촉진/스트레스 감소
- 수면을 촉진
- 건강 증진

우울과 불안

2주 동안 주 3회, 20분간 에센셜 오일 경찰법을 적용한 결과 정신병원 환자의 불안 점수와 심장 및 호흡수(N = 50)가 통계적으로 유의한 감소($p < .001$)를 보였다. 유사실험연구(N = 30)에서는 중재그룹의 환자가 5분간 손 마사지를 받은 후 병원 불안 및 우울 척도에서 불안($p = .002$)과 효과 크기($d = 1.3$)에서 통계적으로 유의한 차이가 있었다. 또 다른 연구는 울혈성 심부전을 가진 참가자(N = 64)에서 수축기 혈압($p < 0.01$), 확장기 혈압($p < 0.01$), 맥박($p < 0.01$), 호흡기울($p < 0.01$)에서 허리 마사지 후 통계적으로 유의한 불안 차이($p = .02$)가 있음을 밝혀냈다.

행동 이상

손 마사지를 사용한 여러 연구에서 스트레스에 대한 심리적 지표가 감소했다고 보고했다. 손 마사지에 대한 두 번의 무작위 대조군실험연구는 코헨 맨스필드 동요(agitation) 지수를 사용하여 동요 감소 효과를 테스트했다. 힉스–무어와 로빈슨, 레밍턴은 나이 든 참가자들의 손 마사지 후 1시간 동안 동요가 통계적으로 유의하게 감소했다고 보고했다. 콜카바 등은 요양원에서의 손 마사지 후 편안함에 대해 통계적으로 유의한 결과를 보여주었다. 마사지요법 및 기타 비약리학적 중재 관련 23개의 연구를 대상으로 한 문헌고찰연구는 음악 또는 아로마요법과 함께 마사지가 치매를 앓고 있는 사람들의 불안, 스트레스 및 기타 행동 이상의 감소에 유익하다는 것을 보여주었다.

화상

화상 환자들에게 마사지는 통증, 불안, 흉터의 조절을 위해 사용된다. 이와 관련하여 교원섬유다발(collagen bundle)을 분해하고 조직을 부드럽게 하며 가려움을 감소시키고 화상으로 인한 유착을 방지하기 위한 물리치료와 직업치료 지침이 있다. 아로마 마사지와 흡입 마사지를 받은 화상 환자 대상의 무작위 대조군실험연구(N = 90)에서 실험군은 대조군에 비해 불안($p = .007$)과 통증($p < .001$)이 통계적으로 유의한 감소를 보였다. 한 체계적인 문헌고찰에 따르면, 마사지는 비후성 화상 흉터 조직 관리에서 큰 영향을 미치는 것으로 나타났지만, 근거의 질이 낮고 측정도구의 일관성이 부족했다. 문헌고찰에서 확인한 무작위대조군실험연구는

마사지의 장기적인 이점을 뒷받침할 증거를 찾지 못했다. 무엇보다도 더 많은 연구가 필요하다.

HIV

무작위 대조군 실험연구에서 4주 간 주 1회 60분씩 마사지하는 것은 불안과 과호흡에는 긍정적인 영향을 주었지만 우울과 삶의 질에는 그렇지 않은 것으로 나타났다. 그러나 이전 Cochrane 리뷰에서는 CD4+ 및 킬러 세포의 증가와 삶의 질 향상을 보여주었다. 남아프리카 공화국의 무작위대조군실험연구는 특히 HIV에 노출된 유아의 청각과 음성에서 향상된 발달 결과를 보여주었다. 문헌고찰연구에 의하면 주수를 다 채우고 태어난 신생아를 대상으로 한 마사지 및 HIV에 대한 연구보다는 미숙아에 대한 연구가 더 많다. 전반에 걸친 연구가 더 필요하다.

조산아

티파니 필드 박사는 미숙아의 체중 증가에 대한 마사지의 이점에 대해 설명했다. 미숙아들은 상당한 스트레스를 경험한다. 마사지요법 또는 운동 그룹에 미숙아(N = 30)를 무작위로 할당한 한 연구에서는 촉각 또는 운동 감각 자극 조합에 대한 체중 증가를 시사했다. 또한 최근 연구들에서 마사지가 미숙아의 신체적, 정신적 건강에 유익한 영향을 미친다는 것을 보여준다.

통증

통증의 감소는 마사지가 자주 사용되는 목적 중 하나이다. 많은 연구에서 마사지가 통증을 감소시킨다는 사실을 언급한다. AMTA의 전국 조사(N = 1005)에 따르면 성인 참가자의 43%에서 마사지 서비스를 찾는 이유 중 1위는 통증이었다. Cochrane 리뷰(N = 13)는 마사지가 운동 및 교육과 결합되었을 때 허리 통증이 낮은 개인에게 이점이 있음을 보여주었다. Wang과 Keck는 암 환자의 마사지 및 아로마요법 사용에 대한 연구 리뷰에서 수술 후 환자의 통증이 감소한다고 보고했으며 Mok과 Woo는 마사지가 뇌졸중 환자의 통증을 감소시킨다는 것을 발견했다.

수면

관상동맥우회로이식술 후 참가자들을 대상으로 한 마사지의 무작위대조군실험연구(N = 40)에서 피로도 감소와 수면에 대한 효과가 검증되었다. 두 연구는 노인들에 대한 마사지 효과를 확인하기 위해 수면에 대한 객관적인 척도를 사용했다. 리차드는 편안한 음악을 사용하는 대조군 참가자와 느린 경찰법 등 마사지를 제공받는 중재그룹 비교를 위해 입원한 노인(N = 69)의 수면에 대한 객관적인 척도로 수면다원촬영을 사용했다. 요양원의 치매 환자(N = 40)를 대상으로 한 또 다른 무작위대조군실험연구에서는 정상적인 관리 상태와 비교하여 3분간 느린 경찰법 등 마사지를 받는 참가자의 수면 측정을 위해 액티그라피를 사용했다. 두 연구 모두 중재군과 대조군 참가자들 사이에 통계적으로 유의미한 차이는 없었지만, 그 결과는 노인 인구에서 휴식과 수면을 위해 느린 경찰법 등 마사지 사용의 임상적 중요성에 대한 증거를 제공했다.

문화적 적용

마사지의 일종인 지압(shiatsu)은 일본과 다른 아시아 국가에서 인기가 있다. 지압의 근본적인 목적은 특정 지점에 대한 압력을 통해 신체 에너지 시스템을 재조정하는 것이다. 지압은 받는 동안은 편안하지 않을 수 있지만 끝나고 나면 이완이 된다. 또한 지압은 다른 조건 완화에 사용될 수 있다. 타니구키는 지압 요법이 침대에서 휴식을 취하고 홈 케어를 받는 6명의 노인 환자(81~93세)의 변비 관리에 매우 효과적이라는 사실을 발견했다.

일본 같은 나라에서는 마사지 외에도 침술과 뜸을 자주 사용하며 관련 자격증이 존재한다. 따라서 일부 연구에서 마사지는 문화적 함의로 인해 침술 및 뜸술과 분리될 수 없다.

치매 관련 다문화 질적연구에서 중국어, 이탈리아어, 베트남어, 아랍어, 프랑스어 및 영어를 사용하는 참가자(N = 39; 치매 환자 및 간병인 16 dyads; 보육원 7명)를 대상으로 손 마사지가 수행되었다. 그 결과 스트레스와 동요 감소, 각성(alertness)증가, 자기 위생 향상, 수면 개선 등의 효과가 있었으며 환자의 보호자들은 수면의 질이 훨씬 좋아졌다고 보고했다.

간호학과 학생들의 설명에서 볼 수 있듯 마사지는 전 세계적으로 널리 사용되고 있다(사이드바 12.1 및 12.2 참조).

사이드바 12.1 마사지: 태국의 국제적 관점

탄차녹 웡비불(Thanchanok Wongvibul)

마사지는 중요한 태국 문화 중 하나이다. 태국의 많은 사람들은 그들의 몸에 에너지를 부여하고 긴장을 풀기 위해 마사지를 즐긴다. 그러나 어떤 사람들은 마사지를 건강 관리의 일부로 인식할지도 모른다. 태국 마사지는 독특한 기술로 인해 사람들에게 가장 일반적인 치료 옵션으로 알려져 있다. 전통적인 태국 마사지는 주로 순환과 압력 포인트에 초점을 맞추고 있어 서양 마사지와는 다른 점이 있는데, 이는 내부 건강을 증진시키고 근육의 긴장을 줄이는 데 도움이 된다. 일반적으로 사람들은 마사지 샵이나 스파에서 태국 마사지를 쉽게 받을 수 있고, 가격은 장소와 서비스 종류에 따라 시간당 6달러에서 50달러까지 다양하다. 클리닉이나 대체 의학 병원에서 재활 프로그램과 함께 태국 마사지를 받을 수도 있다. 태국에서 마사지를 수행하기 위해서는 태국 공중보건부에서 승인한 학교에서 교육 과정을 이수하고 전문 자격증을 소지해야 한다.

사이드바 12.2 마사지: 중국의 국제적 관점

사라 워커(Sarah Walker)

중국 우한에 3년간 살면서 마사지를 꽤 많이 받았다. 가격은 약 66위안으로 당시 미화 11달러에 달했다. 실제 매장이 있는 마사지 업소는 프리미엄을 지불할 수 있지만 아파트에 위치한 작은 집들은 한두 명의 시각장애인 직원을 두었다. 중국에서는 시각장애인이 마사지요법사가 되는 것이 흔한 일이었다. 마사지는 재미있고 흥미로웠지만, 중국에서의 마지막 해에 나는 발 마사지를 발견했다.
발마사지는 일반 마사지보다 훨씬 인기있고 가격도 저렴하다. 단골손님들은 하루 종일 힘들게 일한 후에는 거의 매일 발마사지를 받는다. 물에 꽃잎을 넣을 뿐만 아니라 5분에서 10분 정도의 등마사지도 포함되어 있다. 그렇게 전반적인 케어 후, 발톱을 다듬고 각질을 벗겨낼 것이다. 많은 외국인들이 발마사지의 단골이 되어 서구 국가에서는 3~5배 높은 가격에 대해 기꺼이 예산을 지불한다.

후속 연구

마사지와 같은 보완요법에 대한 엄격한 연구가 부족하다. 간호과학으로서 마사지를 정립하기 위한 추가적인 연구에는 마사지의 기술, 마사지사와 관련된 질문, 특정 프로토콜, 용량 찾기 연구, 질적 연구 및 마사지의 임상적 중요성을 뒷받침하기 위한 연구 등이 있다. 마사지에 대한 연구를 수행하는 데 있어 한 가지 어려움은 비슷한 대조군을 갖는 것이다. 맥나마라 등은 진단 테스트를 받는 환자의 마사지와 표준 관리를 비교했다.

반사학(reflexology)과 스웨덴 마사지는 암이 있는 요양원 거주자를 대상으로 비교되었다. 요통에 대한 구조적 마사지와 이완 마사지를 비교한 무작위대조군실험연구(N = 401)에서는 블라인드를 사용하여 요통에 대한 치료 효과를 검증했다. 근거기반 실무를 개발하기 위해 마사지 기술을 비교하는 더 많은 연구가 필요하다. 무작위대조군실험연구의 결과(N = 125)는 무릎 골관절염 환자의 용량 찾기 연구에 60분, 주 1회 투여가 최적의 표준이라는 것을 보여주었다.

다음은 임상 환경에서 의료전문가가 마사지를 사용하는 방향을 더 많이 결정할 수 있도록 연구에 필요한 제안 사항이다.

- 표본 크기가 큰 블라인드, 무작위화 및 주의 관리 그룹을 사용하여 잘 설계된 연구가 필요하다.
- 마사지가 정신신경면역학적 지표에 미치는 영향을 탐구한 연구자는 거의 없다. HIV 감염 및 암 환자를 대상으로 한 마사지 사용에 대한 연구는 간호사들이 이러한 그룹과 함께 마사지를 사용하도록 안내할 것이다.
- 마사지 관리를 위한 용량 찾기 연구와 최상의 결과를 내는 세션 수를 설정해야 한다. 발표된 연구에서는 이 두 매개변수에 큰 차이가 있다. 연습 환경의 시간 제약으로 인해 이 정보는 바쁜 연습생들에게 매우 유용할 수 있다.
- 운동, 아로마요법, 음악 및 기타 비약리학적 중재를 포함한 멀티모달 프로토콜을 사용하는 마사지의 이점에 대한 연구 연구는 증거 기반 관행 개발에 필요하다.
- 마사지를 시행하는 요법사의 성별이 결과에 미치는 영향은 무엇인가? 이 요인에 대해 보고된 연구는 거의 없다.

참고문헌

Agency for Clinical Innovation. (2014). ACI statewide burn injury service: Physiotherapy and occupational therapy clinical practice.

American Massage Therapy Association. (2018). Massage therapy in integrative care and pain management.

American Physical Therapy Association. (2013). Minimum required skills of physical therapists graduates at entry-level. http://www.apta.org/uploadedFiles/APTAorg/About_Us/Policies/ Education/MinimumRequiredSkillsPTGrads.pdf

Barreto, D. M., & Batista, M. V. A. (2017). Swedish massage: A systematic review of its physical and psychological benefits. Advances in Mind Body Medicine, 31(2), 16–20.

Batavia, M. (2004). Contraindications for therapeutic massage: Do sources agree? Journal of Bodywork and Movement Therapies, 8, 48–57. https://doi.org/10.1016/S1360-8592(03)0008-6

Baumgart, S. B. E., Baumboch-Kraft, A., & Lorenz, J. (2020). Effect of psycho-regulatory massage therapy on pain and depression in women with chronic and/or somataform back pain: A randomized controlled trial. Brain Science, 10, 721. https://doi.org/10.3390/brainsci10100721

Brummitt, J. (2008). The role of massage in sports performance and rehabilitation: Current evidence and future direction. North American Journal of Sports Physical Therapy, 3, 7–21.

Calvert, R. N. (2002). The history of massage. Healing Arts Press.

Chen, W. L., Liu, G. J., Yeh, S. H., Chiang, M. C., Fu, M. Y., & Hsieh, Y. K. (2013). Effect of back massage intervention on anxiety, comfort, and physiologic responses in patients with congestiveheart failure. Journal of Alternative and Complementary Medicine, 19, 464–470. https://doi.org/10.1089/acm.2011.0873

Cherkin, D. C., Sherman, K. J., Kahn, J., Wellman, R., Cook, A. J., Johnson, E., Erro, J., Delaney, K., & Deyo, R. A. (2012). A comparison of the effects of 2 types of massage and usual care on chronic low back pain. Annals of Internal Medicine, 155(1), 1–9. https://doi.org/10.7326/0003-4819-155-1-201107050-00002

Christensen, J. F. (2020). Stress & disease. In M. D. Feldman, J. F. Christensen, J. M. Satterfield, & R. Laponis (Eds.), Behavioral medicine: A guide for clinical practice (5th ed.). McGraw Hill.

Currin, J., & Meister, E. A. (2008). A hospital-based intervention using massage to reduce distress among oncology patients. Cancer Nursing, 3, 214–221. https://doi.org/10.1097/01.NCC.0000305725.65345.f3

da Silva Domingos, T., & Braga, E. M. (2015). Massage with aromatherapy: Effectiveness on anxiety of users with personality disorders in psychiatric hospitalization. Journal of School of Nursing USP, 49(3), 450–456. https://doi.org/10.1590/30080-6234201500003000013

Deflorin, C., Hohenauer, E., Stoop, R., van Daele, U., Cliisen, R., & Taeymans, J. (2020). Physical management of scar tissue: A systematic review and meta-analysis. The Journal of Alternative and Complementary Medicine, 26(10), 854–865. https://doi.org/10.1089/acm.2020.0109

Diego, M. A., Field, T., & Hernandez-Reif, M. (2014). Preterm infant weight gain is increased by massage therapy and exercise via different underlying mechanisms. Early Human Development, 90(3), 137–140. https://doi.org/10.1016/j.earlhumdev.2014.01.009

Dossey, B. M., Selanders, L. C., Beck, D., & Attewell, A. (2005). Florence Nightingale today: Healing, leadership, global action. American Nurses Association.

Ernst, E. (2003). The safety of massage therapy. Rheumatology, 42, 1101–1106. https://doi.org/10.1093/rheumatology/keg306

Field, T. (2002). Preterm infant massage therapy studies: An American approach. Seminars in Neonatology, 7, 487–494. https://doi.org/10.1053/siny.2002.0153

Field, T. (2014a). Massage therapy research review. Complementary Therapies in Clinical Practice, 20, 224–229.

Field, T. (2014b). Touch (2nd ed.). The MIT Press.

Field, T. (2018). Infant massage therapy research review. Clinical Research in Pediatrics, 1(2), 1–9.

Fletcher, B. (2009). A bridge between the mind and body: The effects of massage on body image state. Undergraduate Review, 5, 58–63. http://vc.bridgew.edu/undergrad_rev/vol5/iss1/13

Furlan, A.D., Giraldo, M., Baskwill, Irvin, E., Imamura, M. (2015). Massage for low-back pain. Cochrane Data-base of Systematic Reviews 2015, 9. Art. No.: CD001929. https://doi.org/10.1002/14651858.CD001929.pub.3

Gadhvi, M., & Waseem, M. (2021). Physiology, sensory system. In StatPearls. StatPearls Publishing. https://www.ncbi.nlm.nih.gov/books/NBK547656/Garner, B., Phillips, L. J., Schmidt, H. M., Markulev, C., O'Connor, J., Wood, S. J., Berger, G. E.,

Burnett, P., & McGorry, P. D. (2008). Pilot study evaluating the effect of massage therapy on stress, anxiety, and aggression in a young adult psychiatric inpatient unit. Australian & New Zealand Journal of Psychiatry, 42(5), 414–422. https://doi.org/10.1080/00048670801961131

Gecsedi, R. A. (2002). Massage therapy for patients with cancer. Clinical Journal of Oncology Nursing, 6, 52–54. https://doi.org/10.1188/02.CJON.52-54

Godoy, L. D., Ross, M. T., Delfino-Pereira, P., Garcia-Calrasco, N., & de leima Umeoka, E. H. (2018). A comprehensive overview on stress neurobiology: Basic concepts and clinical implications. Frontiers in Behavioral Neuroscience, 12, 127. https://doi.org/10.3389/fnbeh.2018.00127

Goodall-Copestake, B. M. (1919). The theory and practice of massage (2nd ed.). Paul B. Hoeber. Harris, M., & Richards, K. C. (2010). The physiological and psychological effects of slow-stroke back massage and hand massage on relaxation in the elderly. Journal of Clinical Nursing, 19, 917–926. https://doi.org/10.1111/j.1365-2702.2009.03165.x

Harris, M., Richards, K. C., & Grando, V. T. (2012). The effects of slow-stroke back massage on minutes of nighttime sleep on persons with dementia in the nursing home. Journal of Holistic Nursing, 30(4), 255–263. https://doi.org/10.1177/0898010111245594 8

Hattan, J., King, L., & Griffiths, P. (2002). The impact of foot massage and guided relaxation following cardiac surgery: A randomized controlled trial. Journal of Advanced Nursing, 37, 199–207. https://doi.org/10.1046/j.1365-2648.2002.02083.x

Hicks-Moore, S., & Robinson, B. (2008). Favorite music and hand massage. Dementia, 7(1), 95–108. https://doi.org/10.1177/1471301207085369

Hillier, S. L., Louw, Q., Morris, L., Uwimana, J., & Statham, S. (2010). Massage therapy for people with HIV/AIDS. Cochrane Database of Systematic Reviews, (1), CD007502. https://doi.org/10.1002/14651858.CD007502.pub2

Hirakawa, Y., Masuda, Y., Kimata, T., Uemura, K., Kuzuya, M., & Iguchi, A. (2005). Effects of home massage rehabilitation for the bed-ridden elderly: A pilot trial with a three-month follow up. Clinical Rehabilitation, 19, 20–27. https://doi.org/10.1191/0269215505cr7950a

Hodgson, N. A., & Lafferty, D. (2012). Reflexology versus Swedish massage to reduce physiological stress and pain and improve mood in nursing home residents with cancer:

A pilot study. Evidence-Based Complementary & Alternative Medicine. https://doi.org/10.1155/2012/456897

Johnson, S. (2019). "Helping babies: The mental and physical effects of massage therapy on preterm infants." Intuition: The BYU Undergraduate Journal of Psychology, 14(2), 14. https://scholarsarchive.byu.edu/intuition/vol14/iss2/14

Kellog, J. H. (1895). The art of massage. Good Health Publishing.

Kilstoff, K., & Chenoweth, L. (1998). New approaches to health and well-being for dementia day-care clients, family carers and day-care staff. International Journal of Nursing Practice, 4(2), 70–83. https://doi.org/10.1046/j.1440-172X.1998.00059.x

Kirschner, M., & Kirschner, R. (2019). Hand massage reduces perceived stress, anxiety and fatigue. International Journal of Innovative Studies in Medical Sciences, 3(4), 1–6.

Kolcaba, K., Schirm, V., & Steiner, R. (2006). Effects of hand massage on comfort of nursing home residents. Geriatric Nursing, 27, 85–91. https://doi.org/10.1016/j.gerinurse.2006.02.006

Lee, Y. M. (2017). Effects of combined foot massage and cognitive behavioral therapy on the stress response in middle-aged women. Journal of Alternative and Complementary Medicine, 23(6), 445. https://doi.org/10.1089/acm.2016.0421

Macafee, N. E. (1917). Massage, an elementary text-book for nurses. Reed & Witting. Massage Therapy Body of Knowledge. (2010). Massage therapy body of knowledge (MTBOK) version 1.0.

McNamara, M. E., Burnham, D. C., Smith, C., & Carroll, D. L. (2003). The effects of back massage before diagnostic cardiac catheterization. Alternative Therapies in Health and Medicine, 9(1), 50–57. https://doi.org/10.4037/AJCC1998.7.4.288

Meier, M., Unternaehrer, E., Dimitroff, S. J., Benz, A., Bentele, U. U., Schorpp, S. M., Wenzel, M., & Pruessner, J. C. (2020). Standardized massage interventions as protocols for the induction of psychophysiological relaxation in the laboratory: A block randomized, controlled trial. Scientific Reports, 10(1), 14774. https://doi.org/10.1038/s41598-020-71173-w

M elmed, S., & Jameson, J. L. (2019). Physiology of anterior pituitary hormones. In J. L. Jameson, A. S. Fauci, D. L. Kasper, S. L. Hauser, D. L. Longo, & J. Loscalzo (Eds.), Harrison's principles of internal medicine (20th ed., pp. 2659–2663). McGraw Hill.

Mok, E., & Woo, C. P. (2004). The effects of slow-stroke massage on anxiety and shoulder pain in elderly stroke patients. Complementary Therapies in Nursing & Midwifery, 10, 209–216. https://doi.org/10.1016/j.ctnm.2004.05.006

National Certification Board for Therapeutic Massage and Bodywork. (2021). Become certified: Earn the profession's highest credentials. https://www.ncbtmb.org

National Council of State Boards of Nursing. (2018). National Council of State Boards of Nursing: 2019 NCLEX-RN® detailed test plan: Item writer/item reviewer/nurse educator version.

Nedelec, B., Couture, M. A., Calva, V., Poulin, C., Chouinard, A., Shashoua, D., Gauthier, N., Correa, J. A., de Oliveira, A., Mazer, B., & LaSalle, L. (2019). Randomized controlled trial of the immediate and long-term effect of massage on adult postburn scar. Burns, 45(1), 128–139. https://doi.org/10.1016/j.burns.2018.08.018

Nerbass, F. B., Feltrim, M. I. Z., de Souza, S. A., Ykeda, D. S., & Lorenzi-Filho, G. (2010). Effects of massage therapy on sleep quality after coronary artery bypass graft surgery. Clinicals, 65, 1105–1110. https://doi.org/10.1590/S1807-59322010001000008

Norstroëm, G. M. (1896). The handbook of massage. Leland Stanford Junior University, reprinted in 1896 by the Lane Medical Library. (Original work published 1868)

Perez, E. M., Carrara, H., Bourne, L., Berg, A., Swanevelder, S., & Hendricks, M. K. (2015). Massage therapy improves the development of HIV-exposed infants living in a low socio-economic, peri-urban community of South Africa. Infant Behavior & Development, 38, 135–146. https://doi.org/10.1016/j.infbeh.2014.12.011

Perlman, A., Fogerite, S. G., Glass, O., Bechard, E., Ali, A., Njike, V. Y., Pieper, C., Dmitrieva, N. O., Luciano, A., Rosenberger, L., Keever, T., Milak, C., Finkelstein, E. A., Mahon, G., Campanile, G., Cotter, A., & Katz, D. L. (2019). Efficacy and safety of massage for osteoarthritis of the knee: A randomized clinical trial. Journal of General Internal Medicine, 34, 379–386. https://doi.org/10.1007/s11606-018-4763-5

Perlman, A. I., Ali, A., Njike, V. Y., Hom, D., Davidi, A., Gould-Fogeite, S., Milak, C., & Katz, D. L. (2012). Massage therapy for osteoarthritis of the knee: A randomized dose-finding trial. PLoSONE, 7(2), e30248. https://doi.org/10.1371/journal.pone.0030248

Prichard, C., & Newcomb, P. (2015). Benefit to family members of delivering hand massage with essential oils to critically ill patients. American Journal of Critical Care Nurses, 24(5), 446–449. https://doi.org/10.4037/ajcc2015767

Rawlins, M. (1933). A textbook of massage for nurses and beginners (2nd ed.). Mosby.

Remington, R. (2002). Calming music and hand massage with agitated elderly. Nursing Research, 51(5), 317–323. https://doi.org/10.1097/00006199-200209000-00008

Reychler, G. Caty, G., Arcq, A., Lebrun, L., Belkhir, L., Yombi, J., & Marot, J. (2017). Effects of massage therapy on anxiety, depression, hyperventilation and quality of life in HIV infected patients: A randomized controlled trial. Complementary Therapies in Medicine, 32, 109–114. https://doi.org/10.1016/j.ctim.2017.05.002

Richards, K. C. (1998). Effect of a back massage and relaxation intervention on sleep in critically ill patients. American Journal of Critical Care, 7, 288–299.

Rose, M. K. (2020). Comfort touch: Massage for the elderly and the ill. Wolters Kluwer/ Lippincott Williams & Wilkins.

Ruffin, P. T. (2011). A history of massage in nurse training school curricula (1860–1945). Journal of Holistic Nursing, 29, 61–67. https://doi.org/10.1177/0898010110377355

Schaub, C., Von Gunten, A., Morin, D., Wild, P., Gomez, P., & Popp, J. (2018). The effects of hand massage on stress and agitation among people with dementia in a hospital setting: A pilot study. Applied Psychophysiology and Biofeedback, 43, 319–332. https://doi.org/10.1007/s10484-018-9416-2

Seyyed-Rasodi, A., Salehi, F., Mohammadpoorosi, A., Goljaryan, S., & Seyyedi, A. (2016). Comparing the effects of aromatherapy massage and inhalation aromatherapy on anxiety and pain in burn patients. Burns, 42(8), 1774–1780. https://doi.org/10.1016/j.burns.2016.06.014

Sherman, K. J., Cook, A. J., Wellman, R. D., Hawkes, R. J., Kahn, J. R., Deyo, R. A., & Cherkin, D. C. (2014). Five-week outcomes from a dosing trial of therapeutic massage for chronic neck pain. The Annals of Family Medicine, 12(2), 112–120. https://doi.org/10.1370/afm.1602

Snyder, M., Egan, E. C., & Burns, K. R. (1995). Efficacy of hand massage in decreasing agitation behaviors associated with care activities in persons with dementia. Geriatric Nursing, 16(2), 60–63. https://doi.org/10.1016/s0197-4572(05)80005-9

Snyder, M., & Taniguki, S. (2010). Massage. In M. Snyder & R. Lindquist (Eds.), Complementary & alternative therapies in nursing (6th ed., pp. 337–448). Springer Publishing Company.

Taniguki, S. (2008). Use of Shiatsu with home care patients (Unpublished manuscript). Touch Research Institute. (n.d.). Touch Research Institute. http://www6.miami.edu/touch-research Wang, H. L., & Keck, J. F. (2004). Foot and hand massage as an intervention for postoperative pain. Pain Management Nursing, 5, 59–65. https://doi.org/10.1016/j.pmn.2004.01.002

Westerman, K. F., & Blaisdell, C. (2016). Many benefits and little risk: The use of massage in nursing practice. American Journal of Nursing, 116(1), 35–39. https://doi.org/10.1097/01.NAJ.0000476164.97929.f2

Wieting, J.M. (2020). Massage, traction, and manipulation. Retrieved from https://emedicine .medscape.com/article/324-overview#showall

Yaribeygi, H., Panahi, Y., Sahraei, H., Johnston, T. P., & Sahebkar, A. (2017). The impact of stress on body function: A review. EXCLI Journal, 16, 1057–1072. https://doi.org/10.17179/excli2017-480

Zhao, H., Weiwei, G., & Zhang, M. (2020). Massage therapy in nursing as nonpharmacological interventions to control agitation and stress in patients with dementia. Alternative Therapies, 16(6), 29–33.

13

타이치 Tai chi

학습 목표

1. 타이치의 의미를 이해한다.
2. 다양한 스타일의 타이치 운동 움직임을 이해한다.
3. 타이치 운동의 동작을 따라해 본다.
4. 타이치 운동의 효과를 이해한다.

용어 정의

- **타이치:** '최고의 궁극'을 의미한다.
- **타이치 운동:** 일련의 유동적이고, 연속적이며, 우아한 춤과 같은 자세를 포함하는 연결 동작의 형태로 '최고의 궁극'을 경험할 수 있는 심신 운동이다.

현대인은 시간 부족으로 규칙적인 운동을 할 수 없어 불안을 느끼게 된다. 운동을 하지 않으면 정신적 긴장, 신경쇠약, 일상 업무의 비효율 등이 발생할 수 있다. 건강은 우리 삶의 필수적인 부분으로 그래서 어떻게 건강한 몸과 마음을 얻고 유지하느냐가 중요한 관심사이다. 일반적으로 운동과 신체 활동은 모든 연령대에서 생리적, 심리적으로 건강상의 이점을 갖는 것으로 인식된다. 하지만 모든 연령대의 사람들에게 맞는 운동을 찾는 것은 쉽지 않다.

최근에는 타이치 운동이 간호사, 의사, 직업 치료사, 물리 치료사, 그리고 레크리에이션 치료사와 같은 많은 전문가들 사이에서 점점 더 관심을 받고 있다. 타이치 운동은 개인의 몸에 대한 인식을 높이고 감정과 생각을 표현하기 위해 신체 구조를 이용하는 조작적인 신체 기반 운동 요법이다. 타이치 운동을 통해 점차 사람들이 전체적인 존재라는 것과 조화로움이 강화된다는 사실을 인식하게 된다.

정의

타이치는 중국 전통 무술로 '최고의 궁극'을 경험하는 심신 운동이다. 타이치 운동은 일련의 유동적이고 연속적이며, 우아한 춤과 같은 자세를 포함하는 연결동작의 형태이다. 몸의 우아한 움직임은 지속적인 몸과 몸통 회전, 고관절과 무릎의 굴곡/신장, 자세 정렬 및 팔의 협응에 관여하며 정신 집중, 체중의 균형 잡힌 이동, 근육 이완 및 호흡 조절에 의해 통합된다. 동작은 느리고, 리듬감 있고, 잘 통제된 방식으로 수행된다.

타이치 운동은 스타일에 따라 움직임이 다르다. 첸 스타일(Chen style: 빠르고 느린 큰 움직임), 양 스타일(Yang style: 느린 큰 움직임), 우 스타일(Wu style: 중간 속도, 작은 움직임), 선 스타일(Sun style: 빠르고 작은 움직임; Douglas & Douglas, 2012)과 같은 종류가 있으며, 자세나 형태, 순서, 속도, 난이도 등에서 각기 다른 특징적인 프로토콜을 가지고 있으나 기본 원칙은 동일하다. 예를 들어 첸 스타일과 양 스타일의 중요한 차이점은 양 스타일의 움직임은 편안하고, 일정한 속도로 진행되고, 우아하다는 것이다. 양 스타일은 노인들이 가장 많이 하는 타이치 운동이다. 반면 첸 스타일은 절제되고 절제된 동작과 함께 느리고 완만한 동작을 빠르고 활기찬 동작과 교대하는 것이 특징이며, 이는 보다 무술적인 기원을 반영한다. 대부분의 타이치 동작은 '흰 학이 날개를 펼친다', '새의 꼬리를 잡는다'와 같은 동물의 모습을 따서 명명되었다.

고대 타이치에는 몇 가지 단순한 형태가 있다. 예를 들어 Chen 등에 의해 개발된 타이치 운동 프로그램(STEP)은 준비운동, 본 운동, 그리고 마무리의 세 단계를 포함한다. 첫 번째 준비운동 단계에서는 머리부터 발끝까지 몸을 풀어주는 9가지 운동이 설계된다. 두 번째 본 운동 단계에서는 배우기 쉽고 수행하기 쉬운 12가지 태극 동작이 포함된다. 마무리 단계에서는 신체가 운동 개입 전의 휴식 상태로 돌아갈 수 있도록 도와준다. 이는 다리 움직임이 적고 무릎 굽힘이 적으며 손동작이 덜 복잡하다는 점에서 전통적인 타이치 스타일과는 다르다. 만성 질환을 앓고 있는 노인들을 위해 특별히 설계되었기 때문이다.

과학적 근거

타이치 운동은 생명 에너지인 기가 경맥이라는 경로로 몸 전체에 순환한다는 중국 의학 이론과 밀접하게 관련되어 있다. 올바른 자세와 적절한 이완을 사용하여 타이치는 전신에 기의 자유로운 흐름을 촉진하고 개인의 건강을 향상시킨다. 타이치 운동은 심호흡의 타이밍과 횡격막의 움직임에 의해 조절되며 신체의 다양한 근육과 관절에 균형 잡힌 운동을 제공한다. 또한 운동 중 평안한 정신 상태와 영적인 상태는 중추신경계가 충분한 훈련을 받게 하고, 이는 지속적으로 운동을 하게 되면 더 강화된다. 다양한 장기들의 건강을 크게 좌우하므로 건강한 신체를 위해서는 중추 신경계가 중요하다.

중재

대만과 같은 아시아 국가에서는 이른 아침 공원 또는 초등학교 운동장에서 노인들이 단체로 타이치 운동을 연습하는 것이 일반적이라고 할 만큼 인기가 많다. 타이치 운동은 보통 타이치의 본질을 다른 사람들과 그룹별로 공유하는 것을 즐기는 타이치 마스터가 이끈다. 타이치에 관심이 있는 사람들은 단체에 가입하고 마스터로부터 동작을 배우는 것을 추천한다.

기술

다양한 스타일의 타이치 연습이 필요하지만 기본 원칙은 동일하다. 5대 기본 원칙은 다음과 같다.

- 손과 다리의 움직임은 동시에 이루어져야 한다.
- 단단하고 긴장된 자세보다는 부드럽고 편안한 자세에 중점을 두어야 한다.
- 동작은 조용하고 열린 마음으로 연습해야 한다.
- 발바닥은 바닥에 안전하게 대고 무릎을 낮은 자세로 구부리고 단전을 위해 하복부에 주요 초점을 맞추어야 한다.
- 물리적인 힘은 발을 바닥에 대고, 무게가 이동하면서 다리를 통해 전달되어야 하며, 허리의 회전에 의해 분배되어야 한다.

타이치 운동 수행 전에 신체적으로 휴식을 취하고 다른 것을 생각하지 않아야 한다. 동작은 자연스러운 호흡과 함께 느리고 율동적이어야 한다. 모든 동작은 점점 쉬워지고 부드럽고, 허리가 자유롭게 돌아가면서, 편안함과 이완된 느낌을 받게 된다. 정신적인 측면에서 타이치 운동은 몸과 마음의 조화를 만들어내는 운동이다. 각각의 동작은 생각을 먼저 해야 한다. 예를 들어 손을 들기 위해서는 먼저 개인이 필요한 정신적 집중력을 가지고 있어야 하고, 그 다음에 손을 적절한 방법으로 천천히 들어올릴 수 있다. 이때 호흡은 더욱 깊어지고 몸은 강해진다.

지침

그림 13.1과 표 13.1에서는 '백색 학의 날개 펼치기'라고 불리는 움직임을 확인할 수 있다.

타이치에 대한 다양한 영상도 이용할 수 있다. 다음 DVD 또는 책은 타이치를 배우는 데 유용하다.

- 타이치 가이드 북: 중국 고대 운동에 대한 단계별 접근법은 타이치의 원리와 관행에 대한 완전한 소개를 포함하고 있으며 전체적으로 명확하고 유익한 사진과 함께 제공된다. 그것은 움직임과 몸의 기본 원리, 태극이 치유를 도울 수 있는 방법, 생명 에너지, 경혈, 7대 차크라, 그리고 완전한 움직임 순서에 대한 단계별 안내를 포함한다.
- 앉아서 하는 타이치 운동 가이드 북: 스트레스를 관리하고 마음, 몸, 정신의 균형을 맞추기 위한 치료법은 타이치와 기공이 현대 생활 스트레스에 대한 완벽한 해독제이며 건강을 유지하는 훌륭한 방법이라고 강조한다. 이러한 형태의 운동에 대한 설명을 제공하고 쉬운 단계부터 어려운 단계까지 프로그램을 구축하는 방법을 보여준다.
- 타이치와 기공 가이드 북: 약 150개의 온라인 비디오와 300개의 풍부한 세부 삽화를 포함하고 있어 매우 효과적인 방법에 초점을 맞춘다.
- 간략화 된 타이치 운동 가이드 북: 응용 프로그램 및 표준 48개의 자세를 사용한 24개의 자세는 자가 학습을 위해 설계되어 있다. 간략화 된 양식 타이치 24식과 48식을 빠르고 정확하게 학습할 수 있도록 도와준다.

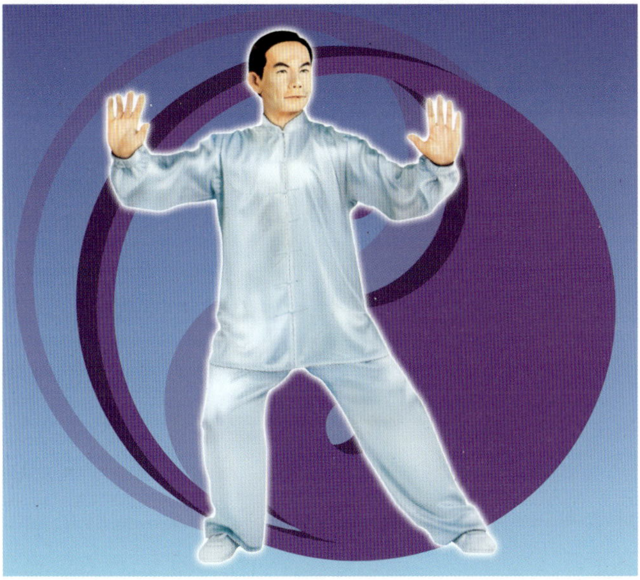

그림 13.1 타이치 운동

표 13.1 "백색 학의 날개 펼치기" 절차
• 왼쪽 손바닥이 시계방향으로 위를 향하도록 오른쪽 발을 왼쪽 옆으로 가져간다. 손바닥은 아래로 향하게 한다. 동시에 몸을 왼쪽으로 약간 돌리고 오른쪽 손바닥을 위로 돌린다. • 왼발을 반 걸음 앞으로 내딛는다. 모든 체중을 오른발로 옮기고, 동시에 오른쪽 손바닥을 왼쪽 팔꿈치를 지나 위로 올리고 왼쪽 발도 약간 위로 들어 올린다. • 왼쪽 손바닥을 허리 높이까지 내리고 손바닥을 아래로 내려 동작을 완료한다. 오른쪽 손바닥을 머리 높이까지 올리고 손바닥을 안쪽으로 향하게 한 후 왼발로 빈 자세로 터치한다. 출처: Liang,, S. Y. & W. C. (2014). 간략화된 타이치: 24개의 자세와 응용 프로그램 및 표준 48개의 자세. Ymaa Publication Center.

- 타이치 무술 응용 프로그램 가이드 북: 고급 양식 타이치(Advanced Yang Style)에는 따라하기 쉬운 새로운 사진들이 순서대로 포함되어 있다. 각 기술은 4~6장의 큰 사진과 함께 동작을 수행하는 방법에 대한 자세한 설명이 포함된다. 사진 속의 화살표는 움직임을 올바르게 실행하기 위해 활용된다.
- 10가지 간단한 타이치 운동의 기초 배우기 가이드 북: 타이치 초보자 가이드

에는 사람들이 타이치의 기본 동작을 배울 수 있도록 안내하는 비디오 링크와 100장 이상의 사진이 포함되어 있다.

- 10주간 타이치 운동 가이드 북: 초보자를 위해 10주간의 타이치 기초를 안내하기 위해 고안되었다. 그것은 독자들에게 24단계 양식을 가르치고 준비 단계와, 치유와 부상을 피하는 것에 대한 통찰력을 공유한다.

결과 측정

정신집중과 호흡조절은 타이치 운동 실천의 중요한 두 가지 주요 원칙이다. 평화롭고 집중된 마음으로 타이치를 연습하고 각 동작에 부드러운 호흡을 접목할 때 신체적, 심리적 이완을 경험하게 되며, 이는 두 상태의 웰빙 향상으로 이어진다. 타이치 효과 측정은 이러한 개념적 틀을 염두에 두면서 신체적 및 심리적 안녕을 모두 포함해야 한다. 지금까지는 심리적 효과(기분 상태 등)를 보는 연구보다는 신체적인 효과(심혈관 기능 등)를 보기 위한 연구가 많이 수행되었다.

이용

타이치는 강도가 낮고 리듬이 일정하며 신체적, 정신적 긴장이 낮기 때문에 노인이나 만성질환 환자에게 특히 적합하다. 심혈관 및 호흡 기능을 향상시키고 건강을 개선하며, 긍정적인 건강 상태를 촉진하는 것으로 나타났다. 또한 타이치 연습은 혈압을 낮추는 데 효과적이었다. 연구에 의하면 타이치는 자세의 안정성을 높이고, 균형을 강화하며 근력과 지구력을 향상시켜 낙상 위험을 감소시키는 것으로 나타났다. 또한 골관절염과 같은 만성 질환의 증상 조절에도 중요한 역할을 한다.

연구에 따르면 타이치 운동은 긍정적 기분 상태를 향상시키고, 수면의 질(quality of sleep)을 높이는 심리적 이점을 제공할 수 있다.

연구자들은 타이치 운동이 지역 사회 프로그램이나 노인 복지 센터 활동에 통합되어 노인 복지를 증진시킬 수 있다고 제안했다. 요양원 활동이나 병원 환경의 재활 프로그램에도 포함될 수 있다. 게다가 타이치 운동은 다른 그룹에도 적용되었다. 예를 들어, 타이치는 천식을 앓고 있는 어린이들의 폐기능을 향상시키고, 주의력결핍/과활동장애 환자들을 위한 치료제 역할을 하며, 심근경색 환자들의 기능능력을 증가시키고, 균형, 보행, 보행능력 및 파킨슨병 환자의 기동성을 향상시킨다. 미국, 영국, 호주, 홍콩, 싱가포르, 대만을 포함한 많은 나라에서도 타이치 운동이 행해졌다. 그 예로 영국에서는 타이치가 어떻게 사용되는지 사이드바 13.1을 통해 확인할 수 있다.

사이드바 13.1 영국에서의 타이치 운동 적용

그레이드 D. 스미스

비록 전통적인 중국 의학의 일부이지만, 영국에서 타이치는 건강과 관련된 이점과 스트레스 해소를 위해 점점 더 많이 사용되는 것으로 보인다. 현재까지 영국에서 이 활동의 인기를 뒷받침한 연구는 거의 없다. 타이치는 대부분 나이 든 사람들이 신체적, 정신적 건강상의 이점을 위해 사용하는 것으로 보인다. 영국의 국민건강서비스(NHS)는 적절한 타이치 사용이 노인들의 낙상을 예방하고 전반적인 심리적 행복을 향상시킬 수 있다고 언급한다. 이러한 주장의 근거는 타이치를 연습하는 사람들이 달성할 수 있는 향상된 균형 제어와 유연성에서 비롯한다. 그러나 다른 형태의 보완 및 대체 의학과 마찬가지로 이러한 주장을 입증하기 위해서는 고품질의 엄격한 연구가 필요하다. 불행하게도 현재까지 그러한 연구는 부족한 실정이다.

영국의 민간 의료 기관들도 타이치를 영향력 높고 기분 좋은 운동 형태로 홍보하고 있다. 임신 중이거나 탈장, 요통 또는 심각한 골다공증을 앓고 있는 사람들의 경우, 시작 전에 가정 의사와 상담하도록 권장되지만, 타이치 사용과 관련된 실제 안전 문제는 없는 것으로 보인다. 또한 안전 부분에서 개인들은 프로그램 등록 전에 타이치 강사의 자격과 경험에 대해 알아보도록 장려된다. 현재 영국에는 타이치에 대한 법적 규정은 없으나 타이치 연합을 포함하여 여러 단체들이 존재한다.

타이치 연합은 영국에서 가장 큰 독립적인 타이치 강사 집단이다. 그들은 건강, 미적 명상, 호신술, 그리고 일반적인 수준 향상과 같은 모든 측면에서 타이치 종사자들을 통합하고 홍보하는 것을 목표로 한다. Tai Chi UK는 '타이치 운동은 궁극적인 전체적인 경험'이 될 수 있다고 주장하는 또 다른 기존 조직이다. 이러한 그룹의 발전은 영국에서 타이치의 인기가 증가하고 있음을 보여주는 명백한 증거이다.

주의 사항

타이치 운동은 충격이 적고, 속도가 느리며, 외과적으로 합병증이 거의 없는 느린 우아한 움직임으로, 특히 노인들에게 적합한 컨디션 조절 운동이다. 비록 많은 연구가 타이치 운동의 이점을 언급하고 있긴 하지만, 급성 협심증, 심실 부정맥, 또는 심근 허혈과 같은 건강문제가 있는 경우에는 제한되어야 한다. 강사와 학생은 이러한 사항을 알고 있어야 하며, 개인의 운동 허용 오차 및 기타 한계를 판단하기 위한 초기 평가가 필요하다. 타이치 운동을 배우는 동안, 초보자는 처음 60일에서 90일 동안 정기적으로 (예를 들어 4주 간격으로) 진행하고, 프로그램을 준수하며 인지 반응, 근력, 균형 및 유연성 수준에 대해 주기적으로 평가되어야 한다. 진행은 개별화되어 있으며, 강사의 선호도를 기반으로 한다. 개인의 필요와 신체적 관용을 바탕으로 동작을 가르칠 수 있는 경험이 풍부한 사람에게 타이치 운동을 배울 것을 강력히 제안한다. 타이치 교실 선택에 대한 조언은 표 13.2에 나와있다.

표 13.2 타이치 교실 선택

- 가능하다면 타이치 운동을 전문으로 하는 스튜디오나 단체를 찾는다.
- 동작을 시연하고 구두로 설명하는 경험이 풍부한 마스터(6~10년 경력)를 찾는다. 참가하기 전에 강의를 관찰하도록 요청한다.
- 학생 수가 20명 미만인 교실을 찾는다.
- 특수 의류나 장비를 구입하지 않는다.

후속 연구

타이치 운동을 적절하게 연습하는 것은 문헌에서 증명된 것처럼 다양한 이점이 있으며 적절한 사람들에게 권장된다. 다양한 대상자를 포함하여 간호사들에게 타이치 운동에 대한 지침을 제공하기 위해서는 간호의 관점에서 그 효과에 대한 더 많은 연구가 필요하다. 추가 연구를 위한 몇 가지 질문은 다음과 같다.

- 어떤 대상자가 타이치 운동을 함으로써 가장 많은 이익을 얻을 수 있는가? 타이치 운동을 방해할 수 있는 조건은 있는가?

- 타이치 운동을 실천하는 노인들의 건강 변화는?
- 초보자(태극 동작을 이제 막 배우기 시작한 사람들), 실무자(태극을 1년 이상 규칙적으로 연습한 사람들), 그리고 타이치 마스터(10년 이상 정기적으로 타이치를 연습하고 전미 타이치 협회로부터 강사 자격을 취득한 사람들)에게 배운 후 건강변화의 차이점이 있는가?

참고문헌

Booth, F. W., Roberts, C. K., Thyfault, J. P., Ruegsegger, G. N., & Toedebusch, R. G. (2017). Role of inactivity in chronic diseases: Evolutionary insight and pathophysiological mechanisms. Physiological Reviews, 97(4), 1351–1402. https://doi.org/10.1152/physrev.00019.2016

Bubela, D., Sacharko, L., Chan, J., & Brady, M. (2019). Balance and functional outcomes for older community-dwelling adults who practice tai chi and those who do not: A comparative study. Journal of Geriatric Physical Therapy, 42(4), 209–215. https://doi.org/10.1519/JPT.0000000000000153

Chan, A. W., Yu, D. S., Choi, K. C., Lee, D. T., Sit, J. W., & Chan, H. Y. (2016). Tai chi qigong as a means to improve night-time sleep quality among older adults with cognitive impairment: A pilot randomized controlled trial. Clinical Interventions in Aging, 11, 1277–1286. https://doi .org/10.2147/CIA.S111927

Chen, K. M., Chen, W. T., & Huang, M. F. (2006). Development of the simplified tai-chi exercise program (STEP) for frail older adults. Complementary Therapies in Medicine, 14, 200–206. https://doi.org/10.1016/j.ctim.2006.05.002

Chewning, B., Hallisy, K. M., Mahoney, J. E., Wilson, D., Sangasubana, N., & Gangnon, R. (2020). Disseminating tai chi in the community: Promoting home practice and improving balance. Gerontologist, 60(4), 765–775. https://doi.org/10.1093/geront/gnz006

Clark, A. (2011). The complete illustrated guide to tai chi: A step-by-step approach to the ancient Chinese movement. HarperCollins.

Converse, A. K., Barrett, B. P., Chewning, B. A., & Wayne, P. M. (2020). Tai chi training for attention deficit hyperactivity disorder: A feasibility trial in college students. Complementary Therapies in Medicine, 53, Article 102538. https://doi.org/10.1016/j.ctim.2020.102538

Desrochers, P., Kairy, D., Pan, S., Corriveau, H., & Tousignant, M. (2016). Tai chi for upper limb rehabilitation in stroke patients: The patient's perspective. Disability and Rehabilitation, 39, 1313–1319. https://doi.org/10.1080/09638288.2016.1194900

Douglas, B., & Douglas, A. W. (2012). The complete idiot's guide to t'ai chi & qigong illustrated. Alpha.

Field, T. (2016). Knee osteoarthritis pain in the elderly can be reduced by massage therapy, yoga and tai chi: A review. Complementary Therapies in Clinical Practice, 22, 87–92. https://doi .org/10.1016/j.ctcp.2016.01.001

Gallant, M. P., Tartaglia, M., Hardman, S., & Burke, K. (2019). Using tai chi to reduce fall risk factors among older adults: An evaluation of a community-based implementation. Journal of Applied Gerontology, 38(7), 983–998. https://doi.org/10.1177/0733464817703004

Ghandali, E., Moghadam, S. T., Hadian, M. R., Olyaei, G., Jalaie, S., & Sajjadi, E. (2017). The effect of tai chi exercises on postural stability and control in older patients with knee osteoarthritis. Journal of Bodywork and Movement Therapies, 21(3), 594–598. https://doi.org/10.1016/ j.jbmt.2016.09.001

Gu, Q. (2011). Chen style taijiquan 56 form for competition. Hong Kong Study Society.

Hallisy, K. M. (2018). Health benefits of tai chi: Potential mechanisms of action. International Journal of Family & Community Medicine, 2(5), 261–264. https://doi.org/10.15406/ijfcm.2018.02.00091 Hermanns, M., Haas, B. K., Rath, L., Murley, B., Arce-Esquivel, A. A., Ballard, J. E., & Wang,

Y. T. (2018). Impact of tai chi on peripheral neuropathy revisited: A mixed-methods study. Gerontology and Geriatric Medicine, 4, Article 2333721418819532. https://doi.org/10.1177/2333721418819532

Huang, N., Li, W., Rong, X., Champ, M., Wei, L., Li, M., Mu, H., Hu, Y., Ma, Z., & Lyu, J. (2019). Effects of a modified tai chi program on older people with mild dementia: A randomized controlled trial. Journal of Alzheimer's Disease, 72(3), 947–956. https://doi.org/10.3233/JAD-190487

H uston, P., & McFarlane, B. (2016). Health benefits of tai chi: What is the evidence? Canadian Family Physician, 62(11), 881–890. https://www.cfp.ca/content/cfp/62/11/881.full.pdf

Hwang, H. F., Chen, S. J., Lee-Hsieh, J., Chien, D. K., Chen, C. Y., & Lin, M. R. (2016). Effects of home-based tai chi and lower extremity training and self-practice on falls and functional outcomes in older fallers from the emergency department: A randomized controlled trial. Journal of the American Geriatrics Society, 64(3), 518–525. https://doi.org/10.1111/jgs.13952

Kasim, N. F., van Zanten, J. V., & Aldred, S. (2020). Tai chi is an effective form of exercise to reduce markers of frailty in older age. Experimental Gerontology, 135(1), 110925. https://doi .org/10.1016/j.exger.2020.110925

Koh, T. C. (1981). Tai chi chuan. American Journal of Chinese Medicine, 9, 15–22. https://doi.org/10.1142/s0192415x81000032

Kuhn, A. (2017). Tai chi in 10 weeks: A beginner's guide. YMAA Publication Center.

Lee, T. L., Sherman, K. J., Hawkes, R. J., Phelan, E. A., & Turner, J. A. (2020). The benefits of T'ai Chi for older adults with chronic back pain: A qualitative study. The Journal of Alternative and Complementary Medicine, 26(6), 456–462. https://doi.org/10.1089/acm.2019.0455

Leung, L. Y., Chan, A. W., Sit, J. W., Liu, T., & Taylor-Piliae, R. E. (2019). Tai chi in Chinese adults with metabolic syndrome: A pilot randomized controlled trial. Complementary Therapies in Medicine, 46, 54–61. https://doi.org/10.1016/j.ctim.2019.07.008

Li, F., Harmer, P., Fitzgerald, K., Eckstrom, E., Akers, L., Chou, L. S., Pidgeon, D., Voit, J., & Winters-Stone, K. (2018). Effectiveness of a therapeutic Tai Ji Quan intervention vs a multimodal exercise intervention to prevent falls among older adults at high risk of falling: A randomized clinical trial. JAMA Internal Medicine, 178(10), 1301–1310. https://doi.org/10.1001/ jamainternmed.2018.3915

Li, Q., Liu, J., Dai, F., & Dai, F. (2020). Tai chi versus routine exercise in patients with early- or mild-stage Parkinson's disease: A retrospective cohort analysis. Brazilian Journal of Medical and Biological Research, 53(2), Article e9171. http://dx.doi.org/10.1590/1414-431X20199171 Liang, S. Y., & Wu, W. C. (2014). Simplified Tai Chi Chuan: 24 postures with applications & standard 48 postures (2nd ed.). YMAA Publication Center.

Liao, P. C., Lin, H. H., Chiang, B. L., Lee, J. H., Yu, H. H., Lin, Y. T., Yang, Y. H., Li, P. Y., Wang, L. C., & Sun, W. Z. (2019). Tai chi chuan exercise improves lung function and asthma control through immune regulation in childhood asthma. Evidence-Based Complementary and Alternative Medicine, 2019, Article 9146827. https://doi.org/10.1155/2019/9146827

Lin, H. C., Lin, H. P., Yu, H. H., Wang, L. C., Lee, J. H., Lin, Y. T., Yang, Y. H., Li, P. Y., Sun, W. Z., & Chiang, B. L. (2017). Tai-chi-chuan exercise improves pulmonary function and decreases exhaled nitric oxide level in both asthmatic and nonasthmatic children and improves quality of life in children with asthma. Evidence-Based Complementary and Alternative Medicine, 2017, Article 6287642. https://doi.org/10.1155/2017/6287642

Lü, J., Huang, L., Wu, X., Fu, W., & Liu, Y. (2017). Effect of Tai Ji Quan training on self-reported sleep quality in elderly Chinese women with knee osteoarthritis: A randomized controlled trial. Sleep Medicine, 33, 70–75. https://doi.org/10.1016/j.sleep.2016.12.024 Ma, C., Zhou, W., Tang, Q., & Huang, S. (2018). The impact of group-based tai chi on health-status outcomes among community-dwelling older adults with hypertension. Heart & Lung, 47(4), 337–344. https://doi.org/10.1016/j.hrtlng.2018.04.007

Manferdelli, G., La Torre, A., & Codella, R. (2019). Outdoor physical activity bears multiple benefits to health and society. The Journal of Sports Medicine and Physical Fitness, 59(5), 868–879. https://doi.org/10.23736/S0022-4707.18.08771-6

Okuyan, C. B., & Deveci, E. (2020). The effectiveness of tai chi chuan on fear of movement, prevention of falls, physical activity, and cognitive status in older adults with mild cognitive impairment: A randomized controlled trial. Perspectives in Psychiatric Care. Advanced online publication.. https://doi.org/10.1111/ppc.12684\

Polkey, M. I., Qiu, Z. H., Zhou, L., Zhu, M. D., Wu, Y. X., Chen, Y. Y., Ye, S. P., He, Y. S., Jiang, M., He, B. T., Mehta, B., Zhong, N. S., & Luo, Y. M. (2018). Tai chi and pulmonary rehabilitation compared for treatment-naive patients with COPD: A randomized controlled trial. Chest, 153(5), 1116–1124. https://doi.org/10.1016/j.chest.2018.01.053

Quarta, C. W., & Vallie, M. M. (2012). Seated tai chi and qigong: Guided therapeutic exercises to manage stress and balance mind, body and spirit. Singing Dragon.

Read, P. (2018). The beginners guide to the tai chi form. Blurb.

Wang, C., Schmid, C. H., Iversen, M. D., Harvey, W. F., Fielding, R. A., Driban, J. B., Price, L. L., Wong, J. B., Reid, K. F., Rones, R., & McAlindon, T. (2016a). Comparative effectiveness of tai chi versus physical therapy for knee osteoarthritis. Annals of Internal Medicine, 165(2), 77–86. https://doi.org/10.7326/M15-2143

Wang, Y. T., Li, Z., Yang, Y., Zhong, Y., Lee, S. Y., Chen, S., & Chen, Y. P. (2016b). Effects of wheelchair tai chi on physical and mental health among elderly with disability. Research in Sports Medicine, 24(3), 157–170. https://doi.org/10.1080/15438627.2016.1191487

Wu, B., Ding, Y., Zhong, B., Jin, X., Cao, Y., & Xu, D. (2020). Intervention treatment for myocardial infarction with tai chi: A systematic review and meta-analysis. Archives of Physical Medicine and Rehabilitation, 101(12), 2206–2218. https://doi.org/10.1016/j.apmr.2020.02.012

Yang, J. M. (2010). Tai chi chuan classical yang style: The complete form qigong. Yang's Martial Arts Association.

Yang, J. M., & Liang, T. T. (2016). Tai chi chuan martial applications: Advanced yang style (3rd ed.). Ymaa Publication Center.

Yeung, A., Chan, J. S. M., Cheung, J. C., & Zou, L. (2018). Qigong and tai-chi for mood regulation. Focus, 16(1), 40–47. https://doi.org/10.1176/appi.focus.20170042

Zhu, M., Zhang, Y., Pan, J., Fu, C., & Wang, Y. (2020). Effect of simplified Tai Chi exercise on relieving symptoms of patients with mild to moderate Parkinson's disease. The Journal of Sports Medicine and Physical Fitness, 60(2), 282–288. https://doi.org/10.23736/S0022-4707.19.10104-1

14

이완요법 Relaxation therapies

학습 목표

1. 이완요법의 목적을 이해하고 이완요법의 방법을 익힌다.
2. 이완요법의 효과를 이해한다.

용어 정의

- **점진적 근육이완:** 연속적인 근육의 긴장과 이완하는 방법이다.
- **횡격막 호흡:** 호흡을 할 때 횡격막을 사용하여 효율적으로 호흡하는 방법이다.
- **자율 훈련법(AT):** 이미지와 신체 인식을 모두 사용하여 스트레스와 근육 긴장을 줄이는 이완 방법이다.

지난 10년간 세계보건기구(world health organization, WHO)는 스트레스를 세계적인 문제로 인식했고, 최근 코로나19 대유행으로 이러한 우려는 더욱 증폭되었다. 특히 대상자와 건강관리 제공자를 위한 스트레스 측정 비용은 나날이 증가하고 있다. 지속적인 세계적 스트레스 수준을 고려할 때 대상자와 제공자 모두의 스트레스 감소 요법을 개발하는 것이 점점 더 중요해지고 있다. 이완요법은 신체의 근육 긴장을 이완시켜 스트레스를 줄이기 위해 사용된다. 많은 이완요법들은 스트레스를 관리하고, 통증을 완화하며, 건강을 증진시킨다. 이 장에서 논의된 것들은 간단하고 쉽게 구현된 점진적 근육이완(progressive muscle relaxation, PMR) 및 횡격막 호흡(diaphragmatic breathing, DB)에서부터 자율 훈련법(autogenes training, AT)과 같은 더 복잡한 방법에 이르기까지 다양하다. 이러한 요법을 조합해서 사용하기도 하는데, 이 때 각 요법을 배우고 사용하는 시간 측면에서 다양성이 제공된다. 다양한 이완요법의 사용은 건강 증상 관리 및 건강 증진을 위한 좋은 선택이 되고 있다.

정의

이완요법은 근육에 존재하는 긴장을 줄이는 데 도움을 주며 이것은 마음을 포함한 신체의 다른 영역으로 일반화한다. 효과적인 휴식은 스트레스로 인한 질병과 증상을 줄이고 삶의 질을 향상시킬 수 있다. 이완은 자기 관리의 한 형태이며 대상자에게 휴식 요법을 가르치는 것은 그들을 더 적극적인 건강관리자로 만든다.

횡격막 호흡은 호흡을 할 때 횡격막을 사용한다. 이완 호흡은 호흡을 늦추고 어깨, 목, 상흉근의 사용을 줄여 보다 효율적인 호흡을 할 수 있도록 함으로써 전신의 산소 공급을 향상시키는 것이 목적이다.

점진적 근육 이완은 연속적인 근육의 긴장과 이완이다. 이 요법은 Jacobson에 의해 도입되었고 오늘날에도 널리 사용되고 있다. 근육이 이완되었을 때와 긴장되었을 때 경험하는 감정을 사람들은 구별할 수 있다. 결국 연습을 통해 근육에 집중하는 것만으로도 근육을 이완시킬 수 있다.

자율 훈련법은 이미지와 신체 인식을 모두 사용하여 스트레스와 근육 긴장을 줄이는 이완 방법이다. 이 요법은 독일의 신경학자인 Schultz에 의해 개발 및 출판되었으며 근육 이완으로 이어지는 자율 감각을 다루고 있다.

과학적 근거

이완요법의 목적은 스트레스가 신체에 미치는 부수적인 영향을 줄이는 것이다. 실제적이고 지각된 사건과 생각은 교감신경계를 활성화시키는 스트레스를 만들 수 있다. 이것은 일련의 물리적, 화학적 반응의 시작이다. 신체가 스트레스 요인에 대처할 준비를 할 때 심장이 뛰고 혈압이 오르고, 호흡이 얕아지며, 동공이 확장되고, 근육이 긴장된다. 이를 투쟁과 도피 반응이라고도 한다. 부교감 신경계는 휴식 후 소화 또는 휴식 후 회복 반응으로 알려져 있다. 하나의 응답이 활성화되면 다른 응답은 조용해진다. 시간이 지남에 따라 교감 신경계가 오랫동안 활성화되면 신체에 해로운 영향을 미칠 수 있다. 이완의 바람직한 결과는 높은 수준의 지속적인 스트레스 완화와 부교감 신경계의 활성화이다.

사람이 숨을 쉴 때 몸은 산소를 흡수하고 이산화탄소를 배출한다. 만약 신체가 이 두 기체의 불균형을 감지한다면, 그것은 종종 스트레스를 주는 사건이나 고통에 대한 반응으로 과호흡이라고 불리는 빠르고 얕은 호흡 변화를 신호한다. 횡격막 호흡은 횡격막을 사용하여 깊은 호흡을 하고 전신의 산소 공급을 향상시키는 이완요법이다. 그것은 배운 요법이며, 최적의 이익을 위해 연습이 필요한다. Hopper의 포괄적인 검토에서 나온 증거는 횡격막 호흡이 생리적 생체 지표와 스트레스의 심리적 측정 모두를 감소시킬 수 있음을 시사한다. Schmidt 등의 연구는 하루에 3번 10분 동안 횡격막 호흡을 사용하는 것이 불안, 우울, 피로, 수면의 질 및 통증의 자기 평가를 크게 감소시킨다는 증거를 제공한다.

제이콥슨은 점진적 근육 이완이 신체의 산소 소비량, 신진대사율, 호흡수, 근육 긴장, 조기 심실 수축, 수축기 및 확장기 혈압을 감소시키고 알파 뇌파를 증가시켰다고 보고했다. Izgu의 연구를 포함한 후속 연구는 Jacobson의 연구 결과를 검증했으며, 점진적 근육 이완이 제2형 당뇨병 환자의 통증, 피로 및 삶의 질을 향상시켰다는 것을 추가로 발견했다. 또한 점진적 근육 이완 훈련이 격리 중 COVID-19 환자의 불안, 우울증 및 수면 품질을 감소시킬 수 있다는 적시 연구 결과도 관련이 있다.

자율 훈련법은 과도한 자율성을 감소시키고, 낮은 심박수와 같은 기능적으로 낮은 수준의 자율성 기능을 높이는 데 효과적이다. 이것은 자체 규제 모델로 알려져 있다. 자율 훈련법은 교감 신경계에 영향을 줄 뿐만 아니라 부교감 신경계를 활성화시킬 수도 있다. 부교감 지배력의 증가는 말초 혈관 확장과 몸의 따뜻하고 무거운 느낌을 증가시킨다. 스트레스 반응에 대한 자가진단 훈련 효과의 메타분석 결과 AT는 불안감과 우울감을 감소시키고 고주파 심박수 변동성을 증가시키는 것으로 나타났다.

중재

휴식은 단순히 마음의 평화를 갖고 쉬는 것 이상으로 몸과 마음의 긴장을 없애는 것을 의미한다. 이완요법을 배우는 것은 근육이 긴장될 때와 같은 심신의 연결에 집중하고, 전반적인 건강과 건강 향상을 위해 근육 이완 방법을 연습하도록 독려한다.

방법

횡격막 호흡

횡격막 호흡은 스트레스가 있기 이전과 스트레스를 받는 도중에 사용할 수 있으며, 일상적인 자가 관리의 일부로 전반적인 건강 증진을 위해 사용될 수 있다. 이것은 거의 모든 의료 환경에서 가르치고 사용할 수 있는 비교적 간단한 이완요법으로 많은 교육이 필요하지 않다. 횡격막 호흡에 대한 지침은 표 14.1에 나와 있다. 자연스러운 호흡법이 될 때까지 횡경막 호흡을 하게 한다. 최고의 효과를 위해서는 불안하거나 숨이 가쁘지 않을 때 연습을 해야 한다. Russell 등의 연구에서는 횡경막 호흡에서 '호흡 후 휴식'을 포함하는 것이 고주파 심박수 변동성을 향상시킨다는 것을 발견했다. 이는 자가 조절 제어와 긍정적으로 관련이 있다. 횡경막 호흡에 대한 간단한 정보를 보려면 natural healthperspec tive.com/resilience/deep–breathing.html를 참고하면 된다.

점진적 근육이완

1938년 제이콥슨의 발표 이후 근육 이완을 위한 수많은 요법들이 개발되었다. 이 요법들의 절차에는 호흡에 대한 주의점이 포함된다. 강사는 개인이 조용하고 휴식을 취할 수 있는 장소를 찾을 수 있도록 돕는다. 몸을 지탱할 수 있는 편안한 의자를 추천하며, 옷은 헐렁하고 구속력이 없어야 하고 신발, 안경, 콘택트렌즈는 제거해야 한다. 근육 이완을 연습하기 전에 화장실을 미리 다녀오는 것이 좋다.

Bernstein과 Borkovec에 의해 개발된 점진적 근육 이완요법 또는 그 변형이 널리 사용된다. 그들은 제이콥슨 요법의 108개 근육 그룹을 14개 근육 그룹의 초기 긴장과 이완에 결합시켰다. 그 후 그룹의 수는 7개에서 4개까지 줄었다. Bernstein과 Borkovec이 발의 근육을 긴장시키는 지침을 포함했지만, 이때 발의 경련이 발생할 수 있기 때문에 관련 내용은 표 14.2에 포함되지 않았다. 지침의 궁극적인 목표는 처음에 근육을 긴장시키지 않고 몸 전체의 근육 이완을 달성하는 것이다. 연습을 통해 근육이 이완 시 느끼는 이미지를 사용하는 것만으로도 근육을 이완시킬 수 있다.

첫 번째 세션에서는 점진적 근육 이완요법 사용을 위한 과학적 기초 교육이 제공된다. 스트레스 요인, 스트레스가 신체에 미치는 영향, 그리고 높은 수준의 스트레스의 징후와 증상이 논의된다. 각 근육 그룹의 장력을 달성하기 위한 설명과 시연이 제공되고, 참가자들은 각 근육을 긴장시키는 연습을 한다.

그 후, 강사는 대상자에게 근육의 긴장이 남아 있는지 여부를 확인한다. 강사는 대상자를 관찰하여 느린 호흡과 깊은 호흡, 팔의 이완과 어깨의 전방, 발끝이 가리키는 발 간격에 초점을 맞추어 전반적인 이완 상태를 평가한다. 세션이 끝나면 대상자가 휴식과 관련된 감정을 즐길 수 있도록 2~3분 정도의 시간이 제공된다. 이완은 점진적으로 수행한다.

강사는 4부터 1까지 거꾸로 세고, 개인에게는 질문을 하거나 경험한 감정에 대해 토론할 기회가 주어진다.

Bernstein과 Borkovec은 점진적 근육 이완요법을 가르치기 위해 10개의 세션 사용을 제안했다. 그러나 많은 연구에서 교육은 긍정적인 결과를 얻은 세션 수가 적은 것으로 제한되었다. 필요한 강의 시간의 수를 결정하는 데 있어 중요한 요소는 사람들이 근육 그룹 이완을 숙달하고 점진적 근육 이완요법을 그들의 생활 방식에 통합시키는 것이다.

점진적 근육 이완요법과 다른 이완요법의 효과에 있어 필수적인 요소는 일상적인 연습이다. 적어도 하루에 한 번, 15분의 연습 세션이 권장된다. Shaffer와 Yucha는 매일 두 번 10분의 연습 시간을 제안한다. 대상자가 휴식을 취할 수 있는 시간을 찾게 돕는 것은 교육의 중요한 구성 요소이다. 가정 실습을 위해 사용설명서의 오디오 테이프가 제공되는 경우가 많다. 또한 대상자들은 긴장을 느끼거나 불안을 유발할 수 있는 사건의 발생 전에 긴장 이완요법을 사용하도록 지시받는다. 점진적 근육 이완요법에 대한 포괄적인 지침은 www.guidetopsychology.com/pmr.htm을 참조할 수 있다.

표 14.1 횡경막 (심층) 호흡 지침

1. 발을 바닥에 평평하게 놓고 편안하게 앉는다.
2. 복부와 허리에 꼭 끼는 옷은 풀어준다.
3. 무릎이나 몸 옆에 손을 놓는다.
4. 천천히 (가능하면 코를 통해) 숨을 들이마시면서 복부가 팽창할 수 있도록 한다.
5. 정상 속도로 숨을 내쉰다.
6. 원하는 경우, 입술 사이에 숨을 내쉬는 아주 작은 구멍을 만드는 푸시-립 호흡을 사용한다.

표 14.2 14개의 근육 그룹에 대한 점진적 근육 이완을 위한 지침

일반 정보

대상자가 '긴장'이라고 들을 때 특정 근육에 긴장을 가하고, '긴장 완화'라고 들을 때 긴장을 풀도록 지시한다. 장력은 7초간 유지된다. 긴장감과 이완감에 주의를 기울인다.

특정 근육 그룹을 긴장시키기

- 지배적인 손과 팔뚝: 주먹을 꽉 쥐고 잡는다.
- 지배적인 상완: 팔꿈치를 의자의 팔에 대고 아래로 누른다.
- 우세하지 않은 암에 대해 지침을 반복한다.
- 이마: 눈썹을 가능한 한 높게 들어 올린다.
- 중심 얼굴(볼, 코, 눈): 눈을 가늘게 뜨고 코를 찡그린다.
- 아래 얼굴과 턱: 이를 악물고 입을 벌린다.
- 목: 턱을 가슴 쪽으로 당기되 가슴에 닿지 않도록 한다.
- 가슴, 어깨 및 등 윗부분: 숨을 깊이 들이마시고 참으세요; 어깨뼈를 뒤로 당긴다.
- 복부: 배를 안으로 끌어들여 보호하려고 노력한다.
- 지배적인 대퇴부: 다리를 들어 똑바로 뻗는다.
- 우세한 송아지: 발가락을 천장 쪽으로 향하게 한다.

우세하지 않은 쪽에 대해 지침을 반복하기

출처: Bernstein, D. & Borkovec, T. (1973)에서 각색. 점진적인 이완 훈련. 리서치 프레스.

자율 훈련법

자율 훈련법은 이완 단계를 사용하여 자체 생성되거나 자체 안내되는 방법이다. 치료법에 정통한 의료 제공자는 이 방법을 배우는 데 도움을 줄 수 있다. 자율 훈련법은 전 세계적으로 사용되고 있으며 신체적 이완, 건강 및 정신적 건강의 심오한 상태가 경험되는 동안 몸 전체에 따뜻함과 무게감을 조성하기 위한 것이다. 자

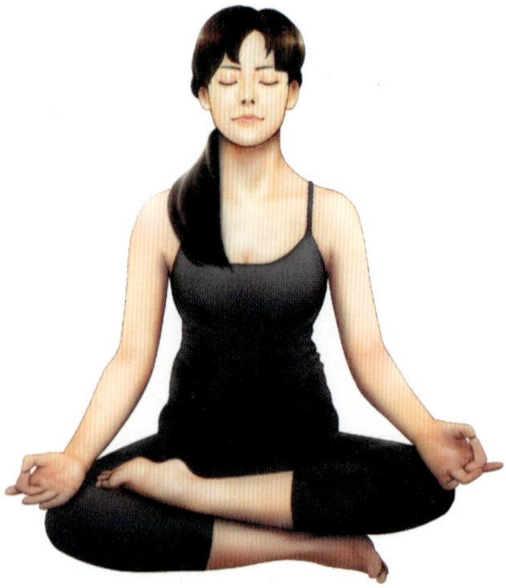

그림 14.1 자율 훈련법

율 훈련법은 편한 옷으로 신발을 신지 않은 채 조용한 곳에서 할 때 가장 효과적이다. 연습은 식사 직후 시간을 피해서 해야 한다. 내적인 경험에 집중하고 외적인 사건은 배제한다. 세션이 끝나면 사람들은 몇 초 동안 눈을 감고 긴장을 푼 다음 천천히 일어난다. 숙련도를 유지하기 위해서는 적어도 하루에 한 번은 연습하는 것이 좋다. 자가 유도 자율 훈련법에 대한 지침은 표 14.3에 나와 있다. 휴식을

표 14.3 자체 유도 자율 훈련법을 위한 지침

자율 훈련법은 호흡의 준비 기간으로 구성되어 있으며, 모두가 완전히 숙달하는 데 몇 달이 걸릴 수 있는 6단계의 이완을 점진적으로 학습한다. 완료 시 담당자는 다음 단계 내용을 수행한다.

- 준비동작: 느린 호흡에 초점을 맞춘 호흡
- 1단계: 무거움—팔과 다리가 무겁다.
- 2단계: 따뜻함—팔과 다리가 따뜻하다.
- 3단계: 심장—심장박동은 고요하다.
- 4단계: 호흡—호흡은 안정적이다.
- 5단계: 위—위는 부드럽고 따뜻하다.
- 6단계: 이마가 시원함—머리가 시원하다.
- 완료: 극도로 침착함을 느낀다.

위해 사용할 단계에 대한 자세한 지침의 예는 www.guidetopsychology.com/autogen.htm을 참조할 수 있다.

결과 측정

비록 많은 연구 결과들이 이완요법 사용의 긍정적인 결과를 보여주었으나, 모든 연구에 해당되는것은 아니다. 결과 차이에 대한 이유는 이완요법의 종류, 길이와 지시의 종류, 치료의 숙달 정도, 불규칙하거나 산발적인 절차의 연습과 관련이 있을 수 있다.

다양한 결과가 이완요법의 효과를 측정하는 데 사용되었다. 자주 사용되는 생리학적 측정에는 호흡수, 심박수 및 혈압이 포함된다. 특정 근육 그룹의 긴장도를 결정하기 위해 때때로 근전도 측정이 이루어진다. 의사는 생리학적 매개변수의 감소를 방해할 수 있는 근본적인 병리학 또는 약물에 주의해야 한다.

불안은 가장 자주 사용되는 주관적인 척도이다. Spielberger 등의 상태 불안 척도(state–trait anxiety inventory, STAI)가 널리 사용된다. 만족감은 개인의 개입 지속 여부에 대한 좋은 지표이기 때문에 사람들의 편안함에 대한 자기 보고는 많은 연구에 포함되어 있다. 통증 감소, 우울증 증상, 편안함 증가, 수면 개선에 대한 보고는 이러한 요법의 효과를 측정하는 데 사용된 다른 결과이다.

주의 사항

근육 이완요법이 여러 모집단에서 사용되었으며 간호사가 사용할 수 있는 효과적인 치료법으로 입증되었지만 몇 가지 주의 사항을 준수해야 한다. 의사들은 대상자들이 이완요법을 정기적으로 연습하는지 여부를 확인하는 것이 중요하다. 이는 약의 역학에 영향을 미칠 수 있기 때문이다. 고혈압, 당뇨병 및 발작에 대한 약물 복용량이 조정될 수 있다.

근육의 이완은 저혈압 상태를 만들 수 있다. 사람들은 연습이 끝난 후 몇 분 동안 자리에 앉아 있으라는 지시를 받는다. 제자리에서의 움직임과 활동의 점진적인 재개는 혈압을 높이는 데 도움이 된다. 강의가 끝날 때 사람의 혈압을 재는 것은 근육 이완과 자율 훈련법 후에 혈압이 낮은 상태에 빠지기 쉬운 사람들을 식별하는 데 도움이 된다. 왜냐하면 이완요법이 저혈압을 유발했을 수 있기 때문이다.

만성 통증을 가진 일부 사람들은 근육의 긴장과 이완에 이어 통증에 대한 인식이 높아졌다고 보고했다. 근육의 긴장과 이완에 집중하는 것은 근육 감각보다 통증에 주의를 끌 수 있다. 부정적인 결과 발생 여부를 판단하기 위해서는 대상자에 대한 좋은 평가가 필요하다.

취학 연령 미만의 아이들은 자율 훈련법을 할 수 있는 훈련이 부족하다. 또한 제한된 정신 능력, 급성 중추 신경계 장애 또는 통제되지 않은 정신병을 가진 사람들은 심층적인 지시를 처리할 수 없을 수도 있다. 일부 대상자의 경우 자율 훈련법은 불안, 슬픔, 다시 표면화된 기억 및 억압된 생각, 또는 오래된 질병이나 부상으로 인한 통증 감각의 부작용을 일으킬 수 있다. 이러한 효과는 자율 훈련법 공식과 신체 감각에 대한 집중으로 인한 다양한 피질 과정의 억제에서 비롯될 수 있다.

이용

치료법의 기대되는 긍정적인 이점에 대한 이해를 증진시키는 것은 매우 중요하다. 이완요법은 다양한 인구에서 다양한 결과를 얻기 위해 사용되었다. 점진적 근육 이완 및 횡격막 호흡과 자율 훈련법(AT)를 사용하여 불안과 스트레스를 줄이고 통증을 완화하며 건강을 증진시키는 데 수행되어 왔다.

불안과 스트레스의 감소

이완요법은 여러 조건들로 인한 스트레스 감소에 효과적이었다. 횡격막 호흡 훈련은 임신성 당뇨병을 가진 여성들의 불안과 우울증을 유의하게 개선시켰다. Golding 등은 뇌졸중 후 환자와 함께 자율 훈련법을 사용하여 불안 점수가 감소했다고 보고했다. 자율 훈련법은 심박수의 변동성을 증가시키고 심장의 질 조절을 촉진하여 불안 증상을 감소시킨다는 것을 발견했다. 이완요법은 건강 상태의 위험 요소인 스트레스 감소와 예방에 사용할 수 있다.

통증

이완요법은 많은 종류의 통증 관리에 광범위하게 사용되어 왔다. 근육 긴장은 통증에 대한 인식을 증가시키기 때문에, 불안과 긴장을 줄이는 것은 통증 감소에 도움이 될 수 있다. 섬유근육통 환자를 대상으로 한 Schmidt 등의 연구에 따르면 매일 10분씩 횡격막 호흡 세션을 3회 사용하면 2주 간격으로 측정 시 통증 심각도, 피로도, 통증 자기효능감, 냉압제 내성, 심박수 변동성이 유의하게 개선된 것으로 나타났다. 마찬가지로 Tomas-Carus는 섬유근육통 환자를 대상으로 한 연구에서 12주간의 일일 횡격막 호흡 실습을 통해 통증 임계값과 기능 용량이 크게 개선되었음을 발견했다. 횡격막 호흡을 사용한 화상 환자에서 통증 수준이 유의하게 감소한 것으로 확인되었다. 6주간의 점진적 근육이완 프로그램에서 편두통 빈도가 현저히 감소했다. 점진적 근육이완은 두통 관리의 자기 효능감을 높이고 관련 통증을 줄여 운영하도록 제안되었다.

코로나19

COVID-19 질병의 갑작스럽고 빠른 확장은 전 세계적으로 스트레스 감소에 대한 추가적인 필요성을 제공했으며, 여러 연구원들은 해당 전략이 환자와 제공자 모두에게 어떻게 도움이 될 수 있는지 조사했다. Liu 등은 대유행 기간 동안 간호사들의 수면 질을 향상시키고 불안감 해소를 위해 횡격막 호흡을 활용했다. 또한 연구를 통해 대조군 훈련과 비교했을 때, 점진적 근육이완 훈련이 격리 중인 COVID-19 입원 환자의 불안, 우울 및 수면 품질을 감소시킨다는 것을 발견했다.

문화적 적용

거의 모든 문화는 스트레스 감소 치료법을 갖고 있다. 이는 다양한 약초나 물약의 사용, 요가와 같은 근육 운동, 또는 영적인 연습을 포함한다. 이 장에 설명된 세 가지 이완요법 또는 그 변형은 많은 문화에서 일반적으로 사용되는 것이다. 사이드바 14.1은 싱가포르에서 사용되는 치료법을 설명한다.

사이드바 14.1 싱가포르의 이완요법 사용

시옥비 탄(Siok-Bee Tan)

싱가포르에서 이완요법은 간호사, 심리학자, 치료사 또는 다른 건강 전문가들에게 배울 수 있다. 이러한 전략을 사용하는 실무자 수는 많지 않다. 현재 이완요법을 사용하며 싱가포르 병원에서 근무하는 대부분의 간호사들은 깊은 횡격막 호흡을 사용한다. 소수의 간호사들만이 이러한 요법을 훈련받으며, 빠른 속도로 진행되는 병원 환경에 해당 요법이 적합하지 않으므로 점진적인 근육 이완 및 자가 발생 훈련을 사용하는 간호사가 더 적다. 그럼에도 불구하고 정신 건강 기관에서는 휴식요법이 더 널리 사용되며 외래 환자의 경우 이완요법을 더 잘 활용할 수도 있다. 예를 들어 만성 질환 관리 워크샵에 참석한 간호사들은 깊은 횡격막 호흡과 점진적인 근육 이완을 모두 가르친다.

나는 싱가포르의 전문간호사로서 임상 치료에 의료, 간호 및 치료 모델을 함께 사용하고 있다. 다양한 이완요법을 활용하여 난치성 통증과 만성 신경 질환 환자들을 돕는 것을 전문으로 한다. 이완요법의 성공을 위해서는 공감대 형성이 우선되어야 한다. 예를 들면 자율 훈련법에서의 핵심은 '휴식'으로 잠재 의식에 접근하는 것인데, 이를 위해서는 상당한 시간과 훈련이 필요하다. 환자들에게 주로 약물과 수술을 처방하는 문화에서 휴식을 위한 요법을 채택하게 하는 것은 어려운 일이다. 따라서 환자들이 간호사에게 친밀감을 느끼는 경우에 신뢰감을 갖고 연습에 시간을 투자하기 더 쉬울 것이다.

나는 많은 환자들이 자가진단 훈련 중 무아지경 상태에 빠졌을 때 마음의 치유력을 사용할 수 있도록 지원했다.

입원 기간을 단축함으로써 제공할 수 있는 재정적인 절감뿐 아니라, 환자들의 가정에서 불안과 걱정 관리 도구를 구비함으로써 환자들에게 제공할 수 있는 혜택을 위해 치료 교육을 이수할 수 있도록 해야 한다. 그러나 휴식 요법을 위해서는 병원 문화의 변화가 필요하다.

이완요법은 고통과 불안 치료의 발전으로 간주되어야 하며 보건 전문가들에 의해 시행될 기회가 주어져야 한다. 싱가포르의 병원 문화는 약물이나 수술에 집중되어 있다. 그러나 심신의 개입이 주로 의학적으로 지배되는 치료에 서서히 진입하고 있기 때문에 희망이 있다. 더 많은 의료 전문가들이 회복 계획의 일부로 보완적인 요법을 기꺼이 사용한다면 환자 관리는 최적일 것이다.

업무 관련 요구는 상당수의 간호사 건강과 복지를 악화시키고, 이는 결근 증가, 높은 소모 및 성과 감소로 이어진다 그들의 스트레스는 또한 동료 간호사들과의 업무 관계, 환자들과의 상호작용, 그리고 그들의 치료 전달에 영향을 미친다. 따라서 싱가포르의 간호 관리는 간호사들이 마음 챙김, 심호흡 연습 및 전략과 같은 업무 환경의 탄력성을 증진시킬 수 있는 자가 관리 도구를 수용할 수 있는 방법을 모색해 왔다. 마음 챙김은 의료 종사자들과 그 결과 환자들 사이에서 관리, 역량 및 동정심을 향상시키는 도구로 점점 더 인정받고 있다. 마음 챙김의 실천은 외부 환경과의 상호작용뿐만 아니라 내부 경험에 의도적으로 주의를 집중할 수 있는 능력을 배양하고, 이러한 경험을 수용하면서 보다 객관적으로 볼 수 있는 능력을 배양한다.

싱가포르 병원의 어느 간호 관리자는 간호사를 위한 마음 챙김과 깊은 호흡 프로그램을 수행하기 위해 심리학자를 고용했다. 이 심리학자는 오리엔테이션 프로그램 동안 새로운 간호사와 지도자들을 지원하기로 하였다. 심리학자는 또한 16명의 간호사 그룹과 함께 매 세션 2시간씩 5주간의 마음 챙김과 심호흡 과정을 진행했다. 이 과정은 간호사 트레이너 준비를 목표로 하고 있으며, 간호사 트레이너는 자신의 임상 영역 내에서 다른 간호사를 위한 과정을 쉽게 진행할 것이다.

이 프로그램에 참여한 간호사들은 마음 챙김의 긍정적인 영향과 그것의 이점이 가정과 직장에서의 일상 생활에 적용된다고 보고했다. 그들은 프로그램이 끝난 후에도 연습을 계속하도록 독려받았다. 싱가포르 병원은 마음 챙김과 깊은 호흡의 지속적인 실천을 촉진하는 문화를 형성하기를 희망한다. 이것은 공감, 동정심, 친절이 가득한 환경으로 문화적 변화를 만들겠다는 그들의 비전과 일치한다.

비록 이완 전략이 많은 상황에서 스트레스와 불안을 줄이는 데 도움이 되지만, 이러한 개입만으로는 일반화된 불안 장애나 주요 우울증에 가장 효과적인 치료법이 아닐 수 있다는 점에 주목하는 것이 중요하다. 국립보완통합건강센터 웹사이트에 따르면, 이완을 포함하는 보다 포괄적인 인지 행동 접근법이 이러한 조건에 가장 도움이 되는 것으로 밝혀졌다.

다양한 인구의 건강 증진

간호학은 대상자들에게 건강 증진 관행을 가르치는 데 앞장서 왔다. 스트레스를 줄이고 관리하는 것은 중요한 예방 전략이며, 이러한 치료법은 다양한 조건에서의 위험 감소에도 사용될 수 있다. 비록 이완요법이 정상 범위 내에서 판독치를 가진 사람들의 심박수와 혈압을 낮추지 못할 수도 있지만, 건강한 사람들에 의해 규칙적으로 이러한 요법을 사용하는 것은 고혈압 발병 예방에 도움이 될 수 있다. 점진적 근육이완과 횡격막 호흡은 임산부의 수축기 혈압과 확장기 혈압을 모두 감소시키는 것으로 확인되었다. 건강한 성인의 경우, 횡격막 호흡은 주의력과 부정적인 영향을 향상시킬 뿐만 아니라 코르티솔 수준을 향상시키는 것으로 밝혀졌다. 휴식 훈련은 추가적인 방법으로 건강을 향상시킬 수 있다. 자율 훈련법은 성적 기능을 하는 여성의 성적 각성을 개선하고 모유 수유 자기 효능감에 긍정적인 영향을 미치는 것으로 확인되었다. 수면은 전반적인 건강을 위해 필수적이다. Bowden 등은 자율 훈련법의 사용이 수면 지연 시간을 크게 향상시켰다는 것을 발견했고 불면증을 가진 연구 참가자들(N = 153)이 더 상쾌하고 활력이 넘친다고 보고했다. 제2형 당뇨병 환자들은 횡격막 호흡에 긍정적인 반응을 보였으며, 공복 및 식후 혈장 포도당과 당화 헤모글로빈 수치가 유의하게 감소했다. 이 치료법은 미국에서 증가하고 있는 질병에 대한 예방책이 될 가능성이 있다.

요법 기반의 전략 제공

개인이 건강 유지를 위해 더 많은 독립성을 촉진한다는 사실은 상당히 흥미롭다. 그 방법에 대한 관심이 커지면서 사용을 지시하고 지원하는 전자 응용 프로그램 및 리소스의 수도 증가했다. 최근 많은 연구자들이 전자적으로 전달된 전략, 즉 온라인 기반 또는 스마트폰 애플리케이션 기반 완화를 사용한 결과를 조사했다. 스페인의 최근 연구는 텔레매틱스 워크샵을 통해 전달된 점진적 근육이완, 자가 호흡 및 복식 호흡을 사용함으로써 학생들의 COVID-19 불안 수준이 감소하는 것을 발견했다. 여러 연구 프로젝트에서 스마트폰 기반 이완 치료를 활용한 두통이 있는 점진적 근육이완의 사용을 살펴본 결과, 애플리케이션 사용이 두통 일수 감소와 관련이 있는 것으로 나타났다.

이러한 요법의 실용적인 예는 다양한 휴대용 장치에 사용할 수 있지만, 그 효과를 뒷받침하는 구체적인 연구는 없다. Breath2Relax는 국립원격건강요법센터가 만든 앱으로 횡격막호흡 등의 운동을 통해 사용자가 긴장을 풀고 스트레스를 해소할 수 있도록 도와준다. 애플 앱스토어나 구글 플레이에서 무료로 이용할 수 있다. 애플 워치는 호흡 속도를 안내하기 위해 애니메이션 꽃을 사용하는 Breath 라는 무료 앱을 포함하고 있다. 호흡은 꽃이 천천히 팽창할 때 숨을 들이쉬고 꽃이 수축할 때 숨을 내쉬는 시각적 신호를 만든다. 점진적 근육이완에 관심이 있는 사람들을 위해 Google Play 또는 Apple App Store에서 Progressive Muscle Relaxation, PMR Pro, Superchill PMR 등 여러 플랫폼을 구매할 수 있다. 다양한 휴식을 위한 무료 인터넷 기반 지침은 쉽게 검색할 수 있다. 관심 있는 독자는 Mayo Clinic (www.mayoclinic.org/healthy-lifestyle/stress-management/ 멀티미디어/명상/vid-2008474)에서 안내된 횡격막 호흡 명상을 시도할 수 있다.

후속 연구

이 장에서 논의된 치료법은 스트레스를 줄이고 예방하기 위해 단독으로 다른 치료법과 함께 사용되었다. 이러한 요법의 실제 사용을 안내하기 위해 과학적인 지식 단체가 등장하고 있지만, 다음과 같은 더 많은 연구가 필요하다.

- 방법에 대한 무작위 실험 연구 수가 증가했지만, 많은 연구가 비교적 적은 샘플로 이루어졌다. 샘플 크기를 더 크게 하는 연구가 지원되어야 한다.
- 학습 및 치료법 사용을 위한 모바일 장치 애플리케이션 및 인터넷 기반 사이트의 실현 가능성과 효과에 대한 임상 증거는 계속해서 중요한 연구 기회를 제공할 것이다.
- 건강 관리 초점이 개인화됨에 따라, 유전자 정보, 문화적 배경 및 생활 방식 선호도를 바탕으로 사람들에게 가장 효과적일 가능성이 높은 치료법을 식별하는 것이 중요한다. 따라서 임상양상이 실제로 나타나는 표현형과 유전자의 이상을 확인하는 유전자형을 연결하는 연구는 유용할 것이다.
- 1차 진료 환경에서 건강 증진 및 질병 예방을 위한 이러한 치료법 사용에 집중하는 더 많은 연구가 의료 제공 개선을 도울 수 있다. 전략의 사용과 관련된 의료 비용 절감에 초점을 맞춘 연구가 도움이 될 것이다.

참고문헌

Aalami, M., Jafarnejad, F., & ModarresGharavi, M. (2016). The effects of progressive muscular relaxation and breathing control technique on blood pressure during pregnancy. Iranian Journal of Nursing and Midwifery Research, 21(3), 331–336. https://doi.org/10.4103/1735-9066.180382

Bernstein, D., & Borkovec, T. (1973). Progressive relaxation training. Research Press.

Bowden, A., Lorenc, A., & Robinson, N. (2012). Autogenic training as a behavioural approach to insomnia: A prospective cohort study. Primary Health Care Research & Development, 13(2), 175–185. https://doi.org/10.1017/S1463423611000181

Cavallaro, M. F., & Alibrandi, A. (2020). The autogenic training on dialysis as a mental place of serenity and well-being. Journal of Clinical and Developmental Psychology, 2(2), 12–23. https:// doi.org/10.6092/2612-4033/0110-2335

Chegeni, P. S, Gholami, M, Azargoon, A, Hossein, P. A. H., Birjandi, M, & Norollahi, H. (2018). The effect of progressive muscle relaxation on the management of fatigue and quality of sleep in patients with chronic obstructive pulmonary disease: A randomized controlled clinical trial. Complementary Therapies in Clinical Practice, 31, 64–70. https://doi.org/10.1016/ j.ctcp.2018.01.010

Chung, L., Tsai, P., Liu, B., Chou, K., Lin, W., Shyu, Y., & Wang, M. (2010). Home-based deep breathing for depression in patients with coronary heart disease: A randomized controlled trial. International Journal of Nursing Studies, 47, 1346–1353. https://doi.org/10.1016/ j.ijnurstu.2010.03.007

Fiskin, G., & Sahin, N. (2018). Effect of diaphragmatic breathing exercise on psychological parameters in gestational diabetes: A randomized controlled trial. European Journal of Integrative Medicine, 23, 50–56. https://doi.org/10.1016/j.eujim.2018.09.006

Georga, G., Chrousos, C., Artemiadis, A., Panagiotis, P. P., Bakakos, P., & Darviri, C. (2019). The effect of stress management incorporating progressive muscle relaxation and biofeedbackassisted relaxation breathing on patients with asthma: A randomized controlled trial. Advances in Integrative Medicine, 6(2), 73–77. https://doi.org/10.1016/j.aimed.2018.09.001

Golding, K., Kneebone, I., & Fife-Schaw, C. (2016). Self-help relaxation for post-stroke anxiety: A randomized, controlled pilot study. Clinical Rehabilitation, 30(2), 174–180. https://doi.org/ 10.1177/0269215515575746

Halland, M., Bharucha, A. E., Crowell, M. D., Ravi, K., & Katzka, D. A. (2021). Effects of diaphragmatic breathing on the pathophysiology and treatment of upright gastroesophageal reflux: A Randomized controlled trial. The American Journal of Gastroenterology, 116, 86–94. https:// doi.org/10.14309/ajg.0000000000000913

Hashimoto, K., Takeuchi, T., Koyama, A., Hiiragi, M., Suka, S., & Hashizume, M. (2020). Effect of relaxation therapy on benzodiazepine use in patients with medically unexplained symptoms. BioPsychoSocial Medicine, 14, 13. https://doi.org/10.1186/s13030-020-00187-7

Hedge, S., Adhikari, P., Subbalakshmi, N., Nandini, M., Rao, G., & D'Souza, V. (2012). Diaphragmatic breathing exercise as a therapeutic intervention for control of oxidative stress in type 2 diabetes mellitus. Complementary Therapies in Clinical Practice, 18, 151–153. https:// doi.org/10.1016/j.ctcp.2012.04.002

Hopper, S., Murray, S. L., Ferrara, L. R., & Singleton, J. K. (2019). Effectiveness of diaphragmatic breathing for reducing physiological and psychological stress in adults: A quantitative systematic review. JBI Database of Systematic Reviews and Implementation Report, 17, 1855–1876. https://doi.org/10.11124/JBISRIR-2017-003848

Ismail, N., & Elgzar, W. T. (2018). The effect of progressive muscle relaxation on post caesarean section pain, quality of sleep and physical activities limitation. International Journal of Security and Networks, 3, 14. https://doi.org/10.20849/ijsn.v3i3.461

Izgu, N., Metin, Z. G., Karadas, C., Ozdemir, L., Metinarikan, N., & Corapcioglu, D. (2020). Progressive muscle relaxation and mindfulness meditation on neuropathic pain, fatigue, and quality of life in patients with type 2 diabetes: A randomized clinical trial. Journal of Nursing Scholarship, 52(5), 476–487. https://doi.org/10.1111/jnu.12580

Jacobson, E. (1938). Progressive relaxation. University of Chicago Press.

Kutsenko, V. (2018). Application of autogenetic training technique in integrated rehabilitation of patients with chronic fatigue syndrome. Sports Medicine and Physical Rehabilitation, 1, 82–86.

Lehrer, P. (2009). Relaxation therapies. In L. Freeman (Ed.), Mosby's complementary and alternative medicine: A research-based approach (3rd ed., pp. 148–150). Mosby Elsevier.

Linden, W. (2007). Autogenic training. Guilford Press.

Liu, K., Chen, Y., Wu, D., Lin, R., Wang, Z., & Pan, L. (2020). Effects of progressive muscle relaxation on anxiety and sleep quality in patients with COVID-19. Complementary Therapies in Clinical Practice, 39, 101132. https://doi.org/10.1016/j.ctcp.2020.101132.

Liu, Y., Jiang, Y., Shi, T., Liu, Y. N., Liu, X., Xu, G., Li, F., Wang, Y. L., & Wu, X. Y. (2021). The effectiveness of diaphragmatic breathing relaxation training for improving sleep quality among nursing staff during the COVID-19 outbreak: A before and after study. Sleep Medicine, 78, 8–14. https://doi.org/10.1016%2Fj.sleep.2020.12.003

Ma, X., Yue, Z. Q., Gong, Z. Q., Zhang, H, Duan, N. Y., Shi, Y. T., Wei, G. X., & Li, Y. F. (2017). The effect of diaphragmatic breathing on attention, negative affect and stress in healthy adults. Frontiers in Psychology, 8, 874. https://doi.org/10.3389/fpsyg.2017.00874

Melo-Dias, C., Apostolo, J., & Cardoso, D. (2014). Effectiveness of progressive muscle relaxation training for adults diagnosed with schizophrenia: A systematic review protocol. JBI Database of Systematic Reviews & Implementation Reports, 12(10), 85–97. https://doi.org/10.11124/ jbisrir-2014-1639

Meyer, B., Keller, A., Wohlbier, H., Overath, C., Muller, B., & Krupp, P. (2016). Progressive muscle relaxation reduces migraine frequency and normalizes amplitudes of contingent negative variation (CNV). Journal of Headache and Pain, 17, 37. https://doi.org/10.1186/s10194-016-0630-0

Minen, M., Adhikari, S., Seng, E. K., Berk, T., Jinich, S., Powers, S., & Lipton, R. B. (2019). Smartphone-based migraine behavioral therapy: A single-arm study with assessment of mental health predictors. Nature Partner Journals Digital Medicine, 2, 46. https://doi.org/10 .1038/s41746-019-0116-y

Miu, A. C., Heilman, R. M., & Miclea, M. (2009). Reduced heart rate variability and vagal tone in anxiety, trait versus state, and the effects of autogenic training. Autonomic Neuroscience-Basic & Clinical, 145(1/2), 99–103. https://doi.org/10.1016/j.autneu.2008.11.010

National Center for Complementary and Integrative Health. (2016). Relaxation techniques for health. https://nccih.nih.gov/health/stress/relaxation.htm

Ozamiz-Etxebarria, N., Santa María, M. D., Munitis, A. E., & Gorrotxategi, M. P. (2020). Reduction of COVID-19 anxiety levels through relaxation techniques: A study carried out in northern Spain on a sample of young university students. Frontiers in Psychology, 11, 2038. https://doi .org/10.3389/fpsyg.2020.02038

Park, E., Oh, H., & Kim, T. (2013). The effects of relaxation breathing on procedural pain and anxiety during burn care. Burns, 39, 1101–1106. http://www.elsevier.com/locate/burns

Rahayu, D., & Yunarsih, Y. (2018). Improving breast feeding self efficacy with autogenic training relaxation. The 2nd Joint International Conferences, 2, 64–68.

Russell, E. B., Scott, A. B., Boggero, I. A., & Carlson, C. R. (2017). Inclusion of a rest period in diaphragmatic breathing increases high frequency heart rate variability: Implications for behavioral therapy. Psychophysiology, 54(3), 358–365. https://doi.org/10.1111/psyp.12791

Schaffer, S. D., & Yucha, C. B. (2004). Relaxation & pain management: The relaxation response can play a role in managing chronic and acute pain. American Journal of Nursing, 104(8), 75–82. https://doi.org/10.1097/00000446-200408000-00044

Schmidt, J., Joyner, M., Tonyan, H., Reid, K., & Hooten, W. (2012). Psychological and physiological correlates of a brief intervention to enhance self-regulation in patients with fibromyalgia. Journal of Musculoskeletal Pain, 20(3), 211–221. https://doi.org/10.3109/10582452.2012.704142

Schultz, J. H., & Luthe, W. (1959). Autogenic training: A psycho-physiological approach in psychotherapy. Grune & Stratton.

Seo, E., & Kim, S. (2019). Effect of autogenic training for stress response: A systematic review and meta-analysis. Journal of Korean Academy Nursing, 49(4), 361–374. https://doi.org/10.4040/ jkan.2019.49.4.361

Spielberger, C., Gorsuch, R., Luschene, R., Vagg, P., & Jacobs, G. (1983). Manual for STAI. Consulting Psychological Press.

Stanton, A., & Meston, C. A. (2017). Single session of autogenic training increases acute subjective and physiological sexual arousal in sexually functional women. Journal of Sex & Marital Therapy, 43(7), 601–617. https://doi.org/10.1080/0092623x.2016.1211206

Tian, X., Tang, R. Y., Xu, L., Xie, W., Chen, H., Pi, Y. P., & Chen, W. Q. (2020). Progressive muscle relaxation is effective in preventing and alleviating of chemotherapy-induced nausea and vomiting among cancer patients: A systematic review of six randomized controlled trials. Support Care Cancer, 28(9), 4051–4058. https://doi.org/10.1007/s00520-020-05481-2

Tomas-Carus, P., Branco, J. C., Raimundo, A., Parraca, J. A., Batalha, N., & Biehl-Printes, C. (2018). Breathing exercises must be a real and affective intervention to consider in women with fibromyalgia: A pilot randomized controlled trial. The Journal of Alternative and Complementary Medicine, 24, 825–832. https://doi.org/10.1089/acm.2017.0335

Usmani, S., Balcer, L., Galetta, S., & Minen, M. (2021). Feasibility of smartphone-delivered progressive muscle relaxation in persistent post-traumatic headache patients. Journal of Neurotrauma, 38(1), 94–101. https://doi.org/10.1089/neu.2019.6601

Vander Wal, J., Maraldo, T., Vercellone, A., & Gagne, D. (2015). Education, progressive muscle relaxation therapy, and exercise for the treatment of night eating syndrome: A pilot study. Appetite, 89, 136–144. https://doi.org/10.1016/j.appet.2015.01.024

World Health Organization. (2013). Guidelines for the management of conditions specifically related to stress. Xiao, C. X., Lin, Y. J., Lin, R. Q., Liu, A. N., Zhong, G. Q., & Lan, C. F. (2020). Effects of progressive muscle relaxation training on negative emotions and sleep quality in COVID-19 patients: A clinical observational study. Medicine, 99(47), e23185. https://doi.org/10.1097%2 FMD.0000000000023185

Xie, L., Deng, Y., Zhang, J., Richmond, C.J., Tang, Y., & Zhou, J. (2016). Effects of progressive muscle relaxation intervention in extremity fracture surgery patients. Western Journal of Nursing Research, 38, 155–168. https://doi.org/10.1177/0193945914551509

Yamaguti, W., Claudino, R., Neto, A., Chammas, M., Gomes, A., Salge, J., & Carvalho, C. (2012). Diaphragmatic breathing training program improves abdominal motion during natural breathing in patients with chronic obstructive pulmonary disease: A randomized controlled trial. Archives of Physical Medicine and Rehabilitation, 93, 571–577. https://doi.org/10.1016/ j.apmr.2011.11.026

Yilmaz, C. K., & Kapucu, S. (2017). The effect of progressive relaxation exercises on fatigue and sleep quality in individuals with COPD. Holistic Nursing Practice, 31(6), 369–377. https://doi .org/10.1097/hnp.0000000000000234

Zhang, L. J., Cai, S., Zhao, H., Liang, Y. T., Ye, M. L., & Chen, C. (2017). Study on effects of progressive muscle relaxation training on nausea and vomiting, cancer related fatigue and negative emotion of patients with lung cancer undergoing chemotherapy. Chinese General Practice Nursing, 15(27), 3338–3341.

IV

생물학적 기반 요법
Biologically based therapies

생물학적기반 요법은 국립보완통합건강센터(National Center for Complementary and Integrative Health, NCCIH)에서 현재 영양학적 접근법(Nutritional approach)으로 분류된 천연제품(natural products)으로 구성된다. 이러한 천연제품에는 허브조제물(herbal preparation)(식물에서 채취한 제제–botanicals–라고도 함), 비타민, 미네랄, 식이보충제 또는 약효식품(neutraceuticals), 에센셜 오일, 생미생물(live micro–organism)(일반적으로 박테리아)이 포함된다. 소비자 자가 관리뿐 아니라 간호사에 의해서도 일반적으로 사용되고 있는 것은 아로마요법이다(15장). 아로마요법에 사용되는 에센셜 오일은 천연제품이다. 간호사가 에센셜 오일을 가지고 가장 많이 사용하는 방법은 피부에 바르거나 흡입하는 것과 같은 외부로 아로마요법을 투여하는 것이다. 아로마요법에 사용되는 에센셜 오일은 다수의 인기있는 목욕용품점에서 취급하는 인공(합성) 오일과 구별되어야 한다.

16장은 허브조제물을 탐구하고, 17장은 기능성 식품과 약효식품에 중점을 둔다. 오래전부터 사람들은 건강개선 및 질병치료를 위해 허브를 사용했다. 베네딕토회 수녀(Benedictine nun)인 빙겐의 힐데가드(Hildegard of Bingen)는 12세기에 치유에 사용될 수 있는 허브와 같은 많은 천연물을 자세히 설명하는 논문을 썼다. 중국 전통의학에서 허브제품 화합물은 기원전 400년에 중국 약물학에 기록되었다.

20세기에 새로운 약물이 발전하면서 허브제조물의 사용이 줄었지만, 대중의 천연제품 사용이 다시 부활했다. 우리를 둘러싼 마케팅으로 천연제품을 쉽게 구할 수 있다. 소비자는 천연 식품, 식료품 및 대형 소매점, 공급업체 사무실 및 인터넷 웹사이트에서 제품을 구입할 수 있다. 2012년 국민건강면접조사(National Health Interview Survey, NHIS)에는 천연제품 사용에 대한 질문이 포함되었으며, 조사 대상자의 17.7%가 하나 혹은 하나 이상의 비비타민/비미네랄(non-vitamin/non-mineral) 천연제품을 사용하는 것으로 나타났다. 2015년 약물경험과 약사역할에 대한 전국 소비자 조사(National Consumer Survey on Medication Experience and Pharmacist Role)에서 미국 성인의 35% (N = 26,157)가 적어도 한 가지의 허브약물을 사용한다고 보고했으며, 성인당 평균 2.6개을 사용하였다. 허브약물 사용의 예측변수는 고등교육, 만성 건강 상태 및 일반의약품(over-the-counter, OTC)의 사용이었다. 독일의 포커스 그룹 연구에서는, 젊은, 중년 및 노인들은 허브제품을 사용하는 주요 이유를 건강증진 및 급만성질환 예방이라고 언급했지만, 가장 중요한 것은 코감기와 목감기, 근골격계 문제와 같은 경증에서 중등도의 질병을 치료하기 위한 것이다. 천연제품의 사용은 비서구사회의 의료시스템의 일부로 많은 경우 계속 사용되고 있다. 예를 들어, 허브조제물은 아메리카 원주민들의 치유방법과 전통 중국의학에서 중요한 부분이다. 세계 다른 지역에서 사용되는 천연제품의 조제물은 본 섹션에 포함된 장의 페이지 옆에 설명되어 있다.

이러한 정기적인 사용 외에도, 많은 소비자들은 COVID-19 범유행 기간 동안 위험을 완충할 수 있는 제품의 공급을 충분히 하기 위해 천연제품을 비축하기 위해 급히 서둘렀다. 허브치료제(herbal remedy)에 대한 소비자의 수요는 비타민 C와 D, 꿀, 마늘, 인동(honeysuckle), 계피가지(cinnamon twig), 작약(peony root) 등 면역력을 높여줄 수 있는 호흡기 및 독감 유사 증상에 대한 제품에 집중되었다. 한 연구에서는, 천연제품의 사용은 고연령(>50세)과 바이러스에 대한 두려움의 수준과 유의한 관련이 있었다. 대유행이 전개되기 시작하면서 '면역력 증강'과 '면역력 증강'에 대한 구글 검색의 극적인 증가도 관찰되었다. 소셜미디어플랫폼 Instagram에서는 제품의 타당성에 대한 비평없이 유익한 '면역 증강' 특성을 가지고 있다고 주장하는 상업적 게시물로 부정확한 정보가 확산되었다. 실제로,

과학적으로 COVID-19에 대한 허브, 비타민, 미네랄 및 기타 식이권고(dietary recommendation)의 효과가 부상하고 있지만, 임상지침 또는 자기관리를 가이드할 충분한 증거는 아직 제공되지 않는다. 잘못 사용할 경우, 일부 허브조제물은 실제로 면역 체계를 강화하여 일부 COVID-19 환자가 경험한 치명적인 사이토카인 폭풍(cytokine strom)에 기여할 수 있다.

약효식품을 포함하여 대부분의 천연제품은 일반의약품으로 구입할 수 있다. 천연제품은 처방전이 필요하지 않기 때문에, 천연제품의 사용에 대해 의료전문가들은 대화를 하거나 사용결정에 적극적으로 관여하지 않는다. 언급했듯이, 천연제품은 전세계 많은 문화에서 필수불가결한 건강행위의 일부이다. 천연제품은 처방된 약물 또는 다른 치료제와 상호작용할 수 있다. 이러한 상호작용은 약물흡수감소로 인한 약물효과 감소와 같은 부작용에서 심각한 부작용(예: 빈맥, 고혈압) 또는 중대한 이상반응(예: 출혈, 뇌졸중)에 기여할 수 있는 약물 효과의 강화까지 다양하다. 게다가, 사용하는 천연제품의 수가 많을수록 환자가 다양한 종류의 상호작용을 경험할 확률이 높아진다. 따라서 의료팀이 환자의 천연제품 사용을 인지하는 것이 중요하다. 천연제품 사용에 대한 신중하고 구체적인 질문은 모든 환자 평가의 일부가 되어야 한다. 학생을 포함한 의료전문가들은 다양한 천연제품과 관련된 사용, 금지 사항 및 주의 사항을 이해해야 한다. 의료팀의 구성원들이 정보를 잘 알게 되면 천연제품의 안전한 사용에 대해 환자에게 교육하고 상담할 수 있는 역할을 더 효과적으로 수행할 수 있게 될 것이며, '천연'이 항상 더 안전하거나 건강을 위한 더 나은 옵션을 의미하는 것은 아니라는 것을 더 잘 이해하게 될 것이다. 이러한 이해는 학생들과 의료전문가들이 자기관리, 질병 및 건강상태 관리를 위해 천연제품을 개인적으로 사용하는 데에도 도움이 될 것이다.

NCCIH는 소비자들이 인기 있는 허브 및 허브 보충제에 대한 정보를 탐색할 수 있도록 지원하기 위해 HerbList™ 앱을 출시했다(www.nih.gov/news-events/news-hablist/nih-herbblist-mobile-app-herb-products). Apple App 및 Google Play 스토어에서 이용할 수 있는 HerbList™에는 허브 제품의 안전성과 효과에 대한 연구 기반 정보가 포함되어 있다. Mosby사의 허브와 천연 보충제 핸드북(Handbook of Herbs and Natural Supplements)은 Apple App 스토어에서 이용할 수 있는 또 다른 앱이다. 이 앱은 다양한 허브와 천연보충제와 관련된 사용, 용량, 부작용/부작용, 상호작용, 고객 고려 사항 및 환자 교육 포인트에 대한 정보를 제공한다. 천연 기준 데이터베이스(Natural Standard Database)(https://naturalmedicines.therapeuticresearch.com/) 또한 therapeuticresearch.com/) 은 미국식품의약국(Food and Drug Administration, FDA)가 일반적으로 안전하다고(Generally Recognized As Sage, GRAS) 인정하는 제품에 대한 고품질 증거기반 정보를 제공한다.

천연제품, 특히 허브제조물에 대한 연구는 미국에서는 최근에 시작되었다. 그러나, 독일과 같은 다른 나라에서 상당한 연구가 수행되었다. 독일의 Commission E Monographs는 미국의 Physician's Desk Reference와 유사하다. 허브조제물과 관련되어 신뢰할 수 있는 정보가 포함된 특정 모노그래프는 미국식물위원회(American Botanical Council) 웹사이트(https://cms.herbalgram.org/commissione/index.html)에 포함되어 있다.

참고문헌

Alagawany, M., Attia, Y. A., Farag, M. R., Elnesr, S. S., Nagadi, S. A., Shafi, M. E., Khafaga, A., Ohran, H., Alaqil, A., & Mohamed, E. (2021). The strategy of boosting the immune system under the COVID-19 pandemic. Frontiers in Veterinary Science, 7, 712. https://doi.org/10.3389/ fvets.2020.570748

Beijing Digital Museum of Traditional Chinese Medicine. (2012). Classic literature of traditional Chinese medicine. http://en.tcm-china.info/culturehistory/literature/75830.shtml

Caspani, M. (2020, March 9). U.S. coronavirus threat fuels demand for traditional herbal remedies. https://www.reuters.com/article/us-health-coronavirus-usa-herbs/u-s-coronavirus-threat-fuels-demand-for-traditional-herbal-remedies-idUSKBN20W2GR

Coxeter, P. D., McLachlan, A. J., Duke, C. C., & Roufogalis, B. D. (2004). Herb-drug interactions: An evidence-based approach. Current Medicinal Chemistry, 11(11), 1513–1525. https://doi.org/10.2174/0929867043365198

Encyclopedia of World Biography. (2004). Hildegard of Bingen. http://www.encyclopedia.com/ doc/1G2-3404708047.html

Hussain, S. (2011). Patient counseling about herbal-drug interactions. African Journal of Traditional, Complementary and Alternative Medicines, 8(5S), 152. https://doi.org/10.4314/ajtcam.v8i5S.8

Khabour, O. F., & Hassanein, S. F. (2021). Use of vitamin/zinc supplements, medicinal plants, and immune boosting drinks during COVID-19 pandemic: A pilot study from Benha city, Egypt. Heliyon, 7(3), e06538. https://doi.org/10.1016/j.heliyon.2021.e06538

Klein, S., Rister, R., & Riggins, C. (1999). The complete German Commission E monographs: Therapeutic guide to herbal medicines. American Botanical Council.

National Center for Complementary and Integrative Health. (2016). NCCIH facts-at-a-glance and mission. https://nccih.nih.gov/about/ataglance

National Center for Complementary and Integrative Health. (2021a). Complementary, alternative, or integrative health: What's in a name? https://www.nccih.nih.gov/health/complementary -alternative-or-integrative-health-whats-in-a-name?

National Center for Complementary and Integrative Health. (2021b). Natural doesn't necessarily meansafer, or better. https://www.nccih.nih.gov/health/know-science/natural-doesnt-mean-better

Rashrash, M., Schommer, J. C., & Brown, L. M. (2017). Prevalence and predictors of herbal medicine use among adults in the United States. Journal of Patient Experience, 4(3), 108–113. https:// doi.org/10.1177/2374373517706612

Ries, J. (2020). Herbal remedies and COVID-19: What to know. https://www.healthline.com/ health-news/herbal-remedies-covid-19-what-to-know

Silveira, D., Prieto-Garcia, J. M., Boylan, F., Estrada, O., Fonseca-Bazzo, Y. M., Jamal, C. M., Magalha¯ es, P., Pereira, E., Tomczyk, M., & Heinrich, M. (2020). COVID-19: Is there evidence for the use of herbal medicines as adjuvant symptomatic therapy? Frontiers in Pharmacology, 11, 1479. https://doi.org/10.3389/fphar.2020.581840

Tachjian, A., Maria, V., & Jahangir, A. (2010). Use of herbal products and potential interactions in patients with cardiovascular diseases. Journal of the American College of Cardiology, 55(6), 515–525. https://doi.org/10.1016/j.jacc.2009.07.074

Wagner, D. N., Marcon, A. R., & Caulfield, T. (2020). "Immune boosting" in the time of COVID: Selling immunity on Instagram. Allergy, Asthma & Clinical Immunology, 16(1), 1–5. https://doi .org/10.1186/s13223-020-00474-6

Welz, A. N., Emberger-Klein, A., & Menrad, K. (2018). Why people use herbal medicine: Insights from a focus-group study in Germany. BMC Complementary and Alternative Medicine, 18(1), 92. https://doi.org/10.1186/s12906-018-2160-6

Wolf, C. P., Rachow, T., Ernst, T., Hochhaus, A., Zomorodbakhsch, B., Foller, S., Rengsberger, M., Hartmann, M., & Hübner, J. (2022). Interactions in cancer treatment considering cancer therapy, concomitant medications, food, herbal medicine and other supplements. Journal of Cancer Research and Clinical Oncology, 148(2), 461–473. https://doi.org/10.1007/s00432-021-03625-3

15

아로마요법 Aromatherapy

학습 목표

1. 에센셜 오일의 종류와 효능에 대해 이해한다.
2. 에센셜 오일에 대한 이론적 배경을 설명한다.
3. 에센셜 오일을 활용한 간호중재방법에 대해 설명한다.

용어 정의

- **에센셜 오일(Essential oil):** 에센셜 오일은 식물의 꽃, 잎, 줄기, 뿌리 또는 다른 부분에서 추출한 휘발성 유기 화합물의 혼합물로, 향기와 치료적 특성을 가지고 있다.
- **테르펜(Terpene):** 테르펜은 에센셜 오일의 주요 구성 요소 중 하나로, 식물에서 발견되는 화학 물질로, 향기와 생리학적 효과에 영향을 미친다.
- **화학적 성분(Chemical compound):** 화학적 성분은 에센셜 오일의 구성물로, 다양한 화학 물질로 구성되며, 각각의 성분은 특정 향기와 치료적 특성을 제공한다.
- **흡입(Inhalation):** 흡입은 에센셜 오일을 특별한 장치나 흡입스틱을 사용하여 마음과 몸에 향기를 전달하는 과정으로, 주로 후각을 통해 영향을 미치며 감정과 기분을 개선하기 위해 사용된다.
- **향료(Fragrance):** 아로마요법에서 사용되는 향기를 나타내며, 향기 성분의 주요 역할을 한다.
- **허브 살균소독제(Herbal antiseptic):** 식물 기원의 자연 치료법 중 하나로, 감염을 예방하거나 치료하기 위해 사용되는 허브나 에센셜 오일을 말한다.
- **항균제(Antibacterial):** 세균을 죽이거나 세균의 증식을 억제하는 물질을 의미하며, 티트리 에센셜 오일은 주로 항균제로 사용된다.

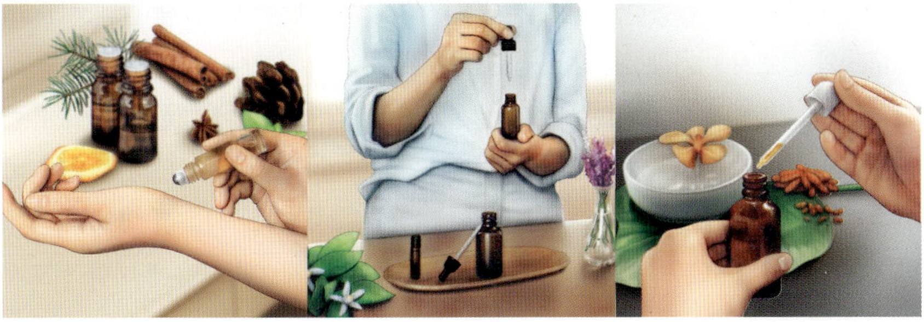

그림 15.1 아로마 추출

미국에서는 간호학 중재요법으로 아로마요법이 비교적 최근에 도입되었지만, 전 세계적 의료 환경에서는 인기가 점점 높아지고 있다. 스위스, 독일, 호주, 캐나다, 일본, 한국, 그리고 영국을 비롯한 많은 나라의 간호사들이 아로마요법을 적용하고 있으며, 프랑스에서는 의학에서조차 아로마요법을 특별한 치료접근법으로 여기고 사용하고 있다. 아로마요법은 감각 경험(즉, 냄새)의 치료적 가치를 통합하며, 촉각을 활용하여 간호에 적합하도록 활용하고 있다. 또한 간호실무 내에서 식물 요법의 풍부한 유산을 기반으로 하고 있다.

아로마요법은 수천 년 동안 약초나 식물 의학의 일부로 사용되어온 치료법이다. 식물 증류를 통해 얻은 에센셜 오일과 다른 방향족 식물 제품을 활용하여 5,000년 전부터 사용되었다. 예로부터 고대 이집트와 중동에서는 식물 오일을 방부, 향수, 그리고 치료 목적으로 사용했다. 그 후 그리스와 로마 의학에서도 에센셜 오일의 치료적 효능이 기록되었으며, 아유르베다 의학과 전통 중국 의학에서도 1,000년 이상 사용되었다. 중세 유럽에서는 무역의 확대와 증류 기술의 발전으로 인해 에센셜 오일이 한약과 향수의 일반적인 요소로 자리 잡았다. 1800년대 후반, 과학자들은 식물 에센셜 오일과 환경 노출, 그리고 질병 예방과의 관련성을 주목했으며, 미생물학자들은 특정 식물 오일이 시험관 내에서 미생물 활성을 보여주는 연구를 수행했다. 최근 연구에서도 에센셜 오일이 항균 특성을 가지고 있음을 확인할 수 있다.

현대 서양 건강 과학의 맥락에서 임상 아로마요법은 제1차 세계 대전 직전 프랑스 화학자 르네모리스 가테포세(René−Maurice Gattefossé)가 라벤더 에센셜 오일을 상처 치유에 활용한 것으로부터 시작되었다. 그 후 의사 장 발네트(Jean Valnet)와 간호사 마가렛 모리(Marguerite Maury)가 유럽에서 에센셜 오일의 치료적 가치를 홍보하면서 1930년대에 에센셜 오일의 감염 예방에 대한 관심이 유럽과 호주 의학 문헌에 나타나기 시작했다. 이후 서양에서 에센셜 오일의 사용은 비전통적 치료 방식으로써 산발적으로 계속되었고, 최근에는 식물성 의약품에 대한 관심이 폭발적으로 증가하게 되었다. 미국의 보완대체요법 사용에 대한 선도적인 조사 연구에서, Eisenberg 등은 2,055명의 성인 대상으로 조사한 결과, 응답자 중 5.6%가 아로마요법을 사용했다고 보고했으며, 이러한 보완 치료법의 보급률에 대해 대규모 조사들은 아로마요법을 별도로 포함하지 않았으나, 특정 모집단들에 대한 조사는 아로마요법 사용이 지속되며 대중에 의해 점차 더 많이 사용되고 있음을 보여준다.

아로마요법에 대한 다양한 정의는 일반인들 사이에서 오해를 불러일으킬 수 있다. 아로마요법이라는 단어는 단순히 냄새를 맡는 것으로 이해되기도 하지만, 이는 정확한 정의가 아니다. 가정 및 개인용 제품에 사용되는 합성 향은 아로마요법으로 간주되지 않는다는 사실을 잊지 말아야 한다. Styles는 아로마요법을 정신, 신체, 정신적 치료를 목적으로 하는 에센셜 오일의 사용으로 정의하였다. 이 정의는 전인적인 간호 실무와 일관성 있는 광범위한 정의로 국립 암 연구소(national cancer institute, NCI)는 아로마요법을 '물리적, 정서적, 정신적 행복을 증진시키기 위해 식물(꽃, 허브 또는 나무)에서 추출한 에센셜 오일(휘발성 오일이라고도 함)의 치료적 사용'으로 정의한다.

Buckle은 간호 분야에서 기대되고 측정 가능한 건강 결과를 위해 필수 오일을 사용하는 것을 임상 아로마요법으로 정의하였다. 우리는 아로마요법을 '예방 또는 치료 목적으로 식물 에센셜 오일의 증거에 기반한 사용'으로 정의한다. 아로마요법에 대한 임상 연구는 최근 몇 년 동안 증가하고 있지만, 간호 분야에서 아로마요법을 사용하는 증거는 입증하기 어려울 수 있다. 그러나 각 에센셜 오일과 특정 조건 또는 증상에 대한 과학적 데이터를 평가하는 것이 중요하다. 에센셜 오일은 전 세계의 다양한 식물에서 얻을 수 있지만, 모든 식물이 에센셜 오일을 생산하는 것은 아니다. 에센셜 오일은 식물의 꽃, 잎, 줄기, 나무껍질, 뿌리, 씨앗, 수지 또는 껍질에서 발견할 수 있다. 대부분의 에센셜 오일은 특정 식물의 증기 증류를 통해 얻을 수 있다. 이 증기 증류 에센셜 오일은 원료 식물 물질에서 발견되는, 가용성 높고 저분자량 화학 성분으로 구성된 농축물이다. 감귤류 과일 껍질의 에센셜 오일은 일반적으로 압착(그라인딩 또는 분쇄와 유사한 방법)을 통해 얻어지지만 증류 방법으로도 추출될 수 있다. 이산화탄소(CO_2) 추출은 특정 에센셜 오일을 얻기 위한 허용 가능한 방법으로 과학자와 실무자에게 점점 더 많이 인정받고 있지만, 일반적으로 다른 유형의 용매 추출은 임상 용도로 선호되지 않는다. 발현 및 CO_2 추출 에센셜 오일은 식물 재료에 존재하는 광범위한 화학 물질을 포함하므로 다른 치료 효과를 가질 수 있다. 이러한 점을 염두에 두고 특정 에센셜 오일의 임상적 효과를 평가하는 것이 중요하다.

에센셜 오일은 전체 식물에 존재하는 화학 물질의 전체 스펙트럼을 포함하지 않기 때문에 반드시 유래된 식물과 동일한 약효를 갖는 것은 아니다. 간호사들은 환자들이 쉽게 구할 수 있는 식물성 제품들의 다양성을 구별하는 데 중요한 역할을 한다. 이러한 제품들의 원산지와 구성을 잘못 이해하면 불필요한 위험을 초래할 수 있다. 가장 일반적으로 사용되는 식물 제품들은 연속체로 볼 수 있다(표 15.1). 연속체의 한쪽 끝에는 전체 허브가 있으며, 이는 전체 식물 또는 식물 부분의 가공되지 않은 원료를 가리킨다(표 15.1, 가장 오른쪽 상자). 이것은 세계에서 가장 오래되고 가장 흔한 형태의 식물 의학이다. 팅크제와 연고는 전체 식물과 다르며 에센셜 오일과도 다르다(표 15.1, 오른쪽에서 두 번째 상자). 그들은 종종 서로 혼동되기 때문에, 간호사들은 그들의 상대적인 안전성에 대해 조언을 할 수 있도록 그 차이를 이해하는 것이 중요하다. 팅크제는 알코올을 용매로 사용하여 식물 재료로부터 얻은 화학 물질을 포함하고 있으며, 수용성 화학 물질과 유용성 화학 물질을 모두 포함하고 있다.

팅크제는 종종 구강 또는 설하로 복용되며, 투여량과 시기는 실무자와 목적에 따라 다를 수 있다. 그것들은 에센셜 오일만큼 농축되어 있지 않다. 연고는 알코올 대신 식물성 오일(예: 올리브 오일)을 용매로 사용하여 만들어진다. 식물 기반의 팅크제와 연고는 널리 이용 가능하다. 꽃 에센스(표 15.1, 왼쪽에서 두 번째 상자)도 종종 에센셜 오일과 혼동된다. 에센스는 원래 식물 재료에 존재하는 일부 수용성 화학 물질을 포함하고 있으며, 또한 그것들이 만들어진 식물의 진동이나 주파수를 포함한다고 생각된다. 동종요법(표 15.1, 가장 왼쪽 상자)은 유럽에서 개

표 15.1 식물 의약품의 단순 연속체

동종요법	꽃 또는 식물 에센스	에센셜 오일	팅크제 또는 연고	식물 전체 또는 식물의 일부

출처: Republished with permission of John Wiley and Sons, Inc. Halcón, L. (2013). Aromatherapy in pregnancy and childbirth. In M. Avery (Ed.), Supporting a physiologic approach to pregnancy and birth (pp. 17 3–19 6). Wiley Blackwell.

발되었으며 1800년대 후반과 1900년대 초반에는 미국에서 매우 인기가 있었다. 생체 의학이 주류 패러다임이 되면서 인기가 줄어들었으나, 일부 유럽 국가에서는 여전히 중요한 의료 패러다임이다. 동종요법 치료제에는 그것들이 만들어진 물질의 분자가 전혀 포함되어 있지 않다. 그것들은 진동 수준에서 미묘하게 작용하여 균형과 치유를 촉진한다고 생각된다. 동종요법 치료제는 동종요법 의사에 의해 처방될 수도 있고 처방전 없이 구할 수도 있다. 최근 미국에서 동종요법은 다시 인기를 얻고 있으므로, 간호사들은 기본 개념을 이해하고 다른 접근법과 구별하는 데 도움을 받을 수 있다.

과학적 근거

위에서 언급한 방법으로 처리된 에센셜 오일은 휘발성이 높고 테르펜과 테르펜 화합물로 구성된 유기 화학 물질의 복잡한 혼합물이다. 에센셜 오일의 화학적 특성은 주로 치료적 특성을 결정한다. 각 에센셜 오일에는 60에서 300개의 분리된 화학 물질이 있고, 특정 식물 종에 대한 성분의 비율은 많은 유전적 요인과 환경적 요인에 따라 다르다. 식물 종류, 화학 종류, 사용된 식물 부분, 원산지 국가 및 추출 방법을 알면 쉽게 이용 가능한 아로마요법 교과서를 통해 에센셜 오일의 화학 성분에 대한 정보를 얻을 수 있다. 에센셜 오일은 후각, 호흡, 위장 또는 피부 관련 시스템을 통해 몸 속으로 흡수되며, 순환 및 신경 시스템에 영향을 미친다. 에센셜 오일에 함유된 화합물 일부는 어떤 형태로든 체내로 흡수되지만, 흡수 정도와 속도는 투여 경로에 따라 다양하다. 흡입한 아로마는 가장 빠른 효과를 나타내며, 마사지 후 혈액 내에서 화합물이 검출되기도 한다. 흡입 시, 각 에센셜 오일의 다양한 화학 물질들이 후각 자극제로 작용하여 코를 통해 후각 뇌로 이동하고, 그 후에 자극은 뇌로 전달된다. 아미그달라(편도扁桃)와 해마는 아로마의 처리에 특히 중요하다. 아미그달라는 감정적 반응을 통제하며, 해마는 명시적 기억의 생성과 검색에 관여한다. 임파 시스템은 사고와 감정 간 관계에 기여하며, 심장 박동, 혈압, 호흡, 스트레스 수준 및 호르몬 수준을 제어하는 뇌의 일부 부분과 직접 연결되어 있다. 아로마 흡입은 후각 과정을 통해 마음과 몸에 영향을 미치지만, 흡입 증기에서 대부분의 분자들은 폐로 이동하여 순환 시스템으로 흡수된다. Tisserand와 Young은 몇 가지 에센셜 오일인 진정라벤더(lavandula angustifolia), 라반딘(lavandula x intermedia), 시트러스 베르가못(citrus bergamia) 등이 감마-아미노뷰티릭 산(gamma-aminobutyric acid, GABA)을 증가시켜 외부 감정 자극의 영향을 줄인다고 하였다. GABA는 아미그달라의 뉴런을 억제하여 진정 효과를 낸다. 다양한 선행연구에서 생리학적 및 심리학적 근거를 제시하고 있다.

에센셜 오일은 피부 국소부위에 적용 시 최대한 10% (5~20%)의 에센셜 오일이 흡수될 수 있으나, 에센셜 오일 전문가들 사이에서 피부 침투 및 흡수의 속도와 범위에 대한 논쟁이 있다. 에센셜 오일은 인지세포 경로를 통해 암세포로 이동하기 전에 인지성 히드로질 계층을 통해 피부를 통해 흡수되는 것으로 보인다. 피부 국소 부위 적용은 약물의 피부 관통을 향상시키는 데 사용되기도 하였다. 그러나 피부 상태, 환자의 연령, 영향을 받는 신체 부위, 그리고 에센셜 오일을 운반하는 매개체에 따라 침투가 다를 수 있다는 증거가 있으며, 마사지는 열과 마찰을 통해 투과를 강화할 수 있다. 에센셜 오일은 간에서 대사되며 주로 신장을 통해 체내에서 배출되지만 호흡과 감각적인 손실을 통해 또한 배출된다.

중재

도포 방법의 선택은 환자의 특성 및 선호도, 치료 중인 증상 또는 상태, 간호사의 지식 및 실무특성, 대상 결과, 에센셜 오일의 특성 및 화학 성분에 따라 달라진다.

흡입 전달 방법

에센셜 오일은 항상 향기로운 향이 나는 것은 아니지만, 흡입은 가장 간단하고 직접적인 적용 방법 중 하나이다. 임상 환경에서 직접 흡입은 코튼 볼, 패치 또는 흡입스틱을 사용하여 쉽게 제공될 수 있다. 직접 증기 흡입은 일반적으로 임상 환경에서는 사용되지 않지만 집에서 사용하기에 매우 효과적일 수 있다. 에센셜 오일의 흡입은 열, 배터리 또는 전기로 작동하는 디퓨저를 통해 촉진된다. 이 방법은 주로 가정이나 개인 공간에서 사용하는 것이 좋으며 공공 또는 임상 환경에서는 권장되지 않는다. 임상 환경에서 흡입을 통해 에센셜 오일의 효과를 확인하는 몇 가지 방법이 있다.

코튼볼은 가장 간단하게 사용할 수 있다.
사용 방법은 다음과 같다.

- 선택한 에센셜 오일 또는 에센셜 오일 혼합물을 코튼볼에 1~2방울 떨어뜨린다.
- 코튼볼을 의약용 컵이나, 뚜껑이 있는 작은 플라스틱 컵에 넣는다.
- 환자에게 용기를 코에서 약 6인치 떨어진 곳에 두고 5~10분 동안 숨을 천천히 들이마시도록 설명한다.
- 사용 후 용기의 뚜껑을 덮어둔다.
- 용기를 들기 어려운 환자에게는 코에서 가까운 옷에 코튼볼을 테이프로 고정시킨다.
- 코튼볼을 입에 넣을 위험이 있는 환자의 경우 옷 뒤쪽에 테이프로 붙이거나 베갯잇 안에 넣는다.
- 이러한 지시사항은 필요에 따라 증상 완화를 위해 30분마다 반복하거나, 전반적인 편안함을 위해 하루에 세 번에서 네 번 정도 반복하여 사용할 수 있다.
- 코튼볼은 8시간마다 교체한다.

에센셜 오일이 미리 들어간 패치는 옷에 코튼볼을 테이프로 고정하는 것보다 편리한 방법이다.

사용 방법:

- 커버를 벗겨서 미리 들어간 에센셜 오일 패치를 노출시킨다.

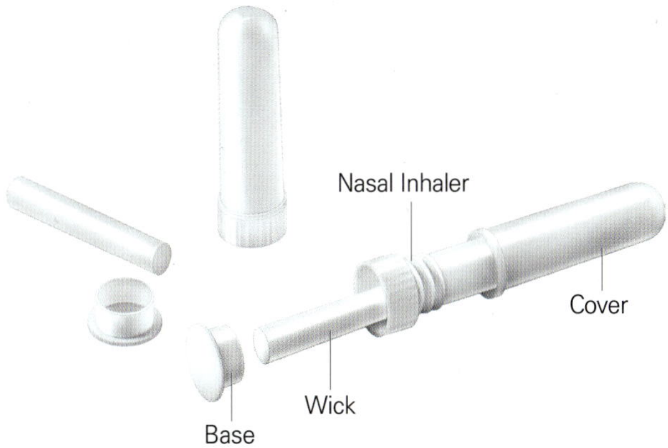

그림 15.2 흡입스틱 구성요소

- 뒷면을 벗기고, 그런 다음 부드럽게 환자의 상의에 붙인다.
- 패치는 8시간마다 교체한다.

에센셜 오일로 채워진 안에 솜이 들어 있는 흡입스틱은 코튼볼 방법과 비슷한 방식으로 사용된다. 여러 에센셜 오일 회사들이 미리 만들어진 흡입스틱을 판매하고 있어서 임상 환경에서 매우 편리하게 사용할 수 있다. 원하는 경우 빈 튜브와 솜이 들어 있는 스틱을 구입하여 직접 만들 수도 있다(표 15.2).

표 15.2 흡입 스틱

- 심지를 튜브 안쪽에 놓는다.
- 심지에 에센셜 오일 15~20방울을 떨어뜨린다.
- 아래 캡을 잠그고 바깥 커버를 조인다.
- 임상 환경에서 사용하거나 여러 가지 다른 에센셜 오일 또는 혼합물을 사용하는 경우 라벨을 붙인다.
- 흡입기 스틱당 두 개 이상의 에센셜 오일을 선택하는 경우 총 방울 수를 15~20으로 유지한다.
- 환자에게 외부 캡을 제거하고 코에서 약 6인치 앞뒤로 부드럽게 움직이면서 내부 튜브에서 숨을 들이마시도록 교육한다.
- 사용 사이에 캡을 덮어준다. 흡입 스틱은 에센셜 오일과 빈도에 따라 수 주에서 수 개월까지 사용할 수 있다.

고유의 에센셜 오일 흡입스틱을 만드는 방법은 다음과 같다.

직접 증기 흡입은 자가 관리를 위한 부비강 충혈 및 감기 증상 완화에 효과적일 수 있지만, 일반적으로 임상 환경에서 사용되지 않는다.

가정에서 사용하려면 다음과 같다.

- 선택한 에센셜 오일을 1~5방울 떨어뜨리거나 증기가 나는 뜨거운 물이 담긴 그릇에 섞는다.
- 머리 위에 수건을 얹고 5분에서 10분 동안 증기가 나는 에센셜 오일 물 위에서 숨을 들이마시면서 눈을 감는다.
- 뜨거운 물에 얼굴이 너무 가까이 가지 않도록 주의하고 흡입하는 동안 눈을 감고 있는다.

피부 흡수 방법

피부 흡수 또는 경구 흡수 효과와 함께 흡입 효과를 결합한 것이 피부 흡수 방법이다. 마사지, 찜질이나 목욕에서 희석된 에센셜 오일을 사용하는 것은 자가 관리와 일부 임상 환경에서 자주 사용되는 전달 방법이다. 마사지는 에센셜 오일의 피부 흡수를 촉진하고, 환자가 인지하는 스트레스와 통증을 감소시켜 치유 과정을 촉진하고 의사 소통을 개선할 수 있다.

- 희석된 에센셜 오일을 사용한 5분간의 간단한 손 또는 발 마사지는 빠른 이완 반응을 유도하는 훌륭한 방법이다.
- 마사지용 혼합물은 일반적으로 에센셜 오일 농도가 1%에서 3%로 매우 낮은 농도로 사용되며, 몸 전체를 마사지할 때는 더 낮은 농도를 사용한다.
- 마사지용으로 약 2% 혼합물을 만들려면 선택한 에센셜 오일 두 방울을 냉각 압착 식물성 오일, 무향 로션, 크림 또는 젤 1 티스푼(5 mL)에 추가한다(표 15.3).

일부 에센셜 오일 회사들은 마사지용으로 미리 희석된 에센셜 오일 혼합물을 제공한다. 이것들은 바쁜 임상 환경에서 더 효율적으로 사용할 수 있다.

손상을 치료하거나 자가 관리를 위해 에센셜 오일을 적용하는 데 유용한 방법으로 압박붕대, 습포를 이용할 수 있지만, 많은 임상 환경에서는 허용되지 않을

표 15.3 에센셜 오일 농도 표

약 30 mL의 희석제당 대략적으로 필요한 에센셜 오일	농축
6 방울	1%
12 방울	2%
18 방울	3%
24 방울	4%
30 방울	5%

수 있다.

컴프레스 준비하는 방법은 다음과 같다.

- 중재 목표에 따라 에센셜 오일 4~6방울을 따뜻한 물이나 시원한 물이 담긴 그릇에 넣고 부드러운 면직물을 섞어 짜낸 후 환부, 타박상, 찰과상 등에 바른다.
- 습기를 유지하기 위해 습포를 비닐 랩으로 덮은 다음, 비닐 랩 위에 수건을 놓고 원하는 만큼 또는 편안한 시간 동안 제자리에 유지한다(최대 4시간).
- 에센셜 오일 치유 목욕은 자기 관리에 매우 유용하며 요양시설과 같은 일부 임상 환경에서도 사용될 수 있다.
- 이완이 필요하거나 근육이 아플 때 목욕을 고려한다.
- 에센셜 오일 5~10방울은 캐리어 오일 1큰술과 같은 분산제에 먼저 용해된 후 목욕물에 넣는다.
- 에센셜 오일은 물에 녹지 않기 때문에 분산제(Tisserand Institute, n.d.-a) 없이 사용하면 물 위에 떠 있기 때문에 불균일하고 높은 농도에 노출될 수 있다.
- 에센셜 오일 목욕은 약 10분에서 15분 정도 지속한다.
- 근육과 관절을 진정시키기 위해 에센셜 오일과 캐리어 혼합물을 Epsom salts [앱섬 솔트(엡섬 소금)는 황산, 마그네슘, 그리고 산소로 이루어진 무기염 미네랄 결정체] 1컵에 녹인 후 욕조 물에 추가해 사용할 수도 있다.

에센셜 오일 사용에 대한 일반 지침

간호사는 환자 교육과 실제에 대한 일반적인 안전 지침을 알고 있어야 한다. 에센셜 오일 사용에 대한 일반적인 안전 지침은 다음과 같다.

- 에센셜 오일은 휘발성이며 인화성이 매우 높은 화염으로부터 멀리 보관한다.
- 에센셜 오일을 햇빛으로부터 떨어진 서늘한 곳에 보관하고, 황색 또는 진한 파란색 유리 용기에 보관한다. 사용 후에는 즉시 용기를 닫아야 한다. 열, 빛, 공기가 존재하는 환경에서 에센셜 오일은 산화되어 화학적 성질이 변하고 예측할 수 없는 방식으로 작용할 수 있다.
- 에센셜 오일은 옷과 직물을 더럽힐 수 있으며 에센셜 오일은 일부 플라스틱을 분해할 수 있다. 적절한 예방 조치를 취해야 한다.
- 임상 아로마요법에 대해 익숙하지 않은 경우 어린이와 애완동물의 가까이에 에센셜 오일을 두지 않는다. 문헌에는 부적절한 적용, 유아 및 애완동물의 우발적 섭취와 관련된 부작용 또는 사망 사례가 보고되고 있다.
- 임신 초기에는 에센셜 오일을 조심스럽게 사용한다.
- 신뢰할 수 있는 공급 업체의 에센셜 오일을 사용한다. 숙련된 아로마요법사의 조언을 구하거나 전문적인 임상 제공자의 추천을 구한다. 임상 또는 연구 환경에서 에센셜 오일을 사용하는 경우 화학 성분을 확인하는 테스트 결과가 필요하다.
- 심각한 천식 또는 다중 알레르기 병력이 있는 사람들에게, 혹은 그 주변에서 에센셜 오일을 사용할 때는 특별한 주의가 필요하다. 반드시 문의를 해야 한다.
- 에센셜 오일을 적절하게 사용할 경우 상대적으로 안전하지만, 오일을 희석하지 않은 상태로 사용할 경우에는 민감성 및 피부 자극이 발생할 수 있다. 이 경우 잔여 에센셜 오일 용액을 오일 또는 로션으로 제거하고 물로 헹궈 사용을 중단해야 한다. 대부분 치료 없이 해결되지만, 불편함이나 가려움이 심하거나 오래 지속되는 경우에는 의료 기관과 상담해야 한다.
- 에센셜 오일이 눈에 들어가면 충분한 양의 멸균 식염수 또는 차가운 수돗물로 15~30분 동안 눈을 헹군다.

측정 결과

아로마요법의 효과를 평가하는 방법은 사용하는 에센셜 오일의 목적과 치료 결과에 따라 다양하다. 임상 환경에서는 통증, 불안, 혹은 메스꺼움과 같은 간단한 평가 지표를 사용하여 환자의 편안함을 측정하는 것이 효과적이며 쉽게 기록할 수 있다. 반면에 아로마요법 연구에서는 복잡한 측정 방법이 더 적합한 경우도 있다. 예를 들어, 라벤더를 사용하여 환자의 편안함을 촉진하는 경우, 통증과 불안에 대한 평가 점수가 적절한 측정 방법이 될 수 있다. 라벤더가 수면에 도움이 되는 경우에는 생리적 지표나 수면 패턴의 변화 등을 측정하여 치료 그룹과 비교할 수도 있다. 심리적 상태인 우울증이나 불안과 같은 경우에는 신뢰할 수 있는 설문조사 도구를 활용하고, 이에 더하여 생리적 측정 지표로 코르티솔 농도나 피부 온도와 전도도를 추가로 측정할 수 있다. 감염성 질환 결과의 경우에는 표준 연구 검사를 이용하여 치료 효과를 측정한다. 또한, 디지털 사진, 삶의 질 평가, 인지 능력 테스트, 뇌파 검사 결과 등도 유용한 측정 방법으로 활용될 수 있다. 가능하다면 이미 검증된 측정 도구를 사용하여 아로마요법의 효과를 해석하고 다른 치료 방법과 비교하는 것이 도움이 된다.

자격 증명

아로마요법 전문가들을 위한 국가적으로 인정된 자격 인증 시험이나 규정 기관은 없다. 2000년에 설립된 비영리 단체인 '아로마요법 등록 위원회'는 국가 시험을 관리하고 등록된 아로마요법 실무자 목록을 제공할 수 있다. 간호사와 건강 전문가들이 실무에서 아로마요법을 사용하고자 한다면 해당 자격 기관과 상의해야 한다. 간호사들은 자신들의 주(州) 간호사 협회와 상의해야 한다. 미국에서는 몇몇 주의 간호사 법령에 아로마요법을 비롯한 종합적인 치료법 사용에 대한 언급이 포함되어 있다. 많은 주에서는 간호사들이 특화 교육을 받았다면 아로마요법을 실무에서 사용할 수 있도록 허용하고 있다.

다양한 교육 프로그램들이 제공되고 있으며, 건강 전문가들은 자신들의 임상 실무와 관련된 프로그램을 선택해야 한다. 현재 미국에서는 아로마요법을 시행하는 사람에게 자격 인증이나 인가를 요구하지 않지만, 캐나다의 간호사들은 실무 기준을 정립하고 있다. 아로마요법 교육 프로그램의 기간은 1주부터 몇 년까지 다양할 수 있다. 보통 건강 전문가일 필요는 없으며, 이러한 교육 프로그램에 등록할 수 있다. 일부 교육 프로그램들은 간호사들이 강의하며, 실무나 임상 분야에서 아로마요법을 사용하려는 간호사들에게 도움이 될 수 있는 임상 초점을 가지고 있다. '국가 홀리스틱 아로마요법 협회'와 '국제 아로마요법 협회'는 특정 교육 기준을 충족하는 아로마요법 프로그램들을 목록으로 제공하고 있다.

일관된 자격 인증은 아직 부족하지만, 현재 병원과 기타 임상 환경에서 아로마요법 서비스를 포함하는 것은 더 이상 이례적이지 않다. 코세라에서 제공하는 미네소타 대학의 온라인 강좌에서 임상 프로그램 개발을 위한 아로마테라피 정책 및 지침 예시를 찾아볼 수 있다.

'국제 아로마요법 협회'는 간호사 아로마요법 실무자들이 개발한 정책과 소아 임상 지침도 회원들에게 제공하고 있다.

주의 사항

아로마요법은 지식과 수용된 지침 내에서 사용된다면 매우 안전한 보완요법이다. 많은 에센셜 오일들은 음식과 보존제로 사용하기 위해 식품 및 음료 산업에서 시험되었으며, 향수 및 담배 산업에서도 많은 연구가 이루어졌다. 그러나 임상 아로마요법에서 일반적으로 사용되는 대부분의 에센셜 오일은 '일반적으로 안전하다(generally regarded–as–safe, GRAS)'는 지위를 갖고 있지만, 이는 음식과 화장품에서 작은 양으로 안전하다는 것을 의미한다. 모든 용도에 대해 무조건적인 승인을 주지는 않는다. 간호사들은 에센셜 오일을 경구적으로 투여해서는 안 되며, 이는 간호사의 역량 범위를 벗어나며 중독 사례가 문서화되어 있다. 특정 훈련과 경험이 있는 진료 간호사들은 예외일 수 있다. Tisserand와 Young(2014)에 따르면, 대부분의 중독 사례는 어린 아이들의 섭취 사고와 관련되지만, 성인들도 유해한 양과 종류의 에센셜 오일을 섭취하는 경우가 있다. 대부분의 에센셜 오일은 임신 1기 동안 사용되어서는 안 되며, 임신 기간 동안은 주의해서 사용해야 한다. 간호사들은 자외선 민감성을 유발할 수 있는 에센셜 오일, 예를 들어 시트러스 베르가못(C. bergamia) 및 기타 감귤류 오일을 주의해야 하며, 해당 오일을 사용할 때 적절한 환자 교육과 보호를 제공해야 한다.

에센셜 오일을 피부에 사용할 때는 접촉 피부염 사례가 여러 차례 있었던 오일과, 희석하지 않고 사용할 때 특히 자극적이거나 민감하게 반응할 수 있는 에센셜 오일을 알아야 한다. 에센셜 오일은 매우 농축된 강력한 화합물로, 대부분의 경우 피부에 사용하기 위해 캐리어 오일로 희석되어야 한다. 티트리(melaleuca alternifolia)와 라벤더(L. angustifolia)는 이 원칙에서 예외인 몇 안되는 에센셜 오일이다. 이러한 에센셜 오일은 작은 상처, 찰과상 및 작은 화상의 즉각적인 치료에 완전한 강도로 사용될 수 있다. 그러나 후속 치료를 위해서는 희석되어야 한다.

일부 에센셜 오일은 암을 유발하는 것으로 알려져 있으며, 특정 상태를 가진 사람들에게는 금기이다. 지식과 상식을 기반해서 간호사들은 에센셜 오일을 사용해야 한다. 예를 들어, 자극제로 작용하는 에센셜 오일은 자극제가 금기인 환자에게 사용해서는 안 된다.

에센셜 오일은 약물의 효과를 증폭하거나 줄일 수 있으며, 종종 대사 효소를 증가시키거나 감소시킨다. 화학 요법을 받는 환자와 함께 에센셜 오일을 사용할 때는 암 치료 및 기타 약물의 흡수 속도에 영향을 미칠 수 있으므로 특별히 주의해야 한다. 즉, 모든 상황에서 모든 에센셜 오일이 자연적이기 때문에 안전하다고 가정해서는 안 된다.

제품 정체성 혼동은 또 다른 잠재적인 안전의 위협이 된다. 언급한 바와 같이, 에센셜 오일은 허브 추출물과 혼동해서는 안 된다. 그들은 완전히 다른 화학 혼합물이며, 상호 교환하여 사용할 수 없다. 화학적 불일치 외에도 허브 추출물과 차는 일반적으로 내부에서 복용되지만, 에센셜 오일은 일반적으로 그렇지 않다.

간호사들은 임상 실무에서 에센셜 오일을 사용할 때 제품의 정직성을 보장하는 데 책임을 공유해야 한다. 환자 치료에 사용되는 에센셜 오일의 화학적 시험은 지속적인 아로마요법 품질 보증/품질 관리 프로그램에 통합되어야 한다. 정기적으로 에센셜 오일을 사용하는 간호사들은 뜻하지 않은 영향으로부터 자신을 보호해야 한다. 에센셜 오일은 휘발성이기 때문에, 에센셜 오일을 사용하는 사람들과 환자들이 함께 흡입하는 에어로졸화된 분자가 있다. 에센셜 오일 함유 제품을 사용하는 것과 관련하여 장기간의 무보호 사용과 손 피부염이 연관될 수 있다는 것이 입증되었다. 아로마요법에서 가장 큰 위험 중 하나는 특정 건강 결과를 위해 잘못된 에센셜 오일을 사용하는 것이다. 이는 간호사가 식물 분류에 대한 지식 부족에서 비롯될 수 있다. 많은 에센셜 오일은 라벤더, 장미 및 로즈마리와 같은 익숙한 공통 이름을 가지고 있지만, 전체 식물학 이름을 알아야 한다는 것이 중요하다. 예를 들어, '라벤더'는 세 가지 다른 종류의 라벤더와 여러 하이브리드를 가리키는 공통 이름이다. 라벤더의 속은 Lavandula이며, 모든 라벤더는 이 단어로 시작한다. L. angustifolia는 가장 널리 사용되고 연구된 에센셜 오일 중 하나로, 진정제 및 수면제로 알려져 있다. 아로마요법에서 사용되는 다른 두 종류는 매우 다른 특성을 가지고 있다. Lavandula latifolia (실크 라벤더)는 자극제 및 기침을 억제하는데 사용되고, Lavandula stoechas는 항균제로서 장기간 사용하기에 안전하지 않다. 이러한 상황은 세 가지 화학유형을 가진 L. xintermedia 하이브리드에 의해 더욱 복잡해진다. 임상 아로마요법에서 에센셜 오일을 사용하는 간호사들은 사용할 에센셜 오일의 전체 식물학 이름을 알아야 한다. 임상 환경에서 일반적으로 사용되는 에센셜 오일의 식물학 이름은 표 15.4에서 확인할 수 있다.

사용

많은 건강 결과들은 간호실무의 영역에 해당하며 아로마요법을 통해 개선될 수 있다. 아로마요법은 개별적으로 또는 다른 접근법과 결합하여 사람들의 심리적, 신체적인 상태에 영향을 미칠 수 있다. 아로마요법은 개인의 각성과 진정에 영향을 주며, 심장 박동, 혈압, 혈중 아드레날린 및 카테콜라민 농도에 영향을 미칠 수 있다. 아로마요법 오일의 향기는 개인의 이전 경험, 선호도, 그리고 사용되는 오일의 화학 성분에 따라 진정 또는 각성적일 수 있으므로, 치료적 목적으로 아로마요법 오일을 선택할 때 환자의 선호도와 사용 목적을 고려하는 것이 중요하다. 임상 환경에서 사용되는 아로마요법 오일의 예시는 표 15.4와 같다.

아로마요법 오일은 다양한 증상과 신체 시스템에 대해 치료적으로 사용되며, 특정 상태나 증상에 대해 특정한 아로마요법 오일을 추천하는 많은 아로마요법 문헌이 있다. 일부 사용법에 대해서는 케이스 스터디나 역사적 이야기 이외에 충분한 근거를 찾기 어렵지만, 최근 임상적 사용 증가로 인해 일부 아로마요법 오일과 임상 결과에 대한 강화된 증거 기반도 존재한다. 전통적인 의료 환경에서 아로

표 15.4 임상 환경에서 사용되는 에센셜 오일의 예

에센셜 오일	식물 이름	일반적으로 사용되는 증상	고려사항
베르가못 (Bergamot)	시트러스 베르가못 (Citrus bergamia)	불안/스트레스, 불면증, 전반적인 편안함, 통증	피부 사용 시 주의- 노출된 부위를 도포 후 18시간 동안 보호 스트레스가 많을 때 사용
블랙 페퍼 (Black Pepper)	페퍼 니그럼 (piper nigrum)	통증, 금연	금연을 위해 다른 에센셜 오일과 혼합하여 사용하는 것을 고려
로만 카모마일 Chamomile (Roman)	카모마일 노빌리스 (Chamaemelum nobilis)	불안/스트레스, 진정, 통증, 수면	어린이에게 사용하기 적합함, 항경련 및 항염증 효과가 있음, 다른 에센셜 오일과 혼합하여 사용하는 것을 고려
프랑킨센스 (Frankincense)	프랑킨센스 (Boswellia carterii) 사크라프랑킨센스 (Boswellia sacra)	불안/스트레스, 슬픔(애도) 지원, 고통	분만 통증과 호스피스 환자 통증 조절. 다른 에센셜 오일과 혼합하여 사용하는 것을 고려
진저(Ginger)	진저 (Zingiber officinale)	피로, 위장관계 불쾌감, 메스꺼움	항암화학요법으로 인한 메스꺼움에 사용할 때 다른 에센셜 오일과 혼합하는 것을 고려
라벤더 (Lavender)	라벤더(Lavandula angustifolia)	불안/스트레스, 불면증, 통증	전반적인 편안함, 어린이에게 적합함
달콤한 마조람 (Sweet marjo-ram)	마요란(Origanum majorana)	불안/스트레스, 진정, 불면증, 통증	항경련 및 진정 작용, 다른 에센셜 오일과 혼합하여 사용하는 것을 고려
달콤한 오렌지 (Sweet orange)	시트러스 (Citrus sinensis)	불안감/스트레스, 진정, 위장관계 불쾌감, 기분 저하	어린이에게 적합함
페퍼민트 (Peppermint)	페퍼민트 (Mentha x piperita)	피로, 위장관계 불쾌감, 기분 저하, 메스꺼움, 냄새 조절, 수술 후 및 분만 후 방광조절	6세 미만의 어린이에게는 사용할 수 없음. 항암화학요법으로 인한 메스꺼움에 사용할 때 다른 에센셜 오일과 혼합하는 것을 고려
스피어민트 (Spearmint)	스피츠넛 (Mentha spicata)	위장관계 불쾌감/메스꺼움, 피로, 기분 저하	어린이에게 적합함 항암화학요법으로 인한 메스꺼움에 사용할 때 다른 에센셜 오일과 혼합하는 것을 고려
티트리 (Tea Tree)	티트리(Melaleuca alternifolia)	세균 및 곰팡이 감염, 냄새 관리	항균제로 국소 사용, 의료진 처방 필요

마요법 오일의 주요 적용 분야는 통증 완화, 불안증상 또는 우울증, 구토, 불면증 또는 동요 감소, 그리고 감염 예방 또는 치료에 있다. 산부인과 간호사들은 출산 중과 이후 통증 완화 및 이완을 위해 아로마요법 오일을 오랫동안 사용해 왔다. 요양 시설과 병원 환경에서 아로마요법 오일은 치매 유무에 관계없이 환자들의 불안과 동요를 줄이고 수면을 촉진하며 야간 진정제 사용량을 감소시키는 데 도움이 된다. 상처 치유를 촉진시키기도 한다. 아로마요법은 임종과 최종 단계 간호에 도움이 되는 유용한 치료법이다.

아로마요법은 급성 또는 만성 통증을 다루는 데 사용된다. 피로와 구토를 다루는 데에도 사용되며, 감염 치료에도 사용된다. 그리고 기분과 인지를 개선하는 데에도 사용된다. 문헌에는 머릿니와 옴 등의 치료에 에센셜 오일을 사용하는 연구들도 문헌에 포함되어 있다. 출산 후 및 수술 후 배뇨장애를 개선하는 데에도 사용되며, 금연 보조수단으로도 사용되고 있다. 또한 약물 금단증상에 대한 지원으로 사용되기도 한다.

식물 에센셜 오일을 병원균에 대항하는 데 사용하는 국제적 문헌은 상당하며, 계속 늘어나고 있다. 에센셜 오일의 효능은 감염성 질병의 치료와 예방에 있으며, 환자 건강 및 소독과 위생에 중요한 영향을 미친다. 특히 저항성 박테리아가 증가하고 있는 상황에서 더욱 중요하다. 메티실린 내성 황색포도상구균 및 기타 미생물들은 티트리 오일(M. alternifolia)에 민감하게 반응하는 것으로 알려져 있다. 예비 연구에 따르면, 에센셜 오일은 다른 치료가 어려운 감염과 상처 치유에도 효과적일 수 있다.

소아 적용

아로마요법은 소아들을 위한 종합적인 치료법 중 가장 많이 사용되고 있다. 유병률 관련 연구에서 유아와 소아용 아로마요법 제품들의 다양성, 그리고 응급실과 중독 관리 센터에서 소아 중독 사례가 증가되고 있는 것을 알 수 있다. 소아에게 에센셜 오일을 안전하게 사용하기 위해서는 지식과 상식이 필요하다. 예를 들어, 페퍼민트에는 멘톨과 1,8-시네올이 함유되어 있으며, 이로 인해 소아 과민반응(pediatric hyper-reactivity, PHR)이 발생할 수 있으며, 이는 2세 미만의 아동에서 후두 수축 및 반사적 기도폐쇄를 유발할 수 있다. 보수적인 접근을 위해, 많은 임상 환경에서는 6세 미만의 소아 환자들에게는 페퍼민트를 사용하지 않는다. 병원의 소아 병동에서는 보통 가장 안전한 에센셜 오일과 일반적인 증상(예: 진정 향료, 로만 카모마일), 구토(예: 진저, 스피어민트, 만다린), 또는 불안감(예: 진정 향료, 달콤한 오렌지)에 대해 아로마요법을 제한적으로 사용하고 있다. 연구들은 이러한 증상들을 다루는 데에 에센셜 오일이 매우 도움이 된다는 것을 보여준다. 소아와 어린이 같이 취약한 인구를 대상으로 할 때, 우리는 예방주의 원칙 적용을 권장하며, 만약 물질이 안전하다고 입증되지 않았다면, 특별한 이유가 없는 한 사용을 금지한다. 또한 통합 간호 원칙을 따르며 '필요와 맥락에 따라 집중적/침습적 치료부터 더 많은 치료로 진행하도록' 해야 한다.

예를 들어, 만약 아이가 수술 후 구토와 메스꺼움을 겪고 있다면, 심상, 지압요법(이 두 가지 방법은 화학 물질 노출과 관련 없음)을 먼저 시도한 후 효과가 없을 경우 스피어민트의 향기를 제공할 수 있다. 이러한 사고방식을 확장하여 아로마요법이 도움이 되지 않는다면 간호사는 항구토제 약물을 고려할 수 있을 것이다. 아동들의 독성은 용량과 관련이 있다. 즉, 안전하지 않은 농도, 적절하지 않은 응용 방법 또는 위험한 에센셜 오일에 의해 발생한다. 에센셜 오일은 식물로부터 유래하지만, 매우 높은 농축 물질로 구성되어 있다. 만성 및 급성 반응은 일반적으로 피부 도포나 섭취로 인해 발생한다. 어린 아이들이 실수로 에센셜 오일을 섭취하지 않도록 하기 위해, 오일을 약물처럼 다루고 손이 닿지 않는 곳에 보관하는 것이 권장된다. 집에서는 안전한 유아용 약물용기에 보관해야 한다. 또한, 에센셜 오일은 통합적인 방울 디스펜서가 있는 병에 판매 및 보관되어야 하며 모든 성분이 명확히 표시되어야 한다. 알레르기성 접촉성 피부염은 흔하지 않으나, 성인보다 어린이를 위해 피부 또는 마사지용 제품에 포함된 에센셜 오일 농도는 낮아야 한다. Tisserand와 Young은 만 3개월 이하의 만삭아에게 0.2% 미만, 만 24개월 이하에게 0.5% 미만, 만 6세 이하에게 2% 미만, 만 6세부터 15세까지는 3%를 넘지 않는 농도를 권장하고 있다. 이러한 지침들은 건강과 관련된 이유를 고려하였다. 에센셜 오일에 대해 잘 알고 있는 간호사들은 소아 진료에서 이를 소개하면서 안전 지침을 지켜야 한다.

문화적 적용

지역, 문화, 종교적 전통과 취향에 따라 치료적으로 사용되는 에센셜 오일 종류는 다양하다. 예를 들어, 아유르베다 실천은 인도 하위 대륙에서 생산되는 다양한 에센셜 오일을 포함하며 샌달우드, 자스민 및 다른 꽃이나 향신료 식물 오일을 포함한다. 아프리카는 프랑킨센스, 몰약, 일랑-일랑, 라벤사라 등의 오일 원산지이다. 유럽과 미국 대부분에서는 온화한 기후에서 잘 자라는 허브나 꽃에 중점을 두고 에센셜 오일을 생산한다. 대표적으로 페퍼민트, 라벤더, 그리고 바질이 있다. 과일 향 오일은 보다 따뜻한 지역에서 생산된다. 그러나 이전 시대와는 달리 에센셜 오일 구매는 토착 및 지역 식물에 한정되었던 때와는 달리 구분선이 명확하지 않다. 식물들은 정기적으로 타지역에 운반되고 재배되며, 현재 치료 목적으로 가장 일반적으로 사용되는 에센셜 오일들은 세계적으로 쉽게 구할 수 있다. 이는 세계 무역과 인터넷 판매를 통해 가능하다. 영국 제3차 의료 센터의 임상 아로마요법 실무의 개발에 대한 설명은 사이드바 15.1에서 확인할 수 있다.

문화적인 식물치유 전통은 종종 새로운 이주민들에 의해 변형되고 적응되었다. 호주 티트리 오일의 사례는 시간이 지나며 문화적이고 지역적인 건강 관행의 적응을 보여준다. M. alternifolia는 호주의 한 지역에서 원생 식물로 자라며, 수세기 동안 호주 원주민들에 의해 허브 살균소독제로 사용되어 왔다. 호주와 뉴질랜드에는 Melaleuca 속의 종이 200종 이상 자생하며, 그 중 일부만이 에센셜 오일로서 현대 의학적 용도로 사용되었다. M. alternifolia는 호주와 뉴질랜드에서 '티트리'로 불리는 다른 식물들 중 하나이기 때문에 식별에는 라틴어 이름에 의존하는 것이 중요하다. 이 식물의 치유 특성은 유럽 탐험가와 정착민들에 의해 알려졌으며, 언젠가 이 식물의 잎이 증류되어 매우 집중적인 소독물질인 티트리 오일을 생산하게 되었다. 1900년대 초부터 의료계에서 티트리 오일에 대한 간헐적인 관심이 있었다. 이러한 관심은 최근 몇 년간 호주 정부와 농업 분야의 민간 파트너십을 통해 확대되었다. 티트리 오일 항균 특성에 대한 우수한 과학적 연구를 위해 공공 및 민간 자금이 제공되었다. 이와 관련된 포괄적인 정보는 서부 호주 대학의 웹사이트에서 확인할 수 있다(www.marshallcentre.uwa.edu.au 및 https://research-repository.uwa.edu.au/en/publications/). 티트리는 이제 중요한 농작물로 여겨지며, 티트리 오일(M. alternifolia)의 항균 특성에 대해서는 서양 생물 의료 환경에서 어느 정도 알려져 있다. 티트리 오일이 주 성분으로 포함된 저렴하고 순수한 에센셜 오일 또는 건강 제품들은 전 세계적으로 구할 수 있으며, 호주 농업 분야 및 의료에 이익을 제공하고 있다.

(아로마요법에 대한 설명과 호주에서 간호 실무와 관련되는 문제들은 사이드바 15.2를 참조)

사이드바 15.1 영국 3차 암센터 아로마요법

자키 스트링어(Jacqui Stringer)

제3차 암 센터인 'The Christie'는 영국 북서부에 위치하며 취약한 암 환자들의 긴급 치료를 전문적으로 수행한다. 'The Christie'는 1990년대부터 진정을 돕기 위해 아로마를 사용해 왔다. 나는 'The Christie'의 혈액학부에서 간호 실습을 시작했고, 처음엔 완전히 건강한 환자들을 돌보았으나, '피로'나 지속적인 경미한 감염으로 일반 의사를 찾은 후에도 치료가 불가피하게 필요한 상태(백혈병)로 입원해 오는 환자들을 돌보게 되었다. 이들은 격리되어 있으며 잠재적으로 생명을 위협하는 치료를 받게 되는데, 감염에 취약한 상태이기 때문에 가족들과의 접촉이 최소화되었다. 이 경험은 내가 간호를 할 때 시간이 많지 않기 때문에 환자들에게 지원을 제공하는 것이 중요하다는 사실을 더욱 명확히 보여주었다. 마사지 터치가 스트레스 감소와 불안 진정에 매우 효과적인 도구임을 발견했지만, 이 완화 효과는 마사지 오일에 에센셜 오일을 사용함으로써 더 오래 지속되고 깊어지는 것처럼 보였다. 이러한 점은 현재 문헌에서도 충분히 입증되고 문서화되어 있다(예: Tiffany Field 및 이 연구자팀의 연구). 나는 박사학위 과정에서도 이에 대한 지지 데이터를 추가할 수 있었다. 우리는 후각 체계가 우리의 감정 및 감각 시스템과 직접적으로 연결되어 있다는 것을 알고 있으며, 이제는 아로마가 우리의 심리적 안녕에 미치는 중요한 영향을 더욱 잘 이해하고 있다. 나는 간호학 교육뿐만 아니라 심리학 학위를 소지하고 있으며, 당시 내 머리에는 간호사의 여러 역할 중 '연구'가 중요하게 자리잡아 있었다. 서비스를 시작할 때 가장 기본적인 고려사항은 에센셜 오일의 안전하고 윤리적인 사용이었다. 나는 연구에 몰두하고 필요한 서류를 정리하며, 이후 클리닉 책임자와 신뢰위원회로부터 동의를 받아 서비스를 시작했다. 'The Christie'의 혈액학부에서의 아로마요법은 간호사들이 특정 상황에서 도움을 요청할 때 점점 더 발전해 왔다. 예를 들어 스테로이드 효과가 없는 피부 반응에 대해 도움을 요청한 간호사들이 나에게 문의하기 시작했다. 그들은 또한 면역력이 저하된 환자들의 피부 감염을 돕기 위해 나에게 문의하기도 했다. 나는 몇 년 동안 수석 미생물학자와 협력하여 감염을 유발하는 미생물에 적합한 에센셜 오일 선택을 위해 항균작용을 하는 에센셜 오일을 골라냈다. 도전적인 상처가 있을 때 미생물학자에게 상처에서 채취한 면도로부터 미생물을 배양하도록 요청하기도 했다. 다양한 오일이 존재하는 상황에서 배양한 후 그에게 어떤 오일이 효과적인지를 조언받았다. 그런 후 나는 그 정보를 내 임상 지식에 추가하여 그 상황에서 사용할 가장 안전하고 효과적인 에센셜 오일을 결정했다. 나의 독특한 실무 수행 방식은 천천히, 꾸준히, 그리고 안전하게 쌓아온 것이다. 나는 보통 제품이 효과 없을 때만 에센셜 오일을 사용했다. 이런 점을 유념하는 것이 중요하다.

나는 절대로 고립되어 일하지 않고 항상 다학제적인 팀의 일원으로서 활동하여 다른 의료진들의 이해, 의견, 그리고 동의를 얻어서 어떠한 상황에서도 오일을 사용한다. 나는 이것이 굉장히 중요하다고 생각한다. 의사들은 자신들이 진료하는 환자들에 대한 궁극적인 책임이 있으며, 그러므로 내가 언제나 안전하고 전문적으로 일할 것임을 믿어야 한다.

현재 'The Christie'에는 자격을 갖춘 아로마요법 전문가가 아닌 이상 간호사들이 아로마요법을 사용하는 것에 대한 지침, 정책, 또는 보험이 없다. 다만 아로마요법 전문가가 혼합한 제품에 한해서는 철저한 평가와 명확한 사용 지침이 있을 때만 사용한다. 개인적으로 나는 이러한 취약한 환자 집단과 함께 일하는 간호사들이 해당 훈련을 받은 경우가 아니라면 에센셜 오일을 사용하는 것에 불안감을 느낄 것이다. 'The Christie'는 자격을 갖춘 아로마요법 전문가를 고용하고, 그들은 필요한 보험을 적용하기 위한 아로마요법 훈련 수준을 갖추고 있다. 대부분의 아로마요법사들은 임상적인 아로마요법을 실천하지는 않고, 주로 환자들과 함께 아로마스틱을 사용하여 웰빙을 촉진하는 데 사용된다. 특히 접촉 사용이 많이 제한된 팬데믹 기간 동안 환자들에게 아로마요법 발 마사지를 제공하기도 한다. 이들은 극도의 고통이나 극심한 고통으로 인해 치료자와 인지적 수준에서 소통하기 어려운 상태의 환자들을 위해 그렇게 한다. 이 어려운 시기에도 우리는 환자들과 직원들에게 가능한 한 많은 감각적 경험을 제공하려고 노력한다. 환자들과 직면하지 못할 때에는 그들에게 전화로 기술을 가르쳐주거나 그들이 필요로 하는 것과 좋아하는 것에 기반하여 아로마스틱을 보내준다. 그런 후 그들과 함께 그들의 아로마스틱을 냄새 맡으며 시각화를 진행하여 긍정적인 기억을 연결시킬 수 있도록 한다.

나는 'The Christie'에서 아로마요법을 개발하는 동안 내게 베풀어 주신 신뢰에 감사하며, 항상 다른 의료 기관들에게 신뢰를 쌓아가고 '작게, 안전하게, 간단하게' 시작하는 것을 권장하고 싶다.

사이드바 15.2 호주 간호실무에서의 아로마요법

트리샤 더닝(Trisha Dunning)

일화적으로, 호주 간호사들은 아로마요법을 가장 인기 있는 보완요법 중 하나로 사용하며, 종종 마사지와 함께 사용한다. 보완대체의학(complementary and alternative medicine, CAM)에 대한 인구 데이터에 따르면 약 70%의 간호사들이 아로마요법을 포함한 CAM을 사용한다. 그러나 자격을 갖춘 아로마요법사거나, 사설 실무로 아로마요법을 수행하거나, 자신의 간호 실무에 아로마요법을 통합하는 간호사들에 대한 국가적인 데이터는 없다. 이러한 데이터 부족의 한 가지 이유는 아로마요법이 자기조절 실무로 규제되어 있기 때문이다. 현재 호주 보건의료직권익청은 전통 중국의학(traditional Chinese medicine, TCM)만을 규제하고 있다.

대부분의 호주인들은 아로마요법을 자기선택적으로 사용하며, 많은 사람들이 에센셜 오일의 위험과 이점, 그리고 적절한 사용 방법에 대해 이해하지 못할 수 있다. 또한, 아로마요법 제품은 종종 약국, 건강식품점, 지역 커뮤니티 시장, 그리고 슈퍼마켓에서 구매되며, 전문가의 조언이 없고 품질 보장이 없을 수 있다. 이로 인해 일반 대중은 종종 향수와 에센셜 오일을 혼동하는 경향이 있는데, 이는 주로 미용 및 가정용 제품의 마케팅 때문이다.

호주에는 국제 아로마요법 및 향기 요법 협회를 포함하여 많은 CAM 전문가 그룹이 있으며, 이에 속하는 아로마요법사들(간호사 포함)은 특정 자격 요건을 가지고 있다. 회원 자격 규정에는 인증된 과정을 수료하고 지식을 최신으로 유지하며 전문 책임을 가지는 것이 포함된다. 아로마요법 교육은 다양한 사설 교육 제공자들에 의해 인증서 및 디플로마 수준에서 제공되며, 대부분 온라인으로 수료할 수 있다. 그러나 이러한 과정의 콘텐츠, 강의 품질, 감독된 임상 실습량과 질, 평가 기준 등의 품질이 상이할 수 있다.

호주에서는 다양한 임상 환경에서 아로마요법을 사용하지만, 치료 계획에 항상 완벽하게 통합되지는 않으며 결과 역시 체계적으로 관리되지는 않는다. 아로마요법이 주로 스트레스와 통증을 관리하고 휴식을 촉진하며 감정적 웰빙을 향상시키는 호스피스 및 심혈관 관리에 사용된다. 에센셜 오일은 대부분 흡입, 마사지, 가구 및 의류에 사용되거나 목욕에 사용된다.

아로마요법은 노인 요양 시설에서 자극과 스트레스 감소, 수면 촉진, 진정제 사용량 감소를 위해 일반적으로 사용되었다. 또한 노인 요양 시설에서는 치매가 있는 가족 구조원을 돌보는 Creative Ways to Care 프로그램이 개발되었다. 이 프로그램은 노인 요양 시설에서 널리 시행되었다. 그러나 노인 요양 시설에서는 CAM 사용

(아로마요법 포함)이 노인 요양 재정 기구(aged care funding instrument, ACFI)가 도입된 이후로 감소했으며, 주민들은 이제 CAM 사용에 대한 비용을 지불해야 한다. 노인 요양 재정 기구의 도입으로 CAM 교육 수강생들도 영향을 받았다.

아로마요법의 안전성과 품질에는 여러 가지 요인이 영향을 미친다.

- 개인적인 요인(에센셜 오일 사용 목적, 지식, 건강 상태, 다른 보충요법 및 일반 의약품 사용 여부)
- 실무자의 요인(지식, 능력)
- 에센셜 오일과 운반체의 요인(라벨, 품질, 순도, 저장 조건, 제조 과정)
- 응용 방법(내부 또는 외부 사용)
- 환경(아로마요법이 제공되는 장소)
- 사용에 대한 근거(정책, 절차 또는 지침에서 명시된 근거)
- 제품 및 실무자의 규제[에센셜 오일은 치료용품법(1989)에 따라 의약품으로 규제되며 라벨링 및 포장 등 다양한 규정을 준수해야 한다.]

식물 기원의 새로운 의약품 발견에 대한 흥미가 증가하고 있으며, 이는 향기 성분에 대한 확장된 연구를 촉진하고 있다. 실험실 및 인간 연구를 통해 건강 개선에 주력하는 것뿐만 아니라, 음식 보존과 식중독 예방, 말라리아와 같은 곤충 매개성 기생충 질환의 근절 또는 통제에도 연구가 진행되고 있다. 새로운 향기 성분들은 건강 및 환경적 용도로 생산되고 실험되며, 이를 통해 국제 무역 기회와 농업 다양성이 증가하고, 저렴한 자연 치료제를 제공할 수 있다. 그러나 식물에서 기원된 향기 성분들의 지속 가능성은 산달우드, 프랑키센스, 몰약, 로즈우드와 같은 성장이 느린 나무들로부터 얻은 경우에서 특히 농업 및 경제적 요인과 기후 변화로 인한 우려가 커지고 있다.

간호사들은 이 토론에서 중요한 역할을 맡고 있으며, 권장하는 임상 향기 성분들이 유래한 식물들의 지속 가능성에 대해 더 알아야 할 책임이 있다. 때로는 사용된 향기 성분들에 대한 좋은 정보를 얻기 어려울 수 있으며, 간호사들은 종종 그들의 시설에서 사용되는 향기 성분들의 원천을 인식하지 못할 수 있다. 우리는 간호사들이 향기 요법의 제공자이자 소비자로서 더 깊은 토론을 이끌어내는 데 도움이 되도록 다음과 같은 질문들을 제시한다.

- 당신의 시설에서 향기 성분들을 구매하는 공급업체나 구매자에게 공정거래 관행에 대해 물어보라. 이러한 질문을 통해 구매자들은 가능하면 공정거래 제품을 찾게 될 것이다. 많은 사람들은 원천 지역 및 환경 보호 제품에 비용을 조금 더 지불하는 일에 동의할 것이다.
- 지속 가능성에 대해 우려되는 향기 성분을 사용하는 것보다 다른 향기 성분, 혹은 지속 가능성과 관련 없는 종류의 향기 성분을 사용하거나 더 적은 양을 사용하는 것이 좋을 수도 있다.

간호사들이 향기 성분들과 그들의 화학성분 및 특성에 대해 더 배우게 되면, 각 개별 상황을 평가하고 이러한 토론에 깊이 기여할 수 있을 것이다.

후속 연구

아로마요법의 미래는 희망적이다. 아로마요법 연구자들은 여러 도전에 직면하고 있지만, 이러한 도전에 대한 연구들이 많이 진행되고 발행되고 있다. 간호사와 기타 의료 전문가들은 이러한 도전에 대해 인식하고, 아로마요법 연구 보고서를 비판적으로 검토해야 한다. 또한, 이미 일반적으로 사용되고 있는 필수 오일들의 효능을 더욱 검증하고, 아로마요법을 널리 확대하여 일부 상태와 개인에게는 의약품 및 기타 의료 치료보다 부작용이 적은 대안이나 보조요법으로 활용하는 것이 필요하다. 만약 현재 추세가 계속된다면, 아로마요법(흡입 및 피부 사용)은 급성, 장기적, 지역사회 중요한 간호진단을 다루는 표준 치료 방법이 될 것이다. 일부 도시에서는 이미 대부분의 병원과 요양원이 간호 지침에 아로마요법 프로그램을 포함하고 있다. 통합 간호는 의료 시스템에서 프로그램의 성장을 안내하고 뒷받침하는 패러다임이며, 간호사들이 증거 기반으로 정보를 습득하고 아로마요법 개입을 더 큰 맥락에서 이해할 수 있도록 도와준다. 상처 치료 및 의학적 진단을 위한 피부 또는 구강 준비와 같이 확대된 응용 분야는 다학제적 협력이 필요하며, 간호의 시각은 건강을 전체적으로 지원하기 위해 중요하다.

참고문헌

Adams, D., Dagenais, S., Clifford, T., Baydala, L., King, W., Hervas-Malo, M., Moher, D., & Vohra, S. (2013). Complementary and alternative medicine use by pediatric specialty outpatients. Pediatrics, 131(2), 225–232. https://doi.org/10.1542/peds.2012-1220

Adib-Hajbaghery, M., & Hosseini, F. (2015). Investigating the effects of inhaling ginger essence on post-nephrectomy nausea and vomiting. Complementary Therapies in Medicine, 23(6), 827–831. https://doi.org/10.1016/j.ctim.2015.10.002

Akilen, R., Pimlott, Z., Tsiami, A., & Robinson, N. (2014). The use of complementary and alternative medicine by individuals with features of metabolic syndrome. Journal of Integrative Medicine, 12(3), 171–174. https://doi.org/10.1016/S2095-4964(14)60012-1

A lliance of International Aromatherapists. (n.d.). Membership. https://www.alliance-aroma therapists.org/

Bagetta, G., Morrone, L., Rombola, L., Amantea, D., Russo, R., Berliocchi, L., Sakurada, S., Sakurada, T., Rotiroti, D., & Corasaniti, M. (2010). Neuropharmacology of the essential oil bergamot. Fitoterapia, 81(6), 453–461. https://doi.org/10.1016/j.fitote.2010.01.013

Bagheri, H., Salmani, T., Nourian, J., Mirrezaie, S. M., Abbasi, A, Mardani, A., & Vlaisavljevic, Z. (2020). The effects of inhalation aromatherapy using lavender essential oil on postoperative pain of inguinal hernia: A randomized controlled trial. Journal of PeriAnesthesia Nursing, 35(6), 642–648. https://doi.org/10.1016/j.jopan.2020.03.003

Bagheri-Nesami, M., Shorofi, S., Nikkhah, A., Espahbodi, F., & Ghaderi Koolaee, F. (2016). The effects of aromatherapy with lavender essential oil on fatigue levels in haemodialysis patients: A randomized clinical trial. Complementary Therapies in Clinical Practice, 22, 33–37. https://doi.org/10.1016/j.ctcp.2015.12.002

Baik, J., Kim, S., Lee, J., Oh, T., Kim J., Lee, N., & Hyun, C. (2008). Chemical composition and biological activities of essential oils extracted from Korean endemic citrus species. Journal of Microbiology and Biotechnology, 18(1), 74–79. https://www.jmb.or.kr/submission/Journal/018/JMB018-01-12.pdf

Barker, S. C., & Altman, P. M. (2010). A randomised, assessor blind, parallel group comparative efficacy trial of three products for the treatment of head lice in children—Melaleuca oil and lavender oil, pyrethrins and piperonyl butoxide, and a "suffocation" product. BMC Dermatology, 10(1), 6. https://doi.org/10.1186/1471-5945-10-6

Barnes, P. M., Bloom, B., & Nahin, R. (2008). Complementary and alternative medicine use among adults and children: United States 2007. National Health Statistics Report, (12), 1–23. https://www.cdc.gov/nchs/data/nhsr/nhsr012.pdf

Bassol, I. H. N., & Juliani, H. R. (2012). Essential oils in combination and their antimicrobial properties. Molecules, 17(4), 3989–4006. https://doi.org/10.3390/molecules17043989

Battaglia, S. (2003). The complete guide to aromatherapy (2nd ed.). International Centre of Holistic Aromatherapy.

Bikmoradi, A., Seifi, Z., Poorolajal, J., Araghchian, M., Safiaryan, R., & Oshvandi, K. (2015). Effect of inhalation aromatherapy with lavender essential oil on stress and vital signs in patients undergoing coronary artery bypass surgery: A single-blinded randomized clinical trial. Complementary Therapies in Medicine, 23(3), 331–338. https://doi.org/10.1016/j.ctim.2014.12.001

Bowe, S., Adams, J., Lui, C. W., & Sibbritt, D. (2015). A longitudinal analysis of self-prescribed complementary and alternative medicine use by a nationally representative sample of 19,783 Australian women, 2006–2010. Complementary Therapies in Medicine, 23(5), 699–704. https://doi.org/10.1016/j.ctim.2015.06.011

Bowles, E. J., Griffiths, M., Quirk, L., & Croot, K. (2002). Effects of essential oils and touch on resistance to nursing care procedures and other dementia-related behaviours in a residential care facility. International Journal of Aromatherapy, 12(1), 22–29. https://doi.org/10.1054/ijar.2001.0128

Brown, M., & Browning, J. (2016). A case of psoriasis replaced by allergic contact dermatitis in a 12-year-old boy. Pediatric Dermatology, 33(2), e125–e126. https://doi.org/10.1111/pde.12737

Buckle, J. (2000). The 'M' technique: physical hypnotherapy for the critically ill. Massage & Bodywork, 15(1), 52–5, 58–9, 64. http://www.positivehealth.com/article/touch/the-m-technique-touch-for-the-critically-ill-or-actively-dying

Buckle, J. (2003). Clinical aromatherapy: Essential oils in practice (2nd ed.). Churchill Livingstone.

Burns, E. E., Blamey, C., Ersser, S. J., Barnetson, L., & Lloyd, A. J. (2000). An investigation into the use of aromatherapy in intrapartum midwifery practice. Journal of Alternative and Complementary Therapies, 6(2), 141–147. https://doi.org/10.1089/acm.2000.6.141

Carson, C., Hammer, K., Messager, S., & Riley, T. (2005). Tea tree oil: A potential alternative for the management of methicillin-resistant Staphylococcus aureus (MRSA). Australian Infection Control, 10(1), 32–34. https://doi.org/10.1016/S0195-6701(98)90267-5

Chien, L-W., Cheng, S., & Liu, C. (2012). The effect of lavender aromatherapy on autonomic nervous system in midlife women with insomnia. Evidence-Based Complementary & Alternative Medicine, 2012, 1–8. https://doi.org/10.1155/2012/740813

Choi, H.-Y., Yang, Y.-C., Lee, S. H., Clark, J. M., & Ahn, Y.-J. (2010). Efficacy of spray formulations containing binary mixtures of clove and eucalyptus oils against susceptible and pyrethroid/malathion-resistant head lice (Anoplura: Pediculidae). Journal of Medical Entomology, 47(3),387–391. https://doi.org/10.1603/ME09119

Chuang, K. J., Chen, H. W., Liu, I. J., Chuang, H. C., & Lin, L. Y. (2014). The effect of essential oil on heart rate and blood pressure among solus por aqua workers. European Journal of Preventive Cardiology, 21(7), 823–828. https://doi.org/10.1177/2047487312469474

Conrad, P. (2019). Women's health aromatherapy. Singing Dragon.

Conrad, P., & Adams, C. (2012). The effects of clinical aromatherapy for anxiety and depression in the high risk postpartum woman—A pilot study. Complementary Therapies in Clinical Practice, 18(3), 164–168. https://doi.org/10.1016/j.ctcp.2012.05.002

Cordell, B., & Buckle, J. (2013). The effects of aromatherapy on nicotine craving on a U. S. campus: A small comparison study. The Journal of Alternative and Complementary Medicine, 19(8), 709–713. https://doi.org/10.1089/acm.2012.0537

Crawford, G., Katz, K., Ellis, E., & James, W. (2004). Use of aromatherapy products and increased risk of hand dermatitis in massage therapists. Archives of Dermatology, 140(8), 991–996. https://doi.org/10.1001/archderm.140.8.991

Cross, S., Russell, M., Southwell, I., & Roberts, M. (2008). Human skin penetration of the major components of Australian tea tree oil applied in its pure form and as a 20% solution in vitro. European Journal of Pharmaceutics & Biopharmaceutics, 69(1), 214–222. https://doi.org/10.1016/j.ejpb.2007.10.002

Culliton, P., & Halcon, L. (2011). Chronic wound treatment with topical tea tree oil. Alternative Therapies in Health and Medicine, 17(2), 46–47. de Sousa, D. (2011). Analgesic-like activity of essential oils constituents. Molecules, 16(3), 2233–2252. https://doi.org/10.3390/molecules16032233 de Sousa, D., Silva, R. H. N., Silva, E. F. D., & Gavioli, E. C. (2017). Essential oils and their constituents: An alternative source for novel antidepressants. Molecules, 22(8), 1290. https://doi.org/10:3390/molecules22081290

Dongmo, P., Tchoumbougnang, F., Sonwa, E., Kenfack, S., Zollo, P., & Menut, C. (2008). Antioxidant and anti-inflammatory potential of essential oils of some Zanthoxylum (Rutaceae) of Cameroon. International Journal of Essential Oil Therapeutics, 2(2), 82–88. https://hal.archives-ouvertes.fr/hal-00460458

Dooley, T. R. (2002). Homeopathy: Beyond flat earth medicine (2nd ed.). Timing Publications.

Dyer, J., Cleary, L., McNeill, S., Ragsdale-Lowe, M., & Osland, C. (2016). The use of aromasticks to help with sleep problems: A patient experience survey. Complementary Therapies in Clinical Practice, 22, 51–58. https://doi.org/10.1016/j.ctcp.2015.12.006

Edwards-Jones, V., Buck, R., Shawcross, S., Dawson, M., & Dunn, K. (2004). The effect of essential oils on methicillin-resistant Staphylococcus aureus using a dressing model. Burns, 30(8), 772–777. https://doi.org/10.1016/j.burns.2004.06.006

Egan, B., Gage, H., Hood, J., Poole, K., McDowell, C., Maguire, G., & Storey, L. (2012). Availability of complementary and alternative medicine for people with cancer in the British National Health Service: Results of a national survey. Complementary Therapies in Clinical Practice, 18(2), 75–80. https://doi.org/10.1016/j.ctcp.2011.11.003

Einion, A. (2016). Aromatherapy in midwifery practice. Practising Midwife, 19(5), 12, 14–15.

Eisenberg, D. M., Davis, R. B., Ettner, S. L., Appel, S., Wilken, S., Van Rompay, M. I., & Kessler, R. C. (1998). Trends in alternative medicine in the USA, 1990–1997: Results of a follow-up national survey. Journal of the American Medical Association, 280(18), 1569–1575. https://doi.org/10.1001/jama.280.18.1569

Enshaieh, S., Jooya, A., Siadat, A., & Iraji, F. (2007). The efficacy of 5% topical tea tree oil gel in mild to moderate acne vulgaris: A randomized, double-blind placebo-controlled study. Indian Journal of Dermatology, Venereology and Leprology, 73(1), 22–25. https://doi.org/10.4103/0378-6323.30646

Fettig, J., Taylor, J., & Sood, A. (2014). Post-surgical allergic contact dermatitis to compound tincture of benzoin and association with reactions to fragrances and essential oils. Dermatitis, 25(4), 211–212. https://doi.org/10.1097/DER.0000000000000057

Fisher, C., Adams, J., Hickman, L., & Sibbritt, D. (2016). The use of complementary and alternative medicine by 7427 Australian women with cyclic perimenstrual pain and discomfort: A cross-sectional study. BMC Complementary & Alternative Medicine, 16, 129. https://doi.org/10.1186/s12906-016-1119-8

F itzgerald, M., & Halcon, L. (2010). A pediatric perspective on aromatherapy. In T. Culbert & K. Olness (Eds.), Integrative pediatrics (pp. 123–145). Oxford University Press.

Fox, L. T., Gerber, M., DuPlessis, J., & Hamman, J. H. (2011). Transdermal drug delivery enhancement by compounds of natural origin. Molecules, 16(12), 10507–10540. https://doi.org/10.3390/molecules161210507

Fryatt, J., & Bell, P. (2020). Effect of peppermint oil on postoperative urinary retention. Journal of Pediatric Nursing, 51, 116–118. https://doi.org/10.1016/j.pedn.2020.01.001

Gedney, J., Glover, T., & Fillingim, R. (2004). Sensory and affective pain discrimination after inhalation of essential oils. Psychosomatic Medicine, 66(4), 599–606. https://doi.org/10.1097/01.psy.0000132875.01986.47

Gelmini, F., Belotti, L., Vecchi, S., Testa, C., & Beretta, G. (2016). Air dispersed essential oils combined with standard sanitization procedures for environmental microbiota control in nosocomial hospitalization rooms. Complementary Therapies in Medicine, 25, 113–119. https://doi.org/10.1016/j.ctim.2016.02.004

Ghelardini, C., Galeotti, N., Salvatore, G., & Mazzanti, G. (1999). Local anaesthetic activity of the essential oil of Lavandula angustifolia. Planta Medica, 65(8), 700–703. https://doi.org/10.1055/s-1999-14045

Ghiasi, A., Bagheri, L., & Haseli, A. (2019). A systematic review on the anxiolytic effect of aromatherapy during the first stage of labor. Journal of Caring Sciences, 8(1), 51–60. https://doi.org/10.15171/jcs.2019.008

Goes, T., Antunes, F., Alves, P., & Teixeira-Silva, F. (2012). Effect of sweet orange aroma on experimental anxiety in humans. Journal of Alternative & Complementary Medicine, 18(8), 798–804. https://doi.org/10.1089/acm.2011.0551

Goes, T., Ursulino, F., Almeida-Souza, T., Alves, P., & Teixeira-Silva, F. (2015). Effect of lemongrass aroma on experimental anxiety in humans. Journal of Alternative & Complementary Medicine, 21(12), 766–773. https://doi.org/10.1089/acm.2015.0099

Greive, K., & Barnes, T. (2018). The efficacy of Australian essential oils for the treatment of head lice infestation in children: A randomized controlled trial. The Australasian Journal of Dermatology, 59(2), e99–e105. https://doi.org/10.1111/ajd.12626

Grossoehme, D., Cotton, S., & McPhail, G. (2013). Use and sanctification of complementary and alternative medicine by parents of children with cystic fibrosis. Journal of Health Care Chaplaincy, 19(1), 22–32. https://doi.org/10.1080/08854726.2013.761007

Gutierrez, M., Werdin-Gonzalez, J., Stefanazzi, N., Bras, C., & Ferrero, A. (2016). The potential application of plant essential oils to control Pediculus humanus capitis (Anoplura: Pediculidae). Parasitology Research, 115(2), 633–641. https://doi.org/10.1007/s00436-015-4781-8

H alcon, L. (2013). Aromatherapy in pregnancy and childbirth. In M. Avery (Ed.), Supporting a physiologic approach to pregnancy and birth (pp. 173–195). Wiley Blackwell.

Halcon, L., & Milkus, K. (2004). Staphylococcus aureus and wounds: A review of tea tree oil (Melaleuca alternifolia) as a promising antibiotic. American Journal of Infection Control, 32(7),402–408. https://doi.org/10.1016/S0196655304003657

Halicioglu, O., Astarcioglu, G., Yaprak, I., & Aydinlioglu, H. (2011). Toxicity of Salvia officinalis in a newborn and a child: An alarming report. Pediatric Neurology, 45(4), 259–260. https://doi.org/10.1016/j.pediatrneurol.2011.05.012

Hammer, K., Carson, C., & Riley, T. (2012). Effects of Melaleuca alternifolia (tea tree) essential oil and the major monoterpene component terpinen-4-ol on the development of single- and multistep antibiotic resistance and antimicrobial susceptibility. Antimicrobial Agents & Chemotherapy, 56(2), 909–915. https://doi.org/10.1128/AAC.05741-11

Hammer, K. A., Carson, C. F., & Riley, T. V. (2008). Frequencies of resistance to Melaleuca alternifolia (tea tree) oil and rifampicin in Staphylococcus aureus, Staphylococcus epidermidis and Enterococcus faecalis. International Journal of Antimicrobial Agents, 32(2), 170–173. https://doi.org/10.1016/j.ijantimicag.2008.03.013

Horvath, G., & Acs, K. (2015). Essential oils in the treatment of respiratory tract diseases highlighting their role in bacterial infections and their anti-inflammatory action: A review. Flavour and Fragrance Journal, 30, 331–341. https://doi.org/10.1002/ffj.3252

Igarashi, M., Ikei, H., Song, C., & Miyazaki, Y. (2014). Effects of olfactory stimulation with rose and orange oil on prefrontal cortex activity. Complementary Therapies in Medicine, 22(6), 1027–1031. https://doi.org/10.1016/j.ctim.2014.09.003

Imura, M., Misao, H., & Ushijima, H. (2006). The psychological effects of aromatherapy-massage in healthy postpartum mothers. Journal of Midwifery & Women's Health, 51(2), e21–e27. https://doi.org/10.1016/j.jmwh.2005.08.009

Irmak, S., Uysal, M., Tas, U., Esen, M., Barut, M., Somuk, B., Alatli, T., & Ayan, S. (2015). The effect of lavender oil in patients with renal colic: A prospective controlled study using objective and subjective outcome measurements. Journal of Alternative & Complementary Medicine, 21(10), 617–622. https://doi.org/10.1089/acm.2015.0112

Jacobs, M., & Hornfeldt, C. (1994). Melaleuca oil poisoning. Clinical Toxicology, 32(4), 461–464. https://doi.org/10.3109/15563659409011050

Jain, R., Aqil, M., Ahad, A., Ali, A., & Khar, R. K. (2008). Basil oil is a promising skin penetration enhancer for transdermal delivery of labetolol hydrochloride. Drug Development and Industrial Pharmacy, 34(4), 384–389. https://doi.org/10.1080/03639040701657958

Janes, S. E. J., Price, C. S. G., & Th,mas, D. (2005). Essential oil poisoning: N-acetylcysteine for eugenol-induced hepatic failure and analysis of a national database. European Journal of Pediatrics, 164(8), 520–522. https://doi.org/10.1007/s00431-005-1692-1

Keljova, K., Jirova, D., Bendova, H., Gajdos, P., & Kolarova, H. (2010). Phototoxicity of essential oils intended for cosmetic use. Toxicology In Vitro, 24(8), 2084–2089. https://doi.org/10.1016/j.tiv.2010.07.025

Keville, K., & Green, M. (2009). Aromatherapy: A complete guide to the healing art (2nd ed.). Crossing Press.

Kiberd, M., Clarke, S., Chorney, J., d'Eon, B., & Wright, S. (2016). Aromatherapy for the treatment of PONV in children: A pilot RCT. BMC Complementary & Alternative Medicine, 16 (1), 450. https://doi.org/10.1186/s12906-016-1441-1

Kiecolt-Glaser, J., Graham, J., Malarkey, W., Porter, K., Lemeshow, S., & Glaser, R. (2008). Olfactory influences on mood and autonomic, endocrine, and immune function. Psychoneuroendocrinology, 33(3), 328–339. https://doi.org/10.1016/j.psyneuen.2008.06.011

Kim, J. T., Ren, C. J., Fielding, G. A., Pitti, A., Kasumi, T., Wajda, M., Lebovits, A., & Bekker, A. (2007). Treatment with lavender aromatherapy in the post-anesthesia care unit reduces opioid requirements of morbidly obese patients undergoing laparoscopic adjustable gastric banding. Obesity Surgery, 17(7), 920–925. https://doi.org/10.1007/s11695-007-9170-7

Ko, L., Su, C., Yang, M., Liu, S., & Su, T. (2021). A pilot study on essential oil aroma stimulation for enhancing slow-wave EEG in sleeping brain. Scientific Reports, 11(1), 1078. https://doi.org/10.1038/s41598-020-80171-x

Kreitzer, M., & Koithan, M. (2014). Integrative nursing. Oxford University Press.

Kritsidima, M., Newton, T., & Asimakopoulou, K. (2009). The effects of lavender scent on dental patient anxiety levels: A cluster randomised-controlled trial. Community Dentistry and Oral Epidemiology, 38(1), 83–87. https://doi.org/10.1111/j.1600-0528.2009.00511.x

Kunz, S., Schultz, M., Lewitzky, M., Driessen, M., & Rau, H. (2007). Ear acupuncture for alcohol withdrawal in comparison with aromatherapy: A randomized-controlled trial. Alcoholism: Clinical and Experimental Research, 31(3), 436–442. https://doi.org/10.1111/j.1530-0277.2006.00333.x

Lemme, P. (2009). The use of essential oils in psychiatric medication withdrawal. International Journal of Clinical Aromatherapy, 6(2), 15–23. https://shop.ijca.net/43-2009

Libster, M. (2002). Delmar's integrative herb guide for nurses. Delmar Thompson Learning.

Libster, M. (2012). The nurse herbalist: Integrative insights for holistic practice. Golden Apple Publications.

Lillehei, A., Halcon, L., Savik, K., & Reis, R. (2015). Effect of inhaled lavender and sleep hygiene on self-reported sleep issues: A randomized controlled trial. Journal of Alternative & Complementary Medicine, 21(7), 430–438. https://doi.org/10.1089/acm.2014.0327

Lim, P. F. C., Liu, X. Y., & Chan, S. Y. (2009). A review on terpenes as skin penetration enhancers in transdermal drug delivery. Journal of Essential Oil Research, 21(5), 423–428. https://doi.org/10.1080/10412905.2009.9700208

Lin, P., Chan, W., Ng, B., & Lam, L. (2007). Efficacy of aromatherapy (Lavender angustifolia) as an intervention for agitated behaviours in Chinese older persons with dementia: A crossover randomized trial. International Journal of Geriatric Psychiatry, 22(5), 205–210. https://doi.org/10.1002/gps.1688

Lizarraga-Valderrama, L. R. (2020). Effects of essential oils on central nervous system: Focus on mental health. Phytotherapy Research, 35, 657–679. https://doi.org/10.1002/ptr.6854

Lua, P., Salihah, N., & Mazlan, N. (2015). Effects of inhaled ginger aromatherapy on chemotherapy-induced nausea and vomiting and health-related quality of life in women with breast cancer. Complementary Therapies in Medicine, 23(3), 396–404. https://doi.org/10.1016/j.ctim.2015.03.009

Lua, P. L., & Zakaria, N. S. (2012). A brief review of current scientific evidence involving aromatherapy use for nausea and vomiting. Journal of Alternative & Complementary Medicine, 18(6), 534–540. https://doi.org/10.1089/acm.2010.0862

Lusby, P. E., Coombes, A. L., & Wilkinson, J. M. (2006). A comparison of wound healing following treatment with Lavandula x allardii honey or essential oil. Phytotherapy Research, 20(9), 755–757. https://doi.org/10.1002/ptr.1949

Malachowska, B., Fendler, W., Pomykala, A., Suwala, S., & Mlynarski, W. (2016). Essential oils reduce autonomous response to pain sensation during self-monitoring of blood glucose among children with diabetes. Journal of Pediatric Endocrinology & Metabolism, 29(1), 47–53. https://doi.org/10.1515/jpem-2014-0361

Menezes, I. A., Barreto, C. M., Antoniolli, A. R., Santos, M. R., & de Sousa, D. P. (2010). Hypotensive activity of terpenes found in essential oils. Zeitschrift fur Naturforschung C: A Journal of Biosciences, 65(9), 562–566. https://doi.org/10.1515/znc-2010-9-1005

Morris, N. (2008). The effects of lavender (Lavandula angustifolia) essential oil baths on stress and anxiety. International Journal of Clinical Aromatherapy, 5(1), 3–7.

Moss, L., Rouse, M., Wesnes, K. A., & Moss, M. (2010). Differential effects of the aromas of Salvia species on memory and mood. Human Psychopharmacology: Clinical & Experimental, 25(5), 388–396. https://doi.org/10.1002/hup.1129

Mukurji, G., Yiangou, Y., Corcoran, S. L., Selmer, I. S., Smith, G. D., Benham, C. D., Bountra, C., Agarwal, S. K., & Anand, P. (2006). Cool and menthol receptor TRPM8 in human urinary bladder disorders and clinical correlations. BMC Urology, 6, 1–11. https://doi.org/10.1186/1471-2490-6-6

Musil, A. (2013). Labor encouragement with essential oils. Midwifery Today with International Midwife, 113(Autumn), 57–58.

Muthaiyan, A., Biswas, D., Crandall, P., Wilkinson, B., & Ricke, S. (2012). Application of orange essential oil as an antistaphylococcal agent in a dressing model. BMC Complementary & Alternative Medicine, 12, 125. https://doi.org/10.1186/1472-6882-12-125

Nagata, K., Iida, N., Kanazawa, H., Fujiwara, M., Mogi, T., Mitsushima, T., Lefor, A. T., & Suqimoto, H. (2014). Effect of listening to music and essential oil inhalation on patients undergoing screening CT colonography: A randomized controlled trial. European Journal of Radiology, 83(12), 2172–2176. https://doi.org/10.1016/j.ejrad.2014.09.016

National Cancer Institute (NCI), National Institutes of Health. (2021). Aromatherapy and essential oils. https://www.cancer.gov/about-cancer/treatment/cam/hp/aromatherapy-pdq #:~:text=Aromatherapy%20is%20the%20therapeutic%20use%20of%20essential%20 oils,cancer%20primarily%20as%20supportive%20care%20for%20general%20 well-being

Nielsen, J. (2006). Natural oils affect the human skin integrity and the percutaneous penetration of benzoic acid-dose dependency. Basic & Clinical Pharmacology & Toxicology, 98(6), 575–581.https://doi.org/10.1111/j.1742-7843.2006.pto_388.x

Noruzi, M., Farmahini, M., Amirmohseni, L., Pourandish, Y., Shamsikhani, S., Heydari, A., & Hararani, M. (2021). The effects of inhalation aromatherapy on postoperative abdominal pain: A three-arm randomized controlled trial. Journal of PeriAnesthesia Nursing, 36(2), 147–152. https://doi.org/10.1016/j.jopan.2020.07.001

O'Connor, D., Eppingstall, B., Taffe, J., & van der Ploeg, E. (2013). A randomized, controlled cross-over trial of dermally-applied lavender (Lavandula angustifolia) oil as a treatment of agitated behaviour in dementia. BMC Complementary & Alternative Medicine, 13, 315. https://doi.org/10.1186/1472-6882-13-315

O'Flaherty, L., van Dijk, M., Albertyn, R., Millar, A., & Rode, H. (2012). Aromatherapy massage seems to enhance relaxation in children with burns: An observational pilot study. Burns, 38 (6), 840–845. https://doi.org/10.1016/j.burns.2012.01.007

Paduch, R., Kandefer-Szerszen, M., Trytek, M., & Fiedurek, J. (2007). Terpenes: Substances useful in human healthcare. Archivum Immunologiae et Therapaie Experimentalis, 55(5), 315–327. https://doi.org/10.1007/s00005-007-0039-1

Paule, A. (2001). Antimicrobial properties of essential oil constituents. International Journal of Aromatherapy, 11(3), 126–133. https://doi.org/10.1016/S0962-4562(01)80048-5

Pearson. S. (2015). Essential oils for prenatal nausea and digestion. Midwifery Today with International Midwife, 116, 44–46.

Phillips, S. A. (1998). Use of peppermint oil to promote urination in women experiencing postoperative urinary retention [Unpublished master's thesis]. University of Kansas.

Posadzki, P., Watson, L., Alotaibi, A., & Ernst, E. (2013). Prevalence of use of complementary and alternative medicine (CAM) by patients/consumers in the UK: Systematic review of surveys [Review]. Clinical Medicine, 13(2), 126–131.

Pounds, L. (2012). Art of aromatherapy for end-of-life care. Beginnings, 32(4), 20–23.

Price, S., & Price, L. (2011). Aromatherapy for health professionals (4th ed.). Churchill Livingstone.

Rose, J., & Behm, F. (1994). Inhalation of vapor from black pepper extract reduces smoking withdrawal symptoms. Drug and Alcohol Dependence, 34(3), 225–229. https://doi.org/10.1016/0376-8716(94)90160-0

Rudback, J., Islam, M., Borje, A., Nilsson, U., & Karlberg, A. (2015). Essential oils can contain allergenic hydroperoxides at eliciting levels, regardless of handling and storage. Contact Dermatitis, 73(4), 253–254. https://doi.org/10.1111/cod.12427

Sakkas, H., & Papadopoulou, C. (2017). Antimicrobial activity of basil, oregano, and thyme essential oils. Journal of Microbiology and Biotechnology, 27(3), 429–438. https://doi.org/10.4014/jmb.1608.08024

Samarasekera, R., Weerasinghe, I., & Hemalal, K. (2008). Insecticidal activity of menthol derivatives against mosquitoes. Pest Management Science, 64(3), 290–295. https://doi.org/10.1002/ps.1516

Sheikhan, F., Jahdi, F., Khoei, E. M., Shamsalizadeh, N., Sheikhan, M., & Haghani, H. (2012). Episiotomy pain relief: Use of lavender oil essence in primiparous Iranian women. Complementary Therapies in Clinical Practice, 18(1), 66–70. https://doi.org/10.1016/j.ctcp.2011.02.003

Sherry, E., Sivananthan, S., Warnke, P., & Eslick, G. (2003). Topical phytochemicals used to salvage the gangrenous lower limbs of type 1 diabetic patients. Diabetes Research and Clinical Practice, 62(1), 65–66. https://doi.org/10.1016/j.diabres.2003.07.001

Simpson, N., & Roman, K. (2001). Complementary medicine use in children: Extent and reasons. A population based study. British Journal of General Practice, 51(472), 914–916.

Singh, B, Tiwari, S., & Dubey, N. (2021). Essential oils and their nanoformulations as green preservatives to boost food safety against mycotoxin contamination of food commodities: A review. Journal of the Science of Food and Agriculture, 101(12), 4879–4890. https://doi.org/10.1002/jsfa.11255

Singh, G., Kiran, S., Marimuthu, P., de Lampasona, M., de Heluani, C., & Catalan, C. (2008). Chemistry, biocidal and antioxidant activities of essential oil and oleoresins from Piper cubeba (seed). International Journal of Essential Oil Therapeutics, 2(2), 50–59. https://www.researchgate.net/publication/233677516_Chemistry_biocidal_and_antioxidant_activities_of_essential_oil_and_oleoresins_from_Piper_cubeba_seed

Solorzano-Santos, F., & Miranda-Novales, M. (2012). Essential oils from aromatic herbs as antimicrobial agents. Current Opinion in Biotechnology, 23(2), 136–141. https://doi.org/10.1016/j.copbio.2011.08.005

Storan, E., Nolan, U., & Kirby, B. (2016). Allergic contact dermatitis caused by the tea tree oilcontaining hydrogel Burnshield. Contact Dermatitis, 74(5), 309–310. https://doi.org/10.1111/cod.12531

Styles, J. (1997). The use of aromatherapy in hospitalized children with HIV. Complementary Therapies in Nursing and Midwifery, 3(1), 16–20. https://doi.org/ 10.1016/s1353-6117(97)80029-7

Thomas, J., Carson, C. F., Peterson, G. M., Walton, S. F., Hammer, K. A., Naunton, M., Davey, R.C., Spelman, T., Dettwiller, P., Kyle, G., Cooper, G. M., & Baby, K. E. (2016). Therapeutic potential of tea tree oil for scabies [Review]. American Journal of Tropical Medicine & Hygiene, 94(2), 258–66. https://doi.org/10.4269/ajtmh.14-0515

Thompson, P., Jensen, T., Hammer, K., Carson, C., Molgaard, P., & Riley, T. (2011). Survey of the antimicrobial activity of commercially available Australian tea tree (Melaleuca alternifolia) essential oil products in vitro. Journal of Alternative & Complementary Medicine, 17(9), 835–841. https://doi.org/10.1089/acm.2010.0508

Tindle, H., Davis, R., Phillips, R., & Eisenberg, D. (2005). Trends in the use of complementary and alternative medicine by U.S. adults: 1997–2002. Alternative Therapies in Health and Medicine,11(1), 42–49.

Tisserand Institute. (n.d.-a). Bath safety. https://tisserandinstitute.org/safety/bath-safety/

Tisserand Institute. (n.d.-b). What to do when experiencing an adverse reaction. https://tisserandinstitute.org/safety/what-to-do-when-experiencing-an-adverse-reaction/

Tisserand, R. (2016). Essential oil chemistry and pharmacology: The actions of aromatic compounds in the body. Seminar. http://enhancementsaromatherapyllc.vpweb.com/upload/Tisserand%20 flyer_2pg.pdf

Tisserand, R., & Young, R. (2014). Essential oil safety (2nd ed.). Churchill Livingstone.

T omaino, J. (2015). Aromatherapy for end-of-life care: Successes and challenges of a DNP project. [Paper presentation]. International Integrative Nursing Symposium.

Tomaino, J. (2019). Aromatherapy: Clinical use of essential oils. [MOOC]. Coursera. https://www.coursera.org/learn/aromatherapy-clinical-use-essential-oils?specialization=integrative-health-and-medicine

Tomaino, J. (2020). Aromatherapy and your nurse practice act. American Holistic Nurses Association Beginnings, 40(4), 14–15. https://www.ahna.org/Home/Publications

Uter, W., Schmidt, E., Geier, J., Lessmann, H., Schnuch, A., & Frosch, P. (2010). Contact allergy to essential oils: Current patch test results (2000–2008) from the Information Network of Departments of Dermatology (IVDK). Contact Dermatitis, 63(5), 277–283. https://doi.org/10.1111/j.1600-0536.2010.01768.x

Uvin, P., Franken, J., Pinto, S., Rietjens, R., Grammet, L., Deruyver, Y., Alpizar, Y. A., Talavera, K., VEnnekens, R., Everaerts, W., De Ridder, D., & Voets, T. (2015). Essential role of transient receptor potential M8 (TRPM8) in a model of acute cold-induced urinary urgency. European Urology, 68(4), 655–661. https://doi.org/10.1016/j.eururo.2015.03.037

Valgimigli, L., Gabbanini, S., Berlini, E., Lucchi, E., Beltramini, C., & Bertarelli, Y. L. (2012). Lemon (Citrus limon, Burm. f.) essential oil enhances the trans-epidermal release of lipid-(A, E) and water-(B6, C) soluble vitamins from topical emulsions in reconstructed human epidermis. International Journal of Cosmetic Science, 34(4), 347–356. https://doi.org/10.1111/j.1468-2494.2012.00725.x

Watanabe, E., Kuchta, K., Kimura, M., Rauwald, H., Kamei, T., & Imanishi, J. (2015). Effects of bergamot (Citrus bergamia (Risso) Wright & Arn.) essential oil aromatherapy on mood states, parasympathetic nervous system activity, and salivary cortisol levels in 41 healthy females. Forschende Komplementarmedizin, 22(1), 43–49. https://doi.org/10.1159/000380989

Weiss, E. (1997). Essential oil crops. CAB International.

Williams, A., & Barry, B. (1989). Essential oils as novel skin penetration enhancers. International Journal of Pharmaceutics, 57(2), R7–R9. https://doi.org/10.1016/0378-5173(89)90310-4

Woelk, H., & Schlafke, S. (2010). A multi-center, double-blind, randomised study of the lavender oil preparation silexan in comparison to lorazepam for generalized anxiety disorder. Phytomedicine, 17(2), 94–99. https://doi.org/10.1016/j.phymed.2009.10.006

Yoshiyama, K., Arita, H., & Suzuki, J. (2015). The effect of aroma hand massage therapy for people with dementia. Journal of Alternative & Complementary Medicine, 21(12), 759–765. https://doi.org/10.1089/acm.2015.0158

16

약초학 Herbal medicines

학습 목표

1. 약초와 같은 천연제품의 종류와 효능에 대해 이해한다.
2. 약초에 대한 이론적 배경을 설명한다.
3. 약초를 활용한 간호중재방법에 대해 설명한다.

용어 정의

- **약초학(Herbal medicines):** 식물을 기반으로 한 의학적 치료법으로, 식물의 일부 또는 추출물을 사용하여 질병 치료, 증상 완화 또는 전반적인 웰빙 증진을 목적으로 하는 의약품이다.
- **감포(Kampo):** 일본의 전통 의학 시스템으로, 다양한 약초와 다른 자연 기원의 성분을 사용하여 환자의 건강을 개선하고 질병을 치료하기 위한 종합적인 접근법을 의미한다.
- **활성 성분(Active ingredient):** 약물 또는 약초에 의해 제공되는 효과의 주요 원인으로, 특정 약품 또는 치료법의 효과를 결정하는 물질이다.
- **약용 버섯(Medicinal mushrooms):** 의료적인 목적으로 사용되는 버섯 종류로, 다양한 건강 이점을 제공할 수 있는 화학적 성분을 포함하고 있다.
- **약초·약초 상호작용(Herb–herb interaction):** 두 가지 이상의 약초 또는 식물 기반 치료법이 함께 사용될 때, 서로 상호작용하여 부작용이 생기거나, 효능이 변하는 현상을 나타낸다.
- **약초·의약품 상호작용(Herb–drug interaction):** 약초 또는 식물 기반 치료법과 의약품 간에 발생하는 상호작용으로, 부작용이 생기거나, 효능이 변하는 현상을 나타낸다.

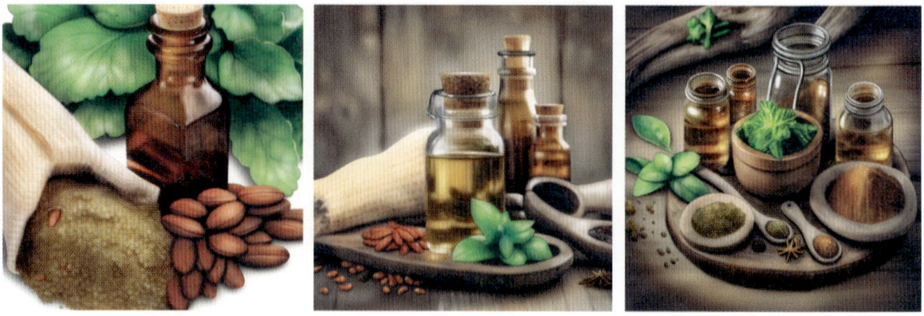

그림 16.1 천연성분의 약초

약초, 향신료와 같은 관련 천연제품은 세계에서 가장 오래되고 널리 사용되는 의약품이다. 약초를 사용하여 질병 치료와 웰빙 증진을 하는 것은 많은 문화권에서 최소 2,500년 이상의 역사를 갖고 있다. 기원전 5세기에는 히포크라테스가 통증과 염증을 위해 버드나무(속 Salix)의 잎과 껍질을 권장했다. 1850년대에는 플로렌스 나이팅게일이 크림전쟁에 가져간 의약품 상자에 퀴닌과 알약으로 분쇄된 루바브(대황)와 같은 다른 약물들이 포함되어 있었고, 부상자와 병사들에게 투여하였다. 그러나 약초 의약품은 과거에만 사용한 것이 아니다. 오늘날에도 버드나무에서 얻은 아스피린, 여우송이 식물에서 얻은 디곡신, 태클로프레이트 등 잘 알려진 약물뿐만 아니라 처방전 없이 살수 있는 약과 실물에서 추출한 처방약이 자주 사용된다. 이들에는 항콜린제, 항응고제, 항고혈압제, 항암제 등이 포함된다. 세계의 식물 종 중 일부만이 의약품으로 사용할 수 있다. 최근 주목받는 사례는 강력한 항말라리아 의약품이다. 중국의 과학자들, 특히 Tu Youyou 박사가 2,000년 이상 동안 중국에서 의약 목적으로 사용되어온 꿀풀(Artemesia annua L)의 식물에서 아르테미신을 발견하고 분리했다. Tu Youyou 박사는 이 연구로 2011년에 매우 명예로운 라스커-데바키 임상 연구상을 받게 되었다.

미국에서 약초학의 사용에 대한 가장 포괄적이고 신뢰할만한 데이터는 국립건강 인터뷰 조사(National Health Interview Survey, NHIS)에서 얻을 수 있다. 88,962명의 성인을 대상으로 한 조사 결과, 비타민이나 미네랄이 아닌 식이 보충제가 2002년에는 17.7%, 2007년에도 17.7%, 그리고 2012년에는 18.9%로 가장 많이 사용된 보완대체의학으로 나타났다. 이 조사에서 보완대체의학은 전통적인 서양 의학 외에 기원이 있는 다양한 치료법과 제품들을 포함한다.

미국 전역의 모든 지역과 연령, 성별, 인종, 의료 진단에서 약초의 사용량이 높기 때문에 의료 전문가들은 모든 환자 상담에서 약초학 사용에 대해 다루어야 한다고 주장하고 있다. 2012년 NHIS 연구에서는 성인의 33.2%가 지난 1년 동안 대체 및 보완대체의학(CAM)을 사용했다고 보고한 바 있다. 그러나 이처럼 약초학을 사용하는 경우, 간호사, 약사 또는 의사가 명시적으로 요청하지 않는 한 그 사용 사실이 자주 알려지지 않는다. 2008년에도 정기적으로 약초학을 사용하는 사람들 중 62.5%가 처방 약물을 병용 사용했지만, 그 중 33%만이 정기적으로 치료 담당자에게 사용 사실을 보고한 것으로 나타났다. 2004년 영양 식품 협의회가 1,000명의 미국 성인을 무작위로 조사한 결과, 90%가 약초학 사용에 대해 간호사를 포함한 건강 전문가들의 지도를 기대한 것으로 나타났다. 따라서 모든 간호사들은 약초학을 보완적이고 전체적인 치료로서 주목해야 하며, 다른 기존 접근법과 상호 작용의 잠재적 위험으로 인해 주의가 필요하다.

약초학, 즉 식물 기반 치료법은 세계의 많은 치유 전통에서 중요한 위치를 차지하고 있다. 이에는 서양 전통에서의 단일 약초 사용이 포함되고, 동양 전통 의료 시스템에서는 다양한 약초 조합이 사용되고 있다. 약초는 종종 정신적이거나 형이상학적인 성분을 포함한 종합적인 믿음 체계의 일부이다. 또한 약초학은 약초사 기타 전통적인 치유사들의 작업에 자주 포함되며, 그들은 영적 세계와 중개자 역할을 한다. 약초학은 또한 전통적인 동양 의학에서 침술과 유사하게 막힌 경락(경로)을 개방하여 기(생명 기운 또는 힘)의 자유로운 흐름을 돕는 데 사용된다. 그리고 인도의 의학 시스템인 아유르베다(Ayurveda)에서는 약초학을 에너지나 도샤(doshas, 문제를 일으키는 것, 즉 결함)의 균형을 유지하는 데 사용한다.

약초학은 식이 보충제로 판매되는 자연 추출물의 하나이다. 의약품이나 건강 목적으로 사용되는 식물 요법에는 전체 식물이나 식물의 일부, 식물 추출물 또는 산초, 에센셜 오일, 꽃 추출물, 그리고 동종요법치료 등이 포함된다. 다양한 유형의 식물 요법이 식이 보충제에 포함될 수 있다. 약초 제품 외에 다른 식이 보충제로는 진균제품(mycotherapies) 및 비타민, 미네랄, 영양 요법(nutraceuticals)이 있다. 1994년의 건강 및 교육 건강 보조 식품법 이후로 이러한 생물학적 변형 요법은 비처방 식이 보충제로 판매가 가능해졌다. 그러나 이러한 물질들은 여전히 미국 식품의약국(food and drug administration, FDA)의 규제를 받고있음에도 불구하고 엄격함이 덜한 규정이 적용된다. 음식이나 의약품과 달리 식이 보충제는 제조사의 안전 증거를 근거로 판매될 수 있으며, FDA는 이들이 보통 사용 조건하에서 안전하지 않다고 입증할 경우에만 시장에서 철수시킬 수 있다.

건강 및 교육 건강 보조 식품법(DSHEA)에 따르면, 약초학은 질병 치료 대신 '건강을 활성화, 유지, 지원, 규제 및 촉진'을 위해 판매될 수 있다. 의약품이 아닌 식이 보충제로서, 약초학은 정상 기능의 회복(또는 비정상 기능의 교정)을 주장할 수 없다. 또한 약초는 '진단, 치료, 예방, 치료 또는 완화'를 주장할 수 없다. 약초학 회사는 제품이 심혈관 건강을 보조한다고 주장할 수 있지만 콜레스테롤을 낮춘다고 주장할 수는 없다. 이렇게 하면 제품이 질병(고콜레스테롤혈증) 치료를 위해 사용되었음을 시사하며, 따라서 FDA 약제 규정의 대상이 된다.

FDA는 질병을 어떤 부분, 기관, 또는 체계의 정상적인 구조 또는 기능의 어떤 이상, 손상 또는 중단으로 인해 특정한 징후와 증상이 나타나는 상태로 정의하였다. 이러한 정의는 다양한 우려를 불러일으킨다. '정상적인 구조'는 30세 남성을 기준으로 정해져 있기 때문에 성별이나 노화에 따른 차이를 고려하지 못하기 때문이다. 따라서, 폐경이나 생리통과 같은 상태는 질병으로 간주되어야 할까? 또한, 증상이나 징후가 없을 때 고콜레스테롤혈증은 질병으로 간주되어야 할까? 아니면 위험 요소로만 여겨져야 할까? 등의 대중의 문제 제기에 따라, FDA는 1990년 영양 표시 및 건강법에 정의된 질병의 정의를 채택하게 되었다. 이에 따르면, 질병은 기관, 부분, 구조 또는 체계의 기능이 제대로 작동하지 않도록 손상된 상태(예: 심혈관 질환)이거나 이로 인해 발생하는 건강 상태(예: 고혈압)로 간주된다.

과학적 근거

1978년부터 독일 정부의 연방 보건청(bundesgesunheitsamt)은 서구 생물의학/과학 모델을 사용하여 다양한 단일 약초요법에 대한 중요한 연구를 진행해왔다. 이러한 평가를 담당하는 전문가들인 Commission E는 1994년까지 모여 300가지 약초 의약품의 안전성과 유효성을 평가하였으며, 그 중 190가지를 의약품으로 적합하다고 인정했다. 해당 연구의 전체 보고서는 번역되어 American Botanical Council에서 구할 수 있다.

1996년부터는 주요 서구 의학 저널에서 단일 약초 제품에 대한 중요한 메타분석과 문헌 검토 논문이 정기적으로 게재되기 시작했다. 이러한 논문들은 National Library of Medicine의 PubMed 웹사이트(www.ncbi.nlm.nih.gov/PubMed)를 통해 쉽게 확인할 수 있다. 그러나 많은 연구들이 중요한 정보를 누락시켰기 때문에 유사한 연구들의 데이터를 모아 메타분석을 수행하는 것은 어렵다. 따라서 특정 식물 종류의 이름(예: 에키네이샤 대 에키네아 푸르푸레아, E. 팔리다, E. 앙귀스티폴리아 등), 사용된 식물 부위(줄기, 잎 또는 뿌리), 화학 성분, 형태(액상 주스, 분말 추출물, 수용성 추출물, 에탄올 추출물, 수용성 에탄올 추출물 등), 조제 방법(물과 알코올의 비율 또는 특정 추출된 부분 및 농도의 명시된 비율, 그리고 사용된 용량 등의 정보들이 빠짐없이 제공되어야 할 필요가 있다. 이러한 정보들을 빠짐없이 제공하지 않으면 정확하고 신뢰할 수 있는 메타분석을 수행하는데 어려움이 있기 때문이다.

약초학의 표준화는 과학적 연구와 소비자 보호 모두에 중요하다. 표준화는 재현성, 보장된 효능, 활성 성분의 품질, 그리고 검증 가능한 효과와 관련이 있다. 그러나 약초학의 경우 표준화는 여러 가지 문제를 야기한다. 첫째, 활성 성분이 알려지지 않을 수 있다. 둘째, 두 개 이상의 활성 성분이 존재할 수 있다. 셋째, 약초학의 내용물과 활성성은 약초의 성장 조건, 추출 및 가공 방법과 관련될 수 있다. 또한 성장과 수확 조건에서 최종 소비자 제품까지의 유통 과정에서 품질 보증이 부족하다. 이는 건강 전문가와 소비자 모두에게 연구와 상담을 크게 복잡하게 만든다.

점점 더 많은 의료전문가들이 이러한 물질들의 효과에 대해 연구하고 있다. FDA의 참여 증가로 인해 향후 더 신뢰성 있는 약초 시장이 기대된다. 또한 약초의 효능에 대한 지식이 확장되면 환자들에게 약초 치료의 안전성과 효과가 더욱 강화될 수 있다.

중재

약초 의약품과 식이 보충제는 의료 전문가들에 의해 의약품과 같은 방식으로 임상 환경에서 다루어져야 한다. 모든 의료 전문가들은 환자들이 약초 의약품과 기타 식이 보충제들을 널리 사용하는 사실에 대해 인식해야 한다.

기술

효율적이고 효과적인 환자 상담을 위해서는 대체요법에 대한 질문을 환자 인터뷰의 표준적인 부분으로 포함해야 한다. 이를 위해 "약초를 사용하시나요? 비타민이나 식이 보충제를 복용하고 있나요?"와 같은 합리적인 질문이 포함된다. 이어서 "복용량은 어떻게 되나요? 어디에서 구매하셨나요? 어떤 사용법을 따르고 있나요? 왜 복용하시나요?"와 같은 추가적인 질문을 할 수 있다. 정보의 출처를 묻는 것이 유용할 수 있으며, "다른 건강 전문가와 협력하고 있나요?"와 같은 질문이 그에 해당한다. 좋은 인터뷰에서는 동의나 불일치보다는 이해를 위해 듣는 것이 치료적인 연합을 강화한다. 약초의 종류, 각 약초의 복용량, 그리고 각 약초의 목적을 알기 위해 정보를 수집하는 것은 환자를 평가하고 최상의 치료를 제공하는 데 도움이 된다. 하지만 안타깝게도 전문가들은 종종 이러한 질문을 하지 않으며, 최대 69%의 보완대체요법을 사용하는 환자들은 그런 정보를 자발적으로 제공하지 않는다. 이러한 '묻지 않고 말하지 않기' 정책은 환자 치료에서 의미가 없다. 모든 건강 전문가들은 약초 사용 또는 다른 보완대체의학 사용과 같은 중요한 정보를 공개적으로 나눌 수 있도록 안전한 환경을 조성해야 한다. '묻고 다시 묻기'는 안전하고 효과적인 환자 치료를 위한 기본적인 실천 정책이다.

주의 사항

흔한 오해 중 하나는 약초 의약품은 천연재료이기 때문에 부작용이 없다는 것이다. 하지만 사실 약초에도 부작용이 있을 수 있으며, 적절하게 사용되지 않으면 독성이나 중독성을 가질 수 있다. 커피, 코카인, 담배와 같이 널리 사용되는 천연재료들의 독성을 고려해야 한다. 또 다른 딜레마는 처방받은 약물을 대신하여 약초를 사용하는 환자들이다. 특별한 경우와 상태에서는 약초가 좋은 선택일 수 있지만, 약물을 거부하는 결정은 건강 전문가와 완전히 정보를 공유하고 이해한 뒤에 판단을 내리는 것이 필요하다. 약초학 사용에 대한 인터뷰는 처방 약물과의 상호작용이나 수술 시 과도한 출혈 가능성이 있는 환자를 식별하는 데 중요하다. 항응고제, 혈당강하제, 항우울제, 진정제, 항고혈압제, 디곡신과 테오필린과 같이

표 16.1 세인트존스 워트(St. John's Wort)가 일부 약물들의 생체 이용성에 미치는 영향

세인트존스 워트는 다음과 같은 약물들의 생체 이용률을 감소시킨다.

- 칼슘통로차단제(Calcium channel blockers)
- 쿠마딘(Coumadin)
- 사이클로스포린(Cyclosporine)
- 디곡신(Digoxin)
- 이리노테칸(Irinotecan)
- 경구 피임약(Oral contraceptives)
- 프로테아제 억제제(Protease inhibitors)
- 심바스타틴(Simvastatin)
- 타크로리무스(Tacrolimus)
- 테오피린(Theophylline)

참고: 그 효과는 섭취를 중단한 후에도 몇 주 동안 강하게 유지될 수 있다.

출처: Di, Y. M., Li, C. G., Xue, C. C., & Zhou, S. F. (2008). Clinical drugs that interact with St. John's wort and implication in drug development. Current Pharmacology Design, 14, 17 2 3 – 174 2. h t t p s: //d o i.o r g / 10 . 2174 / 138161208784746798; Zhou, S. F., & Lai, X. (2008). An update on clinical drug interactions with the herbal antidepressant St. John's wort. Current Drug Metabolism, 9(5), 394 – 409. https://doi.org/10.2174/ 138920008784746391

치료의 유효영역이 좁은 약물을 복용하는 환자들은 특히 의약품과 약초의 상호작용에 대한 위험성을 가지고 있다. 약초 의약품 복용 정보를 알고 있는 것의 중요성은 세인트존스 워트와 일반적으로 처방되는 약물들의 알려진 상호작용 목록에서 나타난다(표 16.1 참조).

임신, 수유, 모유 수유, 육아는 약초 의약품 사용에 있어서 특별한 주제이다. 이러한 경우에는 표 16.2에서 인용된 가장 권위 있는 참고 자료를 참조해야 한다.

표 16.2 임신, 모유 수유, 수유 및 육아를 위한 권장 추가 참고문헌

Hale, T. W. (2004). Medications and mother's milk: A manual of lactational pharmacology (11th ed.). Pharmasoft Medical Publishers.

Humphrey, S. (2004). The nursing mother's herbal. Fairview Press.

Kemper, K. J. (2002). The holistic pediatrician (2nd ed.). Perennial Currents.

Romm, A. J. (2003). The natural pregnancy book. Ten Speed Press.

표 16.3 5가지 주요 환자 교육 포인트
1. 천연재료라고 해서 안전한 것은 아니다.
2. 안전하다고 해서 항상 효과가 있는 것은 아니다.
3. 제품 라벨과 실제 성분이 일치하지 않을 수 있다.
4. 자가 진단과 자가 치료는 자가 의료 실수로 이어질 수 있다.
5. 약초는 절대 병원진료를 대체할 수 없다.

임상 시험 데이터가 없을 경우에는 과거 경험이나 모유 분석에 의해 안내된다. 모유 생산을 증가시키는 페누그릭과 같은 약초는 국제 공인 모유 수유 지도사 시험 관리 기관(international board of certified lactation consultants examiners, IBLCE)에서 자주 권장된다. 간호는 환자 평가와 약초 의약품 사용에 관한 교육에서 중요한 역할을 할 수 있다. 표 16.3은 약초 의약품과 관련하여 주요 교육 포인트를 나열하고 있다. 약초요법은 적절한 방법으로 준비되고 정확한 지시에 따라 사용되며, 정확한 양과 기간에 맞게 사용될 때만 안전하다. 환자들이 약초 제품을 사용할 때 잠재적인 약초-약초 및 약초-의약품 상호작용을 고려해야 한다. 미국에서 약초 제품의 수집과 준비에 대한 국가 기준이 없다는 점은 이 분야를 복잡하게 만든다. 많은 약초가 인식해야 할 잠재적 또는 실제적 위험을 가지고 있으므로, 건강관리자들은 불리한 약초 관련 반응을 예방하고 약초요법의 합병증을 식별하고 관리하기 위해 신뢰할 수 있고 접근 가능한 정보원을 갖추는 것이 중요하다. 이 장의 끝에는 선택된 신뢰할 수 있는 약초 참고 자료가 제공되고 있다(표 16.2 및 이 장의 기타 자료 참조). 모든 심각한 부작용은 FDA의 MedWatch 프로그램(1-800-332-1088 또는 www.fda.gov/Safety/MedWatch/HowToReport)을 통해 보고해야 한다. 약초요법과 관련하여 합병증의 한 예로는 마황(ephedra)의 사용 사례가 있다. 이는 미국에서 체중 감량을 위한 제제에 주요 성분으로 판매되었던 약초로, 이 약초의 사용이 뇌졸중, 심근경색, 돌연사 등 다양한 심혈관 이벤트와 관련이 있었다. FDA는 이 약초의 판매를 2004년 4월에 금지하였다.

이용

약초 의약품은 다양하고 다양한 제품들로 인해 간략히 요약하기 어렵다. 가장 최근 NHIS에서 약초 의약품 사용을 조사한 결과에 따르면, 가장 흔히 사용되는 약초 의약품은 에키네이샤, 크랜베리, 마늘, 인삼, 그리고 은행잎이었다. 이 장에서는 이러한 흔한 약초 의약품들과 다른 중요한 약초들을 증거 기반으로 알아보고자 한다(표 16.4). 또한, 표 16.5에서는 국립보완통합건강센터에서 보고된 증상 관점의 사용을 보여준다. 각 약초에는 많은 과학적 자료가 있으며, 이론적 위험성은 환자와 건강 전문가 양쪽 모두에 의해 인정되고 신중히 고려되어야 한다. 또한, 처방 및 비처방 약물과 약초 제품을 병용하는 관련 임상 지식은 아직 개발 초기 단계에 머물러 있으며, 상호작용과 부작용에 대해 아직 많은 부분이 알려지지 않았다.

에키네이샤는 면역 시스템을 자극하지만 이것이 항상 긍정적인 영향을 미치는 것은 아니다. 예를 들어, 은행잎의 약리 활동은 수술을 받는 사람들에게 위험을 초래할 수 있고, 세인트존스 워트는 우울증에 효과적이지만 많은 처방 약물을 무효화하거나 중독성을 일으킬 수 있다. 이처럼 많은 약초는 충분한 근거와 서양 의학 대체품으로서의 잠재력을 가지고 있지만, 미국의 약초학은 매우 광범위하고 다문화적인 현상이기 때문에 모든 제품들을 알기 어렵다. 따라서 독자들은 정보에 입각한 의사결정에 도움을 받기 위해 쉽게 접근할 수 있는 평판이 좋은 임상 자료가 있다는 것을 알아야 한다(예: 본 장의 끝에 있는 표 16.2 및 기타 자료 참조).

마리화나(cannabis sativa)의 최근 합법화로 인해 36개 주와 콜롬비아 지구에서 유통이 승인되면서, 의약용 마리화나는 미국에서 처방을 요구하는 첫 번째 약초 의약품이 되었다. 주 법률이 변경되기 이전에도 미국과 캐나다에서는 여러 카나비노이드 처방약이 이미 존재했었다. 특히, 드로나비놀과 나비론은 항암 치료나 AIDS로 인한 체중 감소와 관련된 구토와 메스꺼움 증상 치료에 사용되었다. 그러나 1970년 이후 약초 의약품으로서의 마리화나는 1급 약물로 간주되어 합법적 약물에서 제외되면서 의료적 가치가 없다고 여겨졌으나, 최근 체내칸나비노이드 시스템(모든 신체 프로세스의 균형을 유지하고 올바르게 작동하는 중요한 내부 역할을 함)의 발견으로 이러한 이해가 도전 받고 있다. 따라서 중추신경계(cen-

표 16.4　일반적으로 사용되는 약초

약초	사용	근거의 강도	안전성 (일반: 임신 중이거나 수유 중이거나 장기간 사용 시 약초의 약품을 사용금지. 부작용은 용량에 따라 다름)
아시아 인삼 (Asian Ginseng)	환경적 스트레스, 전신성 강직에 대한 저항력 향상, 신체 체력, 기억력, 집중력 향상, 면역 기능 자극, 노화 방지 및 기타 건강 문제에 도움	많은 연구가 있지만 대부분은 질이 낮음	부작용: 불면증, 생리불순, 유방통증, 심박수 증가, 소화 장애, 고혈압 또는 저혈압을 유발. 상호작용: 고혈압약, 스타틴, 항우울제 등과 상호작용할 수 있음
카모마일 (Chamomile)	전신성 불안장애 불면증이 없는 사람들의 수면 품질을 향상	검토에 포함된 예비 연구	일반: 차와 비슷한 용량으로 사용될 때 대체로 안전함 부작용: 알레르기 반응 가능성 상호작용: 사이클로스포린, 와파린 및 기타 약물과 상호작용할 수 있음
크랜베리 (Cranberry)	요로감염 예방	제한적이고 일관성 없음	상호작용: 와파린과 상호작용할 수 있음
에키네시아 (Echinacea)	일반적인 감기 및 기타 감염—일반적인 감기에 걸릴 확률을 약간 낮출 수 있음	감기에 대한 영향에 대한 많은 연구	부작용: 메스꺼움, 복통, 알레르기 반응
엘더베리 (Elderberry)	감기, 독감 및 기타 질환 - 증상을 완화	독감 및 일반 감기에 대한 예비 연구	일반: 익히지 않은 생과일, 잎, 줄기에 독소 함유
마늘(Garlic)	고혈압과 높은 혈중 콜레스테롤	제한	부작용: 입 냄새와 체취, 속쓰림, 배탈. 상호작용: 와파린 및 HIV 약물과 상호 작용할 수 있음
은행나무 또는 은행나무 잎나무(Gingko or Gingko biloba)	불안, 당뇨병 망막병증, 녹내장, 말초동맥질환, 생리전 증후군(PMS), 조현병, 현기증	적은 양의 증거 이용 가능	일반: 은행씨는 날것이거나 맛을 본 것으로 잎에 독소가 있을 수 있음 부작용: 두통, 위장 문제, 두근거림, 어지러움 및 알레르기성 피부 반응 상호작용: 항응고제와 상호작용할 수 있음
패션플라워 (Passionflower)	불안과 수면 문제. 통증, 심장리듬 문제, 갱년기 문제, 주의력 결핍/과활동 장애	불안증에 대해서는 증거가 미흡, 기타 용도에 대해서는 불충분	일반: 단기 사용에 안전한 것으로 확인됨

(계속)

약초	사용	근거의 강도	안전성 (일반: 임신 중이거나 수유 중이거나 장기간 사용 시 약초의 약품을 사용금지. 부작용은 용량에 따라 다름)
세인트존스 워트(St. John's Wort)	우울증, 갱년기 문제, ADHD, 강박장애. 상처 및 근육통(외용)	경증 우울증에 효과 기타 용도로는 제한적	부작용: 빛에 대한 민감도, 불면증, 불안, 어지러움, 위장 문제, 피로, 두통 및 성적 문제 상호작용: 많은 일반적인 약물과 상호작용할 수 있음: 항우울제, 경구피임약, 일부 스타틴, 일부 심장 약물, 일부 암 치료 약물 등 다양한 약물과 상호작용할 수 있음
강황(Tumeric)	관절염, 소화 장애, 호흡기 감염, 알레르기, 간 질환, 우울증	많은 연구가 이루어졌으나 건강에 미치는 영향에 대해서는 제한적	일반: 생물학적 가용성 문제가 있음

국립보건통합의학센터(National Center for Complementary and Integrative Health) 기준으로 작성된 정보. 자세한 내용은 https://www.nccih.nih.gov/health/herbsataglance를 참고

표 16.5 확인된 증상에 대한 몇 가지 증거가 있는 약초 의약품

증상/사용	약초 의약품	근거
우울증 완화 지지	세인트 존스워트 (St. John's Wort)	경증 우울증에 도움이 됨
불안 완화 지지	카모마일(Chamomile) 패션플라워(Passionflower) 은행나무 잎나무(Gingko biloba)	예비연구 소량 소량
수면 촉진	카모마일(Chamomile)	불면증이 없는 사람의 수면의 질 향상에 대해서는 제한적
일반 강장제	아시아 인삼(Asian Ginseng)	제한
비뇨기계 면역 지지 촉진	크랜베리(Cranberry)	자주 요로감염이 발생하는 사람들을 위한 예방에는 제한적
면역지원 촉진	에키네시아(Echinacea) 엘더베리(Elderberry)	일반 감기 발병 확률을 약간 줄일 수 있으며, 예비적인 증거가 있음.
심혈관 건강 증진	마늘(Garlic)	높은 혈압과 높은 콜레스테롤에는 제한적

국립보건통합의학센터(National Center for Complementary and Integrative Health)의 'Herbs at a Glance' 정보를 기반. https://www.nccih.nih.gov/health/herbsataglance . 안전 정보는 표 16.4를 참조

tral nervous system, CNS) 및 기타 부위에 카나비노이드 수용체 CB1과 CB2가 발견되어 많은 유망한 의약품 응용 가능성이 시사되고 있다.

마리화나 식물의 잎과 꽃 봉오리는 주로 통증과 근육 경련을 치료하는데 사용된다. 그러나 모든 환자들에게는 어지러움, 기억 및 인지 능력 저하, 청소년들에서 조현병 발생 증가와 같은 안전에 대한 우려사항이 존재하고, 아동과 애완동물들의 우연한 섭취로 인한 사고 역시 주의해야 한다. 마리화나 중단 증후군도 기술되어 있는데, 특히 약물 남용 및 양극성 장애 성격 장애 진단을 받은 환자들 사이에서는 마리화나 사용 장애(CUDs)가 흔하게 나타난다. 따라서 간호사 및 모든 의료 전문가들은 적절한 의료적 사용을 위해 환자들을 검사하고 긍정적 및 부정적 효과를 모니터링해야 한다.

약초 의약품에 관한 최근의 간호 연구

약초를 이용한 치유에 대한 연구는 간호학 분야에서 중요한 영역이다. 약초 의약품 사용에 대한 간호 연구 사례로는 암 환자의 구강점막염에 대한 인도식 강황분말과 꿀의 효과를 평가한 연구가 있다. 이 연구에서는 그룹간에 유의한 양적 차이가 나타났다. 또한 아마씨 대한 폐경기 증상과 삶의 질에 미치는 영향을 연구한 결과, 3개월 동안 아마씨를 사용한 여성들은 폐경기 증상이 감소하고 삶의 질이 향상된 것으로 나타났다. 전립선암을 가진 남성들의 방사선 치료 중 증상 관리를 위해 쏘팔메토(톱야자)의 효과에 대한 연구 결과, 일일 최대 960 mg의 용량에서 안전성이 입증되었다(낮은 방광 증상에 대해서는 그룹 간에 통계적으로 유의한 결과는 없었지만 결과는 긍정적인 방향으로 나타났다). 최근의 연구로는 불면증에 대한 약초학에 대한 체계적 고찰이 부족한 것으로 나타났다. 피로에 대한 인삼의 효과에 대한 연구는 실용성에 있어서 적절한 증거를 보여줬다. 생리 전 증후군 치료로서 카모마일의 효과를 연구한 결과 카모마일은 생리 전 증후군에 효과적인 것으로 나타났다. 그리고 코로나19 치료를 위한 약초학(Lianhuaqingwen)의 효과와 안전성을 연구한 결과, 약초학은 경증 코로나19 환자에 대해 전통적 치료와 결합하여 효과가 나타났다.

약용 버섯

다양한 의약용 약초뿐만 아니라, 의료용 버섯도 의약용으로 점점 더 많이 사용되고 있다. 의약용 버섯은 과실체, 배양균사체 및 배양액에서 생물학적으로 활성화된 다당질을 포함하고 있다. 이러한 다당질의 화학 구조, 특히 글루칸과 특정 단백질은 천연 면역 반응을 증진시키고 세포 매개 면역 반응을 강화하며 항암 특성을 나타낼 것으로 여겨진다. 의약용 버섯과 곰팡이의 추가적인 특성으로는 항산화, 라디칼 제거, 심혈관, 항고콜레스테롤혈증, 해독, 항바이러스, 항균, 항기생충 및 항진균 효과 등이 있다. 서양 의학에서 의료용 버섯의 사용에 대한 논란은 여전히 존재하며, 종종 그 근거를 초과하는 주장이 제기되고 있다. 서술적 고찰의 저자들은 의료용 버섯이 암 보조요법으로 사용될 수 있는 잠재력이 있지만, 현재는 암과 함께 의료용 버섯을 일상적으로 사용하는 데 충분한 임상적 증거가 없다고 결론을 내렸다.

NHIS 설문 조사에 따르면 2007년부터 2012년까지는 피쉬 오일, 프로바이오틱스 또는 프리바이오틱스 및 멜라토닌의 사용이 상당히 증가했다. 반면, 2007년부터 2012년까지 에키네시아 마늘, 인삼, 은행나무 및 쏘팔메토 등의 약초 사용은 감소했다. 새로운 식물 치료법이 홍보되고 연구되는 동안 환자와 소비자가 사용하는 의약용 약초는 계속해서 변화하고 있으며, 이는 이용 가능한 증거와 연구에 대해 파악하기 어렵게 만들고 있다. 과학자들, 간호사들 및 기타 의료 전문가들에 의한 지속적인 약초 치료 연구가 중요할 것이다.

문화적 적용

서구 의학에서의 약초요법은 서구 약물 치료와 유사하게 이루어지고 있다. 정의된 약리 활성을 갖는 한 약초를 특정 환자에게 특정 진단에 적용할 수 있다. 성공적인 치료는 주요 증상의 완화 또는 제거로 이해된다. 의약용 약초는 디곡신과 같은 식물성 약물과 달리, 단일 활성 성분을 식별, 분리, 정제하고 농축되어 인간에게 사용되지 않는다. 대신, 다수의 생물학적 활성 성분들의 시너지가 가정된다. 또한, 투여량은 명확하게 정의되지 않는다. 따라서 철저한 과학적 연구를 수행하는 것이 의약품보다 훨씬 어렵다.

북미 경험과는 대조적으로, 아시아의 약초 전통은 환자에게 맞춤형으로 조합된 다양한 약초를 사용하며, 측정하기 어려운 체질 상태와 양적으로 평가할 수 없는 결과에 자주 사용된다. 이러한 조제에는 최대 12개 성분이 포함될 수 있다. 성분으로는 식물, 버섯 및 광물 등이 포함될 수 있다. 중국의 조제에서는 동물성 성분이 종종 포함된다.

특히 일본의 감포 전통은 흥미롭다. 일본에서는 의대 학생들이 일본의 FDA와 유사한 기관에서 승인받은 148가지의 고대 다성분 조제를 처방하는 것이 일반적이다. 이러한 조제는 국가 건강보험에 보장되어 있다. 이러한 다성분 조제를 처

사이드바 16.1 일본의 전통 의약품인 감포

와타나베 겐지(Kenji Watanabe)

일본의 전통 의학인 감포는 광범위하게 실천되고, 정부의 규제 기관에서 승인을 받으며, 국가 건강보험에 포함되어 있다. 북미 의대와는 달리, 일본의 의대생들은 고대의 다양한 약초 조제법을 처방하도록 배운다. 의사와 간호사 모두 이러한 조합의 일반적인 사용과 일반적인 부작용을 알고 있어야 한다.

감포는 문자 그대로 '한 왕조의 길'이라는 뜻으로, 기원전 220년부터 기원후 200년까지 고대 중국의 통치 기간이다. 이 기간 동안 많은 주요 의료 문헌들이 작성되었고, 일본의 치료사들은 이를 일본 문화와 역사 경험에 맞게 해석하여 사용했다. 이로 인해 감포는 현재 중국의 전통 의학과 많은 유사점이 있지만, 몇 가지 중요한 차이점이 있다. 첫째, 감포 신체 검사는 복부에 집중된다. 혀와 맥박 진단도 고려하지만 복부 검사인 'fukushin(복부진)'이 우선시된다.

둘째, 많은 조합은 공유되지만 감포 사용은 매우 다양할 수 있다. 셋째, 감포의 진단 및 치료 접근법은 표준화되어 있으며, 서구 의료진단과 치료 계획과 쉽게 조화를 이룬다. 특히 기초과학 분야에서 합리적인 약용약초 처방을 지지하는 풍부한 과학적 문헌이 있다.

감포 약초 조합은 일본의 대학과 지역 병원에서 광범위하게 처방된다. 일본의 동양의학 학회는 많은 수의 전문가들이 참석하는 연례 모임을 개최하고 있다. 감포는 일본에서 잘 알려져 있으며, 안전성이 증명되어 국제적으로 관심이 높아지고 있다. 이로 인해 일본 동양의학 학회는 영어로 된 입문서를 발간하였으며, 명예로운 감포의 스승인 오츠카 케이세츠의 작품들의 우수한 영어 번역이 최근 출

판되었으며, 국제 일본 감포 의학 학회(International Society for Japanese Kampo Medicine, ISJKM)는 영어로 국제 회의를 개최하고 있다. 또한 2013년에는 Evidence-Based Complementary & Alternative Medicine 저널에서 일본 감포 의학과 서구 의학의 협력에 대한 특별 호가 게재되었다. 게다가 세계보건기구(WHO)는 서구 의학과 전통 의학을 위한 공통 플랫폼을 개발 중이다. 이로 인해 감포도 포함될 것이다. 이는 서구 의학과 감포 간의 상호 의사소통을 증진할 것이다.

참고문헌

Cameron, S., Reissenweber, H., & Watanabe, K. (2012). Asian medicine: Japan's paradigm [letter].

Nature, 482(7835), 35. https://www.nature.com/articles/482035a.pdf

Gepshtein, Y., Plotnikiff, G. A., & Watanabe, K. (2008). Kampo in women's health: Japan's traditional approach to premenstrual symptoms. Journal of Alternative Complementary Medicine, 14(4), 427–435. https://doi.org/10.1089/acm.2007.7064

Hirose, T., Shinoda, Y., Yoshida, A., Kurimoto, M., Mori, K., Kawachi, Y., Tanaka, K., Takeda, A., Yoshimura, T., & Sugiyama, T. (2016). Efficacy of daiokanzoto in chronic constipation refractory to first-line laxatives. Biomedical Reports, 5(4), 497–500. https://doi.org/10.3892/br.2016.754

Ilto, A., Munakata, K., Imazu, Y., & Watanabe, K. (2012). First nationwide attitude survey of Japanese physicians on the use of traditional Japanese medicine (Kampo) in cancer treatment. Evidence- Based Complementary & Alternative Medicine, 2012(2012), 1–8. Article ID 957082.

Iwase, S., Yamaguchi, T., Miyajo, T., Terawaki, K., Inui, Q., & Uesono, Y. (2012). The clinical use of Kampo medicines (traditional Japanese herbal treatments) for controlling cancer patients' symp- toms in Japan: A national cross-sectional survey. BMC Complementary and Alternative Medicine, 12, 222. https://doi.org/10.1186/1472-6882-12-222

Kimata, Y., Ogawa, K., Okamoto, H., Chino, A., & Namiki, T. (2016). Efficacy of traditional (Kampo) medicine for treating chemotherapy-induced peripheral neuropathy: A retrospective case series study. World Journal Clinical Cases, 4(10), 310–317. https://doi.org/10.12998/wjcc.v4.i10.310

Kowago, K., Shindo, S., Inoue, H., Akasaka, J., Motohashi, S., Urabe, G., Sato, M., Uchiyama, H., & Ogino, H. (2016). The effect of hachimi-jio-gan (Ba-wei-di-huang-wan) on the quality of life of patients with peripheral arterial disease—A prospective study using Kampo medicine. Annals of Vascular Diseases, 9(4), 288–294. https://doi.org/10.3400/avd.oa.15-00133

Mizoguchi, K., & Ikarashi, Y. (2017). Multiple psychopharmacological effects of the traditional Japanese Kampo medicine Yokukansan, and the brain regions it effects. Frontiers in Pharmacology, 21(8), 149. https://doi.org/10.3389/fphar.2017.00149

Watanabe, K., Matsuura, K., Gao, P., Hottenbacher, L., Tokunaga, H., Nishimura, K., Imazu, Y., Reissenweber, H., & Witt, C. M. (2011). Traditional Japanese Kampo medicine: Clinical research between modernity and traditional medicine—The state of research and methodological sugges- tions for the future. Evidence-Based Complementary & Alternative Medicine, 8(1), 1–19.

방하는 의사의 약 70%가 이러한 조제를 처방하며, 특히 일본의 산부인과 전문의의 약 100%가 사용한다. 환자의 혀, 맥박, 복부를 신체 검사를 통해 진단하며, 진단은 '카타코리'(글자 그대로 얼어붙은 어깨) 및 '히에쇼'(체온이 정상인 상태에서 추위를 느끼는 상태)와 같은 주관적인 사항들이 포함된다. '히에쇼'와 같은 상태와 조제 간에는 1:1 상응 관계가 없다. 여러 가지 조제가 여러 가지 상태에 사용되며, 적절한 조제는 환자의 진료 기록, 신체 검사 및 초기 치료에 대한 반응을 기반으로 한다.

최근의 연구에서는 전립선암 환자들이 안드로겐 억제 치료를 받는 동안 더위 증상에 대한 일본의 전통 감포 약초인 케이시부쿠류간의 효능과 안전성을 조사했으며, 도움이 될 수 있음을 발견했다. 또 다른 연구에서는 다른 일본 감포 약초인 한게샤신토가 화학요법으로 인한 구강 점막염의 기간을 줄이는 데 도움이 됨을 발견했다. 그리고 노화와 관련된 증상과 관련하여 감포에 대한 검토에서, 감포가 노화와 관련된 다양한 증상에 도움이 될 수 있다는 것으로 나타났다. 다면적인 감포의 가치가 다양한 인자에 관련된 문제를 해결하는 데 도움이 될 수 있다는 것이 제안되었다.

후속 연구

서구의 단일 약초 약물조차도 미국에서 보다 널리 수용되기 위해서는 더 많은 무작위, 이중맹검, 위약대조군 연구가 필요하다. NCCIH는 약초요법의 유망한 임상 시험을 지원해왔으며, 앞으로도 지속적으로 지원할 것으로 예상된다. 약초요법에 대한 연구가 더 필요한 분야로는 다음과 같은 것들이 있다.

- 월경 전 증상 및 폐경기 증상 관리
- 말초 신경병증을 포함한 항암요법의 부작용 예방
- 만성 통증
- 중증도 피로
- 치료에 저항성인 불면증

뿐만 아니라 방사선 요법, 변비 및 염증성 장, 위축성 위장 운동장애, 천식 및 심장병에 대한 가장 유망한 약초 지원물질을 식별하기 위해 중요한 노력이 필요하다.

서구 의학은 여러 약초를 조합하여 맞춤형으로 사용하는 세계의 다양한 치유 전통의 잠재적 이점을 아직 탐구하지 못했다. 일본의 감포 전통 의학은 안전성에 대한 엄격한 접근방식, 출판된 전임상 데이터의 힘, 그리고 주류 의료 전문가들의 사용 범위를 고려할 때, 시작하기에 가장 좋은 지점일 수 있다. 이 연구는 잠재적인 시너지와 다양한 성분들의 상호균형 활동을 고려하는 새로운 패러다임을 필요로 한다. 많은 식이 보조제에 대해 흥미로운 초기 데이터가 있지만, 이러한 분야에 대한 과거의 자금 지원 부족으로 인해 많은 상용 제품들의 과학적 지원이 소비자 마케팅 노력보다 상당히 뒤쳐진다.

중요한 메시지는 다음과 같다. 증상 관리 및 복지를 위한 의약용 약초는 간호학에서 근거에 기반한 문헌과 전체적인 틀을 활용하여 환자에게 사용될 수 있다. 간호학은 증상 관리와 전반적인 복지를 위한 식물 요법의 연구, 실제 적용 및 임상 사용에 핵심적인 역할을 수행할 기회와 도전을 가지고 있다.

참고문헌

American Botanical Council. (2000). Herbal medicine: Expanded Commission E monographs.

Archer, E. L., & Boyle, D. K. (2008). Herb and supplement use among the retail population of an independent, urban herb store. Journal of Holistic Nursing, 26, 27–35. https://doi.org/10.1177/0898010107305326

Arcury, T. A., Suerken, C. K., Grzywacz, J. G., Bell, R. A., Lang, W., & Quandt, S. A. (2006). Complementary and alternative medicine use among older adults: Ethnic variation. Ethnic Diseases, 16, 723–731. https://ethndis.org/priorarchives/ethn-16-03-723.pdf

Arring, N. M., Millstine, D., Marks, L. A., & Nail, L. M. (2018). Ginseng as a treatment for fatigue: A systematic review. Journal of Alternative and Complementary Medicine, 24(7), 624–633. https:// doi.org/10.1089/acm.2017.0361

Barnes, P. M., Powell-Griner, E., McFann, K., & Nahin, R. L. (2004). Complementary and alternative medicine use among adults: United States, 2002. Advance Data, 343, 1–19. https://doi .org/10.1016/j.sigm.2004.07.003

Borgelt, L. M., Franson, K. L., Nussbaum, A. M., & Wang, G. S. (2013). The pharmacologic and clinical effects of medical cannabis. Pharmacotherapy, 33(2), 195–209. https://doi.org/10.1002/ phar.1187

Bostwick, J. M. (2012). Blurred boundaries: The therapeutics and politics of medical marijuana. Mayo Clinic Proceedings, 87(2), 172–186. https://doi.org/10.1016/j.mayocp.2011.10.003

Bostwick, J. M., Reisfield, G. M., & DuPont, R. L. (2013). Clinical decisions. Medicinal use of marijuana. New England Journal of Medicine, 368(9), 866–868. https://doi.org/10.1056/NEJMclde1300970

Cetisli, N. E., Saruhan, A., & Kivcak, B. (2015). The effects of flaxseed on menopausal symptoms and quality of life. Holistic Nursing Practice, 29(3), 151–157. https://doi.org/10.1097/ HNP.0000000000000085

Cherniack, E. P., Ceron-Fuentes, J., Florez, H., Sandals, L., Rodriguez, O., & Palacios, J. C. (2008). Influence of race and ethnicity on alternative medicine as a self-treatment for common medical conditions in a population of multi-ethnic urban elderly. Complementary Therapies in Clinical Practice, 14, 116–123. https://doi.org/10.1016/j.ctcp.2007.11.002

Clarke, T. C., Black, L. I., Stussman, B. J., Barnes, P. M., & Nahin, R. L. (2015). Trends in the use of complementary health approaches among adults: United States, 2002–2012. National Health Statistics Reports, 79, 1–16. https://www.ncbi.nlm.nih.gov/pmc/articles/PMC4573565/

Cohen, K., Weizman, A., & Weinstein, A. (2019). Positive and negative effects of cannabis and cannabinoids on health. Clinical Pharmacology & Therapeutics, 105(5), 1139–1147. https://doi .org/10.1002/cpt.1381

Crippa, J. A., Hallak, J. E., Machado-de-Sousa, J. P., Queiroz, R. H., Bergamaschi, M., Chagas, M. H., & Zuardi, A. W. (2013). Canabidiol for the treatment of cannabis withdrawal syndrome: A case report. Journal of Clinical Pharmacology and Therapeutics, 38(2), 162–164. https://doi .org/10.1111/jcpt.12018

Di, Y. M., Li, C. G., Xue, C. C., & Zhou, S. F. (2008). Clinical drugs that interact with St. John's wort and implication in drug development. Current Pharmacology Design, 14, 1723–1742. https:// doi.org/10.2174/138161208784746798

Florence Nightingale Museum of London. (2016). Medicines & chest. http://florence-nightingale -collections.co.uk/view/objects/asitem/items$0040:227

Francis, M., & Williams, S. (2014). Effectiveness of Indian turmeric powder with honey on complementary therapy in oral mucositis: A nursing perspective among cancer patients in Mysore. Nursing Journal of India, 105(6), 258–260. https://pubmed.ncbi.nlm.nih.gov/26182820/

Freeman, M. P., Fava, M., Lake, J., Trivedi, M. H., Wisner, K. L., & Mischoulon, D. (2010). Complementary and alternative medicine in major depressive disorder: The American Psychiatric Association Task Force Report. Journal of Clinical Psychiatry, 71(6), 669–681. https://doi.org/10.4088/JCP.10cs05959blu

Graham, R. E., Ahn, A. C., Davis, R. B., O'Connor, B. B., Eisenberg, D. M., & Phillips, R. S. (2005). Use of complementary and alternative medical therapies among racial and ethnic minority adults: Results from the 2002 National Health Interview Survey. Journal of the National Medical Association, 97, 535–545. https://www.ncbi.nlm.nih.gov/pmc/articles/PMC2568705/ pdf/jnma00185-0093.pdf

Haller, C. A., & Benowitz, N. L. (2000). Adverse cardiovascular and central nervous system events associated with dietary supplements containing ephedra alkaloids. New England Journal of Medicine, 343(25), 1833–1838. https://doi.org/10.1056/NEJM200012213432502

Heinrich, M. (2015). Quality and safety of herbal medical products: Regulation and the need for quality assurance along the value chains. British Journal of Clinical Pharmacology, 80(1), 62–66. https://doi.org/10.1111/bcp.12586

Jansen, C., Baker, J. D., Kodaira, E., Ang, L., Bacani, A. J., Aldan, J. T., Shimoda, L. M. N., Salameh, M., Small-Howard, A. L., Stokes, A. J., Turner, H., & Adra, C. N. (2021). Medicine in motion: Opportunities, challenges and data analytics-based solutions for traditional medicine integration into western medical practice. Journal of Ethnopharmacology, 267, 113477. https://doi .org/10.1016/j.jep.2020.113477

Jeitler, M., Michalsen, A., Frings, D., Hübner, M., Fischer, M., Koppold-Liebscher, D. A, Murthy, V., & Kessler, C. S. (2020). Significance of medicinal mushrooms in integrative oncology: A narrative review. Frontiers in Pharmacology, 11, 580656. https://doi.org/10.3389/fphar.2020.580656

Khalesi, Z. B., Beiranvand, S. P., & Bokaie, M. (2019). Efficacy of Chamomile in the treatment of premenstrual syndrome: A systematic review. Journal of Pharmacopuncture, 22(4), 204–209. https://doi.org/10.3831/KPI.2019.22.028.

Leach, M. J., & Page, A. T. (2015). Herbal Medicine for insomnia: A systematic review and metaanalysis. Sleep Medicine Reviews, 24, 1–12. https://doi.org/10.1016/j.smrv.2014.12.003

Lev-Ran, S., Le Foll, B., McKenzie, K., George, T. P., & Rehm, J. (2013). Cannabis use and cannabis use disorders among individuals with mental illness. Comprehensive Psychiatry, 54(6), 589– 598. https://www.sciencedirect.com/science/article/pii/S0010440X13000187?via%3Dihub

Liu, M.,Gao, Y., Yuan, Y., Yang, K., Shi, S., Tian, J., & Zhang, J. (2021). Efficacy and safety of herbal medicine (Lianhuaqingwen) for treating COVID-19: A systematic review and meta-analysis. Integrative Medicine Research, 10, 100644. https://doi.org/10.1016/j.imr.2020.100644.

Miller, L. H., & Su, X. (2011). Artemisinin: Discovery from the Chinese herbal garden. Cell, 146(6), 855–858. https://doi.org/10.1016/j.cell.2011.08.024

Money, N. (2016). Are mushrooms medicinal? Fungal Biology, 120, 449–453. https://doi.org/10.1016/j.funbio.2016.01.006

Motta, F., Gershwin, M. E., & Selmi, C. (2021). Mushrooms and immunity. Journal of Autoimmunity, 117, 102576. https://doi.org/10.1016/j.jaut.2020.102576

Plotnikoff, G. A, Watanabe, K., & Yashiro, F. (2008). Kampo: From old wisdom comes new knowledge. HerbalGram, 78, 46–56. https://www.herbalgram.org/media/12021/issue78.pdf

Shigehara, K., Isumi, K., Nakashima, K., Kawaguchi, S. Nohara, T., Kadono, Y., & Mizokami, A. (2020). Efficacy and safety of keishibukuryogan, a traditional Japanese Camp medicine, for hot flashes in prostate cancer patients receiving androgen deprivation therapy. Translational Andrology and Urology, 9(6), 2533–2540. https://doi.org/10.21037/tau-20-901

Taira, K., Fujiwara, K., Fukuhara, T., Koyama, S., Takeuchi, H. (2020). The effect of Hangeshashinto on oral mucositis caused by induction chemotherapy in patients with head and neck cancer. Yonago Acta Medica, 63(3), 183–187. https://doi.org/10.33160/yam.2020.08007

Takayama, S., Tomita, N., Arita, R., Ono, R., Kikuchi, A., & Ishii, T. (2020). Kampo medicine for various aging-related symptoms: A review of geriatric syndrome. Frontiers in Nutrition, 7(86). https://doi.org/10.3389/fnut.2020.0086

U.S. Congress. (1994). 103rd Congress. Dietary Supplement Health and Education Act of 1994. Pub. L. 103–417. 108 Stat/4325-4335. Library of Congress.

Ward, E., & Blumenthal, M. (2005). Americans confident in dietary supplements according to CRN survey. HerbalGram, 66, 64–65. https://www.herbalgram.org/resources/herbalgram/ issues/66/table-of-contents/article2829/

Wasser, S. P. (2014). Medicinal mushrooms science: Current perspectives, advances, evidences, and challenges. Biomedical Journal, 37(6), 345–356. https://doi.org/10.4103/2319-4170.138318

Wyatt, G. K., Sikorskii, A., Safikhani, A., McVary, K. T., & Herman, J. (2015). Saw palmetto for symptom management during radiation therapy for prostate cancer.

Journal of Pain and Symptom Management, 51(6), 1046–1054. https://doi.org/10.1016/j.jpainsymman.2015.12.315

Zhou, S. F., & Lai, X. (2008). An update on clinical drug interactions with the herbal antidepressant St. John's wort. Current Drug Metabolism, 9(5), 394–409. https://doi.org/10.2174/ 138920008784746391

17

기능성 식품 및 건강기능식품

Functional foods and nutraceuticals

학습 목표

1 기능성 식품 및 건강기능식품의 주요 성분 및 활용에 대해 이해한다.

2 기능성 식품 및 건강기능식품의 잠재적 이점과 위험성을 평가한다.

3 기능성 식품 및 건강기능식품의 활용과 간호 및 의료 전문가의 역할을 이해한다.

용어 정의

- **기능성 식품(Functional foods):** 기능성 식품은 건강을 증진하거나 건강관리를 위해 특별히 개발된 식품 또는 식재료를 의미한다. 이러한 제품은 특정 영양소, 비타민, 미네랄, 항산화물질 등이 포함된다.
- **건강기능식품(Functional foods):** 건강기능식품은 일반적인 식품 또는 음식의 한 종류로, 특정 생물학적 활성 성분을 함유하고 있으며, 임상적으로 그 건강효과가 증명된 제품이다. 이러한 제품은 건강을 증진하거나 특정 질병을 예방 또는 관리하는 데 도움을 줄 수 있다.
- **스탄올(Stanols) 및 스테롤(Sterols):** 스탄올과 스테롤은 주로 식물성 식품에서 발견되는 화합물로, 콜레스테롤 수치를 낮추는 데 도움을 주는 성분이다. 스탄올과 스테롤은 콜레스테롤 흡수를 억제하여 LDL 콜레스테롤 농도를 감소시키는 효과가 있으며, 건강기능식품으로 보충할 수 있다.
- **보충제(Supplement):** 보충제는 주로 영양소, 비타민, 미네랄 등을 높은 농도로 함유한 제품으로, 식사나 식품 섭취로 부족한 영양소를 공급하기 위해 사용된다.

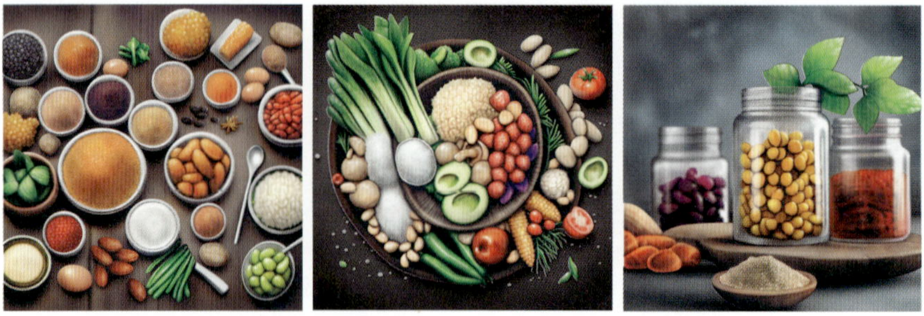

그림 17.1 건강을 위한 다양한 식품

21세기에는 식습관과 건강의 관계가 건강 유지를 위해 영양소, 비타민 및 미네랄의 권장 섭취량에 중점을 두는 것에서 더 나은 건강을 제공하고 활력을 증가시키며 질병 및 다양한 만성 질환을 예방하는 데 음식을 이용하는 방향으로 변하고 있다. 음식과 건강의 연관성은 오래전부터 알려져 왔으며, "음식이 약이 되게 하고 약이 음식이 되게 하라"는 격언은 예로부터 히포크라테스에 의해 알려지기 시작했다. 기능성 식품과 영양제에 대한 관심과 소비자의 요구도는 계속해서 증가하고 있으며, 이로 인해 영양제 종류의 응용 분야에서 진보적인 연구가 이루어지고 있다.

건강기능식품은 안전성과 잠재적 영양 및 치료 효과로 인해 상당한 관심을 받았다. 건강기능식품은 현대 의약품에 대한 실행 가능한 대안을 제공하며 건강한 삶에 유용한 도구가 될 수 있다. 처방약은 종종 일부 환자들에게는 심각한 부작용을 일으키지만, 건강기능식품은 항지질, 항염증, 항암 및 항산화 활성과 같은 다양한 치료 효과를 갖고 있으며, 당뇨병, 비만 및 고혈압 치료에도 효과적일 수 있다.

2027년까지 세계 건강기능식품 시장은 7,224.9억 달러에 이를 것으로 예측되었다. 이러한 산업 성장 배경은 미국, 인도 및 중국과 같은 국가에서 체중 감소 및 칼로리 감소에 대한 관심이 높아졌기 때문이다. 2019년에는 기능성 식품의 판매로 1,875.1억 달러의 수익을 올렸다. 인당 소득의 증가, 건강과 웰빙에 대한 소비자 인식 증가, 높은 도시화율로 인해 북미에서 식품 보충제 소비의 높은 것으로 나타났다. 기능성 식품, 영양 보충제, 프로바이오틱스, 프리바이오틱스, 식이섬유 및 의료용 식품은 모두 다른 종류의 건강기능식품이다. 건강기능식품 제품 산업의 주요 판매업체는 Kraft Heinz Company (미국), Conagra (미국), General Mills (미국), Nestle (스위스), Amway (미국), Nature's Bounty (미국), Freedom Food Group Limited (호주), The Hain Celestial Group (미국) 및 Pfizer Inc. (미국)이다. 이 회사들이 만든 건강기능식품 제품으로는 건강 음료, 에너지 음료, 건강 보조 식품, 주스, 유제품, 유아 건강기능식품, 스낵, 베이커리 제품 등이 있다. 이러한 제품은 프리바이오틱스, 비타민, 섬유질, 오메가-3 지방산, 프로바이오틱스, 단백질 및 아미노산이 풍부하다.

건강기능식품의 적용 범위를 이 장에 모두 다 포함할 수는 없다. 하지만 많은 기능성 식품과 건강기능식품이 존재한다. 간결함을 고려하여 이 장에서는 몇 가지 선택된 제품에 대해 자세히 설명하고자 한다. 앞서 논의한 바와 같이, 건강기능식품과 기능성 식품의 판매는 소비자에 의해 주도되고 있다. 이를 위해 미국 소비자들에게 높은 관심을 받는 주제들 중 일부를 이 장에서 논의하고자 한다. 2016년 국제식품정보위원회(international food information council foundation, IFIC)가 실시한 조사에 따르면 소비자의 절반 정도가 체중 감량/관리에 관심이 있으며 미국인의 약 3분의 1이 에너지 증진, 심혈관 건강, 건강한 노화 또는 소화기능을 관심 주제로 꼽았다. 건강기능식품의 사용이 매우 보편적이고 그 사용이 건강과 웰빙에 영향을 미칠 수 있기 때문에 간호사와 다른 의료 전문가들이 건강기능식품의 잠재적인 유익성과 위해성에 대해 아는 것이 중요하다.

Stephen DeFelice에 따르면, 의학 혁신 재단(innovation in medicine foundation)은 1989년 건강과 의학 분야에 큰 기대영역인 영양학이라는 용어를 만들었다. 의학 혁신 재단에 따르면, 건강기능식품은 음식이나 음식의 일부로 간주될 수 있는 모든 물질이며 건강에 이로운 기능을 제공하는 모든 물질을 의미한다. 이러한 제품들은 건강 보조 식품, 단일 영양소, 허브 제품에서부터 유전자 조작된 디자이너 식품에 이르기까지 다양하다. 미국에서 이용 가능한 건강기능식품의 수와 다양성은 놀라울 정도로 많다. 예를 들어, 많은 식료품점에서 오메가 3 지방산이 강화된 시리얼, 인삼함유 스포츠 음료, 다양한 종류의 프로바이오틱스가 첨가된 유제품, 칼슘이 첨가된 오렌지 주스를 판매하고 있다. 1994년에 통과된 건강보조식품 및 교육법(dietary supplement health and education act, DSEA)의 목적은 소비자의 건강증진을 위해 건강기능식품(영양 및 기능성 식품)에 접근할 수 있는 권리를 보호하는 것이었다. 이 법에 따라, 건강기능식품 성분은 의약품 규정에서 제외되므로, 성분의 사전 승인 또는 효과 및 안전성의 입증이 필요하지 않았다. 최근까지 미국에서는 기능성 식품에 대한 공식적인 정의가 없어 이러한 식품들을 판매하거나 대중에게 그들의 제품에 대해 교육하려는 연구자와 개발자들에게 어려움을 가져왔다.

다음과 같은 정의는 미국 농무부(u.s. department of agriculture, USDA), 기능성식품센터(functional food center, FFC), 기능성 식품 및 생체활성 물질 학술회(academic society for functional foods and bioactive compounds, ASFFBC), 그리고 농업연구서비스(agricultural research service, ARS)의 대표들이 참석한 2014년 컨퍼런스에서 합의된 것으로, 과학자들, 정부 관계자들, 대중 및 식품 전문가들 간의 더 나은 의사소통을 촉진하기 위해 사용되었다. 기능성 식품의 정의는 '알려진 또는 알려지지 않은 생물학적으로 활성성분을 함유하는 자연적 또는 가공된 식품으로, 정의된 효과적이고 비독성의 양으로 만성질환 예방, 관리 또는 치료에 임상적으로 증명되고 문서화된 건강상의 혜택을 제공한다'이다. 이 정의는 기능성 식품에 대해 다음과 같은 주요 요점을 확인하고 있다.

- 기능성 식품은 가공된 제품이거나, 자연적인 원료로 만들어질 수 있다.
- 기능성 식품은 알려진 또는 알려지지 않은 생물활성성분을 함유한다.
- 기능성 식품은 임상적으로 증명되고 건강을 증진시킨다.
- 생물활성성분을 함유한 기능성 식품은 적정양을 섭취해야 한다.

일본은 기능성 식품을 처음 사용한 국가 중 하나로, 기능성 식품을 세 가지로 정의하였다.

- 기능성 식품은 천연 성분으로 유래된 식품이다(캡슐, 정제, 분말이 아니다).
- 기능성 식품은 일상 식단의 일부로 섭취할 수 있다.
- 기능성 식품은 섭취 시 우리 몸의 특정 기능을 조절하는 역할을 한다. 이로 인해 생물학적 방어 기능이 강화되고, 특정 질병을 예방하거나 회복하는 데 도움이 되며, 신체와 정신 상태를 조절하고 노화 과정을 감소시키는 데 기여한다.

이러한 정의에 따라, 과일과 채소와 같은 자연 식재료는 가장 대표적인 기능성 식품이다. 예를 들어, 브로콜리, 당근 또는 토마토는 베타카로틴, 라이코펜, 스폴로라판과 같은 생리적으로 활성성분의 높은 수준을 함유하고 있기 때문에 기능성 식품으로 간주한다. 또한 영양소가 강화되거나 식물 화합물이 보강된 수정된 식품도 기능성 식품의 범주에 속한다.

웹사이트

식품과 건강기능식품에 관한 신뢰할만한 정보를 제공하는 웹사이트는 다음과 같다.

- Academy of Nutrition and Dietetics (www.eatright.org)
- American Nutraceutical Association (https://ancorpusa.com)
- International Food Information Council (https://ific.org)
- Food Insight (www.foodinsight.org)
- Journal of Nutraceuticals and Food Science (https://nutraceuticals.imedpub.com)
- Mayo Clinic (www.mayoclinic.org)
- National Institutes of Health—National Center for Complementary and Integrative Health (https://nccih.nih.gov)
- National Institutes of Health—National Library of Medicine (www.nlm.nih.gov)
- National Institutes of Health—Office of Dietary Supplements (https://ods.od.n i h.gov)
- Natural Medicines Comprehensive Database (https://naturalmedicines .therapeuticresearch.com)
- U.S. Department of Agriculture—Food and Nutrition Information Center (www.nal.usda.gov/fnic)
- U.S. Department of Health and Human Services—Office of Disease Prevention and Health Promotion (https://health.gov)

- U.S. Food and Drug Administration—Center for Food Safety and Applied Nutrition (www.fda.gov/aboutfda/centersoffices/officeoffoods/cfsan)

과학적 근거

지난 세기 동안, 식품 산업에서 과학적 발견과 기술적 혁신을 반영하여 사람들이 섭취하는 음식의 종류가 많이 변화되었다. 식품에 대한 관심으로 인해 영양소, 식품 섭취와 건강 개선 또는 질병 예방과의 관련성에 대한 연구들이 진행되어 왔다. 역학 문헌의 연구 결과, 과일과 채소의 소비가 적을수록 심장질환과 같은 특정 질병과의 연관성이 있는 것으로 나타났다. 2019년의 메타분석 결과, 강황과 커큐민이 중성지방과 저밀도 지단백질(LDL) 콜레스테롤을 유의하게 감소시키고 고밀도 지단백질(HDL) 콜레스테롤을 증가시킬 수 있다는 것을 보여주었다. 최근 여성 건강 이니셔티브(dietary modification, DM) 임상 시험 결과에 따르면, 폐경 후 여성에서 채소, 과일 및 곡물 섭취량의 증가는 암으로 인한 사망률을 감소시킬 수 있었다.

질병을 억제하거나 예방하는 능력을 향상시키기 위해 일반 음식에 첨가되는 다양한 제품의 역할에 대해 많은 과학적 연구가 수행되었다. 많은 연구자들은 필수 영양소를 얻기 위해 식이 섭취를 가장 좋은 방법으로 여긴다. 예를 들어, 세계 암 연구 기금 국제기구/미국 암 연구소는 주로 식물성 기원의 음식을 섭취하는 것이 특정 종류의 암을 예방하는 데에 도움이 된다고 보고하고 있다. 하지만 이러한 음식들은 다양한 미세 영양소를 포함하고 있기 때문에, 특정 요소만으로 식품이 특정 보호 효과를 가져오는지 확인하기는 어렵다. 하지만 영양보충은 일반적으로 많이 이루어지고 있다.

식물 스탄올과 스테롤

식물 스탄올과 스테롤은 콜레스테롤 감소에 효과적인 식품 성분으로 오랜 기간 동안 알려져 왔다. 그러나 천연재료인 식물 스테롤과 스탄올은 콜레스테롤 수치를 감소시키기에는 충분하지 않기 때문에, 스탄올과 스테롤이 보강된 식품을 선택하는 것을 권장한다.

식물 스탄올을 매일 2~3 g 용량으로 사용하면 LDL 콜레스테롤을 9~12% 낮추는 데 효과적인 것으로 보고되고 있다. 식물 스탄올과 스테롤은 콜레스테롤을 낮추는 효과를 유지하면서 지방이 함유된 식품에 쉽게 통합될 수 있다. 식이성 식물인 스탄올과 스테롤은 소장에서 콜레스테롤의 흡수를 억제하여 LDL 혈중 콜레스테롤을 낮출 수 있다.

역사적으로 식물 스탄올은 마가린과 같은 제품이나 요구르트 음료에 첨가되어 사용되어왔다. 또한 식물 스테롤은 정제 또는 알약 형태의 제품으로도 제공된다. 식물 스탄올 에스터 식품 보충제의 효과는 무작위로 할당된 이중맹검의 통제된 4주 중재 연구를 통해 확인되었다.

연구결과 하루에 2 g을 투여하면 LDL 콜레스테롤이 7.6% 감소하는 결과가 나타났다. 식물 스탄올 에스터 식품 보충제는 콜레스테롤 수치를 조절하는 효과적인 중재방법임을 확인할 수 있었다.

식물 스탄올과 스테롤은 오랫동안 콜레스테롤 감소에 도움이 되었다는 사실이 알려져 왔다. 그래서 식이 변화를 통해 이러한 화합물을 섭취하는 기능성 식품은 심장 질환 위험을 감소시키는 안전하고 쉽게 접근 가능한 방법으로 간주되고 있다. 유럽 심장학회는 건강 전문가들이 환자 치료를 결정할 때 다음과 같은 권장 사항을 제공하고 있다. 하루에 주요 식사와 함께 최소 2 g의 식물 스탄올/스테롤을 고려해야 한다. 특히 6세 이상의 어린이와 성인 중 유전적으로 콜레스테롤 농도가 높은 사람들, 스타틴 약물 치료로 목표 LDL-C 농도를 달성하지 못한 고위험 환자들에게는 스탄올/스테롤 보충을 약물 치료에 보조적으로 고려할 수 있다. 식물 스테롤과 에스터들은 일반적으로 안전한 음식 성분으로, 연구를 통해 건강에 유해한 영향이 없는 것으로 확인되었다.

콜라겐

콜라겐은 인체에서 생성되는 중요한 단백질로 상처와 조직 치유, 두피, 잇몸, 각막 회복에 도움을 주며 뼈와 혈관의 회복을 돕는다. 노화는 콜라겐과 엘라스틴의 손실을 수반하는 복잡한 과정이다. 40세 이후 인체는 연간 1%의 비율로 콜라겐이 손실되기 시작하며, 80세가 되면 젊은 성인에 비해 체내 생산량이 약 75%가 감소한다.

콜라겐을 경구 복용하게 되면 건강과 웰빙에 도움이 될 수 있다. 선행연구에서 아킬레스건염 환자에게 콜라겐 펩타이드를 경구 복용하였더니 긍정적인 결과가 나타났으며, 임상 실험에서 매일 콜라겐 펩타이드를 사용하였더니 피부 수분율과 탄력성이 향상되고 노화 증상을 감소시키는 것이 입증되었다. 기능성 식품으로 사용되는 콜라겐 펩타이드는 피부 상처 치유를 촉진할 수 있다는 소규모 선행 연구 결과도 있다.

현재 콜라겐은 소, 돼지, 닭 및 해양 생물로부터 추출되어, 알약, 젤리, 파우더, 액체/음료 등으로 판매되고 있다. 생물활성 펩타이드인 콜라겐 가수분해물이 건강기능식품 개발에 가장 많이 사용되고 있다.

시나몬(계피)

일반적인 향신료 시나몬은 열대 상록수인 계피속의 속껍질에서 얻는다. 아유르베다 의학에서 시나몬은 소화기, 호흡기, 부인과 질환의 치료제로 간주된다. 독일 의약품 규제기관 전문가 위원회는 Cinnamomum verum과 Cinnamomum aromaticum의 효과를 인정하여 소화불량, 팽만, 팽만, 식욕부진 등을 치료하고 있다. 체외 및 생체 내 연구에서 Cinnamomum zeylanicum의 다양한 의약효과가 입증되었다. 시나몬은 혈당안정화 효과를 나타내며, LDL 콜레스테롤을 감소시킬 수 있으며, HDL 콜레스테롤을 증가시키고, 또한 중성지방을 감소시킬 수 있으며, 항산화 기능이 있고, 박테리아 및 곰팡이에 대한 살균 및 살균 활성을 제공하며, 혈압을 낮출 수 있다. 다낭성 난소 증후군을 가진 여성을 대상으로 한 연구에서, 시나몬은 혈청 혈당 지수와 혈중 지질농도 수준을 개선했다.

시나몬은 C-반응성 단백질(C-reactive protein, CRP)에 미치는 영향에 대한 메타 분석과 체계적 문헌 고찰에 따르면 시나몬은 혈중 CRP 수준을 개선하는 것으로 나타났다. 체계적인 문헌 고찰과 메타분석 결과 시나몬은 체중, 체질량지수, 허리 대 엉덩이 비율을 유의하게 감소시키는 것으로 나타났다. 또한 12주 이상 하루 2 g 이상의 용량으로 시나몬을 복용하면 비만에 긍정적인 영향을 미치는 것으로 나타났다. 시나몬은 제2형 당뇨병 환자의 간 효소 수치를 개선할 수 있다. 시나몬은 대사성 질환을 가진 환자들의 심혈관 대사 위험요소에 긍정적인 영향을 미친다. 시나몬의 약효는 포도당 운반체-4 (GLUT-4) 수용체 합성 증가, 췌장 아밀라제 억제 및 간에서의 글리코겐 합성 증가와 같은 다양한 작용 기전에 기인할 수 있으며, 이로 인해 인슐린 민감도가 향상되고 지질 수준이 개선되며 궁극적으로 혈당 조절이 개선될 수 있다고 추측하고 있다.

시나몬은 향신료로 음식으로 섭취할 때 안전한 것으로 보인다. 그러나 소비자가 사용하는 시나몬의 종류를 알아야 한다는 점을 기억하는 것이 중요하다. 미국 식품의약국은 시나몬을 섭취해도 안전하다고 판정했다. 그러나 대량으로 사용할 경우 위장 문제와 같은 부작용이 발생할 수 있다. 카시아 시나몬에는 간에 유해한 쿠마린이 함유되어 있을 수 있다. 임신 중이나 수유 중에 음식에서 일반적으로 발견되는 양보다 더 많은 양으로 시나몬을 사용하는 것에 대한 안전성에 대해서는 잘 알려져 있지 않다. 마지막으로, 시나몬은 기존 의료 치료 대체 수단으로 사용되어서는 안 된다.

중재

많은 사람들이 기능성 식품을 사용하고 있으므로 간호사는 환자의 건강력을 사정할 때 기능성 식품 사용을 평가하는 것이 중요하다. 표 17.1은 간호사가 환자를 평가할 때 사용할 수 있는 지침을 제시하고 있다. 음식과 기능성 식품에 대한 정보를 얻을 수 있는 신뢰할 수 있는 웹사이트는 이 장의 마지막 부분에 나와 있다. 환자가 기능성 식품 사용에 대해 솔직하게 이야기하도록 격려해야 하며, 이는 그들의 선호도와 건강에 대한 노력을 전달하는 데에도 도움이 된다.

의료 서비스 제공자는 기능성 식품을 변경하거나 중단해야 할 필요가 있는 경우에도 개방적이고 편견 없는 반응을 보여야 한다. 또한 다른 전문가들의 지식을 적극 활용하여 환자가 사용하는 모든 음식과 제품의 안전성과 효능에 대한 최신 증거를 얻을 수 있도록 조언이나 협상을 통해 지원해야 한다. 이렇게 함으로써 환자의 건강과 안녕을 위한 더 나은 결정을 내릴 수 있다.

결과 측정

치료의 결과는 영양학적 측면과 치료의 의도에 따라 다양한 방식으로 평가될 수 있다. 예를 들어, 시간이 지남에 따라 혈중 영양소 농도 및 대상 장기(예: 칼슘 사

표 17.1 지침: 간호사를 위한 기능성 식품 사정 가이드

- 환자 건강력 사정할 때 기능성 식품과 건강기능식품 복용여부를 정기적으로 조사해야 한다. 수술 합병증은 건강기능식품 사용으로 인해 발생할 수 있으므로 수술 몇 주 전에 중단할 수 있다.
- 기능성 식품과 건강기능식품에 대한 이점/위험, 비용, 가능한 약물 상호작용과 관련된 지식을 습득한다.
- 모든 환자의 건강관리 팀 구성원이 기능성 식품과 건강기능식품 사용에 대해 인식하도록 효과적인 의사소통 전략을 수립해야 한다.
- 기능성 식품과 건강기능식품 사용 이유를 파악하여, 더 안전하거나 비용이 적은 다른 제품으로 동일한 효과를 얻을 수 있는지 고려한다.
- 특정그룹의 차별화된 건강요구사항을 고려한다. 임산부, 어린이, 노인 및 특정 질병을 가진 환자들은 건강기능식품 사용 전에 건강관리 제공자와 상담하는 것이 중요하다.
- 환자에게 쉽게 접근 가능하고, 적시에 제공되며, 근거에 기반한 이해하기 쉬운 교육 자료를 제공한다.
- 기능성 식품 및 빠르게 변화하는 건강과 웰빙 분야의 전문 지식을 가진 영양사와 상담하고, 필요시 환자를 다른 전문가들과 상담하도록 지원한다.

용으로 인한 골밀도)의 효과와 같은 방식으로 평가될 수 있다. 또한 주기적인 신체 평가와 철저한 병력 조사를 통해 치료의 잠재적인 부작용을 평가하는 것이 중요하다. 개인의 내성에 대한 데이터로서, 건강기능식품 사용에 따른 주관적 건강, 에너지 수준, 그리고 증상의 긍정적 또는 부정적인 변화를 평가할 수 있다. 이러한 평가는 비용 대비 효과를 분석하는 중요한 요소이다. 영양학적 원칙, 목적, 기능성 식품의 용량 및 효과에 대한 효과적인 교육은 개인들이 건강기능식품을 더 효과적으로 이용하고, 원하는 효과를 얻을 수 있도록 도와주며, 부작용에 대한 인식을 높이는데 도움을 줄 것이다. 이로써 개인들은 건강기능식품을 더 지혜롭게 선택하고 활용할 수 있게 될 것이다.

주의 사항

건강기능식품 사용은 건강이력 및 영양 평가의 일부로 평가되는 것이 가장 중요하다. 안전한 사용, 적절한 용량, 약물 상호작용, 그리고 부작용은 신중하게 고려되어야 한다. MEDLINE은 일반적으로 사용되는 건강기능식품과 처방약 간의 상호작용을 확인할 수 있는 시스템을 제공한다.

학술 논문에서 자주 언급되는 문제 중 하나는 건강기능식품 규제가 부족하다는 것이다. 건강기능식품은 건강보조식품으로 분류되어 FDA에 등록해야 한다. 식품 산업과 마찬가지로 건강기능식품 제조업체도 현행 모범 제조 관행을 준수해야 한다. 건강기능식품에 대한 라벨링 기준은 식품 산업과 유사하지만, 건강 관련 주장이나 건강기능식품의 마케팅 방식에는 특정 기준이 적용된다.

소비자들을 위해 품질 좋은 제품을 제공하기 위한 한 가지 안전장치는 미국약전협약(U.S. pharmacopeial convention, USP)을 통한 자발적인 건강기능식품 확인 프로그램이다. 제품의 라벨에 USP 인증 표시가 있으면, 해당 제품이 특정 기준을 충족하는 영양 보충제로서 시험 및 감사되었음을 나타낸다. 또한 유해한 수준의 오염 물질을 포함하지 않으며, FDA의 선진 제조 관행을 준수했다는 것을 보증한다.

이용

건강기능식품과 기능성 식품은 건강 증진, 질병 예방 및 치료에 사용된다. 기능성 식품과 건강기능식품은 결핍을 보충하거나 영양 균형을 최적화하거나 질병을 치료하는 데 사용될 수 있다. 미국에서는 심장병, 암, 그리고 뇌졸중이 주요 사망 원인이기 때문에, 건강 위험 요소를 개선시키는 데 도움이 되는 건강기능식품에 대한 접근성을 높이는 것이 중요하다. 또한 미국과 전 세계의 사람들은 특정 영양소 결핍이 발견될 때 건강기능식품을 통해 도움을 받을 수 있다.

어린이 및 청소년

건강기능식품과 기능성 식품은 어린이와 청소년의 건강에도 중요한 역할을 할 수 있다. 2018년 Mintel의 연구에 따르면 15세에서 17세 사이의 청소년 중 25%가 건강을 유지하는 것에 대해 걱정한다고 보고하였다. 많은 건강기능식품이나 기능성 식품들은 식품 제조업에서 생산된다. 예를 들어, Cargill은 영양성분으로 치커리 뿌리 섬유와 프리바이오틱 섬유를 보충하여 어린이용 간식을 더욱 건강하게 만들고, 치아와 수수와 같은 대체 곡물을 사용하며, 인공색소 대신 강황, 비트루트, 그리고 고구마를 첨가하였다. Cargill은 또한 콜리플라워 피자 크러스트, 마카로

니와 치즈를 병아리콩 파스타와 함께 사용하고 스무디, 디저트, 그리고 쉐이크에 야채를 추가하여 건강한 음식으로 만드는 방법을 발견했다.

프로바이오틱스는 어린이에서 항생제 관련 설사(antibiotic-associated diarrhea, AAD) 예방에 유용하다. 어린이에게 종종 항생제가 처방되지만, 이러한 약물은 위장관 내 미생물 균형을 변경하고 설사를 유발할 수 있다. Cochrane IBD 그룹은 프로바이오틱스가 AAD 치료에 중간 정도의 근거를 제공한다고 결론을 내렸다.

한때 노화의 질환으로 간주되던 심장병이 이제는 어린 시절부터 시작되는 것으로 인식되고 있다. 이 문제에 대한 권장 접근법 중 하나는 유전적 고콜레스테롤혈증을 가진 6세 이상의 어린이를 대상으로 저지방 식이에 수용성 섬유, 식물 스탄올, 식물 스테롤을 보충하는 식이요법을 통해 이상지질혈증을 치료하는 것이다.

2001년, 미국 소아과 학회(American academy of pediatrics, AAP)는 회원들의 보완대체요법(complementary and alternative therapies)에 대한 신념과 사용에 대한 중요한 조사 결과를 발행했다. 이 조사 결과를 기반으로, AAP는 2002년에 가족, 환자, 그리고 의사들에게 보완적인 치료법에 대해 교육하기 위한 태스크포스를 개발했다. 이 태스크포스 중 하나는 소아 인구에서 보완대체요법을 적용하고, 연구하는 것을 권장한 것이다. 많은 가정들이 건강기능식품이나 기능성 식품과 같은 건강기능식품을 아이들과 함께 사용하고 있다는 것을 인식하는 것이 중요하다. 미국 어린이와 청소년의 약 3분의 1이 건강기능식품을 사용하고 있다. 가장 많이 복용한 건강기능식품은 종합비타민-미네랄, 단일성분 비타민D, 단일성분 비타민C, 프로바이오틱스, 멜라토닌, 오메가-3 지방산, 식물성 및 종합 비타민이었다.

여성의 건강 및 영양 요구 사항

여성은 인생주기에 따라 영양요구도가 다르기 때문에 영양상태에 따라 질병에 취약할 수 있다. 영양은 만성 질환의 위험과 최적의 건강 상태 유지에 상당한 영향을 미치기 때문에 균형 잡힌 식단은 여성의 건강에 핵심적인 역할을 한다. 따라서 철분 강화 시리얼과 칼슘 강화 시리얼과 주스와 같은 음식은 하루 권장 섭취량을 충족시키기 위해 필요할 수 있다. 물론 음식으로 영양 요구를 충족하는 것이 가장 좋지만, 필요에 따라 건강기능식품 복용이 필요할 수 있다. 아래는 여성의 생애 주기별로 증가하는 영양 요구의 몇 가지 예시이다.

- 임신과 폐경기 동안 칼슘섭취량을 증가시키는 것이 필요하다.
- 비타민 D는 여성이 나이가 들수록 필요량이 증가한다.
- 기형아 출산을 예방하기 위해 임신 중 엽산 섭취요구량이 증가한다.
- 철분의 필요량은 월경과 임신 중에 증가하고 폐경 후에는 감소한다.

또한 과량의 영양소 섭취는 기형아를 유발할 수 있다(예: 임신 초기에 비타민 A 섭취량이 너무 많은 경우). 많은 음식들이 비타민과 미네랄이 풍부하기 때문에 너무 많이 섭취할 수 있다는 것을 기억해야 한다.

문화적 적용

문화는 기능성 식품의 사용과 수용에 큰 영향을 미치는 중요한 고려 사항이다. 음식 선택은 많은 사회에서 문화적 정체성에 영향을 받을 수 있다. 음식 문화는 음식과 관련된 관행, 태도, 믿음을 의미하며, 문화적 유산과 민족성을 포함한다. 음식 문화는 건강에 큰 영향을 미칠 수 있기 때문에, 개인의 문화와 일치하는 변화를 모니터링하고 평가하여 중재를 개발하는 것이 의료 서비스 제공자들에게 중요하다.

Kanter와 Gittelsohn에 따르면, 음식 문화는 모든 사회의 보편적인 측면이다. 또한 기능성 식품이나 건강기능식품은 해당 문화와 일치할 경우 더욱 수용될 가능성이 높다. Mullie 등의 연구에서는 문화와 기능성 식품 섭취 사이에 상관관계를 발견했다. 예를 들어, 대두는 아시아 문화에서 널리 사용되며 전통적인 음식원으로 간주되며, 평균 대두 섭취량은 하루에 30~50 g로 추정되고 있다. 따라서 대두를 건강기능식품으로 사용하는 것은 이미 아시아 문화에서 널리 사용되고 있는 음식이기 때문에 해당 문화 속 사람들에게 보다 널리 받아들여지고 쉽게 수용될 수 있다. 또한 음식 자체가 문화적 맥락에서 어떻게 인식되는지도 기능성 식품과 건강기능식품 사용에 강한 영향을 미칠 수 있다. 우간다에서의 건강기능식품 사용은 사이드바 17.1에서 설명되었다.

사이드바 17.1 우간다의 건강기능식품

페이스 세불리바는 우간다의 무코노 출신이다.

우간다는 구전 전통을 갖춘 나라이므로 기능성 의약품과 건강기능식품에 대한 대부분의 정보가 기록으로 남겨지지 않았다. 정보는 세대마다 구두로 전달되었다.

이 장의 정보는 전통적인 약초사와 무코노 교구 간호 및 조산 학교의 교원들과의 대화를 통해 수집되었다.

'건강기능식품'의 사용은 우간다에서 흔하지 않다. 그 이유는 비용과 관련이 있는 것으로 생각된다. 게다가, 건강기능식품에 대한 정보도 잘 알려져 있지 않았다.

파인애플, 레몬, 생강, 아보카도 잎, 히비스커스 잎, 그리고 차 잎은 우간다에서 약용으로 사용되는 식품들 중 일부이다. 예를 들어, 차를 만들기 위해 아보카도나 히비스커스 잎으로 차를 만드는 것은 드문 일이 아니다. 아보카도 잎으로 만든 차는 혈액을 강화하고 빈혈을 줄이는 데 사용된다. 점토와 허브를 섞어 찜질을 하거나 음료로 만들거나 씹기 위해 말린다.

임신 중에는 찜질제로 사용하여 태아가 출산 경로를 더 쉽게 통과할 수 있도록 뼈를 부드럽게 만들기도 한다. 또한 메스꺼움을 예방하기 위해 건조된 점토를 씹는다. 이러한 식품과 허브는 우간다의 많은 사람들이 집 앞 마당이나 정원에서 쉽게 구할 수 있다. 점토는 우간다의 거리에서도 판매된다. 이러한 자연 치료법은 구전 전통을 통해 전달되며 약초 전문가의 사용은 특이한 경우에만 사용된다. 대부분의 약초 전문가들은 마을에서 잘 알려져 있으며 수수료를 받지 않지만, 광고하는 사람들은 사업으로 이를 처리, 포장 및 판매한다.

후속 연구

건강기능식품 사용은 오랜 역사를 가지고 있지만, 건강 증진, 질병 예방 및 특정 의료 상태 치료를 위해 이러한 물질에 대한 관심이 증가되면서 영양 과학에 대한 관심과 소비량이 증가하고 있다. 그리고 이 장의(그리고 이 책 이전 판의) 일관된 주제는 이 분야에 대한 더 많은 연구가 필요하다는 점이었다. 이 장의 문헌고찰이 5년 이상 된 논문들이 많다는 것은 건강기능식품과 기능성 식품에 대한 최신 연구의 필요성을 다시 확인시킨다. 미국의 대체의학 서적은 이 분야의 연구 목표를 다음과 같이 간결하게 요약하고 있다.

"의료 치료에 있어서는 대중의 복지에 대한 헌신은 보완대체요법의 효능에 관한 가장 최신 정보를 의료 서비스 제공자, 정책 결정자 및 대중에게 제공하는 것이다."

이러한 의견에 동의하고, 이 분야에 대한 큰 관심과 희망이 있기 때문에, 학제간 연구팀은 다음과 같은 질문들을 탐구할 수 있다.

- 현재의 건강기능식품 중 건강 증진을 위해 정기적으로 일반적인 식단에 포함되어야 하는 것은 무엇인가?
- 건강기능식품이 비용 대비 효율적인가?
- 특정 건강기능식품의 장단기 사용과 관련된 부작용은 무엇인가?
- 영유아 인구에서 건강기능식품 사용에 대한 연구를 더 증진시킬 수 있을까?
- 의료 서비스 제공자들에게 건강기능식품에 대해 교육하는 창의적인 방법이 무엇인가?
- 미국 및 전 세계 소비자들에게 건강기능식품의 이점과 위험에 대해 더 효과적으로 교육할 수 있는 방법이 있을까?
- 문화는 기능성 식품의 사용에 어떻게 영향을 미칠까?

참고문헌

Academy of Nutrition and Dietetics. (2021). Healthy eating for women. http://www.eatright.org/ resource/food/nutrition/dietary-guidelines-and-myplate/healthy-eating -for-women

AlAli, M., Alqubaisy, M., Aljaafari, M. N., AlAli, A. O., Baqais, L., Molouki, A., Abushelaibi, A., Lai, K.-S., & Lim, S.-H. E. (2021). Nutraceuticals: transformation of conventional foods into health promoters/disease preventers and safety considerations. Molecules, 26, 2540. https:// doi.org/10.3390/molecules26092540

American Academy of Pediatrics. (2001). Periodic Survey #49: Complementary and alternative medicine (CAM) therapies in pediatric practices. http://www.aap.org/research/periodicsurvey/ ps49bex.htm

Asserin, J., Lati, E., Shioya, T., & Prawitt, J. (2015). The effect of oral collagen peptide supplementation on skin moisture and the dermal collagen network: Evidence from an ex vivo model and randomized, placebo-controlled clinical trials. Journal of Cosmetic Dermatology, 14(4), 291–301. https://doi.org/10.1111/jocd.12174

Beejmohun, V., Peytavy-Izard, M., Mignon, C., Muscente-Paque, D., Deplanque, X., Ripoll, C., & Chapal, N. (2014). Acute effect of Ceylon cinnamon extract on postprandial glycemia: Alpha-amylase inhibition, starch tolerance test in rats, and randomized crossover clinical trial in healthy volunteers. BMC Complementary and Alternative Medicine, 14, 351. https://doi .org/10.1186/1472-6882-14-351

Bergamin. A., Mantzioris, E., Cross, G., Deo, P., Garg, S., & Hill, J. A. M. (2019). Nutraceuticals: reviewing their role in chronic disease prevention and management. Pharmaceutical Medicine, 33(4), 291–309. https://doi.org/10.1007/s40290-019-00289-w

Borzoei, A., Rafraf, M., & Asghari-Jafarabadi, A. (2018). Cinnamon improves metabolic factors without detectable effects on adiponectin in women with polycystic ovary syndrome. Asia Pacific Journal of Clinical Nutrition, 27(3), 556–563. https://doi.org/10.6133/apjcn.062017.13

Brothers, J. (2017, September 6). High cholesterol can be a danger for kids, too. Children's Hospital of Philadelphia Health Tip of the Week Newsletter. https://www.chop.edu/news/ high-cholesterol-can-be-danger-kids-too

Businesswire. (2020). $722+ billion nutraceutical market size and share breakdown by product and region – ResearchandMarkets.com. https://www.businesswire.com/news/home/2020052000 5477/en/722-Billion-Nutraceutical-Market-Size-and-Share-Breakdown-by-Product-and -Region---ResearchAndMarkets.com

Cabral, E. E., & Klein, M. R. (2017). Phytosterols in the treatment of hypercholesterolemia and prevention of cardiovascular diseases. Arquivos Brasileiros de Cardiologia, 109(5). https://doi .org/10.5935/abc.20170158

Cargill. (2018). What kids want: Exploring the changing world of kids' food products. https://www .cargill.com/doc/1432133870774/kids-food-products.pdf

Cater, N. B., & Grundy, S. M. (1998). Lowering serum cholesterol with plant sterols and stanols: Historical perspectives. In T. T. Nguyen (Ed.), New developments in the dietary management of high cholesterol (Postgraduate Medicine Special Report, pp. 6–14). McGraw Hill.

Chlebowski, R. T., Aragaki, A. K., Anderson, G. L., Pan, K., Neuhouser, M. L., Manson, J. E., Thomson, C. A., Mossavar-Rahmani, Y., Lane, D. S., Johnson, K. C., Wactawski-Wende, J., Snetselaar, L., Rohan, T. E., Luo, J., & Barac, A. (2020). Dietary modification and breast cancer mortality: Long term follow up of the women's health initiative randomized trial. Journal Clinical Oncology, 38, 1419–1428. https://doi.org/10.1200/JCO.19. 00435

Cleveland Clinic. (2019). Boost your cholesterol-lowering potential with phytosterols. https:// my.clevelandclinic.org/health/articles/17368-phytosterols-sterols--stanols

Cornwell, T., Cohick, W., & Raskin, I. (2004). Dietary phytoestrogens and health. Phytochemistry, 65, 995–1016. https://doi.org/10.1016/j.phytochem.2004.03.005

DeFelice, S. L. (1994). What is a true nutraceutical and what is the nature & size of the U.S. nutraceutical market? The Foundation for Innovation in Medicine. http://www.fimdefelice.org/p2462 .html de Jong, A., Plat, J., & Mensink, R. P. (2003). Metabolic effects of plant sterols and stanols [review]. Journal of Nutritional Biochemistry, 14(7), 362–369. https://doi.org/10.1016/S0955 -2863(03)00002-0

Deros, G., & Maffioli, P. (2020). Nutraceutical herbs and insulin resistance. In R. Wildman & R. Bruno (Eds.), Handbook of nutraceuticals and functional foods (3rd ed., pp. 232). TCRC Press.

Electronic Code of Federal Regulations. (2021). Title 21, Chapter 1, Subchapter B, Part 111. Current good manufacturing practice in manufacturing, packaging, labeling or holding operations for dietary supplements. https://www.ecfr.gov/cgi-bin/retrieveECFR?gp=&SID=afbc29dec95942418f63b c6d27f5a895&mc=true&n=pt21.2.111&r=PART&ty=HTML#sp21.2.111.e

European Society of Cardiology/European Atherosclerosis Society. (2016). EAS/EAS Guidelines for the management of dyslipidaemias. https://ora.ox.ac.uk/objects/uuid:b66cfed8-126f-4ed3 -ac5a-cc6225b0e141/download_f ile?f ile_format=pdf&safe_f

ilename=ESC_EAS _20dyslipidaemia_GL_document_third_revision_FINAL.pdf&type_ of_ work=Journal +article

FDA Reader. (2019). How the FDA regulates nutraceuticals. https://www.fdareader.com/blog/ how-the-fda-regulates-nutraceuticalsgo

Food and Drug Administration. (2012). Dietary supplements. http://www.fda.gov/food/dietarysupplements

Food Insights. (2017). Functional foods, sustainability, protein, CRISPR and what's "healthy" among top U.S. food and nutrition trends in 2017. https://foodinsight.org/functional-foods-sustainability-protein-crispr-and-whats-healthy-among-top-u-s-food-and-nutrition-trends-in-2017/

Ghavami, A., Haghighian, H. K., Roshanravan, N., Ziaei, R., Ghaedi, E., Moravejolahkami, A. R., & Askari, G. (2021). What is the impact of cinnamon supplementation on blood pressure? A systematic review and meta-analysis. Endocrine, Metabolic & Immune Disorders Drug Targets, 21, 956–965. https://doi.org/10.2174/1871530320666200729143614

Globenewswire. (2021). Nutraceutical products market size to reach USD 461.70 Bn by 2027/ growing demand for fortified food owing to the increasing health consciousness amongst consumers will be the major factor driving the industry growth, says reports and data. https://www.globenewswire .com/en/news-release/2021/01/28/2166007/0/en/Nutraceutical-Products-Market-Size -To-Reach-USD-461-70-Bn-By-2027-Growing-Demand -for-Fortified-Food-Owing-to-the -Increasing-Health-Consciousness-Amongst -Consumers -will-be-the-Major.html

Guo, Q., Goldenberg, J. Z., Humphrey, C., El Dib, R., & Johnston, B. C. (2019). Probiotics for the prevention of antibiotic-associated diarrhea. Cochrane Database of Systematic Reviews, (4), CD004827. https://doi.org/10.1111/jocd.12174

Gylling, H., Plat, J., Turley, S., Ginsberg, H. N., Ellegard, L., Jessup, W., Jones, P. J., Lutjohann, D., Maerz, W., Masana, L., Silbernagel, G., Staels, B., Boren, J., Catapano, A. L., De Backer, G., Deanfield, J., Descamps, O. S., Kovanen, P. T., Riccardi, G., Tokgozoglu, L., & Chapman, M. J. (2014). Plant sterols and plant stanols in the management of dyslipidaemia and prevention of cardiovascular disease. Atherosclerosis, 232(2), 346–360. https://doi.org/10.1016/j .atherosclerosis.2013.11.043

Hadi, A., Campbell, M. S., Hassani, B., Pourmasoumi, M., Salehi-Sahlabadi, A., & Hosseini, S. A. (2020). The effect of cinnamon supplementation on blood pressure in adults: A systematic review and meta-analysis of randomized controlled trials. Clinical Nutrition ESPEN, 36, 10–16. https://doi.org/10.1016/j.clnesp.2020.01.002

Haller, C. A. (2010). Nutraceuticals: Has there been any progress? Clinical Pharmacology & Therapeutics, 87(2), 137–141. https://doi.org/10.1038/clpt.2009.250

Hayward, N. J., McDougall, G. J., Farag, S., Allwood, J. W., Austin, C., Campbell, F., Horgan, G., & Ranawana, V. (2019). Cinnamon shows antidiabetic properties that are species-specific: Effects on enzyme activity inhibition and starch digestion. Plant Foods for Human Nutrition, 74, 544–522. https://doi.org/10/1007/s11130-019-00760-8

He, F. J., Nowson, C. A., Lucas, M., & MacGregor, G. A. (2007). Increased consumption of fruit and vegetables is related to a reduced risk of coronary heart disease: Meta-analysis of cohort studies. Journal of Hypertension, 21(9), 717–728. https://doi.org/10.1038/sj.jhh.1002212

He, F. J., Nowson, C. A., & MacGregor, G. A. (2006). Fruit and vegetable consumption and stroke: Meta-analysis of cohort studies. Lancet, 367, 320–326. https://doi.org/10.1016/S0140 -6736(06)68069-0

Hippocrates. (1932). Hippocrates (W. H. S. Jones, Trans.). Harvard University Press.

Institute of Medicine. (2005). Complementary and alternative medicine in the United States. National Academies Press.

Jamali, N., Jalali, M., Saffari-Chaleshtori, J., Samare-Najaf, M., & Samareh, A. (2020). Effect of cinnamon supplementation on blood pressure and anthropometric parameters in patients with type 2 diabetes: A systematic review and meta-analysis of clinical trials. Diabetes & Metabolic Syndrome, 14, 119–125. https://doi.org/10.1016/j.dsx.2020.01.009

Jones, P. J. H., Shamloo, M., MacKay, D. S., Rideout, T. C., Myrie, S. B., Plat, J., Roullet, J. B., Baer, D. J., Calkins, K. L., Davis, H. R., Duell, P. B., Ginsberg, H., Gylling, H., Jenkins, D., Lutjohann, D., Moghadasian, M., Moreau, R. A., Mymin, D., Ostlund, Jr, R. E., . . . , Weingartner, O. (2018). Progress and perspectives in plant sterol and plant stanol research. Nutrition Reviews, 76(10), 725–746. https://doi.org/10.1093/nutrit/nuy032

Kanter, R., & Gittelsohn, J. (2020). Measuring food culture: a tool for public health practice. Current Obesity Reports, 9, 480–492. https://doi.org/10.1007/s13679-020-00414-w

Kottke, M. K. (1998). Scientific and regulatory aspects of nutraceutical products in the United States. Drug Development and Industrial Pharmacy, 24(12), 1177–1195. https://doi.org/ 10.3109/03639049809108576

Kutbi, E. H., Sohouli, M. H., Fatahi, S., Lari, A., Shidfar, F., Aljhdali, M. M., Alhoshan, F. M., Elahi, S. S., Almusa, H. A., & Abu-Zaid, A. (2021). The beneficial effects of cinnamon among patients with metabolic diseases: a systematic review and dose-response meta-analysis of randomized-controlled trials. Critical Reviews in Food Science & Nutrition, 1–19. https://doi .org/10.1080/10408398.2021.1896473

Kwiterovich, P. (2008). Recognition and management of dyslipidemia in children and adolescents. Journal of Clinical Endocrinology & Metabolism, 93(11), 4200–4209. https://doi.org/10.1210/ jc.2008-1270

Laitinen, K., Gylling, H., Kaipiainen, L., Nissinen, M. J., & Simonen, P. (2017). Cholesterol lowering efficacy of plant stanol ester in a new type of product matrix, a chewable dietary supplement. Journal of Functional Foods, 30, 119–124. https://doi.org/10.1016/j.jff.2017.01.012

León-López, A., Morales-Peñaloza, A., Martinez-Juárez, V. M., Vargas-Torres, A., Zeugolis, D. I., & Aguirre-Álvarez, G. (2019). Hydrolyzed collagen---sources and applications. Molecules, 24(22), 4031. https://doi.org/10.3390/molecules24224031

Lupu, M-A., Pircalabioru, G. G., Chifiriuc, M-C., Albulescu, R., & Tanase, C. (2020). Beneficial effects of food supplements based on hydrolyzed collagen for skin care (review). Experimental and Therapeutic Medicine, 20(1), 12–17. https://doi.org/10.3892/etm.2019.8342

Maierean, S. M., Serban, M. C., Sahebkar, A., Penson, P., & Banach, M. (2017). The effects of cinnamon supplementation on blood lipid concentrations: A systematic review and meta-analysis. Journal of Clinical Lipidology, 11(6), 1393–1406. https://doi.org/10/1016/j.jacl .2017.08.004

Martirosyan, D. M., & Singh, J. (2015). A new definition of functional food by FFC: What makes a new definition unique? Functional Foods in Health and Disease, 5(6), 209–223.

Maurya, A. P., Chauhan, J., Yadav, D. K., Gangwar, R., & Maurya, V. K. (2021). Nutraceuticals and their impact on human health. In C. Egbuna, A. P. Mishra, & M. R. Goyal (Eds.), Preparation of phytopharmaceuticals for the management of disorders, the development of nutraceuticals and traditional medicine (pp. 229–254). Elsevier. https://doi.org/10.1016/B978-0-12-820284-5.00011-3

MEDLINE. (2021). Drugs, herbs and supplements. https://medlineplus.gov/druginformation.html

Mintel. (2018). IFT18: Generation Z set to impact the future of food and drink innovation. https:// www.mintel.com/press-centre/food-and-drink/generation-z-set-to-impact-the-future -of-food-and-drink-innovation

Mistry, K., van derSteen, B., Clifford, T., vanHolthoon, F., Kleinnijenhuis, A., Prawwitt, J., Labus, M., Vanhoecke, B., Lovat, P. E., & McConnell, A. (2021). Potentiating cutaneous wound healing in young and aged skin with nutraceutical collagen peptides. Clinical and Experimental Dermatology, 46, 109–117. https://doi.org/10.1111/ced.14392

Mousavi, S. M., Jayedi, A., Bagheri, A., Zargarzadeh, N., Wong, A., Persad, E., Akhgarjand, C., & Koohdani, F. (2021). What is the influence of cinnamon supplementation on liver enzymes? A systematic review and meta-analysis of randomized controlled trials. Phytotherapy Research, 35, 5634. https://doi.org/10.1002/ptr.7200

Mousavi, S. M., Rahmani, J., Kord-Varkaneh, H., Sheikhi, A., Larijani, B., & Esmaillzadeh, A. (2020). Cinnamon supplementation positively affects obesity: A systematic review and dose-response meta-analysis of randomized controlled trials. Clinical Nutrition, 39, 123–133. https://doi.org/10.1016/j.clnu.2019.02.017

Mullie, P., Guelinckx, I., Clarys, P., Degrave, E., Hulens, M., & Vansant, G. (2009). Cultural, socioeconomic and nutritional determinants of functional food consumption patterns. European Journal of Clinical Nutrition, 63, 1290–1296. https://doi.org/10.1038/ejcn.2009.89

National Center for Complementary and Integrative Health. (2021). Cinnamon. https:// www .nccih.nih.gov/health/cinnamon

National Lipid Association. (2021). Plant sterols and stanols in foods and supplement. https://www .lipid.org/sites/default/files/plant_sterols_im_food_sterol_supplements.pdf

PA Consulting Group. (1990). Functional foods: A new global added value market?

Plat, J., Mackay, D., Baumgartner, S., Clifton, P. M., Gylling, H., & Jones, P. J. J. (2012). Progress and prospective of plant sterol and plant stanol research: Report of the Maastricht meeting. Atherosclerosis, 225, 521–533. https://doi.org/10.1016/j.atherosclerosis.2012.09.018

Praet, S. F. E., Purdam, C. R., Welvaert, M., Vlahovich, N., Lovell, G., Burke, L. M., Gaida, J. E., Manzanero, S., Hughes, D., & Waddington, G. (2019). Oral supplementation of specific collagen peptides combined with calf-strengthening exercises enhances function and reduces pain in Achilles tendinopathy patients. Nutrients, 11(1), 76. https://doi.org/10.3390/ nu11010076

Ranasinghe, P., & Galappaththy, P. (2016). Health benefits of Ceylon cinnamon (Cinnamomum zeylanicum): A summary of the current evidence. The Ceylon Medical Journal, 61(1), 1–5. https://doi.org/10.4038/cmj.v61i1.8251

Ranasinghe, P., Pigera, S., Premakumara, G. A., Galappaththy, P., Constantine, G. R., & Katulanda, P. (2013). Medicinal properties of 'true' cinnamon (Cinnamomum zeylanicum): A systematic review. BMC Complementary and Alternative Medicine, 12, 275. https://doi .org/10.1186/1472-6882/13/275

Ras, R. T., Geleijnse, J. M., & Trautwein, E. A. (2014). LDL-cholesterol-lowering effect of plant sterols and stanols across different dose ranges: A meta-analysis of randomised controlled studies. British Journal of Nutrition, 112, 214–219. https://doi.org/10.1017/S0007114514000750

Reddy, G., & van Dam, R. M. (2020). Food, culture, and identity in multicultural societies: Insights from Singapore. Appetite, 149, 104633. https://doi.org/10.1016/j.appet.2020.104633

Research and Markets. (2021). Global $272.4 billion dietary supplements market to 2028 – shift from pharmaceutical to nutraceutical products. https://www.globenewswire.

com/news-release/2021/03/19/2196106/28124/en/Global-272-4-Billion-Dietary-Supplements-Market-to -2028-Shift-From-Pharmaceutical-To-Nutraceutical-Products.html

Ruuth, M., Aikas, L., Tigistu-Sahle, F., Lindholm, H., Simonen, P., Kovanen, P. T., Gylling, H., & Oorni, K. (2020). Plant stanol esters reduce LDL (Low-density lipoprotein) aggregation by altering LDL surface lipids. Atherosclerosis, Thrombosis and Vascular Biology, 40(9), 2310–2321. https://doi.org/10.1161/ATVBAHA.120.314329

Shende, P., Desai, D., & Gaud, R. S. (2016). Nutraceuticals: An imperative to wellness. Research and Reviews: Journal of Pharmacy and Pharmaceutical Sciences, 5, 69–74. https://www.rroij.com/ open-access/nutraceuticals-an-imperative-to-wellness-.pdf

Stierman, G., Mishra, S., Gahche, J. J., Potischman, G., & Hales, C. M. (2020). Dietary supplement use in children and adolescents aged < 19 years – United States, 2017–2018. MMWR Morbidity, Mortality Weekly, 69, 1557–1562. https://doi.org/10.15585/mmwr.mm6943a1

Trautwein, D. A., Koppenol, W. P., de Jong, A., Hiemstra, H., Vermeer, M. A., Noakes, M., & Luscombe-Marsh, D. D. (2018). Plant sterols lower LDL-cholesterol and triglycerides in dyslipidemic individuals with or at risk of developing type 2 diabetes; a randomized, double-blind, placebo-controlled study. Nutrition & Diabetes, 8, 30. https://doi.org/10.1038/ s41387-018-0039-8

Turpeinen, A. M., Ikonen, M., Kivimäki, A. S., Kautiainen, H., Vapaatalo, H., & Korpela, R. (2012). A spread containing bioactive milk peptides Ile–Pro–Pro and Val–Pro–Pro, and plant sterols has antihypertensive and cholesterol-lowering effects. Food and Function, 3, 621–627. https:// doi.org/10.1039/c2fo10286b

U.S. Department of Health and Human Services. (2020). USFDA. Department of Health and Human services. CFR- Code of Federal Regulations [Title-21, volume-3] revised on April 1, 2019; part-182- Substances generally recognized as safe. https://www.ecfr.gov/current/title-21/ chapter-I/subchapter-B/part-182 U.S. Pharmacopeial Convention. (2021). USP verified dietary supplements. https://www.quality -supplements.org/

Vallianou, N., Tsang, C., Taghizadeh, M., Davoodvandi, A., & Jafarnejad, S. (2019). Effect of cinnamon (Cinnamomum Zeylanidum) supplementation on serum C-reactive protein concentrations: A meta-analysis and systematic review. Complementary Therapies in Medicine, 42, 271–278. https://doi.org/10.1016/j.ctim.2018.12.005

Wang, X., Ouyang, Y., Liu, J., Zhu, M., Zhao, G., Bao, W., & Hu, F. B. (2014). Fruit and vegetable consumption and mortality from all causes, cardiovascular disease, and cancer: Systematic review and dose-response meta-analysis of prospective cohort studies. British Medical Journal, 349, g4490. https://doi.org/10.1136/bmj.g4490

Wildman, R. E. C. (2020). Overview of nutraceuticals and functional foods. In R. Wildman & R. Bruno (Eds.), Handbook of nutraceuticals and functional foods (3rd ed., p. 3). TCRC Press.

World Cancer Research Fund International. (2017). Our cancer prevention recommendation— Plant foods. http://www.wcrf.org/int/research-we-fund/cancer-prevention-recommenda tions/plant-foods

Wrick, K. L. (2005). The impact of regulations in the business of nutraceuticals in the United States: Yesterday, today and tomorrow. In C. M. Hasler (Ed.), Regulation of functional foods & nutraceuticals: A global perspective (pp. 3–36). Wiley-Blackwell.

Yazdanpanah, Z., Azadi-Yazdi, M., Hooshmandi, H., Ramezani-Jolfaie, N., & Salehi-Abargouei, A. (2020). Effects of cinnamon supplementation on body weight and composition in adults: A systematic review and meta-analysis of controlled clinical trials. Phytotherapy Research, 34, 448–463. https://doi.org/10.1002/ptr.6539

Yuan, F., Dong, H., Gong, J., Wang, D., Hu, Meilin, Huang, Wenya, Fang, K., Qin, X., Qui, A., Yang, X., & Lu, F. (2019). A systematic review and meta-analysis of randomized controlled trials on the effects of turmeric and curcuminoids on blood lipids in adults with metabolic diseases. Advances in Nutrition, 10(5), 791–802. https://doi.org/10.1093/advances/nmz021

Zhu, C., Yan, H., Zheng, Y., Santos, H. O., Macit, M. S., & Zhao, K. (2020). Impact of cinnamon supplementation on cardiometabolic biomarkers of inflammation and oxidative stress: A systematic review and meta-analysis of randomized controlled trials. Complementary Therapies in Medicine, 53, 102517. https://doi.org/10.1016/j.ctim.2020 02517

V

에너지 치유요법
Energy–healing therapies

미국국립보완통합건강센터(national center for complementary and integrative health, NCCIH)에 따르면, 에너지 치유요법은 정상적인 에너지 균형과 건강 회복을 위해 시술자의 손을 통해 치유 에너지를 대상자의 몸으로 전달하는 기술이다. 이러한 치료법은 인간의 몸이 미묘한 에너지 체계를 가지고 있으며, 이것이 인체 해부학으로 스며들고 그 이상으로 확장된다는 신념에 기반을 두고 있다. 에너지 치유는 생리학적 상태와 현재 순간의 인식에 변화를 가져올 수 있는 가능성이 있고, 이는 증상에 대한 부담을 지속시키는 관점 변화의 첫 단계일 수 있다. 이러한 요법은 다양한 질병과 건강 문제를 치료하기 위해 종종 다른 보완요법과 기존 의학적 치료법과 함께 사용된다.

에너지의 개념과 사용은 보편적이고 대부분의 문화는 이를 설명하는 단어가 있다. 그 예로 기(Qi)는 전통적인 중국 의학의 기본 요소, 기(Ki)는 에너지에 대한 일본어, 인도에서는 프라나(prana), 다코타 인디언 단어로는 톤(ton), 수족 인디언 단어로 깨어남(waken) 등이 있다. 과학자들과 사용자들은 에너지 작용 과정과 효과 측정 방법을 판단하기 어렵기 때문에 에너지 치유요법의 효과에 대해 회의적이다. 그러나 기술 발전에 따라 이전에는 보이지 않았던 것을 감지하는 새로운 방법도 발견되고 있다.

저자는 실제로 측정이 가능한 경우와 추정되어 아직 측정되지 않은 두 가지 형태의 에너지를 언급한다. 온냉요법(18장)은 측정 가능한 유형이고 추정 요법으로는 레이키(19장)가 있다. 중국 전통 의학(TCM)의 대부분은 경락에 대한 신체 전체 에너지 흐름을 바탕으로 하며 지압(20장)과 반사요법(21장)은 중의학에서 확인된 경락을 통한 에너지 흐름을 기반으로 한다.

힐링터치는 전 세계 간호사가 사용하는 여러 요법을 포함하고 몸을 실제로 접촉하거나 접촉하지 않을 수 있다. 간호사(또는 다른 치료사)는 환자에게 에너지를 전달하거나 사람 내부의 에너지 균형을 맞추려고 하며 일본에서 유래된 에너지 치유요법인 레이키는 미국에서도 점점 더 널리 사용되고 있다.

에너지 치유요법에 대한 연구는 증가하고 있지만, 효과를 지속적으로 입증하는 높은 수준의 근거는 여전히 과제로 남아 있다. 많은 에너지 치유요법의 결과 측정에는 어려움이 있지만, 사람들은 에너지 힘이 존재하고 건강 증진과 치유에 미치는 영향을 직관적으로 인식한다. 이 책의 5부에서 언급한 것처럼 간호사들은 근거가 약하더라도 자가 관리뿐 아니라 임상 실무에서도 에너지 치유요법을 사용하는 것에 관심이 있다. 에너지 치유요법에 유해한 부작용이 없고 환자 훈련에 소요되는 시간이 적다면 간호사와 치료사는 안심하고 치료할 수 있을 것이다.

참고문헌

National Center for Complementary and Integrative Health. (2021). Terms related to complementary and integrative health. https://www.nccih.nih.gov/health/providers/terms-related-to-complementary-and-integrative-health

Rao, A., Hickman, L. D., Sibbritt, D., Newton, P. J., & Phillips, J. L. (2016). Is energy healing an effective non-pharmacological therapy for improving symptom management of chronic illnesses? A systematic review. Complementary Therapies in Clinical Practice, 25, 26–41. https:// doi.org/10.1016/j.ctcp.2016.07.003

Rogers, L., Phillips, K., & Cooper, N. (2021). Energy healing therapies: A systematic review and critical appraisal. https://www.researchgate.net/publication/349039163_Energy_Healing _Therapies_A_Systematic_Review_and_Critical_Appraisal

18

온냉요법 Heat and cold therapies

학습 목표

1. 온냉요법의 용어 정의를 이해한다.
2. 온냉요법의 이론적 배경을 설명한다.
3. 온냉요법의 중재방법을 설명한다.

용어 정의

- **열(Heat):** 열은 원자나 분자의 운동이 증가함에 따라 발생하는 에너지이다. 이는 전도, 대류, 복사, 및 변환에 의해 조직으로 전달될 수 있다. 40℃에서 45℃ (104~113°F) 사이의 온도로 5분에서 30분 동안 적용된 고체(예: 열 패드), 액체(예: 물과 왁스), 기체(예: 증기)는 조직에서 치료 효과를 낼 수 있다. 피부 표면적으로 사용되는 치료적 열 치료 방법에는 핫팩, 온수담요 또는 순환 수조 장치(circulating water devices)가 포함된다.
- **냉(Cold):** 찬 느낌은 물질의 온도가 조직(tissue)보다 낮을 때 느껴진다. 피부 표면의 온도는 중립점으로 간주될 수 있으며 일반적으로 약 33.9℃ (93°F) 정도이다. 물이 치료 요법으로 사용 될 때 그 온도가 26.7℃에서 33.9℃ (80~93°F) 사이면 따뜻한(tepid), 18.3℃에서 26.7℃ (65~80°F) 사이면 시원한(cool), 12.8℃에서 18.3℃ (55~65°F) 사이면 차가운(cold), 그리고 12.8℃ (55°F) 아래면 매우 차가운(very cold) 것으로 간주된다.

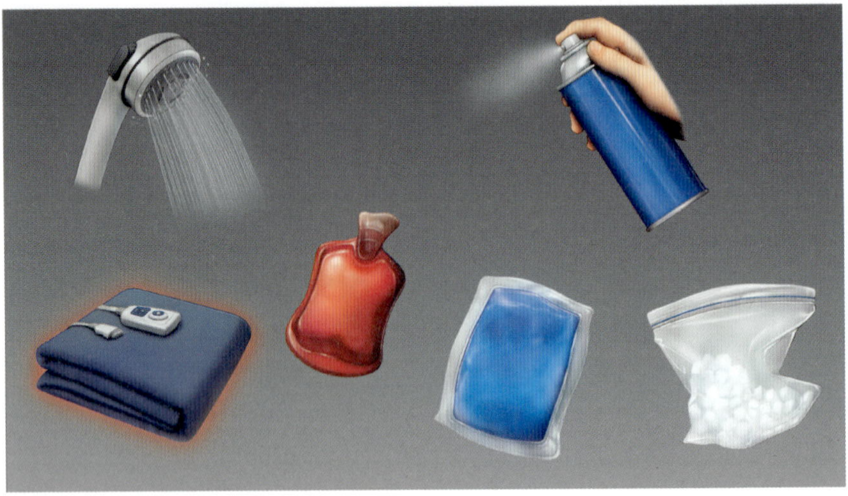

그림 18.1 온냉요법 종류

| 온냉요법 |

종류

간호사가 환자의 이마에 시원한 수건을 대는 모습은 상징적이다. 이러한 사진은 간호사의 사랑과 돌봄의 정신, 그리고 간호 전문직의 성격을 나타내는 데 자주 사용된다. 온냉요법(cool and cold therapies)은 편안함과 통증 완화를 위해 옛날부터 사용되어 왔다. 역사적으로 히포크라테스는 열을 낮추기 위해 차가운 음료를 권했고, 사보나롤라(Savonarola)는 변비 해결을 위해 차갑고 습기가 많은 대리석 바닥을 걷도록 했다. 마찬가지로, 온요법을 이용한 치료법은 고대 그리스와 이집트로 거슬러 올라간다. 치료적 목적으로 사용되는 온열요법은 매우 간단하면서 효과적인 치료 수단이다. 오늘날에도 온열요법을 적용하는 새로운 혁신적인 사용법이 계속해서 연구, 실험되며 환자 치료와 자가 치료에 활용되고 있다. 실제로 전 세계적으로 다양한 온냉요법이 치료 목적으로 널리 사용되고 있다.

온냉요법은 간호학에서 오랜 전통을 갖고 있다. 플로렌스 나이팅게일이 기록한 초기 기록에 따르면, 나이팅게일은 환자들의 오한을 막기 위해 온수병, 따뜻한 벽돌(warm bricks), 그리고 따뜻한 수건(flannels)을 사용했다. 또한, 기본간호학 초기 교과서들에는 온냉요법 절차들이 포함되어 있다. 이후 온냉요법 적용은 전문 간호사들에 의해 통증 관리를 위해 사용되는 다섯 가지 비약물적 간호중재 중 하나로 결정되었다. 약물치료가 불가능한 경우나 약물치료의 효과를 강화시키기 위해 비약물적 치료로서 온냉요법이 사용될 수 있다.

온냉요법은 국소 조직 또는 전신에 적용될 수 있으며 적절하게 사용될 경우 매우 효과적이다. 온냉요법은 통증을 완화하고 부종을 줄이며 조직의 치유를 가속화하고 체온을 높이거나 낮출 수 있다. 치료 목적의 온냉요법 사용은 간호학에만 국한된 것은 아니다. 예를 들어 물리치료, 스포츠 의학, 응급 의학, 수술실, 그리고 피부과에서도 온냉요법을 사용한다. 이 장은 자가 관리 및 의료 환경에서 간호사들의 온냉요법 치료 적용에 대한 개요를 제공하며 온냉요법 중재 기술도 설명한다. 또한 이러한 치료법의 선택적 사용과 관련 연구들이 요약되며, 추가적인 연구를 위한 분야들도 제시된다.

열 치료는 혈관 확장을 자극하여 대상 조직으로의 혈류를 증가시킨다. 증가된 혈류는 산소, 영양소, 항체, 단백질 및 백혈구의 유입을 통해 더 나은 치유를 촉진한다. 열은 또한 결합 조직의 조직 탄성을 증가시키며 근육 이완을 유발한다. 열은 관절에 적용되면 근육 이완을 유도하여 관절 유연성을 증가시킨다.

중재

열 사용은 염증과 부종을 감소시키고 이로 인해 통증을 완화할 수 있다. 열은 관절 경직, 허리 통증, 근육 경련, 근육통, 월경기 통증, 섬유근육통, 구축, 및 점액낭염과 관련된 불편을 완화하기 위해 사용된다. 또한 뜨거운 수건(압박), 핫 팩/패치, 또는 열 패드와 같은 다양한 방법으로 적용될 수 있다. 온수 목욕이나 샤워도 통증 완화에 효과적일 수 있으며, 습기 있는 열은 농양 배출에 사용될 수 있다. 관절 통증이 잦고 만성적인 경우에는 통증 완화를 위해 열 치료를 종종 사용한다. 관절 통증에 열을 적용하는 경우는 표 18.1을 참조한다.

열 요법은 관절염, 뻣뻣한 근육, 피부의 깊은 조직 손상 등의 치유나 편안함에서 효과적일 수 있다. 열은 류마티스 관절염과 월경 전 증상 등의 자가 치료에 효과적으로 활용될 수 있으며 재활에서도 많이 응용된다. 열은 두통, 편두통, 근육

표 18.1 만성 관절염 통증을 위한 열 적용법

- 관절염이 있는 관절과 주관적 통증 정도를 평가
- 열원을 확보 – 온도와 시간 설정이 가능한 디지털 다이얼이 있는 난방 패드를 열원으로 사용
- 자극 방지를 위해 열원 팩과 조직 사이에 얇은 천 덮개를 사용
- 열 패드를 부상 부위에 적용
- 일반적인 열 적용은 20분으로 제한
- 통증이 지속되거나 악화되는 경우 완화법에 대해 의료진과 상담

긴장 및 허리 통증 완화뿐만 아니라 분만 및 외음절제 수술 후 통증을 완화하기 위해 사용되었다. 최근에 실시된 원발성 생리통에 대한 열 요법에 관한 메타분석에서는 통증 완화와 삶의 질에 효과적인 결과가 나타났으나 연구가 적고 샘플 크기가 작았다. 정형외과 및 산부인과 분야를 포함한 다양한 환자 인구에서 열 요법의 효과에 대한 최신 근거는 표 18.2에 제시되어 있다.

열을 적용함으로써 혈관 확장이 유발되어 영향 받는 조직으로 더 많은 혈류가 유입된다. 이러한 혈관 확장은 조직 온도와 탄성의 증가, 근육의 이완, 통증의 감소와 관련이 있다. 다른 측정 항목으로는 기동성, 유연성, 감각의 감소, 삶의 질, 건강 지각, 이완, 안락함, 통증 감소, 신체적 또는 사회적 역할 기능이 포함될 수 있다.

주의 사항

열을 사용할 때는 그 이득을 얻으면서 위험을 피하는 것이 중요하다. 의료 및 자가 관리에서 열을 치료적으로 사용할 때 여전히 위험이 있으며, 특히 취약한 인구 집단 내에서 개인이 사용될 때는 종종 위험을 초래할 수 있다. 따라서 열 치료를 적용할 때에는 최대한의 주의가 필요하다. 위험 요소에는 열 손상, 피부 자극/손상, 과열, 그리고 장비 손상이 포함된다.

어린이와 노인에게 열은 위험할 수 있다. 급성 손상, 출혈 장애(혈관 확장으로 인한), 부적절한 혈액 공급이 있는 사람, 감각/지각 결함이 있어서 뜨거운 감각을 적절하게 반응할 수 없는 사람(당뇨병, 말초혈관 질환, 다발성 경화증과 같은), 질

표 18.2 다양한 군에서 열 적용 효과

인구	중재	결과	근거 수준
정형외과			
골관절염 무릎	40.6~46.1°C 의 디지털 습윤 난방 패드(105~115°F) 4주 동안 격일로 20분 동안 아픈 무릎에 적용	• 통증 감소 • 신체 기능 향상 • 일반적인 건강 인식 개선 • 사회적 기능향상	II
목/등 염좌	30분 동안 긴장된 부위에 온열패드 적용	• 통증 감소	I
요통	8시간 동안 허리를 따뜻하게 감싸거나 42.2°C (108°F)로 데워진 온열 전기담요로 평균 25분 적용	• 통증 감소	I
산부인과			
월경통	38.0°C (102°F)로 데워진 온열패치를 하복부에 8시간 동안 적용	• 4시간과 8시간에 통증 감소	I
진통	열성형(thermoforming) (37.8~40°C (100~104°F)에서 건열 적용 방법)을 자궁경부 확장의 단계에 따라 20분 동안 천골 부위에 적용함	• 4~5 cm 및 6~7 cm 개대 간격의 통증 감소 • 8~9 cm 개대 간격으로 편안함 증가 • 분만진통이 진행됨에 따라 불편감 감소	II

환이 있거나 온도 조절이 미성숙한 사람에게도 마찬가지다. 위험을 예방하기 위해 자주 그리고 철저한 모니터링이 필수적이다. 수분 섭취는 탈수 예방에 중요하다. 혈관 확장으로 인해 자세를 변경할 때(앉은 자세 또는 누운 자세에서 일어선 자세로 변경하는 경우) 저혈압과 실신에 주의해야 한다. 피부 자극, 물집, 화상 및 더 큰 염증 등을 초래할 수 있으므로 장기간 열을 사용하지 않도록 해야 한다. 또한 어떤 종류의 치료적 열도 적용한 상태로 수면을 취해서는 절대 안된다.

문화적 적용

열의 적용은 전 세계에서 보편적으로 사용된다. 사용되는 장비 또는 도구는 지역에 따라 다를 수 있으며 지리적으로 공통 재료를 사용한다. 다만 지침 적용 및 주의/안진에 대한 원칙은 사실상 동일하다. 열에 대한 일부 적용은 문화적인 뿌리를 가지고 있다. 원주민 땀 막이(seat lodges) 또는 땀요법(sweat therapy)이 그 예이다. 일부 치유의 전통에서는 건강 증진을 위해 컵핑(cupping)을 사용하며 컵에 열을 더할 수 있다. 냉과 열 패턴을 평가하는 것은 중국 전통의학의 치료 접근법의 일부이다. 세계 곳곳의 문화에서, 특히 추운 기후에 사는 문화에서는 사우나, 온수 욕조, 온천을 통해 이완의 치료 효과를 느끼거나 근육 긴장이나 통증을 완화하며 자가 관리 목적으로 바이러스 호흡기 감염 예방이나 치료를 위해 열을 사용한다. 최근 연구에서는 정기적인 사우나가 호흡 기능, 심혈관 기능 및 면역 기능을 향상시키고 기분과 삶의 질을 향상시킬 수 있음을 시사한다.

사실 사우나 애호가들은 그 이점을 오랫동안 강조해 왔다. 사우나는 몸 외부(전기나 나무 난로에서 나오는 따뜻한 공기 등)에서 열을 사용할 수 있으며 내부에서 몸을 가열하는 적외선 빛을 사용할 수도 있다. 최근 연구에서 12회의 고온 사우나 중재는 23명의 건강한 젊은 남성 중에서 오른쪽 다리 근육량, 뼈 미네랄 함량 및 밀도와 같은 신체 조성에 통계적으로 유의한 변화를 일으켰음을 발견했다.

사우나와 온수 욕조 목욕은 세계적으로 흔하다. 핀란드에서는 사우나가 해독과 클렌징으로 일반적으로 쓰인다. 아이슬란드에서는 천연 미네랄과 우유 같은 물로 가득한 천연 온천이 있다. 예를 들어 블루 라군은 아이슬란드에서 가장 유명하고 인기 있는 온천 중 하나로 완전한 천연 미네랄로 이루어져 있으며 온도는 29°C에서 38°C이다. 이와 같은 자연적 형성물이 없는 장소에서는 스파나 호텔에서 수영장 주변에 있는 인공 온수 욕조로 따뜻한 목욕을 즐길 수 있다. 건강상의 이점과 자가 관리 의도는 종종 레크리에이션 및 사회적 취미와 얽혀 있으며, 사우나와 온천의 사용은 이에 대한 좋은 예이다(사이드바 18.1 및 18.2 참조).

사이드바 18.1 핀란드 사우나의 셀프케어 이용에 관한 개인 경험

레이노 린드크비스트(Reino Lindqvist)

매일하는 사우나: 우리 가족은 일주일에 두 번씩 정기적으로 사우나를 하며 평균적으로 45분에서 최대 한 시간 정도 걸린다. 사우나 전의 샤워도 물론 필수적이다. 그러나 가장 중요한 것은 '한증막(stream room)'에서의 실제 시간이다.

핀란드에서 키우아스(kiuas)라고 불리는 난로는 약 60°C에서 70°C 정도의 온도로 가열되고(최소 그 이하이지만 너무 뜨겁지 않음), 온도가 몸에 맞는지 느껴야 한다. 사우나 벤치에 앉아 있을 때는 천천히 지내면서 서두를 필요가 없다. 사우나 방에 열과 습기를 더하기 위해 난로의 돌 위에 물을 한 컵 뿌린다. 다시 조심스럽게, 뜨거운 증기로 인해 화상입지 않도록 주의해야 한다. 열이 올라가고 서서히 사라지는 것을 느끼면 매우 편안한 경험을 한다. 편안하게 느낄 때까지 이를 반복한다. 증기와 열과 달리 가끔씩 시원한 샤워를 할 수 있다.

핀란드에는 이러한 말이 있다. 사우나를 교회에 있는 것처럼 하십시오. 걱정하지 마십시오. 서두르지 말고, 조용히 즐기세요. 사우나는 핀란드 사람들에게 피난처와 같다. 이 간단한 규칙을 따르면 사우나 후에는 새로운 사람이 된 것처럼 느낄 것이다.

사우나의 열이 정말로 몸 속의 폐기물을 청소해 주는지 모르겠지만, 적어도 사우나 이후에 피부는 훨씬 깨끗해진다.

전통적으로 핀란드인들은 최소 토요일 밤에는 사우나를 한다. 이는 한 주의 일이 마무리되고 매주 휴식을 취할 준비가 되었다는 것을 의미한다.

사부사우나, 연기사우나(Savusauna, Smoke sauna): 우리 집에서 약 10마일 떨어진 곳에는 목재 오두막이 있다. 그곳에는 연기 사우나라는 특별한 사우나가 있는데, 이 사우나에는 굴뚝이 없다. 사우나 방의 구석에 돌로 만든 화로가 있지만 욕실이나 샤워실, 또는 기타 현대적인 시설은 없다. 화로는 돌 아래에서 나무를 태우면서 가열된다. 연기는 돌을 통해 사우나 방으로 바로 흘러들어 문 밖과 특별한 밸브를 통해 바깥 공기로 배출된다. 사우나를 가열하는 데는 몇 시간이 걸릴 수 있는데, 대략 반나절 정도이다. 따라서 연기 사우나를 하기로 결정했다면 인내심을 가지고 서두르지 않아야 한다. 마침내 나무가 다 타고 환기가 충분히 된 후에 해야 한다. 연기 사우나 준비가 끝나면 사우나 벤치에 앉아 뜨거운 돌에 물이 지글거리는 소리를 조용히 들으면서 지금까지 경험한 가장 부드러운 열기를 충분히 즐기면 된다. 호수나 연못, 심지어 수영장이 있는 경우에는 밖으로 나가 수영하거나 상쾌한 물에 몸을 담그며 휴식을 취할 수도 있다.

사우나 중에 뭔가 마시는 게 괜찮을까? 물론이다. 물, 소다, 주스 또는 맥주 등이 가능하다. 하지만 내 생각에 와인이나 독한 술은 안전하지 않을 수 있으며 경우에 따라서는 위험할 수도 있다.

시간을 들여 사우나를 즐기는 것을 추천한다. 밤에 사우나를 한 후에는 아기처럼 잠들며 아침에는 새로운 사람처럼 일어날 것이다. 이것은 몸 상태가 좋지 않을 때 이용하는 나의 치료방법이다.

사이드바 18.2 아이슬란드의 온수 욕조 및 온천 이용

토라 제니 군나르도티르(Thora Jenny Gunnarsdottir)

나는 아이슬란드 레이캬비크에 살고 있다. 수영장에 가서 온수 욕조에 뛰어들거나 온천의 따뜻한 물에서 앉는 것은 내 삶의 질을 높여준다. 아침에 가면 뻣뻣한 몸이 편안하고 집중된 상태로 하루를 시작할 수 있다. 스트레스 받은 하루가 끝난 후 저녁에 가면 얼마 후에 스트레스와 긴장이 서서히 사라지는 것을 느끼게 되며 느긋하게 푹 잘 수 있다. 나는 일주일에 최소 두세 번씩 이러한 경험을 통해 전반적인 웰빙을 향상시키려고 노력한다. 온수 욕조에 가는 또 다른 이유 중 하나는 현지인들로부터 소문이나 다양한 주제에 대한 이야기를 듣거나 친구를 데려와 앉아 이야기를 즐길 수 있다는 점이다. 활력을 되찾아 주는 아이슬란드 온수욕조, 야외 욕조에 앉아있기가 인기 있는 것은 당연하다.

후속 연구

열 적용은 치료적 이점과 관련이 있지만 과도하게 사용될 때는 손상이 발생할 수도 있다. 열 응용에 대한 연구는 다음과 같은 목적으로 필요하다.

- 조직 손상이 발생할 수 있는 시점을 알려주고 상해를 방지하기 위해 치료를 중단할 수 있는 기술 식별
- 적용 목적에 따라 이상적인 치료를 반영하는 조직 온도 측정값 결정
- 원발성 생리통 환자의 통증 완화와 삶의 질에 대한 대규모 무작위 대조군 임상시험(RCT) 설계를 통한 연구

| 냉요법 |

과학적 근거

찬 것은 부종 예방, 통증 완화 및 심장 마비 후 저체온증 유도와 심장 절개 수술에서 심장 냉각과 같이 조직 보호에 사용된다. 혈관 수축은 혈류, 조직 대사, 효소 활동 및 신경 전도 속도를 늦춘다. 항염증 효과는 홍반과 부종을 감소시켜 조직 회복과 치유를 촉진한다. 냉요법은 항경련 및 진통 효과가 있는데, 통증 효과에 제안된 작용 기전은 관문통제 이론(gate control theory)에 포함되어 있다. 이 이론에 따르면 비통증성 자극은(차가움과 같은) 통증 자극에 '게이트를 닫는다'고 할 수 있다. 이 닫힘은 통증 자극이 중추 신경계를 통해 뇌 피질로 전달되어 통증으로 인식되는 것을 억제한다. 따라서 찬 것을 적용하면 통증을 낮출 수 있다.

중재

종아리에 얼음 주머니를 적용하면 피부 온도가 5°C (41°F) 낮아지고, 피하 조직은 영하 4.4°C (24°F), 깊은 근육 부위의 온도는 영하 7.2°C (19°F)로 낮아질 수 있다. 냉요법은 중추 신경계에 의한 반사를 통해 혈관 수축을 유발한다. 혈액과 체온은 차가운 영역을 통해 정맥 혈액의 온도를 낮춤으로써 감소할 수 있다. 냉요법은 팔다리를 마비시킬 수 있어 감각이 줄어들고 근육 효율이 떨어질 수 있으며 손상 후 얼음은 처음 2~3일 동안 부종을 최소화하는 데 사용된다. 발목 염좌는 흔한 손상이므로 손상 후 빠른 대응이 중요하다. 발목 염좌나 새로운 부상을 치료하기 위해 찬 것을 적용하는 단계는 표 18.3에서 요약되어 있다.

새로 부상을 입은 관절에 차가운 팩, 얼음 가방 또는 차가운 냉찜질을 사용하면 기존 부종을 줄이거나 체액 축적을 방지할 수 있다. 차가운 팩을 적용함으로써 신경 말단, 염증 반응 및 주변 조직의 체액이 쌓임으로 인한 순환 흐름과 압력을 낮추어 관절 통증을 줄일 수 있다. 이미 움직임이 원활하지 않은 뻣뻣한 관절에는 냉요법을 사용해서는 안된다.

표 18.3 발목 염좌 후 얼음 적용 방법

- 경험한 부상과 통증을 평가한다.
- 사지를 올려 울혈(congestion)에 부담이 되는 혈류량을 줄인다.
- 얼음 팩을 구한다(대부분 가장 빠르고, 쉽게 구할 수 있는 얼음 공급원은 냉동 야채 팩이다).
- 상처 부위와 얼음 팩 사이에 얇은 천을 두어 자극을 방지한다.
- 상처 부위에 얼음 팩을 빨리 적용하면 염증을 줄이고 내부 출혈을 예방하거나 줄이는 데 도움이 된다. 반응이 빠를수록 염증이 감소하고 치유 시간이 단축될 수 있다.
- 피부 자극이나 손상을 피하기 위해 24시간에서 48시간 동안 필요에 따라 20분 동안 얼음을 적용한다.
- 부종이 지속되면 의료진의 도움을 받아야 한다.

이용

냉요법은 급성(acute) 부상과 관련된 통증과 부종을 줄이는 데 유용하기 때문에 운동선수들이 주로 사용한다. 심혈관계, 정형외과 및 수술을 포함한 다양한 환자군에서 냉요법 적용의 치료 효과에 대한 최근 근거는 표 18.4를 참조한다.

결과 측정

냉요법을 적용하여 나타난 건강관련 생리학적 결과는 통증, 통증 감수성, 부종을 낮추고 관절 가동성과 치유 시간을 향상시키며, 멍의 범위를 감소시키고 진통제의 필요 또는 요구 감소를 포함한다.

주의 사항

장비 오작동은 상처(피부 찢어짐), 열 손상 또는 저체온증을 유발할 수 있다. 영유아, 노인 및 감각 지각 또는 잠재적인 조직 손상에 대한 의사 소통 능력이 없는 취약한 사람들에게 특별한 주의가 필요하다. 순환 문제를 가진 사람들, 특히 노인이나 당뇨병 환자들은 냉요법을 피하거나 주의해서 사용해야 한다. 냉요법 적용-전신 냉요법은 류머티스성 관절염, 섬유근육통, 편두통 또는 만성 통증과 같은 상황에서 통증을 완화하는 데 도움이 된다. 선수들은 염증과 근육 경련을 줄이는

표 18.4 다양한 집단에서의 냉요법 효과

집단	중재	결과	근거 수준
심혈관계			
피하 헤파린 주사 (SQ heparin injection)	냉팩(린넨으로 감싼 아이스팩)을 피하주사 부위에 20분간 적용한다.	• 통증 감소 • 12, 38, 48, 72시간 후 멍 감소	II
	냉팩 또는 냉 젤 팩을 복부 피하주사 전· 후에 5~20분간 적용한다.	• 주사 후 즉각적인 통증 감소 • 48시간 후 멍 감소 • 12, 24, 48, 72시간 후 멍크기 감소	I
심장율동전환 (Cardioversion)	재사용 가능한 실리콘젤 패드를 흉골-심첨부(sternal-apical) 부위에 10분 동안 적용하고 5분간 휴식한다. 해당 절차를 1시간 동안 반복한다.	• 통증/민감도(sensitivity) 감소 • 화상 발생률 감소	I
정형외과			
발목 연조직 부상 (Soft tissue ankle injury)	젤 냉팩을 부상당한 발목에 적용한다.	• 20분의 냉요법 후 통증 감소	I
목/등 염좌(Sprain)	접질린 발목에 냉팩을 30분간 적용한다.	• 통증 감소	I
외과			
갑상선절제술 (Thyroidectomy)	수술 당일, 진통제 하루 3회 투여 3시간 뒤 20분간 수술 배액 부위에 젤 냉팩을 적용한다. POD1에 배액관 제거 후 20분간 절차를 반복한다.	• 수술 당일 & POD1 진통제 요구 감소 • 배액관 제거 후 통증 감소	I
심장외과			
흉관 제거	냉 젤 팩을 흉관(chest tube) 소독 부위에 적용, 피부 온도 12.8°C (55°F)가 될 때까지 pericardial tube 위에 두며 1~2분 후 관을 제거한다.	• 흉관 제거 5, 10, 15분 뒤 통증(다른 실험군 보다 통계적으로 낮지 않았음) 감소 • 흉관 제거 시 냉요법에 에센셜 오일을 추가하여 불안 감소	I

데 냉요법을 사용하며 부상 치유를 빠르게 한다. 그러나 냉요법은 근거가 부족하며 이익보다 위험을 초래할 수 있다. 체표면에 과도하게 차가움이 가해지면 팽진(wheals)이 나타나고, 냉각된 피부는 붉은색이 되고 피부 박리(desquamation) 및 색소침착(pigmentation)이 나타난다.

냉요법을 사용하려면 차가운 팩과 피부 사이에 천 또는 수건을 두어 피부 자극이나 손상을 방지해야 한다. 피부가 지나치게 차가워지는 것을 방지하기 위해 차가운 냉팩을 피부에 20분 이상 사용해서는 안된다. 피부가 차가운 것에 장시간

표 18.5 다양한 집단에서 온냉요법 교대 적용 효과

인구	중재	결과	증거 수준
정형외과			
무릎 관절염 (Osteoarthritis knee)	대조 온수요법(contrast hyrdro-therapy) – 감싼 무릎에 1~2분간 가열 패드와 20분 간의 냉찜질을 교대로 하루 2번 시행(오전 & 오후)한다.	• 통증 감소 • 기능 향상	II
	핫팩과 냉팩을 3주간 아픈 무릎에 하루 2번(오전, 오후) 20분씩 적용한다.	• 통증 감소 • 기능 상태 개선 • 삶의 질 상승	I
뒤꿈치 통증	온습포를 15~20분간 뒤꿈치에 적용하고 다음에는 냉습포를 30초에서 1분간 적용한다.	• 발 기능 장애 감소	III
산/부인과			
진통(Labor)	37.8~40°C (100~104°F) 온수팩(hot water bag)과 15~17.8°C (59~64°F)의 냉팩을 간헐적으로 교대 사용한다. 처음에는 복부에, 다음에는 아랫배와 등(두 팩 모두 수건으로 덮은 상태에서 부위별로 10분간 지속)에 사용한다.	• 통증 감소 • 1단계 및 2단계 진통 기간 감소	II

노출되면 근육 긴장과 근수축이 증가할 수도 있다. 차가운 팩을 사용할 때 나타날 수 있는 무감각, 물집(blistering), 선홍색으로 피부 색 변화와 같은 부작용에 주의해야 한다. 또한 치료 후 해당 부위를 검사하여 손상 징후를 확인해야 한다.

후속 연구

다음 사항을 발견하기 위해서는 온요법과 냉요법의 병합 적용에 대한 후속 연구가 필요하다.

- 통증 감소에 대한 효과 확인을 목적으로 병합 요법 검증이 가능한 다른 통증 증후군이나 건강 상태는 무엇이 있을까?
- 진통 효과를 높이기 위해 온요법과 냉요법의 병합과 함께 다른 통합요법(integrative therapy) 중 어떤 것을 사용할 수 있을까?

참고문헌

Abd elFatah, M. I., Weheida, S. M., & Mekkawy, M. M. (2019). Effect of cold application versus contrast hydrotherapy on patient's knee osteoarthritis outcomes. American Journal of Nursing, 8(4), 145–152. https://doi.org/10.11648/j.ajns.20190804.14

Aciksoz, S., Akyuz, A., & Tunay, S. (2017). The effect of self-administered superficial local hot and cold application methods on pain, functional status and quality of life in primary knee osteoarthritis patients. Journal of Clinical Nursing, 26(23–24), 5179–5190. https://doi.org/10.1111/jocn.14070

Arankalle, D., Wardle, J., & Nair, P. M. (2016). Alternate hot and cold application in the management of heel pain: A pilot study. The Foot, 29, 25–28. https://doi.org/10.1016/j.foot.2016.09.007

Bierman, W. (1955). Therapeutic use of cold. Journal of the American Medical Association, 157(14), 1189–1192. https://doi.org/10.1001/jama.1955.02950310015003

Cohen, M. (2020). Turning up the heat on COVID-19: Heat as a therapeutic intervention. F1000Research, 9, 292. https://doi.org/10.12688/f1000research.23299.2

Demirel, & Cakir, F. (2020). Heat, cold application and women's health. In P. Chernopolski, N. Shapekova, B. Ak, & B. Sancar (Eds.), Advances in health sciences research (pp. 243–256). St. Kliment Ohridski University Press.

Food and Drug Administration (United States). (2016). Whole body cryotherapy (WBC): A "cool trend that lacks evidence, poses risks. https://www.fda.gov/consumers/consumer-updates/whole-body-cryotherapy-wbc-cool-trend-lacks-evidence-poses-risks

French, S. D., Cameron, M., Walker, B. F., Reggars, J. W., & Esterman, A. J. (2006). A Cochrane review of superficial heat or cold for low back pain. Spine, 31(9), 998–1006. https://doi.org/10.1097/01.brs.0000214881.10814.64

Garra, G., Singer, A. J., Leno, R., Taira, B. R., Gupta, N., Mathaikutty, B., & Thode, H. J. (2010). Heat or cold packs for neck and back strain: A randomized controlled trial of efficacy. Academic Emergency Medicine, 17(5), 484–489. https://doi.org/10.1111/j.1553-2712.2010.00735.x

Garrett, M. T., Torres-Rivera, E., Brubaker, M., Portman, T. A. A., Brotherton, D., West-Olatunji, C., Conwill, W., & Grayshield, L. (2011). Crying for a vision: The Native American sweat lodge ceremony as therapeutic intervention. Journal of Counseling & Development, 89(3), 318–325. https://doi.org/10.1002/j.1556-6678.2011.tb00096.x

Hampton, I. (1893). Nursing, its principles and practice for hospitals and private use. E.C. Koechert.

Hasanzadeh, F., Kashouk, N. M., Amini, S., Asili, J., Emami, S. A., Vashani, H. B., & Sahebkar, A. (2016). The effect of cold application and lavender oil inhalation in cardiac surgery patients undergoing chest tube removal. EXCLI Journal, 15, 64–74. https://doi.org/10.17179/excli2015-748

Jo, J., & Lee, S. H. (2018). Heat therapy for primary dysmenorrhea: A systematic review and metaanalysis of its effects on pain relief and quality of life. Scientific Reports, 8, 16252. https://doi.org/10.1038/s41598-018-34303-z

Juckett. (2005). Cross-cultural medicine. American Family Physician, 72(11), 2267–2274. https://www.aafp.org/afp/2005/1201/afp20051201p2267.pdf

Lehmann, J., & de Lateur, B. (1982). Therapeutic heat. In J. Lehmann (Ed.), Therapeutic heat and cold (pp. 404–562). Williams & Wilkins.

Lehmann, J. F. (Ed.). (1990). Therapeutic heat and cold. Williams & Wilkins.

Mendell, L. M. (2014). Constructing and deconstructing the Gate Theory of Pain. Pain, 155(2), 210–216. https://doi.org/10.1016/j.pain.2013.12.010

Mobily, P. R., Herr, K. A., & Nicholson, A. C. (1994). Validation of cutaneous stimulation interventions for pain management. International Journal of Nursing Studies, 31(6), 533–544. https://doi.org/10.1016/0020-7489(94)90063-9

Mutlu, S., & Yılmaz, E. (2020). The effect of soft tissue injury cold application duration on symptoms, edema, joint mobility, and patient satisfaction: A randomized controlled trial. Journal of Emergency Nursing, 46(4), 449–459. https://doi.org/10.1016/j.jen.2020.02.017

Nightingale, F. (1992). Notes on nursing. Lippincott. (Original work published in 1859).

Potur, D. C., & Kömürcü, N. (2014). The effects of local low-dose heat application on dysmenorrhea. Journal of Pediatric and Adolescent Gynecology, 27(4), 216–221. https://doi.org/10.1016/j.jpag.2013.11.003

Rupam, S., Sheoran, P., & Sharma, T. (2018). Effectiveness of dry cold application on pain intensity and bruise at the subcutaneous injection site among patients admitted in selected hospital of Mullana Ambala. Research Journal of Pharmacy and Technology, 11(4), 1559–1562. https://doi.org/10.5958/0974-360X.2018.00290.1

Sugandary, M., Dash, M., & Chitra, A. F. (2018). Effectiveness of intermittent heat and cold application on labour pain and duration of labour among the intranatal mothers. Journal of Public Health and Diseases, 1(3), 49–55. https://integrityresjournals.org/journal/JPHD/article-full-text-pdf/7FE5D6562

Temiz, Z., Sayilan, A. A., Kanbay, Y., & Akarsu, C. (2020). The effect of cold application on drainrelated pain control after thyroidectomy. Hacettepe Üniversitesi Hem[illegible]irelik Fakültesi Dergisi, 7(3), 226–231. https://doi.org/10.31125/hunhemsire.834077

Toro, V., Siquier-Coll, J., Bartolomé, I., Pérez-Quintero, M., Raimundo, A., Muñoz, D., & Maynar-Mariño, M. (2021). Effects of twelve sessions of high-temperature sauna baths on body composition in healthy young men. International Journal of Environmental Research and Public Health, 18(9), 4458. https://doi.org/10.3390/ijerph18094458

Türkmen, H., & Oran, N. T. (2021). Massage and heat application on labor pain and comfort: A quasi-randomized controlled experimental study. Explore, 17(5), 438–445. https://doi.org/10.1016/j.explore.2020.08.002

Vannier, M. L., & Thompson, B. A. (1929). Nursing procedures: A manual used in the teaching of the principles and practice of nursing in the Associated Hospitals in the University of Minnesota School of Nursing. University of Minnesota Press.

Wang, H., Guan, J., Zhang, X., Wang, X., Ji, T., Hou, D., Wang, G., & Sun, J. (2020). Effect of cold application on pain and bruising in patients with subcutaneous injection of low-molecularweight heparin: A meta-analysis. Clinical and Applied Thrombosis/Hemostasis, 26, 1–10. https://doi.org/10.1177/1076029620905349

Yava, A., Koyuncu, A., Tosun, N., & Kiliç, S. (2012). Effectiveness of local cold application on skin burns and pain after transthoracic cardioversion. Emergency Medicine Journal, 29(7), 544–549. https://doi.org/10.1136/emj.2010.098053

Yıldırım, N., Filiz Ulusoy, M., & Bodur, H. (2010). The effect of heat application on pain, stiffness, physical function and quality of life in patients with knee osteoarthritis. Journal of Clinical Nursing, 19(7–8), 1113–1120. https://doi.org/10.1111/j.1365-2702.2009.03070.x

19

레이키 Reiki

학습 목표

1 레이키 용어의 정의를 이해한다.

2 레이키의 이론적 배경을 설명한다.

3 레이키의 중재 방법을 설명한다.

용어 정의

- **레이키:** '레이(Rei)'와 '키(Ki)'라는 두 개의 일본어 단어로 구성되어 있다. 레이는 보통 '신성한' 또는 '영적인'으로 번역된다. 키는 세계의 특정 다른 지역에서 기(氣), 프라나 또는 마력으로 알려진 모든 생물체를 통해 흐르는 생명 에너지를 말한다. 결합 형태로, 레이키라는 단어는 '영적 생명력이 있는 에너지' 또는 '보편적인 생명력이 있는 에너지'를 의미한다.

이론적 배경

레이키 원칙

- 오늘 하루만이라도 감사한 마음으로 살겠다.
- 오늘만이라도 걱정하지 않겠다.
- 오늘만이라도 화내지 않겠다.
- 오늘만이라도, 나는 정직하게 일할 것이다.
- 오늘만이라도, 나는 모든 살아있는 사람들에게 사랑과 존경을 보여줄 것이다.

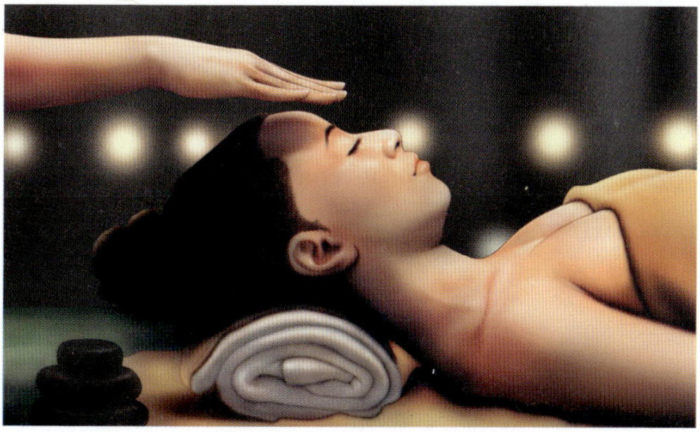

그림 19.1 레이키 수련

레이키는 광범위한 급·만성 건강 문제에 대한 통합 치료로 사용될 수 있는 에너지 치유 방법이다. 종양학, 완화의료 및 호스피스에서 증상 부담이 큰 만성 질환 관리의 보조적 역할로 점점 더 많이 사용되고 있다. 또한 레이키 수련은 증상 악화, 스트레스 감소 및 이완에 적용할 수 있다. 레이키 훈련의 이러한 측면은 만성적인 건강 상태를 관리하는 사람들과 일상적인 자가 관리 훈련을 추구하는 사람들에게 특히 유용하다. 의료 제공 복잡성이 증가하여 의료 종사자들 사이에서 스트레스 감소를 위해 레이키를 사용하는 것을 뒷받침한다. 레이키는 정기적인 셀프 레이키 수련과 현재의 삶을 위한 지침을 제공하는 레이키 원리를 통해 전인적 치유를 제공한다.

병원의 2010년 보완대체의학 조사(the 2010 complementary and alternative medicine survey of hospitals)에서, 레이키와 치료적 터치(therapeutic touch, TT)는 입원 환자의 21%가 제공받았다고 보고했다. 병원에서의 레이키 사용은 조사가 실시된 이후로 증가했을 가능성이 높지만 레이키 프로그램에 대한 등록이 의무화되어 있지 않으면 이를 정량화하기 어렵다. 미네소타에 있는 메이오 병원, 텍사스에 있는 M.D. 앤더슨 암센터 병원 등 많은 저명한 의료 센터에서도 레이키 프로그램을 제공한다. 병원에서의 레이키 프로그램은 자원봉사자나 통합의학과를 통해 자주 제공되지만, 일부 병원에서는 레이키를 직접 진료에 통합할 수 있는 간호 인력에게 교육을 한다. 메트로폴리탄 미니애폴리스-St.에 있는 6개의 대형 의료 시설에 주목하였다. St. Paul 지역은 항암제 부서, 호스피스, 진통 및 분만, 소아 골수 및 골수 이식 부서, 장기 치료 등 다양한 환경에서 레이키를 의료 서비스에 통합하고 있다.

미국국립보완통합건강센터(national center for complementary and integrative health, NCCIH)에 따르면, 레이키는 마음과 신체 수련(mind and body practices)의 하위 그룹에 속하며 훈련받은 실무자 또는 교사에 의해 훈련하거나 가르쳐 질 수 있는 그룹에 속한다. 미국국립보완통합건강센터는 레이키를 '인간 자체의 치유 반응을 촉진하기 위해 실무자가 가볍게 손을 얹거나 신체 위에 손을 올려놓는 보완적 건강 접근법'으로 정의한다.

레이키와 힐링터치(healing touch)는 모두 치유 과정을 지원하기 위해 사용되는 치료법이다. 각각의 역사, 기술, 기준을 가지고 있지만, 많은 유사점이 있다. 세 가지 모두 보편적인 생명력이 살아있는 유기체를 지탱한다는 것과, 인간은 치유 과정의 일부인 에너지적이고 영적 차원을 가지고 있으며 인간의 상호 작용에 긍정적인 에너지적 영향이 존재한다는 가정을 포함한다. 특정 신체 질병의 치료보다는 사람의 전체 에너지의 균형을 맞추고 신체 자체의 자연 치유 능력을 자극하는 데 초점을 맞추고 있다.

이러한 방법들 사이에 공통적으로 존재하는 연결점은 스트레스를 줄이고 이완을 촉진하며 통증을 완화하는 능력이다. 이 세 가지 에너지 실천법은 지난 몇십 년 동안 임상 치료에 도입되었으며, 임상 실천에서 의도적 접촉의 치료적 사용에 대해 새로운 관심을 나타낸다. 또한 추가적으로 중요한 고려사항은 에너지 치유 실천법에 따른 높은 안전성이다. 현재까지 에너지 치료 결과에서 부정적인 부작용은 나타나지 않았고 침습적이지 않아 다른 치료와 함께 안전하게 사용될 수 있다.

레이키 전문가는 의료 전문가로서 준비할 필요가 없다. 하지만 레이키를 하는 간호사, 물리 치료사, 마사지 치료사 및 의사는 의료 시스템 내에서 직접 시술을 수행하는 데 더 큰 접근성과 수용성을 가질 수 있다. 또한 간호사에 의한 레이키 수행은 실습 환경에서 고감도 실습 모델(high-touch practice model)을 지원한다. 미국의학연구소(institute of medicine, IOM) 2009 통합의학 및 공중보건 정상회의에서 공감과 관용(compassion)은 A 등급 근거기반으로 관리를 강화하고 결과가 개선되었음을 확인했다. 비록 이 근거는 신체 접촉에 특정적이지는 않지만, 연구에 따르면 터치테라피(touch therapy)를 받는 사람들은 행복감을 높이는 마음, 몸, 정신의 통합을 자주 경험한다고 한다.

역사적으로 레이키는 구전에서 시작되었으며 창시자인 미카오 우스이(Mikao Usui)가 개발한 방법을 실무자들이 전승하는 데 의존했다. 레이키 역사학자들은 일반적으로 레이키의 근원이 티벳이나 인도에서 2,000년 이상 전에 사용된 손으로 하는 치유 기술에서 비롯되었을 수 있다고 한다. 레이키는 근대에 일본의 사업가이자 텐다이 불교 실천자인 미카오 우스이(Mikao Usui)의 노력을 통해 1900년경에 등장했다. 우스이는 변형적 경험을 통해 레이키 발전을 이끌었고, 이로써 레이키를 제공하기 위한 정확한 방법이 나왔다. 우스이 박사의 학생 중 한 명인 치유로 하야시(Chujiro Hayashi)는 도쿄에서 레이키 클리닉을 개설하여 레이키를 손으로 하는 치유 실천법으로 더 발전시켰다. 하와요 타카타(Hawayo Takata)는 하와이에 거주하는 일본계 미국인으로, 이 클리닉에 참여하고 회복 후 하야시와 함께 공부했다. 타카타는 레이키의 미주와 유럽에서의 확산에 큰 역할을 했다. 레이키는 현재 북미와 남미, 유럽, 뉴질랜드, 오스트레일리아 및 기타 지역에서 일본을 포함하여 수행된다.

최근 몇 년간 레이키는 여러 분파로 발전되었으며, 카루나 레이키(Karuna Reiki), 홀리 파이어 레이키(Holy Fire Reiki), 세이셈 레이키(Seichem Reiki), 그리고 테마리 레이키(Temari Reiki) 등이 있다. 현재 국제적 수준에서 레이키 교육 또는 레이키 실무자의 인증을 위한 국가 인증 또는 국제 인증이 통일되어 있지는 않다. 레이키는 비침습적이므로 수행 시 문제가 발생하지 않지만, 실무자들의 전문성에 따라 차이가 있을 수 있다. 이러한 표준화의 부재는 레이키를 전통적인 의료 시스템에 통합 시 수행 표준을 개발하는 데 문제가 있을 수 있다. 레이키 협회의 회원 자격은 전문적이고 윤리적인 기준을 준수하는 데 도움을 준다.

일본의 승려이자 레이키 마스터인 이나모토 햐쿠텐은 레이키를 치유와 영적 실천의 두 가지로 설명한다. 레이키 치유의 심신 구성 요소는 정신을 통해 가장 깊은 수준의 치유가 일어난다는 근본적인 믿음에서 입증된다. 레이키 에너지가 개인을 자신의 타고난 영적 지혜와 '최고의 선'으로 연결시켜 마음과 몸, 정신 사이에 조화를 이루면서 발생한다고 믿어지는 치료가 아닌 치유에 중점을 두고 있다. 레이키는 비방향성의 치유 전통으로 간주된다. 레이키 에너지는 실무자의 지시를 받지 않고 흐르고 치유 요소는 레이키를 받는 개인에게 맡겨진다. 레이키는 치유의 기술일 뿐만 아니라 마음–몸–정신의 통일과 만물과의 인간적 연결을 인정하는 삶의 철학이다. 레이키는 종교가 아니며 종교적 신조나 교리도 없다.

레이키 훈련 능력은 '어튠먼트(attunements)'로 불리는 것을 통해 지도자에서 수련생으로 직접적 그리고 단계적으로 전달된다. 이러한 어튠먼트 과정은 레이키를 다른 체험형 치유 방법과 차별화시킨다. 어튠먼트가 이루어지는 동안 지도자들은 특정 시각적 기호를 사용하여 학생들의 에너지 채널을 열며 이는 창시자 우스이에 의해 만들어졌다. 마스터 지도자의 지위를 얻기 위한 준비 단계는 세 가지가 있으며, 각 단계에서 실무자는 보편적인 생명력 에너지의 흐름에 완전히 열린 것으로 간주된다. 전통적으로 우스이 레이키 기호와 일본 이름은 비밀이다. 이것은 독점적인 동기보다는 기술의 신성함에서 비롯된다. 레이키를 수련하지 않은 사람이 기호를 사용할 경우 해당 기호는 레이키 에너지를 전달하지 않은 것으로 여겨진다.

레벨 1은 레이키 역사, 응용, 원리 및 손 위치에 대한 기본 정보를 포함하는 실습이다. 레벨 2에서, 학생들은 '공간(absentee)' 또는 거리 치유(distance healing)라고도 알려진 공간과 시간을 통한 에너지 전달 허용 기호를 배운다. 레벨 2에서 사용 가능한 높은 에너지 진동은 더 깊은 수준의 치유와 더 큰 직관적 인식에서 작동하는 것으로 간주된다. 레벨 3인 마스터 레벨은 전통적으로 레이키 마스터의 견습 기간을 통해 달성되며 레이키 실습 및 교육에 대한 더 심층적인 연구를 포함한다. 마스터 레벨은 3~5일 워크샵을 통해 수행된다. 또한 가르치는 스킬에 집중하기 위해 마스터 전문가 단계를 추가하는 것이 일반적이다. 모든 레벨에서 레이키 기술은 수 년간 전념하는 연습을 통해 발전한다.

과학적 근거

바이오필드란 에너지를 전체 시스템에 영향을 미칠 수 있는 능력의 복잡한 시스템 일부로 보는 새로운 연구 분야이다. 바이오필드 모델은 모든 생물이 주변에 보이지 않는 에너지의 장(바이오필드)을 만드는 생명력을 포함하고 있다는 원리에 기초하고 있다. Rubik 등에 따르면, 바이오필드(생체장) 또는 생물학적 장, 생물학적 균형의 생성, 유지 및 규제에 관여하는 복잡한 조직 에너지장은 에너지 의학의 과학적 기반의 기본 개념을 제공하며 이로써 연구와 실제를 발전시키는 유용한 개념이다. 레이키는 에너지 치유 전통으로서 인간의 바이오 필드 양식과 일치한다. 바이오필드 이론은 에너지 치유 양식과 관련된 복잡한 상호 작용이 발견되고 이해되지 않은 힘과 과정에 의해 매개될 수 있다고 제안한다. 과학과 의학의 다른 사례들이 보여주었듯, 한때 시간이 지남에 따라 불가능하다고 여겨졌던 이론들은 연구와 과학을 통해 받아들여지게 된다. 또한 일부 일반적인 약물에 대한 정확한 메커니즘이 사후에 확인되었다는 점을 고려하는 것이 중요하다. 살리실산에 대한 항염증 작용 메커니즘은 1971년까지 발견되지 않았다.

연구자들은 헤모글로빈, 면역 기능 및 상처 치료에 대한 임상 효과뿐만 아니라 생체 분자, 체외 세포, 박테리아, 식물 및 동물에 대한 생물학적 영향을 연구하려고 시도했다. 생물계가 생물 정보에 민감하고 바이오필드 치료법이 다양한 세포 및 생물학적 시스템에 영향을 미칠 수 있다는 근거가 증가하고 있다. 세포 및 분자 변화가 생물 분야의 에너지 스펙트럼 내에서 발생한다는 개념은 미묘한 에너지 변화가 생리적 원인 또는 효과로 나타나고 세포 간, 세포 내 전달에 역할을 할 수 있다는 견해와 일치한다. Morse와 Beem은 레이키 후 절대 호중구 수가 증가하였고 인터페론 내성으로 C형 간염 바이러스가 제거된 사례를 보고했다. Kent 등은 레이키가 스트레스를 받은 쥐 척추 디스크 세포의 세포 광자 방출을 유의하게 증가시켰으며, 대조군과 비교하여 레이키를 한 실험군에서 효과가 나타났다. 또한 실험군은 세포 외 기질 단백질이 증가하여 세포 기능이 향상되었다.

바이오필드의 물리적 특성을 확인하여 작용 메커니즘을 결정하는 연구들도 있다. 새로운 증거의 집합체는 에너지장의 존재를 확인하고 에너지를 측정하는 새로운 방법을 제안하며, 이러한 방법은 특정한 레이키에 국한되지는 않는다. 전통적인 전기 측정 방법인 심전도, 뇌전도와 같은 것은 생체자기장 매핑을 통해 인간 상태에 대한 더 정확한 정보를 얻기 위해 보완될 수 있다. 전자기 정보는 질병의 진단과 치료에 모두 사용되었다. 일부 근거는 레이키가 전자기 생체장을 통해 중재되는 것을 지원하지만, 이는 원거리 레이키의 메커니즘을 설명하지는 않는다.

로져스(Rogers)의 통합된 인간 존재(unitary human beings) 이론은 레이키 경험을 이해하기 위한 이론적 틀로 사용되었다. 이 이론은 물질로서의 에너지 원리를 인간의 에너지장과 환경에서 일어나는 에너지적 상호연결에 이어진다. 이러한 개념은 섬세한 에너지장의 독특한 특성을 식별하는 대신, 바이오필드 이론을 신체, 감정, 사회 및 영적 수준에서 건강과 웰빙에 영향을 미치는 다양한 힘을 이해하기 위한 통합적인 개념으로 해야 한다는 전문가들의 견해와 유사하다.

수련자가 레이키 수업 동안 느끼는 주관적인 느낌은 효과의 지표로 간주되지 않는다. 환자들은 실무자와 유사한 감각을 느낄 수 있지만 아무 것도 느끼지 못할 수도 있다. 이러한 감각에는 열, 차가움, 무감각, 자발적인 근육 경련, 무거움, 부력, 떨림, 두근거림, 정전기, 살랑거림, 색상, 소리에 대한 감각의 증가 또는 감소가 포함될 수 있다. 요법 중에 수련자가 잠에 빠지는 것은 흔한 일이며, 이완과 평화감이 증가됨을 나타내는 보고가 있다. 이러한 주관적인 느낌은 레이키 수업 후 스트레스 감소의 생리학적 및 심리적 증거를 보여주는 연구에서 지지 받고 있다. 레이키 수업은 일반적으로 이완 반응(relaxation response)을 유발시키며, 이는 인체의 자율신경계를 교감 모드에서 부교감 모드로 조절하여 혈압을 낮추고 긴장과 불안을 완화하는 것으로 가정된다. 이완 반응은 신체와 정신적인 긴장을 해제하여 스트레스의 영향을 줄이고 몸을 균형 상태로 되돌려준다. 현재까지 레이키의 측정 가능한 생리학적 효과에 대한 가장 강력한 지지는 동물 모델에서 입증되었다.

일부 연구에서는 결과의 해석을 방해하는 방법론적 문제점들이 확인되었다. 사례 연구와 이론적 예시들은 레이키 치유법에 대한 긍정적인 반응을 상대적으로 일관되게 보고해 왔지만, 이들은 근거 기반 건강 관리 체계 내에서 요구되는 과학적 엄격함을 대표하지 않는다. 연구 설계를 강화하고 혼란 효과를 완화하기 위한 노력으로 샴(sharm) 또는 플라시보 레이키로 발전을 이끌었으며 현재 무작위 대조 임상시험(RCT)이 많이 진행되고 있다. McManus는 1998년부터 2016년까지 발표된 13편의 피어 리뷰 논문을 검토하여 손으로 하는 레이키, 샴(sharm) 레이키, 또는 위약 대조군(placebo control)을 포함하며 레이키 그룹에 20명 이상의 연구대상자가 있는 연구들을 분석했고, 이 연구에서 레이키가 위약과 비교하여 8편에서 효과적이었다. 4편의 연구에서는 레이키 수행한 군과 대조군 간에 차이가 없었으며, 다른 하나의 연구에서는 레이키 군과 대조군 모두 긍정적인 효과가 없었다. McManus는 레이키 수련이 플라시보에 비해 부교감 신경계를 활성화하고 통증, 불안, 우울증을 줄이며 자존감과 삶의 질을 향상시키는 데 있어 더 나은 효과를 보인다고 결론지었다.

비록 손으로 하는 치유와 원격 치유 모두 에너지 치유의 형태이지만, 접촉의 존재는 모든 접촉이 어떤 치유적 특성을 가질 수 있기 때문에 연구 결과에 혼란을 줄 수 있다. 원격 치유 요법에 대한 과학적 증거는 방법론적 한계와 추가 연구가 필요한 긍정적 결과를 확인했다. 2015년부터 2017년까지 실시된 원격 연구에서는 화학요법 이후 통증, 스트레스, 피로 감소가 나타났다. 소프트웨어 엔지니어들의 스트레스가 감소하였고 관상동맥 우회술 후 절개 부위 통증이 감소했다. 그러나 Baldwin은 이러한 데이터로 긍정적 결론을 도출하기에는 부족하다고 결론을 내렸다.

2009년에는 레이키 연구를 공공, 학계 및 의학 커뮤니티에서 활용할 수 있는 평가 절차를 개발하고 높은 질의 레이키 연구를 수행하기 위한 지침을 제공하기 위해 레이키연구센터(center for reiki research, CRR)가 설립되었다. 1989년부터 2019년까지 학술 피어 리뷰 저널에 77편의 원본 레이키 연구 논문이 발표되었다. 77편의 현재 피어 리뷰 게재된 연구 논문 중 33편을 레이키 연구센터는 수준이 가장 높은 상위 등급으로 분류했다. Baldwin은 "높은 수준의 연구는 레이키가 신체 및 비신체 수준에서 치유 도구로서 근거를 보이며 특히 통증, 우울증 및 불안 완화와 웰빙 유지에 유용할 수 있다"고 언급하였다.

중재

레이키 수련자는 자신, 또는 다른 사람에게 치유하려는 에너지를 전달하는 통로 역할을 한다. 이 장에서는 간호 실습을 위한 중재 컨티넘, 레이키 세션을 수행하기 위한 지침 및 생리적 심리적 효과를 측정하는 데 사용되는 결과에 대해 논의한다.

간호 실무를 위한 중재 컨티넘

Kreitzer와 Koithan이 최근에 출간한 '통합간호(Integrative Nursing)' 내용에서는 자연적인 치유 과정을 촉진하는 간호 실천의 여섯 가지 원칙을 제시한다. 그 중 다섯 가지 원칙은 '필요에 따라 최소 집약적이고 침습적인 치료 양식에서 더 많은 치료 양식으로 이동하는 모든 범위'라는 내용에 초점을 맞춘다. 이는 간호사들이 접촉과 존재에서부터 특정한 통합 치료법, 약물 치료에 이르기까지 자연 치유 과정을 지원하기 위해 다양한 중재를 사용한다는 것을 의미한다. '더 많은 사람들에게 덜 집중적이고 덜 침습적'이어야 한다는 원칙은 간호사들이 부작용이 적고, 해를 끼칠 가능성이 적고, 자연 치유 과정이 지원될 가능성이 더 큰 중재로 시작하도록 안내한다. '중재 연속체(컨티넘)'는 증상 관리 시 사용할 수 있는 중재 범위를 나타내며, 최소 침습/집중에서 시작하여 최고 침습/집중으로 이동한다. 중재 연속체를 보는 또 다른 방법은 위험/이익 렌즈를 사용하는 것이다. 낮은 위험 중재는 연속체의 시작 부분에 있고, 높은 위험 중재는 오른쪽으로 이동한다. 레이키가 부작용이 없고 고통과 불안을 줄여준다는 증거는 증상 관리를 위해 존재감, 호흡 및 접촉을 강화하는 능력을 가진 최소한의 집중적인 간호 중재로 활용될 수 있다는 것을 시사한다. 오피오이드 위기(crisis)와 병원, 외래 진료 및 수술 센터에서 통증 완화를 위한 비약리학적 방법을 제공하는 최근의 공동 위원회는 필수적인 통증 관리 전략으로 레이키 수련을 추가 지원한다.

레이키 수련 가이드라인

레이키 수련의 특징 중 하나는 상대적으로 단순하다는 것이다. 우스이 미카오의 말에 따르면 누구나 레이키를 배우고 연습할 수 있다. 레이키 에너지는 인지적, 감정적, 정신적 기술을 사용하지 않고 손을 통해 흐른다. 조율 과정은 지속적인 실천이나 의식적인 의도를 필요로하지 않고 에너지에 접근할 수 있는 기회를 제공한다. 이로 인해 레이키는 특히 배우기 쉽고 사용하기 간단하다. 간호 전문가들에게 있어서 레이키의 간단함은 일상적인 사용, 직접적인 치료에 쉽게 통합되며 자연적인 치유 과정을 증폭시키는 큰 잠재력을 가지고 있다. 전문가는 앉거나 누울 수 있으며 어느 방법이든 레이키 수련에 적합하다.

레이키는 매우 편안하게 작용하기 때문에 일반적으로 눕는 것이 선호되지만, 테이블이나 침대가 없을 경우에는 앉아서 진행하는 것이 더 실용적일 수 있다. 환자들은 일반적으로 옷을 입은 상태로 한다. 전체 세션을 위한 마사지 테이블이나 병원 침대는 환자와 전문가 모두에게 편안함을 제공하는 이상적인 선택이다. 전문가들이 레이키로 치유의 의도를 확립한 후, 에너지는 인지적인 노력 없이 자동으로 손에서 흐른다. 손은 사람의 몸 위에 부드럽게 올려놓으며 손가락이 닿도록 하여 각 손이 하나의 단위로 작동하도록 한다. 레이키는 몸에서 5~8 cm (2~3인치) 떨어진 곳에서 손을 사용하여 제공될 수도 있다. 손 위치 순서는 다양할 수 있지만 일반적으로 모든 일곱 가지 주요 차크라(chakras)와 내분비 기관을 포함한다. 레이키 치유의 성공은 특정한 손 위치 사용에 의존하지 않고, 기(ki) 에너지는 필요한 곳으로 흘러간다.

일반적으로 1 단계 레이키 전문가는 전체 세션에 12~15개의 손 위치를 사용하며, 앉아 있는 세션에는 6~7개의 손 위치를 사용하지만 모든 손 위치는 각 세션에 맞게 수정하거나 적용할 수 있다(표 19.1 참조). 2단계 레이키 전문가 또한 손 위치를 사용하지만 다양한 레이키 기호를 사용하여 기 에너지를 집중시키거나 원격 치유를 수행할 수 있다. 어떤 이유든 접촉이 금기되는 경우, 손은 몸에서 36 cm (14인치) 떨어진 곳에 놓일 수 있다. 전체 레이키 세션은 일반적으로 45~60분 동안 지속되며, 앉아 있는 세션은 일반적으로 15~20분 동안 지속된다. 특히 임상 환경에서 일하는 간호사인 경우, 레이키 전문가로 종종 전체 세션을 제공할 여유가 없을 수 있다. 그런 경우에는 더 짧게 특정 목적을 위한 치료가 제공될 수 있다. 우스이 박사가 쓴 '오리지널 레이키 핸드북'에서 특정 건강 문제를 다루기 위해 특정 손 위치의 사용이 권장된다. 비록 레이키 수련자들은 종종 특정 건강 문제를 가진 개인들에게 레이키 세션을 제공하지만, 레이키 수행은 건강 상태를 진단

표 19.1 레이키 앉아있는 세션

(각 손 위치는 약 2~3분간 유지된다.)

1. 일반적인 접근 방법 – 레이키 실천 역량 활용하기: 각 손 위치마다 약 2~3분 동안 가벼운 접촉을 적용한다. 개인의 필요에 따라 위치와 지속 시간을 다양하게 조절한다.
2. 어깨 위에 손을 얹어준다(가벼운 접촉에 대한 소개).
3. 하나의 손을 이마에, 다른 손을 목 뒤 상부에 얹어준다.
4. 하나의 손을 가슴에, 다른 손을 등 뒤 상부에 얹어준다.
5. 하나의 손을 배 위에, 다른 손을 허리 아래에 얹어준다.
6. 각 발목 주위에 손을 얹어준다.
7. 어깨 위에 손을 얹어준다(가벼운 접촉으로 마무리).

표 19.2 레이키 수행 역량

- 어떤 만남이든 시작하기 전에 접촉에 대한 동의를 구한다.
- 어떤 작업을 할 것인지에 대한 기본 정보를 제공한다. 가벼운 터치, 기본 손 위치 및 세션의 길이를 설명한다.
- 어떤 부위에 접촉을 하는지와 환자가 느낄 수 있는 감각을 설명한다. 만지기를 원치 않는 부위가 있는지 물어본다.
- 예상되는 이익과 결과 범위를 설명한다.
- 언제든 중단할 수 있다고 알려준다. 자기가 잠이 들 경우에 깨워 달라고 원하는지 물어본다.
- 안전한 느낌을 촉진하는 환경을 조성하고 가능하다면 프라이버시를 보장해야 한다. 병원에서는 방해하지 말아 달라는 표시를 문에 붙이는 것을 고려한다.
- 레이키 시행이 진단을 내리거나 특정 질환을 치료하는 데 사용되지 않음을 명확하게 전달한다.

하거나 치료하기 위한 것이 아닌 오히려 균형을 회복하는 데 도움을 주기 위한 것이다.

결과 측정

다른 접촉을 포함한 연구에서 검토된 생리학적 결과 측정 방법, 예를 들어 혈액학적 검사, 혈압 및 심박수, 코티솔 수준, 생체 전기 측정, 상처 치유 속도, 해로운 미생물 억제 및 체온 변화, 이러한 측정 방법은 레이키에도 적절하다. 인지적 측정 방법으로는 지각된 통증, 스트레스, 인지 기능, 기억, 불안, 우울증 또는 삶의 질 수준과 같은 심리적 측정 또한 중요하다. 현재까지 레이키 연구 결과는 주로 스트레스와 통증 감소, 이완 증가, 전반적인 웰빙 감각, 특히 만성 질환 및 통증 관리 분야에서 초점을 맞추고 있다.

Baldwin에 따르면, 레이키 연구 및 학문 분야의 전문가로서 엄격한 연구 데이터는 레이키 실천의 긍정적인 효과를 (a) 급성 및 만성 통증, (b) 암 치료 중의 통증과 웰빙, (c) 스트레스, 불안 및 우울증, 그리고 (d) 실천자의 웰빙의 네 가지 영역에서 시사한다.

최근 연구는 표 19.3에 요약되어 있다.

암, 만성 통증 및 수술을 받는 환자들 사이의 불안 및/또는 통증 관리를 위한 레이키의 적용은 여러 최근 연구의 중심이 되어 왔다.

표 19.3 레이키의 효과적인 사용의 적용과 증거

저자	상태 & 설계	중재	결론
Santos 외 (2020)	심장수술 전 불안, 우울, 두려움	중재군: 수술 전 2회 레이키 받음(31), 대조군 일반적 치료(59)	중재군: (1) 불안, 우울감소, (2)정신적 웰빙 상승
Bondi 외 (2021)	산부인과에 입원 중인 여성의 통증 & 불안	Pain>0인 여성 199명은 레이키 전문가 9명과 함께 수련 시행	통계적 그리고 임상적으로 통증(92%), 불안(96%) 점수가 레이키 후 완화되었음
Buyukbayram and Saritas (2020)	암환자에서 통증 & 피로	3 그룹의 180명 암환자: 레이키(x3일), 심상적 이미지요법(x3일), 대조군	대조군은 아니고 실험군에서는 통증과 피로가 통계적으로 완화되었음
Zins 외 (2019)	조혈모세포 이식을 받는 어린이의 통증 감소를 위한 레이키의 타당성 & 유효성	9명 환자는 한달 넘게 1주에 3회 레이키를 받고 통증 조절 평가를 받음	짧은, 중간 기간에는 통증 조절 정도가 향상되었으나 긴 기간에 효과가 없었음
Yüce and Tasck (2021)	레이키가 암환자 돌봄자의 스트레스 수준에 미치는 영향	42명의 여성 돌봄자들은 무작위 배정되어 레이키 군과 샴 레이키 군으로 나뉨	레이키는 스트레스 수준을 낮추었고, 혈압, 맥박이 조절되었음. 타액 코티솔은 유의한 차이가 없었음.

주의 사항

레이키 치료의 심각한 부작용은 발표된 바 없다. 그러나 일부 환자들은 감정적인 해방을 경험할 수 있으며, 이는 불편하거나 불안할 수 있다. 따라서 장기간의 정신적 고통이 지속될 경우 필요한 지원 및 적절한 추천을 제공할 준비가 되어 있어야 한다. 또한 일부 사람들은 접촉을 싫어할 수 있다. 임상가들은 접촉에 대한 편안함 수준을 평가하고 필요한 경우 선택적으로 비접촉 실천을 하거나 성별 및 문화적 고려사항을 신중하게 고려함으로써 이러한 불편함을 피할 수 있다. 완전히 정보를 받은 몇몇 환자들은 이 치료에 반대하는 경우가 드물며, 이는 고문 피해자나 장기적인 정신 건강 문제를 가진 환자들과 같은 취약한 인구군에서도 마찬가지이다. 이러한 환자들의 레이키에 대한 반응은 긍정적이었다.

이용

점점 더 많은 문헌이 레이키를 스트레스 감소 및 이완 기술로 사용하는 것을 지지하고 있다. 이완 반응에 기여하는 치료법은 전반적인 웰빙을 향상시키고 스트레스의 생리적 영향을 줄일 수 있는 잠재력을 가지고 있다. 환자에 대한 잠재적인 실제 적용 범위는 광범위하며 설정에 따라 다르다. 환자와의 잠재적 실제 적용 범위는 광범위하며 환경에 따라 다르다. 레이키는 수술 전후 환자, 종양학, 호스피스 및 완화 치료, 통증 관리, 재활, 장기간 요양, 스트레스와 불안 감소, 의료 제공자 및 보호자를 위한 자기 관리 및 스트레스 감소, 소아 증상 관리에 사용되었다. 또한, 소아 및 성인 골수 이식 병동, 진통 분만실, 응급실, 항암화학 요법 주사실, 약물 의존 입원실(chemical dependency inpatient unit), 헌팅턴 병증 병동, 보훈병원을 포함한 다양한 전공 분야에서 레이키를 실천하는 간호 대학생들과 함께 일한 경험을 가지고 있다(의료 제공자 및 환자에게 긍정적인 혜택을 제공하는 레이키 경험에 대한 표 19.4 참조).

에너지 터치 요법은 간호실무 범위에 속하는 것으로 간주되며, 터치는 간호중재분류법(nursing interventions classification code)에서 인정되고 있다. 지난 25년 동안 많은 전문 기관과 주 간호 위원회는 간호사의 통합 치료 사용에 대한 매개 변수를 제공하는 성명서를 개발하여 통합 간호가 종종 특정 통합 양식의 사용을 수반한다는 개념을 강화했다. 여러 저자들이 직접적인 간호 서비스 제공에서 레이키의 효과적인 사용을 문서화했다. 레이키의 이론적 구성을 제공하기 위해 수행된 질적연구의 저자들은 레이키가 간호 양식과 일치한다고 결론지었다. Bremner 등은 레이키의 필요성과 결과를 평가함으로써 간호사 관리 커뮤니티 클리닉에 참여함으로써 간호학과 학생들에게 보다 전체적인 관리 모델을 소개하기 위해 고안된 프로젝트를 설명했다.

효과가 증가하고 통합간호에 대한 실행을 지지하면서 레이키 실천에 대한 간호사의 참여 확대로 이어지며, 이는 모든 임상 상황에서 비공식적으로 레이키를 활용하도록 지지한다. 많은 레이키 프로그램에서 강조하는 공통 주제는 레이키의 통증 완화, 스트레스와 불안 감소, 그리고 이완 촉진에 대한 이익이다. Frisch 등이 실시한 조사에서, 424명의 간호사가 'Energey-Based Modalities (EBM)를 어떤 종류의 환자 상태에 어떻게 활용하는지'에 대한 응답을 분석한 결과, 네 가지

표 19.4 레이키 진료의 긍정적인 이점에 대한 의료 제공자의 설명 발췌

"에너지는 종종 호스피스 환경에서 확실히 느껴지며, 환자와 간병인 모두에게, 레이키의 에너지적인 실천은 공간에서 이상적이다. 말기 동요를 경험하는 환자와의 레이키 세션 후, 환자의 아들은 '레이키는 필요할 때 사람들에게 사랑을 그냥 부어주는 것 같다'고 말했다. 지금 자는 환자를 바라보며 나도 동감했다."

– 쥴리(Julie), 호스피스 간호사

"아무것도 할 게 없는 시점에, 모든 생명 지원 수단이 극대화된 상황에서, 고통과 죽음이 임박한 상황에서, 나는 레이키 실천에 기댔다. 그의 심장에 한 손을 얹고 복부에 다른 손을 얹으며, 그의 호흡 속도가 느려지고 긴장한 몸이 풀리며 인공호흡기의 경보음이 멈추는 것을 보았다. 잠깐 동안 혼돈이 사라지고 나는 내가 하는 일에 대한 균형과 목적을 느꼈다."

– 엔젤리카(Angelica), COVID-19 ICU 간호사

"암은 신체 에너지 경로의 균형을 방해한다. 레이키 치료를 할 수 있는 지식과 훈련을 통해 종양학 환자들과 더 깊은 수준으로 연결될 수 있다. 나는 암 치료의 모든 단계에서 환자들의 신체적, 정서적, 정신적 균형을 회복하고 편안함과 치유를 촉진하는 데 도움을 줄 수 있는 기회를 가졌다."

– 매기(Maggie), 종양 간호사

"레이키를 과도기 치료실에서 사용하면서 간호에 대한 열정이 높아졌다. 질병이나 부상으로 인한 신체적, 정신적, 정서적 어려움에 대한 약물이나 치료 선택권이 제한적이었던 순간, 레이키는 여전히 간호 실습에 내재된 편안함, 보살핌, 평화를 제공할 수 있는 방법이었다."

– 앤(Anne), TCU 간호사

"소아 폐 기능 연구소에서 일하는 호흡 치료사로서 환자와 보호자를 위해 레이키를 사용할 수 있는 많은 기회가 있다. 레이키가 자리를 잡으면 깊은 평온과 편안함이 있다. 환자는 당면한 작업에 더 잘 집중할 수 있으며, 더 나은 노력과 더 정확한 검사 결과를 얻을 수 있다고 믿었다."

– 조(Jo), 호흡 치료사

"산전 병동에서 고위험 산모로 입원한 한 여성은 레이키는 평온함, 따뜻함, 그리고 지지를 받는 느낌을 준다고 묘사했다. 진통 중인 산모에게 레이키와의 의도적인 접촉은 치유되고 도움이 된다. 레이키는 내가 환자들에게 베풀고 싶은 동정어린 보살핌을 제공할 수 있도록 나 자신의 정신을 새롭게 할 수 있게 해준다."

– 로렌(Loryanne), 분만실 간호사

"나는 편안함과 정서적 지원을 위해 거주 시설의 노인 환자를 위한 간호사 실습에서 레이키를 사용한다. 불안감이 높은 휠체어를 탄 노인 환자는 특히 '나쁜' 하루를 보내고 있었다. 그녀와 몇 분간 이야기를 나눈 후 나는 그녀의 손을 잡겠다고 제안했고, 불안감이 가라앉기 시작하자 그녀는 내게 이마에 손을 올려달라고 요청했다. 그녀의 불안감은 계속해서 줄어들었고, 몇 시간 동안의 불안감을 약화시킨 후에 마침내 안정을 취할 수 있었다."

– 다이엔(Dianne), 노인전문간호사

주제가 도출되었다. EBM은 (a) 다양한 간호 관심사를 다루기 위한 치료 방식으로 사용, (b) 생애의 모든 단계에서 적용되며 생활 변화를 촉진하기 위해 사용, (c) 특정 의료 조건의 치료를 지원하기 위해 사용, 그리고 (d) EBMs의 활용은 상태(conditions)의 레이블을 초월하며 전체적인 틀(holistic framework) 내에서 사용된다. 환자의 직접적인 치료에 대한 통합적 접근은 간호사들의 주체성을 높이고 증상 관리 선택지를 확대하는 데 도움이 된다. '중재 컨티넘'을 활용하면 임상 의사 결정을 지원하며 이 통로를 통해 흔한 증상들의 관리를 위한 '최소에서 최대' 경로로 더 지원할 수 있다.

병원 내에서 레이키를 환자 치료에 도입하는 것은 주로 자원봉사자를 통해 시작되었지만, 점차적으로 이러한 치료법을 직접적인 간호에 통합하기 위한 의료 공급자 교육 프로그램을 지원하는 추세다. 병원 내에서 레이키에 접근하는 방법은 간호사와 의사의 추천 체계를 통해 다양한 서비스를 제공하는 통합 건강 팀을 통해 가능하다. 통합 치료 모델은 주로 특정 서비스를 제공하기 위해 통합 치료사와 계약을 맺는 방식으로 이루어진다. 이러한 서비스는 종양학이나 여성 건강과 같은 특정 분야에 중점을 둔 통합 치료 클리닉 내에 존재할 수 있다. 바이오메디컬 치료 환경에서 레이키는 주로 보완 치료 방식으로 간주되며, 다른 상황에서는 단독으로 또는 다른 접근법과 함께 사용될 수 있다.

최근 많은 연구들이 어린이와 함께 레이키를 시행하였는데, 주로 심각한 건강 문제를 가진 어린이들의 증상 관리에 초점을 맞추고 있다. Thrane 등은 완화 치료를 받는 어린이들의 증상 관리를 위해 레이키를 사용한 연구를 진행하였으며, 집에서 받은 두 차례의 레이키 세션 이후에 통증, 불안, 심박수, 호흡수가 감소되었고, 이 연구로 레이키 사용의 수용 가능성과 실행 가능성을 입증하였다. Zucchetti 등은 조혈모세포이식(hematopoietic stem cell transplantation, HSCT)을 받는 어린이들의 통증을 감소시키기 위해 레이키 사용의 적용 가능성과 효과를 입증하였다. 여러 만성 질환 경력이 있는 9세 여아의 증례 보고서는 6주 동안 매주 두 번의 레이키 세션을 통해 어머니와 어린이의 스트레스가 감소되고 어린이의 수면이 개선된 것을 보여주었다. 부모 돌봄자들 사이에서 레이키를 사용하는 것은 또한 자녀의 스트레스를 감소시켜 부모의 스트레스를 완화시키는 잠재력을 가지고 있다. 최근의 시범 프로그램에서는 입원한 소아 환자의 돌봄자에게 레이키

표 19.5 소아 골수이식 병동에서 부모님에게 레이키 티칭

종합적인 필요성 평가 이후, 소아 골수이식 환자의 부모/가족 돌봄자에게 레이키 실천 방법을 가르치는 시범 프로그램이 설계되었다. 레이키가 선택되었던 이유는 통합 간호사가 이러한 환자들에게 레이키를 사용할 때 증상 완화가 크게 일어났으며, 부모들이 자녀의 입원 중에 제공되는 추가 지원 중에서 가장 도움이 되는 것으로 여긴 편안함 방법을 배우고자 했기 때문이다. 레이키 교육 과정은 이 그룹의 독특한 요구 사항을 충족시키기 위해 재설계되었다. 여러 가지 중요한 성과가 달성되었다. (a) 3주 동안 각 참가자가 개인적인 웰빙에서 내부적인 변화를 경험한 것이 확실했다. (b) 많은 부모들이 스트레스 관리와 잠이 들기 위해 스스로에게 레이키를 사용했다고 보고했다. (c) 더욱이, 이 중재는 부모들에게 자신에게 시간을 내는 권한을 부여하는 것뿐만 아니라 자녀와 의미 있는 연결 수단을 제공하는 것으로 나타났다.

를 가르쳐 환자의 편안함을 증진시키고 이완을 제공하며 통증을 감소시키며, 돌봄자가 자녀의 치료에 적극적으로 참여할 수 있도록 지원하였다. 보다 짧게 수업을 자주 제공하고 돌봄자들이 자녀의 병실에서 수업을 받을 수 있도록 조정함으로써 94.4%의 참여율을 달성하였다. 저자는 소아 조혈모세포 이식 부서의 부모에게 레이키 수업을 제공할 때 유사한 형식을 사용하여 레이키가 병원에서의 어린이와 간병인의 스트레스를 감소시키는 것을 보여주었으며, 병원 내에서와 집에서의 회복 과정에서 어린이와 돌봄자 모두에게 긍정적인 영향을 미칠 수 있다는 것을 입증하였다(표 19.5 참조).

자가치료 및 수련자 혜택

레이키 요법의 더 독특한 특징 중 하나는 자가 사용 능력이다. 레이키 수행자들은 머리, 복부, 가슴 또는 신체의 다른 부위에 손을 올려 통증을 줄이고/또는 이완감을 증가시킬 수 있다. 대학생을 대상으로 실시한 연구에 따르면 20주 동안 주 2회 셀프 레이키를 수행한 후 스트레스 수준이 유의하게 감소한 것으로 나타났다. 권한 부여와 자기 치료의 개념은 만성적인 건강 문제를 고려할 때 특별한 가치가 있다. 일부 레이키 전문가들에게 레벨 1 레이키를 가르치는 것은 대상자에게 고통 관리와 스트레스 감소를 포함한 그들의 건강 문제에 대한 더 큰 통제력을 제공한다. 저자는 섬유근육통, 기분장애, 암, 진행성 근위축성 측삭경화증과 같은 신경학적 문제를 포함한 다양한 건강 문제를 가진 학생들에게 레벨 1과 레벨 2를 가르친다. 신체적 한계가 있는 대상자는 레벨 II 또는 원거리 치료를 통해 특별한 이익을 얻을 수 있다.

또한, 레이키를 사용하는 사람들은 환자에게 시술을 하는 동안 이러한 치료의 혜택을 누린다. 레이키 수행자들은 레이키 시술을 마친 후 활기차고, 이완되었거나 더 중심에 있는 느낌을 표현한다. 간호사들이 레이키를 사용하는 것에 대한 연구는 실천자에게 긍정적인 영향을 미치며, 직업 만족도 증가와 돌봄 행동 증가가 포함된다. 레이키를 주고 받을 때 느껴지는 증가된 웰빙은 환자-간호사 간의 관계에 영향을 미칠 수 있으며, 스트레스를 덜 받는 작업 환경을 조성할 수 있다. 간호사들이 통합 치료를 사용하는 것은 급성 치료 환경에서 환자가 보다 친근감을 느끼고 간호사가 돌봄자로서 더 이행된 느낌을 갖는 환경을 조성하는 데 기여할 수 있다.

레이키는 또한 스트레스를 줄일 수 있는 잠재력을 가진 의료 제공자와 학생들의 자기 관리를 위해 사용될 수 있다. 몇몇 연구는 레이키가 간호사와 다른 의료 제공자들에게 웰빙, 스트레스 감소 및 소진에 긍정적인 영향을 미치는 유익한 효과를 보여주었다. Cuneo 외는 Reiki I 수업에 참석하기 전과 자가 Reiki를 연습한 후 3주 후에 인식 스트레스 척도 도구를 시행했고 인식 스트레스가 통계적으로 유의하게 감소했음을 발견했다.

문화적 적용

에너지 및 터치 요법은 대부분 건강에 대한 전통문화에서 발견된다. 조레이(johrei)라는 손을 사용하지 않는 전통 치유법도 일본에서 유래되었으며 현재 전 세계 수백만 사람들에 의해 시행되고 있다. 조희는 영혼의 정화를 의미하며 질병을 치유하고 균형과 행복을 창출하기 위함을 목표로 한다. 브라질에서는 레이키(reiki)와 조레이(johrei) 둘 다 치료를 보완할 수 있는 방법으로 인정되며 국가 통합 보완요법 정책에 포함되어 있다. 보건의료 종사자들은 비서양 문화에서 사용되는 일부 에너지 및 치유 실천 방법이 서양의 건강 관행과 심지어 더 자주 사용되는 통합요법과 크게 다르다는 것을 알 수 있다. 그러나 이러한 실천법을 존중하는 것은 치유 과정에서 중요하다. 사이드바 19.1은 레이키가 유래한 일본에서의 현재 레이키 사용을 설명한다.

사이드바 19.1 일본의 레이키 수련

에비하라 이쿠코와 이나모토 히아쿠텐의 기여

레이키는 일본의 미카오 우스이 박사가 1920년대 초에 시작되었다. 제2차 세계대전 이후, 일본의 많은 치유 예술, 레이키를 포함한 것들이 금지되었으며, 이러한 전통을 유지하기 위해 비밀 결사들이 발전하게 되었다. 1990년대에 해외로부터 레이키가 다시 유입되었으며, 전통적인 우스이 레이키는 그 이후로 일본에서 다시 인기를 얻고 있지만, 받아들이는 것은 느린 편이다. H. Inamoto에 따르면 일본에서의 레이키 실천은 개발 도상국과 같다.

일본에서는 사람들이 입소문과 인터넷을 통해 레이키 치료사와 마스터를 찾는다. 레이키를 찾는 주된 이유는 마음과 몸의 균형을 회복하기 위함이며, 신체 불편을 해결하기 위한 것은 아니다. 레이키는 국가 표준이 없으며, 의료적이거나 또는 물리치료로도 인정되지 않는다.

일본에는 다양한 전통 의약품이 있지만, 국가적으로 인정받는 요법은 제한적이다. 유도(judo therapies), 침술(acupuncture), 뜸(moxibustion)은 국가적으로 인정받는 사례의 예이다. 이러한 요법들은 국가적인 인증 체계를 갖고 있다. 보험 및 보상 체계가 이러한 요법들은 존재하지만, 보상이 가능하더라도 보통 병원에서는 제공되지 않는다. 서양 의학과 일본 전통 의학은 서로 다른 규정에 따르며 환자들은 두 치료자를 방문할 수 있다. 대부분의 서양 국가와 마찬가지로 일본 역시 서양 의학과 대체 요법을 동일한 의료 기관에서 제공하는 경우는 드물다.

후속 연구

지난 20년 동안 레이키 연구는 상당한 가속도와 더 높은 엄격성을 보이고 있고, 연구자들은 더 개선된 방법론과 연구 디자인을 개발하고 있다. CRR 웹사이트와 Touchstone 프로세스는 현재 레이키 연구 정보를 실무자와 연구자에게 전달하는 데 도움이 되는 자료 중계처 역할을 하고 있다. Touchstone 프로젝트는 레이키에 관한 출판된 피어 리뷰 논문을 체계적으로 분석하는 과정을 갖추고 있으며, 현재 77건의 연구 결과를 온라인에서 확인할 수 있다. 이 연구들은 주로 2010년 이후에 진행된 것들이며, 이를 분석한 결과 레이키는 신체 및 비물리 수준에서의 치유를 위한 비침습 도구로써 특히 통증, 우울증, 불안증상의 완화에 기여한다는 데이터를 제공하고 있다.

그러나 레이키에 관한 많은 출판 연구는 작은 수의 비무작위 편의 표본으로 수행되고 이로 인해 연구 결과의 타당성과 일반화 가능성에 대한 의문이 제기되고 있다. 현재 2015년부터 2019년까지 26개의 피어 리뷰 논문이 게재되었지만, 이 중 3개를 제외한 모든 논문은 파일럿 연구(pilot study)이다. 지난 6년간 발표된 세 가지 대규모 레이키 임상 연구는 모두 통증, 우울증, 불안증상 완화를 위한 레이키 사용을 지지하고 있지만, 더 큰 규모의 연구가 필요하다. 의미 있는 해석을 위해 필요한 통계적 검정력을 제공하기 위해서는 더 많은 대상자를 대상으로 한 실험이 필요하다. 레이키와 같은 접촉 요법의 결과는 일반적으로 질병에 특화되지 않고 효과를 감지하기 위한 적절한 시간틀을 정하는 것에 변수가 있다. 결과의 정의를 확대하는 새로운 연구 모델을 탐색할 필요가 있다. 현재의 평가 기준을 사용하여 레이키의 임상 평가는 도전적인 과제이다. 주관적 및 생리학적 측정을 결합하여 이러한 연구에서 레이키의 효과를 보다 포괄적으로 평가할 수 있을 것이다. 레이키의 목표가 증상 완화보다 넓고 생리학적 및 심리적 균형의 개념을 포함하고 있을 수 있기 때문에, 가치와 의미를 다룰 수 있는 질적 연구 또한 중요하다. 이는 Engebretson & Wardell와 Kirshbaum 등의 연구에서 나타난 바와 같다.

임상 환경에서 레이키 실천은 다음과 같은 잠재적인 효과가 있을 수 있다. (a) 스트레스와 불안을 줄이는 것, (b) 건강과 웰빙을 촉진하는 것, (c) 신뢰를 증진하는 것, (d) 약물 효과를 강화하는 것, (e) 약물 사용과 약물 부작용을 줄이는 것, 그리고 (f) 회복 시간을 감소하는 것이다. 레이키는 만성적인 신체적 및 정신적 건강 상태를 겪는 사람들에게 특히 적용될 수 있다. 스트레스와 소진을 줄이고 형식적 및 비형식적 간병인 모두 사이에서 긍정적인 웰빙과 역량을 증진시키는 데도 잠재적인 가능성이 있다. 이러한 레이키 실천의 몇 가지 분야만이 연구 문헌에서 탐구되었다. 미래 연구를 위한 질문으로는 "레이키 수련과 관련된 복잡성과 효과를 가장 잘 계획한 결과 측정 및 연구 설계는 무엇인가?", "스트레스 감소를 위한 셀프 레이키의 효과를 가장 잘 입증할 수 있는 종단적 연구와 결과 측정은 무엇인가?", "의료 제공자에게 스트레스와 소진 감소를 위해 레이키를 사용하는 가장 좋은 방법은 무엇인가?", "스트레스 해소 전략으로 레이키를 배우면 어떤 집단군이 가장 효과적일까?", "레이키는 어떻게 간호 임상 실습에 통합될 수 있을까?"가 있다.

참고문헌

Alarcão, Z., & Fonseca, J. R. (2016). The effect of Reiki therapy on quality of life of patients with blood cancer: Results from a randomized controlled trial. European Journal of Integrative Medicine, 8(3), 239–249. https://doi.org/10.1016/j.eujim.2015.12.003

American Holistic Nurses Association & American Nurses Association. (2015). Holistic nursing: Scope and standards of practice (3rd ed.). http://Nursebooks.org

Ananth, S. (2011). 2010 Complementary and alternative medicine survey of hospitals. Samueli Institute.

Arvonio, M. (2014). Cultural competency, autonomy, and spiritual conflicts related to Reiki/CAM therapies: Should patients be informed? Linacre Quarterly, 81(1), 47–56. https://doi.org/ 10.1179/2050854913Y.0000000007

Baldwin, A. L. (2020). Reiki in clinical practice: A science-based guide. Handspring Publishing.

Baldwin, A. L., Rand, W. L., & Schwartz, G. E. (2013). Practicing Reiki does not appear to routinely produce high-intensity electromagnetic fields from the heart or hands of Reiki practitioners. Journal of Alternative and Complementary Medicine, 19(6), 518–526. https://doi.org/10.1089/acm.2012.0136

Baldwin, A. L., Vitale, A., Brownell, D., Scicisnski, J., Kearns, M., & Rand, W. (2010). The touchstone process: An ongoing critical evaluation of Reiki in the scientific literature. Holistic Nursing Practice, 24(5), 260–276. https://doi.org/10.1097/HNP.0b013e3181f1adef

Baldwin, A. L., Vitale, A., Brownell, E., Kryak, E., & Rand, W. (2017). Effects of Reiki on pain, anxiety, and blood pressure in patients undergoing knee replacement: A pilot study. Holistic Nursing Practice, 31(2), 80–89. https://doi.org/10.1097/HNP.0000000000000195

Baldwin, A. L., Wagers, C., & Schwartz, G. E. (2008). Reiki improves heart rate homeostasis in laboratory rats. Journal of Alternative and Complementary Medicine, 14(4), 417–422. https://doi .org/10.1089/acm.2007.0753

Benelli, C. (2020, Winter). The evolution of teaching Reiki online. Reiki News Magazine, pp. 21–23.

Billot, M., Daycard, M., Wood, C., & Tchalla, A. (2019). Reiki therapy for pain, anxiety and quality of life. BMJ Supportive & Palliative Care, 9(4), 434–438. https://doi.org/10.1136/bmjspcare-2019 -001775

Bondi, A., Morgan, T., & Fowler, S. B. (2021). Effects of reiki on pain and anxiety in women hospitalized for obstetrical-and gynecological-related conditions. Journal of Holistic Nursing, 39(1), 58–65. https://doi.org/10.1177/0898010120936437

Brathovde, A. (2006). A pilot study: Reiki for self-care and healthcare providers. Holistic Nursing Practice, 20(2), 95–101. https://doi.org/10.1097/00004650-200603000-00010

Brathovde, A. (2017). Teaching nurses Reiki energy for self-care. International Journal for Human Caring, 21(1), 20–25.

Bremner, M., Bennett, D., & Chambers, D. (2014). Integrating Reiki and community-engaged scholarship: An interdisciplinary educational innovation. Journal of Nursing Education, 53(9), 541–543. https://doi.org/10.3928/01484834-20140820-02

Bremner, M. N., Blake, B. J., Wagner, V. D., & Pearcey, S. M. (2016). Effects of Reiki with music compared to music only among people living with HIV. Journal of the Association of Nurses in AIDS Care, 27(5), 635–647. https://doi.org/10.1016/j.jana.2016.04.004

Bukowski, E. (2015). The use of self-Reiki for stress reduction and relaxation. Journal of Integrative Medicine, 13(5), 336–340. https://doi.org/10.1016/S2095-4964(15)60190-X

Bukowski, E., & Berardi, B. (2014). Reiki brief report: Using Reiki to reduce stress levels in a nine-year-old child. Explore: The Journal of Science & Healing, 10(4), 253–255. https://doi .org/10.1016/j.explore.2014.02.007

Butcher, H., Bulechek, G., Dochterman, J. M., & Wagner, C. (2018). Nursing Interventions Classification (NIC) (7th ed.). Mosby.

Buyukbayram, Z., & Saritas, S. C. (2020). The effect of Reiki and guided imagery intervention on pain and fatigue in oncology patients: A non-randomized controlled study. EXPLORE, 17(1), 22–26. https://doi.org/10.1016/j.explore.2020.07.009

Center for Reiki Research. (2021a). Reiki research study summaries. https://centerforreikiresearch .com/reiki-research-summaries/

Center for Reiki Research. (2021b). The touchstone process. https://centerforreikiresearch.com/ touchstone-process/

Charkhandeh, M., Talib, M. A., & Hunt, C. J. (2016). The clinical effectiveness of cognitive behavior therapy and an alternative medicine approach in reducing symptoms of depression in adolescents. Psychiatry Research, 239, 325–330. https://doi.org/10.1016/j.psychres.2016.03.044

Chirico, A., D'Aiuto, G., Penon, A., Mallia, L., DE Laurentiis, M., Lucidi, F., Botti, G., & Giordano, A. (2017). Self-efficacy for coping with cancer enhances the effect of Reiki treatments during the pre-surgery phase of breast cancer patients. Anticancer Research, 37(7), 3657–3665. https:// doi.org/10.21873/anticanres.11736

Clark, C. (2013). An integral nursing education experience: Outcomes from a BSN Reiki course. Holistic Nursing Practice, 27(1), 13–22. https://doi.org/10.1097/HNP.0b013e318276fdc4

Connor, M. H., Connor, C. A., Eickhoff, J., & Schwartz, G. E. (2021). Prospective empirical test suite for energy practitioners. Explore (NY), 17(1), 60–69. https://doi.org/10.1016/j.explore.2020.07.010

Cuneo, C., Cooper, M., Drew, C., Naoum-Heffernan, C., Sherman, T., & Walz, K. (2011). The effect of Reiki on work-related stress of the registered nurse. Journal of Holistic Nursing, 29(1), 33–43. https://doi.org/10.1177/0898010110377294

De Melo, M., Rodrigues, C., Santos, D., Melo, J., & Tokeshi, H. (2021). Alternative treatment with Johrei: A controlled randomized study evaluating seed physiological potential. Explore (NY), 17(1), 32–39. https://doi.org/10.1016/j.explore.2020.07.012

Demir Dogan, M. D. (2018). The effect of Reiki on pain: A meta-analysis. Complementary Therapies in Clinical Practice, 31, 384–387. https://doi.org/10.1016/j.ctcp.2018.02.020

Demir, M., Can, G., Kelam, A., & Aydiner, A. (2015). Effects of distant Reiki on pain, anxiety and Fatigue in oncology patients in Turkey: A pilot study. Asian Pacific Journal of Cancer Prevention, 16(2), 4859–4862. https://doi.org/10.7314/apjcp.2015.16.12.48

Díaz-Rodríguez, L., Arroyo-Morales, M., Cantarero-Villanueva, I., Férnandez-Lao, C., Polley, M., & Fernandez-de-las-Peñas, C. (2011). The application of Reiki in nurses diagnosed with burnout syndrome has beneficial effects on concentration of salivary IgA and blood pressure. Latin American Journal of Nursing, 19(5), 1132–1138. https://doi.org/10.1590/s0104-11692011000500010

DiScipio, W. (2016). Perceived relaxation as a function of restorative yoga combined with Reiki for cancer survivors. Complementary Therapies in Clinical Practice, 24, 116–122. https://doi .org/10.1016/j.ctcp.2016.05.003

Duckett, L. (2008). Testing feasibility, acceptability, and safety of Reiki touch for premature infants. University of Minnesota IRB application.

Dyer, N. L., Baldwin, A. L., & Rand, W. L. (2019). A large-scale effectiveness trial of Reiki for physical and psychological health. The Journal of Alternative and Complementary Medicine, 25(12), 1156–1162. https://doi.org/10.1089/acm.2019.0022

Engebretson, J., & Wardell, D. W. (2002). Experience of a Reiki session. Alternative Therapies, 8(2), 48–53. https://www.researchgate.net/publication/11473710_Experience_of_a_Reiki_session

Engebretson, J., & Wardell, D. W. (2007). Energy-based modalities. Nursing Clinics of North America, 42, 243–259. https://doi.org/10.1016/j.cnur.2007.02.004

Engebretson, J., & Wardell, D. W. (2012). Energy therapies: Focus on spirituality. Explore: The Journal of Science & Healing, 8(6), 353–359. https://doi.org/10.1016/j.explore.2012.08.004

Erdogan, Z., & Cinar, S. (2016). The effect of Reiki on depression in elderly people living in nursing home. Indian Journal of Traditional Knowledge, 15(1), 35–40. http://nopr.niscair.res.in/ bitstream/123456789/33556/1/IJTK%2015%281%29%2035-40.pdf

Ferraresi, M., Clari, R., Moro, I., Banino, E., Boero, E., Crosio, A., Dayne, R., Rosset, L., Scarpa, A., Serra, E., Surace, A., Testore, A., Colombi, N., & Piccoli, G. B. (2013). Reiki and related therapies in the dialysis ward: An evidence-based and ethical discussion to debate if these complementary and alternative medicines are welcomed or banned. BMC Nephrology, 14, 129. https://doi.org/10.1186/1471-2369-14-129

Frisch, N., Butcher, H. K., Campbell, D., & Weir-Hughes, D. (2018). Holistic nurses' use of energy-based caring modalities. Journal of Holistic Nursing, 36(3), 210–217. https://doi.org/ 10.1177/0898010116665447

Gantt, M., & Orina, J. A. T. (2020). Educate, try, and share: A feasibility study to assess the acceptance and use of Reiki as an adjunct therapy for chronic pain in military health care facilities. Military Medicine, 185(3–4), 394–400. https://doi.org/10.1093/milmed/usz271

Hahn, J., Reilly, P., & Buchanan, T. (2014). Development of a hospital Reiki training program: Training volunteers to provide Reiki to patients, families, and staff in the acute care setting. Dimensions of Critical Care Nursing, 33(1), 15–21. https://doi.org/10.1097/DCC.0000000000000009

Hammerschlag, R., Marx, B., & Aickin, M. (2014). Nontouch biofield therapy: A systematic review of human randomized controlled trials reporting use of only nonphysical contact treatment. Journal of Alternative and Complementary Medicine, 20(12), 881–892. https://doi.org/10.1089/ acm.2014.0017

Hover-Kramer, D. (2011). Creating healing relationships: Professional standards for energy therapy practitioners. Energy Psychology Press.

Iacorossi, L., Di Ridolfi, P., Bigiarini, L., Giannarelli, D., & Sanguineti, G. (2017). The impact of Reiki on side effects in patients with head-neck neoplasia undergoing radiotherapy: A pilot study. Professioni Infermieristiche, 70, 214–222. https://pubmed.ncbi.nlm.nih.gov/29460558/

Inamoto, H. (2019). About Komyo ReikiDo. Komyo ReikiDo International. https://www.komyor eikido-international.net/hyakuten-inamoto.html

Institute of Medicine. (2010). Integrative medicine and the health of the public: A summary of the February 2009 summit. National Academies Press.

International Association of Reiki Professionals. (2021). Code of ethics for Reiki practitioners and Reiki master teachers. https://iarp.org/iarp-code-ethics/

International Center for Reiki Training. (2021a). The birth of holy fire. https://www.reiki.org/ birth-holy-fire

International Center for Reiki Training. (2021b). Ethical standards. https://www.reiki.org/ethical-standards

International Center for Reiki Training. (2021c). ICRT Reiki code of ethics. https://www.reiki.org/ code-ethics

Jahantiqh, F., Abdollahimohammad, A., Firouzkouhi, M., & Ebrahiminejad, V. (2018). Effects of Reiki versus physiotherapy on relieving lower back pain and improving activities daily living of patients with intervertebral disc hernia. Journal of Evidence-based Integrative Medicine, 23, 2515690X18762745. https://doi.org/10.1177/2515690X18762745

Joint Commission on Accreditation of Healthcare Organizations. (2017a). Joint Commission enhances pain assessment and management requirements for accredited hospitals. The Joint Commission Perspectives: Official Newsletter of The Joint Commission, 37(7), 1–4. https:// www.acep.org/globalassets/sites/acep/media/equal-documents/opioids-documents/pain -assessmen-tperspectives.pdf

Joint Commission on Accreditation of Healthcare Organizations. (2017b). R3 Report: Requirement, rationale, reference: Pain assessment and management standards for hospitals (Issue 11). https:// www.jointcommission.org/-/media/tjc/documents/standards/r3-reports/r3_report _issue_11_2_11_19_rev.pdf

Joint Commission on Accreditation of Healthcare Organizations. (2018a). R3 Report Issue 14: Pain assessment and management standards for ambulatory care. https://www.jointcommission.org/-/media/tjc/documents/standards/r3-reports/r3_14_pain_assess_mgmt_ahc_6_20_18_final.pdf

Joint Commission on Accreditation of Healthcare Organizations. (2018b). R3 Report Issue 15: Pain assessment and management standards for critical access hospitals (Issue 15). https://www .jointcommission.org/-/media/tjc/documents/standards/r3-reports/r3_15_pain_assess _mgmt_cah_6_22_18_final.pdf

Joint Commission on Accreditation of Healthcare Organizations. (2018c). Report Issue 16: Pain assessment and management standards for office-based surgeries (Issue 16). https://www.jointcommission.org/-/media/tjc/documents/standards/r3-reports/r3_16_pain_ assess _mgmt_obs_6_20_18_final.pdf

Joyce, J., & Herbison, G. P. (2015). Reiki for depression and anxiety. Cochrane Database of Systematic Reviews, (4), CD006833. https://doi.org/10.1002/14651858.CD006833.pub2

Jurkovich, P., & Watson, S. (2020). Implementation of a volunteer Reiki program at an academic medical center in the Midwest. Journal of Holistic Nursing, 38(4), 400–409. https://doi.org/ 10.1177/0898010120907734

Kafatos, M. C., Chevalier, G., Chopra, D., Hubacher, J., Kak, S., & Theise, N. (2015). Biofield science: Current physics perspectives. Global Advances in Health and Medicine, Biofield Special Issue, 4(Suppl.), 25–34. https://doi.org/10.7453/gahmj.2015.011.suppl

Kennedy, P. (2001). Working with survivors of torture in Sarajevo with Reiki. Complementary Therapies in Nursing and Midwifery, 7(1), 4–7. https://doi.org/10.1054/ctnm.2000.0516

Kent, J. B., Jin, L., & Li, X. J. (2020). Quantifying biofield therapy through biophoton emission in a cellular model. Journal of Scientific Exploration, 34(3), 434–454. https://doi.org/10.31275/ 20201691

Kentischer, F., Kleinknect-Dolf, M., & Spirig, R., Frei, I., & Huber, E. (2017). Patient-related complexity of care: A challenge or overwhelming burden for nurses—A qualitative study. Scandinavian Journal of Caring Sciences, 32(1), 204–222. https://doi.org/10.1111/scs.12449

Kirshbaum, M., Stead, M., & Bartys, S. (2016). An exploratory study of Reiki experiences in women who have cancer. International Journal of Palliative Care Nursing, 22(4), 166–172. https:// doi.org/10.12968/ijpn.2016.22.4.166

Kreitzer, M. J., & Koithan, M. (2018). Integrative nursing (2nd ed.). Oxford University Press.

Kreitzer, M. J., & Saper, R. (2015). Exploring the biofield. Global Advances in Health and Medicine, Biofield Special Issue, 4(Suppl.), 3–4. https://doi.org/10.7453/gahmj.2015.105.suppl

Kryak, E., & Vitale, A. (2011). Reiki and its journey into a hospital setting. Holistic Nursing Practice, 25(5), 238–245. https://doi.org/10.1097/HNP.0b013e31822a02ad

Kundu, A., Dolan-Oves, R., Dimmers, M. A., Towle, C. B., & Doorenbos, A. Z. (2013). Reiki training for caregivers of hospitalized pediatric patients: A pilot program. Complementary Therapies in Clinical Practice, 19(1), 50–54. https://doi.org/10.1016/j.ctcp.2012.08.001

Kurebayashi, L. F. S., Turrini, R. N., T., de Souza, T., P., B., Takiguchi, R. S., Kuba, G., & Nagumo,

M. T. (2016). Massage and Reiki used to reduce stress and anxiety: Randomized clinical trial. Revista latino-americana de enfermagem, 24, e2834. https://doi.org/10.1590/1518-8345.1614.2834

Lipinski, K., & Van De Velde, J. (2020). Reiki: Defining a healing practice for nursing. Clinics of North America, 55(4), 521–536. https://doi.org/10.1016/j.cnur.2020.06.017

Lubeck, W., Petter, F., & Rand, W. (2001). The spirit of Reiki: The complete handbook of the Reiki system. Lotus Press.

Mangione, L., Swengros, D., & Anderson, J. G. (2017). Mental health wellness and biofield therapies: An integrative review. Issues Mental Health Nursing, 38(11), 930–944. https://doi.org/ 10.1080/01612840.2017.1364808

Mansour, A. A., Beuche, M., Laing, G., Leis, A., & Nurse, J. (1999). A study to test the effectiveness of placebo Reiki standardization procedures developed for a planned Reiki efficacy study. Journal of Alternative and Complementary Medicine, 5(2), 153–164. https://doi.org/10.1089/ acm.1999.5.153

McManus, D. E. (2017). Reiki is better than placebo and has broad potential as complementary health therapy. Journal of Evidence Based Complementary Alternative Medicine, 22(4), 1051–1057. https://doi.org/10.1177/2156587217728644

Midilli, T., & Gunduzoglu, C. (2016). Effects of Reiki on pain and vital signs when applied to the incision area of the body after cesarean section surgery: A single-blinded, randomized, double-controlled study. Holistic Nursing Practice, 30(6), 368–378. https://doi.org/10.1097/ HNP.0000000000000172

Miles, P. (2006). Reiki: A comprehensive guide. Jeremy P. Tarcher/Penguin.

Miles, P. (2021). Reiki in hospitals: An update. https://reikiinmedicine.org/clinical-practice/ reiki-in-hospitals-an-update/

Morse, M. L., & Beem, L. A. W. (2011). Benefits of Reiki therapy for a severely neutropenic patient with associated influences on a true random number generator. Journal of Alternative and Complementary Medicine, 17(12), 1180–1190. https://doi.org/10.1089/acm.2010.0238

Movaffaghi, Z., & Farsi, M. (2009). Biofield therapies: Biophysical basis and biological regulations? Complementary Therapies in Clinical Practice, 15, 35–37. https://doi.org/10.1016/ j.ctcp.2008.07.001

Muehsam, D., Chevalier, G., Barsotti, T., & Gurfein, B. (2015). An overview of biofield devices. Global Advances in Health and Medicine, 4(Suppl.), 52–57. https://doi.org/10.7453/ gahmj.2015.022.suppl

National Center for Complementary and Integrative Health. (2021a). Complementary, alternative, or integrative health: What's in a name? https://www.nccih.nih.gov/health/complementary-alternative-or-integrative-health-whats-in-a-name

National Center for Complementary and Integrative Health. (2021b). Reiki. https://www.nccih .nih.gov/health/reiki

Notte, B., Fazzini, C., & Mooney, R. (2016). Reiki's effect on patients with total knee arthroscopy: A pilot study. Nursing, 46(2), 17–23. https://doi.org/10.1097/01.NURSE.0000476246.16717.65

Oschman, J. (2016). Energy medicine: The scientific basis (2nd ed.). Elsevier.

Petter, F. (1999). The original Reiki handbook of Dr. Mikao Usui. Lotus Press.

Radin, D., Schlitz, M., & Baur, C. (2015). Distant healing intention therapies: An overview of the scientific evidence. Global Advances in Health and Medicine, 4(Suppl.), 67–71. https://doi .org/10.7453/gahmj.2015.012.suppl

Radziewicz, R. M., Wright-Esber, S., Zupancic, J., Gargiulo, D., & Woodall, P. (2018). Safety of Reiki therapy for newborns at risk for neonatal abstinence syndrome. Holistic Nursing Practice, 32(2), 63. https://doi.org/10.1097/HNP.0000000000000251

Reiki and Seichem Association. (2021). What is Seichem? http://reikiseichem.org/WhatIsSeichem .php

Ring, M. E. (2009). Reiki and changes in pattern manifestation. Nursing Science Quarterly, 22(3), 250–258. https://doi.org/10.1177/0894318409337014

Ringdahl, D. (2008). Implementation of a hospital-based Reiki program (Unpublished University of Minnesota DNP project). University of Minnesota.

Ringdahl, D., & Voss, M. (2016). Teaching Reiki to caregivers of children receiving bone marrow transplants (Unpublished University of Minnesota DNP project). University of Minnesota.

Rosada, R. M., Rubik, B., Mainguy, B., Plummer, J., & Mehl-Madrona, L. (2015). Reiki reduces burnout among community mental health clinicians. Journal of Alternative and Complementary Medicine, 8, 489–495. https://doi.org/10.1089/acm.2014.0403

Rosenbaum, M. S., & Van de Velde, J. (2016). The effects of yoga, massage, and Reiki on patient well-being at a cancer resource center. Clinical Journal of Oncology Nursing, 20(3), E77–E81. https://doi.org/10.1188/16.CJON.E77-E81

Rubik, B., Muehsam, D., Hammerschlag, R., & Jain, S. (2015). Biofield science and healing: History, terminology, and concepts. Global Advances in Health and Medicine, Biofield Special Issue, 4, 8–15. https://doi.org/10.7453/gahmj.2015.038.suppl

Salles, L., Vannucci, L., Salles, A., & Sliva, M. A. (2014). The effect of Reiki on blood hypertension. Acta Paulista de Enfermagem, 27(5), 479–84. https://doi.org/10.1590/1982-0194201400078

Santos, C. B. R. D., Gomes, E. T., Bezerra, S. M. M. D. S., & Püschel, V. A. D. A. (2020). Reiki protocol for preoperative anxiety, depression, and well-being: A non-randomized controlled trial. Revista da Escola de Enfermagem da USP, 54. https://doi.org/10.1590/S1980-220X2019 012403630

Sawyer, J. (1998). The first Reiki practitioner in our OR. AORN Journal, 67(3), 674–676. https://doi .org/10.1016/S0001-2092(06)62838-

Shaybak, E., Abdollahimohammad, A., Rahnama, M., Masinaeinezhad, N., Azadi-Ahmadabadi, C., & Firouzkohi, M. (2017). Effects of Reiki energy therapy on saphenous vein incision pain: A randomized clinical trial study. Der Pharmacia Lettre, 9(1), 100–109. https://www.schol arsresearchlibrary.com/articles/effects-of-reiki-energy-therapy-on-saphenous-vein-incision-pain-a-randomized-clinical-trial-study.pdf

Shepherd-Gentle, L. (2001). Insurance payments for reiki treatments. International Center for Reiki Training. https://www.reiki.org/articles/insurance-payments-reiki-treatments

Siegel, P., da Motta, P. M. R., da Silva, L. G., Stephan, C., Lima, C. S. P., & de Barros, N. F. (2016). Reiki for cancer patients undergoing chemotherapy in a Brazilian Hospital. Holistic Nursing Practice, 30(3), 174–182. https://doi.org/10.1097/HNP.0000000000000146

Singg, S. (2015). Use of Reiki as a biofield therapy: An adjunct to conventional medical care. Clinical Case Report Review, 1(3), 54–60. https://doi.org/10.15761/CCRR.1000121

Stiene, B., & Stiene, F. (2005). The Japanese art of Reiki. O Books.

Thrane, S. E., Maurer, S. H., & Danford, C. A. (2021). Feasibility and acceptability of Reiki therapy for children receiving palliative care in the home. Journal of Hospice & Palliative Nursing, 23(1), 52–58. https://doi.org/10.1097/NJH.0000000000000714

Thrane, S. E., Maurer, S. H., Ren, D., Danford, C. A., & Cohen, S. M. (2017). Reiki therapy for symptom management in children receiving palliative care: A pilot study. American Journal of Hospice and Palliative Care, 34(4), 373–379. https://doi.org/10.1177/1049909116630973

Topdemir, E. A., & Saritas, S. (2020). The effect of preoperative Reiki application on patient anxiety levels. Explore (NY), 17(1), 50–54. https://doi.org/10.1016/j.explore.2020.01.003

Townsend, J. S. (2013). Temari Reiki: A new hands-off approach to traditional Reiki. International Journal of Nursing Practice, 19(Suppl. 2), 34–38. https://doi.org/10.1111/ijn.12206

Vasudev, S. S., & Shastri, S. (2016). Effect of distance Reiki on perceived stress among software professionals in Bangalore. The International Journal of Indian Psychology, 3, 136–142. https:// doi.org/10.25215/0304.055

Vergo, M. T., Pinkson, B. M., Broglio, K., Li, Z., & Tosteson, T. D. (2018). Immediate symptom relief after a first session of massage therapy or Reiki in hospitalized patients: A 5-year clinical experience from a rural academic medical center. The Journal of Alternative and Complementary Medicine, 24(8), 801–808. https://doi.org/10.1089/acm.2017.0409

Vitale, A. (2007). An integrative review of Reiki touch therapy research. Holistic Nursing Practice, 21(4), 167–179. https://doi.org/10.1097/01.HNP.0000280927.83506.f6

Vitale, A. (2014). Initiating a Reiki or CAM program in a healthcare organization—Developing a business plan. Holistic Nursing Practice, 28(6), 376–380. https://doi.org/10.1097/HNP .0000000000000052

Watson, J. (2011). Nursing: Human science and human care (2nd ed.). Jones & Bartlett.

Yüce, U. O., & Tas¸ cı, S. (2021). Effect of Reiki on the stress level of caregivers of patients with cancer: Qualitative and single-blind randomized controlled trial. Complementary Therapies in Medicine, 58, 102708. https://doi.org/10.1016/j.ctim.2021.102708

Zins, S., Hooke, M. C., & Gross, C. R. (2019). Reiki for pain during hemodialysis: A feasibility and instrument evaluation study. Journal of Holistic Nursing, 37(2), 148–162. https://doi .org/10.1177/0898010118797195

Zucchetti, G., Candela, F., Bottigelli, C., Campione, G., Parrinello, A., Piu, P., Vassallo, E., & Fagioli, F. (2019). The power of Reiki: feasibility and efficacy of reducing pain in children with cancer undergoing hematopoietic stem cell transplantation. Journal of Pediatric Oncology Nursing, 36(5), 361–368. https://doi.org/10.1177/1043454219845879

20

지압 Acupressure

학습 목표

1 지압의 배경 이론을 설명할 수 있다.

2 지압의 효과를 설명할 수 있다.

3 지압의 적용 방법을 설명할 수 있다.

용어 정의

- **지압(Acupressure):** 손가락으로 신체의 특정 지점을 눌러 신체의 자가 치료 능력을 자극하는 고대 치유술이다.
- **침술(Acupuncture):** 다양한 기술로 몸의 특정 지점을 자극하는 절차로 보통 살균된 바늘을 사용하며, 과학적으로 많이 연구된 침술 기술은 얇고 단단한 금속 바늘로 피부를 관통하여 손이나 전기 자극으로 조작한다. 침술은 중국과 아시아 국가에서 수천 년 동안 시행되어 왔으며 중의학의 핵심 구성 요소 중 하나이다.
- **이침:** 귀의 특정 지점을 압력으로 자극하는 미세침술(microacupure technique)로 외이의 두개신경/척수신경을 통해 중추신경계를 자극하는 반사학과 유사하다.
- **경락:** 경락은 생명 에너지, 즉 기가 흐르는 채널 시스템이다.
- **기(Qi):** 살아있는 존재의 관찰 가능한 기능을 활기롭게 만들고 조절하는 힘이다.
- **시아추(Shiatsu):** 일본어로 '지압'을 의미한다. 실제로, 시술자는 몸의 구조를 조정하고 에너지 흐름을 균형있게 조절하기 위해 접촉하고, 편안한 압력과 조작술을 사용한다(www.shiatsu.com).

간호의 초기부터 접촉은 중요한 역할을 해왔고 본 장에서는 중의학(TCM)에서 지압으로 알려진 접촉 형태와 이를 간호에서 적용하는 방법을 설명한다. 이 방법은 많은 문화권에서 사용되는데 Dossey 등은 "모든 문화에서 서로를 치유하고 아끼려는 욕구의 자연스러운 표현으로 문지르기, 누르기, 마사지 또는 잡는 것을 보여준다"고 언급하고 있다.

전통 중국 의학

중의학은 아시아에서 3,000년 전에 발전한 고대의 건강 체계이며 기가 몸 전체에 흐르고 음양의 균형이 건강과 웰빙을 나타낸다는 개념을 바탕으로 한다. Kaptchuck의 설명에 따르면,

> 이 관리체계는 고대 문헌을 기반으로 지속적인 비판적 사고과정과 광범위한 임상 관찰 및 검증의 결과이다. 실력있는 임상의사와 이론가들이 철저하게 공식화하고 재정립하였다. 그러나 서구와 완전히 다른 문화의 철학, 논리, 감수성과 관습에 뿌리를 두고 있어서 신체, 건강과 질병에 대한 자체적인 인식으로 발전하였다.

이 체계 내에서 관리의 초점은 몸의 균형을 회복하는 것이며 이를 위해서 음양이 균형을 이루어야 한다. 음의 측면은 차가움, 수동성, 내부의 힘, 감소와 관련이 있고 양의 측면은 따뜻함, 활동, 외부의 힘, 증가와 관련이 있다. 음양은 항상 서로 관계가 있고 연속적인 흐름 속에 있고, 양 안에는 항상 음이 있고 음 안에는 항상 양이 있다. 중의학 이론은 외부 병원성 영향이 개인 내부의 균형이나 조화 부족과 결합하여 질병을 초래한다는 신념이 있다. 중의학은 기의 개념과도 관련이 있고 기는 경락 또는 채널로 알려진 특정 경로를 통해 체내에서 흐르고 기가 막히거나 감소하면 인간은 고통이나 질병을 경험하게 된다.

중의학 이론에 따르면, 12개의 양측 경락과 8개의 별도 경락이 있고 모든 경락은 외부와 내부 경로를 가지고 있으며 기관 체계에 따라 이름을 붙였다. 경락 위에 특정 지점이 있는데, 12개의 주요 경락에서, 지점은 양측에 있고 서양에서는 침술점이라고 부른다. 이 용어는 그 지점이 침 삽입을 위해 정해져서 중의학적인 지점의 개념을 완전히 반영하지 않는다는 것을 의미한다.

침술점은 지압을 위해서도 사용되는데 특정한 지점이 해당 해부학적 구조와 일치하지 않지만 다른 해부학적 지점과 상대적인 위치에 따라 설명된다. 이러한 사실로 인해 서양식으로 훈련받은 많은 과학자들은 그 지점의 존재에 대해 회의적으로 생각한다. 중국어로 지점의 이름은 일반적으로 그 기능이나 위치를 설명한다. 수년간의 오역때문에 지점의 명명법과 해부학에 대한 명백한 지식에 대한 해부학적 기초의 중요성이 무시되었다.

경락에는 365개에서 700개의 주요 지점이 있다. Yang은 손가락으로 자극할 수 있는 108 지점을 언급했다. 전통적으로 공식 중의학 치료 계획에서는 침을 사용하든 압력을 주든 상관없이 해당 지점은 환자에게 최대의 이점을 주기 위해 결합된다. 한 점만 사용되는 경우는 거의 없고, 특히 임신 중에는 자극을 받아서는 안 되는 점도 있는데, 이를 금지 지점이라고 한다. Betts와 Budd에 따르면 이러한 지점은 LI4 (합곡:대장경의 원혈), SP6 (삼음교), GB21 (견정), BL32 (차료), BL60 (곤륜:경혈), BL67 (지음:정혈)이다(그림 20.1~6).

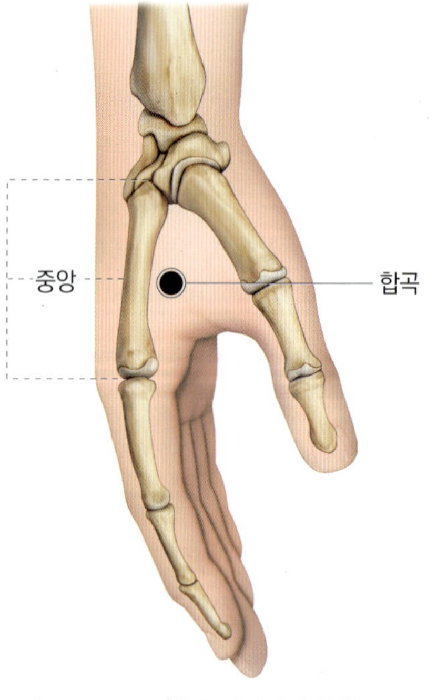

그림 20.1 LI4 (합곡:대장경의 원혈)

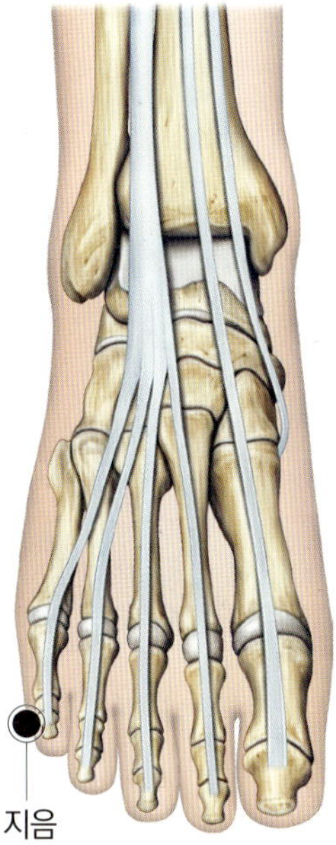

그림 20.2 BL67 (지음:정혈)

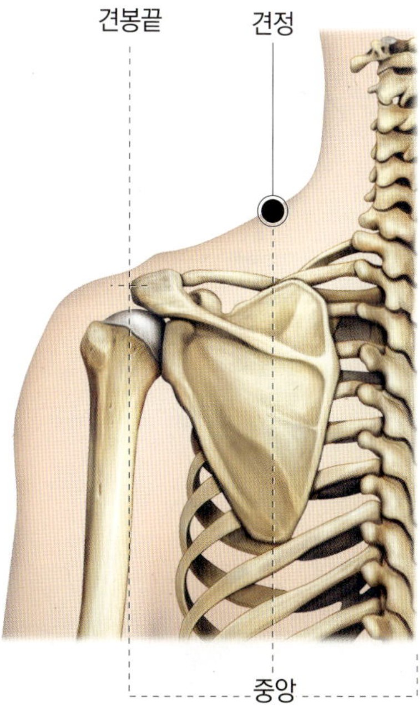

그림 20.3 GB21 (견정)

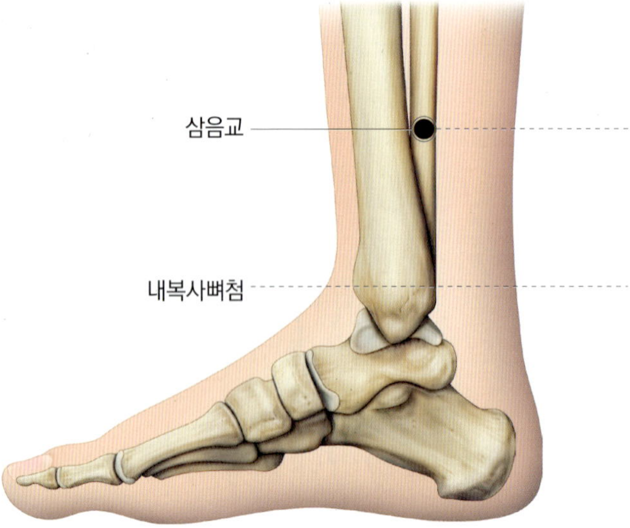

그림 20.4 SP6 (삼음교)

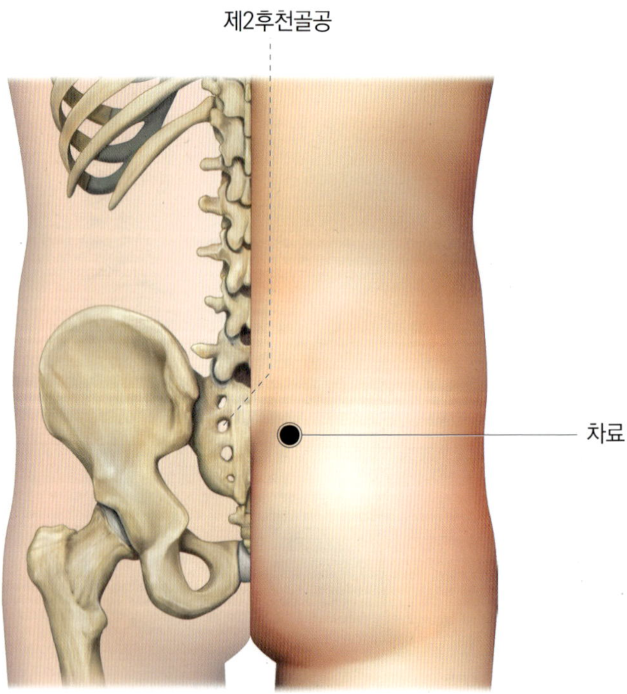

그림 20.5 BL32 (차료)

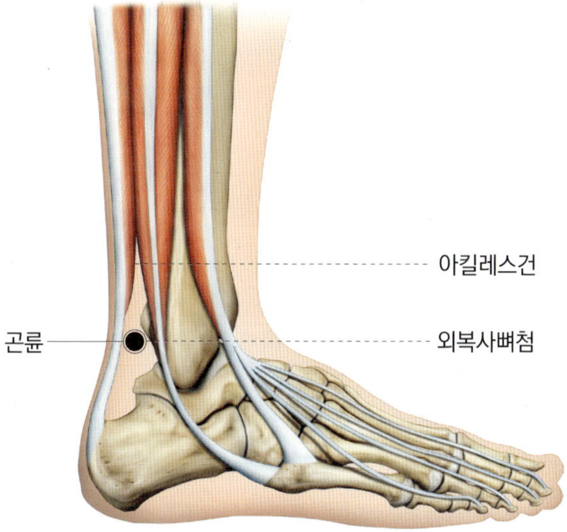

그림 20.6 BL60 (곤륜:경혈)

과학적 근거

서양 의학은 미국 중심적인 의료체계로 병원, 클리닉, 의약품 자원, 의사, 간호사, 전문 치료사 및 다양한 지원 서비스 인력이 특징이다. 서양 의학과 중의학 사이에는 많은 차이가 있으며 간호사가 중의학 방식을 업무에 추가하려고 할 때 그 차이가 더 분명해진다. 서양의학은 질병과 원인체를 통제하거나 파괴하기 위해 설계된 치료법에 중점을 두고 있다. 요인이나 기전이 확인되면 그 질병의 모든 징후에 일관된 요소로서 원인체나 기전에 초점을 맞추어 치료 계획을 개발한다. 서양 저널에서 침술을 사용하는 거의 모든 연구는 특정 증상을 해결하는 것으로 알려진 한 점을 침으로 찔렀을 때의 특정 효과에 중점을 둔다. 의학 연구자들은 침술이 증상을 완화시키는 메커니즘을 찾기를 간절히 바라고 있다.

침술이나 지압의 작용 기전은 서양 의학 연구를 통해 제안되었다. 연구가 메커니즘 속으로 확장됨에 따라, 다른 연구자들은 침이나 압력으로 점을 자극함으로써 나타나는 치료 효과의 원인에 대한 가설을 다음과 같이 세웠다.

- 통증 전달에 대한 즉각적인 억제로 유도되는 확산, 해로운, 억제 반응의 활성화를 포함한 국소 효과

- 엔돌핀과 같은 통증을 억제하는 생화학 물질을 흐르게 할 수 있는 전자기 신호의 전도와 부상을 입거나 질병에 취약한 몸의 특정 부위로 면역 체계 세포의 이동 유도
- 통증을 감소시키는 아편계의 활성화
- 건강 증진 방식으로 신경전달물질과 신경호르몬의 분비를 변화시킴으로써 뇌의 화학, 감각 및 비자발적 반응을 변화시킴
- 이완 효과를 생성하는 근막의 반응 변화
- 환자 기대, 실무자로부터의 안심 또는 비침습적 생리적 자극

근본적인 메커니즘에 대한 과학적 연구는 서양 의학과 중의학 체계의 차이를 보여준다. 중의학에서는 환자의 불균형에 초점을 두고 있으며 인과 관계는 항상 여러 요인이다. 지점의 기능은 중의학 진단의 용어로 설명되는데 예를 들어, 서양 의학 연구는 오심의 치료를 위해 PC 6 (내관)에 중점을 둔다. 영어로, 그 이름은 '내부 경계 관문'을 의미하고 Lade는 이에 대해 다음과 같이 설명한다.

> 이 명칭은 해당 지점이 삼초와 음을 연결하는 혈관의 관문 또는 연결 지점으로서의 역할을 나타낸다. 내측은 전완의 손바닥 쪽과 음 경로에서 지점의 위치를 나타낸다. 이 점의 작용은 심장을 조절하고 강화하며 심장 점액을 변형시키고, 기의 흐름을 원활하게 하고, 음을 연결하는 혈관을 조절하고, 심장의 열을 제거하고, 부정적인 기를 아래로 향하게 하고, 가슴을 확장하고 이완시켜 횡격막에 도움을 준다. 이 지점은 천식, 기관지염, 백일해, 딸꾹질, 구토, 횡격막 경련, 늑간 신경통, 가슴 답답함, 통증 및 호흡곤란에 적응증이 있다.

서양 의학이 이 지점에 대해 오심의 치료에 초점을 맞춘 반면, 중의학 패러다임은 다양한 사용을 제안한다. 중의학 이론에서 오심은 반항적인 기(잘못된 방향으로 흐르는 기)로 간주되고 오심과 구토가 이런 예에 해당한다. 내관(Nei guan, 심막 6)은 오심 치료에서 사용하는 지점 중에 하나이다. 중의학 이론에서 오심은 불균형이 밖으로 나타나는 징후 중 하나로 간주되지만, 실제 중의학 치료에서는 치료자가 증상을 구성하는 불균형을 평가하고 기저 질환을 치료한다. 따라서 오

심을 치료하기 위해 구토 방지를 위한 다른 주요 점을 포함하여 다음에서 제시한 점들을 조합하여 사용한다. 무릎에 있는 위경락에 있는 위36번(족삼리), 상복부에 위치한 폐경맥, 또는 발에 있는 비장경락의 비장 4번(공손). 여러 지압점을 적용하면 오심의 치료에 더 효과적일 수 있지만 서양 의학에서는 단일 활성 지점 또는 메커니즘을 찾는 것에 초점을 맞추어서 치료를 완전하게 적용하기 위해 거의 달성할 수 없는 도전을 제시한다.

1997년, 미국국립보건원(NIH)은 침술에 대한 첫 번째 합의 회의를 열고 다음과 같이 결론을 내렸다.

침술은 화학요법과 임신, 수술 후 치통에서 나타나는 성인의 오심과 구토의 치료에 효과적이다. 침술이 중독, 뇌졸중 재활, 두통, 생리통, 테니스 엘보, 섬유근육통, 근막통, 골관절염, 요통, 손목터널증후군, 천식 등의 치료에 도움이 될 수 있다고 밝혔고, 침술을 보조 치료나 수용 가능한 대안으로 활용하거나 종합적인 관리 프로그램에 포함시킬 수 있다.

이후로, 성공적으로 치료받을 수 있는 상황이 늘어났다. 미국국립보완통합건강센터(NCCIH)와 미국국립보건원(NIH)는 넓은 범위의 상태에서 침술을 광범위하게 지원하는 것에 주의하고 있지만 미국국립보완통합건강센터는 특정 상태의 치료 효과를 과학적으로 입증하기 위한 노력으로 많은 분야의 연구를 지속적으로 지원해 왔다.

미국국립보건원(NIH)의 발표에 따라 오심과 구토 치료를 위한 연구에서 심막 6 (P6)에 압력이나 자극을 주는 기구의 사용이 증가했다. 이러한 기구에는 압력 버튼이 있는 실리콘 팔찌인 씨밴드(Sea-Band, 무역 브랜드 그림 20.7), 또는 전기 자극 장치가 있는 Relief Band (무역 브랜드)가 있다. P6을 자극하는 밴드는 여러 회사에서 제조 및 유통하고 있고 대부분 P6에 압력을 가하는 버튼 또는 자석 잠금장치가 있는 확장형 손목 밴드이다. 일부 모델은 보다 강력한 치료를 제공하는 전기 자극도 제공하며 모든 제품은 처방전 없이 살 수 있다.

Gach와 Henning(2004)은 자가 관리 지침을 확장하여 외상, 스트레스 및 일반적인 정서적 불균형에 대해 지압을 사용하도록 하였다. 최근에는 지압 사용과 관련된 연구가 확대되어 광범위한 지점과 방법에 대한 연구들이 있다. 현재 여러 연구에서 주요 중재로 이침을 포함하고 있고 연구 결과에 따르면 서양의학으로 진

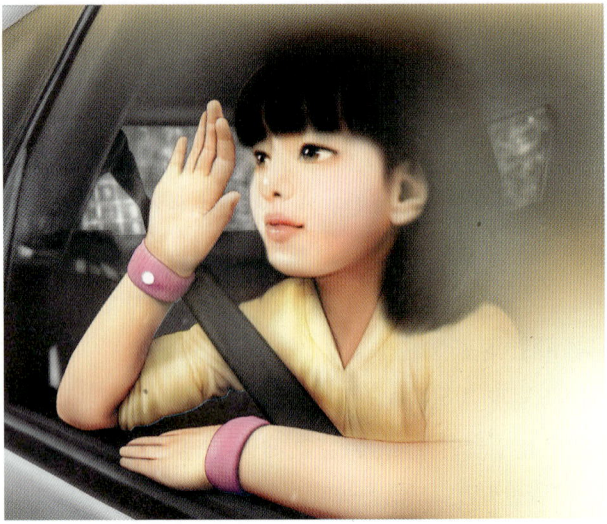

그림 20.7 씨밴드(Sea-Band) 멀미, 임신, 약물, 화학요법, 수술 후 등 다양한 원인으로 인한 오심 완화

단된 여러 상태에서 다양한 방식과 압력점을 사용한 지압으로 치료되었음을 확인했다.

선택된 연구

표 20.1에서 다양한 환자 상태를 치료하기 위한 지압 사용에 대한 최근 연구를 간략하게 요약하였다. 해당 표에는 수술 후 상태 및 암과 관련된 오심과 구토, 월경곤란, 진통과 분만, 통증, 불안, 불면증, 노인의 건강 증진 등이 포함되어 있다. 연구에서는 다양한 압력 관련 방식으로 완화 효과를 평가했다. 대부분의 연구는 미국 외에서 이루어졌는데 이는 미국 이외의 나라는 고대의 의학 사용에 대한 문화적 장벽이 낮고 지압의 사용을 문화적 건강 관행의 일부로 수용하기 때문이다.

메타분석

코크란 등이 발표한 메타 분석에 따르면 여러 증상 치료에 지압을 사용하면 유용할 수 있지만, 보다 엄격한 실험 연구가 필요하다. 리뷰에 따르면 논문의 질적 측면에서는 지압 사용과 관련된 결론과 과학적, 이론적, 임상적 진보에 한계가 있

표 20.1 지압과 복합 중재를 이용한 연구의 예

저자	조건	방식	결과/결론
Perkins 외 (2020)	완화요법 환자	Sea-Band on P6	오심있는 질병에서 통계적 유의미한 차이 없음
Solt Kirca and Kanza Gul(2020)	임신 시 오심과 구토	임신한 여성에게 지압을 교육한 이중 맹검 무작위 실험연구	지압이 오심과 구토를 감소시킴
Li 외(2018)	증상이 있는 무릎 골관절염	8주간 주당 5회의 지압을 받은 외래 환자를 대상으로 하는 무작위 실험연구	통계적으로 유의한 무릎 통증의 개선
Susana 외(2020)	양성 질환의 경부 통증	특정한 지점에 스스로 지압을 적용한 무작위 실험연구	중재 집단에서 통증 점수는 더 낮고 삶의 질 이용 지수는 더 높았음
Soylu and Tekinsoy(2021)	복강경 담낭절제술 후 통증	간호사가 Neiguan (P6)과 Hegu (LI4)에 지압 자극	지압은 통증을 감소시키고 배변 시간을 단축시킴
Asgari 외(2020)	수근관의 이동에 대한 통증과 제한	계획된 수술 1개월 동안 환자에게 교육함	임상증상의 강도가 감소되고 손의 기능이 개선됨
Hsieh 외(2019)	항결핵약물요법의 이상 반응	약물 복용 전에 자가 지압을 교육받음	지압은 약물로 인한 소화기 이상반응을 예방하고 완화시킴

다. 연구 대상자 수가 적고 중재 효과를 검증하기 위한 명확한 설명이 부족하기 때문에 여전히 과제로 남아 있다(표 20.2 참조).

소아 환자에 대한 지압을 중재한 연구는 많지 않지만 중의학의 맥락에서 어린이는 어떤 유형의 에너지에도 민감하게 반응할 수 있고 성인에서와 동일한 이점이 있다. 지압은 다른 치료법보다 침습적이지 않아서 소아 환자에게 더 잘 적용할 수 있다. 이러한 연구 중 일부는 지압방식이나 이침 형태, 또는 지압과 침술을 병용하는 중재로 한 연구가 증가하고 있다.

연구자금 문제나 건강과 웰빙을 개선하는 단순한 중재에 대한 회의적인 시각이 남아 있기 때문에 지압 연구에 방법론적인 문제들이 지속되고 있다. 표본 크기가 작은 문제와 연구 설계 결함을 극복하기 위해 몇몇 메타 분석이 진행되었다. 약물 중재에 대한 우려가 커지고 간호사들이 혁신적이고 쉽게 시행되는 요법을 제공하려는 동기로 인해 다른 방식에 대한 관심이 증가되고 있다. 간호사는 서양식 진단을 사용하여 중재 계획의 일부로 지압을 적용할 수 있고 고용주는 간호사의 간호수행에 지압 기술을 통합해 보도록 장려할 수 있다. 지압 기술은 쉽게 배우고, 최소한의 침습성을 가지며, 환자의 결과에 유익한 긍정적인 영향을 준다. 지압 중재법은 신체의 가장 중요한 두 가지인 합곡(대장 4)와 내관(심막 6)을 이용하여 아래에서 더 설명된다.

표 20.2 다양한 조건에서 지압 또는 침술의 사용에 대한 메타분석

저자	조건	중재 또는 방식	결과/결론
Garcia 외(2021)	화학요법으로 유발된 오심과 구토	PC6에 전기 자극	급성 오심과 구토의 발생 회수의 감소를 보여주는 14개 연구에 대한 메타 분석
He 외(2020)	암통증의 향상	통증완화에 제공하는 지압/침술 병합	병합 요법이 통증 감소를 증가시킨다는 25개의 연구에 대한 분석
Chen 외(2020)	노인 대상 건강 증진	지역사회 노인에게 지압 교육	수면의 질과 인지 기능 향상;변비 완화와 통증 완화 증가
Smith 외(2020)	분만 동안 통증 관리	침술이나 지압	지압은 증상 완화를 위한 가능성을 보여줌. 더 엄격한 연구 설계가 필요함
Godley and Smith(2020)	만성 요통	특정 지점에 적용한 지압	150개 연구의 메타 분석에서 지압이 실현가능하고 효과적이며 저비용 방법으로 요통 치료에 적용됨
Fu 외(2021)	수술 후 오심과 구토	침술이나 지압의 프로토콜	침술이 위약보다 뛰어났고 수술 후 오심과 구토 관리에 유용했음
Raana and Fan(2020)	분만 1기 동안의 통증	치료자에 의해 처방된 지점에 침술	침술은 분만 동안 통증완화에 유의했고 표준화된 프로토콜이 요구됨

중재

중의학 전문가는 여러 단계 진단 과정을 통해 자극할 지점을 선택한다. 간호사는 서양식 증상 체계로 환자의 통증을 감소시킬 지점을 결정할 수 있고 환자와 가족에게 증상을 줄이고 신체의 치유 강도를 자극하는데 도움이 되는 지압법을 시행하도록 가르칠 수 있다.

사용 지침

간호사는 일반적인 증상 완화를 위한 특정 행동의 몇 가지 공통점을 이용하여 환자의 치료에 지압을 통합할 수 있다. 간호사는 환자를 지압으로 치료하거나 환자나 가족에게 치료 계획의 일부로 지압을 사용하도록 가르칠 수 있다.

환자를 만지기 전에 간호사는 환자가 접촉을 수용하는지 준비 상태를 평가해야 한다. Shames and Keegan은 환자를 다음과 같이 평가할 것을 권장한다.

- 심신의 상황에 대한 인식
- 참고할 수 있는 병태 생리학적 문제
- 심리적 장애 병력
- 접촉에 대한 문화적 신념
- 신체 치료에 대한 이전의 경험

각각의 지점은 해부학적 표시로 위치하며 많은 책에서 점 위치를 설명하고 있다. 표준 측정 단위는 '촌(마디)'으로 개인마다 다르다. 특정 환자에 대한 한 촌은 '환자의 엄지손가락 가운데 손가락 관절의 폭' 또는 '환자의 구부러진 가운데 손가락의 굴곡 주름 끝과 끝 사이의 거리'로 정의된다. 두 촌은 검지, 중지, 약지의 폭과 같다.

자극 지점

Gach(1990)에 따르면 자극하기 위해 여러 가지 다른 유형의 기술을 사용한다.

- 단단히 고정된 압력 – 엄지, 손가락, 손바닥, 손 측면 또는 손가락 관절 사용
- 느린 동작으로 주무르기 – 손 뒤꿈치로 엄지와 손가락을 사용하여 큰 근육을 압박

- 활발하게 문지르기 – 마찰을 이용하여 혈액과 림프를 자극
- 빠른 두드림 – 얼굴과 같이 몸의 보호되지 않은 부분의 근육을 자극하기 위해 손가락 끝을 사용

지압의 효과 평가

Gach는 결과를 평가하기 위한 지침을 개발했고 평가 요소는 다음과 같다.

- 지압으로 해결하려는 문제 확인
- 요법에 사용되는 지점 확인
- 지압을 위한 시간 결정하기
- 상태를 악화시키는 원인 파악(예: 기립, 추운 날씨, 생리, 변비, 운동 부족, 스트레스, 여행, 기타 변수)
- 3일 후, 1주 후에 환자가 경험한 변화를 기술
- 웰빙의 상태와 전반적인 느낌의 변화를 설명

선택된 상황에 따른 지압

오심

지점: PC6 (내관: '안쪽 관문')

위치: 심막6은 손목의 가로 주름에서 상방향으로 2촌(단위) 떨어진 손목의 내측에 위치한다. 이 지점은 장측근(palmaris longus)과 요골근(flexor carpi radialis)의 힘줄 사이에 있다. 환자는 손바닥을 위로 향하게 한 반대편 손에 검지, 중지, 약지(중간 세 손가락)를 놓아야 한다. 약지 아래, 두 힘줄 사이에 있는 지점이 PC 6이다(그림 20.8 참조).

기능: 심막6 지점에 대한 기능은 연구에서 논의된 바대로 앞서 요약되었다.

자극 방법: 심막6은 단단한 압력으로 자극할 수 있고, 엄지로 회전하는 방법이나 sea-band와 같은 고정된 압력장치를 사용할 수 있다.

간호 적용: 다양한 상황에서 오심 치료에 사용될 수 있지만, 앞서 언급된 연구에서는 주로 수술 후 오심, 임신 중 오심, 그리고 화학요법 동반 오심에 초점을 맞추고 있다.

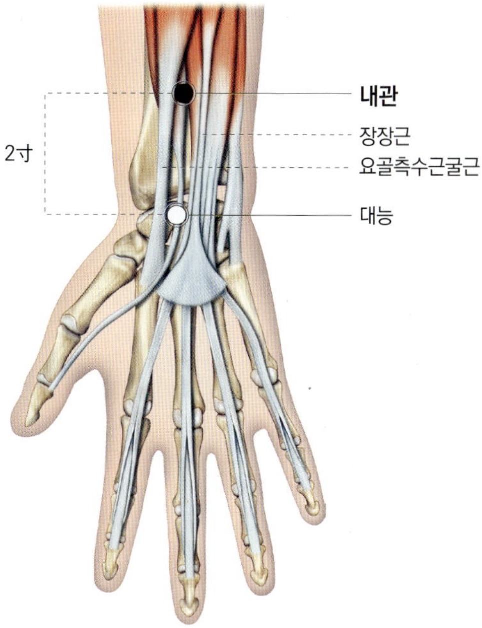

그림 20.8 압력 지점 심막6. 이 점은 여러 가지 기능을 가지고 있으며 가장 중요한 점 중 하나이다.

통증 및 위장 장애

지점: 대장 4 (LI4; 합곡, '계곡에 합류', 그림 20.9)

위치: 이 지점은 손등에서 엄지손가락을 외전할 때 움푹 패인 부분 또는 골짜기를 형성하는 첫 번째와 두 번째 손가락뼈의 접합부 사이의 중간 지점에 있다. 이 점을 쉽게 찾을 수 있는 두 가지 방법은 엄지손가락이 검지손가락에 닿은 상태에서 손을 잡고 손이 눈높이에 있을 때 엄지손가락과 검지손가락 저부의 가장 높은 언덕이 LI4 위치이다. 또는, 간호사는 환자에게 한 손의 엄지손가락을 반대 손의 엄지손가락과 검지손가락 사이에 있는 공간에 넣도록 지시한다. 환자는 한 손의 엄지손가락 첫 번째 마디주름을 다른 손의 공간과 맞추고 엄지손가락을 돌려 검지와 엄지손가락 사이의 살집 부분을 닿게 한다. 엄지손가락 끝이 엄지손가락과 검지손가락 사이에 닿는 부분이 그 위치이다.

기능: 이 지점은 다양한 기능이 있으며 신체에서 가장 중요한 점 중 하나이다. 통증을 완화시키고 기를 조절하고 보호하는 기(서양 의학에서 이것은 면역 체계를 형성하는 기능으로 간주됨)를 생성한다. 대장에 수분을 보유하여 설사나 변비를 완화한다. 코를 맑게 하고 천식, 기관지염, 일반 감기에서 폐를 조절하고 분만 진통을 촉진한다. 진통을 촉진하기 때문에 임신에서 금지된다.

자극 방법: 회전 엄지 마사지 기술을 사용하여 이 지점에 단단한 압력을 가할 수 있다. 이 지점은 민감하며 환자가 불편해 하지만 정상이며 문제가 아니다.

간호 적응증: 이 지점은 몸의 고통을 덜어주고 설사나 변비가 있는 사람은 이 점을 자극하면 위장 기능의 균형이 잡히기 때문에 증상이 완화될 수 있다. 이 점은 분만을 유도하는 데 사용될 수 있으며 통증 완화 효과와 함께 도움이 될 수 있다.

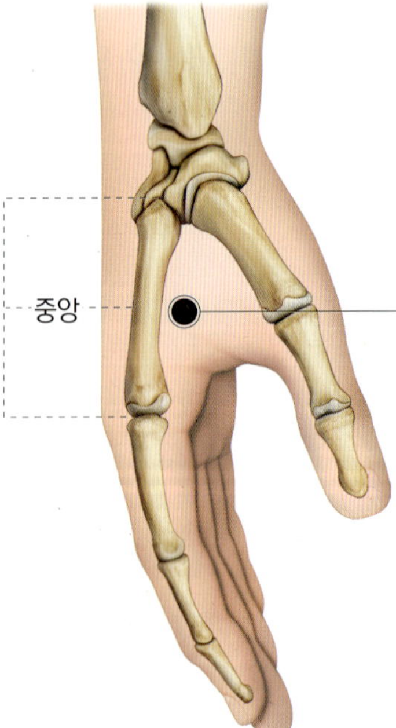

그림 20.9 대장 4 (LI4; 합곡, '계곡에 합류')

주의 사항

Gach가 그의 책 'Acupressure Potent Points'에서 요약한 지침과 주의사항은 다음과 같다.

- 어떤 부위를 갑자기 힘을 주거나, 거슬리는 방식으로 누르지 않는다. 조직의 층과 내부 기관이 반응할 수 있도록 천천히, 리듬감 있는 방식으로 손가락 압력을 가한다.
- 특히 환자가 아픈 경우 복부 점을 조심스럽게 사용한다. 특히 장암, 결핵, 백혈병 등 생명에 지장이 있는 질환이 있는 경우에는 복부를 피한다. 임신 중에는 복부 부위를 피한다.
- 임신 중에는 LI4 (대장경락 네 번째 지점), K3 (신장경락 세 번째 지점), SP6 (비장경락 여섯 번째 지점) 등 특정 지점의 강한 자극을 피해야 한다. 이러한 지점은 임신에 영향을 미칠 수 있다.
- 사타구니와 같은 림프절 부위, 귀 바로 아래 목 부위, 겨드랑이 근처의 바깥쪽 유방은 매우 민감하다. 이 부분은 가볍게 터치한다.
- 심각한 화상, 궤양 또는 감염 부위에 직접 작업하지 않는다.
- 새로운 흉터에 직접 적용하지 않는다. 수술 부위나 다른 상처는 직접 만져서는 안 된다. 부상 주변을 계속 압박하면 부상이 치유되도록 자극할 수 있다.
- 지압 치료 후에는 추위에 대한 내성이 낮아지고 몸의 기운이 치유에 집중되므로 환자가 따뜻한 옷을 입고 찬바람을 맞지 않도록 한다.
- 새로 발생한 급성 또는 심각한 질병이 있는 사람들에게는 조심스럽게 지압한다.
- 지압은 암, 전염성 피부 질환 또는 성병에 대해서는 단독 치료법으로 사용하지 않는다.
- 심장 질환, 암 또는 고혈압 환자에게는 활발한 문지르기, 깊은 압력, 주무르기를 사용해서는 안 된다.

문화적 적용

간호사들은 다양한 문화적 배경의 환자들과 함께 일한다. 전 세계의 여러 문화권은 건강을 증진, 유지하거나 질병을 치료하기 위해 도수 요법을 사용한다. 그 치료법들은 다양한 인구 집단이 사용하는 토착민 치유 방법의 일부이지만, 미국에서는 보완대체의학(CAM)으로 분류된다. 하지만 많은 문화권 내에서 개인과 가족은 도수 요법을 주류로 하고 건강 실천방법에 필수적인 것으로 취급하며 중국 본토의 경우에도 그대로 남아 있다. 중국 및 국제적으로 지압의 현대적인 광범위한 사용은 사이드바 20.1에 설명되어 있다.

사이드바 20.1 지압과 국제적 인기

Fang Yu, 애리조나 주립 대학교, 피닉스, AZ, 미국(PR China)

2017년 봄의 어느 주말, 나는 미네소타주 블루밍턴에서 당시 고등학생이었던 조카에게 유명한 쇼핑몰인 '몰 오브 아메리카(mall of America)'를 자랑하고 있었다. 주변을 어슬렁거리는 동안, 우리는 마사지 가게의 눈에 띄는 중국 반사학 사진에 사로잡혔다. 반사학 그림은 일반적인 지압점과 다른 기관과의 연관성을 묘사했다.

지압은 3,000년 이상 동안 질병을 치료하기 위한 전통적인 중국 의학의 관행이다. 고대의 요법사들은 지압점을 문지르고 누르는 특정 기술을 적용하면 출혈, 통증, 붓기와 같은 증상을 완화시킬 수 있음을 발견했다. 사용된 지압점은 신체의 목표 증상이 발생하는 부위와 같을 수도 있고 아닐 수도 있는데, 이를 반사요법이라고 한다. 지압점의 선택은 음양의 균형을 재조정하고 기(중의학에서 말하는 생명에너지)와 혈액을 자극하여 증상 완화를 유도하는지에 대한 이론에 따라 달라진다. 문지르고 누르는 데 사용되는 손가락과 손가락 관절은 단일 손가락(엄지나 중지), 이중 손가락(예: 두 개의 엄지) 또는 여러 손가락일 수 있다.

지압은 일반적인 질병의 치료에 널리 사용되었으며, 특히 의사가 부족하고 의료 서비스에 대한 접근이 제한된 농촌 지역에서 많이 사용되었다. 많은 실무자들은 부모님과 지역의 어른들로부터 요통, 두통, 복통, 그리고 비증(통증을 동반한 폐색 증후군)을 치료하기 위해 지압을 사용했다. 최근 30년은 질병 예방 및 치료뿐만 아니라 건강 및 웰빙 증진에 대한 인식이 높아짐에 따라 중국에서 지압 사용에 대해 상상할 수 없는 인기를 확인하였고 지압과 컵핑(부항)과 같은 다른 중의학 실무관련 자가 관리 사업이 성장하였다. 스파와 마사지 가게는 중국인들에게 점점 더 인기가 많아지고 휴식과 사교를 위한 장소로 모든 중국 도시에서 쉽게 접근할 수 있다. 예를 들어, 상하이 거리에서 1,500피트마다 발 지압소가 있는 것으로 추정되었다.

나는 미국 쇼핑몰 안에 있는 마사지 가게 앞에서 조카가 지압 기구를 구매할지를 기다리면서, 내가 중국을 방문했을 때 어떻게 처음으로 발 마사지 가게를 방문하였는지를 떠올렸다. 나는 워싱턴 D.C.와 뉴올리언스와 같은 미국의 큰 도시들을 여행할 때, 비슷한 가게들을 발견하고 매우 기뻤고 그곳에서 지압을 즐겼다. 2017년에 우리 마을 내에 접근 가능한 지압이 들어왔다는 것을 알게 되었다! COVID-19 팬데믹 동안 나는 애리조나 피닉스에 있는 애리조나 주립 대학교로 이사했고 2021년 여름이 되어 옷을 좀 사야 해서 애리조나 길버트에 있는 샌탄 빌리지로 쇼핑을 갔다. 아이쇼핑을 하던 중 뜻밖에 발마사지 업소의 모습이 눈에 띄었고 그 순간, 나는 지압이 정말 국경을 넘어 국제적으로 활성화되었다는 것을 깨닫고 중국 뿌리와 문화에 대한 깊은 감사를 느꼈다.

아시아 출신 사람들뿐만 아니라 거의 모든 다른 문화에서도 민속적이고 토착적인 치유 관행은 일반적이다. 이러한 방법에는 마사지, 지압, 문지르기, 스트레칭, 피부 당기기 등이 포함되며 허브 제제, 오일 또는 찜질을 사용하기도 하고 사용하지 않기도 한다. 예를 들어 많은 토착민 치유 방법은 출산 준비에 초점이 맞춰져 있다. 설명하자면, 오악사카(멕시코 주)에서는 임신과 출산의 아픔과 고통을 덜어주고, 태어난 직후에 아기를 자극하는 '소바다 마사지'라는 방법이 임신 기간의 진단 도구로 사용된다. 인도에서는 다양한 오일을 사용한 유아 마사지가 일반적인 관행이며, 최근 연구에 따르면 코코넛 오일을 사용한 마사지는 아기의 체중 증가를 증진시키는 것으로 확인되었다.

서양식 훈련을 받은 간호사들은 서로 다른 문화 집단의 피부 마사지와 문지르기 방법을 이해하지 못할 수도 있고 관찰한 것을 잘못 해석할 수도 있지만, 가족이 서로의 아이들을 돌보는 일상적인 일의 일부로 사용하는 관행을 표현하도록 하는 것이 중요하다. Struthers는 '간호사와 기타 의료 제공자들이 개방적인 의사소통을 위해 대상자가 받을 수 있는 전통적인 토착 의료 서비스에 대해 지식을 갖출 필요가 있다'고 강조했다. 이 관행의 명칭은 문화 집단마다 다르지만, 각각은 건강 루틴과 가족 유대의 일부로 피부 자극을 사용한다.

코로나19 시대의 자가관리 간호

간호사들도 사람이고, 환자들의 상태를 개선하기 위해 사용되는 지압 중재는 간호사와 간호학생들에게도 적용되어 그들의 상태를 개선할 수 있다. 또한 지압은 만성 요통이 있는 간호사의 삶의 질을 향상시킨다. 자가 치료와 COVID-19 환자 치료를 위한 침술과 지압은 치유 환경을 자극하고 개선하는 데 도움이 될 수 있다. 최근 코로나19 팬데믹으로 간호 분야 역시 큰 어려움을 겪고 있다. 간호사의 심리적 스트레스 정도는 측정하기가 어려웠는데, 지압은 간호사의 스트레스 관리 능력에 기여할 수도 있고 환자와 간호사 모두에게 도움이 될 수도 있다. 한국의 한 연구는 경락이 간호사들의 스트레스, 피로, 불안감을 줄이는 데 효과적이라는 것을 입증했으며 지압은 이완을 촉진하고 노인의 정신 건강을 향상시키는 데 사용될 수 있다. 지압은 간호사의 정신 건강과 휴식 지원에도 사용될 수 있다. 지압은 COVID-19 백신 주사의 부작용 완화 여부를 판단하기 위한 연구 프로토콜로도 발표되었다.

앱

스마트폰 앱은 특정한 지압 프로토콜을 안내하는 데 사용할 수 있고, 간호사가 사용하기 쉽고 환자에게 기술을 가르치는 데 유용하다. 이러한 지압 방법은 간호사가 자가 관리 과정에서 도움을 줄 뿐만 아니라 환자가 일상적인 자가 관리를 하거나 급성 COVID-19 경험 및 종종 장기간의 회복과정에서 도움을 줄 수 있다. 예를 들어, 무료 앱인 Point Acupressure Selfcare 앱(https://apps.apple.com/us/app/point-acuppress-selfcare-app/id1528501360)은 Press Health, LLC에서 아이폰용으로 설계했다. 이 앱은 인증을 받고 자격있는 침술사의 전문지식을 바탕으로 만들어져서 언제 어디서나 스트레스, 통증, 불안을 완화하기 위해 지압점을 자극하는 기본적이고 휴대가능한 안내를 제공한다. 맥 앱스토어를 통해 구매할 수 있다. 다른 앱은 무료 또는 구매용으로 있다. 대상자는 이용 가능한 제품 등급과 리뷰를 읽고, 해결하고자 하는 목적에 맞게 제품 품질과 적합성에 따라 앱을 선택하거나 구매해야 한다.

전 세계 수백만 명의 사람들이 지압을 사용한다. 이 기술을 간호 계획에 통합하면 우리가 공유하는 공통점, 즉 인간의 고통을 덜어주고자 하는 욕구와 우리를 하나로 묶을 것이다.

후속 연구

서양 의학의 연구 기술을 사용하여 중의학의 방법과 기본 이론을 실험하는 많은 연구 분야가 있다. 지압 전략의 유용성에 대한 연구 질문은 완화 치료, 재활 간호, 여성의 분만 지원, 건강 증진 및 질병 예방 프로그램을 포함한 간호의 많은 영역에서 제안될 수 있다. 서양에 기반을 둔 모델에서는 다양한 방법의 자극(주사, 전기 자극 및 수동 압력 포함)을 사용하는 지압과 침술이 일반적이다. 건강관리에서 지압의 사용과 관련된 많은 흥미로운 문제들이 엄격한 연구 과정을 통해 해결되어야 하지만, 특히 간호와 관련된 몇 가지를 아래에 제시한다.

- 불안과 스트레스 완화를 위해 선택된 압력 지점의 스마트폰 앱을 간호사/간호학생 자가 관리의 일부로 사용하면 그들의 웰빙을 증진하고 스트레스 관련 질병을 줄이는 데 효과적일 수 있을까?
- 환자 치료의 일상적인 부분으로 지압을 사용하면 환자 만족도를 높이는 것과 관련이 있을까?
- 지압을 사용하면 편안함을 촉진하고 수술 후 통증을 완화하는 데 필요한 수술 후 진통제의 양을 줄일 수 있을까?
- 환자들에게 통증을 줄이고 퇴원 후 정서적, 신체적 회복에 도움이 되도록 침술을 가르치면 효과적일 수 있을까?

웹사이트

- Accupressure.com (www.acupressure.com)

지압에 대해 광범위하게 저술한 전문가 Micheal Reed Gach 박사의 웹사이트이다(그의 출판물 목록은 웹사이트에 있다). 여기에는 지압 중재의 인증을 받을 수 있는 온라인 과정 목록이 포함되어 있고 증상 또는 서양 의학 진단에 따른 치료를 위한 점의 위치도 이 사이트에서 사용할 수 있다.

■ 임신과 출산을 위한 침술과 침술(https://accupture.rhizome.net.nz)

데브라 베츠가 운영하는 이 웹사이트는 임신과 출산 시 지압 사용에 대한 자세한 내용을 제공한다. 다양한 언어로 환자와 의사들을 위한 다양한 브로슈어를 제공한다.

참고문헌

Acufinder.com. (2017). The definition of "Qi." https://www.acufinder.com/Acupuncture+Information/Detail/The+Definition+of+Qi+Acupuncture.com

Asgari, M. R., Vafaei-Moghadam, A., Babamohamadi, H., Ghorbani, R., & Esmaeili, R. (2020). Comparing acupressure with aromatherapy using Citrus aurantium in terms of their effectiveness in sleep quality in patients undergoing percutaneous coronary interventions: A randomized clinical trial. Complementary Therapies in Clinical Practice, 38, 101066. https://doi.org/10.1016/j.ctcp.2019.101066

Betts, D. (2018). Acupuncture and acupressure for pregnancy and childbirth. https://acupuncture.rhizome.net.nz/download-booklet

Betts, D., & Budd, D. (2011). Forbidden points in pregnancy: Historical wisdom? Acupuncture in Medicine, 29, 137–139. https://doi.org/10.1136/aim.2010.003814

Chen, M. C., Yang, L. Y., Chen, K. M., & Hsu, H. F. (2020). Systematic review and meta-analysis on using acupressure to promote the health of older adults. Journal of Applied Gerontology, 39(10), 1144–1152. https://doi.org/10.1177/0733464819870027

Cheng, K. J. (2009). Neuroanatomical basis of acupuncture treatment for some common illnesses. Acupuncture in Medicine, 27(2), 61–64. https://doi.org/10.1136/aim.2009.000455

Cheng, K. J. (2014). Neurobiological mechanisms of acupuncture for some common illnesses: A clinician's perspective. Journal of Acupuncture and Meridian Studies, 7(3), 105–114. http://www.jams-kpi.com/article/S2005-2901(13)00174-X/fulltext#sec2.4

Cherkin, D. C., Sherman, K. J., Avins, A. L., Erro, J. H., Ichikawa, L., Barolow, W. E., Delaney, K., Hawkes, R., Hamilton, L., Pressman, A., Khalsa, P. S., & Deyo, R. A. (2009). A randomized trial comparing acupuncture, simulated acupuncture, and usual care for chronic low back pain. Archives of Internal Medicine, 169(9), 858–866. https://doi.org/10.1001/archinternmed.2009.65

Davis, R. (2000). Cultural health care or child abuse? The Southeast Asian practice of cao gio. Journal of the Academy of Nurse Practitioners, 3(2), 125–131. https://onlinelibrary.wiley.com/doi/epdf/10.1111/j.1745-7599.2000.tb00173.x

Dossey, B. M., Keegan, L., & Guzzetta, C. E. (2000). Holistic nursing: A handbook for practice. Aspen.

Fan, S. (2016). Auricular acupuncture. http://acupuncturewellnessfan.com/therapy/acupuncture-in -dc-va-md/auricular-acupuncture-in-dc-va-md

Fu, Q., Xie, H., Zhou, L., Li, X., Liu, Y., Liu, M., Wang, C., Wang, X., Wang, Z., Tang, J., Xiao, H., Xiao, Z., Zhou, J., Feng, C., Wang, L., Ao, Z., Chen, X., Su, C., Wu, X., Zhao, M., … Jiang, L. (2021). Traditional Chinese medicine auricular point acupressure for the relief of pain, fatigue, and gastrointestinal adverse reactions after the injection of novel coronavirus-19 vaccines: a structured summary of a study protocol for a multicentre, three-arm, single-blind, prospective randomized controlled trial. Trials, 22(1), 162. https://doi.org/10.1186/s13063-021-05138-3

Gach, M. R. (1990). Acupressure's potent points: A guide to self-care for common ailments. Random House. https://www.penguinrandomhouse.com/books/57326/acupressures-potent-points-by-michael-reed-gach/9780553349702/

Gach, M. R., & Henning, B. A. (2004). Acupressure: A self-care guide for trauma, stress, and common emotional imbalances. Bantam Books.

Garcia, G. T., Ribeiro, R. F., Faria Santos, I. B., Gomes, F. C., & de Melo-Neto, J. S. (2021). Electrical stimulation of PC 6 to control chemotherapy-induced nausea and vomiting in patients with cancer: A systematic review and meta-analysis. Medical Acupuncture, 33(1), 22–44. https://doi.org/10.1089/acu.2020.1431

Godley, E., & Smith, M. A. (2020). Efficacy of acupressure for chronic low back pain: A systematic review. Complementary Therapies in Clinical Practice, 39, 101146. https://doi.org/10.1016/j.ctcp.2020.101146

Han, J-S. (2003). Acupuncture: Neuropeptide release produced by electrical stimulation of different frequencies. Trends in Neuroscience, 26(1), 17–22. https://pubmed.ncbi.nlm.nih.gov/12495858/

He, Y., Guo, X., May, B. H., Zhang, A. L., Liu, Y., Lu, C., Mao, J. J., Xue, C. C., & Zhang, H. (2020). Clinical Evidence for Association of Acupuncture and Acupressure with Improved Cancer Pain: A Systematic Review and Meta-Analysis. JAMA Oncology, 6(2), 271–278. https://doi.org/10.1001/jamaoncol.2019.5233

Hofmeyer, A., Taylor, R., & Kennedy, K. (2020). Knowledge for nurses to better care for themselves so they can better care for others during the Covid-19 pandemic and beyond. Nurse Education Today, 94, 104503. https://doi.org/10.1016/j.nedt.2020.104503

Hoo, J. J. (1997). Acupressure for hyperemesis gravidaum. American Journal of Obstetrics and Gynecology, 176(6), 1395–1396. https://doi.org/10.1016/s0002-9378(97)70369

Hsieh, C. J., Su, W. J., Wu, S. C., Chiu, J. H., & Lin, L. C. (2019). Efficacy of acupressure to prevent adverse reactions to anti-tuberculosis drugs: Randomized controlled trials. Journal of Advanced Nursing, 75(3), 640–651. https://doi.org/10.1111/jan.13881

Hu, R-F., Jiang, X-Y., Chen, J., Zeng, Z., Chen, X. Y., Li, Y., Huining, X., & Evans, D. J. W. (2015). Non-pharmacological interventions for sleep promotion in the intensive care unit. Cochrane Database of Systematic Reviews, 2015(10). https://doi.org/10.1002/14651858.CD008808.pub2

Huang, W., Pach, D., Napadow, V., Park, K., Long, X., Neumann, J., & Fleckenstein, J. (2012). Characterizing acupuncture stimuli using brain imaging with fMRI—a systematic review and meta-analysis of the literature. Deutsche Zeitschrift für Akupunktur, 55(3), 26–28. https://doi.org/10.1016/j.dza.2012.08.008

Kaptchuck, T. (1983). The web that has no weaver. McGraw Hill.

Kawakita, K., & Okada, K. (2014). Acupuncture therapy: Mechanism of action, efficacy, and safety: A potential intervention for psychogenic disorders? Biopsychosocial Medicine, 8, 4. https://doi.org/10.1186/1751-0759-8-4

Lade, A. (1986). Images and functions. Eastland.

Lamke, D., Catlin, A., & Mason-Chadd, M. (2014). "Not just a theory": The relationship between Jin Shin Jyutsu® self-care training for nurses and stress, physical health, emotional health, and caring efficacy. Journal of Holistic Nursing, 32(4), 278–289. https://doi.org/10.1177/0898010114531906

Li, L. W., Harris, R. E., Tsodikov, A., Struble, L., & Murphy, S. L. (2018). Self-acupressure for older adults with symptomatic knee osteoarthritis: A randomized controlled trial. Arthritis Care & Research, 70(2), 221–229. https://doi.org/10.1002/acr.23262

Liang, F., Chen, R., & Cooper, E. L. (2012). Neuroendocrine mechanisms of acupuncture. Evidence-Based Complementary & Alternative Medicine, 2012, 1–2. https://doi.org/10.1155/2012/792793

Longhurst, J. C. (2010). Defining meridians: A modern basis of understanding. Journal of Acupuncture and Meridian Studies, 3(2), 67–74. https://www.sciencedirect.com/science/article/pii/S2005290110600143

Lund, I., & Lundeberg, T. (2016, December 15). Mechanisms of acupuncture. Science Direct Elsevier, Research Gate. https://www.researchgate.net/publication/311505128_Mechanisms _of_Acupuncture

MacPherson, H., Hammerschlag, R., Coeytaux, R. R., Davis, R. T., Harris, R. E., & Kong, J.-T., Wayne, P. M. (2016). Unanticipated insights into biomedicine from the study of acupuncture. Journal of Alternative and Complementary Medicine, 22(2), 101–107. https://doi.org/10.1089/acm.2015.0184

Najafabad, M. V., Ghafari, S., Nazari, F., & Valliani, M. (2019). The effect of acupressure on the quality of life among females with chronic back pain. Applied Nursing Research, 51, 151175.https://doi.org/10.1016/j.apnr.2019.05.020.

National Center for Complementary and Integrative Health. (2021). Acupuncture: In depth. https://nccih.nih.gov/health/acupuncture-in-depth

National Institutes of Health. (1997). Acupuncture. NIH Consensus Statement Online, 15(5), 1–34.https://consensus.nih.gov/1997/1997Acupuncture107html.htm

Perkins, P., Parkinson, A., Parker, R., Blaken, A., & Akyea, R. K. (2020). Does acupressure help reduce nausea and vomiting in palliative care patients? A double blind randomised controlled trial. BMJ Supportive & Palliative Care. Advance online publication. https://doi.org/10.1136/bmjspcare-2020-002434

Raana, H. N., & Fan, X. N. (2020). The effect of acupressure on pain reduction during first stage of labour: A systematic review and meta-analysis. Complementary Therapies in Clinical Practice, 39, 101126. https://doi.org/10.1016/j.ctcp.2020.101126

Sankaranarayanan, K., Mondkar, J. A., Chauhan, M. M., Mascarenhas, B. M., Mainkar, A. R., & Salvi, R. Y. (2005). Oil massage in neonates: An open randomized controlled study of coconut versus mineral oil. Indian Pediatrics, 42(9), 877–884. https://www.indianpediatrics.net/sep2005/877.pdf

Schnorrenberger, C. C. (1996). Morphological foundations for acupuncture: An anatomical nomenclature of acupuncture structures. Acupuncture in Medicine, 14(2), 89–103.

Shames, K., & Keegan, L. (2000). Touch: Connecting with the healing power in 2000. In B. Dossey, L. Keegan, & C. E. Guzzetta (Eds.), Holistic nursing: A handbook for practice (3rd ed., pp. 613–635). Aspen.

Smith, C. A., Collins, C. T., Levett, K. M., Armour, M., Dahlen, H. G., Tan, A. L., & Mesgarpour B. (2020). Acupuncture or acupressure for pain management during labor. Cochrane Database of Systematic Reviews, 2(2). https://doi.org/10.1002/14651858.CD009232.pub2

Solt Kirca, A., & Kanza Gul, D. (2020). Effects of acupressure applied to P6 point on nausea and vomiting in pregnancy: A double blind randomized controlled. Alternative Therapies in Health and Medicine,26(6), 12–17.

Soylu, D., & Tekinsoy, K. P. (2021). The effect on gastrointestinal system functions, pain and anxiety of acupressure applied following laparoscopic cholecystectomy operation: A randomised, placebo- controlled study. Complementary Therapies in Clinical Practice. May, 43, 101304. https://doi.org/10.1016/j.ctcp.2021.101304

Struthers, R. (2008). The experience of being an Anishinabe man healer: Ancient healing in the modern world. Journal of Cultural Diversity, 15(2), 70–75. https://pubmed.ncbi.nlm.nih.gov/18649444/

Susana, C. T., Maria, T., Pilar, D. S., María, M., Pilar, M. S., Valentín, M. G., & Group EDIDOCUH (2020). Effectiveness of self-applied acupressure for cervical pain of benign origin (EDIDOCUH): A randomized controlled clinical trial. Acupuncture in Medicine, 964528420961398. https://doi.org/10.1177/0964528420961398

Takeshige, C. (1989). Mechanism of acupuncture analgesia based on animal experiments: Scientific bases of acupuncture. Springer-Verlag.

Unschuld, P. U. (1999). The past 1000 years of Chinese medicine. Lancet, 354, SIV9. https://doi.org/10.1016/s0140-6736(99)90352-5

Wu, B., Zhou, R. X., & Zhou, M. S. (1994). Effect of acupuncture on interleukin-2 level and NK cell immunoactivity of peripheral blood of malignant tumor patients [in Chinese]. Zhongguo Zhong Xi Yi Jie He Za Zhi, 14(9), 537–539. https://pubmed.ncbi.nlm.nih.gov/7866002/

Yang, J-M. (2006). Chinese quigong massage (2nd ed.). Jang's Martial Arts Academy (YMAA) Publication Center, Inc.

Youngmi, C., Joo, J-M, Kim, S., & Sok, S. (2021). Effects of meridian acupressure on stress, fatigue, anxiety, and self-efficacy of shiftwork nurses in South Korea. International Journal of Environmental Research and Public Health, 18, 4199. https://doi.org/10.3390/ijerph18084199

김주숙. 경락총서. 정담미디어; 2009.

21

반사요법 Reflexology

학습 목표

1. 반사요법의 배경 이론을 설명할 수 있다.
2. 반사요법의 효과를 설명할 수 있다.
3. 반사요법의 적용방법을 설명할 수 있다.

용어 정의

- **반사요법:** ① 발과 손의 반사 영역이 모든 분비선, 기관과 신체의 부분에 해당한다는 원리에 관한 과학이다. 이러한 반사 지점들을 적절하게 자극하면 예방적 유지의 일종인 자연스러운 방법으로 많은 건강 문제에 도움이 될 수 있다(국제 반사요법 연구소, 2021). ② 발이나 손의 특정한 부분에 다양한 압력을 적용하는 요법이며 적용하는 지점들은 신체의 특정한 부분으로 대응한다(미국국립보완통합건강센터 NCCIH, 2020). ③ 발, 하지, 손, 얼굴 또는 귀의 다른 점들이 신체의 다른 영역에 대응한다는 이론에 기초한 접촉 요법이다(Association of Reflexologists, 2019).
- **발 반사요법:** ① 발의 반사 지점을 작업하는 연구와 실무로 이 지점들은 신체의 다른 부분에 해당한다. 특정한 손과 손가락 기술을 사용하는 반사요법은 신체의 해당 부분에 반응(이완)을 일으킨다(Kunz & KunZ, 2003). ② 인체와 상응하는 발 반사구를 자극하여 장기는 물론 신경, 골격, 근육, 선 등 우리 몸 전체를 작용시켜 면역력, 자연치유력을 향상시켜주는 자연치유건강법이다(한중자연치유능력협회, 2013).

반사요법은 증상 관리와 환자 웰빙 증진을 위해 사용되는 보완요법이다. 실무에서 마사지 기술은 손과 발의 특정 부위에 적용되며 반사요법은 이 부위가 몸 전체의 다른 부분과 상응한다고 보고 있다. 일반적으로 발은 표면적이 넓기 때문에 손보다 필요한 부분을 쉽게 찾을 수 있다. 이 장은 발 반사요법에 관한 것이다. 반사요법의 기반이 되는 전체론(holism)은 간호학과 공통된 철학적 요소를 가지고 있다. 이것은 간호사가 환자를 도울 때 유용한 기술이 되고, 일부 증상들을 완화시키는 근거가 된다. 반사요법은 환자의 마음을 온전하고 편안하게 해줄 뿐만 아니라 간병인에게 위로를 주기 때문에 세심한 보살핌을 주는 핵심 방법으로 사용될 수 있다. 이 요법의 과학적 기반을 강화하기 위해서는 반사학의 효과에 대한 더 많은 연구가 필요하다.

정의

반사요법은 다른 신체 부위에 해당하는 발의 정확한 반사점에 작용하는 특정한 압력 기술이다. 다양한 정의가 제시되었지만 모두 반사요법의 기본 원리를 전달한다. 반사요법의 실행에서는 사지 말단이 인체의 다른 모든 부위와 내장과 연결되어 있고, 기관, 계통, 과정 사이에 관계가 있다고 생각한다. 따라서 발이나 손에 특정한 압력 기술을 사용함으로써 전신에 영향을 미칠 수 있다. 왼쪽 발/손은 신체의 왼쪽을 나타내고 오른쪽 발/손은 신체의 오른쪽을 나타낸다.

과학적 근거

반사요법은 다양한 질병을 예방하고 치료하는 것으로 알려졌고 고대 시대부터 시작되었다. 치료적 발 마사지는 역사적으로 전 세계 다양한 문화권에서 존재해 왔다. 기원전 2500년에서 2330년 사이에 반사요법의 가장 오래된 문서화된 예시가 이집트에서 발견되었다. 특히 북미 원주민들은 여러 세대에 걸쳐 발에 반사적인 압력을 가해 치유해 왔다.

반사요법 문헌은 두 가지 주요한 정통론으로 구성되는데 전통적인 중의학(TCM)과 서양적인 구역요법에 대한 기술이다.

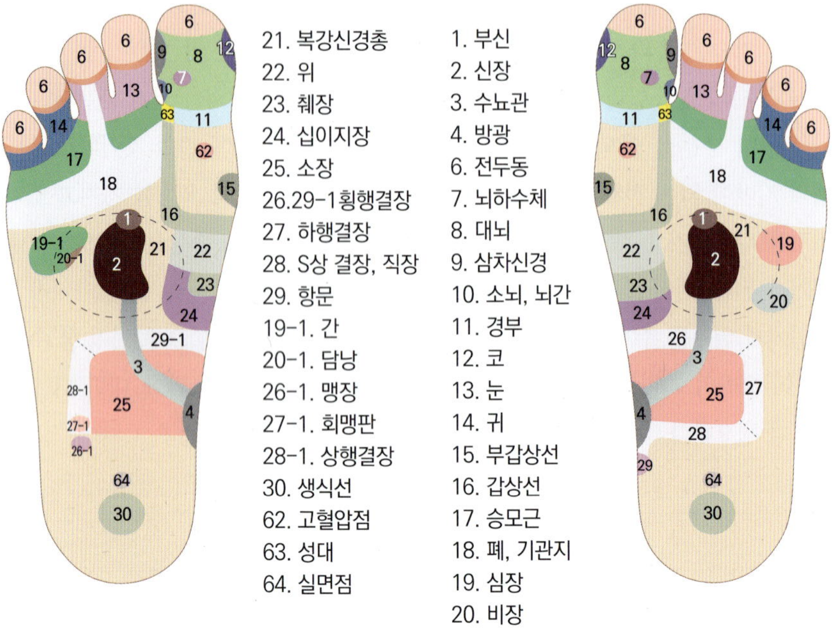

그림 21.1 발에서의 반사 지점과 신체 부분과의 관계(반사구 도표, 한중자연치유능력협회)

전통 중국 의학

신체 전체가 어떤 부분으로 표현될 수 있다는 개념은 고대부터 전해졌다. 중국에서는 최소 2,000년 동안 혀를 이용한 진단이 사용되어 왔다. 눈의 홍채, 얼굴, 귀는 신체의 다른 부분으로 신체 전체를 나타낸다. 반사요법은 중의학의 장기 표현 개념과도 일치하며, 전체가 부분에서 그 자체를 나타내는 방식이다. 즉, 발은 몸의 축소된 표현으로 볼 수 있는데, 마치 선과 장기와 같은 모든 신체 부위가 반영된 지도와 같다.

중의학에 따르면 몸 안에는 보이지 않는 에너지 경락, 즉 기라고 알려진 에너지를 운반하는 통로가 있고 기는 모든 과정에 대한 기본 동력을 책임진다. 장기를 연결하는 이 경락망 시스템에 의해 모든 장기가 서로 연결되어 있기 때문에 사람이 건강을 유지하기 위해서는 에너지가 균형있게 흘러야 한다. 기를 제대로 순환하지 못하게 하는 요소는 '과잉'과 '결핍'으로 분류된다. 과잉은 개인이 대처하기에 '너무 많은' 것이 있을 때를 말한다. 너무 많은 음식을 소비하거나 많은 폐기물을

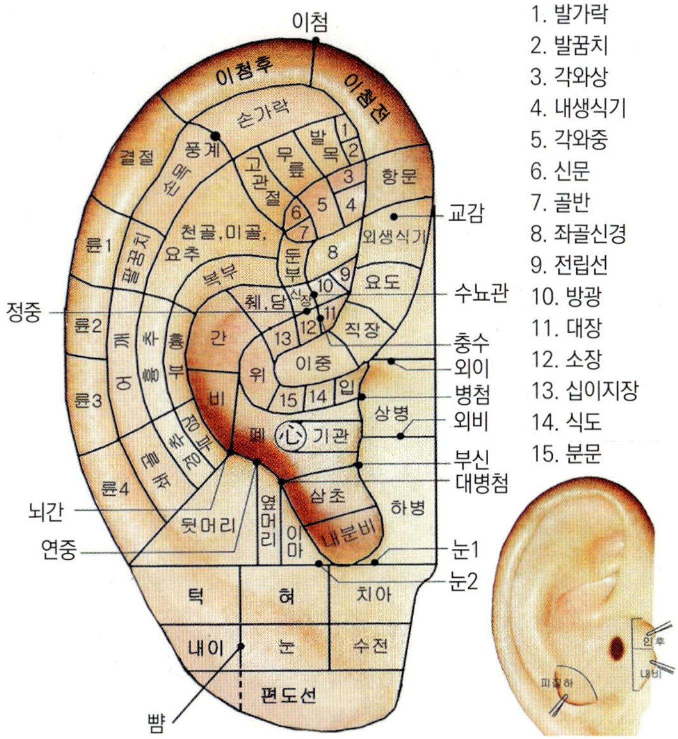

그림 21.2 귀에서의 반사 지점과 신체 부분과의 관계(한중자연치유능력협회)

처리해야 하는 경우를 예로 들 수 있겠다. 결핍은 웰빙과 건강을 촉진하는 데 필요한 하나 이상의 생명 에너지 부족 또는 상대적 불충분함이다. 생명 에너지가 부족하거나 과잉되면 외부 요인이 개인을 압도하여 고통과 질병을 유발할 수 있다.

균형 잡힌 건강한 사람은 발의 모든 부위에 걸쳐 일관된 질감이 있고 발이 부드러울 것이다. '빈' 느낌이 나거나 다른 부위와 같은 질감이 없는 부위는 해당 장기나 신체 부위의 에너지 부족을 나타낸다. 딱딱하고 단단한 부분은 에너지가 과도하다는 것을 의미한다. 만약 한 지점이 에너지가 부족하다면, 다른 지점에는 과도한 에너지가 있어야 한다. 에너지는 균형을 이루어야 한다. 빈 영역의 에너지 흐름을 향상시키기 위해 점진적으로 공격적인 압력을 가하여 치료한다. 한편 에너지가 너무 많은 부위는 가벼우면서도 일정한 압력으로 더 강력하게 치료된다. 이는 에너지가 부족한 다른 영역으로 흘러나가도록 하고, 그 부족함을 해결하는 동시에 과잉을 억제한다.

구역요법

구역요법은 20세기 초 서양에서 시작되었으며, William Fitzgerald 박사가 발의 일부 부위에 압력을 가하면 다른 신체 부분에 마취 효과가 생긴다는 것을 발견하면서 유래되었다. 그는 발이 발바닥의 특정한 부분에 해당하는 전신과 모든 기관으로 지도를 그릴 수 있다는 것을 발견했다. 그는 머리부터 발끝까지 몸을 10개의 세로 영역으로 나누었다. Fitzgerald에 따르면, 특정 구역 내의 신체의 부분들은 상응한다. 따라서, 이를 '구역' 요법이라고 불렀다.

현재의 반사요법 형태는 미국 치료사 Eunice Ingham에 의해 설립되었다. 그녀는 영역을 지침으로 하여, 신체에 특정 효과를 일으키도록 압력을 가할 수 있는 영역을 식별하기 위해 발을 차트화했다. 그녀는 발에 전신을 지도화하고 해당 영역을 반사 부위로 표시했다. Ingham에 따르면, 노폐물이나 과도한 산에 의해 혈류가 통과할 수 없을 때 신경 말단에서 칼슘 침전물이 형성되기 시작한다고 한다. 이는 일반적인 혈액 순환을 방해하고 혈액순환이 막힌 위치와 관련하여 여러 신체 부위에 불균형을 초래한다. 그녀는 반사요법이 발에 형성된 칼슘침착물, 즉 그녀가 '거친 부분'이라고 부르는 부분을 감지하는 데 도움이 될 수 있다고 주장했다. 이 영역은 만질 때 아플 수 있다. Ingham은 이러한 것을 '서리의 입자' 또는 '결정 블록'이라고 부르고 현미경으로 검사할 때 볼 수 있다고 했다. 반사요법의 마사지 기술은 이러한 막힘을 분산시키고 결정 구조를 용해시키기 위한 것으로 이에 해당하는 신경 말단 부위는 혈액 공급을 더 많이 받게 된다. 따라서 순환계와 림프계의 자극이 모두 일어나 독소의 배출과 제거를 촉진하고 이는 치유로 이어진다. 이 분야에서 연구된 다른 이론들이 있지만, 이 장에는 포함되지 않았다.

다양한 관점

반사요법과 침술의 주요 아이디어 중 하나는 중의학의 에너지 경로이다. 두 요법 모두 질병은 에너지 채널이 방해 받은 결과라고 주장하면서, 경락이나 구역을 통해 신체 전체로 에너지를 전달시킨다. 침술/지압에서, 바늘이나 손가락 압력으로 에너지를 유발하거나 억제한다. 6개의 경락이 있는데, 이는 발에서 시작하거나 끝나고 다른 끝은 손가락에서 시작하거나 끝난다. 따라서 신체 상부와 하부의 경락은 연결되어 있다.

발 전체에 적용되는 반사요법은 그곳에 위치한 침술점에서도 시행된다. 이것은 경락의 장애물을 제거하는 데 도움이 될 수 있다. 또다른 유용한 접근법은 이런 지점을 밀고, 압박하거나 마사지하여 경락의 에너지를 촉진시킨다. 이는 경락을 따라 움직이는 에너지를 강화시키고 이와 연결된 장기에서의 에너지 흐름을 강화시킨다. 전반적으로 반사요법이라는 개념은 주로 에너지에 기반을 두고 있고 신체 내에서 에너지가 어떻게 움직이는지를 평가한다. Ingham의 구역요법은 주로 유럽과 미국에서 적용되었다. 반사요법, 반사구역요법이라는 용어는 모두 현대 치료법의 사용을 나타내며, 현장에서의 전문가들의 다양한 과학적, 철학적 관점과 관련이 있다.

중재

환자는 반사요법사의 좌석보다 약간 높은 위치에서 편안한 자세로 누워야 한다. 환자는 담요를 덮고 무릎과 머리 아래에 베개를 두어 편안하게 있는다. 또한, 환자는 꽉 끼는 옷으로 인해 순환이 방해받지 않게 하고 맨발로 이완된 상태여야 한다. 위치에 따라 가해지는 압력 정도에 따라 편안함을 확인하기 위해 지속적으로 환자를 살핀다. 압력은 신체의 치유 능력을 유발하기에 충분해야 하지만, 환자가 감당할 수 있어야 한다. 개인마다 다르기 때문에 세심한 관찰이 중요하다. 시간이 지남에 따라 더 많은 치료를 받으면 발이 더 민감해질 가능성이 높다. 요법 진행 중에는 발의 각 부위에 주의를 기울인다. 예를 들어 첫 번째 발의 발가락 부위와 두 번째 발의 발가락 부위가 있다. 치료가 완료될 때까지 한 발에서 다른 발로 이어서 계속된다.

반사요법은 발 전체의 치료를 강조한다. 그러나 신체의 주요 시스템에 특정 초점을 주어야 한다. 예를 들어 적절한 배출 촉진을 위한 소화계통, 노폐물 처리를 장려하기 위한 림프계통, 소변과 에너지 흐름을 촉진하기 위한 방광과 신장(신장은 기의 하나의 원천), 이완을 허용하는 태양 신경총(감정과 감정의 저장 점), 각각의 특정 기능을 촉발하는 모든 내분비선, 그리고 산소 소비를 촉진하는 폐에 초점을 맞추어야 한다. 반사요법을 시행하는 반사요법사는 경락이 모든 장기를 서로 연결하기 때문에 순환과 배출을 높이는 동시에 기의 흐름에 영향을 준다.

반사요법에 의해 규정된 작용의 정확한 효과를 결정하기 위해서는 추가적인 연구가 필요하지만, 반사요법은 확실한 생리학적 결과를 보여주었다. 이는 부분적으로는 치료적 참여에 대한 반응과 접촉에 대한 반응으로 환자가 이완되어 있기 때문일 수 있다. 아로마요법, 잔잔한 음악, 그리고 고요한 환경을 포함한 실무와 다른 측면도 반사요법의 사용을 촉진시킬 수 있다. 국제반사요법연구소는 그 목적이 어떤 특정한 의학적 장애를 치료하거나 진단하는 것이 아니라 더 나은 건강과 웰빙을 촉진하는 것이라고 주장하고 있다.

기술

반사요법을 배우는 것은 특정한 교육이 필요하지만 적용이 쉽고, 많은 상황에서 적용될 수 있다. 발 부위에 따라 여러 가지 기술이 사용된다. 한 손은 발을 지탱하고 다른 손의 손가락과 엄지손가락은 피부를 마사지한다. 두 발에 반사요법을 수행하기 위해서는 45분에서 1시간이 충분하며 추가적인 관리가 필요한 특정 부위를 위해서 추가 시간이 가능하다. 어떤 부위도 잊지 말고 다음 영역을 시작하기 전에 한 영역을 끝내는 것이 중요하다. 각 세션이 끝날 때마다 대상자는 몇 분간 휴식을 취하도록 권장된다.

자가 관리를 위한 반사요법 사용

자가 발반사요법은 배우고 적용하기 쉽고 지각된 스트레스, 피로, 우울증 개선에 도움이 될 수 있다. 자가 관리를 위한 반사요법으로 개인의 건강을 증진시킬 수 있는데 손가락과 손을 특정한 방식으로 잡고 사용하여 자신에게 반사요법을 해줄 수 있다. 또한 대부분의 건강식품점에서 살 수 있는 발 롤러를 매일 몇 분 동안 사용할 수 있다. 반사요법 지점의 지도를 가까이 두고 발바닥이 어떻게 전체 몸을 나타내는지 탐구하면 좋다. 마사지를 시작할 때 일부 지점이 아플 수 있지만 압박을 가하면 통증이 완화될 수 있다. 부드러운 촉감과 견딜 수 있는 압력을 사용하는 한 거의 해를 가하지 않는다. 침대에 눕거나 의자에 앉아서, 발의 위치를 번갈

표 21.1 반사요법을 이용한 자가관리

손잡는 기술

손잡는 기술은 자연스러운 잡기 능력의 확장이다. 이 기술을 사용하면 하나 이상의 영역에 정확하게 압력을 가하기 위해 강력한 손잡는 기술을 다양하게 조절할 수 있다. 압력의 접촉점은 손가락이나 엄지손가락 끝이다. 단일 손가락을 잡는 기술은 손이나 발 부위를 정확히 파악하는 데 사용된다. 손가락 끝을 작업할 부위에 놓고 손바닥은 작업 중인 손 위에 놓는다.

엄지 걷기

엄지 걷기 기술의 목적은 발이나 손의 표면에 지속적이고 일정한 압력을 가하는 것이다.

1. 다른 한 손으로(손을 잡고) 발바닥을 늘려주고 작업할 엄지손가락은 발바닥에, 손가락은 발등에 둔다. 손목을 떨어뜨려 엄지손가락으로 압력을 가하는 지렛대를 만든다.
2. 엄지손가락의 첫 번째 관절을 구부렸다 폈다 하면서 한 번에 조금씩 앞으로 움직인다. 작업하는 손이 늘어나는 걸 느끼면 위치를 다시 잡고 계속 앞으로 걸어간다. 펴질 때마다 조금씩 앞으로 나아간다. 목표는 각 단계에서 작은 부위를 작업하여 지속적으로 일정한 압박감을 주는 것이다. 항상 뒤로 가지 말고 앞으로 걸어가고 엄지를 약간 구부린 상태로 유지해서 작업하고 과도하게 늘어나지 않도록 한다.

롤러 사용

1. 발을 롤러 위에 놓는다. 발의 안쪽에서 중앙으로, 바깥쪽으로 위치를 변경하면서 전체 발을 굴린다.
2. 반대발 뒤꿈치를 작업할 발가락 위에 놓고 굴린다. 발뒤꿈치는 지렛대 역할을 하며 각 발가락이 작동하도록 뒤꿈치의 위치를 조정한다.
3. 발등에 발뒤꿈치를 올려 굴리면 압력을 증가시킨다. 발을 바깥쪽에서 중앙, 안쪽으로 각도를 맞추어 전체 영역을 작업한다.
4. 발을 바깥쪽에서 중앙으로 안쪽으로 각도를 맞추어 굴리고 다리를 꼬아서 압력을 증가시킬 수 있다.
5. 발뒤꿈치는 단단해서 롤러가 쉽게 미끄러지기 때문에 압력을 가하고 롤러를 조절하기 위해서 이 부위를 굴리는 동안 다리를 꼬게 하는 게 좋을 수 있다.

출처: Kunz B., & Kunz, K. (2003). Reflexology:Health at your fingertips. DK 퍼블리싱.

아 가며 자신에게 반사요법을 실시할 수 있다.

반사요법은 손가락으로 제공되며 다양한 기술과 잡는 방식을 사용할 수 있다. 표 21.1는 그립 기술, 엄지 걸음걸이 기술과 롤러 사용법에 대해 설명한다. 발을 양 방향으로 돌리면서 약간의 운동이나 회전을 하며 준비하는 것이 좋다.

주의 사항

환자들에게 반사요법은 즐거운 경험이며, 차분하고 편안함을 준다. 하지만 많은 사람들이 발을 만지는 것을 좋아하지 않기 때문에 시작 전에 동의가 필요하다. 반사요법 시작 전에 발 상태를 검사하여 붓기, 색, 궤양, 발가락 기형과 냄새를 확인해야 한다. 그 사람의 신체적 상태도 매우 중요하기 때문에 건강 이력을 검토해야 하는데 당뇨병, 신경 질환, 동맥경화 등으로 인해 사지로 흐르는 혈류에 문제가 있는 경우, 시술자는 마사지의 압력에 주의해야 한다. 노인들은 움직임의 제한, 요실금, 관절염, 아픈 관절에 대한 걱정으로 특별한 예방책이 필요할 수 있다. 이런 조건을 고려할 때는 받는 사람의 편안함과 촉감을 주요 목표로 하는 것이 더 나을 수 있다.

반사요법과 같은 보완요법을 받은 후에 나타나는 일부 부작용 증상을 종종 치유 위기라고 한다. 치유 위기는 반사요법 등의 치료 중이나 직후에 자주 발생하며 국소적 또는 원위 통증, 땀, 떨림, 심박수, 호흡, 체온의 변화로 나타난다. 이 현상은 정화 과정으로도 묘사되는데, 이 요법이 몸의 치유력을 활성화시켜 몸에 잠복해 있던 축적된 노폐물과 독소를 혈류로 방출한다고 믿기 때문이다. 섬유근육통증증후군에 대한 반사요법 효과 연구에서 참여자들이 경험하는 반사요법 치료의 일환인 치유 위기에 대해 구체적으로 관찰하고 확인하였다. 반사요법 치료를 10회 받은 6명의 여성 참가자들은 두통, 갈증 증가, 통증 증가, 배뇨 증가, 배변 횟수 증가, 피부상태 악화, 땀 증가, 피로, 발열, 어지러움, 에너지 증가와 같은 증상을 치유 위기라고 설명했다. 이러한 증상들은 초기에 나타났고 매번 하루 이틀간 지속되었다. 그러한 반응 때문에 심각한 질병을 앓고 있는 사람들(예: 암 환자)에게 반사요법을 수행할 때 치유 위기를 견디지 못할 수도 있으므로 주의가 필요하다. 치료 후 기대효과에 대해 설명하는 것도 중요하다.

반사요법 지점의 위치에 대한 문제가 있을 수 있다. 간호사이면서 연구자인 Jenny Jones 는 심장 지점의 위치를 구체적으로 살펴보고 영국 반사요법사협회 회원들을 대상으로 설문 조사를 했다. 그 결과 심장환자에 대한 반사요법의 적용에 대한 명확성과 일관성의 부족, 반사요법 교육 문헌의 일관성 부족 등 심장 지점 위치가 매우 일치하지 않는 것을 확인했다.

반사요법의 적용

지난 10년간 반사요법 효과에 대한 연구 발표가 증가하고 있다. 최근 연구에서 사용된 몇 가지 조건을 선택하여 표 21.2에 제시하였다.

연구에서 사용된 방법은 다양하며 충분하게 설명되지 않은 경우도 있다. 세션의 길이와 빈도는 다양하며, 반사요법의 원리에 따르면 이는 신체 전체에 영향을 미칠 수 있고 만성 증상에 영향을 미치기는 더 어려울 수도 있다. Topcu 등은 천식 환자에게 기존 치료법에 반사요법을 추가하였을 때 임상적 효과를 발견하지 못하였고, 2단계 고혈압 환자의 혈압 감소에 영향을 주지 못했다. 반사요법을 받는 것에 대한 주관적인 보고는 주로 이완, 고요함, 편안함을 이점으로 기술하며, 대부분이 긍정적 경험을 나타낸다. 반사요법은 마사지와 아로마요법과 같은 다른 보완요법과 함께 사용될 수 있다. 이 장에서는 반사요법을 이용한 자가관리 기술에 대해 설명했다. Song 등은 자가 발반사요법 적용 연구에서 객관적 결과는 통계적으로 제한적인 유의성을 보였으나 지각된 스트레스, 피로, 우울과 같은 주관적 결과는 유의한 개선을 발견하였다. 반사요법을 위한 수많은 교육기관이 전 세계에 설립되었다. 말레이시아, 태국, 대만, 인도, 이란, 튀르키예와 같은 나라들의 반사요법 연구에 대한 관심이 증가하고 있는데, 이에 따라 향후 후속 연구에 관심이 주목된다.

표 21.2 반사요법의 사용

- 화상 환자의 드레싱 교체 시 불안과 통증 감소
- 유아 산통과 울음 지속시간 감소
- 수면장애 성인의 수면의 질 향상
- 암 환자의 불안감과 우울감 감소
- 다발성 경화증 환자의 변비 개선
- 신장 이식 후 환자의 통증 및 피로 감소
- 진행성 유방암 여성의 통증 감소
- 지속적이거나 만성적인 통증으로 고통받는 어린이들의 고통과 불안 감소
- 림프종 환자의 피로와 통증을 줄이고 수면의 질 향상
- 심혈관 시술을 받는 환자의 불안에 대한 일부 긍정적 영향
- 류머티즘 클리닉에서 류머티즘 관절염 환자의 피로 및 통증 감소
- 폐경기 문제 감소
- 섬유근육통 환자의 통증 감소
- 혈액 투석 환자의 수면 및 피로 개선
- 다발성 경화증 여성의 피로 감소

문화적 적용

반사요법은 고대 역사에 뿌리를 두고 있으며 그 당시에는 압박요법이 예방적이고 치료적으로 인식되었다. 역사적으로 다양한 문화에서 치료적으로 발마사지가 실시되었다는 근거가 있다. 반사요법의 실행을 묘사한 가장 오래된 문서는 이집트에서 발굴되었고 기원전 2500년에서 2330년 사이에 작성되었다. 발에 반사압력을 가하는 치유요법은 북미 원주민들 사이에서 대대로 행해져 왔다.

이 장의 앞부분에서 논의된 바와 같이 동양과 서양문화에서 반사요법의 효과에 대한 관점이 다르다. Eunice Ingham이 개발한 구역요법은 주로 유럽과 미국에서 시행되고 있다.

스칸디나비아의 반사요법

반사요법은 스칸디나비아, 특히 노르웨이, 스웨덴, 덴마크에서 매우 인기가 있다. 덴마크에서는 자주 사용되는 보완요법 중 하나이며 개인 클리닉과 보건 커뮤니티 모두에서 시행된다. 덴마크의 반사요법은 사이드바 21.1에 자세히 설명되어 있다.

사이드바 21.1 덴마크에서의 반사요법

덴마크에서 반사요법은 매우 인기있는 보완요법이다. 사설 클리닉과 보건 커뮤니티에서 모두 실시되고 여러 사설 보험 회사에서 반사요법 치료를 지원한다. 덴마크의 반사요법사들은 해부학과 생리학을 포함하여 이론과 실무에서 300시간의 교육을 받는다. 덴마크 사람 다섯 명 중 한 명 이상이 반사요법을 이용했다. 그러나 특정 연령대의 사람들이 왜 반사요법을 찾고, 구체적으로 어떤 문제를 해결하려고 하는지는 알려지지 않았다. 덴마크 반사요법사 490명이 참여한 국가조사에는 2,368명의 고객 정보가 포함되었고 이에 따르면 대부분의 반사요법 대상자는 근육통증(44%) 치료를 요구하고 다른 문제로 위통/소화 문제, 두통/편두통, 피로, 호르몬 문제 등이 포함되었다. 22%의 대상자는 스스로 판단하여 반사요법을 선택한다. 또 다른 조사에서는 약 58명의 덴마크 소아암 환자 중 26명(약 45%)이 반사요법을 이용한 것으로 나타났다.

후속 연구

반사요법의 특정한 효과는 무엇이며 다른 보완요법과 어떻게 비교되는가? 이러한 특정한 효과는 연구에서 어떻게 파악될 수 있는가? 이러한 질문들은 반사요법을 연구할 때 염두에 두어야 하는 중요한 부분이다. 한두 번의 적용으로 증상에 큰 차이를 줄 수 있는지 평가하기는 어렵기 때문에 반사요법의 전반적인 이점에 대한 통찰을 얻을 수 있도록 여러 세션에 걸쳐서 효과를 측정하는 것이 중요하다. 설계에서 샴(sham) 방법을 이용한다면 그 방법이 반사요법과 동일한 효과를 강화시키지 않는 것이 중요하다. 실무자들은 비판적인 태도를 유지하면서 과정에서의 연구와 탐구의 가치를 인정해야 한다. 엄격한 방법론, 적절한 표본 크기, 적절한 무작위 방법을 사용하는 더 많은 무작위 대조실험이 필요함을 주장하고 있다.

반사요법의 최근 실무에 대한 요약 기사에서 질적연구는 반사요법 중재의 맥락과 과정의 영향을 이해하는 데 도움이 된다고 주장한다. 반사요법 뒤에 있는 원리는 신체 전체로서 영향을 미칠 수 있다고 말하지만 이러한 전체적인 변화가 어떻게 일어나는지는 명확하지 않다. 세션 중에 어떤 일이 일어나고 유래되며 중재를 지원하는지에 대한 더 많은 정보를 위해 반사요법 경험을 탐구할 필요가 있다.

반사요법에 대한 과학적 근거는 증가하고 있고 일부 증상을 완화하는 데 효과적이라는 결과가 나타나기 시작했지만 보건의료환경에서 간호사가 반사요법을 효과적으로 사용하기 위해서는 더 엄격한 연구가 필요하다. 간호사들의 전체론적인 배경이 반사요법의 철학과 맞기 때문에 반사요법을 연구하는 우선적인 위치에 있다.

웹사이트

- 국제 반사요법 연구소: www.reflexology-usa.net

독창적인 Ingham 방법을 가르치는 유일하게 허가받은 기관이다. 잉햄의 조카인 Dwight Byers의 지도하에 반사요법은 국제적인 규모로 성장했으며, 오늘날 가장 권위 있는 인물이다. 이 학교는 전 세계에 지부를 두고 있다.

- 국제 반사요법자 협의회: www.icr-reflexology.org

토론토에 설립되어 2년마다 반사요법에 관한 국제 회의를 개최한다.

- 영국 반사요법자 협회: www.aor.org.uk

세계 각지의 반사요법 기관 목록을 포함한 좋은 자료, 반사요법 제품, 실행을 위한 상호 작용 정보도 제공한다.

참고문헌

Association of Reflexologists. (2019). What is reflexology? http://www.aor.org.uk/what-is-reflexology/

Bertrand, A., Mauger-Vauglin, C., Martin, S., Goy, F., Delafosse, C., & Marec-Berard, P. (2019). Evaluation of efficacy and feasibility of foot reflexology in children experiencing chronic or persistent pain. Bulletin du Cancer, 106(12), 1073–1079. https://doi.org/10.1016/j.bulan.2019.05.008

Candy, B., Armstrong, M., Flemming, K., Kupeli, N., Stone, P., Vickerstaff, V., & Wilkinson, S. (2020). The effectiveness of aromatherapy, massage and reflexology in people with palliative care needs: A systematic review. Palliative Medicine, 34(2), 179–194. https://doi.org/10.1177/0269216319884198

Chandrababu, R., Rathinasamy, E. L., Suresh, C., & Ramesh, J. (2019). Effectiveness of reflexology on anxiety of patient undergoing cardiovascular interventional procedures: A systematic review and meta-analysis of randomized controlled trials. Journal of Advanced Nursing, 75, 43–53. https://doi.org/10.1111/jan.13822

Davodabady, F., Naseri-Salahshour, V., Sajadi, M., Mohtarami, A., & Rafiei, F. (2021). Randomized controlled trial of the foot reflexology on pain and anxiety severity during dressing change in burn patients. BURNS, 47, 215–221. https://doi.org/10.1016/j.burns.2020.06.035

Dyer, J., Thomas, K., Sandsund, C., & Shaw, C. (2013). Is reflexology as effective as aromatherapy massage for symptom relief in an adult outpatient oncology population? Complementary Therapies in Clinical Practice, 19, 139–146. https://doi.org/10.1016/j.ctcp.2013.03.002

Embong, N. H., Soh, Y. C., Ming, L. C., & Wong, T. W. (2015). Revisiting reflexology: Concept, evidence, current practice, and practitioner training. Journal of Traditional and Complementary Medicine, 5, 197–206. https://doi.org/10.1016/j.jtcme.2015.08.008

Gozuyesil, E., & Baser, M. (2016). The effect of foot reflexology applied to women aged between 40 and 60 on vasomotor complaints and quality of life. Complementary Therapies in Clinical Practice, 24, 78–85. https://doi.org/10.1016/j.ctcp.2016.05.011

Gunnarsdottir, T. J., & Jonsdottir H. (2010). Healing crisis in reflexology: Becoming worse before becoming better. Complementary Therapies in Clinical Practice, 16, 239–243. https://doi.org/10.1016/j.ctcp.2010.01.005

Gunnarsdottir, T. J., & Peden-McAlpine, C. (2010). Effects of reflexology on fibromyalgia symptoms: A multiple case study. Complementary Therapies in Clinical Practice, 16, 167–172. https://doi.org/10.1016/j.ctcp.2010.01.006

Hansen, B., Grimsgaard, S., Launsø, L., Fønnebø, V., Falkenberg, T., & Rasmussen, N. K. (2005). Use of complementary and alternative medicine in the Scandinavian countries. Scandinavian Journal of Primary Health Care, 23, 57–62. https://doi.org/10.1080/02813430510018419

Huang, H., Chen, K., Kuo, S., & Chen, I. (2021). Can foot reflexology be a complementary therapy for sleep disturbances? Evidence appraisal through a meta-analysis of randomized controlled trials. Journal of Advanced Nursing, 77, 1683–1697. https://doi.org/10.1111/jan.14699

Ingham, E. D. (1984). Stories the feet can tell thru reflexology/Stories the feet have told thru reflexology. Ingham Publishing.

International Institute of Reflexology. (2021). Facts about reflexology. http://www.reflexology-usa .net/facts.htm

Jones, J., Thomson, P., Lauder, W., & Leslie, S. J. (2012). Reported treatment strategies for reflexology in cardiac patients and inconsistencies in the location of the heart reflex point: An online survey. Complementary Therapies in Clinical Practice, 18, 145–150. https://doi.org/10.1016/j.ctcp.2012.04.001

Kaptchuk, T. J. (2000). The web that has no weaver: Understanding Chinese medicine. Contemporary Books.

Karatas, N., & Dalgic, A. I. (2021). Is foot reflexology effective in reducing colic symptoms in infants: A randomized placebo-controlled trial. Complementary Therapies in Medicine, 59, 102732. https://doi.org/10.1016/j.ctim.2021.102732

Korhan, E. A., Uyan, M., Eyigör, C., Yönt, G. H., & Khorshid, L. (2016). Effects of reflexology on pain in patients with fibromyalgia. Holistic Nursing Practice, 30(6), 351–359. https://doi.org/10.1097/HNP.0000000000000178

Kotruchin, P., Inoun, S., Mitsungnern, T., Aountrai, P., Domthaisong, M., & Kario. K. (2021). The effects of foot reflexology on blood pressure and heart rate: A randomized clinical trial in stage-2 hypertensive patients. The Journal of Clinical Hypertension, 23, 680–686. https://doi.org/10.1111/jch.14103

Kunz, K., & Kunz, B. (2003). Reflexology: Health at your fingertips. DK Publishing.

Maciocia, G. (2005). The foundations of Chinese medicine (2nd ed.). Elsevier.

Mantoudi, A., Parpa, E., Tsilika, E., Batistaki, C., Nikoloudi, M., Kouloulias, V., Kostopoulou, S., Galanos, A., & Mystakidou, K. (2020). Complementary therapies for patients with cancer: Reflexology and relaxation in integrative Palliative care. A randomized controlled comparative study. Journal of Alternative and Complementary Medicine, 26(9), 792–798. https://doi.org/10.1089/amc.2019.0402

Metin, Z. G., & Ozdemir, L. (2016). The effects of aromatherapy massage and reflexology on pain and fatigue in patients with rheumatoid arthritis: A randomized controlled trial. Pain Management Nursing, 17(2), 140–149. https://doi.org/10.1016/j.pmn.2016.01.004

National Center for Complementary and Integrative Health. (2020). Reflexology. http://nccam.nih.gov/health/reflexology

N azari, F., Shahreza, M. S., Shaygannejad, V., & Valiani, M. (2015). Comparing the effects of reflexology and relaxation on fatigue in women with multiple sclerosis. Iran Journal of Nursing and Midwifery Research, 20(2), 200–204.

Rambod, M., Pasyar, N., & Shamsadini, M. (2019). The effect of foot reflexology on fatigue, pain, and sleep quality in lymphoma patients: A clinical trial. European Journal of Oncology Nursing, 43, 101678. https://doi.org/10.1016/j.ejon.2019.101678

Sajadi, M., Davodabady, F., Naseri-Salahshour, V., Harorani, M., & Ebranimi-monfared, M. (2020). The effect of foot reflexology on constipation and quality of life in patients with multiple sclerosis. A randomized controlled trial. Complementary Therapies in Medicine, 48, 102270. https://doi.org/10.1016/j.ctim.2019.102270

Samarehfekri, A., Dehghan, M., Arab, M., & Ebadzadeh, M. R. (2020). Effect of foot reflexology on pain, fatigue, and quality of sleep after kidney transplantation surgery: A parallel randomized controlled trial. Evidence-based Complementary and Alternative Medicine, 2020, 5095071. https://doi.org/10.1155/2020/5095071

Sikorskii, A., Niyogy, P. G., Victorson, D., Tamkus, D., & Wyatt, G. (2020). Symptom response analysis of a randomized controlled trial of reflexology for symptom management among women with advanced breast cancer. Support Care Cancer, 28(3), 1395–1404. https://doi.org/10.1007/s00520-019-04959-y

Song, H. J., Son, H., Seo, H., Lee, H., Choi, S. M., & Lee, S. (2015). Effect of self-administered foot reflexology for symptom management in healthy persons: A systematic review and meta-analysis. Complementary Therapies in Medicine, 23, 79–89. https://doi.org/10.1016/j.ctim.2014.11.005

Topcu, A., Løkke, A., Eriksen, L., Nielsen, L. P., & Dahl, R. (2020). Evaluation the effect on asthma quality of life of added reflexology or homeopathy to conventional asthma management–An investigator-blinded, randomised, controlled parallel group study. European Clinical Respiratory Journal, 7(1). https://doi.org/10.1080/20018525.2020.1793526

Unal, K. S., & Akpinar, R. B. (2016). The effect of foot reflexology and back massage on hemodialysis patients' fatigue and sleep quality. Complementary Therapies in Clinical Practice, 24, 139–144. https://doi.org/10.1016/j.ctcp.2016.06.004

Wang, W., Hung, H., Chen, Y., Chen, K., Yang, S., Chu, C., & Chan, Y. (2020). Effect of foot reflexology intervention on depression, anxiety and sleep quality in adults: A meta-analysis and meta-regression of randomized controlled trials. Evidence-Based Complementary and Alternative Medicine, 2020, 2654353. https://doi.org/10.1155/2020/2654353

이재온, 김성주, 김정숙. 건강증진을 위한 발반사요법 Foot Reflex-zone Therapy. 이안재; 2015.

이재온, 김성주, 김정숙, 박형훈, 이압요법 Ear Acupressure Therapy. 이안재; 2010.

VI

실무, 교육, 연구

Practice, education and research

2014년, 미국국립보건원(national institutes of health, NIH)은 보완요법에 초점을 맞춘 부서 이름을 미국국립보완통합건강센터(national center for complementary and integrative health, NCCIH)로 변경했다. 이러한 명칭 변경은 보완요법이 서양의 건강관리의 일부로 통합되고 있음을 보여준다. 한때 전통적인 건강관리에서 벗어난 것으로만 여겨졌던 보완요법이 이제 교육(22장), 실무(23장)와 연구(24장)의 구조로 완벽하게 짜여지고 있다. 간호사들은 이 원활한 통합에 중요한 역할을 해왔고 많은 발전이 이루어졌지만, 보완대체요법을 지지하는 사람들은 모든 사람들의 전체적인 건강 관리에 이용할 수 있도록 경계를 늦추지 말아야 한다.

질병을 치료하고 건강과 웰빙을 개선하기 위한 보완요법에 대한 사람들의 요구와 새로운 선호는 계속 증가하고 있다. 21세기(코로나19 대유행 포함)의 독특한 전 세계적 건강 문제를 고려하면, 전통 의학과 보완요법의 사용을 탐구하는 것에 대한 관심이 급증하고 있다. 음악이나 요가 등의 잘 알려진 치료법이든, 알렉산더 기법과 스머징(smudging) 의식 등 많은 사람들에게 낯선 요법이든, 건강관리 체계는 25년, 또는 심지어 10년 전과는 매우 다른 모습을 보인다. 보완요법의 유익함을 입증하는 연구가 계속됨에 따라 건강 전문가들은 이러한 요법에 대한 더 많은 내용을 교육과정에 통합하고 의료 체계에서 계속적이고 전체적인 관리를 반영하고 있다.

보완요법의 안전성과 효과에 대한 우려는 계속되고 있어서 NCCIH의 보완요법 연구를 위한 기금 지원이 증가하면서 근거 기반 실행을 위한 더 큰 기반을 제공하고 있다.

다른 NIH 기관들도 보완요법에 대한 연구 자금을 지원하고 있으며 연구의 증가도 중요하지만 특정 절차에 대한 연구의 검토와 메타 분석은 실무자, 교육자 및 연구자에게 귀한 도움을 준다. 서양이 아닌 토착 문화에서 실행되는 많은 요법에서는 특히 결과에 대한 새로운 연구 방법과 측정 방법이 필요하다. 새로운 조사 방법과 결과 측정법의 등장으로, 의료 종사자들은 토착민들의 건강관행에 대한 지식과 전문성을 획득할 수 있는 기회가 늘어날 것이다.

보완요법 미국 전인간호협회(American holistic nurses association, AHNA)와 종양 간호 학회와 같은 전문 단체에서는 보완요법의 안전한 사용을 다루는 가이드라인을 개발해왔다. 또한, 많은 주 간호 위원회는 간호 실무 내에서 보완요법의 사용에 대한 지침을 명확히 제시하고 있다.

22장에서 언급한 대로 전문 간호 교육 기관은 다양한 교육 과정에 포함되어야 하는 보완요법 관련 내용이 있고 이것들이 제대로 시행되려면, 기본 및 대학원 수준의 간호학생들에게 가르치기 위해 보완요법에 숙련된 교수진이 더 많이 필요하며 교수진은 보완요법에 대한 연구를 수행하는 데 앞장서고 있다.

미국뿐만 아니라 전 세계적으로 보완요법을 의료에 통합하는 데 큰 관심을 쏟고 있고 여행이나 교육을 위한 전 세계적인 개인의 이동과 이민자와 난민의 이동으로 간호사와 다른 의료 전문가들은 전 세계에서 사용되는 광범위한 의료 관행에 대해 더 잘 알고 있어야 한다. 간호사들은 배려심 있고 유능한 전문가로서 리더가 될 수 있는 기회와 책임이 있다.

25장에서는 보완요법 전반의 추세와 의료 및 자가 관리의 필수적인 부분으로서 보완요법의 미래에 대한 시사점을 반영하여 최종적으로 기술되었다. 보완요법은 강력한 근거 없이 또는 제한된 근거만으로도 사용되기 때문에 주의하도록 명시된다. 환자와 제공자 간의 정직하고 개방적인 의사소통으로 사용할 수 있지만 신뢰할 수 있는 정보를 검증하는 것은 의료 또는 자가 치료에서 보완요법을 안전하게 사용하기 위해 필수적이다. 새로운 정보 수집 기술이 발달함에 따라 간호사와 간호학생들은 최신 정보를 얻거나 지역, 주, 국가 또는 글로벌 수준에서 보완요법을 제공할 수 있다. 우리는 통합 치료 모델에서 보완요법 사용에 대한 미래가 밝다고 기대하며, 이것이 간호 교육, 실무와 환자 결과 및 만족도에 미칠 영향을 고려한다. 교육, 실무와 연구 영역 내에서 건전한 근거 기반 보완요법의 활용을 수용하고 정상화하는 바람직한 미래에 대한 꿈과 비전을 공유하면서 전문가가 숙달해야 할 미래 과제와 리더십 및 변화의 기회에 대해 개략적으로 설명하고 있다.

참고문헌

American Holistic Nurses Association. (n.d.) Resources to enhance practice. https://www.ahna.org/Resources

National Institutes of Health. (2014). NIH complementary and integrative health agency gets new name. U. S. Department of Health and Human Services. https://www.nih.gov/news-events/ news-releases/nih-complementary-integrative-health-agency-gets-new-name

Oncology Nursing Society. (2021). Explore resources. https://www.ons.org/explore-resources World Health Organization. (2019). WHO global report on traditional and complementary medicine 2019. https://www.who.int/publications/i/item/978924151536

22

간호 교육에 보완요법 통합하기

Integrating complementary therapies into nursing education

학습 목표

1. 간호 교육에 보완요법을 통합해야 할 필요성을 이해한다.
2. 보완요법의 핵심 역량을 설명한다.
3. 보완요법을 통합한 간호 교육과정 모델을 확인한다.

용어 정의

- **문화적 겸손(Cultural humility):** 사람에게 가장 중요한 문화적 정체성의 측면에서 다른 방향으로(혹은 다른 쪽으로 열린) 대인관계적 입장을 유지하는 능력을 의미한다. 신체 건강 분야에서 문화적 겸손이 형성되었고, 치료사와 사회복지사들이 의뢰인과 지역 사회 구성원과의 상호 작용의 질을 향상시키기 위해 그들에게 적용되었다.
- **전인적 간호(Holistic nursing):** 전인적 간호는 '전인적인 치유를 목표로 하는 모든 간호 행위'로 정의되며(American holistic nurses association) 간호학의 창시자로 여겨지는 플로렌스 나이팅게일은 간호사들에게 건강, 인간과 환경의 상호관계에 초점을 맞추도록 가르쳤는데 그녀의 가르침을 바탕으로 간호사가 자기 관리, 자기 책임, 영성 및 성찰을 삶에 통합하도록 요구하는 태도, 철학 및 존재 방식이기도 하다. 이는 종종 간호사로 하여금 자기 자신, 타인, 자연, 정신 및 세계 공동체와의 관계의 상호 연결성에 대한 더 큰 인식을 갖게 한다.
- **통합 교육 모델:** 간호 프로그램에서 사용되는 교육 모델로, 모든 강좌가 보완요법 내용을 포함하며, 강좌 목표가 환자 간호에 대한 보완대체요법 통합을 반영하는 지속 가능한 모델을 제안한다.

- **국립보완통합건강센터(The national center for complementary and integrative health, NCCIH)**: 미국의 국립 기관으로, 보완 및 통합 건강 접근법을 과학적으로 조사하고 연구하는 임무를 갖고 있으며, 관련 교육을 촉진하는 역할을 한다.
- **미국 전인간호협회(The American holistic nurses association, AHNA)**: 미국의 간호 전문가 단체로, 간호사들을 위한 전인간호 교육 활동을 개발하고 관리하는 역할을 하며 교육 제공 활동을 진행한다.

간호 교육과정은 환자 치료의 질을 높이고 변화하는 의료 환경에 적응하기 위해 지속적인 발전이 필요하다. 국제화와 기술 발전, 환자 치료의 점점 더 복잡해지는 성격은 보완대체요법을 종합적으로 환자 치료에 효과적으로 통합할 필요성을 더욱 부각시켰다. 이는 주로 대중이 보완 및 대체요법을 널리 사용하고, 전통적인 치료와 대체요법을 결합할 때의 안전 문제, 문화적 겸손과 환자 중심 치료의 중요성, 그리고 전문가 간 협업 및 통합적인 의료 시스템이 의료 결과에 미치는 긍정적인 영향에 대한 증거가 늘어나기 때문이다. 그러나 Hritz 등은 대중이 보완 및 대체요법을 널리 사용하는 정도와 이러한 요법을 교육에 통합하는 것 사이에 현격한 격차가 있다고 주장한다.

이전의 의학 연구소였던 미국 의학 한림원(The national academy of medicine, NAM)은 The Future of Nursing 2020~2030: 건강 형평성을 달성하기 위한 경로 도표 작성에 대한 합의된 보고서를 준비했다. 이 보고서에서 NAM은 간호 교육이 학생들을 건강 결정 요인에 대처하고 건강 평등을 촉진하며 인구의 복지 옹호자로 준비시키도록 요구한다. 이 보고서는 모든 사람들의 건강과 웰빙에 중점을 둔 다양한 간호 인력을 양성하는 양질의 간호 교육을 요구한다. 또한, Healthy People 2030은 적절한 시기에 보완요법 활용을 포함하여 미래의 전문 간호사가 평생 건강과 웰빙을 촉진하도록 교육자를 안내한다. 이러한 영향력 있는 계획은 간호 교육자로 하여금 인구의 요구에 대응하고 간호 교육에 보완요법을 통합하기 위해 노력하도록 지시하고 있다.

간호사 면허 시험과 다른 규제 영향도 중요한 역할을 해왔다. NCLEX-RN®은 입문 수준의 간호 실무를 반영하고 간호 프로그램 품질의 하나의 지표로 작용하며, 2004년 이후로 입문 수준의 등록 간호사(RNs)에게 보완요법의 기본 지식을 요구해 왔다. 오늘날, NCLEX-RN®의 세부적 시험 계획은 건강 촉진과 유지, 환자 치료 계획에 보완요법을 안전하게 통합하는 것을 계속 요구한다. 예를 들어 약물 치료법 간의 상호 작용 관련 지식은 NCLEX-RN®의 중요한 요구 사항으로 남아 있다.

보완요법 교육에 대한 기대는 환자의 안전을 보장하기 위해 간호 실무를 규제하는 미국의 주 및 준주 내의 다양한 주 간호국(boards of nursing, BONs) 문서에서도 분명하게 나타난다. 2001년에 조사된 53개 BONs 중 47%는 구체적인 보완요법이나 이러한 실천 사례를 포함한 진술이나 입장을 가졌으며, 13%는 논의 중에 있었으며, 40%는 공식적으로 이 주제를 다루지 않았지만 이러한 실천을 반대하지는 않았다. 비록 이 조사는 업데이트되지 않았으나, 공식 입장 진술을 가진 BON의 비율이 증가하고 있을 것으로 예상된다. BON은 점점 보완요법을 간호 실무에 통합하고 이러한 실천이 간호 실무 범위 내에 있는지를 계속해서 명확히 하며, 간호 실무에 필요한 기본 교육과 역량을 확인하고 있다. 미국 전인간호협회(the American holistic nurses association, AHNA)는 주(州)별 전인 간호 실무 입장을 찾을 수 있는 자원을 제공하며(www.ahna.org/Resources), 미네소타 주 간호국의 경우 2017년에 간호 실무에서 통합요법 활용에 대한 책임 진술을 재확인했다. 이 진술의 일부분은 다음과 같다.

보완 및 대체 실무와 통합요법은 편안함, 치유, 웰빙을 촉진함으로써 건강 요구를 해결할 수 있으며, 간호에서 보조 또는 일차적 개입일 수 있다. 주 간호국은 간호 실무 내에서 통합요법과 대체 의료 실천의 활용이 소비자의 공공 안전에 일관성 있게 부합되어야 하며, 소비자가 원하는 통합요법에 대한 과도한 규제나 제한이 없어야 한다고 믿는다.

국제적으로 유사한 간호 규제 기관은 보완요법을 이해하고 실천하는 등록간호사(registered nurse, RN) 및 전문 간호사의 역할을 명시해 왔다. 예를 들어, 서부 호주 정부의 지역 조산사 프로그램(community midwifery program)은 산부인과 간호 실무에서 보완요법을 사용하는 것에 대한 표준 프로토콜을 발표했다. 이 지침은 '공식적으로 인정받은 보완대체의학(Complementary and Alternative Medicine, CAM)의 특수 기술과 방법에 대한 교육프로그램에 등록한 후 교육 자격을 취득한 조산사만 임신한 여성에게 투약하거나 조언해야 한다'고 명시하고 있다. 특정 보완요법의 교육 프로그램을 선택하고 확인하는 것은 조산사의 책임이다.

보완 및 대체요법을 포함하는 것은 실무 범위 및 전문 간호 표준에 의해 주도된다. 미국 간호사 협회(the American nurses association, ANA)는 『Nursing: Scope and Standards of Practice, 제4판』에서 미국 내 모든 전문적인 간호사에 대한 실무 범위와 책임을 명확하게 규정하고 있다. 이 문서는 간호사들은 전인적인 간호를 촉진하기 위해 다양한 건강 실무 사항을 알아야 하며 이에 민감해야 한다고 언급하고 있다. 사정, 진단, 결과 확인, 계획, 중재 및 평가의 실무 표준은 간호 교육을 주도하며 모든 환자에 대한 다양한 건강 관리 실무 사항에 민감한 개별화된 치료 계획을 가능하게 한다. 양질의 실무, 실무 평가, 교육, 동료애, 협업, 윤리, 연구, 자원 활용 및 리더십의 전문직 성과 표준은 간호사들에게 간호 역할에 적합한 지식, 기술 및 역량을 지속적으로 향상시키기 위한 의무를 부여한다.

미국 간호 대학 협회(the American association of colleges of nursing, AACN)는 입문 및 상급 수준의 간호 교육을 개인 중심적이며, 전인적이고 개별화된 치료에 중점을 두도록 하고 있다. 간호사는 글로벌 관점을 가지고 폭넓은 지식 기반을 바탕으로 적절한 임상 판단을 내리고, 치유와 웰빙에 중점을 두고, 문화적 민감성을 나타내며, 문화적으로 관련성 있는 최상의 실무 사례 중재를 통합해야 한다. 상급 수준의 간호사는 개인, 가족, 인구, 지역 사회에 최적의 건강과 웰빙을 촉진하도록 시스템 변경을 주도하고, 본 문서 전체 내에 명시된 증거와 같은 증거를 실무로 전환하는 역할을 맡게 된다. 이러한 입문 수준 및 상급 수준의 기대에는 간호 교육에 보완대체요법을 통합하는 것이 포함된다. 마찬가지로, 미국간호교육연맹(national league for nursing, NLN)은 미국 간호 교육에서 글로벌 건강 참여 확장을 위한 비전을 발표하여, 간호사가 다양한 문화적 신념과 실천에 대한 지식이 필요함을 강조했다.

ANA 실무 범위 및 표준 및 전문 조직은 전인적인 간호 실무의 필요성을 인정하지만 간호사가 간호 실무에 통합할 수 있는 구체적인 요법을 특정하지 않는다. 간호 범주 내에 있는 특정한 요법은 간호중재분류(nursing interventions classification)에 포함되어 있다. 이 책에서는 지압, 동물 매개 치료, 아로마요법, 미술 치료, 바이오피드백, 마사지, 음악 치료, 자기 최면 유도 및 치료적 터치를 적절한 간호 중재로 인정한다. 많은 보완요법의 지식 기반은 교육 프로그램의 일부일 수 있지만, 숙련도는 종종 학부 심지어는 대학원 간호 교육 과정에서 달성되지 않을 수 있다.

간호사들은 환자 결과를 개선하기 위해 보완 및 대체요법을 종합적으로 통합해야 할 필요성을 점점 더 인식하고 있다. 따라서 간호 교육과 대체 및 보완요법의 통합에 대한 문제는 시간이 지남에 따라 변화했다. 1990년대에는 교육자들이 보완요법을 간호 교육에서 가르쳐야 하는지에 대해 의문을 제기했다. 2000년대와 2010년대 초반에는 어떤 것을 포함해야 하는지에 중점을 두었다. 지금은 통합을 실현하기 위해 헌신하는 간호 교육자들이 전인적인 환자 치료 패러다임 내에서 보완요법을 더욱 심화시키는 방법을 마련하고 있다. 오늘날 간호 교육자들에게 주어진 과제는 항상 양질의 간호 서비스에서 근본적인 역할을 한 보완 및 대체요법의 통합을 확대하면서 사회적으로 대응적이고 유연한 간호 교육을 촉진하는 것이다.

학생 및 교수의 관점

간호 교육 프로그램이 보완요법의 지식 기반 및 보건의료 분야에서의 역할을 이해하는 데 일관성 없이 참여하고 있다는 것을 시사하는 충분한 증거가 있다. 예를 들어 여러 연구들은 간호학 교수와 학생들이 보완요법을 간호 교육과정에 통합해야 하며, 간호사들은 통합 의료에서의 최상의 실천 방법에 대해 환자에게 조언을 준비해야 한다고 믿는다는 것을 확인했다. 그러나 졸업 후 간호 학생들은 보완요법을 통합할 준비가 되어 있지 않다고 느끼며, 자신의 지식을 '평균'으로 평가하고 이러한 요법을 제공해야 한다는 기대에 압도당하는 것으로 나타났다. 학생들은 다양한 보완 및 대체요법을 사용하는 환자를 돌보는 데 편안함을 느끼지만, 더 많은 교육이 필요하다는 것을 잘 알고 있다. 이는 튀르키예, 인도, 크로아티아, 이란 및 남아프리카의 학생들과 실제 간호사들에 대한 다른 연구와 유사하며, 이들은 다양한 개인적 지식, 제한된 사용 및 정규 교육이 부족하지만 이러한 요법이 효과적이라고 믿으며 더 배우고 싶어 했다.

간호학 교수들도 통합이 중요하다는 점을 인식하고 있지만 이것은 교육과정의 내용 과다 부담의 위험과 균형을 이루어야 하는 것을 감안해야 한다. 미국의 간호학 교수를 대상으로 한 가장 최근의 조사에서 Burman, Dutta 외, Fenton과 Morris, 그리고 Richardson은 학교가 보완 및 대체요법을 교육 과정에 어느 정도 통합했는지를 결정했다. 이 모든 연구에서 많은 학교가 보완요법을 교육 과정에 이미 포함하였음을 발견했으며(49%에서 85%), 거의 모든 프로그램이 앞으로 추가적인 보완요법 통합 계획을 가지고 있었다. 응답한 교수 중 아주 적은 수가 별도의 필수 과목으로 보완요법을 가르치고 있었으며(11%에서 15%), 대부분의 교수는 별도의 선택 과목을 제공했고(37%에서 84%), 약 1/3 정도는 계속 교육 옵션을 제공했다. 교육 과정에 가장 자주 포함된 요법은 영성/기도/명상, 이완법, 유도 심상요법, 약초, 침술, 마사지, 그리고 치료적 터치 등이었다. 국제적 연구도 교수들의 보완요법을 교육 과정에 통합하는 데 높은 관심과 의향을 보여준다. 10년 전에는 사우디 아라비아의 간호대학 중 13%만이 간략하게 보완요법을 한 과정 내에서 소개했다. 응답자 중 아무도 별도의 보완요법 과정, 보완요법과 관련된 계속 교육, 또는 보완요법에 대한 교수의 관심/전문 지식을 가지고 있지 않았다. 그로부터 8년 후, 보완 및 대체요법에 대한 공식 과정 접근성은 약 37%로 늘었다. 2014년에는 브라질에서 공립 기관 중 약 1/3 정도만 보완 및 대체요법과 관련된 과정을 제공했으며, 이 중 1/4만이 필수 과목이었다. 그러나 2019년에는 Azevedo 등이 브라질에서 보완 및 대체요법 교육을 주도하는 간호사와 간호 교육자들을 확인했다.

보완요법의 핵심 역량

간호의 입문 및 상급 수준에서 전인적인 간호 실무를 더욱 통합하려는 요구에 대응하여, ANA와 AHNA는 공동으로 전인간호의 실무 범위와 표준을 개발했다. 이는 전인간호의 고유한 전문 실무 영역과 지식 범위, 실무 표준, 그리고 전인간호사의 전문적 실무와 수행 기준을 전인간호사, 간호 관련 직종 종사자, 기타 보건의료 제공자, 고용주, 제3자 지불 기관, 입법자 및 일반 대중에게 알리기 위해 마련되었다. ANA/AHNA 표준의 의도는 이전에 설명한 ANA 실무 범위와 표준을 기반으로 전인간호사의 전문 역할을 보여주는 것이다. 이 문서는 전인적인 철학, 이론 및 윤리; 전인적인 간호사의 자기 성찰, 자기 개발 및 자기 돌봄, 전인 간호 과정, 전인간호 의사 소통, 치료적 관계, 치유 환경 및 문화적 간호, 그리고 전인적인 교육과 연구와 같은 핵심 가치를 지정한다. 이러한 핵심 가치는 전인적인 간호에 적합한 역량으로 변환되며, 입문 수준과 상급 수준의 간호사를 위한 전문 간호 교육을 더욱 발전시킨다. 이러한 역량은 전인적이고 통합된 환자 치료 결과를 달성하기 위해 높은 수준으로 향상된다. 이 역량에는 건강 상담, 건강 문해력, 치료적 의사 소통, 문화적 감수성, 환자 교육/학습 원칙, 동기 부여적 인터뷰 및 코칭이 포함된다. ANA와 AHNA는 '통합, 통일 및 치유에 대한 의도적인 초점 부재로 대부분의 간호 학생의 교육적 노출이 전인적인 간호사의 특수 역할을 수행하는 데 충분한 준비가 되지 않았다'고 언급했다.

이러한 격차를 메우기 위해, 미국 전인간호사 자격 인증원(American holistic nurses credentialing corporation, AHNCC)은 기초부터 박사학위까지 전인간호 교육을 위한 역량 및 교육 과정지침을 발표했다. 이러한 지침은 기본 및 상급 전인간호에 대한 필수 요구 사항을 제공한다. 기본 수준에서 전인간호사는 전문학사 또는 학사 학위를 소지해야 한다. 상급 전인간호사는 최소한 석사 학위를 소지해야 한다. 전인간호사의 교육적 기반은 여러 교육과정을 포함한다. 이러한 과정에는 (a) 전인간호의 과학적 기반, (b) 임상 학문 및 분석적 방법의 적용, (c) 전인간호 실무의 윤리, (d) 제공 시스템 내 및 간 전인간호가 포함된다. 또한, 상급 전인간호사에 대한 전인간호 처방 권한과 관련된 역량을 포함한 가이드라인에서는 기본 및 상급 전인간호사의 필수 요구 사항, 필요한 기술, 지식, 태도 및 행동이 명시되어 있다.

간호 교육 프로그램은 필수 요구 사항을 충족하고 간호 교육에서 전인적인 패러다임을 촉진하기 위한 의지를 가지는 경우, AHNCC에 전인간호 프로그램으로 인증을 신청할 수 있다. AHNCC는 정의된 기준을 충족하고 ANA와 AHNA의 전인간호에 대한 실무 범위와 기준을 준수하는 학사 입학 수준과 대학원 수준의 간호 프로그램을 승인하는 역할을 한다. 프로그램의 인증은 전인간호 의제를 진전시키는 데 필요한 기술, 지식, 태도 및 행동을 갖춘 변혁적인 리더를 양성하는 대학을 식별하고 인정하기 위한 것이다. 2021년에는 AHNCC에 의해 16개의 프로그램이 인증되었다(인증된 프로그램에 대한 링크는 이 장의 끝에 있는 웹 사이트에서 확인할 수 있다).

인증된 프로그램의 졸업생 및 인증을 받고자 하는 다른 관심자들은 NCLEX

를 통과하고 간호사 면허를 취득한 후 전인간호 자격증을 받을 자격이 있다. 자격증은 AHNCC 전인간호 자격증 시험을 성공적으로 통과하는 것을 포함한다. 현재 AHNCC는 전인간호사를 위한 네 가지 수준의 자격을 인정하고 있다. (a) 비학사, (b) 학사, (c) 상급, (d) 상급 실무 수준. 기본 및 상급 자격증은 학위(holistic nurse baccalaureate, board certified, HNB-BC)와 같은 자격을 획득하게 해주며, 이는 준비 및 시험을 성공적으로 완료한 것을 나타낸다.

실행 모델

통합 커리큘럼

체계적인 문헌 고찰에서 Balouchi 등은 간호사들이 보완대체요법에 대한 '평균적인' 지식을 가지고 있었으며(62%), 거의 2/3가 환자와 함께 이러한 요법을 사용하고 있었고, 주로 스트레스와 불안 증상 관리에 사용했다고 보고하였다. 이러한 필요한 지식과 실제로 갖추어진 지식 간 차이로 인해 보완대체요법을 간호 교육과정에 더욱 통합해야 함을 나타낸다. AHNCC에 의해 인증된 16개의 간호 프로그램은 보완대체요법을 완전히 간호 교육과정에 통합한 강력한 방법을 대표한다. 이러한 각 프로그램은 AHA와 AHNA의 표준과 기대를 충족하는 전인간호 실행 모델을 구현하였다. 인증을 받은 간호 프로그램의 예시를 살펴보면 다음과 같다.

- 드렉셀 대학교[Drexel University (https://drexel.edu/cnhp/academics/graduate/MS-Compremary-Integrative-Health/)]는 이학 석사를 비롯하여 통합 건강에 대한 자격증을 제공하는 여러 프로그램과 통합 건강과 관련된 고급 연구에서 여러 자격증 프로그램을 제공한다.
- 코네티컷 대학교[The University of Connecticut (https://holistic.nursing.uconn.edu/#)]는 전인간호학 분야에서 3개의 교과목을 포함한 온라인 석사 과정을 제공한다. 이 프로그램은 전인간호의 기본 과정, 고급 과정 및 전인간호 실습이 포함된다.
- 퍼시픽 건강과학대학[Pacific College of Health and Sciences (www.pacificcollege.edu/nursing/)]은 전인간호의 RN to BSN 과정, 석사 과정, 전인간호 자격증 과정을 제공한다. 석사 과정은 세 가지 트랙을 제공하며, 간호 코치, 간호

교육자 및 개발 전문가이다.

- 메트로폴리탄 주립 대학교(Metropolitan State University, St. Paul, MN): 미네소타 세인트 폴의 메트로폴리탄 주립 대학교에서는 Karen Gutierrez 박사의 말대로, 전인간호에 대한 깊은 헌신을 보여주고 있다. 네 개의 간호 프로그램 중 세 개가 인증을 받았는데, 그 중에는 RN–BSN, 미네소타 간호 교육 연합(MANE) 및 입문 수준 MSN 프로그램이 포함된다. 교수진은 또한 BSN 및 입문 수준 MSN to DNP/Family Nurse Practitioner 프로그램을 위한 전인간호 인증을 현재로서 추진하고 있다. 메트로폴리탄 주립 대학교의 간호 프로그램은 학생들에게 전문적인 전인 간호사로서 실습하는 방법을 배우도록 전인 이론, 개념 및 중재를 통합하고 있다. 'Advanced Integrative Nursing Care'와 같은 강좌는 학생들을 임상 실무 및 자가 관리에 대한 보완대체요법의 지식과 사용을 안내한다. 학생들은 보완대체요법을 평가하고 이 지식을 건강과 웰빙을 촉진하는 라이프스타일 중재를 디자인하는 데 적용하기 위한 근거 기반 실습 과제를 통해 이를 실천한다. 학생들은 한 가지 요법을 선택하고 해당 요법에 중점을 둔 문헌 고찰을 수행하며 해당 요법을 체험하고 수업에서 발표한다. 이러한 지식은 내외과 과목인 '전인간호적 성인간호학I' 및 '전인간호적 성인간호학II'에도 편입되어 있다. 이러한 강좌에서 학생들은 통합요법의 지식을 통합한 간호 계획을 개발한다.
- 세인트캐서린 대학교(St. Catherine University)은 사례 연구 22.1에서 ANCC가 인증한 프로그램에 의한 보완대체요법 통합에 대한 더 깊은 설명을 제공한다.

2000년에 시작된 CAM 교육 프로그램은 지금은 완료되었지만 여전히 영향을 미치고 있다. 이 프로젝트는 선택된 보건 전문 학교의 교육과정에 CAM 정보를 통합하기 위해 설계되었으며, 보완대체요법을 건강 관련 교육에 통합하는 모델을 제공하는 데 행사해 왔다. 75명 이상의 회원으로 구성된 통합 의학 학술 보건 센터 컨소시엄(www.imconsortium.org)은 통합 교육, 연구, 정책 및 환자 치료를 조율하고 있다. 이 협회의 임무는 학문적 기관 내에서 통합 건강 관리서비스를 발전시키는 것이다.

사례 연구 22.1 세인트캐서린 대학교의 보완대체요법의 통합

조이스 퍼킨스(Joyce Perkins)

세인트캐서린대학교 성인학생 대상 간호학 학사 프로그램에서 교수진은 인간들이 의식적으로 광범위한 의미의 수평선에 내재된 자비로운 우주적 설계 내의 정보의 수준과 종류를 정렬함으로써 시작한다고 설명한다. 다른 말로, 인간 노력의 복잡성, 판차원적 의식, 다양한 인식 방식 및 다양한 세계관을 받아들이고 질서를 부여한다. 이들의 개념적 프레임워크인 Unitary Human Caring Science는 간호의 예술, 과학 및 영혼을 하나로 융합시켜 모든 종류의 관계에서 최고의 선을 불러일으키는 보편적 관점으로 작용한다. 모든 창조물의 에너지적 기반의 이해를 바탕으로, 간호학의 패러다임, 인간 의식의 확장, 돌봄 과학, 복잡성 과학, 플라즈마 우주론 및 양자 물리학, 우주적 설계의 일관되고 조화롭고 동기화된 펼침을 드러낼 수 있다. 자연 세계의 순서와 동화된 연결을 선택함으로써 자연 발생의 다채로운 치유 잠재력이 나타난다. 원주민들의 치유 방법은 서양 의학과 나란히 다양한 다문화적인 치유 관점에 영향을 미친다.

이러한 의미의 광범위한 환경 내 치유 잠재력은 환자와 의료 제공자가 상호 합의한 행동 방향 주변의 확실성과 합의 정도(stacey matrix)에 따라 실현된다. 어떤 상황에 대한 선택된 치유 방식은 환자와 의료 제공자의 의식뿐만 아니라 해결해야 할 문제의 수준에도 의존한다. 신체적, 정신적, 감정적 및/또는 영적 접근 방식이 순서대로 필요할 수 있다. 학생들은 2년 동안 꾸준하게 명상 또는 사색적인 연습, 성찰 및 자기 관리의 어떤 형태를 실천함으로써 자신의 몸, 마음 및 정신을 알게 되며 이를 통해 학습한다. 학생들은 초청 연사 및 각 양상의 직접적인 경험을 통해 다양한 실천 방법과 관점을 소개받는다. 그런 다음 학생들은 이러한 학습을 임상 및 실습실 상황에서 환자와 직접 통합한다.

참고문헌

Merrick, R. (2010). Harmonically guided evolution. http://interferencetheory.com/files/Harmonic_Evolution.pdf

Newman, M. A. (1994). Health as expanding consciousness (2nd ed.). National League for Nursing. Newman, M. A., Sime, A., & Corcoran-Perry, S. (1991). The focus of the discipline of nursing.

Advances in Nursing Science, 14(1), 1–6.

Newman, M., Smith, M., Pharris, M., & Jones, D. (2008). The focus of the discipline revisited. Advanc- es in Nursing Science, 31(1), E16–E27. https://doi.org/10.1097/01.ANS.0000311533.65941.f1

Perkins J. B. (2021). Watson's caritas processes© with the lens of unitary human caring

science.
Nursing Science Quarterly, 34(2), 157 – 167. https://doi.org/10.1177/0894318420987176 Rogers, M. E. (1992). Nursing science and the space age. Nursing Science Quarterly, 5(1), 27 – 34.
https://doi.org/10.1177/089431849200500108
Smith, M. (2020). Marlaine Smith's theory of unitary caring. In M. C. Smith & D. L. Gullett (Eds.), Nursing theories and nursing practice (5th ed.). F. A. Davis.
Watson, J. (2018). Unitary caring science: Philosophy and praxis of nursing (pp. 493 – 502). University Press of Colorado.
Watson, J., & Smith, M. C. (2002). Caring science and the science of unitary human beings: A trans-theoretical discourse for nursing knowledge development. Journal of Advanced Nursing, 37(5), 452 – 461. https://doi.org/10.1046/j.1365-2648.2002.02112.x
Zimmerman, B., Lindberg, C., & Plsek, P. (2008). Chapter 1. In Primer in Edgeware: Lessons from complexity science for health care leaders (2nd ed.). Plexus Institute.

CAM 교육 프로젝트에서 최소한 네 개의 프로그램은 간호학에서 통합적인 교육과정을 개발했다. 예를 들어 미네소타 대학교 간호대학과 영성 및 치유센터(center for spirituality and healing, minneapolis, MN)는 석사, 박사 및 계속 교육 프로그램에 보완대체요법을 통합하기 위해 교육과정을 개정했다. 교육과정 개정은 보완요법 이론 및 연구를 포함하고 교과 과정을 강화하여 강의 기반 및 체험적 학습을 갖추게 하였으며, 상호 학제적인 과목을 지원하여 상호 보완요법 및 치유 실무에 대한 대학원 부전공 일환으로 활용하였으며, 자가간호 개념을 통합하였다. 이러한 프로그램은 계속해서 확대 및 확장되었다(www.csh.umn.edu/education/focus-areas/integrative-nursing). 미네소타 대학교는 DNP (Doctor of Nursing Practice)프로그램 내에서 건강과 웰빙에 대한 통합 접근 방식을 개발할 수 있도록 학생들을 준비하기 위한 '통합 건강 및 치유' 전공을 제공한다(www.nursing.umn.edu/doctor-nursing-practice-program/specialty-areas/integrative-health-and-healing).

교수진과 전문가들은 특정 환자 집단을 중심으로 상호 학제적 통합 교육과정을 개발하기도 했다. Zick 등은 보완대체요법 전문가들과 협력 교육을 촉진하기 위한 '100명의 통합 종양학 지도자 프로그램'에 대한 보고서를 제출했다. 이 프로그램은 현재 잘 진행 중이다. Karim 등은 미시간 대학에서 진행된 세 번의 대면 세션 및 '통합 종양학 요법이 역할을 할 수 있는 암 관련 증상(피로, 수면, 성 건강, 통증, 기분 장애 등), 다양한 통합 치료방식(식이요법, 운동, 정신-신체 요법 및 자연 건강 제품)의 설명과 근거, 환자와 보완요법 제공자와 통합요법을 논의하기 위한 커뮤니케이션 기술'에 관한 여러 e러닝 모듈을 완성했다.

세계적으로 간호 프로그램들은 일반 간호사의 보완요법 지식 기반을 구축하기 위해 통합 교육 모델을 시행하고 있다. Helms는 모든 강좌가 보완요법 내용을 포함하고 있으며, 강좌 목표가 환자 간호에 대한 보완대체요법 통합을 반영하는 지속 가능한 모델을 제안했다. 예를 들어, 건강 관리 시스템 또는 정책 강좌는 보완대체요법 및 건강 시스템의 역사와 철학적 기초를 포함했다. 건강사정 강좌는 보완대체요법을 포함한 건강력 수집을 강조했다. 약리학 강좌는 약용 식물, 에센셜 오일 및 동종요법 제제에 대한 논리적인 학습이 이루어졌다. 영양학 강좌는 식이 및 생물학 기반 요법을 추가했다. 정신 간호 강좌는 인지행동 요법이나 명상을 강조했다. 그리고 간호 연구 강좌는 증거 기반 실무의 시각을 통해 보완요법의 효과에 관한 모든 측면을 포함했다. 또한, 통합 건강 관리를 강조하는 시뮬레이션의 사용은 간호 교육 과정에 예상되는 추가 요소이다.

주전공 및 부전공 연구 분야

CAM 교육 프로젝트를 따라 미국 전역의 대학들은 학사 학위에서 박사 학위까지 통합 건강, 간호, 의학 및 기타 학문 분야에서의 주전공 또는 부전공 연구를 제공하고 있다. 2016년에 Tollefson 등은 미국에서 처음으로 통합 건강 관리 학사 학위를 제공한 메트로폴리탄 주립 대학교(Metropolitan State University of Denver)에 등록한 학생들의 특성에 대한 보고서를 발표했다. 기초과학을 기반으로(일반 생물학, 화학, 해부 생리학 및 병리학 포함), 학생들은 보완대체의학, 전인건강, 의료 윤리학, 스트레스와 수면, 그리고 건강 관련 연구 방법론으로 이루어진 핵심 교육 과정으로 진행된다. 학생들은 다양한 보완요법 치료 방법에 대한 지식을 습득하고 과정을 통해 수명 주기에 대한 전인적인 접근 방식을 배우게 된다. 애리조나 대학교도 정신, 몸, 영혼에 중점을 둔 통합 건강 분야의 학사 학위 프로그램을 제공하고 있다(https://nursingandhealth.asu.edu/integrative-health). 보완대체요법에 관심 있는 학생들을 위해 통합 건강 주전공 또는 부전공의 여러 예시가 제공되고 있다.

보완요법의 또다른 교육강좌

보완대체요법에 대한 학습을 위한 또 다른 잠재적인 접근 방법은 구체적인 강좌를 통한 것이다. Calado 등은 브라질에서 진행된 36시간짜리 대학의 대학원 과정을 설명했다. 이 과정은 이론, 능동적 및 성찰적 학습 방법, 세미나, 그리고 이침/이압과 레이키에서의 실제 경험 완료를 포함했다. Groft 및 Kalischuk은 13주 동안 진행된 주당 3시간 강좌로서 건강과 치유에 관한 대학 학부 선택 과목을 기술했다. 학생들은 환자들이 일반적으로 사용하는 다양한 보완대체요법을 탐구했다. 이 과정은 학생들의 치유와 온전함(wholeness)에 대한 이해를 돕는 데 매우 효과적인 것으로 판명되었다. Van der Reit 등은 태국으로의 연구 여행을 포함하는 대학 학부생 선택 과목을 시행하고 평가했으며, 학생들은 태국 마사지 및 기타 보완요법의 기술을 배웠다. 이 과정은 긍정적으로 평가되었으며 글로벌 건강 인식을 향상시켰다. 미국 전역에서는 일반 원칙부터 구체적인 요법에 대한 특화된 지식까지 보완요법에 대한 학습을 돕기 위해 무수히 많은 강좌가 제공되고 있다.

계속 교육 제공

실제로 근무 중인 간호사들도 계속 교육 기회를 통해 보완요법 지식을 확장할 수 있는 다양한 기회를 갖고 있다. AHNA는 교육 제공자 위원회를 통해 간호사들을 위한 계속 간호 교육(continuing nurse education, CNE) 활동을 개발하는 역할을 맡았으며 이러한 제공 활동은 시간이 지남에 따라 증가하였다고 보고한다. 활동의 예로는 출판물 내 교육, 월간 교육 웨비나, 국가 및 지역 컨퍼런스, 전인간호학업을 위한 'Foundation of Holistic Nursing' 자가 학습 과정, 그리고 자격증 준비 과정으로 제공되는 'Integrative Healing Arts Program in Holistic Nursing (IHAP)'이 포함된다. 또한, AHNA는 전인간호 실천을 촉진하는 여러 계속 교육 모듈 및 자격증 프로그램을 승인하고 있다.

국립보완통합건강센터는 '엄격한 과학적 조사를 통해 보완 및 통합 건강 접근법의 기초 과학, 유용성 및 안전성, 그리고 건강과 건강 관리 개선에서의 역할을 결정한다'는 임무를 갖고 있으며, 이 센터는 실제 전문가들 사이에서 보완대체요법에 대한 교육을 촉진하는 데 중요한 역할을 하고 있다. 센터의 아홉 개 주요 부문 중 하나인 의사 소통 및 공공 연락 사무소는 통합 건강 관리 교육 및 홍보 계획을 관리하는 활동을 담당하고 있다. NCCIH는 무료 온라인 계속 교육 시리즈를 포함한 다양한 교육 자료를 제공하고 있다(이 장 맨 끝의 웹사이트 참조).

체험 학습

임상 환경, 시뮬레이션 실습실 또는 해외 연수와 같은 적극적인 학습은 보완요법에 관심 있는 학생들에게 권장된다. Bell은 노인간호학과 학생들이 중증 장애를 가진 환자와 치료적 터치를 사용하는 소아과 임상 경험을 설명했다. Bell은 전인 간호사 자격을 취득하고 학생들은 긍정적인 결과를 얻으며 치료적 터치를 사용하도록 안내했다. Chan과 Schaffrath는 간호 학생들이 다양한 환경(가정, 실습실 및 임상)에서 발바닥 반사요법, 라벤더 아로마요법 및 마음챙김 호흡을 제공한 연구를 수행하였으며, 학습 방식은 자기 성찰, 현존감 구축 및 이러한 방식을 전달하는 간호학 교수가 전문 지식을 가지고 역할을 제시하는 것을 통해 가장 잘 지원되었다. Johnson는 간호 학생들이 사용한 아로마요법의 사용을 연구하였으며, 이는 시험 불안을 감소시키는 데 도움이 되었다.

2005년, Chlan 등 간호 학생이 선택적인 보완요법 기술을 수행하는 데 있어 교내 실습실 실습이 학생의 자신감 수준에 미치는 영향을 연구했다. 학생들의 다섯 가지 요법(손 마사지, 심상요법, 음악요법, 반사요법, 호흡/마음챙김)을 수행하는 자신감은 세션 이후에 증가했다. 가장 큰 자신감 증가는 손 마사지, 반사요법 및 심상요법에서 나타났다. 이 연구는 대학 간호교육에서 보완대체요법의 실제 적용을 가져오는 데 엄청난 가치를 보여 주었다. 비슷하게, Adler와 Cook 및 Robinson은 간호 학생의 능력을 증진시키기 위해 강도 높은 마사지요법 경험을 도입했다. 대부분의 학생 참여자들은 이 경험이 간호사로서의 발전에 가치 있는 것으로 여겼으며 간호사–환자 관계와 전인적인 환자 간호에 기여한 것으로 나타났다.

학생들이 레이키의 적용을 평가하고 관찰하는 경험을 통해 참여할 수 있도록 하는 임상 경험에 대해서도 설명되었다. Conroy와 Taggart는 중국에서의 해외 문화 몰입 프로그램 연구에서 학생들이 사용되는 보완대체요법을 포함하여 문화에 대한 보다 큰 이해를 나타냈다. 참가자들은 자신의 경험을 반영하고 모든 환자에 대한 전인적인 간호를 지원할 가능성이 크다고 언급했다.

학생의 학습을 촉진하고 평가하기

점점 더 많은 간호 프로그램에서는 적절한 학습 결과, 활동 및 평가 전략 개발을 시작으로 간호 교육에 보완요법을 통합하고 있다. 다수의 저자들은 간호 분야의 범위와 표준과 일치하는 학부 및 대학원 간호 교육과정에 적용 가능한 구체적인 내용을 제안해 왔다. 다음은 일반 간호 실무에 필요한 차원을 다루는 제안된 학생 학습 결과 모음이다.

- 대중의 보완요법 사용 유행과 양상을 설명한다.
- 서양의 신념 체계와 대안적인 건강 신념 체계의 기본 원리 및 신념을 비교한다.
- 환자와 가족에게 보완대체요법에 대해 효과적으로 의사소통한다.
- 가장 많이 사용되는 보완대체요법에 대한 과학적 증거를 비판한다.
- 보완대체요법에 대한 계속된 학습을 지원하기 위한 신뢰할 수 있는 정보 출처를 확인한다.
- 보완대체요법 전문가의 역할, 교육 및 자격 취득을 확인한다.
- 필요한 경우 자기 자신을 위해 보완요법을 통합하기 위한 자가간호 방식과 웰빙을 성찰하고 개선한다.

또한 완전히 통합된 교육과정은 전인적인 간호 실무에 필요한 학습 결과를 포함해야 한다. 예를 들어, AHNCC에서 인증하는 프로그램 중 하나인 퍼시픽 대학의 건강과학대학(pacific college of health and science)의 RN to BSN 프로그램을 위해서는 다음과 같은 결과를 제시한다.

- 환자/고객/가족에게 건강한 라이프스타일을 위한 전체 인간 치유 및 자가간호 실무를 가르쳐서 힘을 북돋아 준다.
- 개인과 가족이 스트레스를 관리하고, 건강한 변화를 만들고, 건강과 웰빙을 개선하여 질병을 예방할 수 있도록 돕는다.
- 기존의 동종요법 의료 시스템과 보완/대체/통합요법 및 시스템 사이에서 개인 및 가족을 안내한다.
- 다른 간호 중재와 전인적 통합 CAM 방식을 통합한다.
- 통합된 의료 팀과 함께 작업한다.

- 다양한 환경에서 실무에 참여한다.
- 성찰과 자가간호를 개인 및 전문가적인 삶에 통합한다.

학생들의 학습을 촉진하고 보완요법을 효과적으로 가르치기 위해서는 적극적이고 창의적인 교수법이 필요하다. Swanson 등은 온라인 사례 기반 모듈이 대학원 간호 학생들에게 보완대체요법과 관련된 임상 문제를 가르치는 효과적인 방법임을 보고했다. Lee 등에 따르면, CAM 교육 프로젝트 학교들은 보완요법에 대해 학생들이 학습하는 데 도움이 되는 다양한 교육 전달 전략을 사용했으며, 이에는 교실 기반 프로그램, 온라인 모듈 및 경험적 학습이 포함되었다. 이 저자들은 또한 학생 학습의 중요한 구성 요소로 개인적인 성찰과 자가간호를 인식했다. 과정 수준에서는 전통적인 학생 학습 평가 방법인 논문, 시험 및 기타 프로젝트와 함께 인터뷰, 포커스 그룹 및 1분 피드백 페이퍼와 같은 탐색적 방법을 사용하여 과정을 개선하기 위해 과정 평가 정보를 얻었다. Sutch는 교육자들에게 정기적으로 수업에 보완대체요법을 통합하도록 권장하여 이러한 요법에 대한 학습을 촉진한다. 예를 들어, 학생들 강연을 위해 대체요법 실무자를 초청하거나 수업 중에 마음챙김을 실습하거나 기말 시험 주간에 동물 매개 치료를 지원하는 방법 등이 있다. 메트로폴리탄 주립 대학교(minneapolis, MN)의 Matthias-Anderson 및 Reid는 AHNCC에서 지지하는 학교 중 하나로, 간호 학생들에게 평가를 가르치기 위한 대화형 역할극 시뮬레이션을 설명한다.

교수진 자격 및 개발

Kessack은 보완대체요법 분야의 전문가들이 강의 기반의 예비 면허 간호 교실에서 내용을 가르쳐야 한다고 결정했다. 미국과 전 세계의 대부분의 간호 프로그램이 어떤 형태로든 보완요법을 통합하고 있다고 하더라도, 가장 큰 도전 요인은 자격을 갖춘 교수진을 찾는 것, 이미 혼잡한 교육과정에서 공간을 만드는 것, 통합적 치료의 '최상의 실무 방법'에 대한 정의 부재, 그리고 교육과정 내에서 보완요법 내용의 지속 가능성 등이었다. 한 연구에서는 교수진이 추가 교육을 원하는 상위 3개 요법으로 영양 보충제, 약초학 및 마사지가 포함되었다. 그러나 Khan 등은 학생들이 '미디어(55%), 책(56%), 친구/친척(59.7%), 그리고 다른 건강 전문가(58.4%)'로부터 CAM에 관한 정보를 더 많이 얻었으며, 공식적인 CAM 과정이나 훈련에서는 매우 적은 정보(36.7%)를 얻었다고 언급했다.

Stratton 등은 통합 의료에서 학습을 촉진하기 위해 필요한 필수적인 교수진 개발을 확인했다. 먼저, 보완요법을 간호 교육과정에 성공적으로 통합하고 지속 가능하게 유지하기 위해서는 지식이 풍부한 교수진의 핵심 집단이 필수적이다. 보완요법 정보를 증거 기반 실무의 관점을 통해 살펴볼 수 있으면 수용을 촉진하고 교수진이 보완요법 원칙과 연구에 더욱 익숙해질 수 있는 기회를 제공할 수 있다. 교수진 개발은 시간과 자원, 학문적 글쓰기 및 참고 자료와 연구 자료에 접근하는 것, 재배치된 시간, 상담, 협력, 지속 교육 및 지원을 필요로 한다. 이상적으로는 협력적인 접근을 사용하여 보완대체요법 실무자의 다양한 관점을 대표하는 형태로 구성된 지속 교육 워크샵이나 회의가 구성되어야 한다. 또한 보완요법에 대한 교수진의 연구를 촉진하고 지원함으로써 자격을 갖춘 교수진 팀을 형성하는 또 다른 메커니즘이 된다.

워싱턴 대학 간호학교(시애틀)는 Bastyr 대학(워싱턴 Kenmore, 캘리포니아 San Diego)과 파트너십을 맺어 여름 교육 프로그램을 통해 보완요법에 관한 교수진 개발을 제공했다. 교수진은 배운 내용을 사용하여 간호 교육과정 전반에 걸쳐 보완요법을 지원했다. 이 구현 프로젝트 결과로 교수진의 약 절반 정도가 강의에서 보완요법 내용을 통합하였으며, 절반 이상이 자신의 보완요법 지식이 중간 정도 또는 큰 폭으로 증가했다고 보고했다. 더 많은 학생(70%)들이 보완요법 지식이 향상되었다고 지적하며, 보조금 기간 동안 의도된 자체 보고 역량이 향상되었음을 나타냈다.

결론

Linderman은 간호 교육의 미래에 '서양 의학 대안과 함께 문화, 인종 집단, 경제 수준 및 서양 의학 대안을 가진 사람들과의 접촉을 제공하기 위해 다양한 임상 경험이 더욱 다양해질 것'이라고 예측했다. 이것은 실제로 그렇게 되었다. 2016년 국립 학생 간호협회(the national student nurses association)의 국민 대회 결의안

(national convention resolutions)에서 간호 학교들이 전인적인 간호 구성 요소들을 교육 과정에 도입할 것을 요구했으며, "간호학교가 그들의 교육과정에 전인적인 철학을 통합하는 것이 중요하다. 왜냐하면 이것은 간호사들이 전인적 환자 간호를 제공하고 환자 결과를 향상시키는 간호사-환자 관계를 향상시키며, 마음과 몸 간의 관계와 그것이 개인의 전체 삶에 미치는 영향을 더 잘 이해하도록 돕기 때문이다."라고 언급했다. 간호 교육은 통합 건강으로 나아가는 움직임에서 중요한 책임을 지고 있다. Koithan은 이것이 어떻게 보이는지를 다음과 같이 설명하고 있다.

> 이 원칙을 채택함으로써 우리의 간호는 개별화되고 맞춤화되며 의미 있게 됩니다. 우리는 개인이 지불하거나 접근할 수 없는 치료법, 바이오 의학, 마음-신체, 또는 조작 치료법을 추천하지 않습니다. 우리는 우리의 고객이나 그들의 가족에게 불가능한 것을 요구하지 않습니다. 우리는 우리의 개입이 생태(환경) 및 사회적(커뮤니티 및 조직) 시스템에 미치는 모든 영향을 고려합니다. 이런 식으로 우리의 실무는 지속 가능하며 도덕적이고, 삶의 복잡성을 숙고하고 존중하는 것이 됩니다. 우리는 더 많이 듣고 덜 말하며, 개인적인 지혜가 전문적인 지식만큼 중요할 수 있음을 인식합니다. 또한, 우리는 건강과 웰빙의 등장을 지원하는 자원(생체심리사회적-영적)을 식별하고 강화합니다.

2019년에는 미국에서 학사 간호 프로그램 졸업자가 약 150,000명이었으며, 석사 및 박사 프로그램에서 약 50,000명의 추가 졸업자가 있었다. 이는 간호 인력에서 보완대체요법을 통합하는 잠재력에 미치는 상당한 영향을 의미한다. Homberg와 Stock-Schröer는 전인적인 환자 중심 치료를 위해 상호 전문적 교육을 통해 개발된 보완대체요법에 대한 지식이 미래 학생들을 준비하는 가장 좋은 방법이라고 주장했다. 동일한 연구자들은 이러한 노력의 어려움, 즉 비판적이지 않은 가르침, 내용 과부하, 그리고 학생들의 수용성 부족을 언급했다. 그럼에도 불구하고 Hart는 '전인 간호사들은 전인적인 원칙, 실무, 치유 환경 및 통합요법에 대한 이해를 높이는 데 핵심 역할을 할 것'이라고 인정했다.

질병에서 건강과 치유로 패러다임이 변경되고 전인적 건강 실무를 통합하는 중에, 간호 교육자들은 계속 나아가면서 교육과정, 간호사의 역량 및 표준 준수, 교육 및 의료 영향에 대해 신중하게 고찰해야 한다. 게다가, 다학제 및 학문적 연구를 수행하는 방법을 잘 가르치고 이를 조사할 수 있는 능력을 더욱 강화하는 것 또한 교육의 한 분야로 개발할 가치가 있는 방법이다.

그러나 지속적인 변화에도 불구하고, 통합적인 건강은 간호 교육, 연구 및 실무의 과거, 현재 및 미래와 근본적으로 연결되어 있다. Koithan은 간호 교육에서 보완요법을 통합하는 것은 건강, 예방 및 전인적인 건강과 같은 문제들이 오랜 기간동안 간호 실무의 핵심 요소로 존재해 왔기 때문에 철학적 패러다임에서 큰 변화가 필요하지 않다고 인식했다. 이 기초를 통해 간호 교육은 이 기본적인 연결성을 어떤 심도와 강도로 계속해서 보여주는지에 대한 진화를 이어가고 있다.

웹사이트

보완대체요법에 대한 효과적인 가르침과 학생의 학습을 지원하기 위한 신뢰할만한 자료가 풍부하게 있는 사이트는 다음과 같다.

- American Holistic Nurses Association–Educational Resources (www.ahna.org/Resources)
- American Holistic Nurses Credentialing Corporation (AHNCC) endorsed nursing programs (www.ahncc.org/school–endorsement–program/current–endorsed–nursing–programs/)
- Center Institute for Research and Education in Integrative Medicine (www.healthandhealingny.org/professionals/nurse.asp)
- CINAHL: Cumulative Index to Nursing & Allied Health Literature (www.ebsco.com/products/research–databases/cinahl–plus–full–text)
- Consortium for Academic Health Centers for Integrative Medicine (www.imconsortium.org)
- National Center for Complementary and Integrative Health–Online Continuing Education Series (https://nccih.nih.gov/training/videolectures)

참고문헌

Adler, P. (2009). Teaching massage to nursing students of geriatrics through active learning. Journal of Holistic Nursing, 27, 51–56. https://doi.org/10.1177/0898010108329132

Ae-Kyung, K. (2017). Acceptance of complementary and alternative therapy among nurses: A Q-methodological study. Korean Journal of Adult Nursing, 29, 441–449. https://doi.org/10.7475/kjan.2017.29.4.441

Al-Rukban, M., AlBedah, A., Khalil, M., El-Olemy, A., Khalil, A., & Alrasheid, M. (2012). Status of complementary and alternative medicine in the curricula of health colleges in Saudi Arabia. Complementary Therapies in Medicine, 20, 334–339. https://doi.org/10.1016/j.ctim.2012.05.006

American Association of Colleges of Nursing. (2020). 2019–2020 enrollment and graduations in baccalaureate and graduate programs in nursing. https://www.aacnnursing.org/Store/product-info/productcd/IDSR_20ENROLLBACC.

American Association of Colleges of Nursing. (2021). The essentials: Professional core competencies for professional nursing education. https://www.aacnnursing.org/Portals/42/Academic Nursing/pdf/Essentials-2021.pdf

American Holistic Nurses Credentialing Corporation. (2017). Foundations, competencies, and curricular guidelines for basic to doctoral holistic nursing education (1st ed.). https://www.ahncc.org/wp-content/uploads/2018/10/Foundations-Competencies-Curricular-Guidelines.pdf

American Holistic Nurses Credentialing Corporation. (2021). Certification…the path to personal growth and professional recognition. https://www.ahncc.org/

American Nurses Association. (2021). Nursing: Scope and standards of practice (4th ed.). American Nurses Association.

American Nurses Association and American Holistic Nurses Association. (2019). Holistic nursing: Scope and standards of practice (3rd ed.).

Avino, K. (2011). Knowledge, attitudes, and practices of nursing faculty and students related to complementary and alternative medicine. Holistic Nursing Practice, 25, 280–288. https://doi.org/10.1097/HNP.0b013e318232c5aa

Azevedo, C., deCastro Moura, C., Pinheiro Correa, H., Ferreira de Mata, L., Lopes Chaves, E., & Machado Chianca, T. (2019). Complementary and integrative therapies in the scope of nursing: Legal aspects and academic-assistance panorama. Esc Anna Nery, 23, 9. https://doi.org/10.1590/2177-9465-EAN-2018-0389

Balouchi, A., Mahmoudirad, G., Hastings-Tolsma, M., Afshin Shorofi, S., Shahdadi, H., & Abdollahimohammad, A. (2018). Knowledge, attitude and use of complementary and alternative medicine among nurses: A systematic review. Complementary Therapies in Clinical Practice, 31, 146–157. https://doi.org/10.1016/j.ctcp.2018.02.008

Bell, K. (2017). Teaching therapeutic touch to pediatric nursing students in chronic care. Beginnings, 37(5), 18–19.

Ben-Arye, E., Shulman, B., Eilon, Y., Woitiz, R., Cherniak, V., Shalom Sharabi, I., Sher, O., Reches, H., Katz, Y., Arad, M., Schiff, E., Samuels, N., Caspi, O., Lev-Ari, S., Frenkel, M., Agbarya, A., & Admi, H. (2017). Attitudes among nurses toward the integration of complementary medicine into supportive cancer care. Oncology Nursing Forum, 44, 428–434. https://doi.org/10.1188/17.ONF.428-434

Booth, L., & Kaylor, S. (2018). Teaching spiritual care within nursing education. Holistic Nursing Practice, 32, 177–181. https://doi.org/10.1097/HNP.0000000000000271

Booth-LaForce, C., Scott, C., Heitkemper, M., Cornman, J., Lan, M., Bond, E., & Swanson, K. (2010). Complementary and alternative (CAM) attitudes and competencies of nursing students and faculty: Results of integrating CAM into the nursing curriculum. Journal of Professional Nursing, 26, 293–300. https://doi.org/10.1016/j.profnurs.2010.03.003

Boz, I., Ozer, Z., Teskereci, G., & Turan Kavradim, S. (2017). Learning experiences of nurses as part of a European Union project on complementary therapies: A multinational qualitative study. Holistic Nursing Practice, 31, 42–49. https://doi.org/10.1097/HNP.0000000000000171

Bradley, R., Booth-LaForce, C., Hanes, D., Scott, C., Sherman, K., Lin, Y., & Zwickey, H. (2019). Design of a multidisciplinary training program in complementary and integrative health clinical research: Building research across interdisciplinary gaps. The Journal of Alternative and Complementary Medicine, 25, 509–516. https://doi.org/10.1089/acm.2018.0454

Bremner, M., Bennett, D., & Chambers, D. (2014). Integrating Reiki and community-engaged scholarship: An interdisciplinary educational intervention. Journal of Nursing Education, 53, 541–543. https://doi.org/10.3928/01484834-20140820-02

Burman, M. (2003). Complementary and alternative medicine: Core competencies for family nurse practitioners. Journal of Nursing Education, 42, 28–34. https://doi.org/10.3928/0148-4834-20030101-07

Butcher, H., Bulechek, G., Dochterman, J., & Wagner, C. (Eds.). (2018). Nursing interventions classification (NIC) (7th ed.). Elsevier.

Calado, R., Silva, A., Oliveira, D., Silva, G., Silva, J., Silva, L., Lemos, M., & Santos, R. (2019). Teaching of integrative and complementary practices in nursing graduation. Journal of Nursing UFPE Online, 12, 261–267. https://doi.org/10.5205/1981-8963-v13i01a237094p261-267-2019

Camurdan, C., & Gül, A. (2013). Complementary and alternative medicine use among nursing and midwifery students in Turkey. Nurse Education in Practice, 13, 350–354. https://doi.org/10.1016/j.nepr.2012.09.015

Chan, R., & Schaffrath, M. (2017). Participatory action inquiry using baccalaureate nursing students: The inclusion of integrative health care modalities in nursing core curriculum. Nurse Education in Practice, 22, 66–72. https://doi.org/10.1016/j.nepr.2016.12.003

Chandler, D. (2016). Integrated care and leprosy in India: A role for Indian systems of medicine and traditional health practice in the eradication of leprosy. Current Science, 111, 351–355. https://doi.org/10.18520/cs/v111/i2/351-355

Chlan, L., Halcón, L., Kreitzer, M., & Leonard, B. (2005). Influence of an experiential education session on nursing students' confidence levels in performing selected complementary therapy skills. Complementary Health Practice Review, 10, 189–201. https://doi.org/10.1177/1533210105284044

Conroy, S. F., & Taggart, H. M. (2016). The impact of a cultural immersion study abroad experience in traditional Chinese medicine. Journal of Holistic Nursing, 34(3), 229–235. https://doi.org/10.1177/0898010115602995

Cook, N., & Robinson, J. (2006). Effectiveness and value of massage skills training during preregistration nurse education. Nurse Education Today, 26, 555–563. https://doi.org/10.1016/j.nedt.2006.01.010

Dicianno, B., Glick, R., Sowa, G., & Boninger, M. (2016). Processes and outcomes from a medical student research training program in integrative, complementary and alternative medicine. American Journal of Physical Medicine & Rehabilitation, 95, 779–786. https://doi.org/10.1097/PHM.0000000000000508

Dutta, A., Bwayo, S., Xue, Z., Akiyode, O., Ayuk-Egbe, P., Bernard, D., Daftary, M. N., & Clarke-Tasker, V. (2003). Complementary and alternative medicine instruction in nursing curricula. Journal of National Black Nurses Association, 14, 30–33.

Fenton, M., & Morris, D. (2003). The integration of holistic nursing practices and complementary and alternative modalities into curricula of schools of nursing. Alternative Therapies, 9, 62–67. https://web-s-ebscohost-com.ezp2.lib.umn.edu/ehost/pdfviewer/pdfviewer?vid=3&sid=02690f86-692a-4819-b7f1-79fc05bfa1a8%40redis

Gaster, B., Unterborn, J., Scott, R., & Schneeweiss, R. (2007). What should students learn about complementary and alternative medicine? Academic Medicine, 82, 934–938. https://doi.org/10.1097/ACM.0b013e318149eb56

Geisler, C., Cheung, C., Johnson Steinhagen, S., Neubeck, P., & Brueggeman, A. (2015). Nurse practitioner knowledge, use, and referral of complementary/alternative therapies. Journal of the American Association of Nurse Practitioners, 27, 380–388. https://doi.org/10.1002/2327-6924.12190

Government of Western Australia Department of Health. (2015). Standard protocols: Use of complementary therapies. http://www.health.wa.gov.au

Groft, J., & Kalischuk, R. (2005). Nursing students learn about complementary and alternative health care practices. Complementary Health Practice Review, 10, 133–146. https://doi.org/10.1177/1533210105280367

Halcón, L., Leonard, B., Snyder, M., Garwick, A., & Kreitzer, M. (2001). Incorporating alternative and complementary health practices within university-based nursing education. Complementary Health Practice Review, 6, 127–135. https://doi.org/10.1177/153321010100600203

Hall, H., Leach, M., Brosnan, C., & Collins, M. (2017). Nurses' attitudes towards complementary therapies: A systematic review and meta-synthesis. International Journal of Nursing Studies, 69, 47–56. https://doi.org/10.1016/j.ijnurstu.2017.01.008

Hart, J. (2019). The expanding field of holistic nursing—A growing trend. Alternative and Complementary Therapies, 25(1), 53–55. https://doi.org/10.1089/act.2018.29199.jha

Helms, J. (2006). Complementary and alternative therapies: A new frontier for nursing education? Journal of Nursing Education, 45, 117–123. https://doi.org/10.3928/01484834-20060301-05

Homberg, A., & Stock-Schröer, B. (2021). Interprofessional education on complementary and integrative medicine. The Clinical Teacher, 18, 152–157. https://doi.org/10.1111/tct.13280

Hon, K., Twinn, S., Leung, T., Thompson, D., Wong, Y., & Fok, T. (2006). Chinese nursing students' attitudes toward traditional Chinese medicine. Journal of Nursing Education, 45, 182–185. https://doi.org/10.3928/01484834-20060501-08

Hook JN, Davis DE, Owen J, Worthington EL, Utsey SO. Cultural humility: measuring openness to culturally diverse clients. J Couns Psychol. 2013;60(3):353-66

Hritz, S., Wang, Y., & Akkarawongvisit, C. (2018). Exploring cultural health practices at a Midwestern university. Holistic Nursing Practice, 32, 268–274. https://doi.org/10.1097/HNP.0000000000000287

Johnson, C. (2014). Effect of aromatherapy on cognitive test anxiety among nursing students. Alternative and Complementary Therapies, 20, 84–87. https://doi.org/10.1089/act.2014.20207

Karim, S., Benn, R., Carlson, L. E., Fouladbakhsh, J., Greenlee, H., Harris, R., Henry, N. L., Jolly, S., Mayhew, S., Spratke, L., Walker, E. M., Zebrack, B., & Zick, S. M. (2021). Integrative oncology education: An emerging competency for oncology providers. Current Oncology, 28, 853–862. https://doi.org/10.3390/curroncol28010084

Kavurmaci, M., Tan, M., & Kavurmaci, Z. (2018). Nursing, midwifery, and dietetics students' attitudes to complementary and integrative medicine and their applications, Medical Journal of Bakırköy, 14, 300–305. https://doi.org/10.5350/BTDMJB.20170606124143

Khan, A., Ahmed, M., Aldarmahi, A., Zaidi, S., Subahi, A., Al Shaikh, A., Alghamdy, Z., & Alhakami, L. (2020). Awareness, self-use, perceptions, beliefs, and attitudes toward complementary and alternative medicines (CAM) among health professional students in King Saud bin Abdulaziz University for Health Sciences Jeddah, Saudi Arabia. Evidence-Based Complementary and Alternative Medicine, 2020, 11. https://doi.org/10.1155/2020/7872819

Kessack, M. (2015). Teaching complementary and alternative therapies to prelicensure nursing students: A faculty assessment using a basic qualitative research approach [Doctoral Dissertation]. Capella University. ProQuest Dissertations Publishing. 3681159. https://www.proquest.com/openview/ c71bef578e0115c45b69143bb8d196f9/1?pq-origsite=gscholar&cbl=18750

Kinchen, E., & Loerzel, V. (2019). Nursing students' attitudes and use of holistic therapies for stress relief. Journal of Holistic Nursing, 37, 6–17. https://doi.org/10.1177/0898010118761910

Koithan, M. (2015). The promise of integrative nursing. Creative Nursing, 21, 193–199. https://doi.org/10.1891/1078-4535.21.4.193

Kreitzer, M., Mann, D., & Lumpkin, M. (2008). CAM competencies for the health professions. Complementary Health Practice Review, 13, 63–72. https://doi.org/10.1177/1533210107310165

Lee, M., Benn, R., Wimstatt, L., Cornman, J., Hedgecock, J., Gerick, S., Zeller, J., Kreitzer, M. J., Allweiss, P., Finkelstein, C., & Haramati, A. (2007). Integrating complementary and alternative medicine instruction into health professions education: Organizational and instructional strategies. Academic Medicine, 82, 939–945. https://doi.org/10.1097/ACM.0b013e318149ebf8

Linderman, C. A. (2000). The future of nursing education. Journal of Nursing Education, 39, 5–12. https://doi.org/10.3928/0148-4834-19991201-11

Matthias-Anderson, D., & Reid, C. (2019). Holistic nursing Standard 1 demonstrated in an interactive role play simulation: Teaching holistic assessment to nursing students. Beginnings, 39, 12–13.

Minnesota Board of Nursing. (2017). Statement of accountability for utilization of integrative therapies in nursing practice. https://mn.gov/boards/assets/Intgrtv_Therapies_Stmt_2017_7-19_tcm21-37140.pdf

National Academies of Sciences, Engineering and Medicine. (2021). The future of nursing 2020–2030: Charting a path to achieve health equity. National Academies Press. http://nap.edu/25982

NationalCenterforComplementaryandIntegrativeHealth.(2021).Complementary,Alternative, or Integrative Health: What's in a Name? Health Information. https://www.nccih.nih.gov/health/complementary-alternative-or-integrative-health-whats-in-a-name

National Council of State Boards of Nursing. (2019). NCLEX-RN® Examination: Test plan for the national council licensure examination for registered nurses. NCSBN, Inc. https://www.ncsbn.org/2019_RN_TestPlan-English.htm

National League for Nursing. (2017). A vision for expanding US nursing education for global health engagement. NLN Vision Series. https://www.nln.org/docs/default-source/about/nln\-vision-series-(position-statements)/vision-statement-a-vision-for-expanding-us-nursing-education.pdf

National Student Nurses Association. (2016). Resolutions 2016. NSNA. https://www.dropbox.com/s/h1un2ns0wcybh2p/NSNA%20Resolutions%202016.pdf?dl=0

Nedrow, A., Heitkemper, M., Frenkel, M., Mann, D., Wayne, P., & Hughes, E. (2007a). Collaborations between allopathic and complementary and alternative medicine

health professionals: Four initiatives. Academic Medicine, 82, 962–966. https://doi.org/10.1097/ACM.0b013e31814a4e2c
Nedrow, A., Istvan, J., Haas, M., Barrett, R., Salveson, C., Moore, G. Hammerschlag, R., & Keenan, E. (2007b). Implications for education in complementary and alternative medicine: A survey of entry attitudes in students at five health professional schools. Journal of Alternative and Complementary Medicine, 13, 381–386. https://doi.org/10.1089/acm.2007.6273
Nevins, C., & Sherman, J. (2016). Self-care practices of baccalaureate nursing students. Journal of Holistic Nursing, 34, 185–192. https://doi.org/10.1177/0898010115596432
Ozer, Z., Boz, I., Kavradim, S., & Teskereci, G. (2019). European Union Project 'BestCARE': Improving nursing care with best complementary therapy strategies. International Nursing Review, 66, 112–121. https://doi.org/10.1111/inr.12469
Pearson, N., & Chesney, M. (2007). The CAM education program of the National Center for Complementary and Alternative Medicine: An overview. Academic Medicine, 82, 921–926. https://doi.org/10.1097/ACM.0b013e31814a5014
Pirincci, E., Kaya, F., Cengizhan, S., & Onal, F. (2018). Nursing department students' knowledge and use of complementary and alternative medicine methods. Journal of Turgut Ozal Medical Center, 25(1), 22–29. https://doi.org/10.5455/jtomc.2017.07.099
Poreddi, V., Thiyagarajan, S., Swamy, P., Gandhi, S., Thimmaiah, R., & BadaMath, S. (2016). Nursing student attitudes and understanding of complementary and alternative therapies: An Indian perspective. Nursing Education Perspectives, 37, 32–37. https://doi.org/10.5480/14-1319
Racz, A., Crnkovic', I., & Brumini, I. (2019). Attitudes and beliefs about integration of CAM education in health care professionals training programs in Croatia. International Multidisciplinary Scientific Conference on Social Sciences & Arts SGEM, 6, 399–406. https://doi.org/10.5593/sgemsocial2019V/2.1
Richardson, S. (2003). Complementary health and healing in nursing education. Journal of Holistic Nursing, 21, 20–35. https://doi.org/10.1177/0898010102250273
Roberts, T. (2019). Our commitment to continuing education & competency in holistic nursing. Beginnings, 37, 4–5.
Rosenthal, B., Gravrand, H., & Lisi, A. (2019). Interprofessional collaboration among complementary and integrative health providers in private practice and community health centers. Journal of Interprofessional Education and Practice, 15, 70–74.
Salles, L., Homo, R., & Silva, M. (2014). The situation of the teaching of holistic and complementary practices in undergraduate courses in nursing, physiotherapy, and medicine. Cogitare Enferm, 19, 682–687.
Salmon, M. (2010). The commons: Nursing education, societal relevance, and going it together. Alternative Therapies in Health and Medicine, 16(5), 18.
Sok, S., Erlen, J., & Kim, K. (2004). Complementary and alternative therapies in nursing curricula: A new direction for nurse educators. Journal of Nursing Education, 43, 401–405. https://doi.org/10.3928/01484834-20040901-12
Solomon, D., Singleton, K., Zhiyuan, S., Zell, K., Vriezen, K., & Albert, N. (2016). Multicenter study of nursing role complexity on environmental stressors and emotional exhaustion. Applied Nursing Research, 30, 52–57. https://doi.org/10.1016/j.apnr.2015.08.010
Sparber, A. (2001). State boards of nursing and scope of practice of registered nurses performing complementary therapies. Online Journal of Issues in Nursing, 6. http://www.nursingworld.org/MainMenuCategories/ANAMarketplace/ANAPeriodicals/OJIN/TableofContents/Volume62001/No3Sept01/ArticlePreviousTopic/CmplementaryTherapiesReport.html

Stratton, T., Benn, R., Lie, D., Zeller, J., & Nedrow, A. (2007). Evaluating CAM education in health professions programs. Academic Medicine, 82, 956–961. https://doi.org/10.1097/ACM.0b013e31814a5152

Sutch, K. (2017). My path as educator: Holism in the nursing classroom. Beginnings, 37, 14–15.

Swanson, B., Zeller, J., Keithley, J., Fung, S., Johnson, A., Suhayda, R., Phillips, M., & Downie, P. (2012). Case-based online modules to teach graduate-level nursing students about complementary and alternative medical therapies. Journal of Professional Nursing, 28, 125–129. https://doi.org/10.1016/j.profnurs.2011.11.005

Tollefson, M., Wisneski, L., Sayre, N., Helton, J., Matuszewicz, E., & Jensen, C. (2016). Integrative healthcare: An exploration of students who choose this undergraduate major. The Journal of Alternative and Complementary Medicine, 22(2), 166–170. https://doi.org/10.1089/acm.2015.0219

Topuz, S., Uysal, G., & Yilmaz, A. (2015). Knowledge and opinions of nursing students regarding complementary and alternative medicine for cancer patients. International Journal of Caring Sciences, 8, 656–664. http://www.internationaljournalofcaringsciences.org/docs/17_Topuz_original_8_3.pdf

Toygar, I., Hancerlıoglu, S., Gul, I., Yondem, S., & Yilmaz, I. (2020). Effect of educational intervention on nursing students' attitudes toward complementary and alternative therapies. International Journal of Caring Sciences, 13, 1305–1312. http://www.internationaljournalofcaringsciences.org/docs/55_1_toygar_original_13_2.pdf

U.S. Department of Health and Human Services. (2020). Health People 2030: Building a healthier future for all. Office of Disease Prevention and Health Promotion. https://health.gov/healthypeople

van der Reit, P., Francis, L., & Levett-Jones, T. (2011). Complementary therapies in healthcare: Design, implementation, and evaluation of an elective course for undergraduate students. Nurse Education in Practice, 11, 146–152. https://doi.org/10.1016/j.nepr.2010.10.002

Van Rensburg, R., Razlog, R., & Pellow, J. (2020). Knowledge and attitudes towards complementary medicine by nursing students at a University in South Africa. Health SA Gesondheid, 25, a1436. https://doi.org/10.4102/hsag.v25i0.1436

Van Sant-Smith, D. (2015). Supporting the integrative health care curriculum in schools of nursing. Holistic Nursing Practice, 28, 312. https://doi.org/10.1097/HNP.0000000000000042

Vega, A., North, S., Ruggeri, B., Beck, B., Liveris, M. Castro, A., Boyington, N., Leveille, W., St. George, T., & Hopp, J. (2020). A cross-cultural integrative health interprofessional practice model using innovative case study and academic Hispanic community partnership approaches. Cogent Medicine, 7, 1767347. https://doi.org/10.1080/2331205X.2020.1767347

Yeh, Y., & Chung, U. (2007). An investigation into competence in TCM of BSN graduates from technological universities in Taiwan. Journal of Nursing Research, 15, 310–317. https://doi.org/10.1097/01.JNR.0000387627.25801.12

Zick, S. M., Czuhajewski, C., Fouladbakhsh, J. M., Greenlee, H., Harris, R. E., Henry, N. L., Jolly, S., Khabir, T., Perlmutter, J., Remington, T., & Snyder, D. (2018). Integrative oncology scholars program: A model for integrative oncology education. The Journal of Alternative and Complementary Medicine, 24(9–10), 1018–1022. https://doi.org/10.1007/s13187-020-01829-8

Zeighami, M., & Soltani-Nejad, S. (2020). Knowledge, attitude, and practice of complementary and alternative medicine: A survey of Iranian nurses. Journal of Research in Nursing, 25, 380–388. https://doi.org/10.1177/1744987120925852

23

실무 환경에 보완요법 통합하기

Integrating complementary therapies into practice settings

학습 목표

1. 보완요법을 실무 환경에 통합하는 사례를 설명한다.
2. 간호 실무에 보완요법을 통합하는 데 필요한 지원에 대해 설명한다.
3. 간호 실무에 보완요법을 통합하는 데 간호사의 역할과 책임을 설명한다.

용어 정의

- **전통, 보완 및 통합 의학(Traditional, complementary and integrative medicines, TCIM):** 건강 및 복지 증진을 위해 전통적인 의학 및 병원 치료 외의 대안적인 치료 및 상담 방법을 통합하는 포괄적인 건강 모델이다. 이 용어는 아메리카 국가들과 협력하여 인구의 건강과 삶의 질을 향상시키기 위한 중요한 건강 모델로 간주되며, 다양한 형태의 의학 및 치료법을 조화롭게 결합하는 접근을 나타낸다.
- **보완 및 통합 의료(Complementary and integrative health, CIH):** 전통 의학과 함께 사용되거나 통합되는 대체적인 치료 및 건강 관리 접근법을 나타낸다. 환자의 건강을 전체적인 관점에서 고려하며, 신체, 마음, 정신적 요소를 포함한 다양한 측면을 다룬다.
- **통합 의학(Integrative medicine):** 통합 의학은 기존 의학적 치료와 보완 및 대체 요법을 결합하여 종합적인 환자 관리를 제공하는 의료 접근 방식을 의미한다. 이는 환자의 신체, 정신 및 영적 요소를 모두 고려하여 최상의 건강 결과를 달성하고자 한다.
- **탄력성(Resiliency):** 탄력성은 어려운 상황이나 스트레스에 대한 저항력과 대처 능력을 나타내며, 탄력성이 높은 사람은 어려움을 극복하고 빠르게 회복할 수 있다.

- **근거 기반 치료(Evidence-based treatment):** 의료 및 치료 결정에 과학적 증거와 연구 결과를 기반으로 하는 접근 방식을 의미한다. 근거 기반 치료는 효과적인 치료 옵션을 식별하고 제공하기 위해 사용된다.

보완요법은 의료 서비스의 연속체에 걸쳐 점점 더 많이 제공되고 있다. 간호사는 전인적인 의료서비스를 지원하는 보완 및 통합요법의 사용을 극대화하기 위한 필수적인 리더이다. 간호에서의 전인적인 의료서비스는 중재의 인간적, 돌봄적, 치유적 특성을 인정하며 마음, 몸, 영적 측면을 지원하기 위해 다양한 보완 및 통합 방식을 사용하기도 한다.

이 장에서는 간호사들이 보완요법을 자신들의 실무에 통합하기 위해 사용하는 전략 사례를 제공한다. 전국 의료서비스 제공 기관에서 보완요법을 입원 및 외래 간호 부문 실무에 통합하는 방법을 보여준다. 병원에는 Abbott Northwestern Hospital, Broward Health Imperial Point 및 University Medical Center of Southern Nevada가 포함된다. Broward Health Imperial Point와 University Medical Center of Southern Nevada는 미국 전인 간호사 협회(the American Holistic Nurses Association)의 전인적 실무 최고 기관상(Holistic Practice Institutional Award for Excellence in Practice)을 받았다. 병원 환경에서의 전통적인 간호 역할 외에도 이 장에 포함된 예제들은 간호 실무에 통합할 수 있는 다양한 기회를 보여주며, 이에는 지역사회 기반 간호, 전인적인 건강 및 웰빙 센터, 군인 베테랑에 제공되는 간호 및 전문 실무 자가간호가 포함된다.

미국의 의료 시설만이 보완요법을 통합하는 유일한 곳이 아니며 전 세계적으로도 수행되고 있다. 세계 보건 기구는 179개 회원국 중 88%가 보완요법을 사용한다고 보고한다. 사이드바 23.1은 브라질에서 보완요법을 사용하고 있음을 보여준다.

사이드바 23.1 브라질에서의 보완요법의 사용

밀레나 플로리아산토스(Milena Flória-Santos)

팬 아메리칸 보건 기구(pan American health organization, PAHO)에 따르면, 전통, 보완 및 통합 의학(traditional, complementary and integrative medicines, TCIM)은 아메리카 국가들과 협력하여 그들 인구의 건강과 삶의 질을 개선하기 위한 중요한 건강 모델이다. 라틴 아메리카의 일부 국가에서는 TCIM이 인구에 대한 서비스의 주요 공급원이며 다른 국가에서는 전통적인 시스템을 보완하는 역할을 한다. 이를 고려하여 '아메리카 건강 시스템에서 통합 및 보완 실무의 조화: 규제 및 정책'이라는 국제 웨비나가 12개 국가의 연구원과 정부 당국자가 참가하며 열렸다. 행사 중에 그들은 전통적인 의학과 원주민들의 전통적인 지식 간 관계를 강화하기 위해 그들의 건강 시스템에 통합적인 실무의 삽입과 문화 간의 대화를 위한 계획을 제시했다. 웹 세미나 주최자들은 브라질 학술 건강 연합체와 협력하여 Sousa 등이 저술한 '아메리카 건강 시스템에서 전통, 보완 및 통합 의학에 대한 경험과 고찰'이라는 책을 출간했다. 브라질 통합 보건 시스템[The Brazilian Unifi ed Health System (in Portuguese, Sistema Único de Saúde, SUS)]은 라틴 아메리카의 건강 시스템 혁신 사례로 여겨지며 세계 모델로 손꼽히는데, 그 이유 중 하나는 외국인을 포함하여 모든 사람에게 완전히 무료라는 점이다. 다시 말해 이것은 공적 자금으로 지원되는 보건 시스템이다.

SUS는 1980년대부터 TCIM (전통, 보완 및 통합 의학)을 고려해 왔지만, 2006년의 규정 971을 통해 엄청난 지원을 받게 되었다. 이 규정은 국립 통합 및 보완요법 정책(national policy on integrative and complementary practices, NPICP)을 설정하였으며, 최근에는 2017년의 결의 145 및 849와 2018년의 결의 702에 의해 개정 및 확장되었다. 이 정책은 1차 의료, 건강 증진 및 인간화와 같은 다른 국가 정책과 일치하도록 설정되었다. NPICP는 브라질의 1차 의료에 통합 및 보완요법을 도입하도록 규정하였으며, 현재 브라질의 절반 이상인 78%의 지방 자치제에서 개인 및 집단 치료를 위해 TCIM을 제공하고 있다. 전국에는 17,300개의 건강 시설이 있으며, 이 중 대부분은 1차 의료에 위치하며 4,297개의 지자체에 분포되어 있고 어떤 유형의 TCIM을 제공하고 있다. NPICP는 의사가 아닌 전문가, 특히 간호사들이 SUS에 의해 인정 및 보상을 받으면서 보완 의학을 실천할 수 있도록 허용하였다.

중요한 점은 2018년에 브라질 간호협의회(COFEN)가 간호 전문 분야 목록을 승인했다는 것이다. 이 맥락에서 통합 및 보완요법에서의 간호는 간호 전문 분야로 인정되었으며, 간호사들이 12종류의 요법과 함께 작업할 수 있게 허용되었다. 이 12가지 요법은 다음과 같다. 식물치료, 동종요법, 오르토분자치료, 꽃치료, 발반사요법, 레이키, 요가, 치료적 터치, 음악치료, 색채치료, 최면 및 침술이다.

그 이후로 브라질의 간호사들은 사회 센터, 병원 또는 학계와 같은 다양한 실무 환경에서 1차, 2차 또는 3차 수준의 간호를 수행하는 경우, TCIM (전통, 보완 및 통합 의학)을 적용하기 위한 법적 지원을 받고 있다.

브라질의 간호사들이 중점적으로 다루는 TCIM에 관한 과학 문헌은 최근 몇 년 동안 늘어났다. 지난 20년 동안 브라질의 간호사들에 의해 이 주제에 대한 300개 이상의 과학 논문이 출판되었으며, 주요 데이터베이스를 검색하여 간단한 비체계적적 문헌 검토를 통해 이를 확인하였다. Malta 등은 브라질 과학 문헌에 기술된 간호사들의 교육 및 업무 분야에서의 통합 및 보완요법을 강조하기 위해 통합 검토를 수행하였다. 그들은 연구 유형과 관련하여 가장 많이 언급된 것은 질적 연구(62.5%), 양적 연구(15%), 문헌 검토(15%)이었으며, 또한 설명적 및 탐색적 연구(7.5%)가 있었다. 뿐만 아니라 통합 및 보완요법의 효과와 안전성에 대한 논의에 중점을 둔 연구는 매우 적었다. 대부분의 연구는 약초학 및 침술과 같은 특정 요법의 혜택에 중점을 두며, 아로마요법, 열요법 및 그룹 실천과 같은 다른 요법을 다루는 연구가 거의 없음을 강조하였다.

Andres 등은 브라질의 19개 주에서 활동하는 대부분 여성으로, 병원에서 근무하며 1에서 5년의 교육 및 경험을 가진 508명의 간호사를 대상으로 기술적이고 양적인 현장 연구를 수행했다. 대부분의 간호사는 TCIM 및 이러한 치료법에 대한 정책을 알고 있었으며, 가장 잘 알려진 치료법은 침술, 동종요법 및 음악 치료였다. 의료서비스에서 가장 많이 이용 가능한 치료법은 침술, 레이키 및 요가였다. 저자들은 간호사들이 건강을 증진하고 개인의 삶의 질을 향상시키는 치료법에 대한 지식을 확장하기 위해 TCIM과 관련된 교육을 받아야 한다는 결론을 내렸다.

Azevedo 등는 TCIM을 간호사들이 실천하는 데 지원되는 법적 측면에 관한 문헌 연구를 수행하고, 이러한 치료법과 관련하여 가르침, 연구, 확장 및 간호 활동의 범위를 논의하였다. 그들은 간호사들이 TCIM의 교육 원칙이 이러한 치료법의 패러다임과 일치하기 때문에 TCIM의 실현과 사용에서 중요한 전문가임을 발견했다. 그러나 브라질에서는 이러한 치료법을 적용하거나 사용자에게 처방하고 이 유형의 서비스를 추천할 지식을 가진 전문가의 수가 여전히 제한적이다. SUS에서의 실천과 보상은 침술, 신체 실무, 인류학적 의학을 포함한다. 간호학은 TCIM과 일치하는 이론적 기초를 갖추고 있으므로 간호사들은 이러한 실무를 접할 때 그것에 대한 유사성을 느낀다.

마지막으로, 브라질 침술사 간호사 및 통합요법 간호사 협회의 존재를 언급하는 것이 중요하다. 이들의 사명은 브라질 국민의 삶의 질을 향상시키는 사회적 책무에 기반을 두고 있다. 이 협회는 침술사 간호사를 찾는 이들에게 전인적인 간호의 기회를 제공하고, 이 협회의 조직적 지원을 통해 이러한 전문가들이 간호와 교육을 위해 강력한 목소리를 내고 필수적인 도구를 갖출 수 있도록 힘쓰고 있다.

참고문헌

ABENAH. (2021). Brazilian Association of Acupuncturists Nurses and Integrative Practices Nurses. http://abenanacional.org/

Almeida, V. (2021). ObservaPics. http://observapics.fi ocruz.br/propostas-e-estrategias-para-ampliar-a-articulacao-entre-medicinas-tradicionais-pics-e-politicas-de-saude-nas-americas/Andres

Andres, F. C., Andres, S. C., Moreschi, C., Rodrigues, S. O., & Badke, M. R. (2020). Nurses' knowledge about integrative and complementary health practices. Research, Society and Development, 9 (7), e969975171. https://doi.org/10.33448/rsd-v9i7.5171

A zevedo, C., Moura, C. C., Corrêa, H. P., Mata, L. R. F., Chaves, É. C. L., & Chianca, T. C. M. (2019). Complementary and integrative therapies in the scope of nursing: legal aspects and academicassistance panorama. Escola Anna Nery, 23 (2), e20180389. https://doi.org/10.1590/2177-9465-EAN-2018-0389

Castro, M. C., Massuda, A., Almeida, G., Menezes-Filho, N. A., Andrade, M. V., de Souza Noronha, K., Rocha, R., Macinko, J., Hone, T., Tasca, R., Giovanella, L., Malik, A. M., Werneck, H., Fachini, L. A., & Atun, R. (2019). Brazil's unifi ed health system: The fi rst 30 years and prospects for the future. Lancet (London, England), 394 (10195), 345 – 356. https://doi.org/10.1016/S0140-6736(19)31243-7

COFEN. (2018). COFEN Resolution no. 581/2018 -Amended by COFEN Resolution no. 625/2020 and COFEN Decision no. 065/2021 . http://www.cofen.gov.br/resolucao-cofen-no-581-2018_64383.html

Malta, B. C. S., Malachias, L. B., Magalhães, T. A., Maia, J. S., & Figueiredo, L. P. (2021). Integrative and complementary practices and their applicability in the fi elds of nurse training and performance. Pubsaúde, 5 (108), 1 – 10. https://doi.org/10.31533/pubsaude5.a108

Ministry of Healthy. (2020). National Monitoring Report on Integrative and Complementary Practices in Health at the Health Information Systems. http://189.28.128.100/dab/docs/portaldab/documentos/pics/Relatorio_Monitoramento_das_PICS_no_Brasil_julho_2020_v1_0.pdf

Sousa, I. C., Guimarães, M. B., Gallego-Perez, D. F. (2021). Experiences and refl ections on traditional, complementary and integrative medicines in the health systems of the Americas. http://observapics.fi ocruz.br/wp-content/uploads/2021/03/MTCI-America-ObservaPICS-Rede-MTCI.pdf

Souza, I. M. A., & Tesser, C. D. (2017). Traditional and complementary medicine in Brazil: Inclusion in the Brazilian Unifi ed National Health System and integration with primary care. Cadernos de Saúde Pública, 33 (1), e00150215. https://doi.org/10.1590/0102-311X00150215

의료 센터 환경

미국에서 보완요법이 점점 더 널리 사용되면서 많은 간호사들이 간호 실무에 이를 통합하는 전략을 찾고 있다. Abbott Northwestern Hospital, Broward Health Imperial Point 및 University Medical Center of Southern Nevada와 같은 미국의 여러 의료 시설은 환자 치료 강화를 위해 전통적인 서양 의학과 함께 보완요법을 간호 실무에 통합한다.

ABBOTT NORTHWESTERN HOSPITAL

Abbott Northwestern Hospital은 Allina Health System의 일부로, 미네소타주 미니애폴리스에 위치한 686개 병상을 갖춘 3차 의료 시설이며 비영리 병원이다. Abbott Northwestern의 간호 부서 철학은 돌봄을 통한 옹호에 기초하고 있다. 1999년에 심혈관 환자를 대상으로 한 보완대체의학 프로그램이 시작되었으며, 이 프로그램은 통합적인 치료를 제공하는 데 있어 국가적으로 인정받는 모델로 성장했다.

Abbott Northwestern Hospital은 미니애폴리스 심장 연구소와 협력하여, 심혈관 질환을 가진 환자들을 위한 탁월한 의료 경험을 제공하기 위한 미션을 설정하였으며, 이 이니셔티브를 지원하기 위해 전인적인 간호 프레임워크를 확립했다. 문헌에서 확인된 대중의 보완대체요법 사용 증가 및 환자와 가족들이 이러한 중재를 요청하는 경우가 늘어나면서, Abbott Northwestern Hospital은 Healing the Hearts와 같은 독창적인 프로그램을 시작하게 되었다. 이 프로그램은 음악 및 마사지와 같은 치료 중재를 포함하고 있다.

간호사들의 참여는 통합요법의 계속적인 성공에 중요한 역할을 하였다. 2001년에 통합 실무 자문위원회(Integrative Practice Advisory Board)가 설립되었으며, 성장 가능성이 있는 세 가지 주요 분야 중 하나로 환자가 받는 중재를 보완하기 위해 전인적인 간호를 더욱 발전시키는 것이 있었다. 이러한 중재는 간호 부서의 철학과 환자 간호 모델의 중심 원칙과 일치한다고 평가되었다. 또한 환자 결과에 긍정적으로 영향을 미치는 것으로 입증된 바와 같이 간호사와 의사 간의 긍정적이고 협력적인 관계를 개발하는 것을 포함하는 총체적인 치유 환경을 개선하는 것에 중점을 두었다.

초기 성공과 기관의 지원, 그리고 제공자들을 위한 계속된 교육을 통해, 입원 심혈관 통합요법 프로그램은 입원 환자 간호뿐만 아니라 외래 환자 간호, 연구 및 교육에 대한 국가적 모델로 발전하였다. Penny George Institute for Health and Healing (Abbott Northwestern의 일부)은 통합적 접근을 통해 건강을 향상시키는 모델이다. 이 혁신적인 프로그램의 미션은 탁월한 통합 간호를 제공함으로써 지역의 건강 관리를 변형시키는 것이며, 품질과 안전성을 향상시키고 비용을 절감하는 통합적 실무를 보급함으로써 국가적으로 의료서비스를 변형시키는 것이다. Penny George Institute는 통합 서비스를 통한 간호 강화를 위한 모범 사례로 인정받았으며, 미국에서 이와 유사한 병원 기반의 통합 건강 관리 프로그램 중 가장 큰 규모의 프로그램이다.

Penny George Institute for Health and Healing은 입원 환자를 대상으로 한 서비스로는 지압/침술, 아로마요법, 에너지 기반 치료, 치유 예술 및 정신/신체 치료를 제공한다. 외래 서비스에는 동양 의학/침술, 중국 의학, 에너지 치료, 치유 코칭, 허브 상담, 통합 의학 전문의 상담, 통합 영양 상담, 정신/신체요법, 영적 코칭, 마사지요법, 치료 요가, 아로마요법에 관한 강좌 및 워크숍, 드럼 동호회 활동 및 예술을 통한 치유 등이 포함된다.

전인 간호사 임상전문가 및 통합요법 팀의 다른 구성원들은 직원에 대한 지속적인 교육을 제공한다. Abbott Northwestern Hospital은 통합 의학에 대한 의사와 간호사 전문가 교육을 후원하고, 건강 관리 개혁에서 통합 건강을 옹호한다. 교육 프로그램은 통합요법, 자기 관리형 건강과 웰빙 증진, 지역 사회 교육 수업, 변혁적 간호사 교육 프로그램(transformative nurse training, TNT), 지역 건강 관리 컨퍼런스에 중점을 두고 있다. TNT 프로그램이 시작된 이래로 1,000명 이상의 간호사가 훈련을 받았다. TNT 프로그램은 Allina Health System 내에서 Children's Hospitals and Clinics of Minnesota, Mayo Clinic 시스템 및 미네소타 주의 여러 건강 관리 시설로 확장되었다. 요가, 스트레스 감소, 영양 및 피트니스와 같은 주제에 대한 지역 사회를 위한 지속적인 수업 및 프로그램은 매년 수천 명의 참가자에게 최신 정보를 제공한다.

환자 결과를 측정하고 최상의 실무 방법을 확인하는 연구 또한 이 혁신적인 모델을 확장하는 데 중요한 역할을 한다. 간호사들은 통합요법을 사용하여 지속적인 임상 실험과 데이터 분석에 참여하여 보완대체요법을 임상 실무에 효과적으로 통합하기 위한 타당한 근거를 제공한다. 통합요법의 영향은 입원 환자의 통증에 즉각적이고 유의한 효과를 제공함이 보고되었다. 통합요법 중재 이후 평균 통증 감소율은 55% 이상이었다.

BROWARD HEALTH IMPERIAL POINT

Broward Health Imperial Point (BHIP)는 미국 간호사 자격증 센터에서 인증한 Pathways of Excellence 지정 병원으로, 플로리다 주 포트 로더데일에 위치해 있다. BHIP는 훌륭한 치료와 고품격의 204개 병실을 갖춘 급성 치료 병원이다. BHIP의 간호 실무를 위한 이론적 기반은 Dr. Jean Watson이 제안한 인간 돌봄 간호 이론에 기반하고 있다. Dr. Watson의 이론은 상호 연결성과 완전체 의식의 개념을 바탕으로 하며, 모든 환자를 총체적으로 치유할 잠재력을 갖춘 고유한 개인으로 존중한다. 의도와 존재는 치유 환경을 조성하는 기초다. BHIP는 또한 Watson의 10 Caritas Processes™를 임상 실무의 지침으로 통합하였다. BHIP는 배려하는 환경을 조성하기 위해 힘쓰고 있으며, 간호사들은 전인적인 치유 과정의 일부로 보완요법을 포함시킨다.

전인간호 협의회

2014년에 BHIP Clinical Services의 거버넌스 구조는 개인, 환자 및 동료들을 위한 전인간호의 가치를 촉진하기 위해 BHIP 전인간호 협의회(holistic care council, HCC)를 설립했다. HCC는 환자와 직원의 질적이고 전인적인 치유를 촉진하기 위한 대인적 관계를 바탕으로 한 조직 전체의 치유 환경 조성을 최우선 과제로 하고 있다. HCC는 자신과 환자, 동료에 대한 친절, 동정심 및 배려의 가치를 촉진하며, 명상과 조용한 시간을 포함한 자가간호 실무의 기회를 제공하며, 간호사와 환자 및 동료의 영적, 정서적 및 신체적 관심사에 참여한다. 영적 지원은 목회적 돌봄을 통해 제공되며, 직원이 자신과 더 깊게 연결하도록 기회를 제공하여 환자와 더 깊은 연결을 가능하게 한다.

HCC는 연결을 촉진하기 위해 여러 성공적인 협력을 개발했다. 인사부와의 협력은 직원의 일-삶의 균형을 지원하는 프로그램으로 이어졌다. 프로그램에는 살사 레슨, 영양 교실, 직장 요가, 직원 회의를 위한 명상, 심상요법 및 아로마요법이 포함되었다. 다른 협력을 통해 간호사 자신을 돌보기 위한 다양한 자원이 제공되었는데, 이에는 기부된 마사지 의자, 발 마사지 장치, 간호사들이 중심을 찾고 성찰하고 회복할 수 있는 장소의 개발, 지역 사회 내에서 가져온 강아지와 새끼 고양이와 시간을 보낼 수 있는 장소가 포함된다. 또한, 미국 전인 간호사 협회의 현지 Broward Healing Light Chapter와의 협력을 통해 BHIP 직원을 위한 정신적 스트레스 감소, 임상 아로마 치료, 힐링 터치, 자가간호에 관한 다양한 교육 세션을 진행할 수 있는 기회가 제공되었다.

HCC는 환자를 위한 여러 성공적인 프로젝트를 주도하고 지원했다. 수술 후 통증, 구토 및 불안을 해결하기 위해 아로마요법 프로그램이 시행되었다. 수술 후 환자들에게는 아로마요법 옵션 중에서 선택할 수 있도록 제공되며, 직접 간호사와 협력하여 그들의 필요를 가장 잘 충족시키고 편안함, 웰빙 및 입원 기간을 개선하기 위한 가장 적합한 오일을 선택하게 한다. 아로마요법의 도입은 환자뿐만 아니라 가족 구성원과 직원에게도 긍정적인 영향을 미쳤다. 간호사들은 아로마요법 사용으로 인해 업무 흐름에서의 평온함을 느끼고 있었다. 몇몇 환자들은 BHIP에서의 경험을 공유했고, 전통적 의학 중재를 받는 동안 요가와 호흡 운동을 사용하고 있다고 밝혔다.

UNIVERSITY MEDICAL CENTER OF SOUTHERN NEVADA

네바다 주 라스베이거스에 위치한 University Medical Center of Southern Nevada는 540개의 침상을 갖춘 1급 외상 커뮤니티 병원이다. CEO인 Mason Van Houweling, CNO인 Debra Fox, 그리고 부 CNO인 Margaret Cobelli의 행정적 지원과 지도 덕분에 University Medical Center of Southern Nevada는 전통적이고 통합적인 최첨단 의료 서비스를 제공하며 직원에게 권한을 부여하는 조직으로 변모하였다. University Medical Center of Southern Nevada는 우수하고 특화된 치료를 제공하며, 네바다 주에서 유일한 1급 외상 센터, 유일한 지정 소아 외상 센터, 유일한 이식 센터 및 네바다 주 최초의 화상 센터임을 자랑한다. University Medical Center of Southern Nevada는 또한 네바다 주에서 최초이자 유일한 병원 전체 상주 통합요법 프로그램을 운영하고 있다. 2017년에 시작된 Tranquility at UMC 통합 프로그램은 간호 행정부서의 지원을 받아 시작되었다. 이 프로그램은 오직 근거에 기반하고 연구된 보완요법만 사용한다. 보완요법은 표준 의료 서비스와 결합하여 사용되며 환자 결과가 측정되고 모니터링된다. 어떠한 보완요법을 포함하려면 그 요법의 효과를 지지하는 연구 근거와 해당 방식이 사용되는 인구에서의 효과를 지지하는 근거가 있어야 한다. 통합 방식에서는 힐링 터치, 아로마요법, 연속 주변 이완 환경(continuous ambient relaxation environment, C.A.R.E.) 채널의 구현, 심장 집중 호흡(heart-focused breathing, HFB) 기술 및 4-7-8 호흡 기법을 포함하여 진행되며, 직원을 위한 평온한 공간의 구현도 포함된다(평온한 공간에 대한 논의는 사례 연구 23.1 참조).

사례 연구 23.1 University Medical Center of Southern Nevada의 평온한 공간

미셸 맥그로리 & 데보라 맥키니(Michelle McGrorey & Deborah McKinney)

2017년 10월 1일, 라스베이거스는 미국 역사에서 최악의 대규모 총격 사건을 겪었다. 라스베이거스의 유명한 중심가에서 개최된 Route 91 Harvest Music Festival에서 한 사람의 총격 사건 범인이 총을 쏘았다. 총 60명의 사람이 사망하고 800명 이상이 부상당했다. 가장 위중한 부상을 입은 일부 환자들은 University Medical Center of Southern Nevada (UMC)로 이송되었으며, 이 병원은 라스베이거스와 주변 지역에서 유일한 1급 외상 센터였다. 이 사건 이후의 여파와 끔찍한 부상의 특성은 병원 직원들에게 엄청난 정신적·심리적 부담을 가져왔다. 간호사와 의사, 공공 안전 당국, 환경 서비스, 사무원, 병리학, 진단, 마케팅, 행정 직원 및 병원에서 일하는 모든 사람들이 이 믿기 어려운 참사에 영향을 받았다. 이와 같은 대규모로 급증하고 중대한 치료와 급성 치료 수요는 이전에는 본 적 없는 수준에서 발생한 일이었다.

이 끔찍한 경험을 토대로 UMC의 수석 간호 관리자인 Debra Fox는 주로 직원의 자가간호를 촉진하기 위한 병원 전체적인 노력을 개시했다. 그녀는 근무 시간, 소진, 공감 피로, 초과 근무 및 갈등이 종종 자가간호를 어렵게 만든다는 것을 깨달았다. 그녀는 직원들이 일하는 동안 스트레스 감소 기술을 제공하는 최전선에서 활동해왔기 때문에 UMC의 통합요법 간호사들에게 병원 전체에 '평온한 공간'을 만들고 제공하도록 지시했다. 이러한 공간은 필요한 모든 직원을 위한 직장의 스트레스로부터 잠시 떨어져 쉴 수 있는 장소로 사용된다. 종종 진정, 휴식, 기분 전환, 회복 및 재생의 장소가 충분한 정서적, 신체적 및 정신적 회복력을 축적하여 나머지 근무 시간 동안 효율적으로 일할 수 있는 충분한 힘을 주는 데 필요하다.

총 4개의 평온한 공간이 병원 내의 다양한 장소에 만들어졌으며, 직원들에게 매일 24시간, 주 7일 제공되며(이 중 하나의 공간 비용은 간호사가 설립하고 운영하는 단체인 "Show Me Your Stethoscope" 전국 간호사회에서 흔쾌히 지불해 주었다.), 직원들에게 필요한 자가간호의 기회를 제공하기 위해 설계되었다. 각 평온한 공간은 가정적인 환경으로 꾸며져 있으며, C.A.R.E. 채널에 접근할 수 있는 컴퓨터, 에센셜 오일 디퓨저, 분위기있는 조명, 편안한 리클라이닝 체어, 색칠할 수 있는 책, 자가간호 팜플릿 및 스트레스 완화에 도움이 된다고 알려진 여러 양식이 비치되어 있었다.

직원들의 스트레스 완화에 평온한 방이 효과가 있는지 확인하기 위해 사전 및 사후 공간 사용을 비교하는 데이터가 수집되었다. 132명의 직원이 0에서 10까지의 Likert 척도를 사용하여 응답했으며, 여기서 0은 스트레스를 경험하지 않음을 나타내고 10은 최악의 스트레스를 경험함을 나타낸다. 평온한 공간 사용 전의 평균 스트레스 점수는 6.83이었다. 평온한 공간 사용 후의 평균 스트레스 점수는 2.43이었다. 방의 사용은 직원들의 스트레스 감소에 긍정적인 영향을 미쳤다. 직원들은 많은 피드백을 제공했는데, 여러 경우에 이 방들이 정말로 변화를 만들어냈다고 말했다!

효과성을 확인하여 UMC의 경영진은 현재 평온한 공간을 추가적으로 더 만들려고 하고 있으며, 이를 통해 더 많은 직원이 스트레스 완화 효과를 누릴 수 있도록 하여 필요한 자가간호를 제공하려고 한다.

참고문헌

McKinney, D., & McGrorey, M. (2021). Using holistic modalities in the hospital? You bet! Energy Magazine, 116 , 14–19. https://www.energy.energymagazineonline.com/content_assets/current-issue/julaug2021-lite.pdf

이러한 보완요법의 사용은 매우 성공적이었다. 힐링 터치는 연령과 진단 범위를 모두 포함하는 모든 환자에게 제공된다. 힐링 터치의 결과에 대한 데이터가 추적되었다. 157명의 환자의 결과는 평균 통증 감소율이 60%, 스트레스와 긴장 감소율이 83%, 불안 감소율이 80%, 구토 감소율이 90%가 포함되었다. 이것은 비록 낮은 수준의 연구이지만, 이러한 결과가 위약 효과 이상의 것이며 추가 연구가 필요하다는 것을 뒷받침하는 증거가 있다. McKinney와 McGrorey는 에센셜 오일의 사용이 너무 효과적이어서 의사들이 일상적으로 통합 간호사에게 자신의 환자에게 사용할 것을 상담하고 있으며, 많은 의사들이 에센셜 오일을 자신의 개인적인 사용에 통합하고 있다고 보고했다. University Medical Center of Southern Nevada의 간호사들은 C.A.R.E. 채널의 사용이 중환자실 환자 중 일부 환자가 인공호흡기를 점차 떼는 데 도움이 되었으며, 마약 요구량을 줄이는 데 효과적이었다고 보고했다. 호흡 기술은 통증, 불안, 스트레스 및 긴장 완화에 도움이 되었다. 또한, 보완요법의 사용은 일부 환자에게는 부정적인 증상 완화에 기여하여 환자 결과를 개선시키는 데 도움이 되었다고 보고했다. 약물 효과가 없었던 난치성 구토 증상의 환자에게 보완요법을 가르치고 이를 사용하여 성공적으로 퇴원한 사례가 있었다. 항고혈압 치료약물에 반응하지 않았던 두 번째 고혈압 환자는 보완요법에 참여하였으며, 이후 수술이 가능하게 되었다. McKinney와 McGrorey는 또한 수백 명의 환자가 통합요법 세션을 받은 후에 놀라운 개선을 보고하고 있다. 보완요법의 통합이 환자에 긍정적인 영향을 미치고 있다는 추가 근거로는 UMC Tranquility Program 시작 이후 환자 만족도 점수가 개선되었다는 사실도 있다.

건강생활연구소(Healthy living institute)

University Medical Center of Southern Nevada는 남부 네바다 지역 거주자들의 건강과 웰빙을 개선하기 위해 2016년 봄에 개설된 '건강생활연구소'를 만들었다. 건강생활연구소는 삶의 질과 웰빙을 촉진하는 학습 기회를 제공한다. 이들은 지역 주민들이 무료로 참여할 수 있는 웰빙 활동을 확인하고 건강한 생활을 촉진하는 분기별 매거진을 보유하고 있다. University Medical Center of Southern Nevada는 웰빙을 단순히 신체적 건강이 아니라 신체, 마음 및 영혼의 균형을 찾는 능력으로 정의하며, 인간 전체를 고려하는 것이라고 믿는다. 그들의 목표는 지역 사회가 보완대체요법에 기반한 건강 실천법을 통합한 건강한 생활 양식을 만들 수 있도록 지원하는 것이다. 건강생활연구소는 모든 연령대에게 환영받는 환경을 조성하며, 건강한 생활 방식을 촉진하는 강연자, 활동 및 지역 이벤트를 통해 건강한 생활 양식을 촉진한다. 제공되는 일부 보완관련 강좌와 실무에는 요가, 건강한 식사, 예술 치료 등이 포함된다. 건강한 임신 강좌는 참가자들에게 전통적인 치료와 보완적인 통증 관리 옵션에 대한 교육 두 가지 모두 제공한다.

커뮤니티 기반 의료서비스 환경

보완요법은 다른 의료서비스 환경에서도 환자 치료의 일부에 포함된다. 많은 지역기반 조직은 환자 치료를 향상시키기 위해 통합 치유 방법을 추가한다. 다음의 예는 일부 지역 기반 호스피스, 클리닉 및 치유 및 웰빙 센터가 그들의 프로그램에서 통합요법을 사용하는 방법을 보여준다.

신성한 구원자 호스피스

남동부 펜실베니아와 뉴저지 지역의 신성한 구원자 호스피스(holy remeder hospice)는 보완요법 방식에 대한 자격을 갖춘 간호사 팀과 혁신적인 모델을 제공한다. 이 접근 방식은 호스피스 치료 전문가인 경험이 풍부한 호스피스 간호사들이 다른 도구 세트를 갖게 함으로써 환자 치료를 더 효과적으로 할 수 있도록 한다. 신성한 구원자 호스피스는 안내된 심상요법 및 명상, 힐링 터치, 음악 치료, 애완동물 치료, 마사지 및 반사요법을 포함한 다양한 보완요법을 제공한다. 호스피스 치료는 환자가 사망 후에도 끝나지 않으며, 간호사들은 가족들에게 상실 이후에도 지원을 계속 제공한다. 보완요법은 가족들이 편안하게 느끼도록 도와주고 스트레스 수준을 다루고 더 효과적으로 대처하는 데 도움을 줄 수 있다.

필즈베리 하우스 통합 건강 클리닉

필즈베리 하우스(the pillsbury house) 통합 건강 클리닉은 미네소타 주 남쪽 미네아폴리스 및 주변 지역에 거주하는 환자를 대상으로 하며 학생 실습생을 활용한다. 예약을 통해 대중에게 무료로 제공되는 모든 서비스는 학생 실습생에 의해 제공되며 자격증을 가진 교수의 감독을 받는다. 치료는 여러 학문 분야의 학생과

의료진에 의해 계획되고 제공된다. 이러한 의료 제공자 및 분야에는 카이로 프랙틱 치료, 침술, 마사지 치료, 건강 코칭, 정신 건강 상담 및 침술이 포함된다. 미네소타 대학교와 영성 및 치유 센터의 간호학과 학생들은 필즈베리 하우스에서 정보를 제공하는 데 참여하고 있다. 간호사는 환자를 위한 협력적인 계획에 참여할 수 있으며, 건강 코칭을 하는 학생으로서 서비스를 직접 제공할 수도 있다.

재향군인보건청(Veterans health administration)

보완요법은 퇴역군인에게 제공되는 의료 서비스의 일부이기도 하다. 2016년에 제정된 중독 및 회복법은 퇴역군인 보건국(VA)에게 보완요법을 연구하고 교육하며 군인들을 위한 보완 및 통합 의료서비스의 효과를 향상시키기 위한 법률이다. Farmer 등은 VA에서 제공하는 보완 및 통합 의료(CIH) 접근 방법에 관한 국가적 조사 결과를 보고했다. 조사에 따르면 응답자들은 미국 전역에 걸쳐 1,568개의 CIH 프로그램을 제공했다. 각 사이트는 1개부터 23개의 요법을 제공하며, 프로그램 당 평균 다섯 가지 요법 또는 접근 방법을 제공했다. 196개 사이트에서 가장 일반적으로 제공된 다섯 가지 CIH 접근 방법은 이완기술(응답자의 72%), 마음챙김(마음챙김 기반 스트레스 감소 기술 제외; 69%), 안내된 심상요법(63%), 요가(62%), 그리고 명상(57%)이었다.

Elwy 등은 참전 용사들의 보완요법 사용과 관련 결과에 대한 종단적, 혼합-위계적 연구를 수행했다. 119명의 군인으로부터 401개의 설문응답을 받았다. 여러 가지 보완요법이 환자 결과에 영향을 미친 것으로 보고되었다. 요가는 스트레스 완화에 관련이 있었으며, 타이치는 전반적으로 향상된 환자 보고 결과 측정 정보 시스템 28(PROMIS 28)의 정신적, 신체적 건강 기능, 불안과 사회 역할 활동 참여 능력과 관련이 있었다. 명상은 PROMIS 28 하위 척도 중 개선된 신체 기능과 관련이 있었다. 이 연구 결과는 퇴역군인들에게 건강과 웰빙을 지원하기 위해 타 연구 결과들과 결합한 보완요법 옵션 제공의 중요성을 시사한다.

만성 통증과 외상 후 스트레스 장애(PTSD)를 치료하기 위해 보완요법을 사용하는 데 큰 관심이 있다. 이는 VA에서 점점 더 큰 우려사항이 있기 때문이다. 미국 보훈부(2018)에 따르면, 이라크나 아프가니스탄에 파견된 미국 군인 중 10%에서 20%, 걸프전 미군 병사 중 12%가 PTSD를 경험한다고 추정된다. 또한 베트남

전쟁 미국 군인 100명 중 약 30명이 군 복무 경험과 관련해 평생 동안 PTSD를 경험할 것으로 추정된다. 군대에서의 PTSD의 다른 원인은 성폭행과 관련이 있을 수 있다. 미 보훈부는 군대에서 성폭행 또는 괴롭힘을 경험한 여성의 비율을 55%로 추정하며, 미국 군인 중 38%가 성폭행 또는 괴롭힘을 경험했다고 추정한다. PTSD 치료를 위한 잠재적으로 유익한 여러 보완요법이 확인되었다. Niles 등의 연구는 무작위 대조 실험에 대한 검토를 통해 심신 기법 중에서 PTSD에 효과적인 중재로 마음챙김, 요가 및 이완을 언급했다. 미국 보훈부는 국립 PTSD 센터 웹 사이트에서 보완요법을 나열하고 해당 증거를 강조하는 브로셔를 제공한다. VA는 간호사들이 퇴역군인을 위한 포괄적인 전인간호에 참여하는 역할을 극대화하기 위해 최선을 다하고 있다. 간호국은 간호 임상 실무를 지원하기 위해 임상 실무 프로그램을 개발했다. 임상 간호 자문위원과 임상 실무에 직접 참여하는 간호사로 구성된 10개의 특별 자문 위원회는 최고의 모범사례 지침과 환자 간호 기준 및 정책을 위한 권고 사항을 파악하고 개발하는 데 중점을 두고 있다. 이러한 각 특별 자문 위원회는 종합 권고 사항에 보완요법을 통합하기 위한 증거를 검토하고 있다.

VA는 환자 중심 치료를 위해 Health for Life 프로그램으로 전체 시스템 작업을 하고 있다. VA의 Whole Health 모델은 개인의 자기 치유 기전을 강화하기에 중점을 두고 있다. 이 모델은 증거에 근거하며 질병 및 부상 관리를 위한 전통적인 접근법과 함께 보완 및 통합 건강 요법을 포함한 모든 적절한 치료 접근법을 활용한다. 현재 VA에서는 침술, 바이오 피드백, 임상 최면, 안내된 심상요법, 마사지요법, 명상, 타이치, 요가를 포함한 여덟 가지 보완요법이 승인되어 사용 중이며, 모든 VA 의료 시설은 적절한 경우 이러한 요법에 접근하도록 규정되어 있다. 데이터는 VA의 Whole Health 모델 서비스를 활용한 군인들의 전반적인 웰빙 향상, 자가간호 실천 및 건강 관리에 대한 참여 증가, 마약성 진통제 사용 감소 등을 보여 서비스의 합법성을 지원한다.

간호사들은 만성 통증 및 스트레스, 우울증, 불안 및 PTSD에 대한 결과를 위한 통합 건강 클리닉의 개발과 평가를 주도했다. 유타 주 솔트레이크시티에 위치한 한 클리닉에서는 통합 건강 클리닉 및 프로그램이 참전용사들의 만성 통증, 스트레스 관련 우울증, 불안 및 건강 관련 삶의 질을 향상하는 데 효과적이라는 결론을 내렸다. 이러한 저위험, 저비용 프로그램은 보완 및 대체 정신-신체 기술을 사용하며 환자와 의료 제공자 모두에게 받아들여지는 혁신적인 치료 옵션이었다.

보완요법을 사용하는 간호사

간호사는 보완요법을 임상 실무에 통합하는 데 핵심 역할을 한다. 그들은 보완요법의 활용 증대와 벌전에 중요한 역할을 하고 있다. 간호사들은 신체, 정신 및 영적 치료에 중점을 둔 배경과 교육 과정을 가지고 있지만, 보완요법의 지식과 사용에 대한 개선의 여지가 있다. 간호 전문직은 오랫동안 전인적인 간호 서비스의 강력한 옹호자였다.

Tracy 등에 의해 수행된 국가적인 중환자 간호사들의 조사는 보완 및 대체요법의 태도, 지식, 관점 및 사용을 결정하기 위해 수행되었다. 이 연구는 미국 중환자 간호사 협회 회원들의 임의 표본을 사용하여 수행되었으며, 726명의 응답자가 있었다. 결과는 대부분의 응답자가 임상 실무에서 하나 이상의 보완 및 대체 요법을 사용하고 있다는 것을 나타냈다. 가장 흔한 요법으로는 식이요법, 운동, 이완요법 및 기도가 언급되었다. 대다수의 간호사가 설문 조사에 나열된 28가지 요법 중 반 이상에서 어느 정도의 지식을 가지고 있었으며 25가지 요법에 대한 추가 교육을 희망했다. 참가자들은 일반적으로 보완대체요법을 사용하거나 권장하기 전에 기존요법보다 더 많은 근거를 필요로 했다. 전반적으로 응답자들은 보완대체요법을 긍정적으로 보았으며, 환자의 다양한 증상에 대해 합법적이고 유익한 것으로 인식하며, 그 사용에 열려 있었다.

대다수 응답자는 환자, 가족 및 간호 직원을 위한 요법의 이용 가능성을 더 원했다. 응답자의 전문적인 요법 사용은 이에 대한 추가 지식, 요법의 혜택 인식, 환자에게 권장한 요법의 총 수, 개인적 사용 및 주류 종교와의 관련성이 있었다. 이 연구는 보완대체요법 사용에 대한 정보와 근거를 제공하는 교육 프로그램 혜택을 강조하며, 이러한 요법들의 적절한 사용을 늘릴 것이라 결론 지었다.

Lartey 등은 4개 주의 학교 간호사 협회 회원을 대상으로 횡단면 편의성 방식을 사용하여 설문 조사를 실시했다. 설문 조사에는 총 209명의 응답자가 참여했으며 대부분의 참가자들은 보완요법을 올바르게 정의할 수 있었지만, 50% 미만의 참가자들이 통합의학을 이해했다고 했다. 대다수의 응답자들은 음악 치료, 미술 치료, 명상 및 요가가 근거가 있는 것으로 여겼으며, 마사지, 침술, 기도/영적 중재 및 카이로프랙틱 치료는 학교 간호사 참가자의 40%에서 50% 정도가 유효한 요법으로 인식했다. 반면, 응답자들 중 28% 미만이 아로마요법, 최면요법/최면, 약초학 및 동종요법을 합법적인 것으로 여겼다.

응답자들은 보완요법에 대한 경험이나 지식이 거의 없다고 보고했다. 학교간호사 중 20%미만이 그들의 업무에서 다양한 보완요법을 사용한 것으로 보고했다. 확인된 보완요법에는 미술 치료, 음악 치료, 요가, 명상, 약초학, 동종요법, 마사지, 기도 또는 영적 중재가 포함되었다. 일부 참가자들은 동종요법, 약초학, 최면 요법/최면, 카이로프랙틱 및 침술요법 사용에 대한 안전 우려가 있다고 보고했다. 반면, 일부 학교 간호사들은 음악 치료, 명상, 기도/영적 중재, 요가 및 아로마요법과 같은 일부 보완요법의 시행이나 지원이 편안하다고 보고했다. 또한, 17%에서 50.3% 사이의 응답자들이 그들의 학교 시역 또는 주 위원회가 통합요법 사용을 허용하지 않았다고 보고했다.

응답자들은 보완요법에 대한 경험은 거의 없었으나 대부분의 참가자(자격증을 가진 학교 간호사의 100%와 공인된 자격증을 가지지 않은 학교 간호사의 63%)가 보완요법이 간호 실무에서 역할을 해야 한다고 생각했다. 응답자의 상당수(82.4%)는 보완 및 통합요법 교육이 중요하며 학교 간호사 교육에 통합되어야 한다고 인식했다. 대부분의 응답자는 아동이 원하는 경우 아동의 치료에 보완요법이 통합되어야 한다고 생각했다. 학령기 아동들의 치료에 대한 보완요법 사용을 지지하는 응답자가 대부분이었지만, 대체요법 사용 평가에서 편안하다고 보고한 응답자는 19%뿐이었다. 또한, 학생들이 사용하는 보완요법에 대한 지식에서는 12%만이 편안하다고 느끼고 있었다. 이러한 편안함 부족은 55%의 참가자가 보완요법 사용에 대해 학생들을 평가하지 않는 것으로 설명된다. 보완요법 및 학생의 사용에 대한 지역 학교나 주 간호국의 간호정책에 관한 지식 부족도 확인되었다.

Hall 등(2017)은 간호사들의 보완요법에 대한 태도에 관한 체계적 문헌고찰을 실시했다. 이 분석에 포함된 15편의 논문은 7개 국가에서 시행되었다. 이 논문에서 다섯 가지 주제가 도출되었다. 그 중 하나는 전통적인 의학의 강점과 약점에 대한 것이었다. 간호사들은 종종 서양 의학을 우선으로 선택하지만, 보완요법이 일부 간호사들에게서 서양 의학 치료가 만성 질환, 통증, 스트레스 및 수면 문제와 관련된 경우에 실패하게 되었을 때 대안으로 인식되었다. 두 번째 주제는 보완요법의 사용을 통해 간호 실무를 향상시키는 방법을 다루고 있다. 간호사들은 보완요법이 간호의 가치를 지원한다고 믿고 있다. 보완요법은 간호사들이 환자 돌봄을 위한 도구를 확장시키며, 환자의 영혼과 신체를 동시에 돌보기 위한 기회를 제공한다. 게다가 보완요법을 제공함으로써 간호사들의 직무 만족도가 증가했다.

세 번째 주제는 환자의 권한 부여 및 환자 중심 접근을 강조하며, 환자를 치료의 중심으로 삼고 결정을 내릴 주체로 삼는 것을 촉진한다. 보완요법의 사용은 환자의 선택으로 간주되었으며, 환자들에게 더 큰 통제력을 부여했다. 네 번째 주제는 문화적 장벽과 통합의 가능성을 확인하는 것이다. 개인적 경험, 동료들의 회의적인 태도, 기관 문화와 관련된 주제가 있었다. 보완요법을 사용한 긍정적 경험을 가진 간호사들은 보완요법 사용과 긍정적으로 상관관계가 있었던 반면, 동료들의 부정적인 인식과 기관의 지원 부족은 보완요법의 사용과 부정적으로 상관관계가 있었다. 마지막 주제는 통합을 위한 구조적 장벽과 촉진자이다. 그 중 하나의 주제는 지식과 기술이었다. 연구참여자의 50% 이상이 지식과 기술 부족이 보완요법을 실무 적용하는 것에 장벽으로 작용한다고 보고했다. 지식과 기술을 통합하는 데 도움이 되는 것으로 언급한 연구는 한 가지뿐이었다. 또 다른 장벽으로는 간호사들이 환자의 보완요법 사용을 촉진하거나 명확한 권장을 제공할 충분한 지식이 없다는 관점이 언급되었다.

증거는 계속해서 발견한 결과를 지지하며, 간호사들이 보완요법에 대한 교육을 강화하여 환자의 사용을 적절히 지원해야 한다는 필요성이 있음을 보여준다. 이러한 보완요법 사용에 관한 간호 교육의 필요성은 국제적으로 큰 관심사이다. 이전에 제시된 연구들 외에도, 여러 국제 연구에서 간호사들이 보완요법에 대한 지식 부족을 인식하고 교육이 필요하다고 보고하고 있다.

전문 간호사는 환자의 스트레스를 줄이고 질병 치유를 위한 지원의 필요성을 이해하는 직업으로 뿌리 깊게 자리잡고 있다. 간호사들은 자신의 삶과 직장 환경에서 스트레스에 노출되어 있다. 그들은 스트레스를 줄이는 보완 및 통합요법을 통합하여 전문가적인 소진을 예방하고 자신의 자기 관리를 개선하는 방법으로 혜택을 받을 수 있다. 특히 신규간호사들 사이에서 스트레스와 소진의 위험성이 크다. 2년 미만 경력을 가진 신규 간호사를 대상으로 한 연구에서는 66%가 소진, 정신적 피로 및 우울증 증상을 보였다. Laschinger 등은 응답자의 절반 이상이 높은 감정적 피로 수준을 경험했음을 발견했다. 스트레스 감소와 이완을 목표로 하는 보완요법은 지속적으로 발생하는 스트레스 활동과 사건 관리에서 신규 및 경력 간호사들을 지원하는 데 도움이 될 것이다.

Tucker 등의 연구는 2,200명 이상의 등록 간호사(RN)를 대상으로 한 스트레스 평가 및 건강 증진 실천에 관한 연구로, 간호사들의 건강에 계속해서 집중하는 중요성을 강조하며, 자가간호에 대한 보완요법을 통합할 수 있는 큰 기회를 인정했다. 연구 결과는 참여한 간호사들의 전체적인 스트레스 수준이 전국 평균과 유사했지만, 스트레스 수준이 전반적인 건강 증진 행동 점수와 반비례 관계에 있음을 나타냈다. 간호사 역할 외에서 가족 돌봄의 책임을 가진 간호사들은 더 높은 스트레스와 낮은 건강 증진 행동 점수를 보였다. 다변량 분석에서, 건강 책임, 영적 성장 및 스트레스 관리가 지각된 스트레스 점수의 대부분의 분산을 설명하는 요소로 나타났다. 이 결과는 간호사들의 건강과 웰빙을 촉진하는 직장 내 중재를 지지하며, 보완요법적인 이완 및 운동 전략을 사용하여 직장 및 가정 스트레스를 줄이는 데 초점을 맞춘다.

탄력성(resiliency)은 소진에 대항할 수 있으며, 보완요법을 자가간호에 통합함으로써 향상될 수 있다. Andersen 등은 일반 간호사가 휴대용 탄력성 도구를 사용한 간단한 활동을 시행할 때 4주 동안 탄력성이 증가하며, 연구가 끝난 후 3개월 동안 지속 효과가 있음을 발견했다. 참가자들은 연구가 종료된 후에도 이 도구 키트를 계속 사용할 것임을 시사했다. 이 도구 키트에는 아로마요법 스틱, 게임, 심호흡 운동, 안내된 명상 및 활동 책자 등 여러 가지 보완요법이 포함되어 있었다.

관련 연구는 HeartMath라는 보완요법을 교육적 중재에 통합하는 접근 방식이 건강 관련 팀 구성원들의 스트레스에 미치는 영향을 평가했다. 이 프로젝트의 중요한 동기는 건강 관리 직종 종사자들의 기록된 스트레스 수준에 긍정적이고 효과적인 대처 방법을 찾는 것이었다. 주로 종양학과 직원(29명)을 포함한 간호사와 의료 지도자(15명)를 대상으로 한 선행 연구에서는 긍정적인 대처 접근이 기존에 사용된 Personal and Organizational Quality Assessment-Revised 점수에 미치는 영향을 기준선과 7개월 후의 짝 표본 t 검정을 사용하여 탐구했다. 처음 측정된 고통의 기준선은 병원 및 외래의 일반 간호사들에게 스트레스와 그 증상이 문제가 됨을 보여주었다. 이러한 보완요법을 포함한 직장 내 중재는 긍정적인 대처 전략을 촉진하고 개인 및 조직적으로 웰빙을 향상시키는 데 실행 가능하고 효과적이었다.

간호사들이 자신의 웰빙에 대한 보완요법 가치를 더 크게 이해함으로써, 그들은 자신과 환자들을 위한 포괄적이고 전인간호에 이러한 방법들을 더욱 통합하는 데 매우 중요한 역할을 할 수 있다. 조직들은 전문 간호사들의 스트레스 완화와 탄력성 구축을 위한 자가간호 활동을 지원할 수 있는 기회가 있다. 사례 연구 23.1은 한 기관이 직원들을 이러한 자가간호 노력을 지원하는 방법을 설명하고 있다.

간호사들은 지속적으로 환자와 가족을 위한 강력한 옹호자 역할을 하고, 다학제적 팀 구성원들과 소통하여 보완요법의 사용을 촉진할 수 있다. 동기를 부여받은 간호사들은 임상 간호에서 보완요법 사용에 대한 표준, 지침 및 정책에 영향을 미친다. 또한, 간호사들은 병원 기반의 보완대체요법 서비스에 대한 프레임워크와 실무 모델을 개발할 수도 있다.

보건의료 환경에서 통합을 주도하는 간호사

간호사들은 의료 실무에 보완요법을 통합하기 위한 지원을 제공하는 중요한 보건의료 지도자이다. 현재 보건의료 환경에 이러한 실무를 가져오는 것은 쉬운 일이 아니다. 실무에 보완요법을 적용하는 것에 대한 의구심이 여전히 남아있기 때문이다. 간호사들은 선행문헌이나 연구 프로젝트를 검토하거나 보건의료 지도자에게 영향을 미칠 수 있는 근거 기반 실무 프로젝트를 함으로써 증거를 수집하는 방법에 대한 지식이 필요하다.

보건의료 분야의 재정적 어려움은 크며 환자들의 수요는 높아지고 있지만 보험으로 보상되지는 않으며 수익을 창출하지 않는 서비스로 여겨진다. 여기서 간호관리자와 지도자들은 발전하는 보건의료 환경을 위해 효율적인 방식으로 최적화하는 데 도움을 줄 수 있다. 그러한 도움에는 실무 방식이 헬스케어 시스템 내에서 전략적 목표와 어떻게 일치하는지에 대한 명확한 비즈니스 모델을 개발하고,

시간이 지남에 따라 이러한 간호 모델을 지속가능할 수 있는 다른 프로그램들과 벤치마킹하는 것을 포함할 수 있다.

간호사들은 전인적인 간호 모델에 영향을 미치고 보완 및 통합요법 근거를 강조하기 위해 보건의료 환경의 다른 주요 지도자들과 협력할 수 있어야 한다. 의사, 행정가, 전문 분야 지도자, 통합 의학 프로그램, 품질 개선 전문가, 환자 경험 지도자, 자원 봉사자 서비스, 자선 및 개발 지도자와의 협력이 가능하다. 프로그램의 통합을 위해서는 협력이 필요하며 간호사들은 모든 분야의 참여를 확립할 수 있어야 한다.

간호사들은 자신의 주 간호국 규정 및 보완요법을 실무에 통합하기 위해 필요한 요구 사항을 인식하고 있어야 한다. 그들은 주 간호국의 지침에 이러한 요법 사용을 포함할 것을 옹호해야 한다. 또한, 간호사들은 자신의 간호 부서에서 규칙과 자원을 만들 수 있는 기회를 제공받아 이러한 보완요법을 사용하는 데 편안함을 느낄 수 있어야 한다. 이러한 요법을 전자 건강 기록에 내장하여 사정되고 환자의 치료 계획에 포함시킬 수 있도록 하는 것은 가치 있는 일이다. 간호사들은 또한 환자가 보완 및 통합요법 사용 및 자가간호 실천을 지원할 수 있는 신뢰할 수 있는 전자 애플리케이션과 자원을 알고 있어야 한다.

결론

간호사와 간호 지도자들은 이러한 요법들을 전인/전체 시스템 관점의 모델에 통합하는 데 지원을 얻을 수 있다. 보완요법의 통합은 그들의 의료 시설의 가치관, 미션, 전략적 이니셔티브 및 특정 우선 분야(예: 통증 관리 및 환자 경험 개선)와 일치해야 하며, 간호사들은 이러한 토론에 참여해야 한다. 간호사들은 환자를 매일 돌보는 최전선에 있다. 이들은 전통적인 의료 서비스 외에도 환자의 다양한 요구를 충족시키기 위한 추가적 방법을 모색하는 옹호자 역할을 한다. 미래에는 보완요법을 간호 실무에 통합하는 데이터와 연구를 확장하고, 이러한 실무를 모든 간호 역할(신규 간호사 수준 실무, 상급 실무 및 행정)과 관련된 실무, 간호 교육의 표준에 포함시키기 위해 더 큰 지원을 만들어야 한다.

참고문헌

Abbott Northwestern Hospital: Internal Medicine Residency. (2021). Applicant tour stop 1: About Abbott Northwestern Hospital. https://anwresidency.com/applicants/hospital.html

Allina Health. (2021). Penny George Institute for Health and Healing. http://wellness.allinahealth.org/servicelines/802

Andersen, S., Mintz-Binder, R., Sweatt, L., & Song, H. (2021). Building nurse resilience in the workplace. Applied Nursing Research, 59, 151433. https://doi.org/10.1016/j.apnr.2021.151433

Augsburg University. (n.d.). Health Commons. https://www.augsburg.edu/healthcommons/Boychuk Duchscher, J. E., & Cowin, L. S. (2006). The new graduates' professional inheritance. Nursing Outlook, 54(3), 152–158. https://doi.org/10.1016/j.outlook.2005.04.004

Bravewell Collaborative. (2015). Penny George Institute for Health and Healing. https://bravewell.org/current_projects/clinical_network/institute_health_healing/

Cho, J., Laschinger, H. K. S., & Wong, C. (2006). Workplace empowerment, work engagement and organizational commitment of new graduate nurses. Canadian Journal of Nursing Leadership, 19(3), 43–60. https://doi.org/10.12927/cjnl.2006.18368

Clark, C. S. (2012). Beyond holism: Incorporating an integral approach to support caring-healingsustainable nursing practices. Holistic Nursing Practice, 26(2), 92–102. https://doi.org/10.1097/HNP.0b013e3182462197

Community Anti-Drug Coalitions of America. (2021). Comprehensive addiction and recovery act (CARA): The comprehensive addition and recovery act (Cara). https://www.cadca.org/comprehensive-addiction-and-recovery-act-cara

Courdeau, M. A. (2020). Nursing history and the evolution of holistic nursing. In M. A. Blaszko Helming, D. A., Shields, K. M. Avino, & W. E. Rosa (Eds.), Dossey & Keegan's holistic nursing: A handbook for practice (8th ed., pp. 3–23). Jones & Bartlett Learning.

Dusek, J. A., Finch, M., Plotnifkoff, G., & Knutson, L. (2010). The impact of integrative medicine on pain management in a tertiary hospital. Journal of Patient Safety, 6(1), 48–51. https://doi.org/10.1097/PTS.0b013e3181d10ad5

Elwy, A. R. Taylor, S. L., Zhoa, S., McGowean, M., Plumb, D. N., Westleigh, W., Gaj, L., Yan, G. W., & Bokhour, B. G. (2020). Participating in complementary and integrative health approaches is associated with veterans' patient-reported outcomes over time. Medical Care, 58, S125–S132. https://doi.org/10.1097/MLR.0000000000001357

Farmer, M. M., McGowen, M., Yuan, A. H., Whitehead, A. M., Osawe, U., & Taylor, S. L. (2021). Complementary and integrative health approaches offered in the Veterans Health Administration: Results of a national organizational survey. Journal of Alternative and Complementary Medicine, 27, S-124–S-130. https://doi.org/10.1089/acm.2020.0395

G allison, B. S., & Curtin, C. S. (2016). Creating a caring environment illuminates practice potential. Beginnings (American Holistic Nurses' Association), 36(1), 20–24. https://doi.org/10.1097/00004650-200505000-00006

Gallison, B. S., & Kester, W. T. (2018). Connecting holistic nursing practice with relationship-based care: A community hospital's journey. Nurse Leader, 16(3), 181–185. https://doi.org/10.1016/j.mnl.2018.03.007

George Family Foundation. (2021). Allina Health. https://www.georgefamilyfoundation.org/news/nurses-taking-patient-care-to-the-next-level-at-allina-health

Gok Metin, Z., Izgu, N., Karadas, C., & Arikan Donmez, A. (2018). Perspectives of oncologynurses on complementary and alternative medicine in Turkey: A cross-sectional survey. Holistic Nursing Practice, 32(2), 107–113. https://doi.org/10.1097/HNP.0000000000000256

Gyasi, R. M. (2018). Unmasking the practices of nurses and intercultural health in Sub-Sahara Africa: A useful way to improve health care? Journal of Evidence-based Medicine, 23(1), 1. https://doi.org/10.1177/2515690X18791124

Hall, H., Brosnan, C., Frawley, J., Wardle, J. Collins, M., & Leach, M. (2018). Nurses' communication regarding patients' us of complementary and alternative medicine. Collegian, 25 (3), 285–291. https://doi.org/10.1016/j.colegn.2017.09.001

Hall, H., Leach, M., Brosnan, C., & Collins, M. (2017). Nurses' attitudes towards complementary therapies: A systematic review and meta-synthesis. International Journal of Nursing Studies, 69, 47–56. https://doi.org/10.1016/j.ijnurstu.2017.01.008

Hansen, S. (2012). Complementary therapy program at hospice puts nurses in unique role. https://www .nurse.com/blog/2012/09/10/complementary-therapy-program-at-hospice-puts-nurses-in -unique-role-2 This is a broken link

HeartMath Institute & Caring Management Consulting. (1999–2002). POQA-R personal and organizational quality assessment-revised.

Hermitage Farm Center for Healing. (n.d.-a). About Hermitage Farm. Retrieved February 22, 2022,from https://hermitagefarm.org/about-hermitage-farm/

Hermitage Farm Center for Healing. (n.d.-b). Home: Welcome to Hermitage Farm. Retrieved February 22, 2022, from https://hermitagefarm.org/

Higgs, M. (2016). Spiritual care at Broward Health Imperial Point: Nursing the spirit as the spirit of nursing (South Florida Hospital News and Healthcare Report). www.southfloridahospitalnews.com

Jong, M., Lundquist, V., & Jong, M. (2015). A cross-sectional study on Swedish licensed nurses' use, practice, perception, and knowledge of complementary and alternative medicine. Scandinavian Journal of Caring Science, 29(4), 642–650. https://doi.org/10.1111/scs.12192

Kim, A. K. (2017). Acceptance of complementary and alternative therapy among nurses: A Q-methodological study. Korean Journal of Adult Nursing, 29(4), 441–449. https://doi.org/10.7475/kjan.2017.29.4.441

Lartey, G., Sturgeon, L. P., Garrett-Wright, D., Kabir, U. Y., & Eagle, S. (2019). A survey of school nurses' perceptions of complementary, alternative, and integrative therapies. The Journal of School Nursing: The Official Publication of the National Association of School Nurses, 35(4), 256–261. https://doi.org/10.1177/1059840518770521

Laschinger, H. K., Cummings, G., Leiter, M., Wong, C., MacPhee, M., Ritchie, J., Wolff, A., Regan, S., Rhéaume-Brüning, A., Jeffs, L., Young-Ritchie, C., Grinspun, D., Gurnham, M. E., Foster, B., Huckstep, S., Ruffolo, M., Shamian, J., Burkoski, V., Wood, K., & Read, E. (2016). Starting out: A time-lagged study of new graduate nurses' transition to practice. International Journal of Nursing Studies, 57, 82–95. https://doi.org/10.1016/j.ijnurstu.2016.01.005

M Health Now, M Health Fairview. (2019). News and stories: Expanded Health Commons will improve healthcare for Cedar-Riverside neighborhood. M Health.

McKinney, D., & McGrorey, M. (2019). Hoax, hooey, or healing? Nevada RNformation, 28(4), 16.

McKinney, D., & McGrorey, M. (2021). Using holistic modalities in the hospital? You bet! Energy

Magazine, 116, 14–19. https://www.energy.energymagazineonline.com/content_assets/current-issue/julaug2021-lite.pdf

Niles, B. L., Mori, D. L., Polizzi, C., Pless Kaiser, A., Weinstein, E. S., Gershkovich, M., & Wang, C. (2018). A systematic review of randomized trials of mind-body interventions for PTSD. Journal of Clinical Psychology, 74(9), 1485–1508. https://doi.org/10.1002/jclp.22634

Northwestern Health Sciences University. (2021). Pillsbury House Integrated Health Clinic. https://www.nwhealth.edu/pillsbury-house

Pathways: A Healing Center. (2021a). About Pathways. http://www.pathwaysminneapolis.org/about_us

Pathways: A Healing Center. (2021b). Pathways programming. https://pathwaysminneapolis.org/programming/

Pipe, T., Buchada, V., Launder, S., Hudak, B., Hulvey, L., Karns, K., & Pendergast, D. (2011). Building personal and professional resources of resilience and agility in the healthcare workplace. Stress and Health, 28(1), 11–22. https://doi.org/10.1002/smi.1396

Redeemer Center for Life. (2021). Health equity: Health commons. https://www.redeemercenter.org/health-equity

Redeemer Health. (2021). Compassionate hospice care in NJ & PA. https://www.redeemerhealth.org/services/home-care/hospice-care

Sendelbach, S., Carole, L., Lapensky, J., & Kshettry, V. (2003). Developing an integrative therapies program in a tertiary care cardiovascular hospital. Critical Care Nursing Clinics of North America, 15, 363–372. https://doi.org/10.1016/S0899-5885(03)00002-9

Smeeding, S. J., Bradshaw, D. H., Kumpfer, K., Travithick, S. & Stoddard, G. J. (2010, August). Outcome evaluation of the Veterans Affairs Salt Lake City Integrative Health Clinic for chronic pain and stress-related depression, anxiety, and post-traumatic stress disorder. Journal of Alternative Complementary Medicine, 16(8), 823–835. https://doi.org/10.1089/acm.2009.0510

Tracy, M. F., Lindquist, R., Savik, K., Watanuki, S., Sendelbach, S., Kreitzer, M. M., & Berman, B. (2005). Use of complementary and alternative therapies: A national survey of critical care nurses. American Journal of Critical Care, 14(5), 404–414. https://doi.org/10.4037/ajcc2005.14.5.404

Tucker, S. J., Weymiller, A. J., Cutshall, S. M., Rhudy, L. M., & Lohse, C. M. (2012). Stress ratings and health promotion practice among RNs at Mayo Rochester: A case for action. Journal of Nursing Administration, 42(5), 282–292. https://doi.org/10.1097/NNA.0b013e318253585f

UMC: University Medical Center. (2014a). About us. https://www.umcsn.com/Footer/About -UMC-of-Southern-Nevada-Index.aspx?intMenuID=6600&intPageID=305

UMC: University Medical Center. (2014b). Healthy Living Institute. https://www.umcsn.com/Medical-Services-at-UMCSN/HealthyLivingInstitute.aspx

U.S. Department of Veterans Affairs. (2014). Complementary and integrative medicine: A resource for veterans, service members, and their families. https://www.warrelatedillness.va.gov/education/factsheets/complementary-and-integrative-medicine.pdf

U.S. Department of Veterans Affairs. (2018). PTSD: National Centers for PTSD: How common is PTSD in veterans? https://www.ptsd.va.gov/understand/common/common_veterans.asp

U.S. Department of Veterans Affairs. (2021a). Office of Nursing Services. The clinical practice program. https://www.va.gov/NURSING/Practice/cpp.asp

U.S. Department of Veterans Affairs. (2021b). Whole health. https://www.va.gov/wholehealth Whitehead, A. M., & Kligler, B. (2020). Innovations in care: Complementary

and integrative health in the Veterans Health Administration Whole Health System. Medical Care, 58(Suppl 29S) , S78–S79. https://doi.org/10.1097/MLR.0000000000001383
World Health Organization. (2019). WHO global report on traditional and complementary medicine 2019. https://www.who.int/traditional-complementary-integrative-medicine/WhoGlobal ReportOnTraditionalAndComplementaryMedicine2019.pdf

24

미래 연구에 대한 전망

Perspectives on future research

학습 목표

1 근거 기반 보완대체요법을 실무 환경에 통합하기 위해 관련 연구의 필요성을 이해한다.

2 보완요법 연구를 위한 연구 설계에 대해 설명한다.

3 보완요법 연구 동향에 대해 설명한다.

4 간호연구에 대한 시사점을 설명한다.

용어 정의

- **보완대체의학(Complementary and alternative medicine, CAM):** 보완대체의학은 기존 의학 및 치료법 외의 다양한 치료 및 치료 접근 방식을 포함하는 종합적인 의료 및 건강 관리 접근 방식이다. 이것은 전통 의학 외의 방법으로 치료 및 관리를 위한 대안으로 사용되는 요법 및 관행을 포함한다.
- **전통 및 보완의학(Traditional and complementary medicine, T & CM):** 전통 및 보완의학은 기존의 의학 및 치료법 외에 전통적으로 사용되는 치료법 및 보완치료 방법을 포함하는 의료 및 건강 관리 체계를 나타낸다. 이것은 문화적, 역사적, 지리적 차이로 특징 지어지며 종종 현대 의학과 조합하여 환자의 전체적인 건강 및 웰빙을 촉진하기 위해 사용된다.
- **보충요법(Supplement therapy):** 보충요법은 영양제, 비타민, 미네랄 등을 사용하여 기존 식사 및 영양 공급을 보완하는 치료 및 건강 유지 방법을 의미한다. 이것은 영양 부족을 보충하거나 특정 건강 조건을 관리하기 위해 사용된다.
- **조합요법(Combination therapy):** 조합요법은 여러 가지 치료 및 의약품을 결합하여 질

환 또는 증상을 치료하는 치료 접근 방식을 나타낸다. 이 방법은 종종 여러 가지 치료법이 효과를 극대화하고 부작용을 줄이는 데 사용된다.

- **근거 기반 실무(Evidence-based practice, EBP):** 의료 결정을 내릴 때 임상가의 전문 지식과 환자의 가치와 선호도와 함께 최상의 이용 가능한 근거를 사용하는 것을 말한다.

고품질의 비용 효율적인 환자 결과 생성을 위한 간호의 노력은 건전한 과학적 기반을 확립할 필요가 있다. 이전 장에서는 검토한 치료법과 관련된 기존 연구를 확인했지만, 대부분의 장은 더 많은 연구가 필요하다는 진술로 끝나곤 한다. 대부분의 치료법에 대한 안전성, 효능, 시기, '용량' 및 특정 적응증과 관련된 더 많은 증거의 필요성은 분명하다. 이러한 장에서 언급되고 미국 및 전 세계의 보고서에서 문서화된 바와 같이, 보완적 치료법에 대한 대중의 상당한 관심과 사용은 계속되고 있다. 보완 및 대체 치료법 사용에 대한 포괄적인 대규모 조사에서, 제공자에 대한 연간 방문 횟수가 일차 치료 의사에 대한 방문 횟수보다 많은 것으로 나타났다. 그 후, 미국인들의 건강에 관한 종합적인 직접 조사인 2012년 국민 건강 인터뷰에서는 미국 성인의 33.2%와 어린이의 11.6%가 지난 12개월 동안 보완 및 대체 의학의 형태를 사용했다고 보고했다.

2017년 국민 건강 인터뷰 조사의 저자들은 2012년 이후 어린이와 성인 모두에서 요가와 명상의 사용이 크게 증가했다고 보고했다. 50세 이상의 사람들 1,000명 이상을 대상으로 한 2010년 미국 전화 조사는 응답자의 절반 이상이 어떤 형태의 보완적이고 대체적인 의학을 사용한다고 보고했다. 사용을 보고한 사람의 절반이 조금 넘는 사람만이 의료 제공업체와 사용에 대해 논의한 적이 있다고 답했다. 16개의 연구로 구성된 문헌의 체계적인 고찰을 통해 일반 대중과 보건 전문가 사이에서 보완 및 대체 의학 사용의 유병률이 조사된 국가에서 5~74.8%로 확인되었다. Pew Center for Research 데이터는 미국인의 약 50%가 보완적 치료법을 한 번 이상 사용한 적이 있으며, 20%는 기존 치료법 대신 사용한 적이 있으며, 33%는 기존 치료법과 함께 사용한 적이 있다고 확인되었다.

가장 널리 사용되는 보완적 치료법은 대개 암 환자들에 의한 것이다. 환자의 45% 내지 84%가 암을 치료하거나 증상 관리를 목적으로 보완 치료법을 사용하는 것으로 보고되었다. AARP/NCCAM 조사와 일관되게 제공자에 대한 보완적 치료 사용에 대한 환자 보고는 36%에서 58%에 이르는 상당히 낮은 수준을 유지하고 있다.

전 세계적으로 보완적, 대안적 및 전통적인 건강 관행의 사용에 대한 가장 철저한 데이터 수집 중 하나는 2005년 세계보건기구(WHO)에 의해 발표되었다. 다양한 치료법의 사용 정도에 있어 광범위한 관행과 변동성을 보여주었다. 이 조사는 2018년에 가장 최근 조사와 함께 두 번 반복되었다. 세계보건기구(WHO)는 170개 회원국이 전통적(즉, 원주민) 및 보완 의학 사용을 인정했다고 보고했다. 이들 회원국 중 98개국이 T&CM에 대한 국가 정책을 보유하고 있다고 보고했고, 109개국이 T&CM에 대한 국가 법률 및 규정을 시행했으며 124개국이 허브 제품에 대한 규정을 제정했다.

보완적 치료법에 대한 관심은 광범위한 의료 관행 환경에서 마주치게 된다. 공공 및 환자의 관심과 함께, 이러한 치료법을 환자에게 전달하고자 할 뿐만 아니라 자신의 개인적 용도를 위한 동일한 치료법에 관심을 갖는 간호사들의 측면에도 부수적인 관심이 있다. 이에 대한 필요성은 의료 제공자의 스트레스와 소진의 현실만을 강조한 COVID-19 대유행 때보다 더 명확하지 않았다. 그러나 제공자의 관심에도 불구하고 환자가 가장 자주 사용하는 치료법은 제공자가 친숙하거나 제공자가 가장 잘 이해하는 치료법이 아니다. 상당한 수요와 사용, 심지어 일반적으로 사용되는 치료법에 대한 이해 부족 외에도, 제공자들 사이의 지식을 늘리고 보완적이고 대체적인 치료법의 안전하고 효과적인 사용을 지원하는 근거 기반을 확장하는 것이 시급하다.

세계가 좁아지고(가까워지고) 있다. '새로운' 치료법이나 오래된 치료법의 새로운 용도는 대륙에 걸쳐 공유된다. 보건 제공자와 연구자는 미국의 상당 부분과 전 세계 인구가 사용하는 광범위한 보완적 치료법을 이해하기 위해 확실한 근거 기반을 만들고 사용해야 한다. 치료법의 이점과 목적에 따라 작동 여부를 알고 이해할 필요가 절실하다. 또한 보완적 치료법의 안전성과 효과를 보장하고 다른 보완적 및 동종요법과 함께 사용될 때의 효과와 상호 작용을 이해할 필요가 있다. WHO는 전통적인 의학 전략 2014~2023에서 이러한 긴급한 필요성을 인식하고 있다. WHO의 전략은 크게 지식 기반 구축, 보완적 치료제의 품질 보증, 안전 및 적절한 사용 및 효과 강화, 정보에 입각한 소비자 선택을 통한 건강 시스템 및 자가 관리 모두에 이러한 치료제를 통합하여 보편적인 건강 보장을 촉진하는 세 가지 범주로 나뉜다. 이번 장에서는 보완적 치료법의 실제 사용 확대를 지원하기 위한 더 많은 증거의 필요성이 제시되고, 보완적 치료법의 연구에 적합한 연구 설계가 탐구되며, 보완적 치료법에 대한 전반적인 연구 상태가 설명된다. 그리고 근거의 상태와 향후 간호 연구에 대한 보완적 치료법의 확장 사용에 대한 영향이 확인된다.

근거 기반 확장의 필요성

대체 및 보완적 치료법과 대체 치료 시스템에 대한 전 세계적인 관심과 사용이 문서화됨에 따라 의료 제공자들은 이러한 치료법이 소비자에게 갖는 매력을 인정하고, 안전성과 효능을 신중하게 고려하게 되었다. 비용 및 비용 효율성에 대한 질문에는 제3자 지불자와 현금으로 지불하는 개인에게 동시에 답변해야 한다. 이러한 질문은 주어진 조건에서 어떤 치료법을 선택해야 하는지, 몇 번의 치료가 필요한지, 어떤 치료 결과를 기대할 수 있는지와 관련된 연구를 통해 답해야 한다. 전통적인 서양 치료법에 비해 보완적이거나 대체적인 치료법의 최적 조합과 상대적인 비용이 결정되어야 한다.

보완적이고 대체적인 치료법이 널리 사용됨에 따라 그 사용의 안전성과 서양 의학과의 잠재적인 상호 작용에 대해 우려할 필요성이 대두되었다. St. John's wort와 같은 약초요법과 사이클로스포린, 경구피임약, 쿠마딘, 디곡신, 벤조디아제핀 등을 포함한 처방 약물요법 간의 상호 작용을 그 예로 들 수 있다. 환자 안전을 더 잘 보장하기 위한 사용 지침 제공 노력의 일환으로 이에 대한 관심이 증가하고 있지만, 식이 보충제와 같은 보완 및 대체 치료법에 대한 규제는 부족한 상황이다. WHO의 한약 표준화 가이드라인 작성은 한약의 가치와 그 사용 증가를 인정할 뿐 아니라 그 안전성과 효능에 대한 우려도 인정하고 있다. 실제로 이 분야의 과학적 데이터는 제공자가 그들의 관행을 알리기 위해 필요하다. 정확하고 신뢰할 수 있는 지식은 자신의 건강 관행에 관한 정보에 입각한 결정을 내리고자 하는 소비자에게도 필요하다.

근거 기반 관행(EBP)에 대한 기대와 권한이 증가하고 있다. EBP는 '의료 결정을 내릴 때 임상의의 전문 지식과 환자의 가치 및 선호도와 함께 사용 가능한 최고의 근거를 사용하는 것'으로 정의되었다. 기존 동종요법 치료의 맥락에서 진료를 수행하는 간호사 및 기타 제공자는 근거 기반에 의존한다. 이는 제공자마다 다를 수 있지만 보완적 치료법 사용에 있어 유사한 근거를 필요로 하거나 의존하는 것으로 예상된다. 국가 조사에서 중환자 간호사들은 일반적으로 보완 및 대체 치료법보다 기존 동종요법 치료법에 더 많은 근거가 필요하다고 보고했다.

보완 및 대체 치료법에 대한 지식에 접근하기 위한 자원을 식별하고 제공자가 사용할 수 있도록 해야 한다. 이 정보는 환자 및 환자의 가족과 공유하고 접근할 수 있어야 한다. 환자들은 가족으로부터 보완적 치료 사용에 대한 정보를 얻고 영향을 받으며 전통을 계승하고 있다. 보완적 치료법 사용에 대한 결정은 제공자의 입력 없이 이루어지며, 특히 제공자가 보완적 및 대체 치료법에 대해 지원적이거나 지식이 없는 것으로 인식될 때 결정된다. AARP/NCCAM 설문조사에 따르면 환자 공개의 42%는 제공자의 개별 요청이 없었기 때문이라고 한다. 이러한 참가자들은 자신들이 공개해야 할 것을 알지 못하거나, 방문 기간 동안 충분한 시간을 갖지 못하거나, 의료제공자의 지식 부족에 대한 인식 또는 의료제공자에 의해 거절당할 것에 대한 두려움에 대해 설명했다. 이러한 쌍방향 의사소통의 부족은 환자-제공자 관계 및 치료 선택에 영향을 미칠 수 있다.

정보에 입각한 소비자 의사 결정을 지원하기 위해 국립 암 연구소는 보완적 치료 접근법의 안전성에 관한 정보를 제공하지만, 이 사이트와 NCCIH 웹사이트는 방문자들에게 '자연이 안전을 의미하지는 않는다'는 것을 상기시킨다. NCCIH는 의료 전문가에게 환자와 의사소통할 필요성을 강조하고 소비자에게 허위 정보를 식별하고 복잡한 과학 주제를 이해하는 방법에 대한 자료를 제공한다. 치료법의 안전성과 효과에 관한 연구 결과는 환자의 안전을 보호하고 치료법의 잠재적 이점을 실현할 수 있도록 정보를 제공해야 하는 실무자에게 광범위하게 전파되어야 한다. 많은 스마트폰 기반 자료는 전문적인 업무를 위한 자료로서 권위 있는 정보에 대한 접근할 수 있도록 한다. Cochrane Database of Systematic Reviews (www.cochranelibrary.com/advanced-search)와 같은 연구 결과 데이터베이스는 종합 연구 결과를 찾는 데 유용한 자료이다. 이 온라인 자료에서 '보완적이고 대체적인 치료법'을 간단히 검색한 결과 2021년 10월 현재 힐링 터치, 식이요법, 침술, 반사요법, 명상, 이완 기법, 한방 치료, 수기요법, 심신요법, 최면, 아로마 테라피 등 치유 치료법과 관련된 59개의 코크란 리뷰가 생성되었다. 이러한 리뷰는 특정 조건에 대한 치료법 사용과 관련하여 알려진 것에 대해 잘 통합된 연구 기반 지식의 훌륭한 원천이다. 코크란 중앙 통제 임상 시험 등록부에 보완 치료에 대한 1,249건의 임상 시험이 등록되었다. 이 등록부에는 COVID-19 대유행과 관련하여 시작된 어떠한 시험도 포함되지 않았다. 또한, 국립보건원의 NCCIH 및 NCI 내 암 보완 및 대체 의학 사무소와 같은 정부 기관의 웹 사이트는 광범위한 보완 및 대체 치료에 대한 다른 정보 자료를 제공한다. 천연의약품 전문 데이터베이스는 특정 건강 조건에 사용되는 허브, 식이 보충제, 천연 제품 및 기타 보완적 치료법에 대한 고품질 정보를 제공한다. 그 정보는 이용 가능한 과학적 근거의 수준을 반영하기 위해 A에서 F까지의 척도로 등급이 매겨진다.

NCCIH는 연구자 주도의 연구와 학제 간 연구 훈련 계획을 지원하고 있다. 특히 미국 대중이 흔히 사용하는 보완대체요법에 초점을 맞춘 연구를 장려하면서 NCCIH는 이러한 요법들의 안전성과 효능에 대한 확신을 갖고 선택하고 제공할 수 있는 탄탄한 기반을 마련하기 시작했다. 이를 위해, 그들의 주요 사업 중 하나는 천연물-의약품 상호작용 연구를 위한 우수한 센터를 지원하는 것이다. 워싱턴 주립대학, 피츠버그 대학, 노스캐롤라이나 대학 간의 협력은 천연물과 의약품 간의 상호작용이 임상에 미치는 영향을 평가하는 방법을 제안하고, 우선순위가 높은 조합에 대해 그 방법을 테스트하며, 상호작용에 대한 연구 결과를 저장소에 유지 관리한다. 불행히도, 초점을 맞춘 상호작용의 유형은 광범위하지만, 테스트가 필요한 잠재적 조합의 수가 너무 많아 모든 경우를 포함할 수는 없다.

이러한 노력의 증가에도 불구하고, 아직 많은 작업이 수행되지 않았다. 보완적 치료를 위한 이상적인 근거 기반은 광범위한 복잡한 환자 상황에서 의사 결정을 지원할 것이다. 다양한 특성(예: 나이, 성별, 체질량)을 가진 사람들과 여러 문화(식습관, 사회적 수용성, 문화적 전통 등) 및 유전자 구성에 대한 효과와 적절성을 구별할 것이다. 그리고 그것은 모든 범위의 병리학과 동병을 앓고 있는 사람들에게 잠재적으로 다른 영향과 징후를 개략적으로 설명할 것이다.

치료 선택, 제품의 품질(전달의 순도 또는 기술), 용량, 시기, 지속 시간 및 약초 치료, 영양제 및 보충제와 같은 특정 치료와 관련된 기타 고려 사항과 관련된 정당한 안전성 우려가 있다. 예를 들어, 특정 약물과 허브를 동시에 섭취할 수 있는지 여부와 관련된 질문에 답하고, 잠재적으로 불리한 약물–허브 상호 작용을 식별하기 위해 더 많은 연구가 필요하다. 그렇지 않다면, 체내 허브의 반감기 또는 '소멸' 시간을 결정해야 한다. 또한 고혈압에 대한 식이요법 사용(표준 동종요법 약물요법과 반대되는)과 같은 요법의 상대적 위험과 이점을 문서화하는 데이터를 제공하거나, 보완요법과 함께 사용하지만 감소된 용량으로 사용할 경우 동종요법제의 부작용 감소 가능성을 고려하기 위해서도 연구가 필요하다.

증가하는 근거 기반은 소비자와 공급자에게 절실히 필요한 정보를 제공한다. 그러나 보완적 치료의 잠재적이고 유익한 결과를 결정하기 위해서는 추가적인 연구가 필요하다. 마찬가지로, 대중을 위해 예방하거나 효과가 입증되지 않았거나 이득의 명확한 증거가 없는 불필요하고 비용이 많이 드는 요법으로부터 보호하기 위한 연구 결과를 생성하는 연구도 필요하다. 예를 들어, 암과 싸우기 위해 사용되는 대체 치료법은 치료에 대한 잘못된 희망이 환자들이 합법적인 형태의 암 치료법을 찾는 것을 만류할 수 있다고 두려워하는 동종요법 제공자들 사이에서 우려를 불러일으킨다. 추가적인 우려는 치료법이 절망적인 가족으로부터 운명을 피하게 할 수 있다는 것이다. 유익한 효과에 대한 주장의 근거가 없을 수 있음에도 불구하고 NIH의 외부 자금 지원 기회와 동료 검토 시스템은 고품질 근거의 지속적인 축적을 보장하고 아이디어, 호기심 및 과학적 전문 지식을 가진 연구자들이 인간 사용을 위한 잠재적 치료법을 탐구하도록 장려한다.

상호보완적 치료법 연구를 위한 연구 설계

대부분의 과학자들은 보완적이고 대체적인 치료법을 테스트하기 위한 가장 엄격한 설계가 오랫동안 치료법을 테스트하고 연구 분야를 발전시키는 표준이 되어온 무작위화된 위약 제어 이중맹검 설계라는 것에 동의할 것이다. 그러나 무작위화된 실험(RCT)은 한계가 없는 것은 아니다. 이 설계가 유용한 정보를 제공하는 유일한 것은 아니며, 정량적 연구에서 생성된 데이터가 실행 가능한 유일한 근거 기반도 아니다. 다른 설계와 근거 출처 또한 중요하며 동종요법과 비동종요법 모두에서 치료에 대한 환자의 반응에 대한 지식과 이해에 기여한다. 또한, 엄격한 연구가 특정 보완적 치료 접근법의 이점을 확인하지 못하더라도, 향후 연구가 어떻게 설계되어야 하는지에 대한 통찰력을 제공할 수 있다.

소비자들은 임상시험 등록을 점점 더 꺼릴 수 있기 때문에, 이 분야를 발전시키기 위한 임상연구 수행을 위한 대안적인 연구 설계와 전략이 필요하다. 미국 대중에 의한 보완 및 대체 의학 사용 위원회는 보완 및 대체 의학에 관한 연구와 권고를 제공하기 위해 IOM, AHRQ, NCCAM 및 NIH의 다른 15개 기관과 기관에 의해 위임되었다. 그들 보고서의 일부로서, 다음을 포함한 치료 효과 정보를 제공하기 위해 혁신적인 대안 설계가 확인되었다.

- 선호도 무작위 대조 시험(preference RCTs)—무작위 할당 그룹과 비무작위 할당 그룹을 모두 포함하는 시험으로, 특정 치료를 선택한 환자와 무작위로 할당된 환자 간 비교가 가능
- 관찰 및 코호트 연구—연구 대상이 되고 연구의 일부로 특정 치료를 받을 수 있는 환자를 포함하는 연구
- 환자-대조군 연구—좋은 결과 또는 나쁜 결과를 가진 환자를 식별한 후 그러한 다양한 결과와 관련된 치료 측면을 찾기 위해 '거꾸로 추적'하는 것을 포함하는 연구
- 치료 묶음에 대한 연구—특정 치료 패키지의 전체적인 효과 분석
- 위약이나 기대 효과를 구체적으로 통합, 측정 또는 설명하는 연구—환자의 희망, 감정 상태, 에너지 및 기타 자가 치유 과정을 부수적인 것으로 간주하지 않고, 치료법의 주요 '작용 기전'의 일부로 포함시킨 연구
- 속성-치료 상호작용 분석—연구 내 환자와 다양한 설계의 다양한 연구 간의 효과 결과의 차이를 설명하는 방법

혁신적인 연구 설계 채택

보완적이고 통합적인 접근법은 종종 과학적 증거의 부족으로 인해 비판받는다. 보완적이고 통합적인 접근법의 유용성과 안전성에 대한 과학적 근거 기반을 구축하는 것은 간호사를 포함한 의료 전문가의 의사 결정에 매우 중요하다. 그러나 보완적 치료법과 통합적 치료법의 안전성, 효과 및 효과를 조사하는 것은 어렵다.

NCCIH는 최근 보완적이고 통합적인 접근 방식을 평가하고 연구자들이 '실제' 환경에서 연구를 수행할 수 있도록 돕기 위해 유연하고 혁신적인 임상 시험 설계를 도입했다.

이러한 유연하고 혁신적인 설계는 질병 예방, 건강 개선 및 증상 관리에 있어 보완적이고 통합적인 의료 전략의 역할을 조사하는 데 도움이 될 것이다. 파일럿 및 타당성 연구를 포함한 임상 연구의 초기 단계에서 조사자는 이러한 혁신적인 설계를 사용하여 중재 프로토콜을 개발, 최적화 및 설정하고 참가자 모집, 측정치 획득 및 연구 중재 구현을 위한 가능한 자료 및 전략을 개발할 수 있다. 전자 건강 기록의 사용이 증가함에 따라, 보완적 치료 사용 및 효과에 관한 대규모 데이터베이스를 활용하기 위해 가설을 가정할 수 있다. 더 큰 효과 연구는 이러한 유연하고 혁신적인 설계를 사용하여 '실제' 환경에서 일반화 가능성을 평가할 수 있다. 이러한 혁신적인 설계를 통해 데이터 수집을 위해 기존 인프라를 비용 효율적인 방식으로 최적화할 수 있으므로 NCCIH는 더 많은 대규모 연구에 자금을 지원할 수 있다.

베이지안 접근법은 약동학/약리역학, 의사결정, 독성 모니터링, 효능 모니터링 및 선량 찾기 연구에 종종 사용되는 유연하고 혁신적인 통계 접근법이다. 예를 들어, 베이지안 접근법은 제공자가 게시된 데이터로부터 성공 확률을 최대화하기 위해 선호하는 치료 옵션을 결정할 때 사용된다. 65개의 RCT에 대한 메타 분석에서 베이지안 접근법을 사용하여, Leng과 동료들은 11개의 비약리학적 중재 중에서 마사지와 동물 지원 치료가 치매 환자의 동요가 적은 것과 관련이 있다고 결정했다. 또한, 다단계 최적화 전략 설계(MOST)는 심신 중재가 더 세분화되어야 하는 상황, 이익을 달성하기 위해 필요한 구성 요소를 결정하거나 다중요법 중재에 유지되어야 하는 치료법을 결정하는 데 사용될 수 있다.

실용적 임상시험은 정상적인 일상적 관행에서 중재의 효과를 결정하는 데 사용될 수 있는 반면, 설명적 설계는 이상적인 환경에서 효과를 식별하는 데 사용될 수 있다. 이에 대한 예는 RCT의 외부 유효성을 향상시키고 '실제' 환경에서 중재 전달의 유연성을 허용하기 위한 목적으로 관절염이 있는 좌식 생활 성인을 대상으로 통합 기반 하타 요가와 대기 목록 그룹 간의 효과를 비교하기 위해 실용적 무작위 시험을 사용한 연구이다. NCCIH는 임상적 효과와 효과를 입증하는 대규모 통제 시험의 예비 데이터를 보유한 실용적 시험을 장려하고 있다. 또 다른 혁신적인 설계는 순차적 다중 할당 무작위 시험이다. 이러한 설계는 중재 순서를 결정하거나 알고리즘을 개발하는 데 사용될 수 있다.

암 증상 관리를 위한 보완대체의학의 임상 시험을 위한 특정 자금 지원 프로그램에 제출된 자금 지원 제안에서 연구 설계의 주요 문제를 식별하기 위한 노력에서 과학적 방법론에 대한 많은 문제가 발견되었다. 일반적인 문제에는 'CAM 개입의 일관성과 표준화에 대한 부당한 가정, 연구 가설에 대한 데이터 기반 정당성의 필요성, 그리고 시험 과정 동안 적절한 품질 관리 및 모니터링 절차를 구현할 필요성'이 포함되었다. 이러한 문제는 암 증상과 다른 조건의 증상을 관리하기 위한 치료법 연구의 엄격함과 가치를 보장하기 위해 해결되어야 한다.

잠재적인 플라시보 효과

조사자에게 또 다른 중요하고 도전적인 영역은 위약 효과와 위약/주의 관리 그룹을 포함한다. 플라시보 효과의 힘과 이를 과소평가해서는 안 된다는 주의는 오랫동안 평가되어 왔다. 플라시보 효과는 의학적 치료 시험에서 피험자의 50% 이상에서 개선으로 이어질 수 있다. 보완대체의학(CAM)의 임상시험에서 위약효과가 기존 의학의 임상시험에서의 위약효과와 유사하다는 증거가 있다. 플라시보 효과를 관리하는 방법은 보완적 치료법에 대한 연구에서 신중하게 고려되어야 한다. 또한 치료의 전반적인 효과를 평가할 때, 치료자의 부가적인 잠재 영향과 결과에 대한 치료 관계를 고려해야 한다. 가짜 치료법을 사용하거나 적절한 대조군을 식별하는 것이 어려울 수 있기 때문에 일부 치료법을 탐색하기 위한 대체 설계가 필요하다. 신체 중재 연구 설계를 위한 신뢰할 수 있는 가짜 처치(sham) 개발에 관한 델파이 연구에서, 주요 구성 요소는 기대 관리, 그룹 간 표준화, 가짜 처치의 신뢰성 확보로 보고되었다. 또한 참가자와 연구자 모두의 눈을 멀게 하는 것은 결과가 개입에 의한 것임을 보장하기 위해 필수적이다. 다른 보완적 치료법에 대한 가짜 처치도 결정하기 어려울 수 있다. 예를 들어, 수면을 강화하기 위한 아로마테라피 연구의 경우, 피험자들은 눈이 먼 채로 남아있을 것인가, 아니면 그들이 향기를 감지할 것인가? 만약 '가짜 처치' 향이 대조군에 투여된다면, 플라시보 효과 이상의 문서화되지 않은 효과도 가질 수 있는가?

단순히 치료법이 이로울 수 있다는 것을 아는 것만으로는 충분하지 않다. 다음과 같은 질문에 답해야 한다. 치료가 효과적인 조건은 무엇인가? 필요한 복용량은 얼마인가? 양이 너무 많은 것은 무엇인가? 효과를 얻기 위해서는 얼마나 자주 치료를 받아야 하는가? 효과가 얼마나 지속되는가? 보험사는 어느 정도의 치료를 보장해야 하는가? 보완적 치료법의 비용 효율성에 대한 연구와 보완적 치료법을 다른 기존 치료법과 비교하고 대조하는 연구가 필요하다. 또한 다른 동종요법 약리학적 또는 비약리학적 중재와 함께 사용되거나 보조적으로 사용될 때 보완적 치료법의 안전성 및 효과를 검토할 필요가 있다.

문화적 고려사항

고령화 인구, 다양한 연령/발달 단계의 인구, 다양한 문화적 배경을 가진 사람들과 관련된 치료법에 대한 연구도 필요하다. 이러한 인구는 연구의 설계, 채용 및 구현에 대한 과제를 제시한다. 나이가 많은 피험자들은 종종 여러 가지 병적 증상을 가지고 있으며 여러 가지 약물을 복용하고 있을 수 있다. 언어와 문화적 이해의 부족은 새로운 이민자들을 포함하는 데 장벽이 될 수 있다. 어린 아이들, 청소년, 취약한 성인들에 대한 접근과 그들의 모집과 참여를 둘러싼 독특한 윤리적 문제 또한 이러한 그룹을 포함하는 데 장애물로 인식될 수 있다.

Bauml과 동료들의 결과는 일반 인구를 대상으로 한 다른 연구 결과와 일치한다. 보완 및 대체 치료의 결과에 대한 기대가 높은 암 환자는 여성인 경향이 있고 (65세 미만), 대학 교육을 받은 경향이 있다. 암에 걸린 비백인 환자들은 보완적 치료법의 혜택에 대해 동일한 기대를 가지고 있었지만, 또한 보완적 치료법에 접근하고 사용하는 데 있어 더 많은 장벽을 인식했다. 보완요법 예약을 위한 이동 시간이 길어질수록 접근성의 불평등이 발생한다. 이 비백인 참가자들은 또한 연구의 다른 참가자들보다 이러한 치료법의 부작용에 대해 더 걱정했다. CAM 사용의 영향에 대한 믿음과 태도는 인구통계학 이상을 차지했다. 이는 의료 제공자가 환자에게 보완요법에 대한 관심이나 사용에 대해 질문하고 적절한 접근 방식에 대한 도움을 제공하는 것이 중요함을 뒷받침한다.

한 국가의 연구 방법과 연구 결과는 다른 국가의 연구의 설계와 실행에 정보를 제공할 수 있다. 연구 결과는 전 세계적으로 관련이 있을 수도 있고, 흥미로운 뉘앙스나 차이점을 식별할 수 있다. 원어민 학자들이 사용을 위한 보완적이고 대체적인 치료법의 문화적으로 관련된 근거 기반을 구축하는 것은 적절하다. 사이드바 24.1에서 설명한 대한민국 간호학자들의 연구는 이 점을 잘 보여준다.

사이드바 24.1 보완대체요법의 미래연구

이소혜

한국에서는 고대부터 중국 의학과 민간 요법에 기반을 둔 보완대체요법(CAT)이 사용되어 왔다. 전통적으로, 특정한 종류의 치료는 불확실성, 부작용, 그리고 과학적 증거가 결여되어 있다. 최근, 몇몇 종류의 치료법이 연구되고 실험적으로 선택된 건강 상태의 치료에 효과적인 것으로 입증되었다. 암, 뇌졸중, 관절염, 심혈관 질환, 당뇨병, 비만과 같은 만성 질환을 가진 많은 환자들은 고통을 줄이고 불안을 완화하기 위해 CAT를 찾는 경향이 있다.

많은 임상 전문 분야에서 치료를 제공하는 데 있어 한국 간호사들에 의해 보완적인 치료법이 시행되고 있다. 환자의 위치 변화뿐만 아니라 등, 손, 발 마사지는 간호사가 환자의 신체 순환을 돕고 많은 중환자실에서 환자의 압박 부상을 예방하기 위해 사용하는 기술이다. 조산사 간호사와 산부인과 간호사는 환자의 고통과 불안을 줄이기 위해 이미지 치료, 아로마 치료, 반사요법 또는 손 마사지요법을 사용한다. 마취 간호사는 수술 중과 수술 후 환자의 고통과 불안을 덜어주기 위해 음악 치료, 아로마 테라피 또는 발 마사지를 제공한다. 종양학 간호사들은 증상을 완화하고 정신적 안정을 유지하기 위해 암 환자들에게 마음 치료(명상)를 권한다.

대한간호협회에 따르면 수지요법, 아로마요법, 발 마사지, 대체식이요법, 원예치료, 단전호흡 등 많은 분야가 개발되고 있다고 한다. 강력한 과학적 기반이 없는 환자에게 CAT를 적용하는 어려움은 여전하지만, 간호사 연구원들은 간호학의 전체적인 관점에서 이러한 CAT를 개발하고 테스트하기 위해 노력하고 있다. 그들은 또한 많은 분야에서 환자들을 돕기 위한 간호중재로 이러한 CAT를 개발하기를 원한다.

CAT에 대한 한국의 연구 동향에 대한 연구 결과가 보고되었다. 그들은 발 마사지, 수지요법, 아로마요법, 지압, 뜸 (열 치료) 또는 복합 치료에 대한 주요 기사를 발견했다. 그들은 발 마사지와 아로마요법이 수면의 질을 향상시키는 데 효과적이라는 것을 발견했다. 저자들이 주장했듯이, 이러한 접근법에 대한 과학적 증거를 찾기 위해서는 더 많은 연구가 필요하다.

CAT는 질병 예방과 건강 증진에 사용될 수 있다. 한국인들은 경제가 안정된 후 요즘 건강한 식사와 신체 활동에 더 많은 관심을 가지고 있다. 요가와 필라테스는 체중 관리, 스트레스 해소 또는 자세 교정으로 젊은 여성들 사이에서 매우 인기가 있다. 타이치와 같은 스트레칭 운동은 공공 지역 보건소에서 노인들을 위해 시행되었다. 식이 요법은 체중 감량과 관리, 면역 체계를 강화하고 더 나은 건강을 유지하기 위해 널리 사용된다.

예방, 치료, 재활을 위해 CAT는 한국에서 발전할 수 있는 큰 잠재력을 가지고 있다. 널리 사용되기 위해서는 이러한 CAT의 효능과 안전성을 검증해야 한다.

참고문헌

Kim, H. J., Lee, K. S., Lee, M. H., Jung, D. S., Yoo, J. S., Han, H. S., & Park, M. S. (2006). An analysis of Korean research on complementary and alternative therapy. Thesis Collection, 41, 529–539.

의료 소비자는 다른 결과를 추구한다. 치료법이 건강에 유익한 효과가 있는 것으로 나타난 것이 그것을 사용하는 유일한 합법적인 이유는 아니다. 이민자들은 보완적이고 대체적인 치료법을 먼저 사용한 후 효과가 없을 경우 기존의 의료적 도움을 구하는 경향이 있다. 이러한 패턴과 기존 치료의 대안으로 보완적 치료법을 사용하는 것은 부분적으로 기존 치료의 장벽이나 보험의 부족에 기인할 수도 있다. 특정 치료법은 또한 문화적인 중요성을 가지고 있거나 치유 전통과 복잡하게 연관되어 있거나, 환자의 마음의 평화를 이끌 수 있거나, 환자와 가족의 기대를 충족시키거나, 그들의 만족도를 높일 수 있다. 다른 나라에서 미국으로 건너온 환자들에게 대체의학이나 보완의학에 대한 문화적 믿음은 변하지 않는다. 보완적 치료법의 사용을 고려할 때, 수혜자에 대한 비용, 위험 및 가치를 신중하게 고려해야 한다.

종적 연구

많은 연구들이 작은 샘플을 사용했고 치료법의 단기적인 효과를 조사했다. 보완적, 대체적 치료법의 실제 위험과 이점을 알고 싶다면 장기적으로 치료법을 적용해야 부작용의 심각성과 발생 여부를 판단할 수 있기 때문에 종단적 연구가 필요하다. 최근 보완요법의 신규, 지속, 중단된 예측인자에 대한 최초의 종단적 분석이 발표되었다. 데이터는 20년에 걸쳐 수집되었으며(세 번의 시기) 마사지 치료, 명상 및 약초 제품과 같은 치료법에 대한 시간 경과에 따른 추세를 보고할 수 있었다. 이 연구는 사용과 중단에 대한 기초 정보로서의 시작점이지만, 저자들은 연구 결과에 대한 지속적인 확인과 하위 집단에서 이러한 요인을 탐구할 필요성을 인정하고 있다.

동일한 설계를 사용하는 유사한 종단 연구가 수행되지만, 다른 문화권의 사람들로부터 다른 결과를 얻을 수 있다. 따라서 다른 나라와 다른 문화에서 동일하거나 유사한 디자인을 사용하여 보완적이고 대체적인 치료법을 연구하는 것이 중요하다.

보완적 치료법에 대한 연구 현황

앞에서 언급한 바와 같이, 각 장의 저자들은 가장 최근의 연구를 포함하고 실무 지침을 위한 지식을 제공하기 위해 더 많은 연구가 필요한 곳을 확인했다. 구체적인 연구 과제에는 복합 요법을 위한 데이터 기반 의사 결정 지원 자원의 필요성이 포함된다. 이러한 자원에는 잠재적인 부정적 상호작용 또는 치료법의 잠재적 효과와 관련된 데이터가 포함될 수 있다. 어린이, 허약한 노인, 위독한 사람들뿐만 아니라 인종적, 문화적으로 다양한 인구의 사람들을 포함한 특별한 인구에 대한 연구가 필요하다. 특정한 건강 상태나 질병 상태에서 상호 보완적인 치료의 효과와 관련된 연구가 필요하다. 분명히, 연구는 보완적인 치료법에 대한 대중의 욕구보다 뒤떨어진다. 추정되는 행동 메커니즘, 치료법의 품질 및 결과의 예측 가능성에 대한 지식은 치료법마다 불균형하다.

과학적 조사의 표준 관례의 사용에 대한 주장은 보완적 치료에서 의사 결정을 위한 정보를 제공하기 위해 체계적으로 얻은 증거의 양을 늘리는 데 도움이 되었다. 그러나 중재의 적절한 용량과 시기, 그리고 중재가 가장 유익한 효과를 가져올 수 있는 사람들에 대한 정보가 부족하다. 보완적 치료를 위한 확실한 근거 기반은 광범위하고 복잡한 환자 상황에서 의사 결정을 지원할 것이다. 보완요법은 다양한 인종적 배경과 인구 통계학적 특성을 가진 사람들에게 다른 영향을 미칠 수 있다. 따라서, 또한, 그들은 다른 병리학이나 의학적 조건으로 고통받는 사람들에게 잠재적으로 다른 징후와 영향을 미칠 수 있다. 그러한 정보의 부족은 더 완전히 개발된 근거 기반에 의존하는 실무자들에게 제한적이며, 이것은 실제에서 보완적 치료법의 사용의 완전한 통합을 방해할 수 있다.

비교적 작은 샘플 크기와 다양한 데이터 수집 도구를 가진 연구가 종종 수행되었다. 메타 분석은 연구를 통해 검사할 때 치료의 '효과 크기'를 추정하고 연구 결과를 합성하기 위해 수행될 수 있다. 이러한 메타 분석은 가능할 때마다 동일한 도구를 일관되게 사용하는 연구로부터 큰 이점을 얻을 수 있다. 또한, 대규모의 다중심 연구는 참가자의 모집을 촉진하여 가설의 테스트를 가능하게 하기 위해 연구가 전체적으로 더 큰 표본 크기를 갖도록 할 수 있다. 이러한 연구는 대체 및 보완 치료의 효과를 과학적으로 테스트하는 데 중요하다. 또한 종합 및 검토 기사는 잘 구성되고 이용 가능한 정보의 가용성에 기여할 것이다.

NCCAM은 1998년 의회에 의해 설립되었으며, 2015년에는 National Center for Complementary and Integrative Health (NCCIH)로 이름이 변경되었다. NCCIH의 임무는 '엄격한 과학적 조사를 통해 보완적이고 통합적인 개입의 유용성과 안전성과 건강 및 건강 관리 개선에 대한 역할을 정의하는 것'이다. NCCIH는 (a) 기초 과학(작용 기전 결정 등)을 발전시키고 연구 방법을 개발하는 것, (b) 전인적 관점과 연구 결과의 통합에 중점을 두는 연구에 집중하는 것, (c) 건강 증진과 회복, 회복탄력성, 질병 예방, 증상 관리에 대한 연구를 육성하는 것, (d) 보완적 건강 접근법에 대한 연구자 인력을 확대하는 것, (e) 소비자의 정보에 입각한 의사 결정을 촉진하기 위해 객관적이고 근거 기반의 정보를 대중에게 보급하는 것 등을 포함하는 전략 계획을 가지고 있다. NCCIH 웹사이트는 광범위한 치료법의 요약과 함께 권위 있는 최신 자료를 제공한다. 이 웹사이트는 또한 치료법의 이름에 따라 알파벳 순으로 나열된 임상 시험 목록을 제공한다. NCCIH는 실무 및 연구를 위한 데이터의 생성, 구성 및 배포를 촉진하는 데 중요한 역할을 수행해 왔다. 그것은 표준 언어를 육성했고, 틀림없이 가장 확실한 정보와 자금의 원천이다. 임무를 달성하기 위한 노력의 일환으로 NCCIH는 보완 및 대체 치료법 사용을 위한 과학 지식 기반의 보다 신속한 개발을 촉진하기 위해 다학제 연구 센터에 자금을 지원했다. 이러한 센터와 그 구조, 기능 및 생산성은 시간이 지남에 따라 자금 조달의 초점과 메커니즘에 변화를 초래하는 집중적인 검토를 받았다. NCCIH의 연구는 앞으로 과학적 근거 기반을 늘리고 치료법의 맥락과 전달을 개선할 것을 약속한다.

간호 연구에 대한 시사점

다른 분야의 간호사와 과학자들이 특히 전체론적인 관점에서 특정 보완 치료와 관련된 지속적인 연구 프로그램을 개발할 필요가 있다. 1차 진료 제공자로서, 간호사들은 환자들의 보완적인 치료에 대한 요구를 해결할 수 있는 훌륭한 위치에 있다. 간호사는 환자에게 도움이 될 수 있는 특정 치료법의 사용에 기초한 지식 데이터베이스 구축에 사용할 수 있는 정보를 생성하는 데 기득권을 가지고 있다. 또한 치료법의 사용을 반박하거나 불리한 위험/유익 비율을 나타내는 데이터를 생성할 수도 있다. 간호사들은 많은 보완적 치료법에 대한 연구를 수행했다. 대부분의 간호사 과학자들은 질적 설계와 양적 설계 모두에서 교육을 받는다. 이것은 그들에게 보완요법의 효과를 결정하기 위한 연구를 구성하는 여러 가지 방법에 대한 이해를 준다. 증거의 확대 및 배포와 이에 대한 접근의 필요성은 간호학 분야에 특히 중요하며 간호 연구의 향후 방향에 대한 기본 권고 사항이다. 국제적 사이드바에서 설명되고 보건 과학 연구자들의 점점 더 세계적인 기여에서 입증된 바와 같이, 우리는 국제적인 동료들의 다양한 기여와 관점을 활용할 수 있다.

간호사 과학자들은 보완적 치료를 위한 근거 기반을 구축하는 데 사용할 수 있는 정보를 생성할 필요가 있다. 간호사 연구원의 전문적인 임상 전문 지식을 사용하여 환자 집단에 중요한 결과를 테스트하고 목표로 하는 치료법을 선택할 수 있다. 전문화된 임상 지식은 치료법의 잠재적 효과(주관적, 객관적 또는 행동)를 평가할 수 있을 정도로 민감한 기구의 식별력을 향상시킬 수 있는 잠재력을 가지고 있다. 간호사는 실습을 위해 근거 기반을 생성, 배포 및 사용하는 데 중요한 역할을 한다.

간호사 연구자와 기초 과학, 유전학, 보완 치료법 또는 임상 실습에서 강점을 가져오는 다른 분야의 연구자 간의 학제간 협력은 지식 기반과 지식 기반의 폭, 깊이 및 관련성의 성장으로 이어질 수 있으며, 이는 궁극적으로 환자의 치료 품질을 향상시킬 것이다. 여러 분야에 걸쳐 연구를 수행할 수 있는 과학자들 간의 협력은 상호 보완적인 치료법과 통합적인 건강 접근법과 관련하여 새로운 돌파구로 이어질 수 있다.

간호사 과학자의 기준 틀을 글로벌 관점, 유전자 혁신, 신기술 및 전 세계의 정보를 포함하도록 확장하면 해당 분야에 대한 적절하고 포괄적인 관점을 보장할 수 있다. 2014년부터 2023년까지 WHO의 글로벌 전략은 보완적 치료법을 각 국가의 확립된 의료 시스템과 혼합하는 데 도움이 될 것이다.

전통적이고 보완적인 치료법에 대한 이러한 글로벌 이니셔티브와 업데이트된 전략은 전 세계 의료인들이 정보를 이용할 수 있도록 하는 촉매제 역할을 해야 하며 보완 및 대체 의학 분야를 발전시켜야 한다. 임상 시험에 대한 새로운 지식, 경고 또는 업데이트된 정보를 게시하는 전자적 방법은 정보의 가용성을 가속화하고 다양한 정보를 실제로 활용할 수 있는 잠재력을 가지고 있다. 전자 출판은 연구 결과를 실무 환경으로 신속하게 전달한다. 저명한 의학 출판사들이 그들의 연구 결과를 저명한 의학 저널에 게재하기 위해 임상 시험 등록부에 연구를 등록하도록 요구한 것은 올바른 방향으로의 한 걸음이었다. 전 세계적으로 임상 시험 목록이 있다.

임상 연구는 비용이 많이 든다. 고급 연구 훈련은 간호사–연구자의 보조금 작성 기술을 연마하여 해당 분야에서 새로운 지식을 창출하기 위한 조사 작업에 필요한 자금을 추구하는 데 도움이 될 수 있다. 간호사 연구자가 개입을 엄격하게 테스트하고 보완적 치료법의 사용에 대한 임상 지식을 발전시킬 수 있는 설계 기술은 매우 중요하다. 그러나 보완요법의 공공 사용에 대한 조사를 포함하여 비임상 환경에서 수행된 연구도 중요하다. 간호 연구는 또한 비용, 상대적 비용 대 혜택 비율, 치료법의 접근 및 전달을 둘러싼 윤리적 문제에 초점을 맞추기 위해 필요하다.

간호사 및 기타 제공자는 보완적 치료법 사용에 대한 지침을 대중에게 제공하고, 과학적 정보를 해석 및 공유하며, 조사 및 연구 보급을 통해 지식 기반의 발전에 기여할 책임이 있다. 보완적 치료법의 적절한 사용을 위한 기준을 설정하기 위해서는 근거에 기반한 지침이 분명히 필요하다. 또한 간호사는 환자 수를 넘어 의료 종사자 자신에게도 연구를 고려하고 수행하는 것이 필수적이다. 코로나19

범유행으로 인한 장기적인 정신 건강 영향이 증가하는 소진과 범유행 이전에 발생했던 공감 피로를 악화시킴에 따라 간호사는 이 위기를 막기 위해 보완적 치료법이 동료를 어떻게 도울 수 있는지에 대한 증거를 축적하는 데 중요한 역할을 할 수 있다. 이 작업은 의료 종사자들이 그들이 서비스하는 인구에게 최적의 치료를 제공하기 위해 건강하고 탄력적이어야 하기 때문에 환자의 치료를 최적화하는 것과 직접적으로 관련이 있다.

사용 가능한 지식과 방법을 사용하여 전자적으로 연구를 전파하고 관리 지점에서 정보를 사용할 수 있도록 하는 것이 중요하다. 그러나, 이 책의 중재 챕터의 마지막 부분에서 언급된 것처럼, 일반적으로 치료법의 적용뿐만 아니라 다른 문화, 나이, 그리고 동성애를 가진 사람들과 개인들에 대해서도 많은 질문들에 대한 대답이 필요하다. 존재하는 무수한 질문에 답하기 위해 더 많은 연구가 필요하며, 학제 간, 다문화 및 초세계적 파트너십이 이러한 질문에 답하는 데 가장 효과적일 수 있다는 것이 점점 더 인식되고 있다.

참고문헌

AARP & National Center for Complementary and Alternative Medicine. (2011, April). Complementary and alternative medicine: What people aged 50 and older discuss with their health care providers. AARP & NCCAM Survey Report. https://nccih.nih.gov/sites/nccam.nih.gov/files/news/camstats/2010/NCCAM_aarp_survey.pdf

Agency for Healthcare Research and Quality. (2018). Evidence-based decisionmaking. https://www.ahrq.gov/professionals/prevention-chronic-care/decision/index.htm

Bauml, J. M., Chokshi, S., Schapira, M. M., Im, E-O., Li, S. Q., Langer, C. J., Ibrahim, S. A., & Mao, J.J. (2015). Do attitudes and beliefs regarding complementary and alternative medicine impact its use among patients with cancer? A cross-sectional survey. Cancer, 121, 2431–2438. https://doi.org/10.1002/cncr.29173

Black, L. I., Barnes, P. M., Clarke, T. C., Stussman, B. J., & Nahin, R. L. (2018). Use of yoga, meditation, and chiropractors among U.S. children aged 4–17 year (NCHS Data Brief, no. 324). National Center for Health Statistics.

Black, L. I., Clarke, T. C., Barnes, P. M., Stussman, B. J., & Nahin, R. L. (2015). Use of complementary health approaches among children aged 4–17 years in the United States: National Health Interview Survey, 2007–2012. National Health Statistics Reports, 78, 1–19. https://pubmed.ncbi.nlm.nih.gov/25671583/

Bothwell, L. E., Greene, J. A., Podolsky, S. H., & Jones, D. S. (2016). Assessing the gold standard—Lessons from the history of RCTs. New England Journal of Medicine, 374, 2175–2181. https://doi.org/10.1056/NEJMms1604593

Braithwaite, F. A., Walters, J. L., Moseley, G. L., Williams, M. T., & McEvoy, M. T. (2020). Towards more credible shams for physical interventions: A Delphi study. Clinical Trials, 17(3), 295–305. https://doi.org/10.1177/1740774520910365

Buchanan, D. R., White, J. D., O'Mara, A. M., Kelaghan, J. W., Smith, W. B., & Minasian, L. M. (2005). Research-design issues in cancer-symptom-management trials using complementary and alternative medicine: Lessons from the National Cancer Institute Community Clinical Oncology Program experience. Journal of Clinical Oncology, 23(27), 6682–6689. https://doi.org/10.1200/JCO.2005.10.728

Clarke, T. C., Barnes, P. M., Black, L. I., Stussman, B. I., & Nahin, R. L. (2018). Use of yoga, meditation and chiropractors among U.S. adults aged 18 and older (NCHS Data Brief, No. 325). National Center for Health Statistics.

Clarke, T. C., Black, L. I., Stussman, B. J., Barnes, P. B., & Nahin, R. L. (2015). Trends in the use of complementary health approaches among adults: United States, 2002–2012. National Health Statistics Reports, 79, 1–16. https://www.ncbi.nlm.nih.gov/pmc/articles/PMC4573565/#__ffn_sectitle

Dorn, S. D., Kaptchuk, T. J., Park, J. B., Nguyen, L. T., Canenguez, K., Nam, B. H., & Lembo, A. J. (2007). A meta-analysis of the placebo response in complementary and alternative medicine trials of irritable bowel syndrome. Neurogastroenterology & Motility, 19(8), 630–637. https://doi.org/10.1111/j.1365-2982.2007.00937.x

Frass, M., Strassl, R. P., Friehs, H., Mullner, M., Kundi, M., & Kaye, A. D. (2012). Use and acceptance of complementary and alternative medicine among the general population and medical personnel: A systematic review. Ochsner Journal, 12(1), 45–56. http://www.ochsnerjournal.org/content/12/1/45.abstract

Garcés, I. C., Scarinici, I. C., & Harrison, L. (2006). An examination of sociocultural factors associated with health and health care seeking among Latina immigrants. Journal of Immigrant Health, 8, 377–385. https://doi.org/10.1007/s10903-006-9008-8

Gross, D. (2005). On the merits of attention-control groups. Research in Nursing & Health, 28, 93–94. https://doi.org/10.1002/nur.20065

Gul, R. B., & Ali, P. A. (2010). Clinical trials: The challenge of recruitment and retention of participants. Journal of Clinical Nursing, 19, 227–233. https://doi.org/10.1111/j.1365-2702.2009.03041.x

Hopp, D. C. (2021). NCCIH research blog. Finding answers to questions about drug-herb interactions. National Center for Complementary and Integrative Health. https://www.nccih.nih.gov/research/blog/finding-answers-to-questions-about-drug-herb-interactions

Institute of Medicine & Committee on the Use of Complementary and Alternative Medicine by the American Public. (2005). Complementary and alternative medicine in the United States. National Academies Press. https://www.ncbi.nlm.nih.gov/books/NBK83799

Jazieh, A. R., Abuelgasim, K. A., Ardah, H. I., Alkaiyat, M., & Da'ar, O. B. (2021). The trends of complementary alternative medicine use among cancer patients. BMC Complementary Medicine and Therapies, 21, 167. https://doi.org/10.1186/s12906-021-03338-7

Jermini, M., Dubois, J., Rondondi, P-Y., Zaman, K., Buclin, T., Csajka, C., Orcurto, A., & Rothuizen, L. E. (2019). Complementary medicine use during cancer treatment and potential herb-drug interactions from a cross-sectional study in an academic centre. Scientific Reports, 9, 5078. https://doi.org/10.1038/s41598-019-41532-3

Latte-Naor, S. (2019). Managing patient expectations: Integrative, not alternative. Cancer Journal, 25(5), 307–310. https://doi.org/10.1097/PPO.0000000000000400

Lee, J. J., & Chu, C. T. (2012). Bayesian clinical trials in action. Statistics in Medicine, 31(25), 2955–2972. https://doi.org/10.1002/sim.5404

Leng, M., Zhao, Y., & Wang, Z. (2020). Comparative efficacy of non-pharmacological interventions on agitation in people with dementia: A systematic review and Bayesian network meta-analysis. International Journal of Nursing Studies, 102, 103489. https://doi.org/10.1016/j.ijnurstu.2019.103489

Lindquist, R., Tracy, M. F., & Savik, K. (2003). Personal use of complementary and alternative therapies by critical care nurses. Critical Care Nursing Clinics of North America, 15(3), 393–399. https://doi.org/10.1016/S0899-5885(02)00104-1

MacPherson, H. (2004). Pragmatic clinical trials. Complementary Therapies in Medicine, 12(2), 136–140. https://doi.org/10.1016/j.jchf.2021.04.016

Moonaz, S. H., Bingham, C. O., Wissow, L., & Bartlett, S. J. (2015). Yoga in sedentary adults with arthritis: Effects of a randomized controlled pragmatic trial. Journal of Rheumatology, 42(7), 1194–1202. https://doi.org/10.3899/jrheum.141129

National Cancer Institute. (2021). Complementary and alternative medicine. https://www.cancer .gov/about-cancer/treatment/cam

NationalCenterforComplementaryandIntegrativeHealth.(2019).TheNIHAlmanac:National Center for Complementary and Integrative Health. https://www.nih.gov/about-nih/what-we-do/nih-almanac/national-center-complementary-integrative-health-nccih

National Center for Complementary and Integrative Health. (2020). Placebo effect. https://nccih.nih.gov/health/placebo

National Center for Complementary and Integrative Health. (2021a). Clinical trials utilizing innovative study designs to assess complementary health approaches and their integration into health care. https://nccih.nih.gov/about/strategic-plans/2016/Clinical-Trials-Utilizing-Innovative-Study-Designs

National Center for Complementary and Integrative Health. (2021b). Herb-drug interactions: What the science says. https://www.nccih.nih.gov/health/providers/digest/herb-drug-interactions-science#st-johns-wort

National Center for Complementary and Integrative Health. (2021c). Home page. https://nccih.nih.gov

National Center for Complementary and Integrative Health. (2021d). Know the science. https://www.nccih.nih.gov/health/know-science

National Center for Complementary and Integrative Health. (2021e). NCCIH clinical digest for health professionals: Know the science of complementary health approaches. https://www. nccih.nih.gov/health/providers/digest/know-the- science-of-complementary-health-approaches

National Center for Complementary and Integrative Health. (2021f). Natural doesn't necessarily mean safer, or better. https://www.nccih.nih.gov/health/know-science/natural-doesnt-mean-better

National Center for Complementary and Integrative Health. (2021g). NCCIH clinical trial funding opportunity announcements. https://nccih.nih.gov/grants/funding/clinicaltrials

National Center for Complementary and Integrative Health. (2021h). NCCIH strategic plan FY 2021–2025: Mapping a pathway to research on whole person health. https://www.nccih.nih.gov/about/nccih-strategic-plan-2021-2025

Ong, C. K., Bodeker, G., Grundy, C., Burford, G., & Shein, K. (2005). WHO global atlas of traditional. complementary, and alternative medicine. World Health Organization. http://apps.who.int/iris/bitstream/10665/43108/1/9241562862_map.pdf

Pew Research Center. (2017). Vast majority of Americans say benefits of childhood vaccines outweigh risks. https://www.pewresearch.org/science/2017/02/02/americans-health-care-behaviors-and-use-of-conventional-and-alternative-medicine/

Pradham, N., Gavali, J., & Waghmare, N. (2015). WHO (World Health Organization) guidelines for standardization of herbal drugs. International Ayurvedic Medical Journal, 3(8), 2238–2243.

Research Council for Complementary Medicine. (2016). Evidence and best practice. https://www.rccm.org.uk/

Scott, R., Nahin, R., & Weber, W. (2021). Longitudinal analysis of complementary health approaches in adults aged 25–74 years from the Midlife in the U.S. Survey (MIDUS) sample. The Journal of Alternative and Complementary Medicine, 27(7), 550–568. https://doi.org/10.1089/acm.2020.0414

Singendonk, M., Kaspers, G. J., Naafs-Wilstra, M., Meeteren, A. S., Loeffen, J., & Vlieger, A. (2013). High prevalence of complementary and alternative medicine use in the Dutch pediatric oncology population: A multicenter survey. European Journal of Pediatrics, 172(1), 31–37. https://doi.org/10.1007/s00431-012-1821-6

Therapeutic Research Center. (2017). Natural medicines professional database. https://naturalmedi cines.therapeuticresearch.com/Login.aspx

Tracy, M. F., Lindquist, R., Savik, K., Watanuki, S., Sendelbach, S., Kreitzer, M. J., & Berman, B. (2005). Use of complementary and alternative therapies: A national survey of critical care nurses. American Journal of Critical Care, 14(5), 404–414.

U.S. Department of Health and Human Services. (2015). Listing of clinical trial registries. https://www.hhs.gov/ohrp/international/clinical-trial-registries/index.html

Ventola, C. L. (2010). Current issues regarding complementary and alternative medicine (CAM) in the United States: Part 2: Regulatory and safety concerns and proposed governmental policy changes with respect to dietary supplements. Pharmacy and Therapeutics, 35(9), 514. https://www.ncbi.nlm.nih.gov/pmc/articles/PMC2957745/#__ffn_sectitle

World Health Organization. (2013). WHO traditional medicine strategy: 2014–2024. http://who.int/medicines/publications/traditional/trm_strategy14_23/en

World Health Organization. (2019). WHO global report on traditional and complementary medicine 2019. World Health Organization. https://www.who.int/teams/integrated-health-services/traditional-complementary-and-integrative-medicine

Zhang, L. (2011). Use of complementary and alternative medicine (CAM) in racial, ethnic and immigrant (REI) populations: Assessing the influence of cultural heritage and access to medical care [Doctoral dissertation]. https://conservancy.umn.edu/handle/11299/104632

Zhang, Y., Peck, K., Spalding, M., Jones, B. G., & Cook, R. L. (2012). Discrepancy between patients' use of and health providers' familiarity with CAM. Patient Education and Counseling, 89(3), 399–404. https://doi.org/10.1016/j.pec.2012.02.014

25

후기 Afterword

지금까지 우리는 보완대체요법과 간호사들의 현대적인 활용 방식에 대해 확실한 기반을 독자들에게 제공하고자 했다. 이 책의 각 장은 요법의 역사를 설명하고 다양한 환경에서의 활용을 뒷받침하는 현재의 근거 기반을 제시하고 있다. 특히 이번 개정판에서는 코로나19 시대에 더욱 두드러지는 새로운 기술 및 원격 전달 방식의 활용에 주목했다.

코로나19 팬데믹 기간 동안 일부 연구에 따르면 보완대체요법의 활용이 증가했다고 한다. 코로나19로 인해 전 세계가 또 다른 유행병인 '정보 과잉증(infodemic)'에 시달렸는데, 이는 코로나19에 대한 정확하고 부정확한 정보가 급속도로 확산된 현상을 말한다. 코로나19에 대한 사실, 소문, 두려움이 뒤섞여 진실을 분별하기 어려웠다.

또한 팬데믹 기간 동안 구글에서 '면역력 강화'에 대한 검색이 폭발적으로 증가한 것으로 나타났다. 사우디아라비아와 홍콩 등 전 세계적으로 약초와 식이보충제 사용이 높았다. 인도에서는 요가 같은 다른 요법의 활용도 증가했다. 이런 보완대체요법 사용 증가의 정확한 원인은 알 수 없지만, 외출 제한이나 두려움, 긴급/응급 의료로의 제한, 건강 정보와 요법 전달을 위한 기술 활용 증가 등이 영향을 미쳤을 것이다. 그러나 미국 국립보건원(NIH)은 보완대체요법이 코로나19를 예방하거나 치료한다는 과학적 근거는 없다고 경고했다.

기술을 활용한 원격 중재나 치료는 새로운 것이 아니다. 하지만 지금처럼 정보에 즉각적으로 접근할 수 있는 것은 과거에 비할 바가 아니다. 새로운 연구는 우리에게 정보를 주고, 개인과 인구 집단을 더욱 정밀하게 돌볼 수 있는 가능성을 열어준다. 최신 연구 결과도 온라인으로 거의 실시간으로 확인할 수 있다. 기술

덕분에 지리적으로 가장 멀리 떨어진 곳까지 손쉽게 다가갈 수 있게 되었다(물론 접근성이 뒷받침되어야 한다). 간호사와 의료진은 이런 근거를 탐구하고 숙고하여, 궁극적으로 적시에 실무에 적용할 수 있다. 마찬가지로 전 세계의 일반인들도 보완대체요법 관련 지식에 접근하고, 이를 이해하고 적용할 수 있게 되었다.

팬데믹 기간 전후로 전 세계 신문 헤드라인은 의료 인력, 특히 간호사 부족과 가용 병상 부족에 대한 소식으로 넘쳐났다. 코로나19에 효과적인 치료제가 없어 변이 바이러스의 확산과 함께 사망자가 속출했고, 백신은 부족했으며, 공급망이 마비되었다. 가족, 친구, 지역사회와의 단절, 장기요양시설 폐쇄, 자택 대피령 등으로 인해 많은 사람이 외로움을 느꼈다. 필수 노동자들은 보호 장비가 부족한 상황에서 근무해야 했고, 의료진과 구급대원들은 팬데믹의 최전선에서 헌신했다. 간호사들도 그 중 하나였다.

이런 상황 속에서 간호사와 간호대학생들은 장시간 근무, 인력 부족, 개인 보호 장비 부족 등의 스트레스에 직면하며 자기 관리를 위해 보완대체요법에 대한 관심이 높아졌다. Janice Post-White 박사(2018)는 종양간호학회 연례 모임 참석자들의 활동을 묘사하며 비슷한 맥락을 언급했다. 회의에 참석한 간호사들은 동료들이 찾아가서 돌봄의 손길과 치유 에너지, 휴식을 얻을 수 있는 치유 요법실을 구상하고 만들었는데, 이는 오늘날까지 이어지는 모델이 되었다.

> "우리는 서로 기술을 가르쳤고, 서로에 대한 자비심을 배웠습니다. 특정 요법이 우리에게 힘을 준 게 아니에요. 우리를 연결해준 건 돌봄과 자비의 정신이었죠. 우리 자신의 인간성과 연약함을 받아들일 때, 환자들도 자신의 그런 모습을 받아들이게 되고 치유를 향해 문이 열리게 됩니다."

전 세계 사람들의 건강과 웰빙을 위해 보완대체요법을 활용할 수 있는 기회는 무궁무진하다. 인터넷은 최신 정보를 얻는 데 매우 중요한 통로가 되어 전 세계 사람들을 연결해주고 있다. 문화적 뉘앙스를 고려하여 현지에 맞게 조정하면서, 해외의 성공적인 보완대체요법 사례로부터 우리 지역사회에서 아직 활용되지 않은 가능성을 배울 수 있다. 또한 사우나, 산림욕, 바람 테라피 등 스트레스와 불안 완화에 도움이 되는 새롭거나 재발견된 요법들이 연구되고 있다. 이런 요법들은 접근성이 좋고 비용 부담이 적으면서도 효과가 있어 보인다.

이 책을 통틀어 각 장의 저자들은 요법의 문화적 적용과 민감한 전달 방식을 강조했다. 요법에 대한 접근성, 개인과 문화에 맞는 맞춤형 요법, 보완대체요법의 적정성과 근거 기반 등을 고려했다. 요법을 문화적 신념 및 다른 전통의학 치료와 조화롭게 통합하는 데도 주의를 기울였다. 마무리로 이 장에서는 요법 전반을 조망하며 향후 발전 방향을 모색해본다.

치료 전반에 걸쳐 보기

우리는 환자 중심 케어가 더 나은 케어라고 믿는다. 우리는 토착민과 이주민이 어우러진 다문화 세계에 살고 있다. 이 책에서 소개된 많은 요법은 수천 년 전 문화적 뿌리로 거슬러 올라간다. 현대 의료의 맥락에서 사용되기 이전부터 다양한 문화권과 국가에서 전해 내려온 정의들이 많다. 대중적 정의와 규제에 따른 공식적 정의가 공존하기도 한다. 시공간과 문화를 가로지르며 현대 의료의 일부가 된 요법들도 많다. 이렇게 오랫동안 이어져 내려온 요법의 존재 자체가 사람들 사이에서 그 효용성과 신뢰를 입증하는 셈이다. 국가별 기원의 차이와 시간이 흐르며 각기 다른 문화권에서의 변용을 거치면서 다양한 중재 기법들이 생겨났다. 마사지, 스토리텔링, 명상, 요가 같은 요법들이 그런 문화적 변용을 잘 보여주는 사례라 하겠다. 인간 존엄성을 존중하는 돌봄의 실천으로서 보완대체요법은 앞으로도 계속될 것이다. 요법은 치료적 관계에서의 신뢰를 구축하고 강화하며, 인간 사이의 연결 고리를 만드는 데 기여한다.

근거 고려 사항

제 24장의 연구 부분에서 설명했듯이, 보완대체요법의 효능을 뒷받침할 충분한 근거를 마련하기란 쉽지 않다. 일반적으로 통용되는 연구 설계나 무작위 대조군 연구라는 '황금 표준'이 모든 심신 요법 연구에 적합하지는 않다. 심신 과정이나 '플라시보 효과'를 규명하는 데 어려움이 있을 수 있다. 여기에 보완대체요법 연구에 대한 연구비 부족이 근거 기반을 탄탄히 하는 걸 더욱 어렵게 만든다. 그럼에도 불구하고 보완대체요법 관련 연구와 진행 중인 조사가 크게 증가하면서 실무에 활용할 수 있는 데이터를 생성하고 있다. 다만 데이터가 늘어난다고 해서 통찰

력까지 높아지는 건 아니라는 점을 명심해야된다. 근거를 의미 있는 지식으로 해석하고 간호에 적용하기 위해선 유능한 정보 활용 인력이 필요하다. 그런 면에서 간호사의 역할이 매우 중요하다. 미국 국립보완통합건강센터(NCCIH) 정보 센터는 보완대체의학에 관한 폭넓은 정보를 제공하고 있다(www.nccih.nih.gov/health/nccih-clearinghouse). 요법 전반에 걸쳐 확고한 근거 기반이 부족함에도 불구하고, 보완대체요법에 대한 소비자들의 관심과 수요, 사용은 대체로 안전하다고 여겨지며 증가하는 추세이다.

실무에의 적용

새로운 치료법과 기술 그 자체가 더욱 전인적인 돌봄과 만족도 향상으로 직결되는 건 아니다. 보완대체요법은 전통의학의 보조 수단으로서 안위를 높이고, 통증을 줄이며, 질병에 적응하는 데 도움을 줄 수 있을 뿐 아니라 건강과 웰빙을 조성하고 유지하는 데에도 기여한다. 현재 전 세계 사람들 사이에서 널리 사용되고 있는 추세로 볼 때 보완대체요법은 미래 의료에서 중요한 역할을 담당할 것으로 보인다. 하지만 모든 요법이 동등한 건 아니다. 간호사는 요법의 적응증과 효과(의도하지 않은 부작용 포함), 치료 목표를 적절히 고려하여 권고해야 한다. 실무자는 다양한 요법 중에서 개별 대상자에게 유용하고 접근 가능하며 적정한 비용으로 이용할 수 있는 요법을 선택하고 시간 경과에 따른 효과를 모니터링할 수 있어야 한다.

여러 저자가 언급했듯이 '천연'이 곧 '안전'하거나 '효과적'이라는 뜻은 아니다. 특정 인구집단과 개인의 요법 반응에 대해 안전성과 유효성을 계속 연구하면 시간이 지남에 따라 보완대체요법의 지식 기반은 더욱 강화될 것이다. 간호사는 잘 준비되고 교육받은 상태에서 환자에게 조언을 제공하고 신뢰할 만한 정보 출처에 접근할 수 있도록 도울 수 있다. 예를 들어 이웃 간 대화를 생각해 보자. 새로 처방받은 약에 대해 듣고 한 이웃이 즉시 그 약을 중단하고, 하루 20분 이상 선글라스 없이 햇볕을 쬐거나, 특정 버터를 먹으라고 충고했다고 한다. 하지만 그 이웃은 친구가 퇴행성 안질환이 있고, 가족력상 흑색종 발병 위험이 높으며, 심장병 가족력도 있다는 사실을 몰랐다. 게다가 최근 연례 혈액 검사 결과 비타민 D3 보충제 복용으로 비타민 D 수치가 독성 수준에 이른 것으로 밝혀졌다. 이 이야기는 무엇보다도 의료진이나 다른 신뢰할 만한 정보원의 조언을 안락의자 의견으로 대신해서는 안 된다는 점을 보여준다. 간호사는 환자가 보완대체요법에 대한 건강 정보 이해력을 높여 안전한 자가 관리를 할 수 있도록 중요한 역할을 한다. 학생들도 광범위한 요법에 익숙해지고 추천 및 의뢰할 준비가 되어 있어 선별된 요법을 시행할 전문성을 갖출 수 있다. 나아가 환자와 소비자에게 보완대체요법에 관한 신뢰할 만한 정보 출처를 안내하고 교육할 수 있게 될 것이다. 미국 국립보건원(NIH)이나 다른 공신력 있는 출처를 찾아 활용하는 것도 중요하다.

우리는 엄격한 근거가 있는 전통의학이나 간호 중재법이 항상 있는 건 아니라는 걸 알고 있다. 하지만 전통의학이 항상 긍정적인 결과만 낳거나 의도치 않은 결과가 없다고 가정하지 않듯이, 보완대체요법 사용 시에도 근거를 주의 깊게 검토하고 논리적 근거, 감시, 안전 모니터링 예방 조치를 토대로 시행 여부를 결정해야 한다. 물론 더 엄격한 근거를 계속 수집해 나가는 것도 잊지 말아야한다. 의료 전문가는 이상반응을 보고하고 요법 적용의 독특한 성공 사례도 공유해야 할 책임이 있다. 원격 모니터링과 전문가 시스템을 통해 임상 경고 체계를 갖추고, 최고 수준의 실무를 하는 의료진이 사람들이 가정에서 건강과 질병 상태를 더 잘 관리할 수 있도록 도울 수 있다.

소비자를 위한 권고 사항

보완대체요법은 젊은 층을 포함해 전 생애에 걸쳐 사람들이 자신의 신체 기능과 건강 유지에 필요한 사항을 더 잘 이해하는 데 도움이 될 수 있다. 여러 장의 저자가 언급했듯이, 자기 자비와 자기 관리의 일환으로서 보완대체요법은 어린 나이부터 가르칠 수 있다. 스트레스, 중독, 당뇨병, 비만 같은 생활 습관 문제는 전통의학뿐 아니라 보완대체요법과의 통합을 통해 줄일 수 있을 것이다.

나이가 들어감에 따라 정기적으로 일상적인 실험실 검사를 받는 게 도움이 된다. 신체는 변화하고, 활동도 변화하며, 운동과 식이 요구량도 달라진다. 변화하는 환경 요소로 인한 노출이 건강에 다양한 영향을 미치게 된다. 한 인생의 단계에서 습득한 습관이 유용성을 상실한 훨씬 뒤까지 지속되기도 한다. 너무나 자주, 선의의 이웃이나 친구, 가족이 자신의 주변 사람들에게 비타민, 식단 변경, 운동 등 이것저것 "해보라"고 부추기곤 한다. 이런 식의 제안은 아마도 가장 신뢰할 수 없는 정보일 텐데, 동시에 가장 흔하기도 하다. 문제는 그런 권고사항이 필요하지 않거나 효과가 없을 수도 있다는 것이다(따라서 비용 대비 효과가 전혀 없다). 심지어 그 실천이나 권고가 건강에 해로울 수도 있다. 그러므로 주치의와의 정기 진료를 통해 개별화된 필수 정보를 얻는 게 중요하다. 시간이 지나며 신체에 나타나는 변화나 무심코 이뤄지는 식단 변경(비타민이나 강화식품 섭취 등)의 누적 효과가 득보다 실이 클 수 있기 때문이다. 준비된 의료진은 다양한 요법의 잠재적 이점과 위험, 개별 환자에 대한 특정 요법의 구체적 위험성을 이해하고, 시간 경과에 따른 요법 효과의 변화를 모니터링해야 할 필요성을 알고 있다.

소비자는 보완대체요법 활용에 대해 전문성을 갖춘 믿을 만한 의료진을 쉽게 찾아 접근할 수 있어야 한다. 이는 주치의, 지역사회 자원 또는 의료진 질 평가 정보를 제공하는 온라인 등재 목록을 통해 가능할 것이다. 적합한 주치의를 찾는 것이 자기 관리의 중요한 첫걸음이다. 의료진 선택은 보완대체요법에 관해 신뢰하고 소통할 수 있는 능력에 기반해야 한다. 식단, 실험실 수치, 보충제를 정기적으로(또는 최소한 매년) 검토하는 것이 유용하다. 관심 있는 의료진은 자기 관리와 생활 습관 선택에 이의를 제기하기도 하고 수용하기도 하면서 이에 따라 치료 계획을 세울 수 있다. 비용 대비 효과와 위험성을 포함한 장단점을 살펴보는 것이 매우 중요하다. 또한 앞서 설명한 대로 정보의 출처를 고려하고 선의에서 비롯됐으나 순진한 조언에 근거해 건강 행동을 바꾸는 일은 피해야 한다.

의료 시스템 차원에서 보완대체요법 통합하기

정밀의학, 맞춤의학, 유전자형과 유전체학, 생체공학 기관(bionic organs)과 사지(limbs)는 의학적 치료 옵션을 변화시키고 요법의 새로운 활용 가능성을 열어줄 것이다. 노화 관련 문제를 다루고 만성질환을 예방 및 치료하는 요법에 대한 수요가 더욱 늘어날 것이다. 통증, 불안, 우울 같은 관리하기 어려운 증상이 많은 급성 및 만성 질환에서 흔히 나타난다는 사실은 잘 알려져 있다. 치료의 초점이 질병 치료를 넘어 기능과 건강 관련 삶의 질에 영향을 미치는 증상 관리로 이동하고 있다. 증상 관리를 위한 보완대체요법을 검증하는 임상 연구는 임상 현장에서의 적절한 사용을 보장할 것이다.

미래에는 근거 기반 모델과 데이터 공유라는 메가트렌드에 발맞춰 보완대체요법 사용의 과학적 근거가 더욱 중요해질 것이다. 비용 대비 성과와 질을 고려할 때 의료에서 보완대체요법의 역할과 위치가 정해질 것이다. 보험사는 요법 비용을 정당화할 만한 근거를 요구할 것이고, 이는 소비자의 요구, 환자의 필요, 필요한 요법 용량과 빈도, 알려진 효과, 치료 만족도 등과 균형을 이뤄야 한다. 근거 기반 보완대체요법과 통합적 접근법에 대한 보장/지급이 이뤄진다면 하위 인구와 사회 인구통계학적 상황에 관계없이 요법에 대한 접근성이 크게 향상될 것이다.

보완대체요법의 이상적인 활용은 서양의학이 제공하는 최고의 요법과 조화를 이루며 신체의 자연 치유력과 본질적으로 관련된 잘 선별된 요법을 활용하는 것이다. 보완대체요법은 전 세계 여러 나라와 대륙에서 수용되고 있는 의료 시스템의 중요한 구성 요소이다. 보완대체요법과 전통의학 치료를 하나의 통합 의료 시스템에서 일상적으로 받을 수 있게 되면 더욱 매끄러운 치료와 높은 소비자 만족도로 이어질 것이다. 상이한 전문 지식을 가진 의료 제공자들이 같은 시스템 내에서 협력하고 정보를 공유할 것이다. 이런 시스템에서는 환자의 필요가 전반적으로 평가되고, 치료법이 여러 옵션 중에서 선택되며, 전통의학과 보완대체요법이 '올바른' 조합으로 치료 계획에 통합될 것이다. 치료 계획은 환자의 필요와 선호도에 맞게 정밀하게 수립될 것이므로 치료 만족도가 높아질 것이다. 전통의학, 보완대체요법, 통합의학적 접근법을 완전히 통합한 결과로 진정한 환자 중심 치료를 제공하는 요법의 '최적 조합'이 이뤄질 것이다.

보완대체요법을 포함한 정밀의학은 치료 계획에서 개인의 차이와 특성을 고려하여 개인의 필요에 더 잘 부합할 것이다. 문화적으로 민감하고 환자의 선호도에 맞춰진, 즉 소비자의 필요와 라이프스타일에 적합하고 부합하는 다양한 요법으로 필요를 충족시킬 수 있다. 이런 시스템은 소비자의 건강과 웰빙 증진, 치료 만족도 향상으로 이어질 것이다. 전 세계적으로 주류 의료에 보완대체요법을 통합하는 것은 최선의 결과를 누릴 수 있는 윈-윈 상황으로 여겨진다.

맺음말

각 장을 편집하고 그동안 발표되고 제시된 정보를 수집, 정리하면서 밝은 미래가 그려진다. 접근성이 좋고, 적정한 비용으로 이용할 수 있으며, 안전하고 근거에 기반한 보완대체요법이 점점 더 많이 제공되는 미래를 기대한다.

미국 국립보완통합건강센터(NCCIH)의 전략 계획에서 '전인적 건강'에 초점을 맞춘 것은 미래를 내다보는 데 도움이 된다. NCCIH의 사명은 "엄격한 과학적 연구를 통해 보완대체의학의 기본 과학, 유용성, 안전성을 규명하고 건강과 의료 향상에서 이들의 역할을 규명하는 것"이다. 이 비전을 달성하기 위해 센터는 웹사이트에 전략 계획을 제시했다. 이 전략 계획과 활동은 보완대체요법과 통합의학적 접근법 사용에 대한 최선의 실천 근거를 파악하는 데 큰 도움이 될 것이다.

NCCIH의 틀은 보완대체요법과 통합의학적 접근법의 미래를 위한 훌륭한 기반을 제공한다. NCCIH 전략 계획의 중요한 점은 이러한 목표들이 어떻게 상호작용하여 모든 환자에게 이익을 주고, 보완대체요법의 안전하고 효과적이며 숙련된 사용을 통해 건강을 향상시킬 잠재력이 있느냐 하는 것이다. 이 계획은 더 많은 근거를 요구하고, 대중과 의료진이 실무에서 이용 가능한 근거를 효과적으로 평가하고 활용하여 개인과 지역사회의 건강과 웰빙을 향상시키는 데 필요한 지식을 습득할 수 있도록 한다. 의료진이 요법을 권고하거나 처방하고 보험사가 이 통합 치료 비용을 지불하려면 근거가 필요하다. 전략 계획의 목표를 달성하면 최선의 실천법을 개발하고 제공되는 치료의 질을 높이는 데 큰 도움이 될 것이다.

변화의 바람은 우리의 욕구, 꿈, 행동을 기반으로 현재의 수많은 문제를 해결하는 데 성공적일 것이다. 예를 들어 잘 통합된 보완대체의학적 접근법은 마약 및 비만 유행병, 그리고 현재 또는 미래의 다른 전염병 대처에 도움이 될 것이다. 우리는 삶을 풍요롭게 하는 긍정적인 변화를 받아들이고, 건강을 해칠 가능성이 있는 변화에는 대응할 수 있다.

완전하고 활기 넘치는 새로운 케어 문화를 가진 미래를 상상해 보자. 확고한 근거 기반에 바탕을 둔 전인적 환자 중심 케어 제공에 열려 있고, 잘 다듬어진 보완대체요법을 서양 전통의학과 함께 제공하는 풍부한 메뉴를 갖춘 문화 말이다. 세계적인 관점에서 최선의 지식에 기반한 케어를 하는 미래 세계, 즉 진정 '세계 최고'가 될 수 있는 잠재력을 지닌 케어를 기대할 수 있다. 전 세계에서 이용 가능한 것을 잘 파악하고 활용하기 때문이다. 환자와 의료진이 전통의학과 비전통의학적 치료법을 포함하여 치료 옵션을 탐색하고 고려하는 새로운 세상, 연구 근거에 기반해서 선택된 요법을 면밀히 관찰하고, 환자의 필요에 맞게 치료 용량과 기간을 조정하는 세상을 기대할 수 있을 것이다.

상상은 접어두고, 새로운 건강 실천에 대한 정보, 치유 방식의 국제적 공유 증가, 더 나은 건강 달성이나 치유 또는 노화 지연을 위한 새로운 방법에 대한 전 세계적 관심 등으로 인해 간호사, 의료 제공자, 일반 대중의 보완대체요법 사용이 앞으로도 새롭고 흥미로운 영역이 될 것이라는 점은 분명하다. 우리는 밝은 미래를 그려볼 수 있다. 이제 우리가 그 미래를 만들어가야 할 때이다. 이 과정에서 간호사의 역할이 매우 중요하다.

기술은 발전할 것이고 일상생활의 일부가 될 것이 분명하다. 미래에는 온라인 및 그룹 진료, 팀 기반 전달, 인공지능, 가상현실, 추적기, 센서와 웨어러블, 정밀의학/맞춤 의료, 유전체 분석 기반 약물 개발, 나노기술, 3D 프린팅 로봇공학 등 오늘날의 기술 발전이 더욱 확장될 것이다. 미래는 더욱 휴대 가능하고, 즉각적이며, 상세하고, 디지털화될 것이다. 더 많은 정보가 '요구에 따라' 제공될 것이고, 실시간 모니터링이 널리 이뤄질 것이다. 상상만 해도 가슴이 설렌다. 이런 변화는 우리가 하는 일의 성격을 변화시킬 것이다. 앞으로 다가올 많은 변화는 우리가 이전에 본 적 없는 것들이어서 예측하기 어려울 것이다. 지금 내리는 결정과 행동은 앞으로 파급 효과를 낳을 것이다. 그러므로 의료와 환경에 영향을 미치는 결정은 신중한 통찰력을 가지고 내려져야 하며, 그에 따른 행동에는 이해관계자들의 분명한 책임의식이 뒤따라야 한다. "돌봄 실천과 연결된 미래 의식을 활성화하고 함양한다면" 통찰력을 갖춘 바람직한 미래를 간호 리더가 만들어갈 수 있을 것이다.

NCCIH의 2021~2025년 전략 계획에서 비롯된 새로운 연구 결과, 방법론, 인력의 강점, 전략은 우리가 알고 있는 의료를 변화시키는 동시에 보완대체요법의 정보에 기반한 활용을 촉진할 수 있는 동력이 될 것이다. 또한 '전인적 건강' 달성이라는 목표에 충실할 뿐 아니라, 전통의학과 보완대체의학적 접근법을 잘 조화시킨 치료에 관심을 기울여야 할 것이다.

참고문헌

AlNajrany, S. M., Asiri, Y., Sales, I., & AlRuthia, Y. (2021). The commonly utilized natural products during the COVID-19 pandemic in Saudi Arabia: A cross-sectional online survey. International Journal of Environmental Research and Public Health, 18, 4688. https://doi.org/10.3390/ijerph18094688

Antonelli, M., Donelli, D., Carlone, L., Maggini, V., Firenzuoli, F., & Bedeschi, E. (2021). Effects of forest bathing (shinrin-yoku) on individual well-being: An umbrella review. International Journal of Environmental Health Research, 1–26. https://doi.org/10.1080/09603123.2021.1919293

Dean, P. J. (2018). Complementary therapies unmask the self-healing wisdom of the body (Sidebar 31.2). In R. Lindquist, M. F. Tracy, & M. Snyder (Eds.), Complementary and alternative therapies in nursing (8th ed., pp. 525–526). Springer Publishing Company.

Hansen, M. M., Jones, R., & Tocchini, K. (2017). Shinrin-yoku (forest bathing) and nature therapy: A state-of-the-art review. International Journal of Environmental Research and Public Health, 14(8), 851. https://doi.org/10.3390/ijerph14080851

Haseba, S., Sakakima, H., Kubozono, T., Nakao, S., & Ikeda, S. (2016). Combined effects of repeated sauna therapy and exercise training on cardiac function and physical activity in patients with chronic heart failure. Disability and Rehabilitation, 38(5), 409–415. https://doi.org/10.3109/09638288.2015.1044032

Kurcer, M. A., Erdogan, Z., & Kardes, V. C. (2021). The effect of COVID-19 pandemic on health anxiety and cyberchondria levels of university students. Perspectives in Psychiatric Care, 1–9. https://doi.org/10.1111/ppc.12850

Lam, C. S., Koon, H. K., Chung, V. C. H., & Cheung, Y. T. (2021). A public survey of traditional, complementary and integrative medicine use during the COVID-19 outbreak in Hong Kong. PLOS ONE, 16(7), e0253890. https://doi.org/10.1371/journal.pone.0253890

Laukkanen, J. A., Laukkanen, T., & Kunutsor, S. K. (2018). Cardiovascular and other health benefits of sauna bathing: A review of the evidence. Mayo Clinic Proceedings, 93(8), 1111–1121. https://doi.org/10.1016/j.mayocp.2018.04.008

Lin, L. W., Ananthakrishnan, A., & Teerawatananon, Y. (2021). Evaluating traditional and complementary medicines: Where do we go from here? International Journal of Technology Assessment in Health Care, 37, e45, 1–6. https://doi.org/10.1017/S0266462321000179

Mao, G., Cao, Y., Wang, B., Wang, S., Chen, Z., Wang, J., Xing, W., Ren, X., Lv, X., Dong, J., Chen, S., Chen, X., Wang, G., & Yan, J. (2017). The salutary influence of forest bathing on elderly patients with chronic heart failure. International Journal of Environmental Research and Public Health, 14(4), 368. https://doi.org/10.3390/ijerph14040368

National Center for Complementary and Integrative Health. (2021a). In the news: COVID-19 and "alternative" treatments. https://www.nccih.nih.gov/health/in-the-news-covid-19-and-alternative-treatments

National Center for Complementary and Integrative Health. (2021b). Strategic plan: FY 2021–2025. Mapping a pathway to research on whole person health. https://files.nccih.nih.gov/nccih-strategic-plan-2021-2025.pdf

National Center for Complementary and Integrative Health. (2021c). Building our path to whole person health. https://www.nccih.nih.gov/about/nccih-strategic-plan-2021-2025/introduction/building-a-path-to-whole-person-health

Pesut, D. J. (2018). Create the future with foresight (Sidebar 31.5). In R. Lindquist, M. F. Tracy, & M. Snyder (Eds.), Complementary and alternative therapies in nursing (8th ed., pp. 530–531). Springer Publishing Company.

Post-White, J. (2018). Future of complementary therapies in healthcare: Trends, trajectories, and visions (Sidebar 31.1). In R. Lindquist, M. F. Tracy, & M. Snyder (Eds.), Complementary and alternative therapies in nursing (8th ed., pp. 523–524). Springer Publishing Company.

Qing, L., Kobayashi, M., Kumeda, S., Ochiai, T., Miura, T., Kagawa, T., Imai, M., Wang, Z., Otsuka, T., & Kawada, T. (2016). Effects of forest bathing on cardiovascular and metabolic parameters in middle-aged males. Evidence-Based Complementary and Alternative Medicine, 2016, 1–7. https://doi.org/10.1155/2016/2587381

University of Texas at Arlington, School of Social Work. (2021). Exploring the experience of wind therapy riders during the COVID-19 pandemic. https://www.uta.edu/academics/schools-colleges/social-work/research/windtherapy

Wagner, D. N., Marcon, A. R., & Caulfield, T. (2020). "Immune boosting" in the time of COVID: Selling immunity on Instagram. Allergy, Asthma & Clinical Immunology, 16(1), 1–5. https://doi.org/10.1186/s13223-020-00474-6

Weber, M. (2016). Looking ahead: The future of healthcare delivery in 2017 and beyond. HIT Leaders and News. https://uk.hitleaders.news/press-releases/looking-ahead-the-future-of-healthcare-delivery-in-2017-and-beyond/Zope, S. A., Zope, R. A., Biri, G. A., & Zope, C. S. (2021). Sudarshan Kriya Yoga: A breath of hope during COVID-19 pandemic. International Journal of Yoga, 14(1), 18–25. https://doi.org/10.4103/ijoy.IJOY_102_20

Index

[국문]

ㅌ

ㅍ

ㅎ

[영문]